内容提要

针灸治疗学是中医药学的重要组成部分，是研究如何运用针刺和艾灸等方法防治疾病的一门学科。本书由我国著名针灸学家、中国工程院院士石学敏教授主编，上篇为基础理论，系统介绍了经络腧穴理论、针灸方法、辨证施治原则等，下篇探讨内、外、妇、儿各科疾病的针灸治疗。本书内容丰富，资料翔实，对针灸临床、教学、科研工作者有重要的参考价值。

中医药学高级丛书

针灸治疗学

第2版

主　　编　石学敏

副主编　申鹏飞　王　舒

人民卫生出版社

图书在版编目（CIP）数据

针灸治疗学/石学敏主编. —2 版. —北京：人民卫生出版社，2011.10

（中医药学高级丛书）

ISBN 978-7-117-14370-7

Ⅰ.①针… Ⅱ.①石… Ⅲ.①针灸疗法 Ⅳ.①R245

中国版本图书馆 CIP 数据核字（2011）第 132834 号

人卫智网	**www.ipmph.com**	**医学教育、学术、考试、健康，购书智慧智能综合服务平台**
人卫官网	**www.pmph.com**	**人卫官方资讯发布平台**

针灸治疗学

第 2 版

主　　编：石学敏
出版发行：人民卫生出版社（中继线 010-59780011）
地　　址：北京市朝阳区潘家园南里 19 号
邮　　编：100021
E - mail：pmph @ pmph.com
购书热线：010-59787592　010-59787584　010-65264830
印　　刷：北京铭成印刷有限公司
经　　销：新华书店
开　　本：787×1092　1/16　　**印张：**37
字　　数：923 千字
版　　次：2001 年 11 月第 1 版　　2025 年 5 月第 2 版第 20 次印刷
标准书号：ISBN 978-7-117-14370-7
定　　价：78.00 元
打击盗版举报电话：010-59787491　E-mail：WQ @ pmph.com
质量问题联系电话：010-59787234　E-mail：zhiliang @ pmph.com
数字融合服务电话：4001118166　E-mail：zengzhi @ pmph.com

中医药学高级丛书

针灸治疗学(第2版)
编写委员会

主　　编

石学敏

副 主 编

申鹏飞　王　舒

编　　委

孟智宏　张春红　卞金玲　韩　艾　吕建明　樊小农
郭　琳　许军峰　高淑红　高　旸　赵　红　韩宝杰
李　澎　丁淑强　杜宇征　郑健刚　傅立新　石　涛
田晓芳　赵晓峰　史慧妍　刘晓新

中医药学高级丛书

针灸治疗学（第1版）
编写委员会

主　　编

石学敏

编　　委

李志道　李成立　陈爽白　郭　义　李桂兰　尚秀葵
孟　红　徐　立　王　卫　胡明海　梁春雨　李文君
李兰媛　傅均如　魏连海　董洪英　王　红　孟向文
王　强　王秀云　韩　煜　史丽萍　潘兴芳　周桂桐
陈泽林　卞金玲　李　岩　赵建国　韩景献　吴　敬
高其芳　王伟志　远慧茹　杜宇征　牛红月　李金波
韩宝杰　仝桂兰　赵　红　戴晓玉　马　涛　路　明
杨　铭　宋秋珍　李　静　韩　力　张继庆　高淑红
徐予珏　丁淑强　康红千　杨　静　金锦兰　张　艳
贺　军　韩　艾　王　玲　张晓彤　刘　锦　李春梅
王　涛　潘永清　郑健刚

出版者的话

《中医药学高级丛书》(第1版)是我社在20世纪末组织编写的一套大型中医药学高级参考书,内含中医、中药、针灸3个专业的主要学科,共计20种。旨在对20世纪我国中医药学在医疗、教学、科研方面的经验与成果进行一次阶段性总结,对20世纪我国中医药学学术发展的脉络做一次系统的回顾和全面的梳理,为21世纪中医药学的发展提供借鉴和思路。丛书出版后,在中医药界反响很大,并得到专家、学者的普遍认可和好评,对中医药教育与中医药学术的发展起到了积极的推动作用,其中《方剂学》分册获得"第十一届全国优秀科技图书三等奖",《中医内科学》获第16批全国优秀畅销书奖(科技类)及全国中医药优秀学术著作一等奖。

时光荏苒,丛书出版至今已十年有余。十余年来,在党和政府的高度重视下,中医药学又有了长足的进步。在"读经典,做临床"的学术氛围中,理论探讨和临床研究均取得了丰硕的成果,许多新观点、新方法受到了学界的重视,名老中医学术传承与经验总结工作得到了加强,部分疑难病及传染性、流行性疾病的中医诊断与治疗取得了突破性进展。在这种情形下,原丛书的内容已不能满足当今读者的需求;而且随着时间的推移,第1版中存在的一些问题也逐渐显露。基于上述考虑,在充分与学界专家沟通的基础上,2008年,经我社研究决定,启动《中医药学高级丛书》的修订工作。

本次修订工作在保持第1版优势和特色的基础上,增补了近十几年中医药学在医疗、教学、科研等方面的新进展、新成果。如基础学科方面,补充了"国家重点基础理论研究发展计划(973计划)"的新突破、新成果,进一步充实和丰富了中医基础理论,反映了当前我国中医基础学科研究的新思路、新方法;临床学科方面,在全面总结现代中医临床各科理论与研究成果的基础上,更注重理论与临床实践的结合,并根据近十年来疾病谱的变化,新增了传染性非典型肺炎、甲型H1N1流感、艾滋病等疾病的中医理论与临床研究成果,从而使丛书第2版的内容能更加适合现代中医药人员的需求。

本次修订的编写人员,在上一版专家学者的基础上,增加了近年来中医各学科涌现出来的中青年优秀人才。可以说此次修订是全国最具权威的中医药学家群体智慧的结晶,反映了21世纪第1个10年中医药学的最高学术水平。

本次出版共21种,对上一版的20个分册全部进行了修订,新增了《中医急诊学》分册。工作历时二载,各位专家教授以高度的事业心、责任感,本着求实创新的理念投入编写或修订工作;各分册主编、副主编所在单位也给予了大力支持,在此深表谢意。希望本版《中医药学高级丛书》,能继续得到中医药界专家和读者的认可,成为中医药学界最具权威性、代表性的重要参考书。

由于本套丛书涉及面广,组织工作难度大,难免存在疏漏,敬请广大读者指正。

人民卫生出版社

2010年12月

2版前言

针灸治疗学是中医药学的重要组成部分，是研究如何运用针刺和艾灸等方法防治疾病的一门学科，几千年来深受广大人民的欢迎，至今还广泛的应用于临床各科的治疗中。为及时总结针灸治病的水平及研究成果，故编写此书。本书分为两部分：第一部分为针灸基础理论，从临床实践角度分别对经络学、腧穴学及刺灸法做了论述。第二部分为常见病的针灸治疗，详细论述了针灸治疗原则和作用等方面，在治疗各论中论述了内科、外科、妇科、儿科、五官科、急症及其他病症的临床表现、鉴别诊断、治疗原则、处方、操作及配方理论等，并附有大量临床医案，有助于读者加深理解。

本书内容丰富，资料翔实，内容深入浅出，文字规范易懂，治疗方法安全有效，便于掌握应用。本书适用于针灸临床、科研、教学工作者，高等中医院校学生及针灸爱好者参考使用。

本书内容较为广泛，恐有疏漏之处，敬请同道提出宝贵意见。

石学敏

2011 年 5 月

1版前言

针灸学是祖国医学的重要组成部分，两千多年前已形成了较完整的理论体系，其后历经各代医家的不断补充和完善，在中华民族的繁衍过程中具有重要的医疗和保健价值。50年代末，毛泽东主席指出“中国医药学是一个伟大的宝库，应当努力发掘，加以提高”。其后，中医事业出现了前所未有的繁荣景象。随着现代科技的日新月异，这门传统的学科也在不断地吸收着新的知识，尤其是近年来，针灸学已经作为祖国医学的代表学科，首先走出国门，而为世界上大部分国家和地区所接受，成为世界医学的组成部分。

据研究资料和我们的体会，目前针灸的治疗范围已扩大到200多种病症，深入研究针灸治疗疾病的处方是提高临床疗效的关键环节，因此，在本书的编写过程中，我们主要邀请了临床一线的中青年专家，力求为临床医师提供行之有效的针灸治疗方法。作为一本临床好书，应该言简意赅，重点突出，治疗方法行之有效，我们力求作到这一点。在编写过程中，我们力求突出系统性、科学性和实用性，各位作者都毫无保留地将自己的临床体会奉献给读者。天津中医学院针灸学科，是国家中医药管理局和天津市教委和卫生局的重点学科，是中医管理局确立的全国针灸临床研究中心和针灸专科医疗中心，是国家确立的针灸博士和硕士研究生培养单位。天津中医学院第一附属医院针灸学科共有针灸医教研人员127名，设有针灸病床600张，是目前全国最大的针灸临床基地，每日针灸门诊量达1500人次，因此，在针灸学科的医教研方面具有一定的优势，这也就保证了本书的临床实用价值。

本书共分为三个部分，上篇为总论，简要地介绍了针灸治疗学的基本知识；中篇主要按中医的病证（症），分述了101个病证（症）的病因病机和针灸治疗方法；下篇主要按照西医的病分述了各个系统的108种病的针灸治疗方法。本书为针灸临床及临床教学的工具书，文字通俗易懂，方法安全有效，便于掌握；亦可作为中医院校中医学、针灸学专业和医学院西学中专业的教学参考书，同时可作为针灸临床工作者的参考书。

由于本书内容较为广泛，加之编写时间仓促，缺点和错误之处在所难免，敬请同道提出宝贵意见，以便再版时进行修订。

编者

2001年8月25日

目录

下篇　疾病各论

绪 论

针灸学是中医学宝贵遗产之一。其内容主要包括经络、腧穴、针灸方法及临床治疗等部分。由于其具有操作简便、适应证广、疗效明显和经济安全等优点。因此数千年来深受广大劳动人民的欢迎。

针灸学是以中医理论为指导，继承和发扬古代针灸学术思想和宝贵实践经验，运用传统与现代科学技术来研究经络、腧穴、操作技能、治疗法则、作用机制及防治疾病的一门学科。因其具有适应证广、疗效明显、操作方便、经济安全等优点，为人类的健康起了重大的作用。

针灸医学是中医学的重要组成部分，它对我国民族的繁衍昌盛起到了巨大的作用，对世界医学也有很大的贡献。这门医学科学是我们的祖先在劳动中发明创造出来的。

针与灸，是两种不同的治疗方法，针法是运用各种金属针刺入穴位，运用不同手法进行治病的方法；灸法是采用艾条、艾炷点燃后熏灼穴位治病的方法。它们作用的部位都是经络、腧穴，既可以单独使用，也可以配合应用。由于二者都是通过调整经络脏腑气血的功能达到治病的目的，常配合使用，所以合称为针灸。

针灸学的形成和发展经历了一个漫长的过程。早在新石器时代人们即利用锐利的小石片（即“砭石”）砭刺体表某些部位来治疗疾病，此即针法萌芽阶段的所谓“砭术”。据《说文解字》载：“砭，以石刺病也。”《山海经》亦有“有石如玉，可以为针”之说，这是关于石针的较早记载。灸法的产生在火的发现和应用之后，人们在用火的过程中，逐渐发现身体的某一部位受到火的烤灼而感觉舒适或病痛减轻，经反复实践，选择了易于点燃、火力温和并且具有温通血脉作用的艾，作为施灸的原料，从而形成了灸术。《素问·异法方宜论》说：“藏寒生满病，其治宜灸”，即指此言。随着社会生产力的不断发展，针具也由石针、骨针、竹针而逐步改变为铜针、铁针、不锈钢针。同时由于医疗经验的不断丰富，针灸腧穴不断增多的基础上，前人便按照腧穴的主治作用，结合针刺的感应情况和古代的解剖知识，把这些具有相同或类似作用的散在腧穴进行归类，并从理论上加以阐述，逐步形成了经络学说。

据文献考察，早在三千年以前，我国医家已把针灸临床经验进行了初步总结。1972年长沙马王堆汉墓出土的周代医书，即记载有“足臂十一脉灸经”和“阴阳十一脉灸经”两篇《帛书》，《帛书》除载有经脉循行路线上的各种疼痛、痉挛、麻木、肿胀等局部症状及眼、耳、口、鼻等器官症状外，还有一些全身症状，如烦心、嗜卧、恶寒等。当时对这些病症，都是用灸法治疗的。

远在公元前3世纪左右，针灸就有系统的文字记载了。战国时代的《黄帝内经》，就已经详细阐述了经络、腧穴等针灸理论基础，对经络、腧穴、针灸的适应证、禁忌证及治疗原理等，作了比较详细的论述，从而奠定了以经络学说为核心的针灸理论体系，此后历代都有所发展。晋代的皇甫谧编著的《针灸甲乙经》在《内经》的基础上，对针灸理论进行了整理，依照不同部位确定了三百四十九个穴名，为针灸专科的产生奠定了基础，在针灸学发展上起了承前启后的作用。唐代的孙思邈在《千金方》中绘制了三幅彩色针灸挂图，分别把人体正面、背面、侧面的十二经脉、奇经八脉用不同颜色绘出。王焘又绘成了十二幅彩图，并在《外台秘要》中重点介绍了灸法。宋代的王惟一编撰《铜人腧穴针灸图经》，当时曾刻在两块石碑上，树立在汴京（今河南开封），供学习者拓印和阅读，王氏还制作了两具针灸铜人，为我国最早的针灸模型。明代杨继洲的《针灸大成》，汇集历代诸家学说，广搜文献，是继《内经》、《针灸甲乙经》之后的又一次针灸学术大总结。

针灸发展到唐代已成为专科。当时太医署里设有针灸专科，有针博士、针助教、针工等从事专门工作的针博士、针师。到公元1027年的宋仁宗时代，铸成铜人，作为考试和点穴之用，开世界模型教学之先声。

针灸疗法具有易学、经济节约、安全效速、治病范围广等特点，深受广大劳动群众所欢迎，历朝各代在民间广泛应用。可是到了清代，由于封建思想特别浓厚，当时的上层人物认为针灸的时候要宽衣解带，赤身露体，非奉君之道。于道光二年（1822年）竟然下令在太医院取消了针灸科，这样一来，这门学术的发展就受到了影响，可是在民间却受广大劳动人民的喜爱，所以一直传留下来了。

在近代，统治者根本不关心人民的疾苦，再加上崇洋媚外、“民族虚无主义”以及“中医不科学”等错误思想的影响，对祖国的文化遗产横加摧残，甚至于1929年要下令取缔中医，所以这门有效的医疗方法几乎被取消。在这一段时期内，形成了湮没不彰、守旧不前的局面。此时，中医界有志之士纷纷奋起，据理力争，保护国粹。如江苏澄江承淡安氏，继承家传，擅长针灸，热心提倡，私人成立中国针灸学研究社，首创中国针灸专门学校，开办针灸疗养院，大力著述和培养人才，编辑《针灸杂志》、《针灸医学》57期，曾东渡考察针灸医学，向全国及海外传播，颇著成效。

新中国成立后，党和国家非常关心人民的健康事业，号召继承和发扬中医学遗产，针灸医学才得到空前的发展。各地先后成立了中医学院，设立了研究针灸的专门机构。尤其是近年来，许多中医学院设立了针灸系，培养了大批的高级针灸专门人才，针灸在全国范围内得到了普及。我国除各中医院校设有针灸课或针灸系以外，还受世界卫生组织委托成立了国际针灸进修学院，专门招收国外学员，有许多专家、博士、医师来我国学习针灸，目前已举办数十期。新中国成立后30年来发表的针灸文章已达一万多篇，发行的针灸图书有几百种。

针灸医学对其他国家的医疗保健事业也作出了一定的贡献。在北齐清河元年（562年），祖国的针灸疗法就传到日本，1400多年来，他们一直在广泛使用，而且结合现代医学进行了大量的科学研究。日本现有针灸专科学校47所，还有两所针灸大学，全国约有5万多名针灸医师和不少学术团体，发行了许多汉方医学和针灸刊物。

据目前有关文献记载，公元541年中国医学传到朝鲜。他们历代都是以汉方针灸医学来防治疾病。1956年朝鲜民主主义人民共和国保健部通令全国卫生工作者，要重视汉方、汉药的研究，并派留学生来我国学习。300多年前中国医学又相继传到了欧美等国。20世纪初以来，许多国家都使用了中国的针灸。美国于1947年6月9日召开全美医业联合大会，各地医师代表1500名，专门讨论了中国针术。旧金山中医院成立后，也特设针灸治疗专科，到现在，他们发行《针刺法杂志》已有多年了。国外从 1973 年到 1981 年世界性的针灸会议就开过 20 次之多。

由此可见，针灸医学发展到现代已成为世界医学重要内容。经统计，目前有一百多个国家提倡针灸治疗，世界卫生组织也已宣布，可用针灸治疗的疾病约 300 余种，疗效较好的约 100 余种，可治愈的约 67 种。针灸医学已成为世界各国人民的共同财富。

上篇　基础理论

第一章

经络理论

经络学说是中医学理论的重要组成部分，是针灸学的理论核心。《内经》关于经络的记载说，它内属于脏腑，外络于肢节，沟通内外，贯串上下，将人体各部的组织器官联系成为一个有机的整体；并藉以运行气血，营养全身，使人体各部的功能活动得以保持协调和相对平衡。经络是运行气血的通路，经和络既有联系又有区别。经指经脉，犹如途径，贯通上下，沟通内外，是经络系统中的主干；络为络脉，它譬如网络，较经脉细小，纵横交错，遍布全身，是经络系统中的分支。所谓经气即经络之气，概指经络运行之气及其功能活动。经气活动的主要特点是循环流注、如环无端、昼夜不休。人体通过经气的运行，以调节全身各部的功能活动，从而使整个机体保持了协调和相对平衡。经络学说是阐述人体经络系统的循行分布、生理功能、病理变化及其与脏腑相互关系的理论体系，对针灸临床实践具有重要的指导作用。

第一节　经络学说的形成和发展

经络学说是研究人体经络系统的组成和循行分布、生理功能、病理变化及其与脏腑相互关系的一门理论学说。它是中医理论体系的重要组成部分，是针灸学的理论核心，几千年来一直有效地指导着中医各科的临床实践，尤其与针灸学的关系甚为密切。针灸临床治疗中的辨证分经、循经取穴、针刺补泻等，无不以经络为依据。所以，深入研究经络学说对针灸和中医各科的临床实践均有重要意义。

一、经络的基本概念

经络，是经脉和络脉的总称，它们是人体内运行气血的通路。经，指经脉，是直行的主干，有如路径，贯通上下，沟通内外，纵行于头身四肢，较大，在里。《医学入门》说：“脉直行者为经。”络，指络脉，是经脉分出的旁支，较经脉细小，在表，其走向横斜，反复分支，纵横交错，形如网络，遍布全身，有联络功用，故名“络脉”。正如《灵枢·脉度》所说：“经脉为里，支而横者为络，络之别者为孙。”经脉和络脉共同组成一个系统，担负着运行气血、营养全身和沟通内外、贯通上下的重要功能。其中十二经脉“内属于脏腑，外络于肢节”（《灵枢·海论》），再加上络脉的联络功能，从而把人体的五脏六腑、四肢百骸、筋骨皮毛、分肉腠理和五官九窍联系成为一个有机的整体，并借以运行气血而“营阴阳、濡筋骨、利关节”等作用，保证了人体各部功能活动的正常进行，实现了全身各部之间的沟通联系与和谐统一。反之，经络气血运行一旦失常就会有各种疾病及其相应的病候发生，临床诊断中分经辨证即多以病痛的部位和特征为重要依据。而针灸也是通过腧穴刺激，使经络气血运行恢复常度而达到治愈疾病之目的。可见，经络对人体生理、病理、诊断、治疗等方面均有重要意义。

二、经络学说的形成

经络学说是古代医家在长期的医疗实践中不断观察、总结而逐步形成的。到《内经》成书时代已形成系统的理论，以后又经历代医家不断充实、引申和发展而逐步趋于完整。据文献资料分析，经络学说的形成，可能通过以下途径：

（一）针灸、按摩和气功感传现象的观察

针灸和按摩时会产生酸、麻、重、胀等感应，并沿着一定的路线向远部传导。《灵枢·脏腑病形》中已有“中气穴，则针游于巷”的描述。温灸时也会有热感从施灸部位向远处扩散。此外，气功练习到一定程度时，练功者会感觉到体内有气沿一定的路线流行。李时珍在《奇经八脉考》中对此提出的解释是“内景隧道，唯返观者能照察之”。这些事实说明，古代医家在医疗实践中，对上述的大量感觉传导现象进行过长期观察和探索，逐步认识到人体内部存在着复杂而有规律的气血运行通道，从而提出经络分布的轮廓和基本活动规律，并经逐步充实、发展，渐趋完善。

（二）腧穴疗效的归纳总结

在长期的针灸临床实践中，古代医家发现，主治范围相似的腧穴往往有规律地排列在一条路线上。例如分布于上肢外侧前缘的腧穴都能治疗头面病症；分布在上肢内侧前缘的腧穴，虽与上述腧穴距离很近，但却以治疗肺、胸、咽喉病症为主。古代医家通过长期观察、比较和总结，把主治功效相似的腧穴归纳分类、串联而逐步形成经络的连线。

（三）体表病理现象的推理

临床实践中发现，当某脏腑发生病变时，有些患者在体表相应部位可有压痛、结节、皮疹、色泽改变，以及其他感觉异常或病理反应。如《素问·脏气法时论》中就有“心病者，胸中痛，胁支满，胁下痛，膺背肩甲间痛，两臂内痛”的记载。所以，对体表病理现象与相应病变脏腑之间的关系和联系途径的观察与分析，也是发现和形成经络系统的重要依据和途径之一。

（四）解剖、生理知识的启发

《灵枢·经水》说：“若夫八尺之士，皮肉在此，外可度量切循而得之，其死可解剖而视之。其脏之脆坚、腑之大小、谷之多少、脉之短长、血之清浊、气之多少……皆有大数。”这说明古人很早就已经通过外部测量、切、摸、循按，以及对尸体的解剖观察等方法，对人体的结构有了一定认识，并对脏腑、血脉、皮肉、筋骨的“大数”有所掌握。这些观察对认识气血流注和经络有一定的启发。

综上所述，古人在漫长的医学实践中通过多方面、多种途径获得了有关经络的各种现象和活动规律的初步认识，又经过各种认识的互相启发、相互佐证、互相补充，使人们对经络的认识逐步完善而形成了经络学说的基础理论，再经过不断总结和补充而形成经络学说。

三、经络学说的发展

经络学说形成以后又经历了一个漫长的发展过程，并在历代医家的医疗实践中得到不断的引申、补充而渐趋系统化、完整化。

1973 年长沙马王堆汉墓出土帛书中所载有关经络的内容，可反映经络学说雏形阶段

的概貌。其主要特点是：(1) 只有十一条脉而无“经”字，只言灸而未言针。(2) 以足臂命名的十一条脉的循行均由四肢末端起始而止于头身，而以阴阳命名的十一条脉的循行已有分化，如肩脉（相当于手太阳脉）起于头，经上肢外侧止于手，足太阴脉起于少腹，经下肢内侧止于足。(3) 无脏腑属络、表里配合，其循行路线分支短少，未言及络脉与奇经八脉，而且也无互相衔接和全身循环流注的记载。(4) “足臂十一脉”病候较少，且未分类，“阴阳十一脉”病候已有增加，且有“是动病”、“所生病”的分化，但均不及《灵枢·经脉》所载全面。因此，可以推断这一时期的经络学说正处于从雏形趋近成熟和完善的发展阶段。

《内经》成书标志着经络学说已基本形成。在这部巨著中，有关十二经脉循行分布、脏腑属络、走向衔接、循环流注、各经病候及标本、根结已有详尽论述，而且对经别、经筋、皮部、十五络脉和奇经八脉的分布作用，以及经络的生理功能等均有阐述。这些论述已形成了经络学说的轮廓和理论体系，对后世产生了深远的影响。

《难经》以阐发《内经》要旨为本义，阐幽发微，补充了《内经》的不足，对经络理论多有引申发挥。例如在第一难中提出了“十二经皆有动脉”的观点，二十三至二十九难论述经脉的长度、循行和十二经顺序及流注关系，并论述了十五络的作用和脉气竭绝的症状表现。此外，《难经》对奇经八脉循行分布、生理功能、临床应用的阐发和引申，以及“肾间动气”是经络脉气产生的根源的论述等，亦均对经络学说的发展作出了贡献。

自《内经》、《难经》以后，东汉张仲景总结了外感热病的发病规律，创六经辨证论治，成为经络学说在内科方面的应用典范。元代滑伯仁著《十四经发挥》，最先提出“十四经”的称谓，并详考其循行分布，补充各经腧穴，指出经脉是体表与脏腑联系的通路，络脉是本经的旁支而与他经相交，经脉之气通过“经脉传注，周流不息”，从而对气血在经络系统中的循环机制作出了新的发挥和阐释。明代李时珍著《奇经八脉考》，详考奇经八脉循行路线及有关腧穴，论述奇经与十二经脉气相通径路和奇经作用、病候及其治法，突出了奇经八脉理论对临床实践的指导价值。

上述事实表明，经络学说是在历代医家的医疗实践过程中不断观察、探索、总结、积累和引申、补充而渐趋完善，逐步发展起来的。

第二节 经络学说的主要内容

经络系统是由十二经脉、奇经八脉、十五络脉、十二经别、十二经筋、十二皮部以及孙络、浮络等组成。其中以十二经脉为主体，它们相互连接，组成一个周而复始的联络系统。

一、十二经脉

十二经脉即手三阴经（太阴肺经、厥阴心包经、少阴心经），手三阳经（阳明大肠经、少阳三焦经、太阳小肠经），足三阳经（阳明胃经、少阳胆经、太阳膀胱经），足三阴经（太阴脾经、厥阴肝经、少阴肾经）的总称。它们是经络系统的主体，故又称为“正经”。

1. 命名　十二经脉的名称是根据脏腑、手足、阴阳而定的。它们分别隶属于十二脏腑，各经都用其所属脏腑的名称，结合循行于手足、内外、前中后的不同部位，根据阴阳学说而给予不同名称，如将其中隶属于五脏，循行于上肢内侧的经脉称为手阴经，循行于下肢内侧的经脉称为足阴经，凡隶属于六腑，循行于上肢外侧的经脉称为手阳经，循行于下肢外侧的经脉称为足阳经。并根据阴阳衍化的道理分为三阴三阳，由此订出了手太阴肺经、手阳明大肠经、足阳明胃经、足太阴脾经等十二经脉名称。

2. 表里属络关系　十二经脉内属于脏腑，和六脏（五脏加心包）六腑相联系。脏与腑有表里相合的关系，阴经与阳经有表里属络关系。即手太阴肺经与手阳明大肠经相表里，足阳明胃经与足太阴脾经相表里，手少阴心经与手太阳小肠经相表里，足太阳膀胱经与足少阴肾经相表里，手厥阴心包经与手少阳三焦经相表里，足少阳胆经与足厥阴肝经相表里。互为表里的阴阳两经在体内有属络关系，即阴经属脏而络腑，阳经属腑而络脏。在四肢部又通过络脉的衔接加强了表里经之间的联系。由此在脏腑阴阳经脉之间就形成了六组表里属络关系。它们在生理上密切联系，病变时相互影响，治疗时相互为用。

3. 体表分布规律　十二经脉在体表左右对称地分布于头面、躯干和四肢，纵贯全身。六条属于脏的阴经分布于四肢内侧和胸腹，六条属于腑的阳经分布于四肢外侧和头面、躯干。十二经脉的分布规律是太阴、阳明在前；厥阴、少阳居中；少阴、太阳在后。下肢内踝上 8 寸以下，厥阴在前，太阴居中。

4. 循行走向　由于十二经脉通过手足阴阳表里经的连接而逐经相传，所以构成了一个周而复始、如环无端的传注系统。其循行走向为：手三阴经从胸走手，手三阳经从手走头，足三阳经从头走足，足三阴经从足走腹（胸）。

5. 交接规律　阴经与阳经多在四肢末端交接。如太阴肺经在食指与阳明大肠经交接，少阴心经在小指与太阳小肠经交接，手厥阴心包经在无名指与少阳三焦经交接等。阳经与阳经（指同名经）在头面部衔接。如手足阳明经都通于鼻旁，手足太阳经均通于目内眦，手足少阳经均通于目外眦。阴经与阴经（即手足三阴经）在胸部交接。如足太阴脾经与手少阴心经交接于心中，足少阴肾经与手厥阴心包经交接于胸中，足厥阴肝经与手太阴肺经交接于肺中。十二经脉通过阴阳表里经脉的连接而逐经相传，其流注次序是：肺经—大肠经—胃经—脾经—心经—小肠经—膀胱经—肾经—心包经—三焦经—胆经—肝经—肺经……

二、奇经八脉

1. 含义及特点　“奇”有“异”的意思，是指与十二经脉不同而“别道奇行”的八条经脉，即任脉、督脉、冲脉、带脉、阴维脉、阳维脉、阴跻脉、阳跻脉，统称奇经八脉。《难经·二十七难》说：“凡此八者，皆不拘于经，故曰奇经八脉。”也就是说奇经八脉与十二正经不同，其特点如下：

（1）奇经八脉不隶属于脏腑，又无表里配合关系。

（2）奇经八脉除任、督二脉有自己的独立腧穴外，其他六条经脉的腧穴都寄附于十二正经与任、督脉之中。

（3）奇经八脉的循行错综于十二经脉之间，而且与正经在人体多处相互交会，因而奇经八脉有含蓄十二经气血和调节十二经盛衰的作用。当十二经脉及脏腑气血旺盛时，奇经八脉能加以蓄积，当人体功能活动需要时，奇经八脉又能渗灌供应。《难经·二十八难》把十二经脉比作“沟渠”，把奇经八脉喻作“湖泽”，即形象地说明了这一功能。

2. 循行与作用　八脉中的督、任、冲脉皆起于胞中，同出于会阴，称为“一源三歧”，其中督脉行于腰背正中，上至头面。诸阳经均与之交会，故称“阳脉之海”，“督”

有总督或督统之意，具有总督和调节全身阳经经气的作用。任脉行于胸腹正中，上抵颏部。诸阴经均与之交会，故称“阴脉之海”，“任”有总任之意，具有调节全身诸阴经经气的作用。冲脉与足少阴肾经并行，上至口唇。其脉通行于先后天，十二经脉均来汇聚，故称“十二经脉之海”，又因其起于胞宫，故又有“血海”之称。具有含蓄十二经气血的作用。带脉起于胁下，环行腰间一周，状如束带，有约束诸经之功能。阴维脉起于小腿内侧筑宾，沿腿股内侧并足太阴、厥阴上行，至咽喉与任脉会合。“维”有维系联络之意，阴维脉与六阴脉相联系，维系诸阴经，主一身之里。阳维脉起于足跟外侧金门，沿腿膝外侧并足少阳、太阳上行，至项后与督脉会合。阳维脉与六阳脉相联系，维系诸阳经，主一身之表。阴跻脉起于足跟内侧照海，随足少阴等经上行，至目内眦与阳跻脉会合。阳跻脉起于足跟外侧申脉，伴足太阳经上行，至目内眦与阴跻脉会合，沿足太阳经上额，于项后会合于足少阳经。二脉同起足跟，分别循行，交会于目内眦，共具调节肢体的运动和眼睑的开合功能。

奇经八脉中的任、督二脉，因各有其专属的腧穴，常与十二经脉相提并论，合称为“十四经”。十四经具有一定的循行路线、病候及所属腧穴，是经络系统的主要部分，在临床上是针灸治疗及药物归经的基础。

三、十五络脉

十二经脉和任督二脉各有一条络脉加上脾之大络，故称十五络，分别以十五络所发出处的腧穴命名。十二经脉的别络在四肢肘膝关节以下本经络穴分出后，均走向其表里经脉；任脉别络从鸠尾分出后，散于腹部；督脉别络从长强分出后，散布于头，左右别走足太阳经；脾之大络从大包分出后，散于胸胁。络脉中浮行现于体表部位的，称为浮络。络脉中最细小的分支，称为孙络。

十二经别络主要作用是加强阴阳表里经之间的联系，任脉别络沟通了腹部经气；督脉别络沟通了背部经气；脾之大络沟通了侧胸部经气。浮络、孙络遍布全身，有输布气血，濡养全身各组织器官的作用。

四、十二经别

十二经别是十二正经离入出合的别行部分，是正经别行深入体腔的支脉。

1. 分布规律　十二经别多从四肢肘膝上下的同名经中分出，延伸散布，再深入胸腹，同各经相属络的脏腑相联系，再浅出体表，多数上行于头项部。如足太阳、足少阴经别，从腘部分出，入走肾与膀胱，上出于项，合于足太阳膀胱经；足少阳、足厥阴经别从下肢分出，行至毛际，入走肝胆，上系于目，合于足少阳胆经；足阳明、足太阴经别从髀部分出，入走脾胃，上出鼻頞，合于足阳明胃经。

2. 循行特点　十二经别的循行特点是“离入出合”。多数经脉均有离入出合的循行过程，即十二经别从同名正经分出的称“离”，又称“别”；而后入走胸腹腔与相关脏腑属络称为“入”；再从相关脏腑上行头项出走体表称“出”；最后阳经经别皆归入本经，阴经经别合入互为表里的阳经称为“合”。这样，十二经别依据阴阳表里关系分为六组，《内经》中称为“六合”。这种“六合”的形成，进一步加强了表里经脉之间在体腔深部的互相联系。

3. 功能作用　十二经别离入出合的循行分布，沟通了表里两经并加强经脉与脏腑的联系，补充了十二经脉在体内循行的不足，从而使十二经脉对人体各部分的联系更趋周密化，同时还扩大了经穴主治的范围。例如阴经经别在头项部合于与其相表里的阳经经脉，这样就加强了阴经经脉同头面部的联系。临床上偏、正头痛，可取太渊、列缺治疗；牙痛、喉病，可取太溪、照海治疗等等。手足三阴经腧穴之所以能治头面、五官疾病，均与阴经的经别同头面部有其内在联系分不开。

五、十二经筋

十二经筋是十二经脉之气结聚散络于筋肉关节的体系，是十二经脉的外周连属部分。

1. 循行分布特点　十二经筋的分布与十二经脉的体表通路基本一致，其循行走向均从四肢末端行向躯干，终于头身。但其只行于体表，不入内脏，结聚于关节、骨骼部。足三阳经筋起于足趾，循股外上行结于頄（面部）；足三阴经筋起于足趾，循股内上行结于阴器（腹部）；手三阳经筋起于手指，循臑外上行结于角（头部）；手三阴经筋起于手指，循臑内上行结于贲（胸部）。它们之间的联系除在头、面、胸、腹部结合外，还在各经循行于踝、腘、膝、股、髀、臀、腕、肘、腋、臂、肩、颈等关节或筋肉丰满处，与邻近的它经相联结，尤其是足厥阴经筋，不仅结合阴器，并能络诸筋。

2. 作用功能　从经筋的分布和联结的情况来看，经筋同肌肉系统的关系是很密切的。《素问·痿论》说："宗筋主束骨而利机关也"，说明经筋的作用是联结筋肉，约束骨骼，利于关节的屈伸活动，以保持人体正常的运动功能，主要补充了经脉在体表循行的不足。

六、十二皮部

十二皮部，是十二经脉功能活动反映于体表的部位，也是络脉之气散布的所在，正如《素问·皮部论》所说："凡十二经络脉者，皮之部也。"又说："皮有分部。"表明十二皮部是十二经脉的体表分区。

十二皮部的分布区域，是以十二经脉在体表的分布范围为依据的。如《素问·皮部论》说："欲知皮部，以经脉为纪者，诸经皆然。"

皮部居于人体最外层，是机体的卫外屏障。当机体卫外功能失常时，病邪可通过皮部深入络脉、经脉以至脏腑。诚如《素问·皮部论》所说："皮者脉之部也，邪客于皮则腠理开，开则邪入客于络脉，络脉满则注于经脉，经脉满则入合于脏腑也。"同时，有诸内必形诸外，当机体内脏有病时，亦可通过经脉、络脉而反应于皮部，可用来诊断和治疗疾病。临床上采用的皮肤针、腕踝针、灸法等治疗手段，都是基于皮部理论来指导的。

第三节　经络的生理功能和病理反应

经络的生理功能和病理反应，在针灸学中占有重要地位，它是针灸临床上诊断和治疗的依据。

一、经络的生理功能

经络是输送气血，联络脏腑肢节，沟通表里上下，调节体内组织功能活动的通路。其生理功能有以下三方面：

1. 沟通表里上下，联络脏腑肢节　《灵枢·海论》说："夫十二经脉者，内属于脏腑，外络于肢节。”即明确地指出了这一功能。人体的五脏六腑、四肢百骸、五官九窍、皮肉筋骨等组织器官，虽各有不同的生理功能，但又共同进行着有机的整体活动，使机体的内外上下保持着协调统一，构成一个有机的整体。而这种相互联系，有机配合主要是依据经络系统的联系沟通作用实现的。由于十二经脉及其分支纵横交错，入里出表，通上达下联系了脏腑器官，奇经八脉沟通了十二经之间，经筋皮部联结了肢体筋肉皮肤，从而使人体的各脏腑组织器官有机地联系起来，成为一个协调的整体。

2. 运行气血，濡养周身　人体的各个脏腑组织器官均需要气血的温养濡润，才能够发挥其正常作用。气血是人体生命活动的物质基础，必须依赖经络的传注，才能输布周身，以温养濡润全身各脏腑组织器官，维持机体的正常功能，如营气之和调于五脏，洒陈于六腑，这就为五脏藏精，六腑传化的功能活动提供了物质条件。所以《灵枢·本脏》说：“经脉者，所以行血气而营阴阳，濡筋骨，利关节者也。”明确指出了经络具有运行气血，调节阴阳和濡养全身的作用。

3. 抗御外邪，保卫机体　外邪侵犯人体多由人体最表浅的部位始而渐及于里，即多从皮毛开始。《素问·皮部论》说：“邪客于皮则腠理开，开则邪入客于络脉，络脉满则注于经脉。”经络抗御外邪的功能，主要依靠卫气来完成，卫气首先充实于络脉，具有温养肌腠、润泽皮肤、启闭汗孔的作用。由于经络能“行血气而营阴阳”，使营气运行于脉中，卫气运行于脉外，营卫之气密布于周身，从而加强了机体的防御能力，当外邪入侵时，卫气和孙络起到了抗御外邪，保卫机体的作用。故《灵枢·本脏》说：“卫气和则分肉解利，皮肤调柔，腠理致密矣。”明确指出了卫气调和，运行通利，则腠理致密，“卫外而为固”，故六淫之邪不易侵袭机体为害。

二、经络的病理反应

人体在病理状态下，经络能够传注病邪及反映病候。

1. 反映病候　由于经络对机体各部分之间存在着特定的联系，所以当人体脏腑功能受到某些致病因素的侵袭而发生疾病时，便可在该经脉循行的路线和所隶属的有关部位上，表现出各种症状和体征。如足太阳经有病时，可以出现项如拔、腰如折、腘如结、踹如裂的症状。《素问·脏气法时论》说：“肝病者，两胁下痛引少腹”，“心病者，胸中痛……两臂内痛。”以上均说明经络有反映病候的功能，而病候病征出现的部位与经络的循行和分布有密切关系。此外，因人体的头面五官，均通过经络与内脏发生密切联系，所以当内脏发生病变时，常在相关的头面器官上发生异常反应。如肺气不宣则鼻塞不通；肝火上炎则目赤肿痛；心火上炎则口舌生疮等等。这些都说明，内脏发生变化或经络发生疾病，均可通过相关的经络在不同的部位发生不同的病变。

2. 传注病邪　在正虚邪乘的情况下，经络又是病邪传注的途径。当体表受到病邪侵袭时，可通过经络由表及里，由浅入深的传变。如外邪侵袭肌表，初见发热、恶寒、头身痛等症，由于肺合皮毛，外邪循经内合于肺，继而可见咳嗽、喘促、胸闷、胸痛等肺的病证。再如外感风寒湿邪，初见肌肤麻木，继则关节疼痛，进而心悸不宁。病邪由络至经，由经至脏。正如《素问·缪刺论》说：“夫邪之客于形也，必先舍于皮毛，留而不去，入舍于孙脉，留而不去，入舍于络脉，留而不去，入舍于经脉，内连五脏，散于肠胃。”指出了经络是外邪从皮毛腠理内传于脏腑的传变途径。

此外，内脏有病时，也可通过经络相互传注。这是因为经络系统在体内的循行分布错综复杂，脏腑之间也通过经络相互联系。例如：足厥阴之脉挟胃而行，脾与胃相表里，其经脉相互络属；足少阴肾经，从肾上贯肝膈。所以当肾有病时，可通过经络的传导作用影响到肝，肝有病时，又可影响到脾胃。总之，经络病可以传入内脏；内脏病亦可累及经络，脏与脏、腑与腑、脏与腑之间均可通过经络的连属而发生疾病的传变。

第四节 经络的作用及临床应用

经络在生理上联系内外，贯穿上下，运行气血，协调阴阳，抗御外邪，并有一定的循行路线和分布规律；在病理上传注病邪和反映病候等，为经络在临床上的应用提供了可靠的保证。故《灵枢·经脉》说："经脉者，所以能决死生，处百病，调虚实，不可不通。"充分说明了经络系统在生理、病理、诊治疾病方面的重要性。

一、诊断方面

1. 分经辨证　由于经络有一定的循行部位和脏腑络属，它可以反映所属脏腑的病证，因而在临床上，就可以根据疾病所出现的症状，结合经络循行的部位及联系的脏腑，作为辨证归经的依据。为经络辨证的重要方法之一。明代针灸学家张三锡在其所著《经络考》中说："脏腑阴阳，各有其经，四肢筋骨，各有所主，明其部位以定经，循其流以导源，舍此而愈知病之所在，犹适燕而南行，岂不愈劳而愈远哉！"强调了依症辨经的重要性。这种方法临床应用甚为广泛，如头痛一证，即可根据经脉在头部的循行分布而辨别，其痛在前额连及眉棱骨者多与阳明有关；在两侧连及于耳者多与少阳经有关；痛在后脑连及项背者多与太阳经相关；痛在巅顶连及目系者，多与厥阴经相关。又如胁肋与少腹是肝经所过，故两胁疼痛或少腹痛，多与肝经有关。再如根据经络在下肢的循行规律，腰腿痛的患者凡痛在下肢外侧者，多属少阳经；痛在下肢前侧，多属阳明经，痛在下肢后面者，多属太阳经。均为分经辨证的例证。

2. 经络诊察及扪穴诊病　某些疾病在其发病的过程中，常可发现在经络循行的通路上，或在经气聚集的某些腧穴上，有明显的压痛、结节、组织隆起、凹陷、弛缓，以及皮肤变异，如循经出现的红线、白线、皮丘疹、皮下出血线、汗毛竖起等现象，均有助于疾病的诊断。如肠痈患者，多在足阳明经的上巨虚穴出现压痛；长期消化不良的病人，可在脾俞穴发现异常变化，胆系疾病的患者，多在足少阳胆经的阳陵泉穴下出现压痛；呼吸系统疾病，可在手太阴肺经的孔最穴以及肺的背俞穴、肺募中府穴出现压痛或异常反应。现临床上多采用循经诊察、扪穴诊察、知热感度测定以及经络电测定等方法，检查有关经络、腧穴的变化，以此作为诊断疾病的参考。国内有学者利用穴位压痛诊断疾病取得了显著成绩，对明确诊断的住院病人进行验证，计35种疾病，2085例患者，结果穴位压痛的诊断与临床诊断的总符合率为96.64%。

二、治疗方面

针灸治病是通过刺灸腧穴，以疏通经气，恢复调节人体脏腑气血的功能，从而达到治病的目的。具体应用时，可有以下几个方面：

1. 循经取穴　针灸选穴，一般是在明确辨证的基础上，除选用局部腧穴外，通常以循经取穴为主。它是根据"经脉所过，主治所及"的理论来治疗疾病的，即某一经络或脏腑有病，便选用该经或该脏腑的所属经络或相应经脉的远部腧穴来治疗。如《四总穴》所说的："肚腹三里留，腰背委中求，头项寻列缺，面口合谷收"就是循经取穴的很好说明，临床应用非常广泛。例如，胃脘痛证，病在胃，取足阳明胃经穴，局部选梁门，远端选足三里、梁丘；又如头痛证，因后头痛，病在太阳经，局部可选天柱，远端可选后溪、昆仑，因偏头痛，病在少阳经，局部可选率谷，远端可选外关或足临泣；因前头痛，病在阳明经，可循经远取上肢的合谷，下肢的内庭，近取头维等等。均为循经取穴在临床的例证。

2. 皮部取穴　根据"十二经脉者皮之部也"，"欲知皮部以经脉为纪"的理论，经络或脏腑有病时，可取治于皮部。这就是说十二皮部是十二经脉循行和反应的部位，其分布在体表。内脏或经络有病时，可反映到皮部。表现为压痛、硬结，或色泽的变化等，可在皮部进行治疗。例如：用皮肤针叩刺皮肤，皮内针埋藏于皮内，均可通过皮部的作用，治疗多种疾病。

3. 络脉取穴　根据菀陈则除之的理论，凡火热实邪、经络郁滞、痹阻所引起的病证，可用刺络脉出血，以泻其邪气。正如《灵枢·官针》篇说："络刺者，刺小络之血脉也。"这种方法在临床应用也较普遍，如目赤肿痛刺太阳、耳尖出血；咽喉肿痛刺少商、商阳出血；急性腰扭伤刺委中出血；面瘫在面颊内刺络放血等等。

4. 筋病取穴　经筋的病候，多表现为拘挛、强直、抽搐、疼痛、弛缓、瘫痪等症，在治疗上多以局部取穴为主，即在病变部位取穴，或寻找压痛点，所谓"以痛为腧"的阿是穴进行治疗。

第二章

腧穴理论

腧穴学是研究腧穴的位置特点、主治作用及其基本理论的一门学科，是针灸专业的基础课程，在本专业中具有十分重要的地位。现代结合腧穴的形态结构和针灸效应等进行研究，使腧穴学的内容更为丰富。

第一节　腧穴概念的形成

腧穴知识来源于医疗实践。我们的祖先在长期与疾病作斗争的过程中，陆续发现人体上有不少反映病痛和治疗病痛的特殊部位，在这个基础上，经过反复实践、认识，于是形成"腧穴"的概念。腧穴是人体脏腑经络气血输注出入的特殊部位。"腧"通"输"，或从简作"俞"。"穴"是空隙的意思。《黄帝内经》又称之为"节"、"会"、"气穴"、"气府"等；《针灸甲乙经》中则称之为"孔穴"；《太平圣惠方》又称做"穴道"；《铜人腧穴针灸图经》通称为"腧穴"；《神灸经论》则称为"穴位"。《素问·气府论》解释腧穴是"脉气所发"；《灵枢·九针十二原》说是"神气之所游行出入也，非皮肉筋骨也"。说明腧穴并不是孤立于体表的点，而是与深部组织器官有着密切联系、互相疏通的特殊部位。"疏通"是双向的。从内通向外，反映病痛；从外通向内，接受刺激，防治疾病。从这个意义上说，腧穴即是疾病的反应点又是治疗的刺激点。

"腧穴"概念的形成，一般推论与以下几个方面有着密切的关系：

1. 是哪里有病痛就在哪里治疗，即以痛处作为"砭灸处"，《内经》称此为"以痛为腧"；

2. 是通过一些无意的、偶然的发现，在距病痛较远的某个部位被误伤而治好病痛。如误伤大指末端内侧出血，却使原来的喉痛大减，经过反复实践，于是认识到这个部位刺血可以治疗咽喉疼痛；

3. 是在进行检查时，发现按压某个部位，患者感到特别疼痛，这种压痛点经过长期的临床观察，认识到体表的某些部位与某些疾病有着特殊的内在联系，于是当患这些疾病时，就在这些部位检查压痛点并进行治疗；

4. 是在检查某些部位时，患者不是感到疼痛，而是感到特别舒快，砭刺这些部位，病证也获得缓解。《内经》所说的"按之快然乃刺之"和"应在中而痛解"，指的就是这个意思。

由于人们对腧穴部位特点和治疗作用的认识逐步深入，于是陆续为腧穴确定位置、主治，并加以命名。随着社会的发展，针具的改进，经验的积累，逐步形成了有固定名称，明确部位和主治作用的腧穴理论。由于腧穴越来越多，内容不断充实，于是又以经脉为主线对腧穴进行系统归类，这在《内经》中已有重要的阐述。

第二节 腧穴学的发展

腧穴学的发展，经历了不断提高、完善的漫长过程。战国到西汉时期（公元前475年—公元24年），是我国封建社会制度的建立与巩固时期。生产力的提高和社会制度的变革，促进了医药学从实践经验向理论高度的深化。战国初期的医学家秦越人（扁鹊），曾刺“三阳五会（输）”救治虢太子尸厥；马王堆出土帛书《脉法》中的“阳上于环二寸而益为一久（灸）”；《五十二病方》中的“久足中指”，“久左”等，都是有关腧穴早期临床应用的文献记载。西汉初期，著名医家淳于意（仓公）用针灸给人治病，已经明确提到了什么病，应该刺什么部位。这些部位仓公称之为“俞”（“论俞所居”），或称“砭灸处”。《内经》以有名有位、有位无名、“以痛为腧”等形式载述腧穴，内容涉及腧穴的名称、位置、归属、主治、刺灸方法及禁忌等，并对部分腧穴进行了初步分类，如各经的“脉气所发”，五输穴、络穴、背俞穴、募穴、交会穴等，虽不完整，但反映了腧穴理论的早期面貌。其后，《黄帝八十一难经》（简称《难经》）对五输穴、原穴等内容进行了补充，特别对临床应用有所阐发。这个时期，尚有《明堂孔穴针灸治要》（为《甲乙经》所引用）一书，可视为早期有关腧穴的总结性著作，补充了《内经》的不足，进一步充实了腧穴学的基本理论及腧穴的临床应用。

东汉到三国及两晋、南北朝时期（公元25年—581年），我国医药学又有了较大的发展，针灸学术体系随之形成。当时腧穴定位已经出现了差异。如武威出土的东汉医简将足三里定在“膝下五寸”；吕广把太仓（中脘）定在“脐上三寸”等。于是魏晋年间著名针灸学家皇甫谧在魏甘露年间（公元256—260年），汇集《素问》、《针经》（即《灵枢》）、《明堂孔穴针灸治要》三部著作中的针灸学内容，以类相从，去其重复，删其浮辞，撰成《针灸甲乙经》，成为我国最早的体系比较完整的针灸学专著。全书12卷，计128篇，其中有70余篇专论腧穴。对其穴名、别名、位置、取法、主治、配伍、何经脉气所发、何经所会、针刺深浅、留针时间、艾灸壮数、禁刺禁灸以及针灸意外等都作了全面论述。并对全身腧穴的分布进行了整理，头面躯干以分区画线排列，四肢以分经排列。为后世腧穴学的发展特别是腧穴归经奠定了基础。从此，历代传授针灸，研习经穴，莫不以《甲乙经》为规范。此后，名医葛洪在《肘后备急方》（简称《肘后方》）中首次记载了爪切或艾灸人中救治猝死；并提出了用“一夫法”量定腧穴。这个时期针灸经穴图也已经出现，称为《偃侧图》和《明堂图》等。

隋、唐时期（公元581—907年），是我国封建社会的繁荣时期，医药学也有了长足的进步。鉴于两晋、南北朝以来，各家对腧穴的名称与定位又出现了混乱，且旧《明堂图》年代久远，传写错误，不足指南。唐政府在贞观年间（公元627—640年）令甄权等人考订明堂孔穴。孙思邈所撰《备急千金要方》（简称《千金方》）中腧穴定位，“一依甄权等新撰为定”，并绘《明堂三人图》，“其十二经脉五色作之，奇经八脉以绿色为之”，成为历史上最早的彩绘经络腧穴图（佚）。此外，杨上善撰《黄帝内经明堂》，对腧穴序列的编排，“以十二经脉各为一卷，奇经八脉更为一卷”，均不同于《甲乙经》和《千金方》的排列，并首次对部分腧穴的名称进行了解释。可惜该书大部已散佚。

五代、辽、宋、金、元时期（公元907—1638年），由于印刷术的普遍应用，加快了针灸学的传播和发展进程。在北宋政府的主持下，著名针灸学家王惟一于天圣四年（公元1026年）奉诏重新考订黄帝明堂，厘正腧穴定位，撰《新铸铜人腧穴针灸图经》（简称《铜人》），并将内容刻石立碑，由政府颁布全国。次年铸成“铜人”两具，外刻经络腧穴，内置脏腑。是我国最早创立的金属经络腧穴模型，后来用“铜人”考试医生，一直沿袭到明代，促进了针灸腧穴的统一。元代名医滑寿著《十四经发挥》（简称《发挥》），对经络循行和腧穴的联系进行了详细考订，书中将任、督二脉与十二经脉相提并论，合称“十四经”。并将全身腧穴按气血流注进行排列，即所谓十四经穴。

明代著名针灸学家杨继洲撰的《针灸大成》（简称《大成》）汇集了明以前针灸医籍的精华，是一部继《甲乙经》以后全面总结有关针灸学术经验和成就的传世之作。该书对腧穴的主治病证，分门别类加以论述，颇为详尽。及至清代，针灸学术逐渐落入低潮，在重药轻针的情况下，名医李学川提出为医应辨证论治，针药并重，左右逢源，病无所遁，因撰《针灸逢源》（简称《逢源》）。书中将历代针灸医籍中所载的十四经穴数目定为361穴，一直沿用至今。

鸦片战争后，我国沦为半殖民地半封建社会，针灸学术的发展陷入停滞。中华人民共和国成立以来，随着中医药学事业的复兴与发展，使针灸学术得到了前所未有的普及与提高。医学科学工作者应用现代科学知识和方法，对腧穴的形态结构、生物物理特性、临床应用、作用机制、腧穴与针感、腧穴与经络、脏腑等相关内容进行了大量的临床和实验研究，取得了不少成绩。

近年，随着我国针灸学术的迅速发展和国际针灸学术交流的需要，对穴名、读音、经穴数目和排列次序等都已作了统一规定。1989年，国家中医药管理局组织全国有关专家，经过反复推敲论证，对人体十四经361个腧穴及部分经外奇穴的定位进行了审定，制订出标准化方案，并于1991年起在全国范围内实施，对今后腧穴学的发展将产生深远影响。

第三节 腧穴的命名

腧穴各有一定的部位和名称。古人对腧穴的命名取义十分广泛，多以取象比类的方法，结合腧穴的位置特点及其功能特点来命名，各个穴名都有一定的含义，理解穴名的意义，有助于对腧穴部位的记忆和对其功能作用的掌握。

一、自然类

1. 以日月星辰命名　如日月、上星、璇玑、华盖、太乙、太白、天枢等。

2. 以地理名称命名　以山陵丘墟比喻腧穴的形象，如承山、大陵、梁丘、商丘、丘墟等。

以溪谷沟渎比喻腧穴的形象，如后溪、阳溪、合谷、陷谷、水沟、支沟、四渎、中渎等。

以海泽池泉渠渊比喻腧穴的气血流注，如少海、小海、尺泽、曲泽、阳池、曲泉、涌泉、经渠、太渊、清冷渊等。

以街道冲处市廊比喻腧穴的通路或处所，如气街、水道、关冲、五处、风市等。

二、物象类

1. 以动物名称比喻腧穴部位　如鱼际、鸠尾、伏兔、鹤顶、犊鼻等。

2. 以植物名称比喻腧穴部位　如攒竹、禾髎等。

3. 以建筑物形容腧穴部位　如天井、玉堂、巨阙、内关、曲垣、库房、府舍、天窗、地仓、梁门、紫宫、内庭、气户等。

4. 以生活用具形容腧穴部位　如大杼、地机、颊车、阳辅、缺盆、天鼎、悬钟等。

三、人体类

1. 以人体解剖部位命名　如腕骨、完骨、大椎、曲骨、京骨、巨骨；心俞、肝俞、脾俞、肺俞、肾俞等。

2. 以人体生理功能命名　如承泣、听会、劳宫、廉泉、关元、气海、血海、神堂、魄户、魂门等。

3. 以治疗作用命名　如光明、水分、通天、迎香、交信、归来、筋缩等。

4. 以人体部位和经脉分属阴阳命名　如阳陵泉、阴陵泉、阴都、阳纲、三阴交、三阳络等。

国际通用穴名

目前国际上统一用经络名称的英文缩写与穴位的序号来命名，如手太阴肺经的穴位用英文“Lung”的缩写“LU”作为代表，“中府”是肺经的第一个穴位，故称为“LU1”。

第四节　腧穴的分类

一、十四经穴

十四经穴分布于十二经脉和督、任二脉的循行路线上，简称经穴，是腧穴的主体部分。十二经脉左右各有一条，故十二经脉上的腧穴都是左右对称的，一个穴名有两个穴位；任、督二脉则是单行线，故任、督二脉上的腧穴是单穴，一个穴名只有一个穴位。经穴在《内经》时计有 160 个穴名，到现代已发展为 361 个穴名，670 个穴位。

经穴分布于十四经的循行路线上，故与经脉的关系密切，不仅有主治本经病证的作用，而且能反映本经及其所属脏腑的病证。

二、经外奇穴

经外奇穴，是在十四经穴之外具有固定名称、位置和主治作用的腧穴，简称奇穴。

经外奇穴的分布较为分散，有的在十四经循行路线上，有些不在经脉循行路线上，但却与经络系统有密切的联系。有些奇经并不指某一部位，而由多穴位组合而成，如十宣、八风、八邪、华佗夹脊等。

经外奇穴对某些病证具有特殊的疗效，其主治作用一般比较单纯。

三、阿是穴

阿是穴，是无具体名称、无固定位置、无固定主治病证，而以病痛局部或与病痛有关的压痛点、敏感点作为腧穴。当按压某一局部时病人反应敏感，出现疼痛、酸胀，发出“啊”的声音，“啊”处即作为施术的穴位，故称阿是穴。“痛”在早期只指单纯的压痛感，以后“痛”的含义逐渐扩大。凡是按压触捏病体时，病人感觉有痛感、热感、酸楚、麻胀或舒适等感应处，即可作为施治的部位。阿是穴在临床的应用十分广泛，不仅适用于痛证，对某些内部脏器的疾患也有较好的疗效。

第五节 腧穴的作用

一、输注气血

腧穴从属于经脉，通过经脉向内连属脏腑，是脏腑经络气血渗灌、转输、出入的特殊部位。《灵枢·九针十二原》说：“所言节者，神气之所游行出入也，非皮肉筋骨也。”说明腧穴是气血通行出入的部位，脏腑、经脉之气在腧穴这一部位游行、出入，因此腧穴就具备了抵御疾病（出）、反映病痛（出）、传入疾病（入）、感受刺激、传入信息（入）等功能。

二、反映病证

当病邪侵袭人体时，人体的正气可以通过经脉、腧穴向外奋起以护卫机表；当人体内部发生病变时，内在的病理状态又可通过经脉腧穴反映于体表，因此腧穴部位的变化可以作为诊断疾病的依据。与经脉反应病证不同，腧穴所反映的病证主要限于腧穴范围的压痛、酸楚、结节、肿胀、瘀血、丘疹、虚陷等现象。腧穴反映病证的作用近年有不少新发现，如呼吸系统病证多在中府、肺俞、孔最处出现反应；肝胆系统的病证多在肝俞、胆俞、胆囊穴出现压痛等。

三、防治疾病

腧穴不仅是气血输注的部位，也是邪气所客的处所。当人体正气亏虚、肌腠空疏时，邪气就会通过体表腧穴由表入里。

腧穴输注气血向内传入的特性，又是腧穴之所以能够治疗疾病的基础。在腧穴部位施以针刺、温灸等时，各种刺激能过腧穴、经脉传入体内，从而激发人体的正气，协调平衡阴阳，达到预防和抗御疾病的目的。腧穴防治疾病的作用已被大量的临床和实验所证实。

第六节 腧穴主治基本规律

一、腧穴所在，主治所能

腧穴都能治疗所在部位及邻近器官的病证，这是腧穴的近部主治作用。例如，鼻区的迎香、口禾髎以及邻近的上星、通天等均能治疗鼻病；分布在耳区的穴位多能治疗耳病，分布在肩部的穴位多能治疗肩部病证，分布在躯干部的穴位，由于邻近脏腑，就能治疗相应部位内脏的病证。

分部主治规律表

分部		主治
头面颈项部	前头、侧头区	眼、鼻病
	后头区	神志病
	项区	神志、喑哑、咽喉、眼、头项病
	眼区	眼病
	鼻区	鼻病
	颈区	舌、咽喉、喑哑、哮喘、食管、颈部病
胸膺胁腹部	胸膺部	胸、肺、心病
	腹部	肝、胆、脾、胃病
	少腹部	经带、前阴、肾、膀胱、肠病
肩背腰尻部	肩胛部	局部、头顶痛
	背部	肺、心病
	背腰部	肝、胆、脾、胃病
	腰尻部	肾、膀胱、肠、后阴、经带病
腋胁侧腹部	腋胁部	肝、胆病，局部病
	侧腹部	脾、胃病，经带病
上肢内侧部	上臂内侧部	肘臂内侧病
	前臂内侧部	胸、肺、心、咽喉、胃、神志病
	掌指内侧部	神志病、发热病、昏迷、急救
上肢外侧部	上臂外侧部	肩、臂、肘外侧病
	前臂外侧部	头、眼、鼻、口、齿、咽喉、胁肋、肩胛、神志、发热病
	掌指外侧部	咽喉、发热病、急救
下肢后侧部	大腿后侧	臀股部病
	小腿后侧	腰背、后阴病
	跟后、足外侧	头、项、背腰、眼、神志、发热病
下肢前侧部	大腿前侧	腿膝部病
	小腿前侧	胃肠病
	足跗前侧	前头、口齿、咽喉、胃肠、神志、发热病
下肢内侧部	大腿内侧	经带、小溲、前阴病
	小腿内侧	经带、脾胃、前阴、小溲病
	足内侧	经带、脾胃、肝、前阴、肾、肺、咽喉病
下肢外侧部	大腿外侧	腰尻、膝股关节病
	小腿外侧	胸胁、颈项、眼、侧头部病
	足外侧	侧头、眼、耳、胁肋、发热病

二、经脉所过，主治所及

腧穴能主治所属经脉循行部位及其深部组织、器官的病证，这是腧穴的远部主治作用。在十二经脉四肢肘膝以下的腧穴中，腧穴的远治作用尤为显著。例如，列缺不仅能治疗上肢病证，还能治疗头项部、胸、肺、咽喉以及外感病证等；阳陵泉不仅能治疗下肢病变，还能治疗胁肋、胆、肝、神志病以及痉挛、抽搐等筋的病证。

十二经脉中，手三阴经都联系胸部，分别主治胸部心、肺的病证；手三阳经都联系头身部，分别主治头面、头侧及头项部的病证；足三阳经联系头身部，分别主治头身的前、侧、后部的病证；足三阴经都联系腹部，分别主治腹部内脏的病证。

分经主治规律表

经名		主治
手三阴	手太阴	肺、喉病
	手厥阴	心、胃病
	手少阴	心病、神志病
手三阳	手阳明	头面、鼻、口、齿病、神志病
	手少阳	头颞、胁、肋病
	手太阳	头项、肩胛、神志病
足三阳	足阳明	前头、面、口齿、喉、胃肠病
	足少阳	侧头、耳、胁肋病
	足太阳	后头、背腰、脏腑病
足三阴	足太阴	脾胃病
	足厥阴	肝病
	足少阴	肾、肺、咽喉病
任督脉	任脉	回阳、固脱、强壮
	督脉	中风、昏迷、热病、头面病

三、特定腧穴，特定主治

特定腧穴不仅具有一般腧穴的主治特性，还有独特的主治作用。如背俞穴、原穴主治五脏病证；募穴、下合穴主治六腑病证；郄穴主治急性、痛性病证；八会穴主治慢性、虚弱性病证等。

四、同一腧穴，双向主治

腧穴治病具有良性的双向调节作用。机体在不同状态下，同一腧穴会表现出两种相反的治疗作用。如足三里穴、天枢穴，在腹泻时起止泻作用，在便秘时又起通便作用；内关穴可使心动过缓者心率加快，也可使心动过速者心率减慢；合谷穴在解表时可以发汗，在固表时又能止汗等。

五、主治相同，疗效有别

某些腧穴在主治病证上具有相同性，但其临床疗效并不等同。例如，二间、三间、合谷、阳溪均可治疗牙痛，但以合谷疗效最好；艾灸隐白、太白、三阴交、少商、至阴均有转胎作用，但以至阴穴疗效最好。

六、主治要领

腧穴所在，主治所能；
经脉所过，主治所及；
本经腧穴主治本经病，表里经腧穴配合治疗表里两经病；
邻近经穴，治疗作用多相近；
四肢部穴，以分经主治为主；
头面躯干穴，以分部主治为主。

第七节 特定穴

特定穴，是十四经穴中具有特殊治疗作用，并以特定称号概括的腧穴，或称类穴。特定穴主治规律强，运用范围广，在临床应用中具有重要意义。

一、五输穴

十二经在肘膝关节以下各有五个重要经穴，分别名为井、荥、输、经、合，合称“五输”。有关记载首见于《灵枢·九针十二原》：“以上下所出为井、所溜为荥、所注为输、所行为经、所入为合。”古人把经气运行过程用自然界的水流由小到大，由浅入深的变化来形容，把五输穴按井、荥、输、经、合的顺序，从四肢末端向肘、膝方向依次排列。“井”穴多位于手足之端，喻作水的源头，是经气所出的部位，即“所出为井”。“荥”穴多位于掌指或跖趾关节之前，喻作水流尚微，萦迂未成大流，是经气流行的部位，即“所溜为荥”。“输”穴多位于掌指或跖趾关节之后，喻作水流由小而大，由浅注深，是经气渐盛，由此注彼的部位，即“所注为输”。“经”穴多位于腕踝关节以上，喻作水流变大，畅通无阻，是经气正盛运行经过的部位，即“所行为经”。“合”穴位于肘膝关节附近，喻作江河水流汇入湖海，是经气由此深入，进而会合于脏腑的部位，即“所入为合”。《难经·七十四难》又把五输穴配属五行，即“阴井木，阳井金；阴荥火，阳荥水；阴俞土，阳俞木；阴经金，阳经火；阴合水，阳合土”。同时，又按阴阳相合、刚柔相济的关系，将阴井乙木与阳井庚金配合起来，成为子午流注针法按时取穴及合日互用开穴规律的理论基础。

此外，六腑中的大肠、小肠、三焦，在足三阳经上各有一合穴，称为六腑下合穴。由于大肠、小肠皆承受从胃腑传化而来的水谷之气，属于胃，所以它的下合穴（上巨虚、下巨虚）同在足阳明胃经上；三焦水道出于膀胱，参与水液的调节，故它的下合穴列于足太阳膀胱经上。

二、原穴

原穴，是脏腑原气经过和留止的腧穴。十二经脉在腕、踝关节附近各有一个原穴，合为十二原穴。阴经的原穴即本经五输穴的输穴，阳经则于输穴之外另有原穴。

原，含本原、真元之义。原气来源于脐下肾间，是人体生命的本源，是维持生命活动最基本的动力。原气通过三焦输布于全身脏腑、十二经脉，其在四肢部驻留的部位就是原穴，由此可见原穴在人体的重要性。

三、络穴

络脉在由经脉别出部位各有一个腧穴，称为络穴。它具有联络表里两经的作用。络穴名称首载于《灵枢·经脉》篇。十二经的络穴皆位于肘膝关节以下，加上任脉之络穴鸠尾散于腹，督脉之络穴长强散于头上，脾之大络大包穴布于胸胁，共有十五穴，故称为“十五络穴”。

四、郄穴

郄穴是各经经气所深聚的地方，大多分布在四肢肘膝关节以下。十二经脉各有一个郄穴，阴、阳跻脉及阴、阳维脉也各有一个郄穴，合而为十六郄穴。

五、俞穴、募穴

俞募穴，是五脏六腑之气聚集输注于胸背部的特定穴。

背俞穴是脏腑经气输注于背腰部的腧穴，位于背腰部足太阳膀胱经的第一侧线上，即后正中线旁开1.5寸，其上下排列与脏腑位置的高低基本一致，大体依脏腑位置而上下排列，分别冠以脏腑之名，共十二穴。

脏腑经气结聚于胸腹部的腧穴，称为募穴。六脏六腑共有十二募穴。募穴之分布，有在本经者，有在他经者；有呈双穴者，有为单穴者。分布于肺经的有本脏募中府；分布于胆经的有本腑募日月，肾脏募京门；分布于肝经的有本脏募期门，脾脏募章门；分布于胃经的有大肠募天枢。以上均为双穴。其余都分布于任脉，有心包募膻中；心募巨阙；胃募中脘；三焦募石门；小肠募关元；膀胱募中极。均为单穴。

六、交会穴

交会穴，是两条以上经脉交会通过的腧穴，是经脉之间互通脉气的处所。交会穴的分布以头身部为主，一般阴经多与阴经相交，阳经多与阳经相交。其中主要的一经即腧穴所归属的一经称为本经，相交会的经称为他经。交会穴的记载，始见于《针灸甲乙经》。交会穴的分布多在头面、躯干部位。

七、八会穴

八会穴，是脏、腑、筋、脉、气、血、骨、髓八者精气会聚的腧穴。八会穴首载于《难经·四十五难》：“腑会太仓（中脘），脏会季胁（章门），筋会阳陵泉，髓会绝骨，血会膈俞，骨会大杼，脉会太渊，气会三焦外一筋直两乳内（膻中）也”。

八会穴除各自原有的功能外，对脏、腑、气、血、筋、脉、骨、髓的生理功能有着特殊的关系，如：

脏会章门，章门为脾之募穴，五脏皆禀于脾，故为脏会；

腑会中脘，中脘为胃之募穴，六腑皆禀于胃，故为腑会；

气会膻中，膻中位于两乳之间，内为肺，诸气皆属于肺，故为气会；

血会膈俞，心主血，肝藏血，膈俞位居心俞之下，肝俞之上，故为血会；

筋会阳陵泉，阳陵泉位于膝下，膝为筋之腑；又为胆经合穴，胆合肝，肝主筋，故为筋会；

脉会太渊，太渊属肺，位于寸口，肺朝百脉，寸口为脉之大会，故为脉会；

骨会大杼，大杼位于项后第一胸椎棘突旁，第一胸椎又名杼骨，诸骨自此擎架，连接头身四肢，故为骨会；

髓会绝骨（悬钟），绝骨属胆经，胆主骨所生病，骨生髓，故为髓会。

八、八脉交会穴

奇经八脉与十二正经脉气相通的八个腧穴，称为八脉交会穴，又称交经八穴、流注八穴，均分布在肘膝以下。《医学入门》说："八法者，奇经八穴为要，乃十二经之大会也"，又说："周身三百六十穴统于手足六十六穴，六十六穴又统于八穴"，说明八穴之精义所在，它是特定穴中的重要组成部分。

第三章 经络各论

第一节 十二正经经脉

一、手太阴肺经

（一）手太阴肺经经脉

【循行】

《灵枢·经脉》：肺手太阴之脉，起于中焦[1]下络大肠，还循胃口[2]，上膈属肺。从肺系[3]，横出腋下，下循臑内[4]行少阴[5]、心主[6]之前，下肘中，循臂内[7]上骨[8]下廉[9]，入寸口[10]，上鱼，循鱼际[11]，出大指之端。

其支者：从腕后，直出次指内廉，出其端。

【本经穴】 中府（肺募），云门，天府，侠白，尺泽（合），孔最（郄），列缺（络），经渠（经），太渊（输、原），鱼际（荥），少商（井）。

【注释】

（1）中焦——宋·王惟一《铜人腧穴针灸图经》注："中焦者，在胃中脘，主腐熟水谷，水谷精微上注于肺。"

（2）胃口——《铜人》注："胃口，谓胃之上口，贲门之位也。"

（3）肺系——元·滑伯仁《十四经发挥》注："谓喉咙也。"喉咙，兼指气管而言。

（4）臑内——臑音闹。指上臂。屈侧称臑内，当肱二头肌部；伸侧称臑外，当肱三头肌部。

（5）少阴——此处指手少阴心经。

（6）心主——指手厥阴心包经。

（7）臂内——臂，指前臂；内，指内侧，即掌侧。

（8）上骨——"臂之上骨"指桡骨。

（9）廉——指侧边而言。

（10）寸口——腕后桡动脉搏动处。

（11）鱼，鱼际——"鱼"或称"手鱼"，今称"大鱼际"，"鱼际"即指鱼的边缘部分。

【语译】

手太阴肺经：起始于中焦胃部，向下络于大肠，回过来沿着胃上口，穿过膈肌，属于肺脏。从肺系——气管、喉咙部横出腋下（中府、云门），下循上臂内侧，走手少阴，手厥阴经之前（天府、侠白），下向肘中（尺泽），沿前臂内侧桡骨边缘（孔最），进入寸口——桡动脉搏动处（经渠、太渊），下向大鱼际部，沿边际（鱼际），出大指的末端（少商）。

它的支脉：从腕后（列缺）走向食指内（桡）侧，出其末端，接手阳明大肠经。

【病候】

《灵枢·经脉》：是动则病[1]，肺胀满，膨膨而喘咳，缺盆中痛[2]，甚则交两手而瞀[3]，此为臂厥[4]。

是主肺所生病者[5]：咳，上气，喘喝[6]，烦心，胸满，臑臂内前廉痛厥，掌中热。

气盛[7]有余，则肩背痛，风寒汗出中风，小便数而欠[8]；气虚[9]则肩背痛、寒，少气不足以息，溺色变[10]。

【注释】

（1）是动则病——张景岳《类经》注："动言变也，变则变常而为病也。"指这一经脉发生异常变化就可能出现有关病证。

（2）缺盆——指锁骨上窝部。缺盆中，包括喉咙部分。

（3）瞀——音茂。指心胸闷乱，视力模糊而言。

（4）臂厥——指前臂经脉所过发生气血阻逆的见症。

（5）是主肺所生病者——指这一经脉（腧穴）能主治有关肺方面所发生的病证。

（6）喘喝——气喘声粗。"喝"或误作"渴"。

（7）气盛——指实证、阳证，与气虚相对而言。

（8）欠——指呵气。《太素》杨上善注："阴阳之气，上下相引，故多欠也。"有作小便量少解，不确切。

（9）气虚——指虚证、阴证，与气盛相对而言。

（10）溺色变——溺，读作尿。小便颜色异常。

【语译】

本经有了异常变动就表现为下列病证：肺部胀满，膨膨气喘、咳嗽，锁骨上窝"缺盆"内（包括喉咙部分）疼痛；严重的则交捧着两手，感到胸部烦闷，视觉模糊。还可发生前臂部的气血阻逆如厥冷、麻木、疼痛等症。

本经所属腧穴能主治有关"肺"方面所发生的病证，如咳嗽，气上逆而不平，喘息气粗，心烦不安，胸部满闷，上臂、前臂的内侧前边（经脉所过处）冷痛或厥冷，或掌心发热。

本经气盛有余的实证，多见肩背疼痛，感冒风寒自汗出，伤风，小便频数，口鼻嘘气；本经气虚不足的虚证，多见肩背疼痛怕冷，气短、呼吸急促，小便的颜色异常。

（二）手太阴肺经络脉

【循行】

《灵枢·经脉》：手太阴之别[1]，名曰列缺。起于腕上分间[2]，并太阴之经[3]，直入掌中，散入于鱼际。

【病候】

其病：实，则手锐[4]掌热；虚，则欠故[5]小便遗数[6]。取之去腕一寸半，别走阳明也。

【注释】

（1）别——即络脉。从本经分出的络脉，由此走向相表里的经脉。

（2）分间——指分肉之间。当桡骨茎突后方。

(3) 并——指与经脉并列而行。

(4) 手锐——手的锐骨部，指鱼际后方。

(5) 欠㰦——欠，呵欠；㰦，张口的样子。虚则欠㰦，肺气不足所致。

(6) 遗数——遗，小便不禁；数，小便频数。

【语译】

手太阴络脉，名列缺。起于腕关节上方桡骨茎突后的分肉之间，在腕后一寸半处，走向手阳明经脉；与手太阴经脉并行，直走入手掌中，散布在大鱼际部。

其病证：实证，手掌和手腕部灼热；虚证，呵欠、尿频、遗尿。可取手太阴络穴治疗。本络络于手阳明大肠经。

(三) 手太阴肺经经别

【循行】

《灵枢·经别》：手太阴之正[(1)]，别[(2)]入渊腋少阴之前，入走肺，散之大肠，上出缺盆，循喉咙，复合阳明[(3)]。

【注释】

(1) 正——十二经别又称别行之正经，意指从十二经脉分出。

(2) 别——分别，指十二经脉循行通路之外的另一通路，别道行走。这与经脉、络脉所指之别意义不同。

(3) 复合阳明——复，再走。阴经经别，合于有表里关系的阳经；阳经经别则合入本经。所以十二经别，就构成为“六合”

【语译】

手太阴经别，从太阴经分出，进入腋下渊腋的部位，行于手少阴经别之前，进入走向肺部，散到大肠，向上浅出于缺盆部，沿着喉咙，由此再合入于手阳明经脉。

(四) 手太阴肺经经筋

【循行】

《灵枢·经筋》：手太阴之筋，起于大指之上，循指上行，结于鱼后[(1)]，行寸口外侧，上循臂，结肘中，上臑内廉，入腋下，出缺盆，结肩前髃[(2)]，上结缺盆，下结胸里，散贯贲[(3)]，合贲下，抵季胁。

【病候】

其病：所过者支转筋痛[(4)]，其成息贲者[(5)]，胁急、吐血。

【注释】

(1) 鱼后——鱼际的后边。

(2) 肩前髃——即肩髃部。

(3) 贲——膈肌。杨上善注：“贲谓膈也。”

(4) 支转筋痛——支，支撑不适；转筋，肌筋拘挛掣痛。

(5) 息贲——古病名，为五积之一，属肺之积。主要症状为胁下有积块而气逆上奔。

【语译】

手太阴经筋：起始于大拇指之上，沿大指上行，结于鱼际之后，行寸口动脉外侧，上行沿前臂，结于肘中，向上经过上臂内侧，进入腋下，出缺盆部，结于肩髃前方，其上方结于缺盆，自腋下行的从下方结于胸里，分散通过膈部，与手厥阴经之筋在膈下会合，达于季胁。

其病证：在本经筋循行处，可出现支撑不适、拘挛掣痛，重者可成息贲病，胁肋拘急，上逆吐血。

二、手阳明大肠经

（一）手阳明大肠经经脉

【循行】

《灵枢·经脉》：大肠手阳明之脉，起于大指次指[(1)]之端，循指上廉[(2)]，出合谷两骨[(3)]之间，上入两筋[(4)]之中，循臂上廉，入肘外廉，上臑外前廉，上肩，出髃骨[(5)]之前廉，上出于柱骨之会上[(6)]，下入缺盆，络肺，下膈，属大肠。

其支者：从缺盆上颈，贯颊[(7)]，入下齿中；还出挟口，交人中[(8)]——左之右、右之左，上挟鼻孔。

【本经穴】 商阳（井），二间（荥），三间（输），合谷（原），阳溪（经），偏历（络），温溜，下廉，上廉，手三里，曲池（合），肘髎，手五里，臂臑，肩髃，巨骨，天鼎，扶突，禾髎，迎香。

【交会穴】 大椎、水沟（督脉），地仓（足阳明），秉风（手太阳）。

【注释】

（1）大指次指——指大指侧的次指，即食指，又名示指，亦即第2指。

（2）上廉——取屈肘执笔体位，上廉即靠桡骨一侧。

（3）合谷两骨——指第一、第二掌骨，合称歧骨。

（4）两筋——指拇长伸肌腱、拇短伸肌腱的过腕关节处。

（5）髃骨——髃读作隅，角的意思。此指肩峰部。

（6）柱骨之会上——张介宾注："颈项之根为天柱骨"，意指颈椎。"会上"指大椎，为六阳经所聚会，释作锁骨。

（7）颊——面旁的总称。

（8）人中——穴位名，又名水沟，位于人中沟中央近鼻孔处。

【语译】

手阳明大肠经：从食指末端起始（商阳），沿食指桡侧缘（二间、三间），出第一、二掌骨间（合谷）、进入两筋（拇长伸肌腱和拇短伸肌腱）之间（阳溪），沿前臂桡侧（偏历、温溜、下廉、上廉、手三里），进入肘外侧（曲池、肘髎），经上臂外侧前边（手五里、臂臑），上肩，出肩峰部前边（肩髃、巨骨，会秉风），向上交会颈部（会大椎），下入缺盆（锁骨上窝），络于肺，通过横膈，属于大肠。

它的支脉：从锁骨上窝上行颈旁（天鼎、扶突），通过面颊，进入下齿槽，出来挟口旁（会地仓），交会人中部（会水沟）——左边的向右，右边的向左，上挟鼻孔旁。

【病候】

《灵枢．经脉》：是动则病：齿痛，颈肿。

是主津[(1)]所生病：目黄，口干，鼽衄[(2)]，喉痹[(3)]，肩前臑痛，大指次指痛不用。

气有余，则当脉所过者[(4)]热肿；虚，则寒栗不复[(5)]。

【注释】

（1）津——此后原有"液"字，《太素》、《脉经》等无。即手阳明大肠经主津，手太阳小肠经主液。

（2）鼽衄——鼽，音求，“为鼻流清涕”。衄，指鼻出血。

（3）喉痹——指咽喉肿痛，壅闭不通的见症。面赤，腮肿，甚则颈外漫肿，汤水难咽，语言不出。

（4）脉所过者——指本经脉所过之处。

（5）寒栗不复——发寒抖战，难以回温。

【语译】

本经有了异常变动就表现为下列病证：牙齿痛，颈部肿胀。

本经所属腧穴能主治有关“津”方面所发生的病证：眼睛昏黄，口干，鼻塞，流清涕或出血，喉咙痛，肩前、上臂部痛，大指侧的次指（食指）痛而不好使用。

凡属于气盛有余的症状，则当经脉所过的部位发热和肿胀；属于气虚不足的症状，则发冷，战栗而不容易回暖。

（二）手阳明大肠经络脉

【循行】

《灵枢·经脉》：手阳明之别，名曰偏历。去腕三寸，别走太阴，其别者，上循臂，乘肩髃，上曲颊偏齿[1]；其别者，入耳合于宗脉[2]。

【病候】

其病：实，则龋[3]聋；虚，则齿寒痹隔[4]。取之所别也。

【注释】

（1）曲颊偏齿——颊骨所钩着处，曲如环形故名。上行到曲颊，偏络于齿根。

（2）宗脉——意指总脉、大脉，耳中为手、足少阳、手太阳、足阳明四脉所总会。

（3）龋——龋齿，即蛀牙。

（4）齿寒痹隔——谓手阳明之脉外受风寒，络脉痹阻不通，可致剧冷等症。

【语译】

手阳明络脉，名偏历。在腕关节后三寸处分出，走向手太阴经脉；其支脉向上沿着臂膊，经过肩髃部位，上行到下颌角处，遍布于牙齿根部；其支脉进入耳中，与耳目所聚集的许多经脉（宗脉）会合。

其病证：实证，见龋齿痛、耳聋；虚证，见齿冷，经气痹阻不通畅，可取手阳明络穴治疗。

（三）手阳明大肠经经别

【循行】

《灵枢·经别》：手阳明之正，从手[1]循膺乳[2]别于肩髃[3]入柱骨[4]下走大肠，属于肺，上循喉咙，出缺盆，合于阳明也。

【注释】

（1）手——指手阳明经。

（2）膺乳——侧胸和乳部之间。

（3）肩髃——此指部位。

（4）柱骨——释作颈椎。张隐庵：“肩胛上之颈骨为柱骨。”一释作锁骨。

【语译】

手阳明经别，在肩上部肩髃穴处分出，从第七颈椎处进入体腔，下行到达大肠，归属于肺脏，向上沿喉咙，浅出于缺盆部，脉气仍旧流入手阳明本经。

（四）手阳明大肠经经筋

【循行】

《灵枢·经筋》："手阳明之筋，起于大指次指之端，结于腕，上循臂，上结于肘外，上臑，结于肩髃；其支者，绕肩胛，挟脊；其直者从肩髃上颈；其支者上頬，结于頄；直者上出于手太阳之前，上左角，络头，下右颔。"

【病候】

其病：当所过者支痛及转筋，肩不举，颈不可左右视。

【语译】

手阳明经筋，起始于第二手指桡侧端，结于腕背部，向上沿前臂，结于肘外侧，上经上臂外侧，结于肩髃部；分出支经绕肩胛处，挟脊柱两旁；直行的经筋从肩髃部上走颈；分支走向面頬，结于鼻旁颧部；直上行的走手太阳经筋前方，上左侧额角者，结络于头部向下至右侧下颔。

其病证：在所经过之处可出现支撑不适、拘紧和疼痛，肩关节不能高举，颈不能向两侧顾视。

三、足阳明胃经

（一）足阳明胃经经脉

【循行】

《灵枢·经脉》：胃足阳明之脉，起于鼻，交頞中[(1)]，旁约太阳之脉[(2)]，下循鼻外，入上齿中，还出挟口，环唇，下交承浆[(3)]，却循颐[(4)]后下廉，出大迎[(5)]，循頬车[(6)]，上耳前，过客主人[(7)]，循发际，至额颅[(8)]。

其支者：从大迎前，下人迎[(9)]，循喉咙，入缺盆，下膈，属胃，络脾[(10)]。

其直者：从缺盆下乳内廉，下挟脐，入气街[(11)]中。

其支者：起于胃口[(12)]，下循腹里，下至气街中而合。——以下髀关[(13)]，抵伏兔[(14)]，下膝髌中，下循胫外廉，下足跗[(15)]，入中指内间[(16)]。

其支者，下膝三寸而别，下入中指外间。

其支者：别跗上，入大指间，出其端。

【本经穴】 承泣，四白，巨髎，地仓，大迎，頬车，下关，头维，人迎，水突，气舍，缺盆，气户，库房，屋翳，膺窗，乳中，乳根，不容，承满，梁门，关门，太乙，滑肉门，天枢（大肠募），外陵，大巨，水道，归来，气冲，髀关，伏兔，阴市，梁丘，犊鼻，足三里（合），上巨虚（大肠下合穴），条口，下巨虚（小肠下合穴），丰隆（络），解溪（经），冲阳（原），陷谷（输），内庭（荥），厉兑（井）。

【交会穴】 睛明（足太阳），颔厌、悬厘、上关（足少阳），水沟、神庭、大椎（督脉），承浆、上脘、中脘（任脉），迎香（手阳明）。

【注释】

（1）頞——音遏。鼻茎，指鼻根，又称山根。

（2）太阳之脉——指足太阳膀胱经。"约"或作"纳"。

（3）承浆——穴在颏唇沟中央，属任脉。

（4）颐——音夷。口角后，下颔部。

（5）大迎——穴在下颔角前 1.3 寸骨陷中，适当下颔骨斜线部，有面动脉。

（6）颊车——穴在下颌角前，咬肌中。

（7）客主人——即上关穴，当耳前颧弓上缘。

（8）额颅——即前额骨部，在发下眉上处。

（9）人迎——穴在结喉两侧，颈动脉搏动处。

（10）脾——按古人说“脾”，每兼指胰而言。《难经》云：“脾，扁广三寸，长五寸，有散膏半斤。”

（11）气街——指经络之气通行的路径。此处之气街，是指气冲部，当股动脉搏动处。

（12）胃口——指胃之下口，即幽门部。

（13）髀关——髀音俾。股外为髀。穴在髂前上棘直下，缝匠肌外侧，约平会阴。

（14）伏兔——大腿前正中部，股四头肌隆起如伏兔，故名。

（15）足跗——即足背。

（16）中指内间——“指”通作“趾”。内间指它的内侧趾缝，外间指它的外侧趾缝。

【语译】

足阳明胃经：从鼻旁开始（会迎香），交会鼻根中，旁边会足太阳经（会睛明），向下沿鼻外侧（承泣、四白），进入上齿槽中（巨髎），回出来挟口旁（地仓）环绕口唇（会人中），向下交会于颏唇沟（会承浆）；退回来沿下颌出面动脉部（大迎），再沿下颌角（颊车），上耳前（下关），经颧弓上（会上关、悬厘、颔厌），沿发际（头维），至额颅中部（会神庭）。

它的支脉：从大迎前向下，经颈动脉部（人迎），沿喉咙（水突、气舍，一说会大椎），进入缺盆（锁骨上窝部），通过膈肌，属于胃（会上脘、中脘），络于脾。

外行的主干：从锁骨上窝（缺盆）向下，经乳中（气户、库房、屋翳、膺窗、乳中、乳根），向下挟脐两旁（不容、承满、梁门、关门、太乙、滑肉门、天枢、外陵、大巨、水道、归来），进入气街（腹股沟动脉部气冲穴）。

它的支脉：从胃口向下，沿腹里，至腹股沟动脉部与前者会合。——由此下行经髋关节前（髀关），到股四头肌隆起处（伏兔、阴市、梁丘），下向膝髌中（犊鼻），沿胫骨外侧（足三里、上巨虚、条口、下巨虚），下行足背（解溪、冲阳），进入中趾内侧趾缝（陷谷、内庭），出次趾末端（厉兑）。

它的支脉：从膝下三寸处（足三里）分出（丰隆），向下进入中趾外侧趾缝，出中趾末端。

另一支脉：从足背部（冲阳）分出，进大趾趾缝，出大趾末端，接足太阴脾经。

【病候】

《灵枢·经脉》：是动则病：洒洒振寒。善伸，数欠，颜黑，病至则恶人与火，闻木声则惕然而惊，心欲动，独闭户塞牖(1)而处；甚则欲上(2)高而歌，弃衣而走；贲响(3)腹胀，是为骭厥(4)。

是主血所生病者(5)：狂，疟，温淫(6)，汗出，鼽衄，口歪，唇胗(7)，颈肿，喉痹，大腹水肿，膝髌肿痛；循膺、乳、气街、股、伏兔、骭外廉，足跗上皆痛，中指不用。

气盛，则身以前皆热，其有余于胃，则消谷善饥，溺色黄；气不足，则身以前皆寒栗，胃中寒，则胀满。

【注释】

（1）牖——音友。指窗口。

（2）上——《素问·阳明脉解》作“登”，《素问·脉解》作“乘”。

（3）贲响——杨上善注："贲，谓膈也。"贲响当指胸膈肠胃部作响。

（4）骭厥——指足胫部气血阻逆。

（5）主血——胃为水谷之海，化生精微，主生营血，即所谓"营出中焦"。其经多气多血，故主血所生病。

（6）温淫——指热性病证。

（7）唇胗——胗与疹通，指唇疡。《甲乙经》、《脉经》、《千金》作"唇紧"。

【语译】

本经有了异常变动就表现为下列的病证：颤抖发冷，喜欢伸腰，屡屡呵欠，颜面暗黑。病发时，就厌恶别人和火光，听到木器声音就惕惕惊慌，心要跳动，独自关闭房门，遮塞窗户而睡。严重的则可能登高而歌，不穿衣服就走。胸膈部响，腹部胀满。还可发为小腿部的气血阻逆，如厥冷、麻木、痠痛等症。

本经所属腧穴就能主治有关"血"方面所发生的病证：躁狂，疟病、温热病，自汗出，鼻塞流涕或出血，口歪，唇生疮疹，颈部肿，喉咙痛，大腹水肿，膝关节肿痛；沿着胸前、乳部、气街（气冲穴部）、腹股沟部、大腿前、小腿外侧、足背上均痛，足中趾不能运用。

凡属于气盛有余的症状，则身体前面都发热，有余的症状表现在胃部，则消化强而容易饥饿，小便颜色黄。属于气虚不足的症状，则身体前面都发冷、寒战，胃部寒冷则感到胀满。

（二）足阳明胃经络脉

【循行】

《灵枢·经脉》：足阳明之别，名曰丰隆。去踝八寸，别走太阴；其别者，循胫骨外廉，上络头项，合诸经之气，下络喉嗌。

【病候】

其病：气逆则喉痹卒瘖[1]。实，则狂癫；虚，则足不收，胫枯[2]。取之所别也。

【注释】

（1）卒瘖——卒，通作猝，突然；瘖，失音。

（2）足不收、胫枯——足不收，足弛缓松软无力；胫枯，胫部肌肉萎缩，气血亏虚所致。

【语译】

足阳明络脉，名丰隆，在距离外踝上八寸处分出，走向足太阴经；其支脉沿着胫骨外缘，向上联络头项部（会大椎），与各经的脉气相会合，向下联络喉咙和咽峡部。

其病证：气厥逆，就会患喉部肿痛，突然音哑。实证，发生癫病，狂病；虚证，见足胫部弛缓无力，肌肉萎缩。可取足阳明络穴治疗。

（三）足阳明胃经经别

【循行】

《灵枢·经别》：足阳明之正，上至髀，入于腹里[1]，属胃，散之脾，上通于心，上循咽，出于口，上頞顓[2]，还系目系[3]，合于阳明也。

【注释】

（1）腹里——腹腔之内。

（2）頞顓——頞，鼻根；顓，眼眶下部。

（3）目系——眼后内连于脑者。

【语译】

足阳明经别，在大腿前面从足阳明经分出，进入腹腔之内，属于胃腑，散布到脾脏，向上通连心脏，沿着食道浅出于口腔，上达于鼻根和眼眶下部，回过来联系到眼后与脑相连的组织（目系），脉气仍会合于足阳明经。

（四）足阳明胃经经筋

【循行】

《灵枢·经筋》：足阳明之筋，起于中三指[1]，结于跗上，邪（斜）外加于辅骨，上结于膝外廉，直上结于髀枢，上循胁，属脊。其直者，上循骭，结于膝；其支者，结于外辅骨，合少阳。其直者，上循伏兔，上结于髀，聚于阴器，上腹而布，至缺盆而结，上颈，上挟口，合于頄，下结于鼻，上合于太阳。太阳为目上纲[2]，阳明为目下纲[3]。其之者，从颊结于耳前。

【病候】

其病：足中指支，胫转筋，脚跳坚[4]，伏兔转筋，髀前肿，㿗疝[5]，腹筋急，引缺盆及颊，卒口僻[6]，急者目不合，热则筋纵、目不开。颊筋有寒则急，引颊移口；有热则筋弛纵，缓不胜收，故僻。

【注释】

（1）中三指——即足次趾、中趾及无名趾。

（2）（3）纲——原作“网”，此据《甲乙》、《太素》改。

（4）脚跳坚——脚部活动感觉僵硬不舒适。

（5）㿗疝——因疝气下㿗，故名。参见足厥阴条。

（6）口僻——指口角歪斜。

【语译】

足阳明经筋，起始于足次趾、中趾及无名趾，结于足背，斜向外行加附于腓骨，上结于胫外侧，直上结于髀枢，又向上沿胁部属于脊；其直行的上沿胫骨，结于膝部，分支之筋结于外辅骨部，合并足少阳经筋；直行的沿伏兔上行，结于大腿部而聚会于阴器。再向上分布到腹部，至缺盆处结集；再向上至颈，挟口旁，合于鼻旁颧部，相继下结于鼻，从鼻旁合于足太阳经筋。太阳经筋为“目上纲”（上睑），阳明经筋为“目下纲”（下睑）。另一分支之筋，从面颊结于耳前部。

其病证：可出现足中趾及胫部支撑不适，拘紧疼痛，足部活动感觉到僵硬不舒，股前拘紧疼痛，髀前部肿，疝气，腹部筋肉拘紧，向上牵掣到缺盆和颊部，突然发生口角歪斜，如有寒邪则掣引眼睑不能闭合；如有热邪则筋松弛使眼睑不能睁开。颊筋有寒使筋脉拘急，牵引颊部致口角移动；有热时则筋肉松弛收缩无力，所以口歪。

四、足太阴脾经

（一）足太阴脾经经脉

【循行】

《灵枢·经脉》：脾足太阴之脉，起于大指之端，循指内侧白肉际[1]，过核骨后[2]，上内踝[3]前廉，上踹[4]内，循胫骨后，交出厥阴[5]之前，上膝股内前廉，入腹，属脾，络胃，上膈，挟咽[6]，连舌本[7]，散舌下。

其支者：复从胃，别上膈，注心中（脾之大络，名曰大包，出渊腋下三寸，布胸胁）。

【本经穴】 隐白（井），大都（荥），太白（输、原），公孙（络），商丘（经），三阴交（足三阴之会），漏谷，地机（郄），阴陵泉（合），血海，箕门，冲门，府舍，腹结，大横，腹哀，食窦，天溪，胸乡，周荣，大包（脾之大络）。

【交会穴】 中府（手太阴），期门（足厥阴），日月（足少阳），下脘、关元、中极（任脉）。

【注释】

（1）白肉际——指手、足掌（蹠）面与背面交接的边缘。掌（蹠）面的皮肤较厚而色浅，称白肉，又称赤白肉际。

（2）核骨——张介宾注："大指本节后内侧圆骨。"其形如半个果核，故名核骨。即指第1蹠骨的头部突起。

（3）内踝——胫骨下端的突出处。

（4）踹——音篆。小腿肚，即腓肠肌部。

（5）厥阴——指足厥阴肝经。

（6）咽——张介宾注："咽以咽物，居喉之后。"此兼指食管而言。

（7）舌本——指舌根部。

【语译】

足太阴脾经：从大趾末端开始（隐白），沿大趾内侧赤白肉际（大都），经核骨（第一蹠骨小头后）（太白、公孙），上向内踝前边（商丘），上小腿内侧，沿胫骨后（三阴交、漏谷），交出足厥阴肝经之前（地机、阴陵泉），上膝股内侧前边（血海、箕门），进入腹部（冲门、府舍、腹结、大横；中极、关元），属于脾，络于胃（腹哀；会下脘、日月、期门），通过膈肌，挟食管旁（食窦、天溪、胸乡、周荣；络大包；会中府），连舌根，散布舌下。

它的支脉：从胃部分出，上过膈肌，流注心中，接手少阴心经。

【病候】

《灵枢·经脉》：是动则病：舌本强，食则呕，胃脘(1)痛，腹胀善噫，得后与气(2)，则快然如衰(3)，身体皆重。

是主脾所生病者：舌本痛，体不能动摇，食不下，烦心，心下急痛，溏瘕泄(4)，水闭(5)，黄疸，不能卧，强立(6)股膝内肿、厥，足大指不能用（脾之大络……实则身尽痛，虚则百节皆纵）。

【注释】

（1）胃脘——《说文》："脘，胃腑也。"

（2）得后与气——"后"，指大便；"气"，指矢气。

（3）快然如衰——感到病情缓解。

（4）溏瘕泄——溏，指大便溏薄；瘕，指腹部忽聚忽散的痞块；泄，指水泻。

（5）水闭——指小便不通等症。

（6）强立——《太素》作"强欠"。可作勉强起立解。

【语译】

本经有了异常变动就表现为下列的病证：舌根部发强，吃了就要呕，胃脘痛，腹胀，好嗳气，得到大便或放屁后就感到轻松，全身感到沉重无力。

本经所属腧穴能主治有关"脾"方面所发生的病证：舌根部痛，身体不能活动，吃不下，心胸烦闷，心窝下急痛，大便溏，腹有痞块，泄泻，或小便不通，黄疸，不能安睡，勉强站立，大腿和小腿内侧肿、厥冷，足大趾不能运用。

（二）足太阴脾经络脉

【循行】

《灵枢·经脉》：足太阴之别，名曰公孙。去本节后一寸，别走阳明；其别者入络肠胃。

【病候】

其病：厥气上逆则霍乱。实，则腹(1)中切痛；虚，则鼓胀。取之所别也。

【注释】

（1）腹——原作肠，据《太素》改。

【语译】

足太阴络脉，名公孙。在距离足大趾本节后方一寸处分出，走向足阳明经；其支脉进入腹腔，与肠胃相联络。

其病证：气厥逆就挥霍缭乱，上吐下泻。实证，见腹部绞痛；虚证，见腹部胀气。可取足太阴络穴治疗。

（三）足太阴脾经经别

【循行】

《灵枢·经别》：足太阴之正，上至髀，合于阳明。与别俱行，上结于咽，贯舌本(1)。

【注释】

（1）舌本——原作舌中，据《太素》改。

【语译】

足太阴经别，从足太阴经脉分出后到达大腿前面，和足阳明经的经别相合并行，向上结于咽喉，贯通到舌本。

（四）足太阴脾经经筋

【循行】

《灵枢·经筋》：足太阴之筋，起于大指之端内侧，上结于内踝；其直者，结于膝内辅骨，上循阴股(1)结于髀，聚于阴器。上腹，结于脐，循腹里，结于肋，散于胸中；其内者着于脊。

其病：足大指支，内踝痛，转筋痛，膝内辅骨痛，阴股引髀而痛，阴器扭痛，上(2)引脐与(3)两胁痛，引膺中与(4)脊内痛。

【注释】

（1）阴股——股的内侧。

（2）上——原作下，据《太素》改。

（3）（4）与——原缺，据《太素》补。

【语译】

足太阴经筋，起始于足大趾内侧端，上行结于内踝，直行向上结于膝内辅骨（胫骨内髁部），向上沿着大腿内侧，结于股前，会聚于阴器部；向上到腹部，结于脐，再沿着腹内结于肋骨，散布到胸中，在内的经筋则附着于脊旁。

【病候】

其病证：可出现足大趾支撑不适，牵引内踝作痛，转筋，膝内辅骨痛，股内侧牵引髀部作痛，阴器部有扭转疼痛，并可向上引脐及两胁作痛，且能牵引胸膺和脊内疼痛。

五、手少阴心经

(一) 手少阴心经经脉

【循行】

《灵枢·经脉》：心手少阴之脉，起于心中，出属心系[(1)]下膈，络小肠。

其支者：从心系，上挟咽[(2)]，系目系[(3)]。

其直者：复从心系，却上肺，下出腋下，下循臑内后廉，行太阴、心主[(4)]之后，下肘内，循臂内后廉，抵掌后锐骨[(5)]之端，入掌内后廉，循小指之内，出其端。

【本经穴】 极泉、青灵、少海（合）、灵道（经）、通里（络）、阴郄（郄）、神门（输、原）、少府（荥）、少冲（井）。

(1) 心系——是指心与各脏相连的组织。按：主要指与心连接的大血管及其功能性联系。

(2) 挟咽——即指咽喉。

(3) 目系——指眼后与脑相连的组织。

(4) 太阴、心主——指手太阴肺经和手厥阴心包经。

(5) 掌后锐骨——指腕骨之豌豆骨部。

【语译】

手少阴心经：从心中开始，出属于心脏与他脏相连的系带，下过膈肌，络小肠。

它的支脉：从心脏的系带部向上挟咽喉，而与眼球内连于脑的系带相联系。

它的直行脉从心系（即心与他脏相联系的系带）上行至肺，向下出于腋下（极泉），沿上臂内侧后缘，行手太阴，手厥阴经之后（青灵），下向肘内（少海），沿前臂内侧后缘（灵道、通里、阴郄、神门），到掌后豌豆骨部进入掌内后边（少府），沿小指的桡侧出于末端（少冲），接手太阳小肠经。

【病候】

《灵枢·经脉》：是动则病：嗌[(1)]干，心痛，渴而欲饮，是为臂厥[(2)]。

是主心所生病者：目黄、胁痛，臑臂内后廉痛、厥，掌中热、痛。

【注释】

(1) 嗌：音益。《说文》："咽也"。按：嗌，指咽峡部位，而咽则兼指食管。

(2) 臂厥：同肺经。指经脉所过部位气血阻逆。

【语译】

本经有了异常变动就表现为下列的病证：咽喉干燥，心口痛，口渴要喝水；还可发为前臂部的气血阻逆，如厥冷，麻木、痠痛等症。

本经所属腧穴能主治有关"心"方面所发生的病证：眼睛发黄，胸胁疼痛，上臂、前臂内侧后边痛或厥冷，手掌心热痛。

(二) 手少阴心经络脉

【循行】

《灵枢·经脉》：手少阴之别，名曰通里。去腕一寸[(1)]，别而上行，循经入于心中，系舌本，属目系。取之去腕后一寸[(2)]。别走太阳也。

【病候】

其实，则支膈(3)；虚，则不能言(4)。

【注释】

（1）一寸——原作一寸半，据《太素》改。

（2）腕——原作掌，据《太素》《甲乙》改。

（3）支膈——胸膈间胀满、支撑不适。

（4）不能言——其支者上系舌本，故不能言。

【语译】

手少阴络脉，名通里。在腕关节后一寸处分出上行，沿着本经进入心中，向上联系舌根部，归属于眼后联系于脑部。

手少阴络脉出现的实证，见胸膈部支撑胀满；虚证，不能说话。可取手少阴络穴治疗。本络走向手太阳小肠经脉。

（三）手少阴心经经别

【循行】

《灵枢·经别》：手少阴之正，别入于渊腋(1)两筋之间，属于心，上走喉咙，出于面，合目内眦。

【注释】

（1）渊腋——足少阳胆经穴名，在腋下三寸处。又释为腋部。

【语译】

手少阴经别，分出后进入腋下渊腋穴处两筋之间，归属于心脏，向上走到喉咙，浅出面部，与手太阳经在内眼眦会合。

（四）手少阴心经经筋

【循行】

《灵枢·经筋》：手少阴之筋，起于小指之内侧，结于锐骨，上结肘内廉，上入腋，交太阴，伏(1)乳里，结于胸中，循贲(2)下系于脐。

【病候】

其病：内急，心承伏梁(3)，下为肘网(4)，其病当所过者支转筋、筋痛。

【注释】

（1）伏——原作“挟”据《太素》及杨注改。

（2）贲——原作“臂”据《太素》及杨注改。

（3）伏梁——古病名，五积之一，为心之积，主要症状为积块起于脐上，上至心下，伏而不动，如屋之梁，因而得名。

（4）肘网——网，《太素》、《甲乙》作“纲”，指上肢的筋有病，肘部感到如罗网一样的牵制不舒。

【语译】

手少阴经筋，起始于手小指内侧，结聚于腕后豆骨处，向上结于肘内侧，上入腋内，交手太阴经筋，循行于乳里，结聚于胸部，沿膈向下，联系于脐部。

其病证：可见胸内拘急，心下有积块坚伏名为伏梁；上肢筋有病，则肘部拘急屈伸不利；本经筋循行部位支撑不适，掣引转筋和疼痛。

六、手太阳小肠经

（一）手太阳小肠经经脉

【循行】

《灵枢·经脉》：小肠手太阳之脉，起于小指之端，循手外侧上腕，出踝中[1]，直上循臂骨[2]下廉，出肘内侧两骨[3]之间，上循臂外后廉，出肩解，绕肩胛[4]，交肩上，入缺盆，络心，循咽下膈，抵胃，属小肠。

其支者：从缺盆循颈，上颊，至目锐眦[5]，却入耳中。

其支者：别颊上䪼[6]，抵鼻，至目内眦（斜络于颧）。

【本经穴】 少泽（井）、前谷（荥）、后溪（输）、腕骨（原）、阳谷（经）、养老（郄）、支正（络）、小海（合）、肩贞、臑俞、天宗、秉风、曲垣、肩外俞、肩中俞、天窗、天容、颧髎、听宫。

【交会穴】 大椎（督脉），上脘、中脘（任脉），睛明、大杼、附分（足太阳），和髎（手少阳），瞳子髎（足少阳）。

【注释】

（1）踝——此指手腕后方小指侧的高骨。

（2）臂骨——指尺骨。

（3）两骨——指尺骨鹰嘴和肱骨内上髁。

（4）肩解、肩胛——滑伯仁注："脊两旁为膂，膂上两角为肩解，肩解下成片骨为肩胛。"张介宾注："肩后骨缝曰肩解。"按："肩后骨缝"指肩关节缝；两角指左右肩峰与肩胛冈部；成片骨即指肩胛骨体。

（5）目锐眦——《灵枢·癫狂》："目眦外决于面者为锐眦。"指目外角。目大角为内眦。

（6）䪼——音拙。眼眶的下方，包括颧骨内连及上牙床的部位。

【语译】

手太阳小肠经：从小指外侧末端开始（少泽），沿手掌尺侧（前谷、后溪），上向腕部（腕骨、阳谷），出尺骨小头部（养老），直上沿尺骨下边（支正），出于肘内侧当肱骨内上髁和尺骨鹰嘴之间（小海），向上沿上臂外后侧，出肩关节部（肩贞、臑俞），绕肩胛（天宗、秉风、曲垣），交会肩上（肩外俞、肩中俞；会附分、大杼、大椎），进入缺盆（锁骨上窝），络于心，沿食管，通过膈肌，到胃（会上脘、中脘），属于小肠。

它的支脉：从锁骨上行沿颈旁（天窗、天容），上向面颊（颧髎），到外眼角（会瞳子髎），弯向后（会和髎），进入耳中（听宫）。

它的又一支脉：从面颊部分出，上向颧骨，靠鼻旁到内眼角（会睛明），接足太阳膀胱经。

此外，小肠与足阳明胃经的下巨虚脉气相通。

【病候】

《灵枢·经脉》：是动则病：嗌痛，颔[1]肿不可以顾，肩似拔，臑似折。

是主"液"所生病者[2]：耳聋，目黄，颊肿，颈、颔、肩、臑、肘臂外后廉痛。

【注释】

（1）颔——音汗，指颏下结喉上两侧肉之软处。

（2）主液——小肠受盛胃腑腐熟下传的水谷，经进一步消化和泌别清浊，其精华部分由脾转输，营养于全身，糟粕下走大肠，水液归于膀胱，因此小肠可产生水液，故本经主液所生病证。

【语译】

本经有了异常变动就表现为下列病证：咽喉痛，颔下肿不能回顾，肩部痛得像牵引，上臂痛得像折断。

本经所属腧穴能主治有关“液”方面所发生的病证：耳聋，眼睛昏黄，面颊肿，颈部、颔下、肩胛、上臂、前臂的外侧后边痛。

（二）手太阳小肠经络脉

【循行】

《灵枢·经脉》：手太阳之别，名曰支正。上腕五寸，内注少阴；其别者，上走肘，络肩髃。

【病候】

实，则节弛肘废[1]；虚，则生肬[2]，小者如指痂疥[3]。取之所别也。

【注释】

（1）节弛肘废——指肩肘部关节松弛痿废不用。

（2）肬——音由。与疣通，赘生在皮肤上的小瘤。

（3）痂疥——此指疣之多生如指痂疥之状。

【语译】

手太阳络脉，名支正。在腕关节后五寸处，向内侧注入手少阴心经；其支脉上行经肘部，上络于肩髃部。

手太阳络脉出现的实证，关节弛缓，肘部痿废不用；虚证，皮肤赘生小疣。可取手太阳络穴治疗。

（三）手太阳小肠经经别

【循行】

《灵枢·经别》：手太阳之正，指地[1]，别于肩解[2]，入腋走心，系小肠也。

【注释】

（1）指地——地在下，自上而下故称指地。杨上善说：“手之六经，唯此一经下行，余并上行向头”。

（2）肩解——即肩关节。

【语译】

手太阳经别，在肩关节部从手太阳经分出，向下行入于腋窝部，走向心脏，连系小肠。

（四）手太阳小肠经经筋

【循行】

《灵枢·经筋》：手太阳之筋，起于小指之上，结于腕，上循臂内廉，结于肘内锐骨[1]之后，弹之应小指之上，入结于腋下。其支者，后走腋后廉，上绕肩胛，循颈，出足[2]太阳之筋[3]前，结于耳后完骨；其支者入耳中；直者出耳上，下结于颔，上属目外眦。其支者，上曲牙，循耳前，属目外眦，上额结于角。

【病候】

其病：手[4]小指支，肘内锐骨后廉痛，循臂阴[5]，入腋下，腋下痛，腋后廉痛，绕肩胛引颈而痛，应耳中鸣痛引颔，瞑目良久乃能[6]视。颈筋急，则为筋瘘[7]颈肿。

【注释】

(1) 锐骨——此指肘内的高骨，即肱骨内上髁。

(2) 足——原作“走”，据《太素》《甲乙》改。

(3) 筋——原脱，据《太素》补。

(4) 手——原脱，据《太素》补。

(5) 臂阴——臂内侧的部位。

(6) 能——原作“得”据《太素》《甲乙》改。

(7) 筋瘘——鼠瘰之属。张注本作“瘘”，《太素》《甲乙》亦作“瘘”。但与上文似不连贯。

【语译】

手太阳经筋，起始于小指的上边，结于腕背，上沿前臂内侧，结于肱骨内上髁后，以手弹该骨处，有感传可及于手小指之上，进入后，结于腋下；其分支走肘后侧，向上绕肩胛部，沿着颈旁出走足太阳经筋的前方，结于耳后乳突部；分支进入耳中；直行的出于耳上，向下结于下颔处，上方的连属于眼外眦。

其病证：可见手小指支撑不适，肘内锐骨后缘疼痛，沿臂的内侧，上至腋下及腋下后侧等处均痛，绕肩胛牵引颈部作痛，并感到耳中鸣响且痛，疼痛牵引颔部，眼睛闭合一会才能看清物景，颈筋拘急，可发生筋瘘、颈肿等症。

七、足太阳膀胱经

(一) 足太阳膀胱经经脉

【循行】

《灵枢·经脉》：膀胱足太阳之脉，起于目内眦，上额，交巅[1]。

其支者：从巅至耳上角。

其直者：从巅入络脑，还出别下项[2]，循肩髆[3]内，挟脊[4]抵腰中，入循膂[5]，络肾，属膀胱。

其支者：从腰中，下挟脊，贯臀，入腘中。

其支者：从髆内左右别下贯胛，挟脊内，过髀枢[6]，循髀外后廉下合腘中——以下贯踹内，出外踝[7]之后，循京骨[8]至小指外侧。

【本经穴】 睛明、攒竹、眉冲、曲差、五处、承光、通天、络却、玉枕、天柱、大杼、风门、肺俞、厥阴俞、心俞、督俞、膈俞、肝俞、胆俞、脾俞、胃俞、三焦俞、肾俞、气海俞、大肠俞、关元俞、小肠俞、膀胱俞、中膂俞、白环俞、上髎、次髎、中髎、下髎、会阳、承扶、殷门、浮郄、委阳（三焦下合）、委中（合）、附分、魄户、膏肓、神堂、譩譆、膈关、魂门、阳纲、意舍、胃仓、肓门、志室、胞肓、秩边、合阳、承筋、承山、飞扬（络）、跗阳、昆仑（经）、仆参、申脉、金门（郄）、京骨（原）、束骨（输）、足通骨（荥）、至阴（井）。

【交会穴】 曲鬓、率谷、浮白、头窍阴、完骨、头临泣、环跳（足少阳）、神庭、百会、脑户、风府、大椎、陶道（督脉）。

【注释】

(1) 交巅——“交”者，交会之意；“巅”者，乃指头顶正中高点，当百会穴处。

（2）项——后颈部。

（3）肩髆——指肩胛区。

（4）挟脊——指挟行脊柱两旁。

（5）膂——挟脊两旁的肌肉。

（6）髀枢——当股骨大转子部，环跳穴所在。

（7）外踝——腓骨下端的突出处。

（8）京骨——足外侧小趾本节后突出的半圆骨，即第五蹠骨粗隆。又为穴名。

【语译】

足太阳膀胱经：从内眼角开始（睛明），上行额部（攒竹、眉冲、曲差；会神庭、头临泣），交会于头顶（五处、承光、通天；会百会）。

它的支脉：从头顶分出到耳上角（会曲鬓、率谷、浮白、头窍阴、完骨）。

其直行主干：从头顶入内络于脑（络却、玉枕；会脑户、风府），复出项部（天柱）分开下行：一支沿肩胛内侧，夹脊旁（会大椎、陶道；经大杼、风门、肺俞、厥阴俞、心俞、督俞、膈俞），到达腰中（肝俞、胆俞、脾俞、胃俞、三焦俞、肾俞），进入脊旁筋肉，络于肾，属于膀胱（气海俞、大肠俞、关元俞、小肠俞、膀胱俞、中膂俞、白环俞）；一支从腰中分出，夹脊旁，通过臂部（上髎、次髎、中髎、下髎、会阳、承扶），进入腘窝中（殷门、委中）。

背部另一支脉：从肩胛内侧分别下行，通过肩胛（附分、魄户、膏肓俞、神堂、膈关、魂门、阳纲、意舍、胃仓、肓门、志室、胞肓、秩边），经过髋关节部（会环跳穴），沿大腿外侧后边下行（浮郄、委阳），会合于腘窝中（委中）——由此向下通过腓肠肌部（合阳、承筋、承山），出外踝后方（飞扬、跗阳、昆仑），沿第五跖骨粗隆（仆参、申脉、金门、京骨），到小趾的外侧（束骨、足通谷、至阴），下接足少阴肾经。

【病候】

《灵枢·经脉》：是动则病：冲头痛，目似脱，项如拔，脊痛，腰似折，髀不可以曲，腘如结，踹如裂，是为踝厥[1]。

是主筋所生病者[2]：痔，疟，狂、癫疾[3]，头囟项痛[4]，目黄，泪出，鼽衄，项、背、腰、尻[5]、腘、踹、脚皆痛，小指不用。

【注释】

（1）踝厥——指本经经脉循行小腿部气血厥逆的见症。

（2）主筋所生病——《素问·生气通天论》："阳气者，精则养神，柔则养精"，说明阳气化生精微，内可以养神，外可以柔筋。太阳为巨，所以主筋所发生的病证。

（3）癫疾——癫痫等病证。

（4）囟——音信，即囟门部。

（5）尻——音考，平声。骶尾骨部的通称。

【语译】

本经有了异常变动就表现为下列的病证：头重痛，眼睛要脱出，后项似被牵引，脊背痛，腰好像折断，股关节不能弯曲，腘窝好像凝结，腓肠肌像要裂开，还可发生外踝部的气血阻逆，如厥冷、麻木、痠痛等症。

本经所属腧穴能主治有关"筋"方面所发生的病证：痔，疟疾，躁狂、癫痫，头囟后项痛，眼睛昏黄，流泪，鼻塞、多涕或鼻出血，后项、背腰部、骶尾部、膝关节、腓肠肌、脚都可发生病痛，小脚趾功能异常。

（二）足太阳膀胱经络脉

【循行】

《灵枢·经脉》：足太阳之别，名曰飞阳。去踝七寸，别走少阴。

【病候】

实则鼽窒[1]，头背痛；虚则鼽衄。取之所别也。

【注释】

(1) 鼽窒——鼻流清涕，窒塞不通气。

【语译】

足太阳络脉，名飞扬。在外踝上7寸处分出，走向足少阴经脉。

足太阳络脉出现的实证，鼻塞，见鼻流清涕，头痛背痛；虚证，见鼻流清涕，鼻出血。可取足太阳络穴治疗。

（三）足太阳膀胱经经别

【循行】

《灵枢·经别》：足太阳之正，别入于腘中，其一道[1]下尻五寸，别入于肛，属于膀胱，散之肾，循膂，当心入散；直者，从膂上入于项，复属于太阳。

【注释】

(1) 一道——即一条或一支。

【语译】

足太阳经别，在腘窝部从足太阳经脉分出，其中一条在骶骨下五寸处别行进入肛门，向里入属于膀胱，散布联络于肾脏，沿着脊柱两旁的肌肉，到心脏部进入，散布在心脏内；直行的一条，循脊部两旁的肌肉处继续上行，浅出项部，仍归入于足太阳本经。

（四）足太阳膀胱经经筋

【循行】

《灵枢·经筋》：足太阳之筋，起于足小指，上结于踝，邪（斜）上结于膝，其下循足外踝，结于踵，上循跟，结于腘；其别者，结于踹外，上腘中内廉，与腘中并，上结于臀，上挟脊上项。其支者，别入结于舌本。其直者，结于枕骨，上头下颜，结于鼻。其支者，为目上纲[1]，下结于烦。其支者，从腋后外廉，结于肩髃。其支者，入腋下，上出缺盆，上结于完骨。其支者，出缺盆，邪（斜）上出于烦。

【病候】

其病：小指（趾）支，跟肿痛，腘挛，脊反折[2]，项筋急，肩不举，腋支，缺盆中扭痛，不可左右摇。

【注释】

(1) 目上纲——约束目睫主管目之开合的筋称“纲”，上眼睑称“目上纲”，下眼睑称“目下纲”。

(2) 脊反折——角弓反张。

【语译】

足太阳经筋，起始于足小趾，上结于外踝，斜上结于膝部，下方沿足外侧结于足跟，向上沿跟腱结于腘部；其分支结于小腿肚上向腘内侧，与腘部一支并行上结于臀部；向上夹脊旁，上后项部。分支入结于舌根。直行者结于鼻旁。背部的分支，从腋后外侧结于肩髃部位；一支进入腋下，向上出缺盆，上方结于完骨（耳后乳突）；再有分支从缺盆出来，斜上结于鼻旁部。

足太阳经筋发病，可见足小趾支撑不适和足跟部掣引疼痛，腘窝部挛急，脊背反张，项筋拘急，肩不能抬举，腋部支撑不适，缺盆中如扭掣样疼痛，不能左右活动。

八、足少阴肾经

（一）足少阴肾经经脉

【循行】

《灵枢·经脉》：肾足少阴之脉：起于小指之下，邪走[1]足心，出于然谷[2]之下，循内踝之后，别入跟中，以上踹内，出腘内廉，上股内后廉，贯脊属肾，络膀胱。

其直者：从肾上贯肝、膈，入肺中，循喉咙，挟舌本。

其支者：从肺出，络心，注胸中。

【本经穴】 涌泉（井）、然谷（荥）、太溪（输、原）、大钟（络）、水泉（郄）、照海、复溜（经）、交信、筑宾、阴谷（合）、横骨、大赫、气穴、四满、中注、肓俞、商曲、石关、阴都、腹通谷、幽门、步廊、神封、灵墟、神藏、彧中、俞府。

【交会穴】 三阴交（足太阴），长强（督脉），关元、中极（任脉）。

【注释】

（1）邪走——邪通斜。

（2）然谷——穴在内踝前大骨下，即舟骨粗隆下方。“然骨”即指舟骨粗隆。

【语译】

足少阴肾经：从脚小趾下边开始，斜向脚底心（涌泉），出于舟骨粗隆下（然谷、照海、水泉），沿内踝之后（太溪），分支进入脚跟中（大钟）；上向小腿内（复溜，交信；会三阴交），出腘窝内侧（筑宾、阴谷），上大腿内后侧，通过脊柱（会长强）属于肾、络于膀胱（肓俞、中注、四满、气穴、大赫、横骨；会关元、中极）。

它直行的脉：从肾向上（商曲、石关、阴都、腹通谷，幽门），通过肝、膈，进入肺中（步廊、神封、灵墟、神藏，彧中、俞府），沿着喉咙，夹舌根旁（通廉泉）。

它的支脉：从肺出来，络于心，流注于胸中，接手厥阴心包经。

【病候】

《灵枢·经脉》：是动则病：饥不欲食，面如漆柴[1]，咳唾则有血，喝喝[2]而喘，坐而欲起目。如无所见，心如悬若饥状，气不足则善恐，心惕惕如人将捕之，是为骨厥[3]。

是主肾所生病者：口热、舌干、咽肿，上气，嗌干及痛，烦心，心痛，黄疸，肠澼[4]，脊、骨内后廉痛，痿、厥[5]，嗜卧，足上热而痛。

【注释】

（1）漆柴——形容病者面色黄黑无光泽。

（2）喝喝——为气喘声。

（3）骨厥——肾主骨，指本经脉所过部出现的证候。

（4）肠澼——澼音僻，肠间水也。此处指泄泻病证。

（5）痿厥——痿，主要指下肢痿弱；厥，逆冷。

【语译】

本经有了异常变动就表现为下列病证：饥饿而不想进食，面色黯黑像漆柴（炭），咳嗽痰唾带血，喝喝气急，刚坐下就想起来，两目视物模糊不清、心像悬空而不安，有如饥饿之感；肾气虚的容易发生恐怖、心中怦怦跳动，好像有人要捉捕一样；这还可发生为“骨”方面的深部的气血阻逆，如厥冷、麻木、痠痛等症。

本经所属腧穴就能主治有关“肾”方面所发生的病证：口热、舌干燥、咽部发肿、气上逆、喉咙发干而痛、心内烦扰且痛、黄疸、腹泻、脊柱、大腿内侧后边痛、痿软、厥冷、喜欢躺着，脚心发热而痛。

（二）足少阴肾经络脉

【循行】

《灵枢·经脉》：足少阴之别，名曰大钟。当踝后绕跟，别走太阳；其别者，并经上走于心包下，外贯腰脊。

【病候】

其病：气逆则烦闷；实，则闭癃；虚，则腰痛。取之所别也。

【语译】

足少阴络脉，名大钟。在内踝后绕行足跟，走向足太阳经；其支脉与本经相并上行，走到心包下，外行通过腰脊部。

其病证：脉气厥逆，可见心胸烦闷。实证，见二便不通；虚证，见腰痛。可取足少阴络穴治疗。

（三）足少阴肾经经别

【循行】

《灵枢·经别》：足少阴之正，至腘中，别走太阳而合，上至肾，当十四椎出属带脉；直者系舌本，复出于项，合于太阳。

【语译】

足少阴经别，从本经脉在腘窝部分出后，与足太阳经别相合并行，上至肾脏，在十四椎（第二腰椎）处分出来，归属于带脉，其直行的继续上行，联系于舌根，再出来到项部，仍归入足太阳经别。

（四）足少阴肾经经筋

【循行】

《灵枢·经筋》：足少阴之筋，起于小指之下，入足心[(1)]，并太阴之经，邪（斜）走内踝之下，结于踵，与足太阳[(2)]之筋合，而上结于内辅骨之下，并太阴[(3)]之经而上，循阴股，结于阴器，循膂内挟脊[(4)]，上至项，结于枕骨，与足太阳之筋合。

【病候】

其病：足下转筋，及所过而结者皆痛及转筋，病在此者，主痫瘛及痉[(5)]，在外者不能俯，在内者不能仰，故阳病者腰反折，不能俯；阴病者，不能仰。

【注释】

（1）入足心——三字原无，据《甲乙》补。

（2）足太阳——三字原文为“太阳”二字，据《太素》改。

（3）太阴——此指足太阴。

（4）循膂内挟脊——原作“循脊内挟膂”，据《甲乙》改。

（5）痫瘛及痉——痫，音闲，癫痫；瘛音赤，同瘈，瘈疭，抽搐之义；痉，痉挛强直。

【语译】

足少阴经筋，起于足小趾下边，入足心部，同足太阴经筋斜走内踝下方，结于足跟，与足太阳经筋会合；向上结于胫骨内髁下，同足太阴经筋一起向上行，沿大腿内侧，结于阴部，沿膂（脊旁肌肉）里夹脊，上后项结于枕骨，与足太阳经筋会合。

足少阴经筋发病，可见足下转筋，所经过和所结聚的部位，都有疼痛和转筋的证候，病在足少阴经筋，主要有痫证、抽搐和项背反张等证，病在背侧的不能前俯，在胸腹侧的不能后仰，背为阳，腹为阴，阳筋病，项背部筋急，而腰向后反折，身体不能前俯，阴筋病，腹部筋急，而身不能后仰。

九、手厥阴心包经

（一）手厥阴心包经经脉

【循行】

《灵枢·经脉》：心主手厥阴心包络之脉，起于胸中，出属心包络，下膈，历络三焦[(1)]。

其支者：循胸出胁[(2)]，下腋三寸，上抵腋下，循臑内，行太阴、少阴之间，入肘中，下臂，行两筋[(3)]之间，入掌中，循中指，出其端。

其支者：别掌中，循小指次指[(4)]出其端。

【本经穴】 天池、天泉、曲泽（合）、郄门（郄）、间使（经）、内关（络）、大陵（输、原）、劳宫（荥）、中冲（井）。

【注释】

（1）历络三焦——此指自胸至腹依次联络上、中、下三焦。

（2）胁——乳下旁肋部。

（3）两筋——指桡侧腕屈肌腱和掌长肌腱。

（4）小指次指——小指侧的次指，即无名指，亦即第四指，下同。

【语译】

手厥阴心包经：从胸中开始，浅出属于心包，通过膈肌，经历胸部、上腹和下腹，络于三焦。

它的支干脉：沿胸内出胁部，当腋下三寸处（天池）向上到腋下，沿上臂内侧（天泉），于手太阴、手少阴之间，进入肘中（曲泽），下向前臂，走两筋（桡侧腕屈肌腱与掌长肌腱之间）（郄门、间使、内关、大陵），进入掌中（劳宫），沿中指桡侧出于末端（中冲）。

它的支脉：从掌中分出，沿无名指出于末端，接手少阳三焦经。

【病候】

《灵枢·经脉》：是动则病：手心热，臂、肘挛急，腋肿；甚则胸胁支满[(1)]，心中澹澹[(2)]大动，面赤，目黄，喜笑不休。

是主脉所生病者：烦心，心痛，掌中热。

【注释】

（1）支满——支撑胀满的感觉

（2）澹澹——音淡。形容心悸状。

（3）主脉——诸脉皆属于心，心包络是心的外卫，代心受邪，故主脉所生病。

【语译】

本经有了异常变动就表现为下列病证：心中热，前臂和肘弯掣强拘急，腋窝部肿胀，甚至胸中满闷，心跳不宁，面赤、眼睛昏黄，喜笑不止。

本经所属腧穴能主治有关“脉”（心主血脉）方面所发生的病证：心胸烦闷，心痛，掌心发热。

（二）手厥阴心包经络脉

【循行】

《灵枢·经脉》：手心主之别，名曰内关。去腕二寸，出于两筋之间，别走少阳[1]，循经以上系于心包，络心系。

【病候】

心系实则心痛；虚则为烦心[2]。取之两筋间也。

【注释】

（1）别走少阳——原脱，据《太素》杨注引《明堂经》文补。

（2）烦心——原作头强，据《甲乙》、《千金》改。

【语译】

手厥阴络脉，名内关。在腕关节后二寸处，出于两筋之间，分支走向手少阳经脉，并沿经向上连系于心包，散络于心系。

心系的实证，见心痛；虚证，见心中烦乱。可取手厥阴络穴治疗。

（三）手厥阴心包经经别

【循行】

《灵枢·经别》：手心主之正，别下渊腋三寸，入胸中，别属三焦，上循[1]喉咙，出耳后，合少阳完骨之下。

【注释】

（1）上循——原作出循，据《太素》改。

【语译】

手厥阴经别，在渊腋下三寸处分出，进入胸腔内，分别归属上、中、下三焦，上达喉咙，浅出于耳后方的完骨部，与手少阳经会合。

（四）手厥阴心包经经筋

【循行】

《灵枢·经筋》：手心主之筋，起于中指，与太阴之筋并行，结于肘内廉，上臂阴，结腋下，下散前后挟胁。其支者，入腋，散胸中，结于贲[1]。

【病候】

其病：当所过者支转筋，及胸痛息贲[2]。

【注释】

（1）贲——原作臂，据《太素》改。

（2）筋——此后原有“前”字。今据《太素》删去。

【语译】

手厥阴经之筋，起始于中指，与手太阴经筋并行，结于肘部内侧，上经上臂的内侧。结于腋下，分支进入腋内，散布于胸中，结于膈部。

手厥阴经筋发病，可见本经筋所循行、结聚的部位支撑不适，掣引、转筋，以及胸痛或成息贲病。

十、手少阳三焦经

(一) 手少阳三焦经经脉

【循行】

《灵枢·经脉》:三焦手少阳之脉,起于小指次指之端,上出两指之间[1],循手表腕[2],出臂外两骨[3]之间,上贯肘,循臑[4]外上肩,而交出足少阳之后,入缺盆,布膻中[5],散络心包,下膈,遍[6]属三焦。

其支者:从膻中,上出缺盆。上项,系耳后,直上出耳上角,以屈下颊至䪼。

其支者:从耳后入耳中,出走耳前,过客主人[7],前交颊,至目锐眦。

【本经穴】 关冲(井)、液门(荥)、中渚(输)、阳池(原)、外关(络)、支沟(经)、会宗(郄)、三阳络、四渎、天井(合)、清冷渊、消泺、臑会、肩髎、天髎、天牖、翳风、瘛脉、颅息、角孙、耳门、耳和髎、丝竹空。

【交会穴】 秉风、颧髎、听宫(手太阳),瞳子髎、上关、颔厌、悬厘、肩井(足少阳),大椎(督脉)。

【注释】

(1) 两指之间——手指第4、5掌骨间。

(2) 手表腕——指手背腕关节中。

(3) 臂外两骨——指前臂背(伸)侧,尺骨与桡骨间。

(4) 臑外——上臂后(伸)侧。

(5) 膻中——膻音坦。此指胸中。不指穴名。

(6) 遍——原作编。或误"循"。

(7) 客主人——即上关穴之异名。

【语译】

手少阳三焦经:起于无名指末端(关冲),上行小指与无名指之间(液门),沿着手背(中渚、阳池),出于前臂伸侧两骨(尺骨、桡骨)之间(外关、支沟、会宗、三阳络、四渎),向上通过肘尖(天井),沿上臂外侧(清冷渊、消泺),向上通过肩部(臑会、肩髎),交出足少阳经的后面(天髎;会秉风、肩井、大椎),进入缺盆(锁骨上窝),分布于膻中(纵隔中),散络于心包,通过膈肌,广泛遍属于上、中、下三焦。

它的支脉:从膻中上行,出锁骨上窝,上向后项,连系耳后(天牖、翳风、颅息),直上出耳上方(角孙;会颔厌、悬厘、上关),弯下向面颊,至眼下(颧髎)。

它的支脉:从耳后进入耳中,出走耳前(耳和髎、耳门;会听会),经过上关前,交面颊,到外眼角(丝竹空;会瞳子髎)接足少阳胆经。

此外,三焦与足太阳膀胱经的委阳脉气相通。

【病候】

《灵枢·经脉》:是动则病:耳聋,浑浑焞焞,嗌肿,喉痹。

是主气所生病者[1],汗出,目锐眦痛,颊肿,耳后、肩、臑、肘、臂外皆痛,小指次指不用。

【注释】

(1) 主气——三焦能通调水道,水病多由于气化失常,故主气所生病。

【语译】

本经有了异常变动就表现为下列的病证：耳聋，耳鸣，咽峡肿，喉咙痛。

本经所属腧穴能治有关“气”方面所发生的病证：自汗出，眼睛外眦痛，面颊肿，耳后，肩部、上臂、肘弯、前臂外侧均可发生病痛，小指侧的次指（无名指）运用欠灵活。

（二）手少阳三焦经络脉

【循行】

《灵枢·经脉》：手少阳之别，名曰外关。去腕二寸，外绕臂，注胸中，合心包。

【病候】

实，则肘挛[(1)]；虚，则不收。取之所别也。

【注释】

（1）肘挛——肘部引掣拘挛。

【语译】

手少阳络脉，名外关。在腕关节后二寸处分出，绕行于臂膊的外侧，进入胸中，会合于心包。

出现的实证，则见肘关节拘挛；虚证，则见肘关节不能做屈曲运动。可取手少阳络穴治疗。

（三）手少阳三焦经经别

【循行】

《灵枢·经别》：手少阳之正，指天[(1)]，别于巅，入缺盆，下走三焦，散于胸中也。

【注释】

（1）指天——手少阳经别，起于巅顶，其部位在上，故称指天。

【语译】

手少阳经别，在头部从手少阳经分出，向下进入缺盆，经过上、中、下三焦，散布于胸中。

（四）手少阳三焦经经筋

【循行】

《灵枢·经筋》：手少阳之筋，起于小指次指之端，结于腕；上循臂，结于肘；上绕臑外廉，上肩走颈，合手太阳。其支者，当曲颊入系舌本；其支者上曲牙[(1)]，循耳前，属目外眦，上乘颔[(2)]，结于角。

其病：所过者[(3)]支转筋，舌卷。

【注释】

（1）曲牙——颊车上部。

（2）颔——此处指颞前部。

（3）所过者——者后原有“即”字，据《太素》删去。

【语译】

手少阳经筋，起始于第四手指端，结于腕背，走向前臂外侧，结于肘尖部，向上绕行于上臂外侧，上循肩部，走到颈部会合手太阳经筋。其分支当下颌角部进入，联系于舌根；一支上下颌处沿耳前，属目外眦，上达颞部，结于额角。

手少阳经筋发病，可见本经筋循行部位支撑不适，转筋掣引，以及舌卷。

十一、足少阳胆经

（一）足少阳胆经经脉

【循行】

《灵枢·经脉》：胆足少阳之脉，起于目锐眦，上抵头角[(1)]，下耳后，循颈，行手少阳之前，至肩上，却交出手少阳之后，入缺盆。

其支者：从耳后入耳中，出走耳前，至目锐眦后。

其支者：别锐眦，下大迎，合于手少阳，抵于䪼，下加颊车[(2)]，下颈，合缺盆——以下胸中，贯膈，络肝、属胆，循胁里，出气街，绕毛际[(3)]，横入髀厌中[(4)]。

其直者：从缺盆下腋，循胸，过季胁，下合髀厌中。——以下循髀阳[(5)]，出膝外廉，下外辅骨[(6)]之前，直下抵绝骨之端[(7)]，下出外踝之前，循足跗上，入小指次指之间。

其支者：别跗上，入大指之间，循大指歧骨内[(8)]，出其端，还贯爪甲、出三毛[(9)]。

【本经穴】 瞳子髎、听会、上关、颔厌、悬颅、悬厘、曲鬓、率谷、天冲、浮白、头窍阴、完骨、本神、阳白、头临泣、目窗、正营、承灵、脑空、风池、肩井、渊腋、辄筋、日月（胆募）、京门、带脉、五枢、维道、居髎、环跳、风市、中渎、膝阳关、阳陵泉（合）、阳交、外丘（郄）、光明（络）、阳辅（经）、悬钟、丘墟（原）、足临泣（输）、地五会、侠溪（荥）、足窍阴（井）。

【交会穴】 头维、下关（足阳明），翳风、角孙、和髎（手少阳），听宫、秉风（手太阳），大椎（督脉），章门（足厥阴），上髎、下髎（足太阳），天池（手厥阴）。

【循行】

（1）头角——当额结节部。

（2）下加颊车——指经脉向下覆盖于颊车穴部。

（3）毛际——指耻骨部阴毛处。

（4）髀厌——即髀枢，相当于环跳穴部。

（5）髀阳——指大腿的外侧。

（6）外辅骨——指腓骨。

（7）绝骨——指腓骨的下段低凹处。

（8）大指岐骨——指第一、二跖骨而言。

（9）三毛——足趾背短毛。

【语译】

足少阳胆经：从外眼角开始（瞳子髎），上行到额角（颔厌、悬颅、悬厘、曲鬓；会头维、耳和髎、角孙），下耳后（率谷、天冲、浮白、头窍阴、完骨、本神、阳白、头临泣、目窗、正营、承灵、脑空、风池），沿颈旁，行手少阳三焦经（经天容），至肩上退后，交出手少阳三焦经之后（会大椎，经肩井，会秉风），进入缺盆（锁骨上窝）。

它的支脉：从耳后进入耳中（会翳风），走耳前（听会、上关；会听宫、下关），至外眼角后；另一支脉：从外眼角分出，下向大迎，会合手少阳三焦经至眼下；下边盖过颊车（下颌角），下行颈部，会合于缺盆（锁骨上窝）。由此下向胸中，通过膈肌，络于肝，属于胆；沿胁里，出于气街（腹股沟动脉处）绕阴部毛际，横向进入髋关节部。

它的主干（直行脉）：从缺盆（锁骨上窝）下向腋下（渊液、辄筋；会天池），沿胸侧，过季胁（日月、京门；会章门），向下会合于髋关节部（带脉、五枢、维道、居髎……环跳）。由此向下，沿大腿外侧（风市、中渎），出膝外侧（膝阳关），下向腓骨头前（阳陵泉），直下到腓骨下段（阳交、外丘、光明、阳辅、悬钟），下出外踝之前（丘墟），沿足背进入第四趾外侧（足临泣、地五会、侠溪、足窍阴）。

它的支脉：从足背分出，进入大趾趾缝间，沿第一、二跖骨间，出趾端，回转来通过爪甲，出于趾背毫毛部，接足厥阴肝经。

【病候】

《灵枢·经脉》：是动则病：口苦，善太息，心胁痛，不能转侧，甚者面微有尘(1)，体无膏泽(2)，足外反热(3)，是为阳厥(4)。

是主骨所生病者(5)，头痛，颔痛，目锐眦痛，缺盆中肿痛，腋下肿，马刀侠瘿(6)，汗出振寒，疟，胸胁、肋、髀、膝外至胫、绝骨、外踝前，及诸节皆痛，小指次指不用。

【注释】

（1）面微有尘——形容面色灰暗，好像蒙有尘土一样。

（2）膏泽——即脂滑润泽之意。

（3）足外——指下肢外侧，经脉所过部分。

（4）阳厥——此指足少阳经气阻逆为病。

（5）主骨——张介宾说："胆味苦，苦走骨，故胆主骨所生病"。

（6）马刀侠瘿——此指瘰疬生在颈项或腋下等部位。

【语译】

本经有了异常变动就表现为下列的病证：嘴里发苦，好叹气，胸胁痛不能转侧，甚则面孔像蒙着微薄尘土，身体没有脂润光泽，小腿外侧热，还可发为足少阳部分的气血阻逆，如厥冷、麻木、痠痛等症。

本经所属腧穴能主治有关"骨"方面病证：如头痛，颞痛，眼睛外眦痛，缺盆（锁骨上窝）中肿痛，腋下肿，如"马刀侠瘿"等症，自汗出，战栗发冷，疟疾以及胸部、胁肋、大腿及膝部外侧以至小腿腓骨下段"绝骨"、外踝的前面，以及各骨节都酸痛，小趾侧的次趾（足无名趾）不好运用。

（二）足少阳胆经络脉

【循行】

《灵枢·经脉》：足少阳之别，名曰光明。去踝五寸，别走厥阴，下络足跗。

【病候】

其病：实则厥；虚则痿躄(1)，坐不能起。取之所别也。

【注释】

（1）痿躄——躄音僻，痿躄，下肢痿软无力，足不能行走。

【语译】

足少阳络脉，名光明。在距离外踝上五寸处分出，走向足厥阴经脉，向下联络足背。

出现的实证，见足部厥冷；虚证，见下肢瘫痪，不能起立。可取足少阳络穴治疗。

（三）足少阳胆经经别

【循行】

《灵枢·经别》：足少阳之正，绕髀，入毛际，合于厥阴；别者入季胁之间，循胸里属胆，散之肝，上贯心，以上挟咽，出颐颔中，散于面，系目系，合少阳于外眦也。

【语译】

足少阳经别，从足少阳胆经分出，绕过大腿前侧进入外阴部，同足厥阴经的经别会合，分支进入浮肋之间，沿着胸腔里，归属于胆，散布到肝脏，上贯心中，挟着食道，浅出于下颌中间，散布在面部，联系眼球后面通入颅腔，当目外眦部与足少阳经脉会合。

（四）足少阳胆经经筋

【循行】

《灵枢·经筋》：足少阳之筋，起于小指（趾）次指（趾），上结外踝，上循胫外廉，结于膝外廉。其支者别起外辅骨，上走髀，前者结于伏兔之上，后者结于尻。其直者上眇乘季胁，上走腋前廉，系于膺乳，结于缺盆。直者上出腋，贯缺盆，出太阳之前，循耳后，上额角，交巅上，下走颔，上结于頄。支者结于目外眦，为外维[1]。

【病候】

其病：小指（趾）次指（趾）支转筋，引膝外转筋，膝不可屈伸，腘筋急，前引髀，后引尻，即上乘眇季胁痛，上引缺盆，膺乳颈维筋急，从左之右，右目不开，上过右角，并跻脉而行，左络于右，故伤左角，右足不用，命曰维筋相交。

【注释】

（1）外维——指维系目外眦之筋，此筋收缩即可左右盼视。

【语译】

足少阳经之筋，起于第四趾，上结于外踝，再向上沿胫外侧结于膝外侧。其分支另起于腓骨部，上走大腿外侧，前边结于伏兔（股四头肌部），后边结于骶部。直行的经侧腹季胁，上走腋前方，联系于胸侧和乳部，结于缺盆。直行的上出腋部，通过缺盆，走向太阳经的前方，沿耳后上绕到额角，交会于头顶，向下走向下颔，上方结于鼻旁，分支结于外眦成“外维”。

足少阳经之筋发病，可见足第四趾支撑不适，掣引转筋，并牵连膝外侧转筋，膝部不能随意屈伸，腘部的经筋拘急，前面牵连髀部，后面牵引尻部，向上牵及胁下空软处及胁部作痛，向上牵引缺盆、胸侧，颈部所维系的筋发生拘急。如果从左侧向右侧维络的筋拘急时，则右眼不能张开。因此筋上过右额角与跻脉并行，阴阳跻脉在此互相交叉，左右之筋也是交叉的，左侧的维络右侧，所以左侧的额角筋伤，会引起右足不能活动，这叫维筋相交。

十二、足厥阴肝经

（一）足厥阴肝经经脉

【循行】

《灵枢·经脉》：肝足厥阴之脉，起于大指丛毛之际，上循足跗上廉，去内踝一寸，上踝八寸，交出太阴之后，上腘内廉，循股阴，入毛中，环阴器，抵小腹，挟胃，属肝，络胆，上贯膈，布胁肋，循喉咙之后，上入颃颡[1]，连目系，上出额，与督脉会于巅。

其支者；从目系下颊里，环唇内。

其支者：复从肝别贯膈，上注肺。

【本经穴】 大敦（井）、行间（荥）、太冲（输、原）、中封（经）、蠡沟（络）、中都（郄）、膝关、曲泉（合）、阴包、足五里、阴廉、急脉、章门（脾募）、期门（肝募）。

【交会穴】 三阴交、冲门、府舍（足太阴），曲骨、中极、关元（任脉）

【注释】

（1）颃颡——同吭嗓。此指喉头和鼻咽部。喉咙则指下连气管部分。

【语译】

足厥阴肝经：从大趾背毫毛部开始（大敦），向上沿着足背内侧（行间、太冲），离内踝一寸（中封），上行小腿内侧（会三阴交；经蠡沟、中都、膝关），离内踝八寸处交出足太阴脾经之后，上膝腘内侧（曲泉），沿着大腿内侧（阴包、足五里、阴廉），进入阴毛中，环绕阴部，至小腹（急脉；会冲门、府舍、曲骨、中极、关元），夹胃旁边，属于肝，络于胆（章门、期门）；向上通过膈肌，分布胁肋部，沿气管之后，向上进入颃颡（喉头部），连接目系（眼球后的脉络联系），上行出于额部，与督脉交会于头顶。

它的支脉：从“目系”下向颊里，环绕唇内。

它的支脉：从肝分出，通过膈肌，向上流注于肺（接手太阴肺经）。

【病候】

《灵枢·经脉》：是动则病：腰痛不可以俯仰，丈夫㿗疝[1]，妇人少腹肿[2]，甚则嗌干，面尘脱色。

是主肝所生病者，胸满，呕逆，飧泄[3]，狐疝，遗溺、闭癃。

【注释】

（1）㿗疝——㿗与颓同，又写作“颜”。㿗疝，为七疝之一，发病时阴囊肿痛下坠。

（2）飧泄——飧音孙。大便稀薄，完谷不化叫飧泄。

（3）狐疝——为七疝之一，其证为阴囊疝气时上时下，像狐之出入无常。张子和说：“狐疝，其状如瓦。卧则入少腹，行立则出少腹入囊中此疝出入上下，往来正与狐相类也。”

【语译】

本经有了异常变动就表现为下列的病证：腰痛，不能前俯后仰，男人可出现小肠疝气，妇女可出现小腹部肿胀，严重的则咽喉干，面灰尘，脱了血色。

本经所属腧穴能主治如下病证：胸部满闷、呕吐、大便稀薄、完谷不化、阴囊疝气、遗尿、癃闭等疾病。

（二）足厥阴肝经络脉

【循行】

《灵枢·经脉》：足厥阴之别，名曰蠡沟。去内踝[1]五寸，别走少阳；其别者，循经[2]上睾，结于茎[3]。

【病候】

其病：气逆则睾肿[4]卒疝。实则挺长[5]；虚则暴痒。取之所别也。

【注释】

（1）去内踝——踝下《甲乙》、《脉经》均有“上”字。

（2）循经——原作循胫，据《甲乙》、《脉经》改。

（3）茎——指阴茎。

（4）睾肿——《素问·缪刺》王注：“睾，阴丸也”。

（5）长——《甲乙》、《脉经》、《太素》此下有“热”字。

【语译】

足厥阴络脉，名蠡沟。在离内踝上五寸处分出，走向足少阳经脉；其分支经过胫骨部，上行到睾丸部，结在阴茎处。

其病证：气厥逆则睾丸肿胀，突发疝气。实证，见阳强不倒；虚证，见阴部暴痒。取足厥阴络穴治疗。

（三）足厥阴肝经经别

【循行】

《灵枢·经别》：足厥阴之正，别跗上，上至毛际，合于少阳，与别俱行。

【语译】

足厥阴经别，从足背上足厥阴经分出，向上到达外阴部，和足少阳经别会合并行。

（四）足厥阴肝经经筋

【循行】

《灵枢·经筋》：足厥阴之筋，起于大指（趾）之上，上[1]结于内踝之前，上循胫，结内辅骨之下，上循阴股，结于阴器，络诸筋[2]。

【病候】

其病：足大指支，内踝之前痛，内辅痛，阴股痛，转筋，阴器不用，伤于内则不起，伤于寒则阴缩入，伤于热则纵挺不收。

【注释】

（1）上——《甲乙》无。

（2）筋——《甲乙》作“经”字。

【语译】

足厥阴经之筋，起始于足大趾的上边，向上结于内踝前方，向上沿胫骨内侧，结于胫骨内髁之下，再向上沿大腿内侧，结于阴器部位而与诸筋相联络。

足厥阴经筋发病，可见足大趾支撑不适，内踝前部疼痛，内辅骨处亦痛，大腿内侧疼痛转筋，前阴不能运用，若房劳过度，耗伤阴精则阳痿不举，伤于寒邪则阴器缩入，伤于热邪则阴器挺长不收。

第二节　奇经八脉

一、督脉

督脉循行于身后，为“阳脉之海”，其分支和络脉联系很广。现按循行、功能和病证分述如下：

（一）督脉经脉

【循行】

1.《素问·骨空论》 督脉者，起于少腹，以下骨中央，女子入廷孔——其孔，溺孔之端也。其络循阴器，合篡间，绕篡后，别绕臀至少阴，与巨阳中络者合。少阴上股内后廉，贯脊属肾。与太阳起于目内眦，上额交巅上，入络脑，还出别下项，循肩膊内，挟脊抵腰中，入循膂络肾。其男子循茎下至篡，与女子等。其少腹直上者，贯脐中央，上贯心，入喉，上颐，环唇，上系两目之下中央。

2.《难经·二十八难》 督脉者，起于下极之俞，并于脊里，上至风府，入属于脑。

【语译】

1. 督脉的循行，起始于小腹部，当骨盆的中央，在女子，入内联系阴部的“廷孔”——当尿道口外端。由此分出一络脉，分布外阴部，会合于会阴，绕向肛门之后，它的分支别行绕臀部到足少阴，与足太阳经的分支相合。足少阴经从股内后缘上行，贯通脊柱而连属肾脏。督脉又与足太阳经起于目内眦，上行至额，交会于巅顶，入络于脑；又退出下项，循行肩胛内侧，挟脊柱抵达腰中，入循脊里络于肾脏。在男子，则循阴茎，下至会阴部，与女子相同。督脉另一支从小腹直上，穿过肚脐中央，向上通过心脏，入于喉咙，上至下颌部环绕唇口，向上联络两目之下的中央。

2. 督脉，起始于躯干最下部的长强穴，沿着脊柱里面，上行到风府穴，进入脑部，上至巅顶，沿额下行到鼻柱。

【附】《奇经八脉考》

其脉起于肾下胞中，至于少腹，乃下行于腰横骨围之中央，系溺孔之端。男子循茎下至篡，女子络阴器，合篡间，具绕篡后屏翳，别绕臀，至少阴与太阳中络者合少阴上股内廉，由会阳贯脊，会于长强穴。在骶骨端与少阴会，并脊里上行，历腰俞、阳关、命门、悬枢、脊中、中枢、筋缩、至阳、灵台、神道、身柱、陶道、大椎，与手足三阳会合，上哑门、会阳维、入系舌本上至风府，会足太阳阳维，同入脑中，循脑户、强间、后顶，上巅，历百会、前顶、囟会、上星、至神庭，为足太阳督脉之会，循额中至鼻柱，经素髎、水沟，会手足阳明至兑端，入龈交，与任脉足阳明交会而终。

【功用功效】

督脉的“督”字，有总督、督促的含义。督脉循身之背，阳，说明督脉对全身阳经脉气有统率、督促的作用。故有“总督诸阳”和“阳脉之海”的说法。因为督脉循行于背部正中线，它的脉气多与手足经相交会，大椎是其集中点。另外，带脉出于第二腰椎，与阳维脉交会于风府、哑门。所以督脉的脉气与各阳经都有联系。又因督脉循行于脊里，入络于脑，与脑和脊髓有密切的联系。《本草纲目》称：“脑为元神之府”，经脉的神气活动与脑有密切关系。体腔内的脏腑通过足太阳膀胱经背部的俞穴受督脉经气的支配，因此，脏腑的功能活动均与督脉有关。所以金代医家张洁古认为：督脉“为阳脉之都纲”即是此意。

【病证】

督脉循身之背，入络于脑，如果督脉脉气失调，就会出现“实则脊强，虚则头重”的病证，这都是督脉经络之气受阻，清阳之气不能上升之故。由于督脉总统一身之阳气，络一身之阴气，不仅发生腰脊强痛，而且也能“大人癫疾、小儿惊痫”。同时，督脉的别络由小腹上行，如脉气失调，亦发生从少腹气上冲心的冲疝，以及癃闭、痔疾、遗尿、女子不育等证。

据《针灸大全》载八脉八穴，后溪通于督脉，其主治证有手足拘挛、震颤、抽搐、中风不语，痫疾、癫狂、头部疼痛，目赤肿痛流泪，腿膝腰背疼痛，颈项强直、伤寒、咽喉牙齿肿痛，手足麻木，破伤风，盗汗等。

（二）督脉络脉

【循行】

《灵枢·经脉》：督脉之别，名曰长强，挟膂上项，散头上，下当肩胛左右，别走太阳，入贯膂。实则脊强，虚则头重。……取之所别也。

【语译】

督脉别络，名长强，挟脊旁上项，散布头上；下当肩胛左右，分别走向足太阳经，深入贯膂。实证，见脊强反折；虚证，见头重、震掉。取用其络穴。

二、任脉

任脉循行于身前，为“阴脉之海”，与冲脉有密切联系。现按循行部位、功能和病证分述如下：

（一）任脉经脉

【循行】

1.《素问·骨空论》 任脉者，起于中极之下，以上毛际，循腹里，上关元，至咽喉，上颐循面入目。

2.《灵枢·五音五味》 冲脉、任脉皆起于胞中，上循背里，为经脉之海；其浮而外者，循腹（右）上行，会于咽喉，别而络唇口。

3.《难经·二十八难》 任脉者，起于中极之下，以上毛际，循腹里，上关元、至咽喉。

【语译】

1. 任脉起始于中极下的会阴部，向上到阴毛处，沿腹里，上出关元穴，向上到咽喉部，再上行到下颌，口旁，沿面部进入目下。

2. 冲脉和任脉，都起于胞中，它的一支循背脊里面上行，为经络气血之海。其浮行在外的，沿腹上行，会于咽喉，另行的从咽喉上而络于唇口周围。

3. 任脉，起于中极穴的下面，向上经过阴毛处，沿着腹壁深处再上行经过关元穴，到达咽喉部。

【附】《奇经八脉考》

起于中极之下，少腹之内，会阴之分，上行而外出，循曲骨、上毛际、至中极，同足厥阴、太阴、少阴并行腹里，循关元，历石门，会足少阳、冲脉于阴交，循神阙、水分，会足太阴于下脘，历建里、会手太阳、少阳、足阳明于中脘，上上脘、巨阙、鸠尾、中庭、膻中、玉堂、紫宫、华盖、璇玑、上喉咙，会阴维于天突、廉泉，上颐、循承浆与手足阳明、督脉会，环唇上至龈交，复而分行，循面系两目下之中央，至承泣而终。

【功用功效】

任脉的“任”字，有担任、妊养的含义。任脉循行于腹部正中，腹为阴，说明任脉对全身阴经脉气有总揽、总任的作用。故有“总任诸阴”和“阴脉之海”的说法。其脉气与手足各阴经相交会。足三阴与任脉中极、关元，阴维与任脉交会于天突、廉泉，又冲脉与任脉交会于阴交。足三阴经脉上交于手三阴经脉，因此任脉联系了所有阴经。

任脉起于胞中，有“主胞胎”的功能，它所经过的关元穴，别名称为“丹田”，为男子贮藏精气，女子维系胞宫之所，又为“生气之原”。

【病证】

任脉循行胸腹正中，于小腹部与足三阴交会，如脉气失调，可发生前阴诸病，如疝气、白带、月经不调、不育、小便不利、遗尿、遗精、阴中痛等。

据《针灸大全》所载八脉八穴，列缺通任脉，其主治证有痔疾、便秘、痢疾、疟疾、咳嗽、吐血、溺血、牙痛、咽肿、小便不利、胸脘腹部疼痛、噎膈、产后中风，腰痛，死胎不下，脐腹寒冷，膈中寒，乳痛、血疾等。

（二）任脉络脉

【循行】

《灵枢·经脉》：任脉之别，名曰尾翳，下鸠尾，散于腹。实则腹皮痛，虚则痒搔，取之所别也。

【语译】

任脉别络，名尾翳（鸠尾），从鸠尾向下，散布于腹部。实证，见腹皮痛；虚证，见瘙痒。取用其络穴。

三、冲脉

冲脉循行于身之中，交会于足少阴肾经，为“十二经脉之海”，与各经均有联系。现按循行部位、功能和病证分述如下：

【循行】

《灵枢·逆顺肥瘦》：夫冲脉者，五脏六腑之海也，五脏六腑皆禀焉。其上者，出于颃颡，渗诸阳，灌诸精；其下者，注少阴之大络，出于气街，循阴股内廉，入腘中，伏行骭骨内，下至内踝之后属而别。其下者，并于少阴之经，渗三阴；伏于出跗属，下循跗，入大指间。

【语译】

冲脉是五脏六腑十二经脉之海，五脏六腑都禀受它的气血濡养。其上行的一支，出于咽喉上部和后鼻道，向诸阳经渗灌精气。向下的一支，注入足少阴肾经的大络，从气冲部分出，沿大腿内侧下行，进入窝中，下行于小腿深部胫骨内侧，到足内踝之后的跟骨上缘而分出两支，与足少阴经并行，将精气灌注于足三阴经；向前行的分支，从内踝后的深部跟骨上缘处分出，沿着足背进入大趾间。

冲脉为十二经脉之海，它和足少阴之络同起于肾下，出于足阳明经的气冲部，沿大腿内侧，向下行于中，再沿胫骨内侧，与足少阴经一起下行入于足内踝之后，入于足下。另一支脉，斜入内踝，出而入于胫骨、跗骨相连之处，经足背进入大趾之间，入诸络脉之中，起到温养胫部和足部的作用。

冲脉起于气冲穴，伴随足阳明胃经，挟脐两旁上行，到胸中而分散。

【附】《奇经八脉考》

起于少腹之内胞中，其浮而外者，起于气冲，并足阳明、少阴之间，循腹上行至横骨，挟脐左右各五分，上行大赫……至胸中而散。

【功用功效】

冲脉的“冲”字，含有冲要、要道的意思。冲脉上至于头，下至于足，贯穿全身，为总领诸经气血的要冲。冲脉能调节十二经气血，故有“十二经之海”、“五脏六腑之海”和“血海”之称。由于冲脉与任脉相并行，又与督脉相通，其脉气在头部灌注诸阳，在下肢渗入三阴，因此容纳来自十二经脉五脏六腑的气血，成为十二经脉、五脏六腑之海。冲脉与足阳明会于气冲穴，又与足少阴经相并而行，与胃和肾相联系。胃为“后天之本”，“水谷之海”；肾为“先天之本”、“原气之根”。冲脉起于胞中，又称“血室”、“血海”。妇女月经与冲脉功能有密切联系，《素问·上古天真论》说：“太冲脉盛，月事以时下”，“太冲脉衰少，天癸竭，地道不通”。这里说的“太冲脉”，即是指冲脉而言。“冲为血海”说明冲脉与妊产胎育密切相关。

【病证】

冲脉和任、督同源异流，冲脉起于胞中，如脉气失调，则有月经失调、不孕、漏胎，小产等病出现；本经循腹至胸中而散，故有气急、胸腹痛、气上冲心等症。

据《针灸大全》所载八脉八穴，公孙通于冲脉，其主治证有心（胃）痛，胸脘满闷，结胸、反胃、酒食积聚，肠鸣、水气，泄泻、噎膈症，气急、胁胀、脐腹痛，肠风便血，疟疾，胎衣不下，血崩昏迷等。

四、带脉

带脉横行于腰腹，交会于足少阳胆经，主约束诸经脉。现按循行部位、功能和病证分述如下：

【循行】

1.《灵枢·经别》 足少阴之正，至腘中，别走太阳而合，上至肾，当十四椎，出属带脉。

2.《难经·二十八难》 带脉者，起于季胁，回身一周。

【语译】

1. 足少阴经别，向上行至腘中，别走与足太阳经相会合，再向上内行至肾，当十四椎处（两旁肾俞穴）分出，属于带脉。

2. 带脉出自季胁部，交会于足少阳胆经的带脉、五枢、维道穴，围绕腰腹部一周。

【附】《奇经八脉考》

带脉者，起于季胁足厥阴之章门穴，同足少阳循带脉穴，围身一周，如束带然。

【功用功效】

带脉的“带”字，含有腰带的意思。因其横行于腰腹之间，统约全身直行的经脉，状如束带，故称带脉。带脉的主要功能，总的说来是“约束诸经”。它从第二腰椎发出，围腰一周。因此，足部的阴阳经脉都受带脉的约束。由于带脉出自督脉、行于腰腹，腰腹部是冲、任、督三脉脉气所发之处（冲、任、督皆起于胞中），所以带脉与冲、任、督三脉的关系极为密切。

【病证】

《素问·二十九难》说：“带之为病，腹满、腰溶溶若坐水中。”如带脉不和，可见妇女月事不调，赤白带下等症。《素问·痿论》：“阳明虚则宗筋纵，带脉不引，故足痿不用。”说明带脉失调，可发生痿症。在王叔和的《脉经》里，也有“诊得带脉，左右绕脐腹、腰脊痛冲阴股”等症的叙述。

据《针灸大全》所载八脉八穴，临泣（足）通于带脉，其主治症有中风手足不举、肢体麻木拘挛，发热，头风痛，项肿连腮，眼目赤痛，齿痛、咽肿、头旋，耳聋，皮肤风疹痒，筋脉牵引不舒、腿痛、胁肋疼痛等。

五、阳跻脉

【循行】

1.《灵枢·寒热病》 足太阳有通项入于脑者，正属目本(1)，名曰眼系(2)。……在项中两筋间，入脑乃别阴跻、阳跻，阴阳相交……交于目锐（应作“内”）眦。

2.《难经·二十八难》 阳跻脉者，起于跟中，循外踝上行，入风池。

【交会穴】 申脉、仆参（足太阳），跗阳（郄；足太阳），居髎（足少阳），臑俞（手太阳），巨骨、肩髃（手阳明），地仓、巨髎、承泣（足阳明），睛明（足太阳），风池（足少阳）。

【注释】

（1）目本——意指眼的根部。

（2）眼系——即目系，指眼与脑的连系。

【附】《奇经八脉考》

阳跻者，足太阳之别脉，其脉起于跟中，出于外踝下足太阳申脉穴，当踝后绕跟，以仆参为本，上外踝上三寸，以跗阳为郄，直上循股外廉，循胁后髀，上会手太阳、阳维于臑俞，上行肩外廉，会手阳明于巨骨，会手阳明，少阳于肩髃，上人迎，挟口吻，会于手足阳明，任脉于地仓，同足阳明上而行巨髎、复会任脉于承泣，至目内眦与手足太阳、足阳明、阴跻五脉会于睛明穴，从睛明上行入发际，下耳后，入风池而终。（按：阳跻交会穴《甲乙》无风池、风府，据《难经》补。）

六、阴跻脉

【循行】

1.《灵枢·脉度》（阴）跻脉者，少阴之别，起于然骨之后[1]，上内踝之上，直上循阴股，入阴，上循胸里，入缺盆上，出人迎之前，入鼽[2]，属目内眦，合于太阳，阳跻而上行。

2.《难经·二十八难》 阴跻脉者，亦起于跟中，循内踝上行，至咽喉，交贯冲脉。

【交会穴】 照海（足少阴），交信（郄；足少阴），睛明（足太阳）。

【注释】

（1）然骨——指足内侧高骨，即舟骨粗隆，下方为然谷穴。

（2）鼽——指鼻旁。

【语译】

足太阴经脉有通过项部入于脑内的，正属于眼睛根部名叫目系……在后顶正中两间入脑，分为阴、阳二脉，阴、阳相互交会，交会于目内眦。阳跷脉起于足根部，沿着足外踝向大腿外侧上行，进入项部的风池穴。

阴脉是足少阴肾经的支脉，起于然谷之后的照海穴，上行于内踝上方，向上沿大腿的内侧，进入前阴部，然后沿着腹部上入胸内，入于缺盆，向上出人迎的前面，到达鼻旁，连属于目眦，与足太阳经、阳跻脉会合而上行。

阴脉也起于足后跟中，沿着足内踝向大腿内侧上行，到达咽喉部，交会贯通于冲脉。

【附】《奇经八脉考》

阴跻者，足少阴之别脉，其脉起于跟中足少阴然谷穴之后，同足少阴循内踝下照海穴，上内踝上二寸，以交信为郄，直上循阴股，入阴，上循胸，入缺盆，上出人迎之前，至喉咙，交贯冲脉，入鼽内廉，上行属目内眦，与手足太阳、足阳明、阳跻五脉会于睛明而上行。（按：阴、阳跻交会穴《甲乙》原无睛明，据《素问》王注补。）

【功用功效】

跻脉的“跻”字有足跟和矫捷的含义。因跻脉从下肢内、外侧上行头面，具有交通一身阴阳之气，调节肢体运动的功用，故能使下肢灵活矫捷。又由于阴阳跻脉交会于目内眦，入属于脑，故《灵枢·寒热病》有“阳气盛则瞋目，阴气盛则瞑目”的论述。《灵枢·脉度》还说：“男子数其阳，女子数其阴，当数者为经，不当数者为络也。”意指男子多动，以阳跻为主；女子多静，以阴跻为主。卫气的运行主要是通过阴阳跻脉而散布全身。卫气行于阳则阳跻盛，主目张不欲睡；卫气行于阴则阴跻盛，主目闭而欲睡。说明跻脉的功能关系到人的活动与睡眠。

【病证】

《难经·二十九难》：“阴跻为病，阳缓而阴急；阳跻为病，阴缓而阳急。”就是说阴跻脉气失调，会出现肢体外侧的肌肉弛缓而内侧拘急；阳跻脉气失调，会出现肢体内侧肌肉弛缓而外侧拘急的病证。这说明跻脉与下肢运动功能有密切关系。

据《针灸大全》所载八脉八穴，申脉通于阳跻，其主治证有腰背强直，癫痫，骨节疼痛，遍身肿，满头出汗等；照海通于阴跻，其主治证有咽喉气塞、小便淋沥，膀胱气痛，肠鸣、肠风下血，黄疸、吐泻、反胃，大便艰难，难产昏迷，腹中积块，胸膈嗳气，梅核气等。

七、阳维脉

【循行】

1.《素问·刺腰痛》 阳维之脉，脉与太合下间，去地一尺所(1)。

2.《难经·二十八难》 阳维起于诸阳会(2)也。

【交会穴】 金门（足太阳），阳交（郄；足少阳），臑俞（手太阳），天髎（手少阳），肩井（足少阳），本神、阳白、头临泣、目窗、正营、承灵、脑空、风池（足少阳），风府、哑门（督脉）。此外，手少阳三焦经的外关穴通于阳维。

【注释】

（1）一尺所：指离地一尺许，当阳交穴所在，为阳维之郄。杨上善《太素》注：“阳维诸阳之会，从头下至金门，阳交即是也。”

（2）诸阳会：指阳维所交会的头肩部各穴。参见上注。又张飞畴注：“诸阳皆会于头”。

【语译】

阳维脉，与足太阳膀胱经相合，取穴在腿肚下际，距离地面一尺许的部位，即阳交穴。

阳维脉起于与各阳经交会之处。

【附】《奇经八脉考》

阳维起于诸阳之会，其脉发于足太阳金门穴，在足外踝下一寸五分，上外踝七寸，会足少阳于阳交，为阳维之郄，循膝外廉上髀厌抵少腹侧，会足少阳于居髎，循胁肋斜上肘，上会手阳明、手足太阳于臂臑，过肩前，与手少阳会于臑会，天髎，却会手足少阳、足阳明于肩井，入肩后，会手太阳、阳跻于臑俞，上循耳后，会手足少阳于风池，上脑空、承灵、正营、目窗、头临泣，下额与手足少阳，阳明五脉会于阳白，循头入耳，上至本神而止。凡二十二穴。

八、阴维脉

【循行】

1.《素问·刺腰痛》 刺飞阳之脉，在内踝上五寸(1)，少阴之前，与阴维之会。

2.《难经·二十八难》　阴维，起于诸阴交[2]也。

【交会穴】 筑宾（郄；足少阴），冲门、府舍、大横、腹哀（足太阴），期门（足厥阴），天突、廉泉（任脉）。此外，手厥阴心包经的内关穴通于阴维。

【注释】

（1）上五寸——此指筑宾穴所在，为阴维之郄。

（2）诸阴交——指阴维所交会的胸腹部各穴。

【语译】

刺飞扬之脉，其部位是在内踝上五寸，足少阴之前，与阴维脉相会处，即筑宾穴。

阴维脉起于与各阴经交会之处。

【附】《奇经八脉考》

阴维起于诸阴之交，其脉发于足少阴筑宾穴，为阴维之郄，在内踝上五寸踹肉分中，上循股内廉，上行入少腹，会足太阴、厥阴、少阴、阳明于府舍，上会足太阴于大横、腹哀，循胁肋会足厥阴于期门，上胸膈挟咽，与任脉会于天突、廉泉，上至项前而终。凡十四穴。

【功用功效】

维脉的"维"字，含有维系、维络的意思。《难经·二十八难》："阳维、阴维者，维络于身，溢蓄不能环流灌诸经者也。"说明阳维有维系、联络全身阳经的作用；阴维者，维络于身，溢蓄不能环流灌溉诸经者也。"说明阴维有维系、联络全身阴经的作用。阳维脉维络诸阳经，交会于督脉的风府、哑门；阴维脉维络诸阴经，交会于任脉的天突、廉泉。在正常的情况下，阴阳维脉互相维系，对气血盛衰起调节溢蓄的作用，而不参与环流，如果功能失常则出现有关的病证。

【病证】

阳维脉发病，出现发冷、发热、外感热病等表证，所以《难经·二十九难》说："阳维为病苦寒热"，阴维脉发病，则出现心痛、胃痛、胸腹痛等里证，所以又说："阴维为病苦心痛"。张洁古解释说："卫为阳，主表，阳维受邪为病在表，故苦寒热；营为阴，主里，阴维受邪为病在里，故苦心痛"。《脉经》王叔和说："诊得阳维脉浮者，暂起目眩，阳盛实者，苦肩息，洒洒如寒"；"诊得阴维脉沉大而实者，苦胸中痛，肋下支满，心痛"。以上都说明，阳维脉主表证；阴维脉主里证。《素问·刺腰痛篇》有"阳维之脉令人腰痛，痛上怫然肿，刺阳维之脉"的记载。

第四章

腧穴各论

第一节　十二正经腧穴

一、手太阴肺经腧穴

本经经穴分布在胸部的外上方，上肢掌面桡侧和手掌及拇指的桡侧。起于中府，止于少商，左右各11个穴位。本经腧穴主治喉、胸、肺病，以及经脉循行部位的其他病证。如咳嗽，气喘，少气不足以息，咳血，伤风，胸部胀满，咽喉肿痛，缺盆部及手臂内侧前缘痛，肩背寒冷、疼痛等症。

（一）LU1 中府 Zhōngfǔ

【穴名出处】《素问·离合真邪论》

【穴位别名】 膺中外俞、膺俞、膺中俞、肺募、府中俞

【穴名释义】 中，指中焦、中气；府，聚也。意为手太阴之脉起于中焦，穴为中气即天地之气所聚会之处，又为肺之募，即藏气结聚之所，肺、脾合气于心，故名中府。

【定位取穴】 在胸前壁的外上方，云门下1寸，平第1肋间隙，距前正中线6寸。

【定位取穴】 仰卧，于胸壁外上部平第1肋间隙，距胸骨正中线6寸处取穴；或于乳头（男性）直上3肋，向外横开2寸处取穴。

【局部解剖】 皮肤，皮下组织，胸大肌，胸小肌，胸腔。浅层布有锁骨上神经中间支，第一肋间神经外侧皮支，头静脉；深层有胸前神经内侧支和外侧支及胸肩峰动、静脉。

【功用功效】 清上焦，利肺气，止咳喘。

【穴位主治】 胸中痛，咳喘，肺炎、肺结核，肺胀满。

【针法】 向外斜刺，针5～8分。

【配方】 配列缺，治咳嗽；配膻中、尺泽，治哮喘；配内关，治胸痛、胸胀；配大椎、孔最，治肺炎；配太渊、足三里，治肺结核。

【文献摘要】

《灵枢·五邪》：皮肤痛，寒热，上气喘，汗出，咳动肩背。

《针灸甲乙经》：卷八：胸中痛，恶寒，胸满，悒悒然，善呕胆，胸中热，多浊唾，不得息，肩背风，面腹肿，鬲中食噎，不下食，喉痹，肩息肺胀，皮肤骨痛，寒热烦满。

《备急千金要方》卷十八：上气咳嗽，短气，气满食不下。

《针灸大成》卷六：主腹胀，四肢肿，飞尸遁疰，瘿瘤。

【附注】

1. 手太阴肺的募穴（《脉经》）。

2. 手、足太阴之会（《素问·气穴论》王注）。

(二) LU2 云门 Yúnmén

【穴名出处】《素问·水热穴论》

【穴名释义】 云，指云气、云物，即山川之气；门，指手太阴肺脉所出之门户。意为肺气犹如云雾气化，出入于此门户，故名云门。

【定位取穴】 正坐或仰卧。在胸前壁的外上方，肩胛骨喙突上方，锁骨下窝凹陷处，距前正中线6寸。

【局部解剖】 皮肤，皮下组织，三角肌，锁胸筋膜，喙锁韧带。浅层有锁骨上神经中、后支，第1肋间神经外侧皮支，头静脉；深层有胸内、外侧神经分支，胸肩峰动、静脉。

【功用功效】 清肺热，除烦满，利关节。

【穴位主治】 咳喘，胸痛，胸中热，胸中烦满，肩痛上肢不举。

【针法】 向外斜刺，针5～8分。

【配方】 配孔最，治急性支气管炎；配肩髃、肩髎，治肩痛不举。

【文献摘要】

《针灸甲乙经》卷九：咳嗽不得息，坐不得卧，呼吸气索，咽不得，胸中热。

《针灸甲乙经》卷十：肩痛不可举，引缺盆痛。

《备急千金要方》卷十八：上气胸满，短气咳逆。

《铜人腧穴针灸图经》卷四：喉痹，胸中烦热，气上冲心。

《针灸大成》卷六：主伤寒，四肢热不已，胁彻背痛，瘿气。

(三) LU3 天府 Tiānfǔ

【穴名出处】《灵枢·本输》

【穴名释义】 天，为上部，人之头、胸；府，聚也，居住之处。肺为人身诸气之府，居天位，又开窍于鼻，鼻司呼吸而通天气，故名天府。一说应天府之星而名。

【定位取穴】 正坐，上臂自然下垂，在臂内侧面，肱二头肌桡侧缘，腋前纹头下3寸处。

【局部解剖】 皮肤，皮下组织，肱二头肌长头，肱肌。浅层有臂外侧皮神经，头静脉；深层有肌皮神经分支和肱动、静脉的肌支。

【功用功效】 清上焦，调肺气，疏经络。

【穴位主治】 支气管喘息，肺结核，鼻衄、目疾、瘿气、肩臂痛。

【针法】 直刺，针1～1.5寸。

【配方】 配合谷，治鼻衄；配肩髃、天宗，治肩臂痛。

【文献摘要】

《灵枢·寒热病》：暴瘅内逆，肝肺相搏，血溢鼻口。

《针灸甲乙经》卷九：咳上气，喘不得息，身胀，逆息不得卧。

《针灸甲乙经》卷十：风汗出，身肿，喘咳，多睡，恍惚善忘，嗜卧不觉。

《备急千金要方》卷三十：卒中恶风邪气，飞尸恶注，鬼语遁尸。

《针灸大成》卷六：寒热疟，目眩，远视䀮䀮，瘿气。

（四）LU4 侠白 Xiábái

【穴名出处】《针灸甲乙经》

【穴名释义】 侠，与夹通，指旁边，取穴时两手下垂，穴侠（夹）胸肺之两旁；白，指白色，乃肺之色，故名侠白。一说穴在上膊，臑部内侧，白肉凸起之前方。垂手夹腋之处，故名“夹白”。又说肺色白，穴侠于赤白肉筋分间，而名侠白。

【定位取穴】 正坐，上臂自然下垂，在臂内侧面，肱二头肌桡侧缘，腋前纹头下4寸，或肘横纹上5寸处。

【局部解剖】 皮肤，皮下组织，肱二头肌长头，肱肌。浅层有臂外侧皮神经，头静脉；深层有肌皮神经及肱动、静脉的肌支。

【功用功效】 调气血，止疼痛。

【穴位主治】 心前区疼，咳嗽，气短，干呕烦满，上臂内侧痛。

【针法】 直刺，针1～1.5寸。

【配方】 配内关，治胸闷、气短及心前区痛；配京骨，治心脏瓣膜病。

【文献摘要】

《针灸甲乙经》卷九：心痛，咳干呕，烦满。

《针灸大成》卷六：短气，干呕逆。

《寿世保元》：治赤白汗斑。

【临床体验】

治疗臑臂前廉痛厥，掌中热：尺泽、孔最、侠白、太溪、极泉为主穴，尺泽、孔最、侠白直刺0.5～1寸，施捻转泻法1分钟；太溪直刺0.5寸，施捻转补法1分钟；极泉沿经下移2寸，避开腋毛，直刺1寸，施提插泻法，以手臂抽动三次为度。有滋阴清热，疏通经脉的功能。

（五）LU5 尺泽 Chǐzé

【穴名出处】《灵枢·本输》

【穴位别名】 鬼受、鬼堂

【穴名释义】 尺，古代以腕至肘为一尺；泽，指沼泽、低凹处，水聚之处。本穴为肺之合穴，属水，似于手太阴脉气至此像水之归聚处，故名尺泽。

【定位取穴】 仰掌，微屈肘，在肘横纹中，肱二头肌桡侧凹陷处。

【局部解剖】 皮肤，皮下组织，肱桡肌，肱肌。浅层有前臂外侧皮神经及头静脉；深层有桡神经，桡侧副动、静脉前支，桡侧返动、静脉。

【功用功效】 疏经络，清肺热，降肺气，通水道，和肠胃。

【穴位主治】 支气管炎，支气管哮喘，肺炎，肺结核，胸膜炎，咽喉肿痛，小儿惊风，水肿，遗尿，小便频数，急性胃肠炎，肘关节痛，屈伸不利，半身不遂，肢体麻木不仁。

【针法】 为“醒脑开窍”组方穴位之一：屈肘成120°角，直刺1寸，用提插泻法，使患者前臂、手指抽动3次为度。用于治疗中风病上肢不遂。

【配方】 配极泉、合谷，治上肢瘫痪、麻木或屈伸不利；配曲池、少海、天井，治肘关节挛痛；配少商，治咽喉肿痛、吐衄；配列缺、肺俞，治支气管炎、支气管哮喘；配委中放血，治急性胃肠炎。

【文献摘要】

《针灸甲乙经》卷七：振寒瘈疭，手不伸，咳嗽唾浊，气鬲善呕，鼓颔不得汗，烦满。

《备急千金要方》卷三十：气鬲若呕，鼓颔不得汗，烦心身痛。

《铜人腧穴针灸图经》卷五：风痹肘挛，手臂不得举，喉痹上气，舌干，咳嗽唾浊，四肢暴肿，臂寒，短气。

《针灸大成》卷六：主肩臂痛，汗出中风，小便数，善嚏，悲哭，寒热，痎疟，心痛，背寒，肺膨胀，劳热，喘满，腰脊强痛，小儿慢惊风。

《肘后歌》：鹤膝肿痛难移步，尺泽能舒筋骨痛。

【临床体验】

1. 治疗脑性麻痹或瘫痪　醒脑开窍法以极泉、尺泽、委中为辅穴，即将治疗麻痹或瘫痪的腧穴定为辅穴。极泉、尺泽、委中主要的功效是疏通经络，所以，通过疏通经络除了可以治疗腧穴所在肢体的麻痹或瘫痪外，还可以有效的治疗该腧穴所在肢体的疼痛。如极泉、尺泽治疗臂丛神经痛；委中治疗坐骨神经痛等。

2. 治疗中风中经络　内关、人中、三阴交、极泉、尺泽、委中、风池、完骨、天柱为主穴，先刺双侧内关，直刺0.5～1寸，施捻转提插的复式手法，施术1分钟；人中向鼻中隔下斜刺0.3寸，施雀啄手法，以眼球湿润或充满泪水为度；三阴交沿胫骨后缘进针1～1.5寸，针尖向后斜刺与皮肤呈45度角，施提插泻法，至患侧下肢抽动3次为度；极泉在原穴下1寸处，直刺1～1.5寸，施提插泻法，以患侧上肢抽动3次为度；尺泽直刺0.5～1寸，施提插泻法，以患侧前臂及食指抽动3次为度；委中仰卧位直腿抬高取穴，直刺0.5～1.5寸，施提插泻法，以患侧下肢抽动3次为度；合谷直刺1～1.5寸，刺向三间处，施提插泻法，以患侧食指伸直为度；八邪直刺0.5～1寸，施提插泻法，以患侧手指抽动为度；曲池刺法同前，完骨、天柱直刺1～1.5寸，施捻转补法1分钟。可以醒脑开窍，滋补肝肾，疏通经络，补益脑髓。

3. 治疗消渴气虚阳衰型　气海、中脘、足三里、尺泽、三阴交、列缺、照海、胰俞为主穴，可以温阳益气。

【附注】　五输穴之一，本经合穴（《灵枢·本输》）。

（六）LU6 孔最 Kǒngzuì

【穴名出处】　《针灸甲乙经》

【穴名释义】　孔，空穴，孔隙，意指通意；最，聚也，甚也。穴为肺经气血汇聚之处，刺之最宜宣通肺气，故名孔最。一说为最主要之孔穴而名。

【定位取穴】　微屈肘，掌心向上。在前臂掌面桡侧，当尺泽与太渊连线上，腕横纹上7寸。

【局部解剖】　皮肤，皮下组织，肱桡肌，桡侧腕屈肌，旋前圆肌，拇长屈肌。浅层有前臂外侧皮神经，头静脉；深层有桡神经浅支，正中神经肌支及桡动、静脉。

【功用功效】　润肺利咽，解表清热。

【穴位主治】　咳喘、咯血、咽痛、失音，热病汗不出，肘、臂痛屈伸不利。

【针法】　直刺，针0.5～1寸。

【配方】　配少商，治咽痛；配大椎、合谷可解表清热；配风门、肺俞，治哮喘；配曲泽、肺俞，治咯血；配列缺，治支气管炎。

【文献摘要】

《针灸甲乙经》卷九：厥头痛。

《备急千金要方》卷三十：主臂厥热痛。

《针灸大成》卷六：主热病汗不出，咳逆，肘臂厥痛屈伸难，手不及头，指不握，吐血，失音，咽肿头痛。

【临床体验】

1. 治疗咳唾有血，喝喝而喘　孔最、列缺、肺俞、膈俞、肾俞、太溪为主穴，孔最直刺0.5～1寸，施捻转补法1分钟。列缺随经斜刺1寸，施平补平泻；肺俞、膈俞、肾俞向正中线斜刺1寸，施捻转补法1分钟；太溪直刺1寸，施捻转补法。有补益肺肾、止咳平喘的功效。

2. 治疗咳嗽　鱼际、列缺、孔最、肺俞、大椎（刺络）为主穴。鱼际直刺0.5～1寸，施捻转泻法30秒；列缺逆经斜刺0.5寸，施捻转泻法30秒；孔最直刺1～1.5寸，施捻转泻法30秒；肺俞向脊柱正中线方向斜刺1寸，施捻转补法1分钟；大椎用三棱针点刺3～5点，加闪火罐，至出血5ml左右为度。可以宣肺止咳。

3. 治疗臑臂前廉痛厥，掌中热　尺泽、孔最、侠白、太溪、极泉为主穴，尺泽、孔最、侠白直刺0.5～1寸，施捻转泻法1分钟；太溪直刺0.5寸，施捻转补法1分钟；极泉沿经下移2寸，避开腋毛，直刺1寸，施提插泻法，以手臂抽动3次为度。可以滋阴清热，疏通经脉。

【附注】　手太阴之郄穴（《针灸甲乙经》）。

（七）LU7 列缺 Lièquē

【穴名出处】《灵枢·经脉》

【穴位别名】童玄，腕劳

【穴名释义】　列，分解、裂开、陈列；缺，器破、缺口、空隙。古称天上之裂缝：天门。穴为手太阴络穴，位于桡骨茎突上方，当肱桡肌腱与拇长展肌腱之间手按压有分裂缺口，又因手太阴经属肺，肺为藏之盖，居诸藏之上，至高无上曰天，脉气由此别裂而去，似天上之裂缝，故名列缺。一说古称雷电之神为列缺，而闪电之形有似天庭破裂而名。

【定位取穴】　微屈肘，侧腕掌心相对。在前臂桡侧缘，桡骨茎突上方，腕横纹上1.5寸，当肱桡肌与拇长展肌腱之间。

【局部解剖】　皮肤，皮下组织，拇长展肌腱，肱桡肌腱，旋前方肌。浅层有前臂外侧皮神经和桡神经浅支及头静脉分布；深层有桡神经浅支和正中神经肌支及桡动、静脉。

【功用功效】　宣肺理气，疏风解表，通经活络，利咽宽膈。

【穴位主治】　头项痛，咳喘，咽喉痛，面瘫，口噤不开，外感，水肿，三叉神经痛，半身不遂。

【针法】　向上方斜刺，针5～8分。患者常感觉有较强的酸胀感向肘关节方向放射。

【配方】　配翳风，治三叉神经痛；配合谷，治外感；配照海，治慢性咽炎；配后溪，治头项痛；配迎香，治鼻窦炎。

【文献摘要】

《针灸甲乙经》卷七：热病先手臂瘈疭，唇口聚，鼻张，目下汗出如转珠，两乳下二寸坚，胁满，悸。

《针灸甲乙经》卷八：寒热胸背急，喉痹，咳上气喘，掌中热，数欠伸，汗出善忘，四肢厥逆，善笑，溺白。

《备急千金要方》卷三十：小便热痛，肩背寒悸，少气不足以息，寒厥，交两手而瞀，热病，惊而有所见。

《针灸大成》：主偏风口面㖞斜，手腕无力，半身不遂，口噤不开，寒热疟，呕沫，咳嗽，健忘，溺血精出，阴茎痛，小便热，痫惊妄见，面目四肢臃肿，肩痹，尸厥寒热。

《针灸大全·四总穴歌》：头项寻列缺。

【临床体验】

1. 治疗消渴阴虚内热型　脾俞、肾俞、足三里、曲池、太溪、列缺、照海、胰俞为主穴，列缺向肘部斜刺1寸，均施捻转补法，益阴泻热，膈俞、脾俞、肾俞、胰俞，均向脊柱方向斜刺0.5～1.5寸，施捻转平补平泻法，以得气为度；曲池直刺1～1.5寸，列缺向肘部斜刺1寸，均施捻转补法。均留针20分钟。太溪直刺0.5～1寸，施捻转补法；照海直刺0.3～0.5寸，施捻转补法；足三里直刺1～1.5寸，施捻转补法。可以益阴泄热。

2. 治疗神经性皮炎风热袭表型　大椎、曲池、列缺、合谷为主穴，大椎向上斜刺0.5寸，不施手法；曲池直刺1～1.5寸，施捻转泻法1分钟；列缺向肘部斜刺1寸，施捻转泻法1分钟；合谷直刺1寸，施提插泻法1分钟。可以祛风解表止痒。

3. 治疗粉刺肺胃蕴热型　尺泽、列缺、太渊、大椎为主穴，大椎向上斜刺0.5寸，不施手法；尺泽直刺0.8～1.2寸，或点刺放血，直刺时施提插泻法半分钟；列缺向上斜刺0.3～0.5寸，施提插泻法半分钟；太渊直刺0.3～0.5寸，施捻转泻法半分钟。可以疏风通络、泻肺清胃、凉血解毒。

4. 治疗过敏性鼻炎　迎香、合谷、列缺为主穴，迎香向内斜刺0.3～0.5寸，施捻转补法1分钟；合谷直刺1～1.5寸，施捻转补法1分钟；列缺斜刺0.5～0.8寸，施捻转泻法1分钟，留针15分钟。可以宣肺益气、固表止鼽。

5. 治疗急性咽炎　列缺、照海、太溪、三阴交、廉泉为主穴，列缺仰掌取穴，向肘部斜刺0.5寸，施迎随捻转泻法1分钟；照海、太溪、三阴交直刺0.5～1寸，施捻转补法1分钟，令针感沿其经脉传导；廉泉，当舌骨的下缘凹陷处进针，直刺0.5～1寸，施提插捻转泻法1分钟。留针20分钟。可以滋阴、降火、利咽。

6. 治疗咳嗽　鱼际、列缺、孔最、肺俞、大椎（刺络）为主穴。鱼际直刺0.5～1寸，施捻转泻法30秒；列缺逆经斜刺0.5寸，施捻转泻法30秒；孔最直刺1～1.5寸，施捻转泻法30秒；肺俞向脊柱正中线方向斜刺1寸，施捻转补法1分钟；大椎用三棱针点刺3～5点，加闪火罐，至出血5ml左右为度。可以宣肺止咳。

7. 治疗风寒，汗出，中风　风池、列缺、肺俞、大椎为主穴，风池向对侧眼角斜刺1.5寸，施捻转泻法1分钟；列缺逆经斜刺1寸，施捻转泻法30秒；肺俞向脊柱正中斜刺1.5寸，施平补平泻1分钟；大椎局部点刺3～5点，加用闪火罐，至出血3～5ml为度。可以疏风解表。

8. 治疗小便数而欠　列缺、中极、肺俞为主穴，列缺迎经斜刺1寸，施捻转泻法1分钟；中极直刺1.5～2寸，施呼吸泻法30秒；肺俞向脊柱正中斜刺1.5寸，施捻转平补平泻1分钟。可以宣肺利气，通调水道。

9. 治疗消谷善饥　列缺、照海为主穴，列缺随经平刺1寸，照海直刺0.5寸，施捻转补法。可以滋阴清热，通调任脉、阴跻脉。

10. 治疗咳唾有血，喝喝而喘　孔最、列缺、肺俞、膈俞、肾俞、太溪为主穴，孔最直刺0.5～1寸，施捻转补法1分钟；列缺随经斜刺1寸，施平补平泻；肺俞、膈俞、肾俞向正中线斜刺1寸，施捻转补法1分钟；太溪直刺1寸，施捻转补法。可以补益肺肾、止咳平喘。

【附注】

1. 本经络穴（《灵枢·经脉》）。

2. 八脉交会穴之一（《针经指南》），交任脉（《玉龙经》）。

3.《千金》作本经原穴。

(八) LU8 经渠 Jīngqú

【穴名出处】《灵枢·本输》

【穴名释义】 经，通道，所行为经；渠，沟渠、水渠。穴为手太阴之经穴，即肺经脉气经过的冲渠要道，故名经渠。

【定位取穴】 伸臂仰掌。在前臂掌面桡侧，桡骨茎突与桡动脉之间凹陷处，腕横纹上1寸。

【局部解剖】 皮肤，皮下组织，桡侧腕屈肌腱与拇长展肌之间，旋前方肌。浅层有前臂外侧皮神经和桡神经浅支；深层有桡神经深支及桡动、静脉分布。

【功用功效】 清肺降气，疏风解表。

【穴位主治】 咳逆上气，胸痛，胸胀，喉痹，热病汗不出，手腕痛。

【针法】 直刺，针3分。

【配方】 配大椎、风池，治热病汗不出；配肺俞，治咳喘；配行间，治干咳。

【文献摘要】

《针灸甲乙经》卷八：胸中膨膨然，甚则交两手而瞀，暴痹喘逆。

《备急千金要方》卷三十：咳逆上气，喘，掌中热。

《铜人腧穴针灸图经》卷五：疟寒热，胸背拘急，喉痹，咳嗽上气数欠，热病汗不出，暴痹喘逆，心痛呕吐。

《针灸大成》卷六：伤寒，热病汗不出。

【附注】 五输穴之一，本经经穴（《灵枢·本输》）。

(九) LU9 太渊 Tàiyuān

【穴名出处】《灵枢·九针十二原》、《灵枢·本输》

【穴位别名】 鬼心、太泉、大泉

【穴名释义】 太，大也；渊，深也。即博大而深，意指本穴为脉之大会，博大而深是乃气血最旺盛之处，故名太渊。

【定位取穴】 伸臂仰掌。在腕横纹桡侧，桡动脉搏动处。

【局部解剖】 皮肤，皮下组织，桡侧腕屈肌腱与拇长展肌腱之间。浅层有前臂外侧皮神经，桡神经浅支分布；深层有桡神经深支及桡动、静脉。

【功用功效】 清肺理气，润肺利咽，疏经通络。

【穴位主治】 肺虚咳嗽，咳血，气喘，胸胀痛，咽喉干痛，缺盆中痛，乳房刺痛，目痛生翳，臂内廉痛，无脉症。

【针法】 直刺或斜刺，针3～5分。

【配方】 配人迎，治无脉症；配列缺，治风痰咳嗽；配太溪，治咽干；配鱼际，治咽痛；配内关，治胸胀痛；配列缺，治乳房刺痛。

【文献摘要】

《针灸甲乙经》卷八：臂厥，肩膺胸满痛，目中白翳，目中白睛青，掌中热，乍寒乍热，缺盆中相引痛，数欠，喘不得息，臂内廉痛，上鬲饮已烦满。

《针灸甲乙经》卷九：胸痹逆气，寒厥急烦心，善唾，哕噫，胸满噭呼，胃气上逆，心痛。

《铜人腧穴针灸图经》卷五：洒淅恶风寒，虚热舌上黄，腹痛不下食，肘挛支满，咳引尻痛溺出，呕血心痹悲恐。

《针灸大成》卷六：善哕，眼痛赤，狂言口噼，溺色变，卒遗矢无度。

【临床体验】

1. 治疗多发性大动脉炎　人迎、太渊、心、肺经、脾、胃经为主，人迎直刺1～1.5寸，雀啄泻法1分钟；太渊直刺0.3寸，施捻转补法3分钟，心、肺经排刺，针距1～2寸，直刺1寸，施捻转补法，针感循经而行；脾、胃经排刺，针距1～2寸，直刺1寸，施捻转补法。以上诸穴施术后均留针20分钟。可以益气养血、通痹复脉。

2. 治疗粉刺肺胃蕴热型　尺泽、列缺、太渊、大椎为主穴，大椎向上斜刺0.5寸，不施手法；尺泽直刺0.8～1.2寸，或点刺放血，直刺时施提插泻法半分钟；列缺向上斜刺0.3～0.5寸，施提插泻法半分钟；太渊直刺0.3～0.5寸，施捻转泻法半分钟。可以疏风通络、泻肺清胃、凉血解毒。

3. 治疗臂厥无脉证　人迎、太渊、内关、心肺经排刺为主，人迎直刺1.5寸，以提插进针，针感放散至手，再施捻转补法1分钟；太渊直刺0.3寸，以捻转补法1分钟；内关直刺1寸，施捻转泻法1分钟；心肺经前臂间隔1寸1针，施捻转补法30秒。可以疏经通脉。

4. 治疗臂厥手厥冷、变色　极泉、太渊、阳池为主穴，极泉、太渊手法同前；阳池随经斜刺1寸，施捻转补法1分钟。可以疏经通脉。

5. 治疗咳、上气、喘渴　以① 天突、膻中、列缺② 太溪、气海、太渊、足三里③ 大杼至膈俞针刺；肺俞、风门、膈俞加灸为组穴，① 天突、膻中、列缺均斜刺1寸，施“迎而夺之”的泻法；② 太溪直刺1寸，施捻转补法30秒；气海直刺1.5寸，施呼吸补法30秒；足三里直刺1.5寸，施捻转补法1分钟；太渊直刺0.5寸，施捻转补法30秒；③ 大杼至膈俞向正中线斜刺1.5寸，施捻转补法每穴30秒；肺俞、风门、膈俞针后加灸，使用艾条1.5cm，置于针柄尾部，点燃至燃尽，注意不要发生皮肤烫伤。可以补益肺肾，止咳平喘。

【附注】

1. 五输穴之一，本经输穴（《灵枢·本输》）。

2. 肺之原穴（《灵枢·九针十二原》）。

3. 八会穴之一，脉会穴（《难经·四十五难》）。

（十）LU10 鱼际 Yújì

【穴名出处】《灵枢·本输》

【穴名释义】 鱼，指第一掌骨掌侧之肌肉隆起处，状若鱼腹，称鱼，或手突；际，指边缘之意。本穴在掌后肌肉隆起状若鱼腹处之边缘，亦称赤白肉际处，故名鱼际。

【定位取穴】 侧腕掌心相对，自然半握拳。在手拇指本节（第1掌指关节）后凹陷处，约当第1掌骨中点桡侧，赤白肉际处。

【局部解剖】 皮肤，皮下组织，拇短展肌，拇对掌肌，拇短屈肌。浅层有正中神经皮支，桡神经浅支等分布。深层有正中神经肌支，尺神经肌支和拇主要动脉分布。

【功用功效】 疏风解表，润肺止咳，利咽止痛。

【穴位主治】 咳嗽，吐血，发热，头痛，汗不出，喉痛，咽肿，咽干，失音，乳痈。

【针法】 直刺，针5～8分。

【配方】 配液门，治喉痛；配神门、曲泉，治肺出血；配肺俞，治小儿咳嗽；配足三里、足临泣，治乳痈；配风池、廉泉，治失音。

【文献摘要】

《灵枢·厥病》厥心痛，卧若徒居，心痛间，动作痛益甚，色不变，肺心痛。

《针灸甲乙经》卷七：寒厥及热，烦心，少气不足以息，阴湿痒，腹痛不可以饮食。肘挛支满，喉中焦干，渴，热病振栗鼓颔，腹满阴痿，咳引尻溺出，食欲呕，身热汗不出，数唾，血下，肩背寒热，脱色目泣出，痉，上气。

《备急千金要方》卷三十：舌上黄，痹走胸背不得息，失喑不能言，头痛不甚汗出，阴湿，腹中余疾。

《针灸大成》卷六：酒病，恶风寒，虚热，溺血，呕血，心痹悲恐，乳痈。

【临床体验】

1. 治疗肺感染 大椎、鱼际、曲池、肺俞、膈俞为主穴，大椎穴三棱针点刺3～5针，深达皮下，然后加火罐，令其出血量为5～10ml为宜。鱼际，直刺5～7分，施捻转泻法1分钟；曲池，直刺1～1.5寸，施捻转泻法1分钟；肺俞、膈俞，均针向横突斜刺进针1.5寸，施捻转补法1分钟，令针感向前胸放射，诸穴施术后留针20分钟。可以清泻肺热、益气凉血。

2. 治疗咳嗽 鱼际、列缺、孔最、肺俞、大椎（刺络）为主穴，鱼际直刺0.5～1寸，施捻转泻法30秒；列缺逆经斜刺0.5寸，施捻转泻法30秒；孔最直刺1～1.5寸，施捻转泻法30秒；肺俞向脊柱正中线方向斜刺1寸，施捻转补法1分钟；大椎用三棱针点刺3～5点，加闪火罐，至出血5ml左右为度。可以宣肺止咳。

3. 治疗衄衄 风池、迎香、鱼际为主穴，迎香，进针0.5寸，施捻转的泻法；鱼际，进针1寸，施捻转的泻法；风池进针1.5寸，施捻转泻法。可以清热、凉血、止血。

【附注】 五输穴之一，本经荥穴（《灵枢·本输》）。

（十一）LU11 少商 Shàoshāng

【穴名出处】《灵枢·本输》

【穴位别名】 鬼信

【穴名释义】 少，有小、微小、末端之意；商，为五音之一，肺音属商。穴为肺经井穴，位于四肢末端，又为肺气始发之处，喻水土之小流，故名少商。

【定位取穴】 伸拇指，在手拇指末节桡侧，距指甲角0.1寸（指寸）。

【局部解剖】 皮肤，皮下组织，指甲根。有桡神经浅支及正中神经的指掌侧固有神经指背支。拇主要动、静脉与第一掌背动、静脉所形成的动、静脉网。

【功用功效】 苏厥救逆，清热利咽。

【穴位主治】 中风昏迷，晕厥，咽喉肿痛，音哑，重舌，鼻衄，心下满，癫狂，热病。

【针法】 直刺，针1分或点刺放血。

【配方】 配商阳，治咽喉肿痛；配天突，治咳逆振寒；配曲泽，治血虚口渴；配人中，治中风昏迷、休克。配其他十一井穴放血，治高热不退。

【文献摘要】

《针灸甲乙经》卷七：热病象疟，振寒鼓颔，腹胀睥睨，喉中鸣，疟寒厥及热厥，烦心善哕，心满而汗出。

《针灸甲乙经》卷八：手臂不仁，唾沫，唇干引饮，手腕挛，指肢痛，肺胀上气，耳中生风，咳喘逆，痹，臂痛，呕吐，饮食不下膨膨然。

《备急千金要方》卷三十：耳前痛。

《针灸大成》卷六：颔肿喉闭，小儿乳蛾。

【临床体验】

1. 治疗肺感染　大椎、鱼际、曲池、肺俞、膈俞为主穴，大椎穴三棱针点刺3～5针，深达皮下，然后加火罐，令其出血量为5～10ml为宜。鱼际，直刺5～7分，施捻转泻法1分钟；曲池，直刺1～1.5寸，施捻转泻法1分钟；肺俞、膈俞，均针向横突斜刺进针1.5寸，施捻转补法1分钟，令针感向前胸放射，诸穴施术后留针20分钟。可以清泻肺热、益气凉血。

2. 治疗咳嗽　鱼际、列缺、孔最、肺俞、大椎（刺络）为主穴，鱼际直刺0.5～1寸，施捻转泻法30秒；列缺逆经斜刺0.5寸，施捻转泻法30秒；孔最直刺1～1.5寸，施捻转泻法30秒；肺俞向脊柱正中线方向斜刺1寸，施捻转补法1分钟；大椎用三棱针点刺3～5点，加闪火罐，至出血5ml左右为度。可以宣肺止咳。

3. 治疗鼽衄　风池、迎香、鱼际为主穴，迎香，进针0.5寸，施捻转的泻法；鱼际，进针1寸，施捻转的泻法；风池进针1.5寸，施捻转泻法。可以清热、凉血、止血。

【附注】　五输穴之一，本经井穴（《灵枢·本输》）。

手太阴肺经腧穴主治提要表

穴名	部位	主治	
		本经及脏腑重点病症	其他特殊病症
中府	胸	咳嗽，气喘，胸痛	
云门	胸	咳嗽，气喘，胸痛	
胸部：胸、肺疾患			
天府	上臂	气喘，鼻衄	
侠白	上臂	咳嗽	
尺泽	肘	咳嗽，咳血，气喘，胸满	潮热，小儿惊风
孔最	前臂	咳嗽，咳血，胸痛	
列缺	前臂	咳嗽，咽喉肿痛	头痛，口㖞
经渠	前臂	咳嗽，咽喉肿痛	
太渊	腕关节	咳嗽，咽喉肿痛	无脉症
鱼际	掌	咳血，咽喉肿痛	发热，失音
少商	拇指端	咽喉肿痛，咳嗽	发热，昏迷，癫狂
手臂部：喉、胸、肺疾患			

二、手阳明大肠经腧穴

本经一侧 20 穴（左右两侧共 40 穴），其中 15 穴分布于上肢背面的桡侧，5 穴在颈、面部。首穴商阳，末穴迎香。主治胃、肠等腹部疾病，神经精神方面病证，某些热性病，眼、耳、口、齿、鼻、咽喉等器官病证，以及本经脉所过部位之病证。

（一）LI1 商阳 Shāngyáng

【穴名出处】《灵枢·本输》

【穴位别名】 绝阳，而明

【穴名释义】 商为五音之一，发金音。穴属阳属金，故名。

【定位取穴】 在手食指末节桡侧，距指甲角 0.1 寸。

【局部解剖】 有指及掌背动、静脉网；布有来自正中神经的指掌侧固有神经，桡神经的指背侧神经。

【穴位主治】 齿痛，咽喉肿痛，颔肿，手指麻木，热病汗不出，昏迷。现多用于腮腺炎，咽炎，急性扁桃体炎，口腔炎，急性胃肠炎等。

【配伍组合】 配少商点刺出血治热病，昏迷。

【刺法灸法】 浅刺 0.1 寸，或点刺出血。

【文献摘要】

《针灸甲乙经》卷七：热疟口干

《循经考穴篇》：指麻木

《类经图翼》卷六：中风跌倒，卒暴昏沉，痰盛不省人事，牙关紧闭，药水不下。

【配伍组合】

1. 配少商、人中，治疗中风昏迷。
2. 配合谷、少商，治疗咽喉肿痛。
3. 配少商治疗热病汗不出。

【附注】 手阳明经所出为“井”。

（二）LI2 二间 èrjiān

【穴名出处】《灵枢·本输》

【穴位别名】 间谷

【穴名释义】 间，有居处、间隙之意。穴处第二掌指关节前凹陷处，故名。

【定位取穴】 微握拳，当手食指本节（第 2 掌指关节）前桡侧凹陷中。

【局部解剖】 有指屈浅、深肌腱；有来自桡动脉的指背及掌侧动、静脉，布有桡神经的指背侧固有神经，正中神经的指掌侧固有神经。

【穴位主治】 目昏，鼻衄，齿痛，咽喉肿痛，热病。现多用于咽喉炎，扁桃体炎等。

【配伍组合】

1. 配合谷治齿痛。
2. 配合谷、少商、鱼际，治疗咽喉肿痛。
3. 配合谷、睛明治疗目赤肿痛。

【刺法灸法】 直刺 0.2～0.3 寸。

【文献摘要】

《针灸甲乙经》卷七：多卧善睡，浸淫起面，身热，喉痹如梗，目眦伤，忽振寒，肩痛。

《针灸大成》：颔肿，多惊，齿痛，目黄，口干，急食不通，伤寒水结。

【附注】 手阳明经所溜为“荥”。

（三）LI3 三间 Sānjiān

【穴名出处】《灵枢·本输》

【穴位别名】 少谷

【穴名释义】 间，有居处、间隙之意。穴处第二掌指关节后凹陷处，故名。

【定位取穴】 微握拳，在手食指本节（第2掌指关节）后，桡侧凹陷处。

【局部解剖】 有第一骨间背侧肌，深层为拇内收肌横头；有手背静脉网（头静脉其示部），指掌侧有固有动脉；布有桡神经浅支。

【穴位主治】 齿痛，目痛，咽喉肿痛，手指及手背红肿。现多用于面神经麻痹，扁桃体炎，痢疾，肠炎，肩关节周围软组织疾患等。

【配伍组合】

1. 目中漠漠，即寻攒竹、三间。
2. 配前谷，睛明，治疗目急痛。
3. 配天枢、足三里，治疗腹满肠鸣洞泻。

【刺法灸法】 直刺0.3～0.5寸。

【附注】 手阳明经所注为“输”

（四）LI4 合谷 Hégǔ

【穴名出处】《灵枢·本输》

【穴位别名】 虎口

【穴名释义】 肉之大会为谷，大指、次指肌肉联合处，分张时形似深谷，穴处第二掌骨桡侧中点，故名。

【定位取穴】 在手背，第1、2掌骨间，当第2掌骨桡侧的中点处。

简便取穴：以一手的拇指指骨关节横纹，放在另一手拇、食指之间的指蹼缘上，当拇指尖下是穴。

【局部解剖】 在第一、二掌骨之间，第一骨间背侧肌中，深层有拇收肌横头；有手背静脉网，为头静脉的起部，腧穴近侧正当桡动脉从手背穿向手掌之处；布有桡神经浅支的掌背侧神经，深部有正中神经的指掌侧固有神经。

【穴位主治】 头痛，颈项痛，目赤肿痛，鼻衄，鼻塞，鼻渊，齿痛，耳聋，面肿，咽喉肿痛，痄腮，牙关紧闭，口眼㖞斜，热病无汗，多汗，腹痛，痢疾，便秘，闭经，滞产，小儿惊风，上肢疼痛，痿痹。现多用于面神经麻痹，面肌痉挛，三叉神经痛，电光性眼炎，近视眼，腮腺炎，扁桃体炎，舌炎，牙龈炎，牙痛，流行性感冒，高血压，皮肤瘙痒，荨麻疹等。

【配伍组合】

1. 配太阳治头痛；配太冲治目赤肿痛。
2. 配迎香治鼻疾；配少商治咽喉肿痛。
3. 配三阴交治经闭，滞产；配地仓、颊车治口眼歪斜。

【刺法灸法】

1. 贴近第二掌骨掌侧进针，针尖对准劳宫穴方向，进针0.5～1寸，施捻转或提插补泻法。用于治疗头面五官疾病，外感热病等。

2. 从第二掌骨桡侧缘进针，向三间穴方向逆经透刺，进针约1～1.5寸，施捻转或提插泻法，使患者有电击感或向食指方向放射，或食指出现抽动感。若肌张力高，患者手指挛缩者，则会降低肌张力，使五指松弛。用于治疗中风病手指挛缩或手指肌紧张屈曲难伸等局部疾病。

【临证体验】

1. 合谷、列缺针用泻法，功能疏风散热，主治风火牙痛。

2. 合谷、列缺、少商、鱼际，少商点刺出血，余用泻法，功能清热解毒，通络止痛，主治邪热壅盛之喉痹。

3. 合谷、列缺、风门、丰隆，针用泻法，功能祛风解表，宣肺祛痰，主治外邪束肺之小儿顿咳之初期。

4. 合谷、列缺、风门、风池，针用平补平泻，功能和营卫而实表，主治营卫不和之自汗。

5. 合谷、太冲为“四关穴”，针用泻法，功能开窍醒神镇静，主治实热证之惊厥，震颤，抽搐。

【附注】

1. 手阳明经所过为“原”。

2.《神应经》：孕妇不宜针。

（五）LI5 阳溪 Yángxī

【穴名出处】《灵枢·本输》

【穴位别名】 中魁

【穴名释义】 手背为阳，肉之小会为溪，穴处手背桡骨、腕骨及拇短伸肌腱与拇长伸肌腱之间的凹陷中，故名。

【定位取穴】 在腕背横纹桡侧，手拇指向上翘时，当拇短伸肌腱与拇长伸肌腱之间的凹陷中。

【局部解剖】 当拇短、长伸肌腱之间；有头静脉、桡动脉的腕背支；布有桡神经浅支。

【穴位主治】 头痛，目赤肿痛，齿痛，咽喉肿痛，手腕痛。现多用于中风半身不遂，桡骨茎突狭窄性腱鞘炎，小儿单纯性消化不良，腕关节及其周围软组织疾患等。

【配伍组合】

1. 配合谷治头痛。

2. 配解溪，治疗惊悸怔忡。

【刺法灸法】 直刺0.5～0.8寸。

【文献摘要】

《针灸甲乙经》卷七：热病汗不出，目痛瞑，头痛，龋齿痛，泣出，厥逆头痛，胸满不得息，疟，寒甚。

《铜人腧穴针灸图经》卷五：狂言嘻笑大见鬼，热病烦心，目风赤野有翳，喉痹，肘臂不举。

《针灸大成》卷六：胸满不得息，寒热如疟，寒嗽呕沫。

【附注】 手阳明经所行为“经”。

（六）LI6 偏历 Piānlì

【穴名出处】《灵枢·本输》

【穴名释义】 偏，为偏斜；历，是经历、经过。本穴为络穴，处于桡骨阳侧，别走太阴，故名。

【定位取穴】 屈肘，在前臂背面桡侧，当阳溪与曲池连线上，腕横纹上 3 寸处。

【局部解剖】 在桡骨远端，桡侧腕伸肌腱与拇长展肌腱之间；有头静脉；掌侧为前臂外侧皮神经和桡神经浅支，背侧为前臂背侧皮神经和前臂骨间背侧神经。

【穴位主治】 目赤，耳鸣，耳聋，鼻衄，手臂痛，咽喉痛，水肿。现多用于扁桃体炎，癫痫，水肿，前臂神经痛等。

【配伍组合】 配曲池治手臂疼痛。

【刺法灸法】 直刺或斜刺 0.5～0.8 寸。

【文献摘要】

《针灸甲乙经》卷十一：癫疾多言，耳鸣，颊肿，喉痹不能言，齿痛。

《铜人腧穴针灸图经》卷五：寒热疟，风汗不出。

《针灸大成》卷六：肩肘腕酸痛，利小便。

【附注】 手阳明经络穴。

（七）LI7 温溜 Wēnliū

【穴名出处】《针灸甲乙经》

【穴位别名】 逆注，蛇头，池头

【穴名释义】 温，温热之意；溜，停留之意。本穴为郄穴，气血深聚之处，故名。

【定位取穴】 屈肘，在前臂背面桡侧，当阳溪与曲池连线上，腕横纹上 5 寸处。

【局部解剖】 在桡侧腕伸肌肌腹与拇长展肌之间；有桡动脉分支及头静脉；布有前臂背侧皮神经与桡神经深支。

【穴位主治】 头痛，面肿，咽喉疼痛，肠鸣，腹痛，肘臂痛。现多用于腮腺炎，扁桃体炎，口腔炎，舌炎，面神经麻痹，腹痛，癫痫等。

【配伍组合】 配合谷治头痛。

【刺法灸法】 直刺 0.5～1 寸。

【文献摘要】

《针灸甲乙经》卷七：臑肘臂痛，肩不举，疟，面赤肿。

《备急千金要方》卷三十：伤寒，寒热头痛。

《针灸大成》卷六：风逆四肢肿，吐舌，口舌痛。

【附注】 手阳明经郄穴。

（八）LI8 下廉 Xiàlián

【穴名出处】《灵枢·本输》

【穴位别名】 手下廉

【定位取穴】 在前臂背面桡侧，当阳溪与曲池连线上，肘横纹下 4 寸处。

【局部解剖】 在桡骨的桡侧，桡侧有腕伸短肌及腕伸长肌，深层有旋后肌；有桡动脉分支；布有前臂背侧皮神经及桡神经深支。

【穴位主治】 头痛，眩晕，目痛，肘臂痛，腹胀，腹痛。

【配伍组合】 配足三里治腹胀，腹痛。

【文献摘要】

《针灸甲乙经》卷九：溺黄。

《铜人腧穴针灸图经》卷五：头风，臂肘痛。

【刺法灸法】 直刺0.5～1寸。

（九）LI9 上廉 Shànglián

【穴名出处】《灵枢·本输》

【定位取穴】 在前臂背面桡侧，当阳溪与曲池连线上，肘横纹下3寸处。

【局部解剖】 在桡侧腕伸肌肌腹与拇长展肌之间；有桡动脉分支及头静脉；布有前臂背侧皮神经与桡神经深支。

【穴位主治】 肩臂痛，上肢不遂，手臂麻木，肠鸣，腹痛。现多用于肩臂神经痛，上肢麻木，瘫痪，肠炎等。

【配伍组合】 配曲池治手臂麻木。

【文献摘要】

《针灸甲乙经》卷九：小便黄，肠鸣相逐。

《铜人腧穴针灸图经》卷五：脑风头痛。

【刺法灸法】 直刺0.5～1寸。

（十）LI10 手三里 Shǒusānlǐ

【穴名出处】《针灸甲乙经》

【穴名释义】 穴处于肱骨外上髁下三寸，故名。

【定位取穴】 在前臂背面桡侧，当阳溪与曲池连线上，肘横纹下2寸处。

【局部解剖】 肌肉、神经同下廉穴，血管为桡返动脉的分支。

【穴位主治】 腹痛，腹泻，齿痛，颊肿，上肢不遂，肩背疼痛。现多用于臂神经痛，腰扭伤，面神经瘫痪，咽喉痛等。

【配伍组合】

1. 配曲池治上肢不遂。

2. 配足三里，治疗腹胀腹泻。

【文献摘要】

《针灸甲乙经》卷九：肠腹时寒，腰痛不得卧。

《铜人腧穴针灸图经》卷五：手臂不仁，肘挛不伸，齿痛颊颔肿，瘰疬。

《针灸大成》卷六：霍乱，遗矢，失音，中风，手足不遂。

《席弘赋》：肩上痛连脐不休。

《杂病穴法歌》：舌风舞。

【刺法灸法】 直刺0.8～1.2寸。

（十一）LI11 曲池 Qūchí

【穴名出处】《灵枢·本输》

【穴位别名】 鬼臣，阳泽

【穴名释义】 穴处肘骨曲角内缘陷中，曲肘时，穴处有凹，形似浅池，故名。

【定位取穴】 在肘横纹外侧端，屈肘，当尺泽与肱骨外上髁连线中点。

【局部解剖】 桡侧腕长伸肌起始部，肱桡肌的桡侧；有桡返动脉的分支；布有前臂背侧皮神经，内侧深层为桡神经本干。

【穴位主治】 咽喉肿痛，齿痛，目赤痛，瘰疬，风疹，上肢不遂，腹痛吐泻，热病。现多用于肩肘关节疼痛，流行性感冒，高血压，神经衰弱，荨麻疹，小儿麻痹后遗症，胸膜炎，甲状腺肿大，扁桃体炎等。

【配伍组合】

1. 配合谷、外关，有疏风解表，清热止痛作用，主治感冒发热，咽喉炎，扁桃体炎，目赤。

2. 配合谷、血海、委中、膈俞，有散风清热，调和营卫作用，主治丹毒，荨麻疹。

3. 配内关、合谷、血海、阳陵泉、足三里、太冲、昆仑、太溪、阿是穴，有温阳散寒，活血止痛作用，主治血栓闭塞性脉管炎。

4. 配合谷、血海、三阴交，有扶正解毒作用，主治氯丙嗪药物反应。

【刺灸法】

1. 患者仰卧位或端坐位。取毫针向少海穴方向直刺1～1.5寸，施捻转或提插泻法，针感停留在局部或向肩关节放射。适用于治疗荨麻疹，皮外科及五官科急性炎症以及外感发热等。

2. 患者仰卧位或端坐位。针身成45°角向手三里穴方向逆经斜刺，进针1～1.5寸，针感可向腕关节方向放射，或出现桡侧腕长、短伸肌腱抽动。适用于治疗肘关节及前臂不遂。

【文献摘要】

《针灸甲乙经》：伤寒余热不尽。胸中满，耳前痛，齿痛，目赤痛，颈肿，寒热，渴饮辄汗出，不饮则皮干热。目不明，腕急，身热，惊狂，痿痹重，瘛疭吐舌，曲池主之。

《备急千金要方》：耳痛。举体痛痒如虫噬，痒而搔之，皮便脱落作疮，灸曲池二穴，随年壮，发即灸之神良。

《千金翼方》：瘾疹，灸曲池二穴，随年壮神良。

《医宗金鉴》：主治中风，手挛筋急，痹风疟疾，先寒后热等症。

【临证体验】

1. 曲池、合谷、内庭、商丘、通里，针用泻法，功能清阳明经之蕴热，身热汗出，口渴唇干，颈肿，喉痹，齿痛龈肿。

2. 曲池、天枢、上巨虚、大肠俞，针用平补平泻，功能宣气行血，理胃宽肠，清热化湿，主治大肠湿热，传导失常之腹痛、腹泻、痢疾。

3. 曲池透臂臑、章门、天井、足临泣，针用泻法，功能疏肝健脾，化痰消疬，主治瘰疬初期。

4. 曲池、合谷、内关、天枢、足三里、三阴交，针用泻法，功能疏风清热，主治风热侵袭，或胃热熏蒸肌肤之荨麻疹、丹毒、疔疖。

5. 曲池、合谷、血海，针用泻法，功能清热散风，调和营卫，主治荨麻疹、风疹属于风热者。

6. 曲池、合谷、列缺、阳溪，针用泻法，或灸阳溪、曲池，功能疏通经络，温经散寒，主治风寒湿邪痹阻经脉之上肢痛而不能运用。

【附注】 手阳明经所入为“合”。

（十二）LI12 肘髎 Zhǒuliáo

【穴名出处】《灵枢·本输》

【穴位别名】 肘尖

【穴名释义】 肘，指肘部；髎指孔穴。穴处肘骨旁凹陷处，故名。

【定位取穴】 在臂外侧，屈肘，曲池上方1寸，当肱骨边缘处。

【局部解剖】 在桡骨外上髁上缘肱肌起始部，肱三头肌外缘；有桡侧副动脉；布有前臂背侧皮神经及桡神经。

【功用功效】 通经络，利关节

【穴位主治】 肘臂部酸痛，麻木，挛急。

【配伍组合】

1. 配曲池治肘臂疾病。

2. 配臂臑，治疗瘰疬。

【刺法灸法】 直刺0.5～1寸。

【文献摘要】

《针灸甲乙经》卷十：肩肘节酸痛，不可屈伸。

《针灸大成》卷六：风劳，嗜卧，肘节风痹，臂痛不举，屈伸挛急，麻木不仁。

（十三）LI13 手五里 Shǒuwǔlǐ

【穴名出处】《灵枢·本输》

【穴位别名】 大禁

【穴名释义】 本穴在天府下五寸，三里上五寸，故名。

【定位取穴】 在臂外侧，当曲池与肩髃连线上，曲池上3寸处。

【局部解剖】 在肱骨桡侧，为肱桡肌起点，外侧为肱三头肌前缘；稍深为桡侧副动脉；布有前臂背侧皮神经，深层内侧为桡神经。

【功用功效】 化痰消肿，通经止痛

【穴位主治】 肘臂挛痛，瘰疬。现多用于上肢麻木疼痛，肿胀，痿软等。

【配伍组合】 配曲池治肘臂挛痛。

【文献摘要】

《针灸甲乙经》卷八：寒热颈疬，时咳呼吸难。

《铜人腧穴针灸图经》卷五：风劳，惊恐，吐血，肘臂痛，嗜卧，四肢不得动摇，心下胀满。

《针灸大成》：上气，身黄，时有微热。

【刺法灸法】 避开动脉，直刺0.5～1寸。

（十四）LI14 臂臑 Bìnào

【穴名出处】《灵枢·本输》

【穴位别名】 头冲，颈冲，臂脑

【穴名释义】 臑，指上臂内侧。本穴位于上臂肱骨内侧，故名。

【定位取穴】 在臂外侧，三角肌止点处，当曲池与肩髃连线上，曲池上七寸处。

【局部解剖】 在肱骨桡侧，三角肌下端，肱三头肌外侧头的前缘；有旋肱后动脉的分支及肱深动脉；布有前臂背侧皮神经，深层有桡神经本干。

【穴位主治】 肩臂痛，颈项拘急，瘰疬。现多用于颈淋巴结核，肩关节周围炎等。

【配伍组合】

1. 配曲池、手三里，治疗颈淋巴结核。

2. 配合谷治疗癫痫。

3. 配光明治目疾。

【刺法灸法】 直刺或向上斜刺0.8～1.5寸。

（十五）LI15 肩髃 Jiānyú

【穴名出处】《灵枢·经脉》

【穴位别名】 髃骨，中肩井，肩骨，扁骨，偏肩

【穴名释义】 髃指肩端骨，即肩胛骨肩峰端，穴处其前下方，故名。

【定位取穴】 在臂外侧，三角肌上，臂外展，或向前平伸时，当肩峰前下方向凹陷处。

【局部解剖】 有旋肱后动、静脉；布有锁骨上神经，腋神经。

【功用功效】 清热祛风，通利关节

【穴位主治】 肩臂疼痛，上肢不遂，风疹，瘰疬。现多用于肩周炎，上肢瘫痪，臂神经痛等。

【配伍组合】 配肩髎治肩臂疼痛。

【刺法灸法】 直刺或向下斜刺0.8～1.5寸。

【文献摘要】

《针灸甲乙经》卷十：肩中热，指臂痛。

《铜人腧穴针灸图经》卷四：偏风半身不遂，热风瘾疹，手臂挛急，捉物不得，臂细无力，筋骨酸痛。

【临证体验】

1. 肩髃、曲池、合谷、环跳、足三里，针用平补平泻，或行温针灸法，功能疏通经络止痛，主治风寒湿痹之关节疼痛。

2. 肩髃、合谷、外关、曲池，针用泻法，功能祛风通络，主治风痰阻络之上肢麻木。

3. 肩髃、养老、条口透承山，针用泻法，功能疏通经络止痛，主治肩凝症。

4. 肩髃、曲池、天井、三间，针用泻法，功能疏经活络，软坚散结，主治瘰疬初期。

【附注】 手阳明经与阳跷脉交会穴。

（十六）LI16 巨骨 Jùgǔ

【穴名出处】《素问·气府论》

【穴名释义】 巨，指大之意。巨骨就是锁骨，本穴位于锁骨肩峰端与肩胛冈之间凹陷处，故名。

【定位取穴】 在肩上部，当锁骨肩峰端与肩胛冈之间凹陷处。

【局部解剖】 在斜方肌与冈上肌中；深层有肩胛上动、静脉；布有锁骨上神经分支，副神经分支，深层有肩胛上神经。

【功用功效】 散瘀止痛，理气消痰

【穴位主治】 肩臂疼痛，抬举不利，肩背痛。现多用于淋巴结核，肩关节周围炎等。

【配伍组合】 配肩髃、肩髎治肩痛。

【刺法灸法】 直刺，微斜向外下方，进针 0.5～1 寸。

【文献摘要】

《针灸甲乙经》卷十：肩背不举，血瘀肩中不能动摇。

《针灸大成》卷六：惊痫，破心吐血，胸中有瘀血。

【附注】 手阳明经与阳跷脉交会穴。

（十七）LI17 天鼎 Tiāndǐng

【穴名出处】《灵枢·本输》

【穴位别名】 天顶

【定位取穴】 在颈外侧部，胸锁乳突肌后缘，当结喉旁，扶突与缺盆连线中点。

【局部解剖】 在胸锁乳突肌下部后缘，浅层为颈阔肌，深层为中斜角肌起点，有颈外浅静脉；为副神经、颈皮神经在胸锁乳突肌后缘穿出处，深层为膈神经的起点。

【功用功效】 理气化痰，利咽消肿

【穴位主治】 暴喑，咽喉肿痛，瘰疬，气瘿。现多用于舌骨肌麻痹，吞咽困难，扁桃体炎等。

【配伍组合】

1. 配少商治咽喉肿痛。
2. 配合谷治瘿气。

【刺法灸法】 直刺 0.5～0.8 寸。

【文献摘要】

《针灸甲乙经》卷十二：喉痹咽痛不得息，食饮不下。

《铜人腧穴针灸图经》卷四：咽肿不得息，喉中鸣。

（十八）LI18 扶突 Fútū

【穴名出处】《灵枢·本输》

【穴位别名】 水穴

【定位取穴】 在颈外侧部，结喉旁，当胸锁乳突肌前、后缘之间。

【局部解剖】 在胸锁乳突肌胸骨头间颈阔肌中，深层为肩胛提肌起始点；深层内侧有颈升动脉；布有耳大神经，颈皮神经，枕小神经及副神经。

【穴位主治】 咳嗽，气喘，咽喉肿痛，暴喑，瘰疬，气瘿。现多用于吞咽困难，甲状腺肿大，声带小结，声音嘶哑等。

【配伍组合】

1. 配合谷治瘿气。
2. 配大椎、合谷、曲池，治疗咽喉肿痛。

【刺法灸法】 直刺 0.5～0.8 寸。

【文献摘要】

《针灸甲乙经》卷九：咳逆上气，喘息。

《针灸大成》卷六：咳嗽多唾，上气，咽引喘息，喉中如水鸡声。

（十九）LI19 口禾髎 Kǒuhéliáo

【穴名出处】《灵枢·本输》

【穴位别名】 长频，长颊

【穴名释义】 禾，指粮食；髎，指孔穴。本穴位于鼻孔下，口唇上，而谷入于口，嗅于鼻，故名。

【定位取穴】 在上唇部，鼻孔外缘直下，平水沟穴。

【局部解剖】 在上颌骨犬齿窝部，上唇方肌止端；有面动、静脉的上唇支；布有面神经、三叉神经第二支下支与眶下神经的吻合丛。

【穴位主治】 鼻塞，鼻衄，口㖞。现多用于鼻炎，嗅觉减退，面神经麻痹或痉挛等。

【刺法灸法】 直刺或斜刺0.3～1.5寸。

（二十）LI20 迎香 Yíngxiāng

【穴名出处】《灵枢·本输》

【穴位别名】 冲阳

【穴名释义】 本穴位于鼻旁，主治鼻塞不闻香臭，故名。

【定位取穴】 在鼻翼外缘中点旁，当鼻唇沟中间。

【局部解剖】 在上唇方肌中，深部为梨状孔的边缘；有面动、静脉及眶下动、静脉分支；布有面神经与眶下神经的吻合丛。

【穴位主治】 鼻塞，不闻香臭，鼻衄，鼻渊，口㖞，面痒，面肿。现多用于嗅觉减退，面神经麻痹，面肌痉挛，胆道蛔虫等。

【刺法灸法】 斜刺或平刺0.3～1.5寸。

【文献摘要】

《针灸大成》：鼻塞不闻香臭，偏风口㖞，面痒浮肿，风动叶状如虫行，唇肿痛，喘息不利，鼻有息肉。

《医学入门》卷一：眼目赤肿。

【临证体验】

1. 迎香、合谷，针用泻法，功能清热、散风、通窍，主治面痒，外感鼻塞。

2. 迎香、印堂，针用泻法，功能清热通窍，主治鼻渊。

【附注】

1. 手、足阳明经交会穴。

2.《外台》：不宜灸。

手阳明大肠经腧穴主治提要表

穴名	部位	主治	
		本经及脏腑重点病症	其他特殊病症
商阳	食指端	耳聋，齿痛，颌肿，咽喉肿痛	昏迷，热病
二间	指	目昏，鼻衄，齿痛，口㖞	
三间	指	下齿痛，咽喉肿痛	
合谷	手背	头痛，鼻衄，耳聋，齿痛，口㖞，咽喉肿痛	热病，多汗
阳溪	腕关节	头痛，目赤，耳聋，齿痛	
偏历	前臂	鼻衄	水肿
温溜	前臂	头痛，面肿，咽喉肿痛	肠鸣，腹痛
下廉	前臂	肘臂痛	腹痛
上廉	前臂	上肢不遂	肠鸣，腹痛

续表

穴 名	部 位	主 治	
		本经及脏腑重点病症	其他特殊病症
手三里	前臂	齿痛，颊肿，上肢不遂	腹痛，腹泻
曲池	肘	咽喉肿痛，上肢不遂	热病，瘾疹，腹痛，腹泻
手、肘部：头面、目、耳鼻、口㖞、齿疾患，热病			
肘髎	上臂	肘臂痛	
手五里	上臂	肘臂痛	
臂臑	上臂	臂痛	目疾
肩髃	肩胛关节	肩臂痛，上肢不遂	
巨骨	肩	肩臂痛	
上臂、肩部：局部疾患为主			
天鼎	颈	暴喑，咽喉肿痛	
扶突	颈	暴喑，咽喉肿痛	
颈部：咽喉疾患			
口禾髎	面	鼻塞，鼻衄，口㖞	
迎香	面	鼻塞，鼻渊，鼻衄，口㖞	
面部：鼻疾患			

三、足阳明胃经腧穴

本经一侧 45 穴（左右两侧共 90 穴），其中 15 穴分布于下肢的前外侧面，30 穴在腹、胸部与头面部。首穴承泣，末穴厉兑。主治肠胃等消化系统、神经系统、呼吸系统、循环系统某些病证和咽喉、头面、口、牙齿、鼻等器官病证，以及本经脉所经过部位之病证。

（一）ST1 承泣 Chéngqì

【穴名出处】《针灸甲乙经》

【穴位别名】 溪穴、目下

【穴名释义】 承，指承受；泣，指流泪。本穴在瞳孔下，当人流泪时，此处承受泪水，针本穴有收泪之效，故名。

【定位取穴】 在面部，瞳孔直下，当眼球与眶下缘之间。

【局部解剖】 在眶下缘上方，眼轮匝肌中，深层眶内有眼球下直肌，下斜肌；有眶下动、静脉分支，眼动、静脉的分支；布有眶下神经分支及动眼神经下支的肌支，面神经分支。

【功用功效】 散风清热，疏邪明目

【穴位主治】 目赤肿痛，流泪，夜盲，眼睑瞤动，口眼㖞斜。现多用于急、慢性结膜炎，近视，远视，散光，青光眼，斜视，角膜炎，泪囊炎，白内障，视神经炎，视神经萎缩，视网膜色素变性，面神经麻痹，面肌痉挛等。

【配伍组合】

1. 配太阳治目赤肿痛。

2. 配阳白治口眼㖞斜。

【刺法灸法】 以左手拇指向上轻推眼球，紧靠眶缘缓慢直刺 0.5～1.5 寸，不宜提插，以防刺破血管引起血肿。

【文献摘要】

《针灸甲乙经》卷十二：目不明，泪出，瞳子痒，昏夜无见，目瞤动，与项口相参引，㖞僻口不能言。

《针灸大成》卷六：眼赤痛，耳鸣耳聋。

【附注】 足阳明经、阳跻、任脉交会穴。

（二）ST2 四白 Sìbái

【穴名出处】《针灸甲乙经》

【穴位别名】 骨空

【穴名释义】 四，指广阔之意；白，指广明。本穴在目下一寸，主治目不明，故名。

【定位取穴】 在面部，瞳孔直下，当眶下孔凹陷处。

【局部解剖】 在眶下孔处，当眼轮匝肌和上唇方肌之间；有面动、静脉分支，眶下动、静脉有面神经分支，当眶下神经处。

【穴位主治】 目赤痛痒，口眼㖞斜，眼睑瞤动，面痛。现多用于结膜炎，角膜炎，近视，胞睑下垂，青光眼，面神经麻痹，三叉神经痛，鼻炎，胆道蛔虫等。

【配伍组合】

1. 配阳白、地仓、颊车、合谷治口眼㖞斜。

2. 配攒竹治眼睑瞤动。

【刺法灸法】 直刺或斜刺 0.3～1.5 寸，不可深刺。

【文献摘要】

《针灸甲乙经》卷十二：目痛口僻，戾目不明。

《铜人腧穴针灸图经》卷三：头痛，目眩，眼生白翳，微风目瞤动不息。

《针灸大成》卷六：目赤痛，僻泪不出，目痒，目肤翳，口眼㖞僻不能言。

（三）ST3 巨髎 Jùliáo

【穴名出处】《针灸甲乙经》

【穴名释义】 巨，大也；髎，空隙、凹陷之意。本穴位于面部颧骨下缘，此处凹陷甚大，故名。

【定位取穴】 在面部，瞳孔直下，平鼻翼下缘处，当鼻唇沟外侧。

【局部解剖】 浅层为上唇方肌，深层为犬齿肌；有面动、静脉及眶下动、静脉；布有面神经及眶下神经的分支。

【功用功效】 熄风明目，舒筋活络

【穴位主治】 口眼㖞斜，眼睑瞤动，鼻衄，齿痛，唇颊肿。现多用于面神经麻痹，三叉神经痛，牙痛，鼻炎，角膜炎等。

【配伍组合】

1. 配合谷治齿痛。

2. 配地仓、颊车治口歪。

【刺法灸法】 斜刺或平刺 0.3～1.5 寸。

【参考文献】

《针灸甲乙经》卷十：面目恶风寒。

《针灸大成》卷六：目障无见，淫肤白膜，翳覆瞳子，脚气膝肿。

《针方六集》卷五：鼻塞，面风，颊肿，口㖞。

【附注】 足阳明胃经与阳跷脉交会穴。

（四）ST4 地仓 Dìcāng

【穴名出处】《针灸甲乙经》

【穴位别名】 会维，胃维

【穴名释义】 地，指鼻以下；仓，指藏谷处。本穴位于鼻下口吻之旁，口以入谷，贮入胃中，犹如仓库，故名。

【定位取穴】 在面部，口角外侧，上直对瞳孔。

【局部解剖】 在口轮匝肌中，深层为颊肌；有面动、静脉；布有面神经和眶下神经分支，深层为颊肌神经的末支。

【功用功效】 祛风止痛，舒筋活络

【穴位主治】 口角㖞斜，流涎，眼睑瞤动。现多用于面神经麻痹，三叉神经痛等。

【配伍组合】

1. 配人中、颊车、合谷治口㖞、流涎。

2. 配承浆、颊车、下关、合谷治疗口噤不开。

3. 配颊车、合谷治疗牙齿疼痛。

【刺法灸法】

1. 斜刺或平刺 0.5～0.8 寸，静置留针。适用于治疗周围性面瘫，面肌痉挛以及患侧的三叉神经痛。

2. 患者取端坐位或仰卧位，从地仓进针，针尖对准巨髎穴，针柄与皮肤表面呈 30°角进针，深 1.2～1.5 寸，用捻转泻法。用于针刺面肌痉挛健侧。

【参考文献】

《针灸甲乙经》卷十：口缓不收，不能言语，手足痿躄不能行。

【附注】 手足阳明经，阳跷脉交会穴。

（五）ST5 大迎 Dàyíng

【穴名出处】《素问·气穴论》

【穴位别名】 髓孔

【穴名释义】 迎，有迎合之意。本穴位于下颌角前下方，穴前有面动脉通过，按压该穴有动脉搏动感，故名。

【定位取穴】 在下颌角前方，咬肌附着部前缘，当面动脉搏动处。

【局部解剖】 在咬肌附着部前缘；前方有面动、静脉；布有面神经及颊神经。

【功用功效】 熄风止痛，消肿活络。

【穴位主治】 口眼㖞斜，牙关紧闭，颊肿，面痛，齿痛。现多用于面神经麻痹，面肌痉挛，面颊肿，腮腺炎，三叉神经痛等。

【配伍组合】

1. 配颊车、合谷治疗牙齿疼痛。

2. 配下关、合谷、人中、颊车治疗牙关紧闭。

3. 配颊车、合谷、内庭、地仓、太冲治疗口角㖞斜。

4. 配臂臑、手五里治疗颈项瘰疬。

【刺法灸法】 避开动脉，斜刺或平刺0.3～1.5寸。

（六）ST6 颊车 Jiáchē

【穴名出处】《素问·气府论》

【穴位别名】 牙车、曲牙、鬼床、机关

【穴名释义】 耳前颧侧面称颊，下颌骨古称颊车骨，该骨总载诸齿开合如车辆转动，本穴正在前处，故名。

【定位取穴】 在面颊部，下颌角前上方约1横指（中指），当咀嚼时咬肌隆起，按之凹陷处。

【局部解剖】 在下颌角前方，有咬肌；有咬肌动、静脉；布有耳大神经，面神经及咬肌神经。

【功用功效】 散风清热，开关通络

【穴位主治】 口眼㖞斜，齿痛，颊肿，面肿，痄腮，牙关紧闭。现多用于三叉神经痛，颞颌关节炎，咬肌痉挛，腮腺炎，面神经麻痹等。

【配伍组合】 配地仓治口眼㖞斜。

【刺法灸法】 直刺0.3～1.5寸，平刺0.5～1寸。

【临证体验】

1. 颊车、睛明、巨髎、颧髎、合谷、迎香、地仓、风池，针合谷用泻法，余穴平补平泻，功能祛风通络，主治风痰阻络之面瘫。

2. 颊车、合谷、太阳，针用泻法，功能清热止痛，主治阳热上扰之上齿痛。

（七）ST7 下关 Xiàguān

【穴名出处】《灵枢·本输》

【穴名释义】 下，指颧骨弓下方；关，指机关、活动之意。本穴位于下颌关节前牙关处，与上关相对，故名。

【定位取穴】 在面部耳前方，当颧弓与下颌切迹所形成的凹陷中。

【局部解剖】 当颧弓下缘，皮下有腮腺，为咬肌起始部；有面横动、静脉，最深层为上颌动、静脉；正当面神经颧眶支及耳颞神经分支，最深层为下颌神经。

【功用功效】 消肿止痛，聪耳通络

【穴位主治】 耳聋，耳鸣，聤耳，齿痛，口眼㖞斜，面痛，牙关开合不利。现多用于下颌关节炎，咬肌痉挛，中耳炎，面神经麻痹，聋哑等。

【配伍组合】

1. 配翳风治耳疾。

2. 配大迎、颊车、巨髎治疗面瘫。

3. 配合谷、翳风、听宫、耳门治疗颞颌关节炎。

【刺法灸法】 直刺0.5～1寸。

【文献摘要】

《针灸甲乙经》卷十二：失欠，下齿龋，下牙痛。

《备急千金要方》卷三十：牙齿痛，耳痛。

《铜人腧穴针灸图经》卷三：偏风，目口㖞，牙关脱臼。

《针灸大成》卷六：聤耳有脓汁出，牙龈肿。

《类经图翼》卷六：耳鸣、耳聋，痒痛出脓。

【临证体验】

1. 下关、合谷，针用泻法，功能清热止痛，主治阳明热邪上扰之牙痛。

2. 下关、听宫、太冲、中渚，针用平补平泻，功能疏风通络，清热降火，聪耳利窍，主治肝胆火旺耳聋。

【附注】 足阳明、足少阳经交会穴。

(八) ST8 头维 Tóuwéi

【穴名出处】《针灸甲乙经》

【穴名释义】 头，指头部；维，维护之意。本穴位于头角入发际处，为阳明脉气所发，维络于前，故名。

【定位取穴】 在头侧部，当额角发际上0.5寸，头正中线旁4.5寸。

【局部解剖】 在颞肌上缘帽状腱膜中；有颞浅动、静脉的额支；布有耳额神经的分支及面神经额支。

【功用功效】 熄风镇静，止痛明目

【穴位主治】 头痛，目眩，目痛，流泪。现多用于血管神经性头痛，面神经麻痹，眼轮匝肌痉挛，精神分裂症等。

【配伍组合】

1. 配合谷治头痛。

2. 配太冲治目眩。

【刺法灸法】 平刺0.5～1寸。

【文献摘要】

《针灸甲乙经》卷八：寒热头痛如破，目痛如脱，喘逆烦满，呕吐，流汗难言。

《铜人腧穴针灸图经》卷三：头偏痛，目视物不明。

【附注】

1. 足阳明、足少阳经与阳维脉交会穴。

2.《甲乙》禁不可灸。

(九) ST9 人迎 Rényíng

【穴名出处】《灵枢·本输》

【穴位别名】 天五会，五会

【穴名释义】 人，指三部九候中的人候；迎，指动。穴当结喉旁，动脉应手处，故名。

【定位取穴】 在颈部，喉结旁，当胸锁乳突肌的前缘，颈总动脉搏动处。

【局部解剖】 有颈阔肌，在胸锁乳突肌前缘与甲状软骨接触部；有甲状腺上动脉；当颈内、外动脉分歧处，有颈前浅静脉，外为颈内静脉；布有颈皮神经，面神经颈支，深层颈动脉球，最深层为交感神经干，外侧有舌下神经降支及迷走神经。

【功用功效】 宽胸定喘，散结清热。

【穴位主治】 咽喉肿痛，喘息，气瘿，头晕，面赤。现多用于颈淋巴结核，甲状腺肿大，支气管哮喘，高血压，低血压等。

【配伍组合】 配大椎、太冲治高血压。

【刺法灸法】 避开颈总动脉，直刺 0.3～0.8 寸。

【文献摘要】

《针灸甲乙经》卷九：阳逆头痛，胸满不得息。

《铜人腧穴针灸图经》卷五：项之闷肿，食不下。

《针灸大成》卷六：咽喉臃肿，瘰疬。

【附注】

1. 足阳明、足少阳经交会穴。

2.《甲乙》：禁不可灸。

（十）ST10 水突 Shuǐtū

【穴名出处】《针灸甲乙经》

【穴位别名】 水门

【穴名释义】 水，指水液；突，上突，冲动之意。本穴位于颈部胸锁乳突肌前，结喉突起之旁，水饮或食物下咽时，穴处可见上突冲动，故名。

【定位取穴】 在颈部，胸锁乳突肌的前缘，当人迎与气舍连线的中点。

【局部解剖】 有颈阔肌，在甲状软骨外侧，胸锁乳突肌与肩胛舌骨肌上腹的交叉点；外侧为颈总动脉；布有颈皮神经，深层为交感神经发出的心上神经及交感干。

【功用功效】 平喘利咽，理气化痰

【穴位主治】 咽喉肿痛，喘息，咳嗽。现多用于治疗扁桃体炎，甲状腺肿，支气管炎，支气管哮喘等。

【配伍组合】 配天突治咳嗽、气喘。

【刺法灸法】 直刺 0.3～0.8 寸。

【文献摘要】

《针灸甲乙经》卷九：咳逆上气，咽痛喉肿，呼吸短气，喘息不通。

《针灸大成》卷六：喘不得卧。

《针方六集》卷五：噎食反胃。

（十一）ST11 气舍 Qìshè

【穴名出处】《针灸甲乙经》

【穴名释义】 气，指空气；舍，指居处。本穴为足阳明胃经脉气驻留处所，又靠近气管，呼吸之气经流此处，主治胸胁支满，喘息，故名。

【定位取穴】 在颈部，当锁骨内侧端的上缘，胸锁乳突肌的胸骨头与锁骨头之间。

【局部解剖】 有颈阔肌，胸锁乳突肌起始部；有颈前浅静脉，深部为颈总动脉；布有锁骨上神经前支，舌下神经的分支。

【穴位主治】 咽喉肿痛，颈项强痛，喘息，呃逆，瘿瘤。现多用于支气管炎，支气管哮喘等。

【配伍组合】 配水突治瘿瘤。

【刺法灸法】 直刺 0.3～1.5 寸。

【文献摘要】

《针灸甲乙经》卷八：喉痹，瘿瘤。

《备急千金要方》卷三十：咳逆上气，咽肿不得食，饮食不下。

《铜人腧穴针灸图经》卷四：颈项强不得回顾。

【附注】 本经气舍至乳根诸穴，深部有大动脉及肺、肝等重要脏器。不可深刺。

（十二）ST12 缺盆 Quēpén

【穴名出处】《灵枢·经脉》

【穴位别名】 天盖

【穴名释义】 缺，指不完整；盆，指较深凹陷。本穴位于肩上横骨（锁骨）上窝，此处如破缺之盆，故名。

【定位取穴】 在锁骨上窝中央，距前正中线4寸。

【局部解剖】 在锁骨上窝之中点，有颈阔肌，肩胛舌骨肌；上方有颈横动脉；布有锁骨上神经中支，深层正当肩丛的锁骨上部。

【功用功效】 宣散外邪，止咳定喘

【穴位主治】 咳嗽，气喘，咽喉肿痛，缺盆中痛，瘰疬。

【配伍组合】

1. 配巨阙、肺俞，治疗咳嗽。

2. 配合谷、少商、尺泽，治疗咽喉肿痛。

【刺法灸法】 避开血管，直刺0.3～0.5寸，不可深刺。

【文献摘要】

《针灸甲乙经》卷八：肩痛引项，寒热，寒热痢，适胸中满，有大气，缺盆中满痛引项臂不举，汗不出，喉痹，咳嗽血。

《针灸大成》卷六：息奔，胸满喘急，水肿，瘰疬，缺盆中肿，外溃则生，胸中热痛，伤寒胸热不已。

《备急千金要方》卷三十：咳逆上气，咽肿不得食，饮食不下。

《铜人腧穴针灸图经》卷四：颈项强不得回顾。

【附注】《图翼》：孕妇禁针。

（十三）ST13 气户 Qìhù

【穴名出处】《针灸甲乙经》

【穴名释义】 气，指胸中肺气；户，指出入之所，气户就是指肺气出入之门户，本穴主治喘逆上气，肺气不利，故名。

【定位取穴】 在胸部，当锁骨中点下缘，距前正中线4寸。

【局部解剖】 在锁骨下方，胸大肌起始部，深层上方有锁骨下肌；有胸肩峰动、静脉分支，外上方为锁骨下静脉；为锁骨上神经，胸前神经分支分布处。

【功用功效】 宣肺降气，宽胸止痛

【穴位主治】 胸部胀满，气喘，咳嗽，呃逆，胸肋痛。现多用于支气管炎，支气管哮喘，肋间神经痛，呃逆等。

【配伍组合】 配肺俞治咳喘。

【刺法灸法】 斜刺或平刺0.5～0.8寸。

【文献摘要】

《针灸大成》卷九：胸胁满，喘满上气，呼吸肩息，不知食味。

《针灸大成》卷六：咳逆，上气，胸背痛，咳不得息。

《百症赋》：久知胁肋疼痛。

（十四）ST14 库房 Kùfáng

【穴名出处】《针灸甲乙经》

【穴名释义】 库，指藏物；房，指房舍，犹气舍于胸中。本穴位于气户之下，主治咳逆上气，胸胁支满，故名。

【定位取穴】 在胸部，当第1肋间隙，距前正中线4寸。

【局部解剖】 在第一肋间隙有胸大肌、胸小肌，深层为肋间内、外肌，有胸肩峰动、静脉及胸外侧动、静脉分支；布有胸前神经分支。

【功用功效】 止咳定喘，宽胸排脓

【穴位主治】 胸胁胀痛，咳嗽。现多用于支气管炎，支气管哮喘，胸膜炎，肋间神经痛等。

【配伍组合】 配屋翳治胸肋胀痛。

【刺法灸法】 斜刺或平刺0.5～0.8寸。

【文献摘要】

《针灸甲乙经》卷九：咳逆上气，呼吸多唾，浊沫脓血。

《针灸大成》卷六：呼吸不至息。

（十五）ST15 屋翳 Wūyì

【穴名出处】《针灸甲乙经》

【穴名释义】 屋，指盖；翳，含华盖之意，也有遮蔽之意。本穴上有库房之房，下有膺窗之窗，内藏肺脏，犹如屋檐之覆蔽，故名。

【定位取穴】 在胸部，当第2肋间隙，距前正中线4寸。

【局部解剖】 在第二肋间隙，有胸大肌，胸小肌，深层为肋间内外肌；有胸肩峰动、静脉分支；布有胸前神经分支。

【功用功效】 止咳化痰，通调水道

【穴位主治】 胸胁胀痛，咳嗽，气喘，乳痈。现多用于支气管炎，咯血，胸膜炎，肋间神经痛，乳腺炎等。

【配伍组合】 配天宗治乳痈。

【刺法灸法】 斜刺或平刺0.5～0.8寸。

【文献摘要】

《针灸甲乙经》卷十二：身肿，皮痛不可近衣。

《铜人腧穴针灸图经》卷二：胸胁支满，咳逆上气，呼吸多唾浊沫脓血，身体重，皮肤不可近衣。

《百症赋》至阴屋翳，疗痒疾之痛多。

（十六）ST16 膺窗 Yīngchuāng

【穴名出处】《针灸甲乙经》

【穴名释义】 窗，指空孔；膺，指胸。本穴位于胸部乳房之乳晕上缘，系妇人通乳之乳窍，能泄胸中郁气，主治胸满气塞，胁痛胀满，犹如室之有窗，气通光透，故名。

【定位取穴】 在胸部，当第3肋间隙，距前正中线4寸。

【局部解剖】 第三肋间隙，有胸大肌，深层为肋间内、外肌；有胸外侧动、静脉；布有胸前神经分支。

【功用功效】 止咳宁嗽，消肿清热

【穴位主治】 胸胁胀痛，咳嗽，气喘，乳痈。现多用于肋间神经痛等。

【配伍组合】 配屋翳治乳痈。

【刺法灸法】 斜刺或平刺0.5～0.8寸。

【文献摘要】

《针灸甲乙经》卷十二：乳痈，寒热短气，卧不安。

《备急千金要方》卷三十：胸胁痛肿，肠鸣泄注。

《针灸大成》卷六：胸满短气，唇肿。

（十七）ST17 乳中 Rǔzhōng

【穴名出处】《针灸甲乙经》

【穴名释义】 乳，指乳房；中，指中央。本穴位于乳头之正中，故名。

【定位取穴】 在胸部，当第4肋间隙，乳头中央，距前正中线4寸。

【附注】 本穴不针不灸，只作胸腹部腧穴的定位标志。

（十八）ST18 乳根 Rǔgēn

【穴名出处】《针灸甲乙经》

【穴名释义】 乳，指乳房；根，指基底部。本穴位于乳房根部，故名。

【定位取穴】 在胸部，当乳头直下，乳房根部，当第5肋间隙，距前正中线4寸。

【局部解剖】 在第五肋间隙，胸大肌下部，深层有肋间内、外肌；有肋间动脉，胸壁浅静脉；有第五肋间神经外侧皮支，深层为肋间神经干。

【功用功效】 止咳平喘，宽胸通乳

【穴位主治】 胸痛，咳嗽，气喘，乳痈，乳汁少。现多用于乳腺炎，乳汁分泌不足，肋间神经痛，风湿性心脏病，冠心病心绞痛等。

【配伍组合】

1. 配少泽、膻中治乳痈。

2. 配少泽、足三里治乳少。

【刺法灸法】 斜刺或平刺0.5～0.8寸。

【文献摘要】

《针灸甲乙经》卷十一：胸下满痛，膺肿。

《针灸甲乙经》卷十二：乳痈，凄索寒热，痛不可按。

《备急千金要方》卷五：腹满，短气转鸣。

《针灸大成》卷六：胸下满闷，胸痛，膈气不食下，臂痈肿，乳痛，乳痈，凄凄寒痛，痛不可按，咳逆，霍乱转筋，四厥。

《玉龙歌》：气厥，痰哮。

《席弘赋》：妇人生产难。

《医宗金鉴》卷八十五：小儿龟胸。

（十九）ST19 不容 Bùróng

【穴名出处】《灵枢·本输》

【穴名释义】 不，有否定的意思；容，指容纳。本穴属于胃经，适当胃脘处，内应胃之上口，针之可消化水谷，主治腹满，不能水谷之证，故名。

【定位取穴】 在上腹部，当脐中上6寸，距前正中线2寸。

【局部解剖】 当腹直肌及其鞘处，深层为腹横肌；有第七肋间动、静脉分支及腹壁上动、静脉；当第七肋间神经分支处。

【功用功效】 止呕降逆，和胃平喘

【穴位主治】 腹胀，呕吐，胃痛，食欲不振。现多用于胃炎，胃或十二指肠溃疡，胃下垂，胃扩张等。

【配伍组合】

1. 配中脘治胃病。

2. 配期门治疗心痛，噫酸。

【刺法灸法】 直刺 0.5～0.8 寸。

【文献摘要】

《针灸甲乙经》卷十一：呕血有息，胁下痛，口干，心痛与背相引，不可咳，咳则肾痛。

《备急千金要方》卷三十：心切痛，喜噫酸。

《千金翼方》卷二十七：脉不出。

《针灸大成》卷六：腹满，唾血，肩胁痛，喘咳，不嗜食，腹虚鸣，呕吐，痃癖，疝瘕。

（二十）ST20 承满 Chéngmǎn

【穴名出处】《灵枢·本输》

【穴名释义】 承，指承受；满，含盛之意。本穴处于不容之下，内应胃之上部，言承水谷已满，可主治胃脘胀满，胁下坚满，故名。

【定位取穴】 在上腹部，当脐中上 5 寸，距前正中线 2 寸。

【局部解剖】 当腹直肌及其鞘处，深层为腹横肌；有第七肋间动、静脉分支及腹壁上动、静脉分布；当第七肋间神经分支处。

【功用功效】 理气和胃，降逆止呕

【穴位主治】 胃痛，腹胀，呕吐，食欲不振。现多用于胃炎，胃或十二指肠溃疡等。

【配伍组合】

1. 配足三里治胃痛。

2. 配脾俞、三阴交、胃俞、中脘，治疗纳呆。

【刺法灸法】 直刺 0.8～1 寸。

【文献摘要】

《针灸甲乙经》卷九：肠鸣相逐，不可倾倒。

《备急千金要方》卷十八：肠中雷鸣，相逐痢下。

《备急千金要方》卷三十：胁下坚痛。

《针灸大成》卷六：肠鸣腹胀，上下喘逆，食饮不下，肩息，唾血。

（二十一）ST21 梁门 Liángmén

【穴名出处】《灵枢·本输》

【穴名释义】 横木为梁，心之积日伏梁，指脐上心下部积聚。本穴能消积化滞，破梁开门，主治胸胁积气，故名。

【定位取穴】 在上腹部，当脐中上 4 寸，距前正中线 2 寸。

【局部解剖】 当腹直肌及其鞘处，深层为腹横肌；有第七肋间动、静脉分支及腹壁上动、静脉；当第八肋间神经分支处（右侧深部当肝下缘，胃幽门部）。

【功用功效】 和胃降逆，消积化滞

【穴位主治】 胃痛，呕吐，食欲不振，腹胀，泄泻。现多用于胃或十二指肠溃疡，急、慢性胃炎，胃下垂，胃神经官能症等。

【配伍】

1. 配梁丘、中脘、足三里治胃痛。

2. 配梁门、日月，治疗反酸，呕吐。

【刺法灸法】 直刺0.8～1.2寸。

【文献摘要】

《针灸甲乙经》卷九：腹中积气结痛。

《备急千金要方》卷三十：胸下积气。

《针灸大成》卷六：胁下积气，食饮不思，大肠滑泄，完谷不化。

(二十二) ST22 关门 Guānmén

【穴名出处】《灵枢·本输》

【穴名释义】 关，指不纳；门，指门户。本穴具有健脾之功，主治纳呆，犹如对水谷闭门不受，故名。

【定位取穴】 在上腹部，当脐中上3寸，距前正中线2寸。

【局部解剖】 当腹直肌及其鞘处；有第八肋间动、静脉分支及腹壁上动、静脉分支；布有第八肋间神经分支（内部为横结肠）。

【功用功效】 健脾和胃，利水消肿

【穴位主治】 腹胀，腹痛，食欲不振，肠鸣泄泻，水肿。现多用于急、慢性胃炎，急、慢性肠炎等。

【配伍组合】 配足三里、水分治肠鸣腹泻。

【刺法灸法】 直刺0.8～1.2寸。

【文献摘要】

《针灸甲乙经》卷九：腹胀善满，积气。

《针灸甲乙经》卷十一：身肿。

《铜人腧穴针灸图经》卷四：卒痛，泄利，不欲食，腹中气游走侠脐急，痎疟振寒。

《循经考穴篇》卷六十四：绕脐急痛。

(二十三) ST23 太乙 Tàiyǐ

【穴名出处】《灵枢·本输》

【穴名释义】 太，作通解；小肠谓之乙，乙，即曲也。本穴位于关门下，内应小肠，小肠屈曲似乙，且本穴主治肠道疾病，故名。

【定位取穴】 在上腹部，当脐中上2寸，距前正中线2寸。

【局部解剖】 当腹直肌及其鞘处；有第八肋间动、静脉分支及其腹壁下动、静脉分支；布有第八肋间神经分支（内部为横结肠）。

【功用功效】 清心宁神，化痰和胃

【穴位主治】 胃痛，心烦，癫狂，消化不良。现多用于急、慢性胃炎，急、慢性肠炎等。

【配伍组合】

1. 配中脘治胃痛。

2. 配百会、心俞、神门、大陵，主治癫狂，吐舌。

【刺法灸法】 直刺0.8～1.2寸。

【文献摘要】

《针灸甲乙经》卷十一：狂癫疾，吐舌。

《铜人腧穴针灸图经》卷四：心烦。

（二十四）ST24 滑肉门 Huáròumén

【穴名出处】《灵枢·本输》

【穴名释义】 滑，灵活，通利之意；肉，指肌肉；门，指门户。本穴属于胃经经穴，主治舌及腹部脾胃疾患，而脾胃之肉、舌与肠都是滑利之肉，所以本穴是通利脾胃之门，故名。

【定位取穴】 在上腹部，当脐中上1寸，距前正中线2寸。

【局部解剖】 当腹直肌及其鞘处；有第九肋间动、静脉分支及腹壁下动、静脉分支；布有第九肋间神经分支（内部为小肠）。

【功用功效】 化痰安神，和胃止吐

【穴位主治】 胃痛，呕吐，癫狂。现多用于急、慢性胃炎，急、慢性肠炎等。

【配伍组合】

1. 配足三里治胃痛。
2. 配少海、温溜治疗吐舌、舌强。

【刺法灸法】 直刺0.8～1.2寸。

【文献摘要】

《针灸甲乙经》卷十一：狂癫疾，吐舌。

《针灸大成》卷六：呕逆，舌强。

《针灸聚英》卷五：吐血、重舌。

（二十五）ST25 天枢 Tiānshū

【穴名出处】《针灸甲乙经》

【穴位别名】 长溪、谷门、长谷

【穴名释义】 枢，指枢纽，此穴在脐旁，为上下腹的分界，脐上应天，脐下应地，穴当脐旁，通于中焦，职司升降之功，故名。

【定位取穴】 在腹中部，平脐中，距脐中2寸。

【局部解剖】 当腹直肌及其鞘处；有第九肋间动、静脉分支及腹壁下动、静脉分支；布有第十肋间神经分支（内部为小肠）。

【功用功效】 调理肠府，升降气机

【穴位主治】 腹痛，腹胀，肠鸣，绕脐痛，便秘，泄泻，痢疾，月经不调，水肿。现多用于急、慢性胃炎，急、慢性肠炎，阑尾炎，肠麻痹，细菌性痢疾，消化不良等。

【配伍组合】

1. 配足三里治腹胀肠鸣。
2. 配气海治绕脐痛。
3. 配上巨虚、下巨虚治便秘、泄泻。
4. 配中极、三阴交、次髎、太冲，治疗痛经。

【刺法灸法】

1. 患者取仰卧位，用40～50mm毫针，直刺约25～40mm。施提插捻转补泻法，适

用于大多数消化道疾病。

2. 患者取仰卧位，取40～50mm毫针，成45°角向下腹部斜刺，进针25～40mm，用于治疗妇科疾病。

3. 患者取仰卧位，取50mm毫针，针刺右侧天枢穴，成45°角向下腹部压痛点处进针，针深40mm左右，施提插泻法，用于急慢性阑尾炎的治疗。

【文献摘要】

《针灸甲乙经》卷七：疟振寒，热甚狂言。

《备急千金要方》卷十五：小便不利，大便注泄。

《针灸大成》卷六：赤白痢，水痢不下，食不下，久积冷气，绕脐切痛，时上冲心，烦满呕吐，霍乱，冬日感寒泄利，疟寒热狂言，伤寒饮水过多，腹胀气喘，妇人女子，血结成块，漏下赤白，月事不时。

《针方六集》卷五：一切虚损。

【临证体验】

1. 天枢、支沟，针用平补平泻法，功能升降气机，主治气滞不畅之习惯性便秘。

2. 天枢、下巨虚、合谷，针合谷用泻法，余穴平补平泻，功能健脾和胃，调肠止泻。

3. 天枢、足三里、阑尾点，针用泻法，功能清热利湿，利气行滞，主治湿热壅盛之肠痈。

4. 天枢、曲池、上巨虚、关元，针用补法，针灸兼施，功能温经散寒，止泻，主治感受寒邪或内伤生冷不洁食物而致腹痛、腹泻。

【附注】

1. 大肠的募穴。

2.《备急千金要方》孕妇不可灸。

（二十六）ST26 外陵 Wàilíng

【穴名出处】《针灸甲乙经》

【穴名释义】 外，指旁侧，此处指腹中线外侧；陵，指突起之处。本穴位于脐腹外下方，腹部正中线之旁，适当腹直肌隆起处，故名。

【定位取穴】 在下腹部，当脐中下1寸，距前正中线2寸。

【局部解剖】 当腹直肌及其鞘处；布有第十肋间动、静脉分支及腹壁下动、静脉分支；布有第十肋间神经分支（内部为小肠）。

【功用功效】 通经止痛，调理肠胃

【穴位主治】 腹痛，疝气，痛经。现多用于阑尾炎，输尿管结石等。

【配伍组合】 配子宫、三阴交治痛经。

【刺法灸法】 直刺1～1.5寸。

【文献摘要】

《针灸甲乙经》卷九：腹中尽痛。

《铜人腧穴针灸图经》卷四：心如悬，引脐腹痛。

（二十七）ST27 大巨 Dàjù

【穴名出处】《针灸甲乙经》

【穴位别名】 腋门

【穴名释义】 巨，有大的含义。本穴适当腹直肌隆起高突阔大之处，故名。

【定位取穴】 在下腹部，当脐中下2寸，距前正中线2寸。

【局部解剖】 当腹直肌及其鞘处；有第十一肋间动、静脉分支，外侧为腹壁下动、静脉；布有第十一肋间神经（内部为小肠）。

【功用功效】 理气消胀，通肠利水

【穴位主治】 小腹胀满，小便不利，疝气，遗精，早泄。现多用于腹直肌痉挛，肠梗阻，膀胱炎，尿潴留等。

【配伍组合】 配中极、次髎治小便不利。

【刺法灸法】 直刺0.5～1.5寸。

【文献摘要】

《针灸甲乙经》卷十：偏枯，四肢不用，善惊。

《针灸大成》卷六：小腹胀满，烦渴，小便难，惊悸不眠。

（二十八）ST28 水道 Shuǐdào

【穴名出处】《针灸甲乙经》

【穴名释义】 水，指水液；道，指道路。本穴位于大巨下1寸，内部适当膀胱，有通调水道，使水液渗注于膀胱之功，主治小便不通，故名。

【定位取穴】 在下腹部，当脐中下3寸，距前正中线2寸。

【局部解剖】 当腹直肌及其鞘处；有第十二肋间动、静脉分支，外侧为腹壁下动、静脉；布有第十二肋间神经（内部为小肠）。

【功用功效】 清湿热，利膀胱，通水道

【穴位主治】 小腹胀满，小便不利，水肿，疝气，痛经，不孕。现多用于肾炎，膀胱炎，睾丸炎，尿潴留，子宫脱垂，卵巢炎等。

【配伍组合】

1. 配中极、关元、三阴交、阴陵泉，治疗尿血、淋痛。

2. 配三阴交、中极治痛经、不孕。

【刺法灸法】

1. 患者仰卧位，暴露腹部。毫针直刺，进针2～560mm，施提插泻法，治疗各种妇产科疾病。

2. 患者仰卧位，仅取左侧水道穴，用40～50mm毫针成45°角向患者左侧进针，深度40mm左右，施提插泻法。以患者觉腹部有抽动酸胀感为佳，用于治疗多种原因所致的便秘。

3. 患者仰卧位，取双侧穴，用40～50mm毫针成30°角向耻骨联合方向斜刺，深40～45mm施提插泻法，用于治疗小便不利、尿潴留。

【文献摘要】

《针灸甲乙经》卷九：三焦约，大小便不通。

《备急千金要方》卷二十：三焦膀胱肾中气热。

《铜人腧穴针灸图经》卷四：少腹满引阴中痛，腰背强急，膀胱有寒，三焦结热，小便不利。

《针灸大成》卷六：妇人小腹胀满。

《循经考穴篇》卷六十七：小腹疼痛，七疝冲心。

（二十九）ST29 归来 Guīlái

【穴名出处】《针灸甲乙经》

【穴位别名】 溪穴

【穴名释义】 归，指还也；来，就是返回的意思，含有恢复、复原之意。本穴主治睾丸上缩，子宫脱垂诸症，针刺本穴可以使诸症恢复原位而愈，故名。

【定位取穴】 在下腹部，当脐中下4寸，距前正中线2寸。

【局部解剖】 在腹直肌外缘，有腹内斜肌，腹横肌腱膜；外侧有腹壁下动、静脉；布有髂腹下神经。

【功用功效】 行气疏肝，调经止带，益气升提

【穴位主治】 腹痛，疝气，痛经，月经不调，闭经，白带，阴挺。现多用于治疗睾丸炎，卵巢炎，子宫内膜炎，子宫脱垂，腹股沟疝等。

【配伍组合】

1. 配大敦治疝气。
2. 配三阴交、中极治月经不调。
3. 配维包、三阴交、气海。治疗子宫下垂。

【刺法灸法】

1. 患者仰卧位，暴露腹部。毫针直刺，进针25～60mm，施提插泻法，治疗各种妇产科疾病。
2. 患者仰卧位，仅取左侧归来穴，用40～50mm毫针成45°角向患者左侧进针，深度40mm左右，施提插泻法。以患者觉腹部有抽动酸胀感为佳，用于治疗多种原因所致的便秘。
3. 用60mm毫针成45°角与任脉平行向下斜刺，针深50mm，施提插泻法，行针1～2分钟，留针30分钟以上，治疗各种疝气。

【文献摘要】

《针灸甲乙经》卷八：奔豚，卵上入痛引茎。

《针灸甲乙经》卷十二：女子阴中寒。

《千金翼方》卷二十六：阴冷重痛。

《铜人腧穴针灸图经》卷四：妇人血脏积冷。

《针灸大成》卷六：七疝。

（三十）ST30 气冲 Qìchōng

【穴名出处】《针灸甲乙经》

【穴位别名】 气街

【穴名释义】 气，指气街；冲，冲要，含冲动之意。本穴位于气街处，又为冲脉之起始部，主治疝气奔豚，气上冲攻心，故名。

【定位取穴】 在腹股沟稍上方，当脐中下5寸，距前正中线2寸。

【局部解剖】 在耻骨结节外上方，有腹外斜肌腱膜，在腹内斜肌、腹膜肌下部；有腹壁浅动、静脉分支，外壁为腹壁下动、静脉；布有髂腹股沟神经。

【功用功效】 疏肝益肾，调经种子

【穴位主治】 肠鸣腹痛，疝气，月经不调，不孕，阳痿，阴肿。

【配伍组合】 配气海治肠鸣腹痛。

【刺法灸法】 直刺0.5～1寸。

【文献摘要】

《针灸甲乙经》卷八：石水刺气冲。

《备急千金要方》卷三十：腹中满热，淋闭不得尿。

《针灸大成》卷六：大肠中热，小腹奔豚，腹有逆气上攻心，腰痛不得俯仰，伤寒，胃中热，小肠痛，妊娠子上冲心，生难，胞衣不出。

【附注】 冲脉所起。

（三十一）ST31 髀关 Bìguān

【穴名出处】《灵枢·本输》

【穴名释义】 髀，指股骨；关，指股骨上端关节处，含转动之意。本穴位于髂前上棘下方，位置在股骨上端关节处，故名。

【定位取穴】 在大腿前面，当髂前上棘与髌底外侧端的连线上，屈髋时，平会阴，居缝匠肌外侧凹陷处。

【局部解剖】 在缝匠肌和阔筋膜张肌之间；深层有旋股外侧动、静脉分支；布有股外侧皮神经。

【功用功效】 疏通经络，强壮腰膝

【穴位主治】 下肢痿痹，股痛，屈伸不利。现多用于腹股沟淋巴结炎，股外侧皮神经炎，膝关节及其周围软组织疾患等。

【配伍组合】 配伏兔治痿痹。

【刺法灸法】 直刺1～2寸。

【文献摘要】

《针灸甲乙经》卷十：膝寒痹不仁，不可屈伸。

《针灸大成》卷六：腰痛，足麻木，膝寒不仁，痿痹，股内筋络急，不屈伸，小腹引喉痛。

（三十二）ST32 伏兔 Fútù

【穴名出处】《灵枢·本输》

【穴位别名】 外沟

【穴名释义】 伏，指卧的意思。本穴位置，其肌肉隆起，形似伏卧之兔，故名。

【定位取穴】 在大腿前面，当髂前上棘与髌底外侧外侧端的连线上，髌底上6寸。

【局部解剖】 在股直肌的肌腹中有旋股外侧动、静脉分支；布有股前皮神经，股外侧皮神经。

【穴位主治】 散寒化湿，疏通经络

【穴位主治】 腰胯痛，膝冷，下肢麻痹，脚气。现多用于下肢瘫痪，股外侧皮神经炎，膝关节炎及其周围软组织疾患等。

【配伍组合】 配髀关、阳陵泉治下肢痿痹。

【刺法灸法】 直刺1～2寸。

【文献摘要】

《针灸甲乙经》卷八：寒疝下至腹腠，腰膝痛如清水，大腹诸疝，按之诸膝上。

《备急千金要方》卷十四：狂邪鬼语。

《针灸大成》卷六：膝冷不得温，风劳，痹逆，狂邪，手挛缩，身瘾疹，腹胀，少气，头重，脚气，妇人下部诸疾。

（三十三）ST33 阴市 Yīnshì

【穴名出处】《针灸甲乙经》

【穴位别名】阴鼎

【穴名释义】阴，有寒凉之意；市，集结之处。本穴为足阳明胃经脉气所发，而胃为水谷所归，五味皆入如市杂，有“胃为之市”之称，且具温经散寒之功，主治腰脚如冷水，膝挛，故名。

【定位取穴】在大腿前面，当髂前上棘与髌底外侧端的连线上，髌底上3寸。

【局部解剖】在股直肌和股外侧肌之间；有旋股外侧动脉降支；布有股前皮神经，股外侧皮神经。

【功用功效】温经散寒，强壮腰膝

【穴位主治】腿膝麻痹、酸痛，屈伸不利，下肢不遂。现多用于下肢瘫痪，膝关节及周围软组织疾患等。

【配伍组合】配足三里、阳陵泉治腿膝痿痹。

【刺法灸法】直刺1～1.5寸。

【文献摘要】

《针灸甲乙经》卷八：寒疝痛，腹胀痛，痿厥少气。

《备急千金要方》卷三十：腹中满寒疝下至腹。

《针灸大成》卷六：腰脚冷如水，膝寒，痿痹不仁，不屈伸，卒寒疝，力痿，少气，小腹痛，胀满，脚气，脚以下伏兔下寒，消渴。

《通玄指要赋》：股膝冷。

《灵光赋》：双足拘挛。

（三十四）ST34 梁丘 Liángqiū

【穴名出处】《针灸甲乙经》

【穴名释义】梁，指高起；丘，指丘陵。本穴位于，膝膑上外缘上2寸凹陷处，穴前骨巨如梁，穴后肌肉内隆如丘，犹如山梁之上，故名。

【定位取穴】屈膝，大腿前面，当髂前上棘与髌底外侧端的连线上，髌底上2寸。

【局部解剖】在股直肌和股外侧肌之间；有旋股外侧动脉降支；布有股前皮神经，股外侧皮神经。

【功用功效】和胃消肿，宁神定痛

【穴位主治】膝胫痹痛，胃痛，乳痈，下肢不遂。现多用于急性胃炎，胃痉挛，乳腺炎，膝关节及其周围软组织疾患等。

【配伍组合】

1. 配足三里、中脘治胃痛。
2. 配犊鼻、阳陵泉、阴陵泉、膝阳关、委中、委阳，治疗膝关节痛。
3. 配膝阳关、曲泉，治疗筋挛，膝不得屈伸。

【刺法灸法】直刺1～1.2寸。

【文献摘要】

《针灸甲乙经》卷九：大惊，乳痛。

《针灸甲乙经》卷十：膝不能屈伸，不可以行。

《针灸大成》卷六：膝脚腰痛，冷痹不仁，跪难屈伸，足寒，乳肿痛。

《针方六集》卷五：鹤膝风，膝头红肿，冷痹伸屈不得。

【附注】 足阳明经郄穴。

（三十五）ST35 犊鼻 Dúbí

【穴名出处】《灵枢·本输》

【穴位别名】 外膝眼

【穴名释义】 犊，指小牛；鼻，含凹陷之意。本穴位于髌韧带外侧凹陷中，如牛犊鼻孔，故名。

【定位取穴】 屈膝，在膝部，髌骨与髌韧带外侧凹陷中。

【局部解剖】 在髌韧带外缘；有膝关节动、静脉网；布有腓肠外侧皮神经及腓总神经关节支。

【功用功效】 消肿止痛，通经活络

【穴位主治】 膝痛，麻木，屈伸不利，脚气。现多用于下肢瘫痪，膝关节及其周围软组织疾患等。

【配伍组合】 配阳陵泉、足三里治膝痛。

【刺法灸法】 向后内斜刺 0.5～1 寸。

【文献摘要】

《针灸甲乙经》卷十一：犊鼻肿，可刺其上，坚勿攻，攻之者死。

《备急千金要方》卷三十：膝中痛不仁，难跪。

《针灸大成》卷六：膝中痛不仁，难跪起，脚气，膝髌溃者不可治，不溃者可治，若犊鼻坚硬，勿坚攻，先洗熨，微刺之，愈。

（三十六）ST36 足三里 Zúsānlǐ

【穴名出处】《灵枢·本输》

【穴位别名】 下陵，鬼邪

【穴名释义】 三里，指 3 寸，本穴位于膝下 3 寸，故名。

【定位取穴】 在小腿前外侧，当犊鼻下 3 寸，距胫骨前缘一横指。

【局部解剖】 在胫骨前肌，趾长伸肌之间；有胫前动、静脉；为腓肠外侧皮神经及隐神经的皮支分布处，深层当腓深神经。

【功用功效】 和胃健脾，通腑化痰，升降气机

【穴位主治】 胃痛，呕吐，呃逆，腹胀，肠鸣，泄泻，痢疾，便秘，乳痈，肠痈，膝胫酸痛，脚气，水肿，咳嗽，气喘，虚劳羸瘦，疳积，完谷不化，中风，瘫痪，头晕，失眠，癫狂。现多用于急、慢性胃炎，胃或十二指肠溃疡，急、慢性胰腺炎，肝炎，消化不良，急、慢性肠炎，细菌性痢疾，阑尾炎，休克，神经性头痛，高血压，癫痫，神经衰弱，精神分裂症，动脉硬化，支气管哮喘，白细胞减少症，坐骨神经痛，下肢瘫痪，膝关节及周围软组织疾患等。

【配伍组合】

1. 配中脘、梁丘治胃痛。
2. 配内关治呕吐；配气海治腹胀。
3. 配膻中、乳根治乳痈；配阳陵泉、悬钟治下肢痹痛。
4. 常灸足三里可养生保健。

【刺法灸法】

1. 患者取端坐位或仰卧位，用40～50mm毫针沿胫骨、腓骨之间直刺，针深约25～45mm，施捻转或提插补泻法，本法适用于大多数病证的治疗。

2. 患者取仰卧位，用40mm毫针稍偏向外下方进针，深约25～30mm，施提插泻法，使麻胀感传至足踝部，同时还可以出现胫骨前肌的抽动，用于治疗下肢不遂、膝关节及小腿疼痛等局部疾病。

【文献摘要】

《灵枢·邪气脏腑病形》：胃病者，腹胀满，胃脘当心而痛，上支两胁，膈咽不通，食饮不下。

《灵枢·四时气》：著痹不去，久寒不已，卒取其三里骨为干。肠中不便，取三里；善呕，呕有苦，长太息，心中憺憺，恐人将捕，邪在胆，逆在胃，胆液泄则口苦，胃气逆则呕苦，故曰呕胆，取之三里以下胃气，逆则刺少阳血络，以闭其胆逆，却调其虚实，以去其邪。小便痛肿，不得小便，邪在三焦约，取之太阳大络，视其络脉与厥阴小络结而血者，肿上及胃脘取三里。

《灵枢·五邪》：邪在脾胃，则病肌肉痛。阳气有余，阴气不足，则热中善饥；阴气有余，阳气不足，则寒中肠鸣腹痛。阴阳俱有余，若俱不足，则有寒有热，皆调于三里。

《针灸甲乙经》卷七：阳厥凄凄而寒，少腹坚，头痛，胫股腹痛，消中，小便不利，善呕，狂歌，妄言，怒，恶人与火，痓，中有寒，身反折口噤，喉痹不能言。

《通玄指要赋》：五劳之羸瘦，冷痹肾败。

《针灸大成》卷六：胃中寒，心腹胀满，肠鸣，脏气虚惫，真气不足，腹痛食不下，大便不能，心烦不已，卒心痛，腹有逆气上攻，腰痛不得俯仰，小肠气，水气蛊毒，鬼击，四肢满，目不明，产后血晕。

《证治准绳》：伤暑汗大邪。

《席弘赋》：虚喘。

【临证体验】

1. 足三里、解溪、胃俞、中脘，针用补法，并加艾灸，功能温胃益气，振奋中阳，主治中阳不振，食少腹胀，便溏浮肿，形寒神疲。

2. 足三里、后溪、关元、小肠俞，上巨虚，针用补法，加灸，功能温中散寒，主治脾胃虚寒，腹痛腹胀，肠鸣泄泻，喜温按，小便短少。

3. 足三里、三阴交，针用平补平泻，功能调气利水，治疗功能性排尿障碍。

4. 足三里、阴陵泉、阳陵泉、膝阳关、鹤顶，针用平补平泻，主治膝关节疾病。

【附注】

1. 足阳明经所入为“合”。

2. 本穴有强壮作用，为保健要穴。

（三十七）ST37 上巨虚 Shàngjùxū

【穴名出处】《灵枢·本输》

【穴位别名】 巨虚上廉，上廉，巨虚

【穴名释义】 巨，大的意思；虚，指空缺凹陷之处。胫骨、腓骨之间有较大的空隙，因而称之为巨虚，与下巨虚相对，故冠以上字。

【定位取穴】 在小腿前外侧，当犊鼻下6寸，距胫骨前缘一横指。

【局部解剖】 在胫骨前肌中；有胫前动、静脉；布有腓肠外侧皮神经及隐神经的皮支，深层当腓深神经。

【功用功效】 理气通腑，调和肠胃。

【穴位主治】 腹痛，腹胀，肠鸣，泄泻，痢疾，便秘，肠痈，中风瘫痪，脚气。现多用于急性细菌性痢疾，急性肠炎，单纯性阑尾炎等。

【配伍组合】

1. 配足三里、气海治便秘、泄泻。

2. 配天枢、阑尾点、足三里、三阴交、曲池，治疗肠痈。

【刺法灸法】 直刺1～2寸。

【文献摘要】

《针灸甲乙经》卷八：风水膝肿。

《针灸甲乙经》卷九：胸胁支满，恶闻人声及木音；大肠有热，肠鸣腹满，挟脐痛，食不化，喘，不能久立；小便黄，肠鸣相逐。

《备急千金要方》卷七：脚气初得脚弱。

《针灸大成》卷六：脏气不足，偏风脚气，腰腿手足不仁，脚胫酸痛屈伸难，大肠冷，食不化，夹脐两胁痛，雷鸣，上气冲胸，喘息不能行，伤寒，胃中热。

【临证体验】

1. 上巨虚、下巨虚、中脘、天枢，针用补法，功能健脾和胃，化湿止泻，主治脾胃虚弱型泄泻。

2. 上巨虚、支沟，针用泻法，功能行气导滞，主治饮食停滞型便秘。

3. 上巨虚、天枢、内关、曲池、合谷，针用泻法，功能清热利湿，调理肠胃，主治湿热痢疾，热结便秘，肠痈。

【附注】 大肠经下合穴。

（三十八）ST38 条口 Tiáokǒu

【穴名出处】《针灸甲乙经》

【穴名释义】 条，指长之意；口，指出入经过之处。本穴位于上下巨虚之间，胫骨、腓骨间隙之间，当足尖上翘时，穴位肌肉出现凹陷，有如条口形状，故名。

【定位取穴】 在小腿前外侧，当犊鼻下8寸，距胫骨前缘一横指（中指）。

【局部解剖】 在胫骨前肌中；有胫前动、静脉；布有腓肠外侧皮神经及隐神经的皮支，深层当腓深神经。

【功用功效】 理气舒筋，祛湿温经

【穴位主治】 膝胫麻木、酸痛，足缓不收，肩痛不举，脘腹疼痛。现多用于膝关节炎，多发性神经炎，下肢瘫痪，肩关节周围炎等。

【配伍组合】

1. 配肩髃、肩髎，治肩臂痛。也可用条口透承山治疗肩周炎。

2. 配悬钟、冲阳，治疗足缓难行。

3. 配承山、承筋，治疗下肢腓肠肌痉挛、拘急。

【刺法灸法】

1. 患者取仰卧位，平伸下肢，直刺，进针0.5～1.5寸，施捻转或提插补泻法。用于治疗局部疾患。

2. 条口透承山：患者取端坐体位，暴露小腿，芒针直刺，进针 2～3.5 寸，施捻转或加提插泻法，使患者感觉腓肠肌或整个小腿都有酸胀感。与此同时，嘱患者活动患侧肩关节，本法仅适用于治疗对侧肩关节周围炎。

【文献摘要】

《针灸甲乙经》卷十：胫痛，足缓失履，湿痹，足下热，不能久立。

《备急千金要方》卷三十：胫寒不得卧，膝股肿。

《针灸大成》卷六：足麻木，风气，足寒胫痛，足缓不收。

（三十九）ST39 下巨虚 Xiàjùxū

【穴名出处】《针灸甲乙经》

【穴位别名】 巨虚下廉，下廉

【穴名释义】 巨，大的意思；虚，指空缺凹陷之处。胫骨、腓骨之间有较大的空隙，因而称之为巨虚，与上巨虚相对，故冠以下字。

【定位取穴】 在小腿前外侧，当犊鼻下 9 寸，距胫骨前缘一横指（中指）。

【局部解剖】 在胫骨前肌与趾长伸肌之间，深层为胫长伸肌；有胫前动、静脉；布有腓浅神经分支，深层为腓深神经。

【功用功效】 理气通腑，宁神定惊

【穴位主治】 小腹痛，腰脊痛引睾丸，乳痈，下肢痿痹。现多用于细菌性痢疾，急、慢性肠炎，下肢瘫痪等。

【配伍组合】

1. 配天枢、气海治腹痛。
2. 配阳陵泉、解溪，治疗下肢麻木。
3. 配足三里、梁丘、侠溪、肩井，治疗乳痈。

【刺法灸法】 直刺 0.5～1.5 寸。

【文献摘要】

《针灸甲乙经》卷八：少腹痛，身痛，唇干，不得汗出，毛发焦，脱肉，少气，内有热，不欲动摇，泄脓血，腰引少腹痛，暴惊，狂言非常。

《外台秘要》卷三十九：胫肿，足跗不收，跟痛。

《针灸大成》卷六：小肠气不足，面无颜色，偏腿痿，足不履地，热风，冷痹不遂，风湿痹，喉痹，脚气，足沉重，唇干，涎出不觉，不得汗出，毛发焦肉脱，伤寒。

【附注】 小肠经下合穴。

（四十）ST40 丰隆 Fēnglóng

【穴名出处】《灵枢·经脉》

【穴名释义】 丰，有满的含义；隆，指隆起、盛而言。本穴属于足阳明胃经，而足阳明经为多气多血之经，谷气隆盛之脉，同时本穴位于肌肉丰满而隆起之处，故名。

【定位取穴】 在小腿前外侧，当外踝尖上 8 寸，条口外，距胫骨前缘二横指（中指）。

【局部解剖】 在趾长伸肌外侧和腓骨短肌之间；有胫前动脉分支；当腓浅神经处。

【功用功效】 化痰定喘，宁心安神

【穴位主治】 头痛，眩晕，咳嗽，哮喘，痰多，胸痛，便秘，癫狂，痫证，下肢痿痹、肿痛。现多用于神经衰弱，精神分裂症，高血压，耳源性眩晕，支气管炎，支气管哮喘，腓肠肌痉挛等。

【配伍组合】

1. 配百会、脾俞、风池治疗眩晕；

2. 配膻中、肺俞治疗痰多咳嗽。

3. 配神门、太冲，治疗癫痫。

4. 配神门、太冲、冲阳、人中，治疗狂证。

【刺法灸法】 直刺 0.5～1.5 寸。

【文献摘要】

《针灸甲乙经》卷七：厥头痛，面浮肿，烦心，狂见鬼，善笑不休，发于外有所大喜，喉痹不能言。

《备急千金要方》卷三十：胸痛如刺，腹若刀切痛，大小便涩难，四肢肿，身湿。

《针灸大成》卷六：厥逆，怠惰，腿膝酸，屈伸难，风痰头痛，风逆四肢肿，足青，登高而歌，弃衣而走，癫狂见鬼，好笑。

【临证体验】

1. 中脘、丰隆、内关、足三里，针用泻法，功能清热化痰，和中安神，主治痰热内扰失眠。

2. 丰隆、支沟，针用泻法，功能行气导滞，主治饮食停滞便秘。

【附注】 足阳明经络穴。

（四十一）ST41 解溪 Jiěxī

【穴名出处】《灵枢·本输》

【穴位别名】 鞋带

【穴名释义】 解，有开的意思；溪，指凹陷处。本穴位于足部趾长伸肌腱、拇长伸肌腱之间凹陷处，当系鞋带处，故名。

【定位取穴】 在足背与小腿交界处的横纹中央凹陷处，当拇长伸肌腱与趾长伸肌腱之间。

【局部解剖】 在拇长伸肌腱与趾长伸肌腱之间；有胫前动、静脉；浅部当腓浅神经，深层当腓深神经。

【功用功效】 清胃降逆，镇静宁神

【穴位主治】 踝关节疼痛，下肢痿痹，癫证，头痛，眩晕，腹胀，便秘。现多用于神经性头痛，消化不良，胃炎，肠炎，癫痫，面神经麻痹，足下垂，踝关节及其周围软组织疾患等。

【配伍组合】

1. 配阳陵泉、悬钟治下肢痿痹。

2. 配血海、商丘，治疗腹胀。

3. 配商丘、丘墟、昆仑、太溪，治疗足踝痛。

4. 配条口、丘墟、太白，治疗膝股痛，小腿转筋。

【刺法灸法】 直刺 0.5～1 寸。

【文献摘要】

《针灸甲乙经》卷七：热病汗不出，善噫，腹胀满，胃热谵语；疟，股膝重，转筋，头眩痛。

《备急千金要方》卷三十：腹大，下重，厥气上注，膝重，脚转筋，湿痹。

《针灸大成》卷六：厥气上冲，腹胀，大便下重，癫疾，眉痛不可忍。

【附注】 足阳明经所行为“经”。

(四十二) ST42 冲阳 Chōngyáng

【穴名出处】《灵枢·本输》

【穴位别名】 趺阳、会原、会涌

【穴名释义】 冲，有动的含义；阳，指足背处阳位。本穴属于足阳明胃经，穴位于足背高处，有动脉冲动应手，故名。

【定位取穴】 在足背最高处，当拇长伸肌腱和趾长伸肌腱之间，足背动脉搏动处。

【局部解剖】 在趾长伸肌腱外侧；有足背动、静脉及足背静脉网；当腓浅神经的足背内侧皮神经第二支本干处，深层为腓深神经。

【功用功效】 健脾和胃，镇静安神

【穴位主治】 上齿痛，足背红肿，口眼㖞斜，足痿。现多用于齿龈炎，癫痫，脉管炎等。

【配伍组合】 配大椎、丰隆治癫、狂、痫。

【刺法灸法】 避开动脉，直刺 0.3～1.5 寸。

【文献摘要】

《针灸甲乙经》卷七：善啮颊齿唇，热病汗不出，口中热痛，胃脘痛，时寒热，风水面浮肿。

《备急千金要方》卷三十：主疟先寒洗析甚久而热，热去汗出。

《铜人腧穴针灸图经》卷五：偏风口眼㖞斜，跗肿。

《针灸大成》卷六：龋齿，发寒热，腹坚大，不嗜食，伤寒病振寒而欠，久狂，登高而歌，弃衣而走，足缓履不收，身前痛。

【附注】 足阳明经所过为“原”。

(四十三) ST43 陷谷 Xiàngǔ

【穴名出处】《灵枢·本输》

【穴名释义】 陷，凹之意；谷，含空洞的含义。本穴位于第二、三趾骨结合部前方，该处凹陷如山谷，故名。

【定位取穴】 在足背，当第 2、3 跖骨结合部前方凹陷处。

【局部解剖】 有第二跖骨间肌；有足背静脉网；布有足背内侧皮神经。

【功用功效】 调和肠胃，健脾利水

【穴位主治】 面目浮肿，水肿，肠鸣腹痛，足背肿痛。现多用于结膜炎，急、慢性胃炎，急、慢性肠炎等。

【配伍组合】

1. 配下脘、天枢，治疗腹胀、肠鸣、腹痛。

2. 配内庭、太冲，治疗足跗肿。

【刺法灸法】 直刺 0.3～0.5 寸；可灸。

【文献摘要】

《针灸甲乙经》卷八：水中留饮，胸胁支满。

《针灸甲乙经》卷十一：面肿，目痛。

《备急千金要方》卷三十：热病，肠鸣而痛，腹大满，善噫。

《针灸大成》卷六：面目浮肿及水病，善噫，热病无度汗不出，振寒疟疾。

【附注】 足阳明经所注为“输”。

（四十四）ST44 内庭 Nèitíng

【穴名出处】《灵枢·本输》

【穴名释义】 内，入也；庭，指居处。本穴位于足背第二、三趾间缝纹端，两趾如门，犹如穴在纳入门庭之处，故名。

【定位取穴】 在足背当第2、3跖骨结合部前方凹陷处。

【局部解剖】 有足背静脉网；布有腓浅神经足背支。

【功用功效】 健脾和胃，清心安神

【穴位主治】 齿痛，面痛，口角歪斜，咽喉痛，鼻衄，胃痛，吐酸，腹胀，泄泻，痢疾，便秘，足背肿痛，热病。现多用于急、慢性胃炎，急、慢性肠炎，齿龈炎，扁桃体炎，趾跖关节痛等。

【配伍组合】

1. 配合谷治齿痛。
2. 配地仓、颊车治口歪。

【刺法灸法】 直刺或斜刺0.5～0.8寸。

【文献摘要】

《针灸甲乙经》卷七：四肢厥手足闷者，使人久持之，厥热，胫痛，腹胀，皮痛，善伸，数欠，恶人声与木音，振寒，嗌中引外痛，热病汗不出，下齿痛，恶寒，目急，喘满寒栗，不嗜食。

《备急千金要方》卷三十：胫痛不可屈伸，食不化。

【附注】 足阳明经所溜为“荥”。

（四十五）ST45 厉兑 Lìduì

【穴名出处】《灵枢·本输》

【穴名释义】 厉，指土而言，也有危病的意思；兑，为口、门之意。本穴属于足阳明胃经，胃为土，足阳明经脉“挟口还唇”，且胃为水谷之海，食则用口，穴主口噤、口僻，故名。

【定位取穴】 在足第2趾末节外侧，距趾甲角0.1寸。

【局部解剖】 有趾背动脉形成的动脉网；布有腓浅神经的足背支。

【功用功效】 清热化湿，调胃安神，苏厥醒神

【穴位主治】 面肿，鼻衄，口角歪斜，齿痛，喉痹，腹胀，足胫寒冷，热病，多梦，癫狂。现多用于精神分裂症，神经衰弱，消化不良，鼻炎，齿龈炎，扁桃体炎等。

【配伍组合】

1. 配内关、神门治多梦。
2. 配百会、人中、中冲、隐白、大敦，治疗中风昏迷。
3. 配内关、中脘、足三里，治疗胃脘疼痛。
4. 配条口、三阴交，治疗足胫寒不得卧。

【刺法灸法】 浅刺0.1寸。

【文献摘要】

《针灸甲乙经》卷七：热病汗不出，眩时仆，面浮肿，足胫寒，不得卧，振寒，恶闻

人声与木音，喉痹，龋齿，恶风，鼻不利，多卧，善惊，疟，不嗜食。

《外台秘要》卷三十九：尸厥，口噤，气绝，脉动如故，其形无知，如中恶状。

《针灸大成》卷六：心腹胀满，水肿，狂欲登高而歌，弃衣而走，黄疸，口㖞，膝膑肿痛，循胸乳气街、股伏兔外廉、足跗上痛，消谷善饥，溺黄。

【附注】 足阳明经所出为“井”。

足阳明胃经腧穴主治提要表

穴名	部位	主治	
		本经及脏腑重点病症	其他特殊病症
承泣	面	目赤肿痛	
四白	面	目赤肿痛，口眼㖞斜	
巨髎	面	口眼㖞斜，鼻衄，齿痛	
地仓	面	口㖞	
大迎	面	口㖞，颊肿，齿痛	
颊车	面	口㖞，颊肿，齿痛，牙关紧闭	
下关	面	口㖞，齿痛，耳聋，牙关紧闭	
头维	侧头	头痛，目疾	
头面部：头面、目、鼻、口、齿病			
人迎	颈	咽喉肿痛，气喘	
水突	颈	咽喉肿痛，气喘	
气舍	颈	咽喉肿痛	
缺盆	胸	咳喘，咽喉肿痛	
气户	胸	咳喘	
库房	胸	咳嗽，胸胁胀痛	
屋翳	胸	咳嗽，乳痈	
膺窗	胸	咳嗽，乳痈，胸胁胀痛	
乳中	胸	禁针灸	
乳根	胸	咳嗽，胸痛，乳汁少	
颈胸部：喉、胸、肺疾患			
不容	上腹	胃痛，呕，腹胀	
承满	上腹	肠鸣，腹胀，胃痛	
梁门	上腹	食欲不振，胃痛	
关门	上腹	肠鸣，泄泻，腹痛	
太乙	上腹	胃痛	癫狂
滑肉门	上腹	呕吐	癫狂

续表

穴　名	部　位	主　治	
		本经及脏腑重点病症	其他特殊病症
天枢	上腹	痢疾，肠鸣，腹胀，绕脐痛	
上腹部：胃肠病，神志病			
外陵	下腹	腹痛	疝气
大巨	下腹	小腹胀痛，小便不利	疝气
水道	下腹	小便不利	疝气
归来	下腹	月经不调	疝气
气冲	下腹	月经不调	疝气
下腹部：前阴病，妇科病			
髀关	大腿	下肢痿痹	
伏兔	大腿	下肢痿痹	
阴市	大腿	下肢痿痹	
梁丘	大腿	胃痛，膝痛	
犊鼻	膝	膝痛麻木	
膝上部：下肢局部疾患			
足三里	小腿	胃痛，腹胀，泄泻，便秘，膝胫酸痛	全身强壮要穴
上巨虚	小腿	肠鸣，泄泻，腹胀	肠痈
条口	小腿	下肢痿痹	
下巨虚	小腿	小腹痛，下肢痿痹	乳痈
丰隆	小腿	呕吐，便秘	痰多，咳嗽，眩晕，癫狂
小腿部：胃肠病及神志病			
解溪	踝关节	头痛	癫狂
冲阳	足背	口眼㖞斜	
陷谷	足背	目赤肿痛，肠鸣腹痛	热病
内庭	足背	口㖞，齿痛，咽喉肿痛，腹胀，痢疾	热病
厉兑	趾端	齿痛，咽喉肿痛，腹胀	热病，多梦，癫狂
足部：头、面、目、鼻、口、齿、咽喉病、胃肠病、神志病、热病			

四、足太阴脾经腧穴

本经一侧 21 穴（左右两侧共 42 穴），其中 11 穴分布于下肢内侧面，10 穴分布于侧胸腹部。首穴隐白，末穴大包。主治脾、胃等消化系统病证、泌尿生殖系统病证，以及本经脉所经过部位之病证。

（一）SP1 隐白 Yǐnbái

【穴名出处】《灵枢·本输》

【穴位别名】鬼垒、鬼眼、阴白

【穴名释义】隐，指隐藏；白，为金之色。穴为足太阴之井。足太阴属土，土者金之母，言足太阴脾经脉气所起，手太阴金气所隐，故名。

【定位取穴】在足大趾末节内侧，距趾甲角0.1寸。

【局部解剖】有趾背动脉；为腓浅神经的足背支及足底内侧神经。

【功用功效】健脾宁神，调经统血

【穴位主治】腹胀，便血，月经过多，崩漏，癫狂，多梦，惊风。现多用于上消化道出血，功能性子宫出血，急性肠炎，精神分裂症，神经衰弱，休克等。

【配伍组合】

1. 配地机、三阴交治疗出血症。
2. 配足三里，治疗大便下血。
3. 配脾俞、胃俞、足三里、天枢，治疗腹胀。
4. 配脾俞、肝俞、上脘，治疗吐血。
5. 配厉兑，治疗梦魇不宁。

【刺法灸法】浅刺0.1寸，或用三棱针点刺出血；可灸。

【文献摘要】

《针灸甲乙经》卷七：气喘，热病鼻血不止，烦心善悲，腹胀，逆息热气，足胫中寒，不得卧，气满胸中热，暴泄，仰息，足下寒，中闷，呕吐，不欲饮食，隐白主之；腹中有寒气，隐白主之；饮渴身伏多唾，隐白主之。

《针灸大成》卷六：主腹胀，喘满不得安卧，呕吐食不下，胸中热，暴泄，尸厥不识人，足寒不能温，妇人月事过时不止，小儿客忤，慢惊风。

【临证体验】

1. 隐白、足三里，隐白针用平补平泻，足三里用补法，功能健脾统血，主治脾虚便血。

2. 隐白、脾俞、胃俞、足三里、天枢，针用平补平泻法，功能行气健脾，主治脾虚食滞之腹胀。

3. 隐白、太白、阴陵泉、太溪，针用泻法，或用艾灸，功能温通经络，温经散寒，主治风寒湿邪痹阻经脉之股膝内、足跗疼痛，足大趾运动障碍。

【附注】足太阴经所出为“井”。

（二）SP2 大都 Dàdū

【穴名出处】《灵枢·本输》

【穴位别名】太都

【穴名释义】大，指盛大丰富；都，都会，储积，又是池的意思。本穴为土气丰富与蓄积之处，如水之入于池，故名。

【定位取穴】在足内侧缘，当足大趾本节（第1跖趾关节）前下方赤白肉际凹陷处。

【局部解剖】在拇展肌止点；有足底内侧动、静脉的分支；布有足底内侧神经的趾底固有神经。

【功用功效】健脾利湿，和胃宁神

【穴位主治】 腹胀，胃痛，呕吐，泄泻，便秘，热病。

【配伍组合】

1. 配足三里治腹胀。

2. 配中冲、关冲，治疗四肢厥逆。

3. 配关元、中极、三阴交，治疗崩漏。

【刺法灸法】 直刺 0.3～1.5 寸。

【文献摘要】

《针灸甲乙经》卷七：疟，不知所苦，大都主之。

《肘后备急方》：卒霍乱，下利不止。

《备急千金要方》卷十五：后闭不通，灸足大都，随年壮。

【附注】 足太阴经所溜为"荥"。

（三）SP3 太白 Tàibái

【穴名出处】 《灵枢·本输》

【穴位别名】 大白

【穴名释义】 太，就是大的意思。本穴位于足大趾后，内侧核骨下，赤白肉际凹陷中，故名。

【定位取穴】 在足内侧缘，当足大趾本节（第 1 跖骨关节）后下方赤白肉际凹陷处。

【局部解剖】 在拇展肌中；有足背静脉网，足底内侧动脉及足跗内侧动脉分支；布有隐神经及腓浅神经分支。

【功用功效】 健脾化湿，理气和胃

【穴位主治】 胃痛，腹胀，便秘，痢疾，吐泻，肠鸣，身重，脚气。现多用于治疗急、慢性胃炎，急性胃肠炎，神经性呕吐，消化不良，胃痉挛等。

【配伍组合】

1. 配中脘、足三里治疗胃痛。

2. 配中渚，治疗大便难。

3. 配公孙，治疗腹胀食不化，臌胀腹中气大满，肠鸣。

4. 配陷谷、大肠俞，治疗肠痈。

【刺法灸法】 直刺 0.5～0.8 寸。

【文献摘要】

《针灸甲乙经》卷九：身重骨酸不相知，太白主之。

《素问·治法论》：土欲发郁亦须待时，当利足太阴之输。

【临证体验】

1. 太白、脾俞、中脘、气海，针中脘先泻后补，以补为主，气海穴用雀啄灸法，余穴均用补法，功能健运脾胃，养血止血，主治脾胃虚寒便血、腹痛。

2. 太白、中脘，针用平补平泻法，功能调和脾胃，行气止痛，主治饮食停滞胃痛。

3. 太白、大都、脾俞、足三里，针用补法，或加灸，功能健脾益气，主治脾虚面色萎黄，少气懒言，食欲不振，四肢疲惫，肌肉消瘦，脘腹胀满，小便短少，大便稀溏，四肢不温，足浮肿。

4. 太白、大都、脾俞、章门、公孙、足三里，针用补法，或平补平泻，并加灸，功能温脾化湿，主治脾胃阳虚，腹胀食少，肠鸣腹泻。

【附注】 足太阴经所注为“输”；脾经原穴。

（四）SP4 公孙 Gōngsūn

【穴名出处】《灵枢·经脉》

【定位取穴】 在足内侧缘，当第一跖骨基底部的前下方。

【局部解剖】 在拇展肌中；有跗内侧动脉分支及足背静脉网；布有隐神经及腓浅神经分支。

【功用功效】 健脾化湿，和胃理气

【穴位主治】 胃痛，呕吐，腹痛，腹胀，泄泻，痢疾，肠鸣。现多用于食欲不振，消化不良，神经性呕吐，急、慢性胃炎，急、慢性肠炎，腹水等。

【配伍组合】

1. 配中脘、内关治疗胃酸过多、胃痛。

2. 配内关，治疗心、胸、胃部疾患。

3. 配束骨、八风，治疗足趾麻木。

【刺法灸法】 直刺0.6～1.2寸。

【文献摘要】

《针灸甲乙经》卷十一：凡好太息，不嗜食，多寒热，汗出，病重则善呕，呕止乃衰，即取公孙及井俞。

《针灸大成》卷六：主寒疟，不嗜食，痫气，好太息，多寒热汗出，病至则善呕，呕止乃衰，头面肿起，烦心狂言，多饮，胆虚，厥气上逆则霍乱。

【临证体验】

1. 公孙、内关，针用平补平泻法，或用泻法，功能宽胸理气，和胃降逆，主治心、胸、胃部疾患，为八脉交会八穴配穴法。

2. 公孙、梁门、足三里，针用泻法，功能和胃降逆，行气止痛，主治饮食停滞之胃痛、吐酸。

3. 公孙、商丘、章门、中脘，针用泻法，或平补平泻法，功能健脾和胃，理气化湿，主治湿滞中阻，脘腹胀满，嗳气食少，面黄尿赤，二便不利。

【附注】 足太阴经络穴；八脉交会穴之一，通于冲脉。

（五）SP5 商丘 Shāngqiū

【穴名出处】《灵枢·本输》

【穴名释义】 商，五音之一，金声。丘，土山之意。本穴是足太阴脾经之经穴，五行属金，位于突起之内踝前下方，故名。

【定位取穴】 在足内踝前下方凹陷中，当舟骨结节与内踝尖连线的中点处。

【局部解剖】 有跗内侧动脉，大隐静脉；布有隐神经及腓浅神经分支丛。

【功用功效】 健脾化湿，肃降肺气

【穴位主治】 腹胀，便秘，泄泻，肠鸣，舌本强痛，足踝痛，痔疾。现多用于神经性呕吐，消化不良，急、慢性胃炎，急、慢性肠炎，腓肠肌痉挛，踝关节及周围软组织疾患等。

【配伍组合】

1. 配气海、足三里治腹胀肠鸣。

2. 配三阴交，治疗脾虚便秘。

【刺法灸法】 直刺0.5～0.8寸。

【文献摘要】

《针灸甲乙经》卷十一：癫疾狂，多善食善笑，不发于外，烦心渴，商丘主之。

《扁鹊神应针灸玉龙经》：身体拘急，腿脚内廉痛，腹胀肠鸣，身寒气逆绝子。

【附注】 足太阴经所行为“经”。

（六）SP6 三阴交 Sānyīnjiāo

【穴名出处】《针灸甲乙经》

【穴位别名】 太阴、承命、下三里

【穴名释义】 本穴位于内踝上3寸骨下凹陷中，为足三阴经之交会穴，故名。

【定位取穴】 在小腿内侧，当足内踝尖上3寸，胫骨内侧缘后方。

【局部解剖】 在胫骨后缘和比目鱼肌之间，深层有屈趾长肌；有大隐静脉，胫后动、静脉；有小腿内侧皮神经，深层后方有胫神经。

【功用功效】 滋补肝肾，补养精血，调经止带，健脾利湿

【穴位主治】 腹痛，肠鸣，腹胀，泄泻，痛经，月经不调，崩漏，带下，阴挺，不孕，滞产，遗精，阳痿，遗尿，小便不利，水肿，疝气，阴部痛，下肢痿痹，头痛，眩晕，失眠。现多用于神经性皮炎，湿疹，荨麻疹，高血压，急、慢性肠炎，细菌性痢疾，功能性子宫出血，遗尿，性功能减退，神经衰弱，小儿舞蹈病，下肢神经痛或瘫痪等。

【配伍组合】

1. 配足三里治肠鸣泄泻。

2. 配中极治月经不调；配子宫治疗阴挺。

3. 配大敦治疝气；配内关、神门治失眠。

4. 配极泉、尺泽、委中治疗中风半身不遂。

【刺法灸法】

1. 本穴为“醒脑开窍”针法组方主穴之一：患者取仰卧位，下肢平伸，暴露小腿，毫针沿胫骨内侧缘与皮肤呈45度角斜刺，进针1～1.5寸，用提插补法，使患侧下肢抽动3次为度。

2. 患者取仰卧位，下肢平伸，暴露小腿。用40mm毫针紧贴胫骨后缘直刺，进针20～25mm，施捻转或提插补法，可广泛用于妇科、男科及慢性腹泻等疾病的治疗。

【文献摘要】

《针灸甲乙经》卷十：足下热痛，不能久坐，湿痹不能行，惊不得眠。

《备急千金要方》卷四：治白崩方，灸小腹横纹，当脐孔之下百壮，又灸内踝上三寸左右各百壮。

《针灸大成》卷八：足踝以上病，灸三阴交，绝骨，昆仑。

【临证体验】

1. 三阴交、中极、照海，针用泻法，功能行气导滞，降气催产，主治胎盘滞留。

2. 三阴交、膀胱俞、阴陵泉，针用泻法，功能行气利水，主治膀胱湿热，小便淋浊。

3. 三阴交、太冲、太白、肾俞、脾俞，针用补法，功能滋阴降火，补肾涩精，主治肾阴虚所致眩晕耳鸣，梦遗，健忘。

4. 三阴交、商丘、中脘、通里，针用泻法，功能清化湿热，主治脾经蕴热，脘闷腹胀，嗳气呕吐，身重肢困，大便溏泻，或黄疸，小便不利。

【附注】

1. 足太阴、少阴、厥阴经交会穴。

2. 孕妇禁针。

（七）SP7 漏谷 Lòugǔ

【穴名出处】《针灸甲乙经》

【穴位别名】太阴络

【穴名释义】本穴位于内踝高点上 6 寸，骨下凹陷处，本经络脉由此漏而别走分出，穴似谷孔，故名。

【定位取穴】在小腿内侧，当内踝尖与阴陵泉的连线上，距内踝尖 6 寸，胫骨内侧缘后方。

【局部解剖】在胫骨后缘与比目鱼肌之间，深层有屈趾长肌；有大隐静脉，肢后动、静脉；有小腿内侧皮神经，深层内侧后方有胫神经。

【功用功效】健脾消肿，渗湿利尿

【穴位主治】腹胀，肠鸣，腿膝厥冷、麻痹。现多用于消化不良，尿路感染，功能性子宫出血，癔症，脚气等。

【配伍组合】

1. 配足三里，治疗腹胀肠鸣。

2. 配血海、梁丘、足三里、三阴交，治疗膝腿麻木不仁。

3. 配太冲，治疗小便不利。

4. 配阴陵泉、三阴交，治疗下肢重痛。

【刺法灸法】直刺 0.5～1.5 寸。

【文献摘要】

《针灸甲乙经》卷九：少腹胀急，小便不利，厥气上头巅，漏谷主之。

《针灸大成》卷六：主肠鸣，强欠，心悲逆气，腹胀满急，食饮不为肌肤，膝鼻足不能行。

（八）SP8 地机 Dìjī

【穴名出处】《针灸甲乙经》

【穴位别名】脾舍，地箕

【穴名释义】地，土为地之体，意指足太阴脾土；机，要的意思。本穴属于足太阴脾经的郄穴，为本经气血深聚之要穴，故名。

【定位取穴】在小腿内侧，当内踝尖与阴陵泉的连线上，阴陵泉下 3 寸。

【局部解剖】在胫骨后缘与比目鱼肌之间；前方有大隐静脉及膝最上动脉的末支，深层有胫后动、静脉；布有小腿内侧皮神经，深层后方有胫神经。

【功用功效】健脾渗湿，调理月经

【穴位主治】腹痛，腹胀，泄泻，水肿，小便不利，遗精，月经不调，痛经。现多用于胃痉挛，细菌性痢疾，功能性子宫出血，精液减少症等。

【配伍组合】

1. 配三阴交治痛经。

2. 配隐白治崩漏。

3. 配中都、跗阳，治疗下肢不行。

【刺法灸法】直刺 0.5～1.5 寸。

【文献摘要】

《针灸甲乙经》卷十一：腹中痛，脏痹。

《针灸大成》卷六：主腰痛不可俯仰，溏泄，腹胁胀，水肿腹坚，不嗜食，小便不利，精不足。

【附注】足太阴经郄穴。

（九）SP9 阴陵泉 Yīnlíngquán

【穴名出处】《灵枢·热病》

【穴位别名】阴之陵泉，阴陵

【穴名释义】膝之内侧为阴，股骨内侧髁高突如陵，髁下凹陷似泉，本穴为足太阴脾经之合穴，五行属水，故谓之阴陵泉。

【定位取穴】在小腿内侧，当胫骨内侧髁后下方凹陷处。

【局部解剖】在胫骨后缘和腓肠肌之间，比目鱼肌起点上；前方有大隐静脉，膝最上动脉，最深层有胫后动、静脉；布有小腿内侧皮神经本干，最深层有胫神经。

【功用功效】健脾渗湿，益肾固精

【穴位主治】腹痛，腹胀，泄泻，痢疾，水肿，黄疸，小便不利，遗尿，尿失禁，阴部痛，痛经，膝痛。现多用于急、慢性肠炎，细菌性痢疾，腹膜炎，尿潴留，尿失禁，尿路感染，阴道炎，膝关节及周围软组织疾患等。

【配伍组合】

1. 配肝俞、至阳治黄疸。

2. 阴陵泉透阳陵泉治膝痛。

3. 配水分，治疗水肿。

4. 配三阴交、日月、至阳、胆俞、阳纲，治疗黄疸。

【刺法灸法】直刺 1～2 寸。

【文献摘要】

《灵枢．热病》：热病，挟脐急痛，胸胁满。取之涌泉与阴陵泉。

《针灸甲乙经》卷十二：妇人阴中痛，少腹坚急痛，阴陵泉主之。

《百症赋》：阴陵泉、水分，去水肿之脐盈。

【临证体验】

1. 阴陵泉、气海、三阴交，气海针用补法，余穴用平补平泻法，功能健脾益肾，主治下元虚冷，小便不利。

2. 阴陵泉、太白、隐白、太溪，针用泻法，或用艾灸，功能疏通经络，温经散寒，主治风寒湿邪痹阻经脉之股膝内、足跗肿厥而痛。

【附注】足太阴经所人为“合”。

（十）SP10 血海 Xuèhǎi

【穴名出处】《针灸甲乙经》

【穴位别名】百虫窠，血郄

【穴名释义】脾主统血，温五脏。本穴为足太阴脾经脉气所发，气血归聚之海。穴位主治妇人漏下，血闭不通，逆气胀，为妇人调经要穴，故名血海。

【定位取穴】屈膝，在大腿内侧，髌底内侧端上 2 寸，当股四头肌内侧头的隆起处。

【局部解剖】 在股骨内上髁上缘，股内侧肌中间；有股动、静脉肌支；布有股前皮神经及股神经肌支。

【功用功效】 健脾化湿，调经统血

【穴位主治】 月经不调，痛经，崩漏，闭经，风疹，湿疹，丹毒，股内侧痛。现多用于功能性子宫出血，睾丸炎，荨麻疹，湿疹，皮肤瘙痒，神经性皮炎，贫血，下肢内侧及膝关节疼痛等。

【配伍组合】

1. 配三阴交治月经不调。

2. 配曲池治瘾疹。

3. 配梁丘、膝阳关，阴陵泉，治疗膝关节肿痛。

【刺法灸法】 直刺 0.5～1.5 寸。

【文献摘要】

《针灸甲乙经》卷十二：若血闭不通，逆气胀，血海主之。

《胜玉歌》：热疮臁内年年发，血海寻来可治之。

【临证体验】

1. 血海、梁丘、膝阳关、阴陵泉，针用平补平泻法，功能疏通经络，宣痹止痛，主治风寒湿痹之膝关节肿痛。

2. 血海、三阴交、曲池、合谷，针用泻法，功能活血散风，清热祛湿，主治风寒客表，风疹、荨麻疹。

3. 血海、膈俞、脾俞、足三里、三阴交，针用补法，功能健脾益气，统血调经，主治脾虚紫癜，月经过多，甚或崩漏。

（十一）SP11 箕门 Jīmén

【穴名出处】《针灸甲乙经》

【穴名释义】 箕，指簸箕，又星座名，风名；门，出入通达之处。以其必须箕锯取穴，乃可治下肢之风病，故名。

【定位取穴】 在大腿内侧，当血海与冲门连线上，血海上 6 寸。

【局部解剖】 在缝匠肌内侧缘，深层有大收肌；有大隐静脉，深层之外方有股动、静脉；布有股前皮神经，深部有隐神经。

【功用功效】 健脾渗湿，清热利尿

【穴位主治】 小便不利，遗尿，腹股沟肿痛，下肢痿痹。现多用于睾丸炎，性功能减退，腹股沟淋巴结炎，小儿麻痹后遗症等。

【配伍组合】

1. 配太冲，治疗腹股沟疼痛。

2. 配然谷、行间，治疗淋证。

3. 配合阳、三阴交，治疗带下。

【刺法灸法】 避开动脉，直刺 0.5～1 寸。

【文献摘要】

《针灸大成》卷六：主淋，小便不通，遗尿。

（十二）SP12 冲门 Chōngmén

【穴名出处】《针灸甲乙经》

【穴位别名】 慈官，上慈官，冲脉，前章门

【穴名释义】 冲，指上冲，有动的含义；门，出入通达之处。下腹逆气上冲，诸病常从此起，可与气冲同观，故名。

【定位取穴】 在腹股沟外侧，距耻骨联合上缘中点3.5寸，当髂外动脉搏动处的外侧。

【局部解剖】 在腹股沟韧带中点外侧的上方，在腹外斜肌腱膜及内斜肌下部；内侧为股动、静脉；布有股神经。

【功用功效】 降逆利湿，理气消滞

【穴位主治】 腹痛，疝气，小便不利。现多用于治疗尿潴留，睾丸炎，精索神经痛，子宫内膜炎，子痫等。

【配伍组合】

1. 配三阴交、大敦，治疝气。

2. 配气冲，治疗带下。

【刺法灸法】 避开动脉，直刺0.5～1寸。

【文献摘要】

《针灸甲乙经》卷九：寒气腹满，身热，腹中积聚，疼痛，冲门主之。

《备急千金要方》卷二十：霍乱苦泄利所伤，烦欲死者，灸慈官二十七壮。

《百症赋》：带下产崩，冲门、气冲宜审。

【附注】 足太阴、厥阴经交会穴。

（十三）SP13 府舍 Fǔshè

【穴名出处】《针灸甲乙经》

【穴名释义】 府，聚之意；舍，指居处。穴为足太阴、足厥阴、足少阴、足阳明、阴维之会，是五条经脉气汇聚之处所，故名。

【定位取穴】 在下腹部，当脐中下4寸，冲门上方0.7寸，距前正中线4寸。

【局部解剖】 在腹股沟韧带上方外侧，腹外斜肌腱膜及腹内斜肌下部，深层为腹横肌下部；布有腹壁浅动脉，肋间动、静脉；布有髂腹股沟神经（右当盲肠下部，左当乙状结肠下部）。

【功用功效】 健脾消满，理中和胃

【穴位主治】 少腹痛，疝气。现多用于脾肿大，便秘，子宫附件炎，腹股沟淋巴结炎等。

【配伍组合】 配气海治腹痛。

【刺法灸法】 直刺0.5～1.5寸。

【文献摘要】

《针灸甲乙经》卷八：髀中急痛，循胁，上下抢心，腹痛积聚，府舍主之。

《针灸甲乙经》卷十一：厥逆霍乱，府舍主之。

《针灸大成》卷六：主髀中急痛，循胁，上下抢心，腹痛积聚，厥逆霍乱。

【附注】 足太阴、足厥阴、足少阴、足阳明、阴维交会穴。

（十四）SP14 腹结 Fùjié

【穴名出处】《针灸甲乙经》

【穴位别名】 腹屈、肠结、肠窟、临窟

【穴名释义】 结，结聚；本穴为腹气之所结聚，主腹内诸疾，故名。

【定位取穴】 在下腹部，大横下1.3寸，距前正中线4寸。

【局部解剖】 在腹内、外斜肌及腹横肌肌部；有第十一肋间动、静脉；布有第十一肋间神经。

【功用功效】 温脾止泻，镇痛止咳

【穴位主治】 绕脐腹痛，腹胀，疝气，泄泻，便秘。现多用于治疗细菌性痢疾等。

【配伍组合】 配气海、天枢治腹痛。

【刺法灸法】 直刺1～2寸。

【文献摘要】

《备急千金要方》卷三十：治绕脐痛，抢心。

《类经图翼》卷六：咳逆，绕脐腹痛，中寒泄利，心痛。

（十五）SP15 大横 Dàhéng

【穴名出处】《针灸甲乙经》

【穴位别名】 肾气，人横

【穴名释义】 横，平线为横，指旁侧；穴在脐旁，横平4寸，故名。

【定位取穴】 在腹中部，距脐中4寸。

【局部解剖】 在腹外斜肌肌部及腹横肌肌部；布有第十一肋间动、静脉；布有第十二肋间神经。

【功用功效】 理气止痛，通调腑气

【穴位主治】 腹痛，腹胀，泄泻，痢疾，大便秘结。现多用于治疗急、慢性肠炎，细菌性痢疾，习惯性便秘，肠麻痹，肠寄生虫病等。

【配伍组合】

1. 配中脘、足三里、三阴交，治疗腹痛、痢疾。
2. 配脾俞、三焦俞、中脘、天枢，治疗慢性胃痛。
3. 配天枢、中脘、关元、足三里、三阴交，治疗腹痛、洞泄。

【刺法灸法】 直刺1～2寸。

【文献摘要】

《针灸甲乙经》卷十：大风逆气，多寒善悲，大横主之。

《备急千金要方》卷二十：四肢不可举动，多汗洞利，灸大横随年壮。

《针灸大成》卷六：主大风逆气，多寒善悲，四肢不可举动，多汗洞利。

《百症赋》：反张善哭，仗天冲，大横须精。

【附注】 足太阴与阴维脉交会穴。

（十六）SP16 腹哀 Fùāi

【穴名出处】《针灸甲乙经》

【穴位别名】 肠哀、肠屈

【定位取穴】 在上腹部，当脐中上3寸，距前正中线4寸。

【局部解剖】 在腹内外斜肌及腹横肌肌部；布有第八肋间动、静脉；布有第八肋间神经。

【功用功效】 健脾消食，通降腑气

【穴位主治】 腹痛，食不化，便秘，痢疾。现多用于治疗消化不良，胃痉挛，胃及十二指肠溃疡，胃酸过多或减少，细菌性痢疾等。

【配伍组合】 配气海治肠鸣。

【刺法灸法】 直刺 0.5～1.5 寸。

【文献摘要】

《针灸甲乙经》卷十一：便脓血，寒中，食不化，腹中痛，腹哀主之。

《针灸大成》卷六：主便脓血，寒中，食不化，腹中痛。

【附注】 足太阴与阴维脉交会穴。

（十七）SP17 食窦 Shídòu

【穴名出处】《灵枢·本输》

【穴位别名】 命关，食关

【穴名释义】 窦，空也。食气由此孔穴而入，故名。

【定位取穴】 在胸外侧部，当第 5 肋间隙，距前正中线 6 寸。

【局部解剖】 在第五肋间隙，前锯肌中，深层有肋间内、外肌；布有胸外侧动、静脉，胸腹壁动、静脉；布有第五肋间神经外侧皮支。

【功用功效】 运化水谷，和胃下气

【穴位主治】 胸胁胀痛。现多用于胃炎，腹水，肝区痛，肋间神经痛等。

【配伍组合】 配膻中治胸肋胀痛。

【刺法灸法】 斜刺或向外平刺 0.5～0.8 寸。

【附注】 本经食窦至大包诸穴，深部为肺脏，不可深刺。

（十八）SP18 天溪 Tiānxī

【穴名出处】《针灸甲乙经》

【穴名释义】 天，指上部；溪，指两肋间凹陷处。穴在胸部乳房，第四肋间隙中，功在宽胸通乳，犹如溪水畅流，故名。

【定位取穴】 在胸外侧部，当第 4 肋间隙，距前正中线 6 寸。

【解剖】 在第四肋间隙，胸大肌外下缘，下层为前锯肌，再深层为肋间内、外肌；有胸外侧动、静脉分支，胸腹壁动、静脉；第四肋间动、静脉；布有第四肋间神经。

【功用功效】 宽胸通乳，止咳消肿

【穴位主治】 胸胁胀痛，咳嗽，气逆，乳痈，乳汁少。现多用于支气管炎，肺炎，肋间神经痛，乳汁分泌不足，乳腺炎等。

【配伍组合】 配膻中治胸肋疼痛。

【刺法灸法】 斜刺或向外平刺 0.5～0.8 寸。

【文献摘要】

《针灸大成》卷六：主胸中满痛，咳逆上气，喉中作声，妇人乳肿溃痈。

（十九）SP19 胸乡 Xiōngxiāng

【穴名出处】《针灸甲乙经》

【穴名释义】 乡，乡村之意，指胸廓之侧，本穴位于前正中线旁开 6 寸，居胸侧所在外面，称为胸之乡，故名胸乡。

【定位取穴】 在胸外侧部，当第 3 肋间隙，距前正中线 6 寸。

【局部解剖】 在第三肋间隙，胸大肌、胸小肌外缘，前锯肌中，下层为肋间内、外肌；有胸外侧动、静脉，第三肋间动、静脉；布有第三肋间神经。

【功用功效】 宽胸理气，疏肝止痛

【穴位主治】 胸胁胀痛。现多用于治疗支气管炎等。

【配伍组合】 配膻中治胸肋胀痛。

【刺法灸法】 斜刺或向外平刺0.5～0.8寸。

【文献摘要】

《针灸甲乙经》卷九：胸胁支满，却引背痛，卧不得转侧，胸乡主之。

《针灸大成》卷六：主胸胁支满，却引背痛，卧不得转侧。

（二十）SP20 周荣 Zhōuróng

【穴名出处】《针灸甲乙经》

【穴位别名】 周营，周管

【穴名释义】 周，指周行；荣，指荣养，本穴位于脾、肺经气相接处，故名。

【定位取穴】 在胸外侧部，当第2肋间隙，距前正中线6寸。

【局部解剖】 在第二肋间隙，胸大肌中，下层为胸小肌，肋间内、外肌；有胸外侧动、静脉，第二肋间动、静脉；布有胸前神经分支，正当第一肋间神经。

【穴位主治】 胸胁胀满，咳嗽气逆。现多用于治疗支气管炎，支气管扩张，肋间神经痛等。

【配伍组合】 配膻中治胸肋胀满。

【刺法灸法】 斜刺或向外平刺0.5～0.8寸。

【文献摘要】

《针灸大成》卷六：主胸胁满，不得俯仰，食不下，喜饮，咳逆，多淫。

（二十一）SP21 大包 Dàbāo

【穴名出处】《灵枢·经脉》

【穴名释义】 该穴为脾之大络，总统阴阳诸络，灌溉五脏六腑，无所不包，故名大包。

【定位取穴】 在侧胸部，腋中线上，当第6肋间隙处。

【局部解剖】 在第六肋间隙，前锯肌中；有胸背动、静脉及第六肋间动、静脉；布有第六肋间神经，当胸长神经直系的末端。

【功用功效】 统血养经，宽胸止痛

【穴位主治】 气喘，胸胁痛，全身疼痛，四肢无力。

【配伍组合】 配足三里治四肢无力。

【刺法灸法】 斜刺或向后平刺0.5～0.8寸。

【文献摘要】

《灵枢·经脉》：实则身尽痛，虚则百节皆纵，此脉若罗络脉之血者，皆取之脾之大络脉也。

《针灸甲乙经》卷九：大气不得息，息则胸胁中痛，实则其身尽寒，虚则百节皆纵，大包主之。

【附注】 脾之大络。

足太阴脾经腧穴主治提要表

穴名	部位	主治	
		本经及脏腑重点病症	其他特殊病症
隐白	趾端	腹胀，月经过多	癫狂
大都	趾	腹胀，胃痛	热病
太白	足	腹胀，泄泻，胃痛	
公孙	足	胃痛，呕吐，泄泻，腹痛	痢疾
商丘	踝关节	腹胀，泄泻，便秘，足跟痛	
三阴交	小腿	肠鸣，腹胀，月经不调，遗精，小便不利，	遗尿，失眠
漏谷	小腿	腹胀，肠鸣，下肢痿痹	
地机	小腿	腹痛，泄泻，小便不利，月经不调，痛经，遗精	
阴陵泉	小腿	腹胀，泄泻，小便不利，膝痛	水肿
血海	大腿	月经不调	瘾疹，湿疹
箕门	大腿	小便不利，遗尿	
下肢部、脾胃病为主，其次为妇科、前阴疾患			
冲门	腹	腹痛	疝气
府舍	腹	腹痛	疝气
腹结	腹	腹痛	疝气
大横	腹	便秘，泄泻，腹痛	
腹哀	腹	腹痛，消化不良，便秘，痢疾	
腹部：胃，肠病为主			
食窦	胸	胸胁胀痛	
天溪	胸	咳嗽，胸部疼痛，乳痈	
胸乡	胸	胸胁胀痛	
周荣	胸	咳嗽，胸胁胀满	
大包	胸	胸气喘，胸胁痛	全身疼痛，四肢无力
胸部：胸，肺疾患			

五、手少阴心经腧穴

本经一侧9穴（左右两侧共18穴）。其中8穴分布于上肢掌侧面的尺侧，1穴在侧胸上部。首穴极泉，末穴少冲。主治胸、心、循环系统病证、神经精神方面病证以及本经脉所过部位之病证。

（一）HT1 极泉 Jíquán

【穴名出处】《针灸甲乙经》

【穴位别名】 臂内

【穴名释义】 手少阴心经主血脉，本穴位于腋窝深凹处，且居于九穴中最高处，喻本经脉气由此如泉中之水急流而出，故名极泉。

【定位取穴】 在腋窝顶点，腋动脉搏动处。

【局部解剖】 在胸大肌的外下缘，深层为喙肱肌；外侧为腋动脉；布有尺神经，正中神经，前臂内侧皮神经及臂内侧皮神经。

【功用功效】 舒筋活血，宽胸理气

【穴位主治】 心痛，胁肋痛，瘰疬，肘臂冷痛，咽干。现多用于肋间神经痛，颈淋巴结核等。

【配伍组合】 配肩髃、曲池治肩臂痛。

【文献摘要】

《铜人腧穴针灸图经》卷五：心痛，干呕，四肢不收，咽干烦渴，胁肋疼痛，肘臂冷痛，四肢不举，目黄。

《针灸大成》卷六：悲愁不乐。

《金兰循经》：马刀挟瘿。

【刺法灸法】 本穴为"醒脑开窍"针法组穴之一：原穴沿经下移1寸，避开腋毛，直刺1～1.5寸，用提插泻法，以患侧上肢抽动3次为度。

（二）HT2 青灵 Qīnglíng

【穴名出处】《太平圣惠方》

【穴位别名】 青灵泉

【穴名释义】 本穴属于心经，心藏神而主血脉是生命之本，神灵所居之处，故名青灵。

【定位取穴】 在臂内侧，当极泉与少海的连线上，肘横纹上3寸，肱二头肌的内侧沟中。

【局部解剖】 当肱二头肌内侧沟处，有肱三头肌；有贵要静脉，尺侧上副动脉；布有前臂内侧皮神经，尺神经。

【功用功效】 通络止痛

【穴位主治】 心痛，胁痛，肩臂痛。现多于肩关节周围炎，肘关节炎，腋淋巴结炎，肋间神经痛，神经性头痛等。

【配伍组合】

1. 配肩髃、曲池治肩臂痛。

2. 配光明、合谷，治疗头痛，目疾。

【刺法灸法】 直刺0.5～1寸。

【文献摘要】

《太平圣惠方》卷一百：肩不举，不能带衣。

《铜人腧穴针灸图经》卷五：头痛振寒，目黄胁痛。

《针方六集》卷五：腋痛，目系痛。

《循经考穴编》：肩臂红肿，马刀。

（三）HT3 少海 Shàohǎi

【穴名出处】《针灸甲乙经》

【穴位别名】 曲节

【穴名释义】 少，指手少阴经；海，为百川之汇，本穴为合穴，属水，乃经气汇聚之处，故名。

【定位取穴】 屈肘，当肘横纹内侧端与肱骨内上髁连线的中点处。

【局部解剖】 有旋前圆肌，肱肌；有贵要静脉，尺侧上下副动脉，尺返动脉；布有前臂内侧皮神经，外前方有正中神经。

【功用功效】 宁心安神，舒筋活络

【穴位主治】 心痛，手臂挛痛、麻木，手颤，瘰疬，腋胁痛。现多用于癔症，精神分裂症，急性舌骨肌麻痹或萎缩，尺神经麻痹，肋间神经痛等。

【配伍组合】

1. 配曲池治肘臂挛痛。

2. 配天井，治疗瘰疬。

3. 配风池、后溪，治疗头项强痛。

【刺法灸法】 直刺0.5～1寸。

【附注】 手少阴经所入为“合”。

（四）HT4 灵道 Língdào

【穴名出处】《针灸甲乙经》

【定位取穴】 在前臂掌侧，当尺侧腕屈肌腱的桡侧缘，腕横纹上1.5寸。

【局部解剖】 在尺侧腕屈肌与指浅屈肌之间，深层为指深屈肌；有尺动脉通过；布有前臂内侧皮神经，尺侧为尺神经。

【功用功效】 理气宁心安神

【穴位主治】 心痛，肘臂挛痛，暴喑。现多用于腕关节炎，尺神经麻痹，急性舌骨肌麻痹或萎缩，癔症，精神分裂症等。

【配伍组合】 配心俞治心痛。

【刺法灸法】 直刺0.3～1.5寸。

【文献摘要】

《备急千金要方》卷三十：心痛悲恐。

《针方六集》卷五：干呕，心内呆痴，目痛。

《循经考穴编》：目赤肿不明，手湿痒不仁，肘臂外廉疼痛。

【附注】 手少阴经所行为“经”。

（五）HT5 通里 Tōnglǐ

【穴名出处】《灵枢·经脉》

【穴位别名】 通理

【穴名释义】 经过为通，脉气所聚为里，心经络脉由此穴通向手太阳，故名。

【定位取穴】 在前臂掌侧，当尺侧腕屈肌腱的桡侧缘，腕横纹上1寸。

【局部解剖】 在尺侧腕屈肌与指浅屈肌之间，深层为指深屈肌；有尺动脉通过；布有前臂内侧皮神经，尺侧为尺神经。

【功用功效】 宁心安神，活血通络开窍

【穴位主治】 心悸、怔忡，头晕，目眩，咽喉肿痛，暴喑，舌强不语，腕臂痛。现多用于扁桃体炎，心绞痛，心动过缓，神经衰弱，癔症性失语，精神分裂症，子宫内膜炎等。

【配伍组合】

1. 配廉泉、哑门治不语。

2. 配内关、心俞，治疗胸痹，心痛，怔忡。

3. 配太阳、风池、百会，治疗头痛，目眩。

4. 配行间、三阴交，治疗经血过多。

【刺法灸法】 直刺0.3～1.5寸。

【文献摘要】

《备急千金要方》卷三十：卒痛烦心，数欠频伸，心悸，悲恐，遗尿。

《铜人腧穴针灸图经》卷五：目眩头痛，面赤而热，肘臂臑痛，苦呕，喉痹，少气。

《针灸大成》卷六：夫人经血过多崩中。

【临证经验】

1. 通里、腕骨、小海、肩贞、支正，针用泻法，加灸，功能温经散寒，疏通经络，治疗风寒湿邪痹阻小肠经脉之颈、肩、臑、肘、臂后廉疼痛。

2. 通里、神门、太渊、心俞，针用泻法，功能清心泻火，安神定志，主治心火上炎，心烦口渴，口舌生疮，小便短赤，甚则尿血。

3. 通里、内关、膈俞，针用平补平泻，功能活血化瘀，通络止痛，主治心血瘀阻心绞痛。

【附注】 手少阴经络穴。

(六) HT6 阴郄 Yīnxì

【穴名出处】《针灸甲乙经》

【穴位别名】 少阴郄，手少阴郄，石宫

【穴名释义】 手少阴郄穴的简称，故名。

【定位取穴】 在前臂掌侧，当尺侧腕屈肌腱的桡侧缘，腕横纹上0.5寸。

【局部解剖】 在尺侧腕屈肌与指浅屈肌之间，深层为指深屈肌；有尺动脉通过；布有前臂内侧皮神经，尺侧为尺神经。

【功用功效】 宁心养血，安神固表

【穴位主治】 心痛，惊悸，骨蒸盗汗，吐血，衄血，暴喑。现多用于神经衰弱，鼻出血，胃出血，急性舌肌麻痹，子宫内膜炎等。

【配伍组合】

1. 配心俞、巨阙治心痛；

2. 配大椎、后溪、三阴交，治阴虚盗汗。

3. 配中冲，治疗舌强，心下烦满。

【刺法灸法】 直刺0.3～1.5寸。

【文献摘要】

《针灸甲乙经》：凄凄寒嗽，吐血，逆气，惊，心痛。

《外台秘要》卷三十九：十二痛。

《铜人腧穴针灸图经》：失音不能言，厥逆心痛，霍乱胸中满。

《标幽赋》：盗汗，小儿骨蒸。

【临证体验】

1. 阴郄、巨阙、章门、心俞、关元，针用泻法，功能活血化瘀，主治膀胱蓄血证，其人如狂，小便自利。

2. 阴郄、三阴交、神门、内关、合谷，合谷用泻法，余穴用补法，功能养心补血敛汗，主治心血不足盗汗。

【附注】 手少阴经郄穴。

（七）HT7 神门 Shénmén

【穴位别名】 兑冲、中都，兑骨，锐中

【穴名释义】 心藏神，神气出入之所谓门，穴位输穴，为心气出入之所，故名。

【定位取穴】 在腕部，腕掌侧横纹尺侧端，尺侧腕屈肌腱的桡侧凹陷处。

【局部解剖】 在尺侧腕屈肌与指浅屈肌之间，深层为指深屈肌；有尺动脉通过；布有前臂内侧皮神经，尺侧为尺神经。

【功用功效】 宁心安神，清心调气。

【穴位主治】 心痛，心烦，怔忡，惊悸，健忘，不寐，癫狂，痫症，痴呆，胁痛，掌中热，目黄。现多用于无脉症，神经衰弱，心绞痛，癔症，舌骨肌麻痹，产后失血，淋巴结炎，扁桃体炎等。

【配伍组合】

1. 配内关、心俞治心痛；

2. 配内关、三阴交治健忘、失眠。

【刺法灸法】 直刺0.3～0.5寸。

【文献摘要】

《针灸甲乙经》卷七：心疟，令人心烦，欲得见清水，寒多，不甚热。

《备急千金要方》卷三十：唾血，恐悸不足。

《针灸大成》卷六：面赤喜笑，掌中热，目黄胁痛，失音，心性痴呆，健忘。

【附注】

手少阴经所注为“输”，心经原穴。

（八）HT8 少府 Shàofǔ

【穴名出处】 《针灸甲乙经》

【穴位别名】 兑骨

【定位取穴】 在手掌面，第4、5掌骨之间，握拳时，当小指尖处。

【局部解剖】 在第四、五掌骨间，有第四蚓状肌，指浅、深屈肌腱，深部为骨间肌；有指掌侧总动、静脉；布有第四指掌侧固有神经。

【功用功效】 清心泻热，行气活血

【穴位主治】 心悸，胸痛，小指挛痛，掌中热，遗尿，小便不利，阴痒。现多用于治疗阴道及阴部瘙痒，风湿性心脏病，心绞痛，心律不齐，癔症，肋间神经痛，臂神经痛等。

【配伍组合】 配内关治心悸。

【刺法灸法】 直刺0.3～1.5寸。

【文献摘要】

《铜人腧穴针灸图经》卷五：烦满少气，悲恐畏人，掌中热，肘腋挛急，胸中痛，手卷不伸。

《针灸大成》卷六：疟久不愈，振寒，阴痒，阴痛，太息。

【附注】 手少阴经所溜为“荥”。

（九）HT9 少冲 Shàochōng

【穴名出处】《针灸甲乙经》

【穴位别名】 经始

【定位取穴】 在小指末节桡侧，距指甲角 0.1 寸。

【局部解剖】 有指掌侧固有动、静脉所形成的动、静脉网；布有指掌侧固有神经。

【功用功效】 开窍，泻热

【穴位主治】 心悸，心痛，胸胁痛，癫狂，热病，昏厥。现多用于脑出血，休克，小儿惊厥，癔症，胸膜炎，肋间神经痛，喉炎等。

【配伍组合】 配太冲、中冲、大椎治热病、昏迷。

【刺法灸法】 浅刺 0.1 寸或点刺出血。

【文献摘要】

《备急千金要方》卷三十：乍寒乍热疟，少气悲凉。心痛而寒，胸痛口热，酸咽。

《铜人腧穴针灸图经》卷五：热病烦满，上气心痛，痰冷少气，掌中热，手挛不伸，引肘腕痛。

《针灸大成》卷六：上气咽干渴，目黄，臑臂内后廉痛。

【附注】 手少阴经所出为“井”。

手少阴心经腧穴主治提要表

穴　名	部　位	主　治	
		本经及脏腑重点病症	其他特殊病症
极泉	腋中	心痛，胁肋疼痛	瘰疬
青灵	上臂	胁痛，肩臂疼痛	
少海	肘	心痛，肘臂挛痛	瘰疬
灵道	前臂	心痛，肘臂挛痛	
通里	前臂	心悸，怔忡	舌强不语，暴喑
阴郄	前臂	心痛，惊悸	盗汗
神门	腕关节	心痛，心烦，怔忡，健忘，失眠，癫狂痫，胸胁痛	
少府	掌	心悸，胸痛	小便不利，阴痒痛
少冲	指端	心悸，心痛，胸胁痛，癫狂	昏迷，热病
上肢：心、胸、神志病			

六、手太阳小肠经腧穴

本经一侧 19 穴（左右两侧共 38 穴），其中 8 穴分布于上肢背面的尺侧，11 穴在肩、颈、面部。首穴少泽，末穴听宫。主治腹部小肠与胸、心、咽喉病证，某些热性病证，神经方面病证和头、面、颈、眼、耳病证以及本经脉所经过部位之病证。

（一）SI1 少泽 Shàozé

【穴名出处】《灵枢·本输》

【穴位别名】 小吉

【穴名释义】 少，小之意；泽，润泽。本穴为手太阳小肠经井穴，手太阳小肠主液。井穴脉气始出而微小，液有润泽身体之功效，故名。

【定位取穴】 在小指末节尺侧，距指甲角0.1寸。

【局部解剖】 有指掌侧固有动、静脉，指背动脉形成的动、静脉网；布有尺神经手背支。

【功用功效】 清热利窍，利咽通乳

【穴位主治】 头痛，热病，昏厥，乳汁少，咽喉肿痛，目赤，目翳。现多用于治疗乳腺炎，乳汁分泌不足，神经性头痛，精神分裂症，中风昏迷等。

【配伍组合】

1. 配膻中、乳根，治乳汁少、乳痈。
2. 配天容、合谷、尺泽，治疗咽喉肿痛。
3. 配内关、人中、十二井穴放血，治疗热病昏迷。

【刺法灸法】

1. 患者取仰卧位或端坐位，伸手掌心朝下，毫针针尖稍向上肢近端倾斜进针，针0.1～0.2寸，局部出现痛感即止，不用补泻手法，用于治疗产后缺乳。
2. 患者取仰卧位或端坐位，伸手掌心朝下，浅刺0.1寸或点刺出血2～5滴，用于治疗急性乳腺炎，急性扁桃体炎，急性咽喉炎及昏迷、昏厥的开窍复苏。

【文献摘要】

《铜人腧穴针灸图经》卷五：目生肤翳覆瞳子。

《针灸大成》：喉痹，舌强，口干，咳嗽，口中涎唾，颈项急不得回顾。

《针方六集》卷五：疟疾，妇人无乳及乳痈痛，乳汁不通。

【附注】 手太阳经所出为“井”。

（二）SI2 前谷 Qiángǔ

【穴名出处】 《灵枢·本输》

【穴名释义】 前，与后相对；本穴属于手太阳小肠经荥穴，位于手小指本节前外侧凹陷中，恰与后溪相对，穴处凹陷如谷，故名。

【定位取穴】 在手掌尺侧，微握拳，当小指本节（第5指掌关节）前的掌指横纹头赤白肉际。

【局部解剖】 有指背动、静脉；布有尺神经手背支。

【功用功效】 疏肝清心，明目聪耳

【穴位主治】 手指麻木，热病，耳鸣，头痛，小便赤。现多用于治疗前臂神经痛，扁桃体炎，乳腺炎，腮腺炎等。

【配伍组合】

1. 配耳门、翳风治耳鸣。
2. 配曲池、合谷、外关，治疗手痛，前臂麻木。
3. 配合谷、曲池、尺泽、少商，治疗咽喉肿痛。
4. 配睛明、太阳、束骨，治疗目翳，目痛。

【刺法灸法】 直刺0.3～1.5寸。

【文献摘要】

《针灸甲乙经》卷九：咳而胸满，小便赤难。

《针灸甲乙经》卷十：肘臂腕中痛，颈肿不可以顾，头项急痛，眩，肩胛小指痛，臂不可以举，咽肿不可咽。

《针灸大成》卷六：咳疟，耳鸣，颊肿引耳后，妇人产后无乳。

【附注】 手太阳经所溜为"荥"。

(三) SI3 后溪 Hòuxī

【穴名出处】《灵枢·本输》

【穴名释义】 本穴属于手太阳经输穴，位于掌指关节后，当尺侧横纹头赤白肉际，其形如沟渠，故名。

【定位取穴】 在手掌尺侧，微握拳，当小指本节（第5指掌关节）后的远侧掌横纹头赤白肉际。

【局部解剖】 在小指尺侧，第五掌骨小头后方，当小指展肌起点外缘；有指背动、静脉，手背静脉网；布有尺神经手背支。

【功用功效】 清心解郁，清热截疟，散风舒筋

【穴位主治】 头项强痛，耳鸣，耳聋，咽喉肿痛，癫狂，疟疾，腰扭伤，盗汗，热病，手指挛急、麻木，肩臂疼痛。现多用于角膜炎，角膜白斑，扁桃体炎，落枕，急性腰扭伤，精神分裂症，癔症等。

【配伍组合】

1. 配列缺、悬钟治颈项强痛。
2. 配人中治急性腰扭伤。
3. 配环跳、阳陵泉，治疗腿痛。
4. 配腰奇、大椎，治疗腰脊强痛。
5. 配神门、鸠尾、腰奇，治疗癫痫。

【刺法灸法】 直刺0.5～1寸。

【临证体验】

1. 后溪、大椎、至阳、天柱、列缺、颈部夹脊，功能舒筋活络，主治肩凝证。
2. 后溪、大椎、风池、天柱、腰奇，功能通督醒志，熄风清脑，治疗癫痫。
3. 后溪、天柱、风府，功能疏风清热，治疗风热头痛。
4. 后溪、申脉，可通调太阳与督脉，治疗感受外邪所致的脊背、头项、耳目疾患。

【附注】 手太阳经所注为"输"；八脉交会穴之一，通督脉。

(四) SI4 腕骨 Wàngǔ

【穴名出处】《灵枢·本输》

【穴名释义】 本穴位于手外侧腕骨前起骨下凹陷处，故名。

【定位取穴】 在手掌尺侧，当第5掌骨基底与钩骨之间的凹陷处，赤白肉际。

【局部解剖】 在手背尺侧，小指展肌起点外缘；有腕背侧动脉（尺动脉分支），手背静脉网；布有尺神经手背支。

【功用功效】 增液止渴，利胆退黄

【穴位主治】 热病无汗，头痛，项强，指挛腕痛，黄疸。现多用于治疗口腔炎，糖尿病等。

【配伍组合】

1. 配阳陵泉、肝俞、胆俞治黄疸。

2. 配大椎、天柱，治疗颈项强痛，落枕。

【刺法灸法】 直刺0.3～1.5寸。

【文献摘要】

《针灸甲乙经》卷十：偏枯，臂腕发痛，肘屈不得伸，头风痛，涕出，肩臂颈项急，烦满惊，五指掣不可屈伸，战栗。

《针灸大成》：热病汗不出，胁下痛不得息，颈颔肿，寒热，耳鸣。

《玉龙歌》：反胃吐食，黄疸。

【附注】 手太阳经所过为"原"。

（五）SI5 阳谷 Yánggǔ

【穴名出处】《灵枢·本输》

【穴名释义】 本穴属于手太阳小肠经"经"穴，属火为阳，位于腕背凹陷处，其处形如山谷，故名。

【定位取穴】 在手腕尺侧，当尺骨茎突与三角骨之间的凹陷处。

【局部解剖】 当尺侧腕伸肌腱的尺侧缘；有腕背侧动脉；布有尺神经手背支。

【功用功效】 清心宁神，明目聪耳

【穴位主治】 颈颔肿，手腕痛，热病。现多用于治疗尺神经痛，腮腺炎，齿龈炎，精神病，癫痫等。

【配伍组合】

1. 配阳池治腕痛。
2. 配曲池、外关，治疗上肢痿痹。
3. 配太冲、昆仑，治疗目急痛赤肿。
4. 配支沟、内关，治疗胁痛。

【刺法灸法】 直刺0.3～1.5寸。

【文献摘要】

《备急千金要方》卷三十：胁痛不得息。

《针灸大成》卷六：癫疾狂走，吐舌，妄言，舌强。

《医宗金鉴》：头面项肿，阴痿。

【附注】 手太阳经所行为"经"。

（六）SI6 养老 Yǎnglǎo

【穴名出处】《灵枢·本输》

【定位取穴】 在前臂背面尺侧，当尺骨小头近端桡侧凹缘中。

【局部解剖】 左尺骨背面，尺骨茎突上方，尺侧腕伸肌腱和小指固有伸肌腱之间；布有前臂骨间背侧动、静脉的末支，腕静脉网；有前臂背侧皮神经和尺神经。

【功用功效】 舒筋增液，清上明目

【穴位主治】 目视不明，肘、肩、臂疼痛。现多用于急性腰扭伤，落枕，眼球充血，视力减退，半身不遂等。

【配伍组合】

1. 配太冲、足三里，治目视不明。
2. 配肩贞，治疗肩背肘疼痛，
3. 配外关、阳池，治疗腕下垂及腕关节疼痛。

4. 配腰眼、委中，治疗腰痛。

【刺法灸法】 直刺或斜刺0.5～0.8寸。

【文献摘要】

《针灸甲乙经》卷十：肩痛欲折，臑如拔，手不能自上下。

《铜人腧穴针灸图经》卷五：目视不明。

【附注】 手太阳经郄穴。

（七）SI7 支正 Zhīzhèng

【穴名出处】《灵枢·本输》

【穴名释义】 支，指离开、络脉之意；正，指正经。本穴为手太阳之络，正经由此别走少阴，络入心经，故名。

【定位取穴】 在前臂背面尺侧，当阳谷与小海的连线上，腕背横纹上5寸。

【局部解剖】 在尺骨背面，尺侧腕伸肌的尺侧缘；布有骨间背侧动、静脉；布有前臂内侧皮神经分支。

【功用功效】 清热解表，疏肝宁神

【穴位主治】 项强，头痛，目眩，肘臂手指挛痛，热病，癫狂。现多用于疥疮，麦粒肿，神经衰弱，神经性头痛，精神病等。

【配伍组合】

1. 配合谷治头痛。

2. 配内关、神门，治疗心前区痛。

【刺法灸法】 直刺或斜刺0.5～0.8寸。

【文献摘要】

《针灸甲乙经》卷七：振寒，寒热，颈项肿，实则肘挛，头项痛，狂易，风疟。

《针灸资生经》：腰膝酸，项强。

《针灸大成》卷六：风虚，惊恐悲愁，癫狂，五劳，四肢虚弱，肘臂挛，难屈伸，手不握，十指尽痛，热病腰颈酸，喜渴，项强。

《医宗金鉴》卷八十五：肘臂十指挛急，消渴饮水不止。

【附注】 手太阳经络穴。

（八）SI8 小海 Xiǎohǎi

【穴名出处】《灵枢·本输》

【穴名释义】 小，指小肠经；海，指汇合之处。本穴属于手太阳小肠经合穴，脉气至此江河之水汇入海，故名。

【定位取穴】 在肘内侧，当尺骨鹰嘴与肱骨内上髁之间凹陷处。

【局部解剖】 尺神经沟中，为尺侧腕屈肌的起始部；有尺侧上、下副动脉和副静脉以及尺返动、静脉；布有前臂内侧皮神经，尺神经本干。

【功用功效】 清热祛风，疏肝安神

【穴位主治】 头痛，颔肿颈痛，肩肘臂痛，痫证。现多用于尺神经疼痛、麻痹，齿龈炎，癫痫，精神分裂症，舞蹈病等。

【配伍组合】

1. 配手三里治肘臂疼痛。

2. 配支正、阳谷、腕骨，治疗尺神经麻痹。

【刺法灸法】 直刺0.3～1.5寸。

【文献摘要】

《针灸甲乙经》卷七：风眩头痛。

《针灸甲乙经》卷八：寒热。

《备急千金要方》卷三十：癫疾，羊痫吐舌。

《外台秘要》卷三十九：龋齿痛，狂易。

《针灸大成》卷六：颈颔肩臑肘臂外后廉痛，小腹痛，狂走，颔肿不可回顾，肩似拔，臑似折，耳聋，目黄，颊肿。

【附注】 手太阳经所入为"合"。

（九）SI9 肩贞 Jiānzhēn

【穴名出处】《素问·气穴论》

【穴名释义】 贞，正之意；肩，指肩部。本穴位于肩关节下方，正对腋纵纹头上方1寸处，主治肩部疾患，故名。

【定位取穴】 在肩关节后下方，臂内收时，腋后纹头上1寸。

【局部解剖】 在肩关节后下方，肩胛骨外侧缘，三角肌后缘，下层是大圆肌；有旋肩胛动、静脉；布有腋神经分支，最深部上方为桡神经。

【功用功效】 祛风止痛，化痰消肿

【穴位主治】 肩胛痛，手臂不举。现多用于上肢瘫痪，肩关节周围炎等。

【配伍组合】

1. 配肩髃、肩髎，治疗肩周炎。

2. 配肩髎、曲池、肩井、手三里、合谷，治疗上肢不遂。

3. 配天井、臑会，治疗瘰疬。

【刺法灸法】 直刺0.5～1.5寸。

【文献摘要】

《针灸甲乙经》卷八：寒热，适耳无闻，引缺盆肩中热痛，麻痹不举。

《铜人腧穴针灸图经》卷四：风痹，手臂不举。

《针灸大成》卷六：伤寒寒热，耳鸣，耳聋。

（十）SI10 臑俞 Nàoshū

【穴名出处】《针灸甲乙经》

【穴名释义】 臑，指肱骨上端，俞，指腧穴，本穴位于肩端后方，肱骨上端后上方，故名。

【定位取穴】 在肩部，当腋后纹头直上，肩胛冈下缘凹陷中。

【局部解剖】 在肩胛骨关节窝后方三角肌中，深层为冈下肌；有旋肱后动、静脉；布有腋神经，深层为肩胛上神经。

【功用功效】 散风化痰，舒筋活络

【穴位主治】 肩臂疼痛，瘰疬，肩肿。现多用于肩周炎等。

【配伍组合】

1. 配肩髃、曲池，治肩臂疼痛。

2. 配后溪、臂臑、肩井，治疗肩周炎。

3. 配曲池，治疗上肢不遂。

【刺法灸法】 直刺或斜刺 1～1.5 寸。

【文献摘要】

《针灸甲乙经》卷八：寒热肩肿，肩背酸。

《外台秘要》卷三十九：肩痛不可举臂。

《针灸大成》卷六：气肿颈痛。

【附注】 手、足太阳，阳维脉与阳跷脉交会穴。

（十一）SI11 天宗 Tiānzōng

【穴名出处】《灵枢·本输》

【穴名释义】 天，指上部，含遵守之意；宗，指本，含中心之意。本穴位于肩胛冈下窝中央，故名。

【定位取穴】 在肩胛部，当冈下窝中央凹陷处，与第 4 胸椎相平。

【局部解剖】 在冈下窝中央冈下肌中；有旋肩胛动、静脉肌支；布有肩胛神经。

【功用功效】 肃降肺气，舒筋活络

【穴位主治】 肩胛疼痛，气喘，乳痈。

【配伍组合】

1. 配肩外俞治肩胛痛；
2. 配膻中、足三里治乳痈。
3. 配膻中、天突，治疗咳嗽气喘。

【刺法灸法】 直刺或斜刺 0.5～1 寸。

【文献摘要】

《针灸甲乙经》卷十：肩重，肘臂痛不可举。

《外台秘要》卷三十：胸胁支满，抢心，咳逆。

《针灸大成》卷六：颊颔肿。

（十二）SI12 秉风 Bǐngfēng

【穴名出处】《针灸甲乙经》

【穴位别名】 肩解

【穴名释义】 秉，摒除之意；风，指风邪。本穴主治肩风疼痛不举以及诸风痹痛，故名。

【定位取穴】 在肩胛部，冈上窝中央，天宗直上，举臂有凹陷处。

【局部解剖】 在肩胛冈上缘中央，表层为斜方肌，再下为冈上肌；有肩胛动、静脉；布有锁骨上神经和副神经，深层为肩胛上神经。

【功用功效】 舒筋活络，散风止痛。

【穴位主治】 肩胛痛，上肢酸麻，肩臂不举。现多用于冈上肌炎，肩周炎等。

【配伍组合】

1. 配天宗治肩胛疼痛。
2. 配天容、肩髃、外关，治疗上肢酸麻疼痛。

【刺法灸法】 直刺或斜刺 0.5～1 寸。

【文献摘要】

《针灸甲乙经》卷十：肩痛不可举。

《循经考穴编》卷一二六：肩胛疼痛，项强不得回顾，腠理不得致密，风邪易入，咳嗽顽痰。

【附注】 手三阳与足少阳经交会穴。

(十三) SI13 曲垣 Qūyuán

【穴名出处】《针灸甲乙经》

【穴名释义】 曲，含弯之意；垣，指垣墙。本穴位于肩胛冈上窝内侧端，是处弯曲如墙垣，故名。

【定位取穴】 在肩胛部，冈上窝内侧端，当臑俞与第2胸椎棘突连线的中点处。

【局部解剖】 在肩胛冈上缘，斜方肌和冈上肌中；有颈横动、静脉降支，深层为肩胛上动、静脉肌支；布有第二胸神经后支外侧皮支、副神经，深层为肩胛上神经肌支。

【功用功效】 舒筋活络，散风止痛

【穴位主治】 肩胛拘急疼痛。现多用于冈上肌腱炎，肩周炎等。

【配伍组合】 配天宗、秉风，治肩胛疼痛。

【刺法灸法】 直刺或斜刺0.5～1寸。

【文献摘要】

《针灸甲乙经》卷十：肩胛周痹。

《铜人腧穴针灸图经》卷四：肩胛急痛闷。

《针灸大成》卷六：肩痹热痛，气注肩胛，拘急痛闷。

(十四) SI14 肩外俞 Jiānwàishū

【穴名出处】《针灸甲乙经》

【穴名释义】 本穴位于肩中俞的偏外下方，故名。

【定位取穴】 在背部，当第1胸椎棘突下，旁开3寸。

【局部解剖】 在肩胛骨内侧角边缘，表层为斜方肌，深层为肩胛提肌和菱形肌；有颈横动、静脉，布有第一神经后支内侧皮支，肩胛背神经和副神经。

【功用功效】 舒筋活络

【穴位主治】 肩背疼痛，颈项强痛。现多用于肩胛区神经痛等。

【配伍组合】 配肩中俞、大椎、列缺治肩背疼痛。

【刺法灸法】 斜刺0.5～0.8寸。

【文献摘要】

《针灸甲乙经》卷十：肩胛中热痛，而寒至肘。

《太平圣惠方》卷一百：肩中痛，发寒热，引项急强，左右不顾。

(十五) SI15 肩中俞 Jiānzhōngshū

【穴名出处】《针灸甲乙经》

【穴名释义】 本穴位于肩井与大椎连线中点，主治肩胛疾患，故名。

【定位取穴】 在背部，当第7颈椎棘突下，旁开2寸。

【局部解剖】 在第一胸椎横突端，在肩胛骨内侧角边缘，表层为斜方肌，深层为肩胛提肌和菱形肌；有颈横动、静脉；布有第一胸神经后支内侧皮支，肩胛神经和副神经。

【功用功效】 疏风解表，宣肺止咳

【穴位主治】 咳嗽，气喘，肩背疼痛，目视不明。

【配伍组合】 配肩外俞，大椎治肩背疼痛。

【刺法灸法】 斜刺0.5～0.8寸。

【文献摘要】

《针灸甲乙经》卷八：寒热，目不明，咳上气，唾血。

《外台秘要》卷三十九：寒热厥，吐血。

《循经考穴编》卷六十四：寒热劳嗽，肩胛疼痛。

（十六）SI16 天窗 Tiānchuāng

【穴名出处】《灵枢·本输》

【穴位别名】窗笼

【穴名释义】天，指上部，含头颈之意；窗，指孔窍。本穴近天容，主治耳鼻喉等孔窍病，故名。

【定位取穴】在颈外侧部，胸锁乳突肌的后缘，扶突后，与喉结相平。

【局部解剖】在斜方肌前缘，肩胛提肌后缘，深层为头夹肌；有耳后动、静脉及枕动、静脉分支；布有颈皮神经，正当耳大神经丛的发出部及枕小神经。

【功用功效】聪耳利窍，熄风宁神

【穴位主治】咽喉肿痛，暴喑，耳聋，耳鸣，颈项强痛。现多用于甲状腺肿大，口颊炎，齿龈炎，肋间神经痛等。

【配伍组合】

1. 配列缺治颈项强痛。

2. 配外关、翳风、中渚，治疗耳鸣，耳聋。

【刺法灸法】直刺0.5～1寸。

【文献摘要】

《针灸甲乙经》卷十一：颊肿痛。

《针灸甲乙经》卷十二：瘿。

《备急千金要方》卷八：中风失音不能言语，缓纵不遂。

《针灸大成》卷六：颈痛，肩痛引项不得回顾，耳聋颊肿喉中痛，齿噤。

《类经图翼》卷六：颈瘿肿痛。

（十七）SI17 天容 Tiānróng

【穴名出处】《灵枢·本输》

【穴名释义】天，指头；容，指面容。本穴位于下颌角后方，其脉自此入面容，故名。

【定位取穴】在颈外侧部，当下颌角的后方，胸锁乳突肌的前缘凹陷中。

【局部解剖】在下颌角后方，胸锁乳突肌停止部前缘，二腹肌后腹的下缘；前方有颈外浅静脉、颈内动、静脉；布有耳大神经的前支，面神经的颈支、副神经，其深层为交感神经干的颈上神经节。

【功用功效】利咽消肿，聪耳降逆

【穴位主治】耳聋，耳鸣，咽喉肿痛，颊肿，咽中如梗，气瘿。现多用于扁桃体炎，颈项部扭伤等。

【配伍组合】

1. 配列缺治颈项强痛。

2. 配翳风、听会、中渚，治疗耳鸣耳聋。

【刺法灸法】直刺0.5～1寸。

【文献摘要】

《针灸甲乙经》卷八：疝积胸中痛，不得穷屈。

《针灸甲乙经》卷十一：颈项痈肿不能言。

《针灸甲乙经》卷十二：耳聋嘈嘈无所闻。

《铜人腧穴针灸图经》卷四：喉痹寒热，咽中如梗。

《针灸大成》卷六：颈肿项痛不可顾，胸满不得息，呕逆吐沫，齿噤，耳聋，耳鸣。

（十八）SI18 颧髎 Quánliáo

【穴名出处】《针灸甲乙经》

【穴位别名】兑骨

【穴名释义】颧，指颧骨；髎，指骨边孔穴。本穴位于面部颧骨下凹陷处，故名。

【定位取穴】在面部，当目外眦直下，颧骨下缘凹陷处。

【局部解剖】在颧骨下颌突的后下缘稍后，咬肌的起始部，颧肌中；有面横动、静脉分支；布有面神经及眶下神经。

【功用功效】清热消肿，祛风止痉。

【穴位主治】口眼㖞斜，眼睑瞤动，面痛，齿痛，颊肿，目黄。现多用于面神经麻痹，面肌痉挛等。

【配伍组合】

1. 配地仓、颊车治口歪。

2. 配合谷治齿痛。

【刺法灸法】

1. 患者取仰卧位或平卧位。毫针沿颧骨最高点下缘快速进针，浅刺约 0.2～0.5 寸，不施补泻手法，用于治疗面肌痉挛。

2. 患者取仰卧位或平卧位，进针 0.5～1 寸，施捻转泻法。用于面肌痉挛的健侧及发病 2 周以后的周围性面瘫的患侧。

3. 患者取平卧位，用三棱针点刺穴位皮肤 2～3 点，然后用闪火拔罐法加压后出血 1～3ml，用于治疗面肌痉挛和周围性面瘫及三叉神经上颌支疼痛。

【文献摘要】

《针灸甲乙经》卷十一：唇痈。

《针灸甲乙经》卷十二：目赤目黄。

《铜人腧穴针灸图经》卷三：口㖞，眼动不止。

《针灸大成》卷六：齿痛。

【附注】

1. 手少阳，太阳经交会穴；

2.《内经图翼》：禁灸。

（十九）SI19 听宫 Tīnggōng

【穴名出处】《灵枢·刺节真邪论》

【穴位别名】多所闻，耳中，窗笼

【穴名释义】宫，为五音之首，又含要处之意。本穴当耳屏前方，主治耳疾，为恢复听力的要穴，故名。

【定位取穴】在面部，耳屏前，下颌骨髁状突的后方，张口时呈凹陷处。

【局部解剖】 有颞浅动、静脉的耳前支；布有面神经及三叉神经的第三支的耳颞神经。

【功用功效】 开窍聪耳

【穴位主治】 耳聋，耳鸣，聤耳，牙关不利，齿痛。现多用于聋哑，中耳炎，下颌关节功能紊乱，声音嘶哑等。

【配伍组合】

1. 配翳风、中渚治耳鸣、耳聋。
2. 配颊车、合谷、下关，治疗齿痛。

【刺法灸法】 张口，直刺 0.5～1.5 寸。

【文献摘要】

《针灸甲乙经》卷十一：癫疾，狂，眩仆，不能言，羊鸣沫出。

《针灸甲乙经》卷十二：耳聋填填如无闻，侬侬嘈嘈若蝉鸣。

《针灸大成》卷六：失音，心腹满，耳聋如物填塞无闻。

【附注】 手、足少阳与手太阳经交会穴。

手太阳小肠经腧穴主治提要表

穴名	部位	主治	
		本经及脏腑重点病症	其他特殊病症
少泽	指端	头痛，目翳，咽喉肿痛	乳汁少，昏迷，热病
前谷	指	头痛，目痛，咽喉肿痛	热病
后溪	掌侧	头项强痛，目赤耳聋，手指、肘臂挛痛	癫狂痫
腕骨	腕前	头项强痛，耳鸣目翳，指挛腕痛	黄疸，热病
阳谷	腕	头痛目眩，耳鸣，耳聋，腕痛	癫狂痫
养老	前臂	目视不明	
支正	前臂	项强，肘挛	癫狂，热病
小海	肘	肘臂疼痛	癫狂
手肘部：头、项、耳、目、咽喉疾患，热病，神志病			
肩贞	肩胛	肩臂疼痛	
臑俞	肩胛	肩臂疼痛	
天宗	肩胛	肩胛疼痛	乳痛
秉风	肩胛	肩胛疼痛	
曲垣	肩胛	肩胛疼痛	
肩外俞	肩胛	肩背疼痛、颈项强急	
肩中俞	背	肩背疼痛	
肩胛部：肩胛疾患			
天窗	颈	耳鸣，耳聋，咽喉肿痛	
天容	颈	耳鸣，耳聋，咽喉肿痛	

续表

穴名	部位	主治	
		本经及脏腑重点病症	其他特殊病症
颈部：咽喉、耳疾患			
颧髎	面	口眼㖞斜，眼睑瞤动，齿痛	
听宫	耳	耳鸣，耳聋	
面部：口、齿、耳疾患			

七、足太阳膀胱经腧穴

本经一侧67穴（左右两侧共134穴），其中49穴分布于头面部、项部和背腰部之督脉的两侧，余18穴则分布于下肢后面的正中线上及足的外侧部。首穴睛明，末穴至阴。主治泌尿生殖系统、神经精神方面、呼吸系统、循环系统、消化系统病证和热性病，以及本经脉所经过部位的病证。

（一）BL1 睛明 Jīngmíng

【穴名出处】《针灸甲乙经》

【穴位别名】 泪孔，泪空，泪腔，精明，目内眦

【穴名释义】 睛，指眼睛；明，指光明。本穴位于目内眦外，因主治眼睛疾病，能使患眼复明，故名。

【定位取穴】 在面部，目内眦角稍上方凹陷处。

【局部解剖】 在眶内缘睑内侧韧带中，深部为眼内直肌；有内眦动、静脉和滑车上下动、静脉，深层 上方有眼动、静脉本干；布有滑车上、下神经，深层为眼神经，上方为鼻睫神经。

【功用功效】 祛风，清热，明目

【穴位主治】 目赤肿痛，眦痒，迎风流泪，夜盲，色盲，目眩，近视。现多用于散光，视神经炎，视神经萎缩，视网膜炎，视网膜出血，翼状胬肉，早期轻度白内障等。

【配伍组合】

1. 配球后、光明治视目不明。
2. 配合谷、四白，治疗目生翳膜。
3. 配合谷、风池，治疗目赤肿痛，目痒。

【刺法灸法】

嘱患者闭目，医者左手轻推眼球向外侧固定，左手缓慢进针，紧靠眶缘直刺0.5～1寸。不捻转，不提插（或只轻微地捻转和提插）。出针后按压针孔片刻，以防出血。本穴禁灸。

【文献摘要】

《针灸甲乙经》卷十二：目不明，恶风目泪出憎寒，目痛目眩，目内眦痛，眦痒痛，淫肤白翳。

《备急千金要方》卷六：目远视不明，头痛目眩。

《铜人腧穴针灸图经》卷三：攀睛翳膜覆瞳子，小儿雀目疳眼，大人气眼冷泪，目视

物不明，大眦胬肉侵眼。

《针灸大成》卷六：大眦攀睛胬肉，侵睛雀目，瞳子生障。

【附注】 手足太阳、足阳明、阴跻、阳跻五脉交会穴。

(二) BL2 攒竹 Cuánzhú

【穴名出处】《针灸甲乙经》

【穴位别名】 眉本，眉头，始光，明光，光明，员柱，眉柱

【穴名释义】 攒，指聚；竹，指竹叶。人之眉毛聚结直立似竹，本穴位于眉头攒聚之处，故名。

【定位取穴】 在面部，当眉头陷中，眶上切迹处。

【局部解剖】 有额肌及皱眉肌；当额动、静脉处；布有额神经内侧支。

【功用功效】 清热明目，散风止痉

【穴位主治】 头痛，目眩，眉棱骨痛，目视不明，迎风流泪，目赤肿痛，眼睑瞤动，青盲。现多用于视力减退，急性结膜炎，视网膜出血，视神经萎缩，角膜白斑，面肌痉挛等。

【配伍组合】

1. 配阳白治口眼㖞斜、眼睑下垂。
2. 配风池、合谷，治疗目赤肿痛，流泪。
3. 配列缺、颊车，治疗面瘫，面肌痉挛。
4. 配阳白、太阳、透维，治疗三叉神经痛。

【刺法灸法】 平刺0.5～0.8寸。禁灸。

【文献摘要】

《针灸甲乙经》卷七：头风痛，眉头痛，目如欲脱，汗出，寒热，面赤，颊中痛，颈椎不可左右顾，目系急。

《针灸甲乙经》卷九：痔痛。

《备急千金要方》卷三十：主目系急目上插，狂走不得卧，心中烦。

《铜人腧穴针灸图经》卷三：眼中赤痛。

《针灸大成》卷六：颊痛，面痛，尸厥，神狂鬼魅，风眩，嚏。

(三) BL3 眉冲 Méichōng

【穴名出处】《脉经》

【穴位别名】 小竹

【穴名释义】 眉，指眉头、眉毛；冲，指动，又有直上之意。眉冲，是经气从眉头直冲入发际而名。

【定位取穴】 在头部，当攒竹直上入发际0.5寸，神庭与曲差连线之间。

【局部解剖】 有额肌；当额动、静脉处；布有额神经内侧支。

【功用功效】 祛风通窍，明目醒神

【穴位主治】 头痛，眩晕，痫证，鼻塞。现多用于鼻炎，癫痫等。

【配伍组合】

1. 配太阳治头痛。
2. 配太阳、鱼腰，治疗视物不明，目痛。
3. 配后溪治疗癫痫。

【刺法灸法】 平刺0.3～1.5寸。

【文献摘要】

《太平圣惠方》卷九十九：头痛、鼻塞。

（四）BL4 曲差 Qūchā

【穴名出处】《针灸甲乙经》

【穴位别名】 鼻冲

【穴名释义】 曲，有拐弯，屈曲不直之意；差，有差错不齐之意。足太阳之脉经睛明直行向上，行至眉冲处及横行向外，曲而不齐，故名。

【定位取穴】 在头部，当前发际正中直上0.5寸，旁开1.5寸，即神庭与头维连线的内1/3与中1/3交点处。

【局部解剖】 有额肌；当额动、静脉处；布有额神经内侧支。

【功用功效】 祛风，明目，通络

【穴位主治】 头痛，鼻塞，鼻衄，目视不明，目眩。现多用于面神经麻痹，三叉神经痛等。

【配伍组合】

1. 配合谷治头痛、鼻塞。
2. 配百会、太冲，治疗头痛，目眩。
3. 配心俞，治疗心中烦满。

【刺法灸法】 平刺0.5～0.8寸。

【文献摘要】

《针灸甲乙经》卷七：头痛，身热，鼻窒，喘息不利，烦满汗不出。

《铜人腧穴针灸图经》卷三：头项痛，身体烦热，目视不明。

《针灸大成》卷六：鼻疮，心烦满，头顶痛，项肿。

（五）BL5 五处 Wǔchù

【穴名出处】《针灸甲乙经》

【穴位别名】 巨处

【穴名释义】 本穴为足太阳膀胱经起始的第五个穴位，故名。

【定位取穴】 在头部，当前发际正中直上1寸，旁开1.5寸。

【局部解剖】 有额肌；当额动、静脉处；布有额神经内侧支。

【功用功效】 散风清热，明目镇静

【穴位主治】 头痛，目眩，癫痫。

【配伍组合】 配合谷、太冲治头痛、目眩。

【刺法灸法】 平刺0.5～0.8寸。

【文献摘要】

《针灸甲乙经》卷七：痉，脊强反折，瘛疾，头重。

《备急千金要方》卷三十：时时喷嚏不已。

《医心方》卷二：诸风气热，善嚏，风头痛，汗出寒热，瘫。

《针灸大成》卷六：头风热，目眩，目不明，目上代不识人。

（六）BL6 承光 Chéngguāng

【穴名出处】《针灸甲乙经》

【穴名释义】 承，指承受，继承之意；光，指光明。因本穴主治眼睛疾病，能使眼目重新承受光明，故名。

【定位取穴】 在头部，当前发际正中直上 2.5 寸，旁开 1.5 寸。

【局部解剖】 有帽状腱膜；有额动、静脉，颞浅动、静脉及枕动、静脉的吻合网；当额神经外侧支和枕大神经会合支处。

【功用功效】 祛风，明目，降逆

【穴位主治】 头痛，目眩，鼻塞。现多用于角膜白斑，鼻炎，感冒等。

【配伍组合】

1. 配百会治头痛。

2. 配大都，治疗呕吐。

【刺法灸法】 平刺 0.3～1.5 寸。

【文献摘要】

《针灸甲乙经》卷七：热病汗不出，苦呕烦心。

《针灸甲乙经》卷十二：青盲，远视不明。

《铜人腧穴针灸图经》卷三：鼻塞不闻香臭，口㖞，鼻多清涕。

(七) BL7 通天 Tōngtiān

【穴名出处】《针灸甲乙经》

【穴位别名】 天臼，天白，天目，天伯，天归

【穴名释义】 通，指通达，贯通；天，指高位。本穴位于足太阳膀胱经至高之位，比喻脉气通于天，故名。

【定位取穴】 在头部，当前发际正中直上 4 寸，旁开 1.5 寸。

【局部解剖】 有帽状腱膜；有颞浅动、静脉和枕动、静脉的吻合网；布有枕大神经分支。

【功用功效】 祛风通窍

【穴位主治】 头痛，眩晕，鼻塞，鼻衄，鼻渊。现多用于口肌痉挛，慢性气管炎，三叉神经痛等。

【配伍组合】 配迎香、合谷治鼻疾。

【刺法灸法】 平刺 0.3～1.5 寸。

【文献摘要】

《针灸甲乙经》卷七：头项痛重，暂起僵仆，鼻窒，喘息不得通。

《备急千金要方》卷二十四：瘿气面肿。

《铜人腧穴针灸图经》卷三：治颈项转侧难，鼻塞闷，偏风口㖞，鼻多清涕，头重。

《针灸大成》卷六：头眩，尸厥，口㖞，喘息，瘿瘤。

(八) BL8 络却 Luòquè

【穴名出处】《针灸甲乙经》

【穴位别名】 强阳，脑盖，络郄，及行

【穴名释义】 络，指细小络脉，联络等意；却，有退、还之意。本穴位于足太阳膀胱经“从巅入络脑，还出别下项”之处，故名。

【定位取穴】 在头部，当前发际正中直上 5.5 寸，旁开 1.5 寸。

【局部解剖】 在枕肌停止处；有枕动、静脉分支；布有枕大神经分支。

【功用功效】 熄风明目，清心安神

【穴位主治】 眩晕，目视不明，耳鸣，癫狂。现多用于面神经麻痹，甲状腺肿，枕肌和斜方肌痉挛，白内障，精神病，忧郁症等。

【配伍组合】 配风池治头晕。

【刺法灸法】 平刺 0.3～1.5 寸。

【文献摘要】

《针灸甲乙经》卷十一：癫疾僵仆，目妄见，恍惚不乐。

《铜人腧穴针灸图经》卷三：青风内障，头眩，耳鸣。

《针灸大成》卷六：恍惚不休，腹胀，青盲内障，目无所见。

（九）BL9 玉枕 Yùzhěn

【穴名出处】《针灸甲乙经》

【穴名释义】 玉，乃贵重之意，枕，指枕骨，又名玉枕骨，故名。

【定位取穴】 在后头部，当后发际正中直上 2.5 寸，旁开 1.3 寸平枕外隆凸上缘的凹陷处。

【局部解剖】 有枕肌；有枕动、静脉；布有枕大神经分支。

【功用功效】 祛风，通窍，利目

【穴位主治】 头项痛，眩晕，目痛，鼻塞。现多用于视觉减退，多汗症等。

【配伍组合】

1. 配大椎治头项痛。

2. 配合谷，治疗鼻塞不通。

【刺法灸法】 平刺 0.3～1.5 寸。

【文献摘要】

《针灸甲乙经》卷七：头项痛，恶风，鼻塞，汗不出，呕吐，目系急痛引项，头重项痛。

《千金翼方》卷二十六：治头风动摇，灸脑后玉枕中间七壮。

《太平圣惠方》卷九十九：目内挛系急痛，风眩目痛，头寒，耳聋鼻塞。

（十）BL10 天柱 Tiānzhù

【穴名出处】《灵枢·本输》

【穴名释义】 本穴位于项部斜方肌起始部，颈椎骨（天柱骨）上端，支撑头颅，意是擎天支柱而名。

【定位取穴】 在项部大筋（斜方肌）外缘之后发际凹陷中，约当后发际正中旁开 1.3 寸。

【局部解剖】 在斜方肌起部，深层为头半棘肌：有枕动、静脉干；布有枕大神经干。

【功用功效】 疏风通络，息风宁神

【穴位主治】 头痛，鼻塞，咽喉肿痛，项强，肩背痛。现多用于咽喉炎，癔症，神经衰弱等。

【配伍组合】 配大椎治头痛项强。

【刺法灸法】 直刺或斜刺 0.5～0.8 寸，不可向内上方深刺，以免伤及延髓。

【文献摘要】

《针灸甲乙经》卷十：头重痛，目如脱，项似拔，狂见鬼，目上反，项直不可以顾。

《备急千金要方》卷三十：不知香臭，卒暴痫眩。

《针灸大成》卷六：肩背痛欲折，目瞑视，头眩脑痛，头风。

(十一) BL11 大杼 Dàzhù

【穴名出处】《灵枢·海论》

【穴位别名】 本神，百劳

【穴名释义】 大，指长大；杼，指织布机上用的梭子。背部椎骨横突形状整齐，有如织布机之梭子，又因古称椎骨位杼骨，上椎犹大，本穴位于其旁，故名。

【定位取穴】 在背部，当第1胸椎棘突下，旁开1.5寸。

【局部解剖】 有斜方肌，菱形肌，上后锯肌，最深层为最长肌；有第一肋间动、静脉后支布有第一胸神经后支的皮支，深层为第一胸神经后支外侧支。

【穴位主治】 头痛，项背痛，肩胛酸痛，咳嗽，发热，颈项强直。现多用于颈椎病等。

【配伍组合】

1. 配肩中俞、肩外俞治肩背痛。
2. 配丰隆、膻中，治疗哮喘。

【刺法灸法】 斜刺0.5～0.8寸。

【文献摘要】

《太平圣惠方》卷一百：小儿斑疱入眼。

《针灸大成》卷六：膝痛不可屈伸，伤寒汗不出，热甚不已，头风振寒，咳疟，头眩，劳气咳嗽，腹痛。

【附注】

1. 八会穴之一，骨会大杼；手足太阳经交会穴。
2. 本经背部诸穴，不宜深刺，以免伤及内部重要脏器。

(十二) BL12 风门 Fēngmén

【穴名出处】《针灸甲乙经》

【穴位别名】 热府，背俞

【穴名释义】 风，指风邪；门，为出入之所。本穴属于足太阳膀胱经，足太阳主一身之表，为风邪入侵之门户，又因本穴主治风病，故名风门。

【定位取穴】 在背部，当第2胸椎棘突下，旁开1.5寸。

【局部解剖】 有斜方肌，菱形肌，上后锯肌，深层为最肌；有第二肋间动、静脉后支；布有二、三胸神经后支的皮支，深层为第三胸神经后支外侧支。

【功用功效】 祛风，宣肺解表

【穴位主治】 伤风咳嗽，发热，头痛，项强，腰背痛。现多用于感冒，支气管炎，肺炎，百日咳，荨麻疹等。

【配伍组合】

1. 配肺俞、大椎治咳嗽、气喘。
2. 配合谷治伤风咳嗽。

【刺法灸法】 斜刺0.5～0.8寸。

【文献摘要】

《针灸甲乙经》卷七：风眩头痛，鼻不利，时嚏，清涕自出。

《备急千金要方》卷十：热府穴治马黄黄疸。

《千金翼方》卷二十七：上气短气，咳逆，胸背彻痛。

《铜人腧穴针灸图经》卷四：伤寒颈项强痛，目瞑多嚏，风劳呕逆上气，胸背痛，喘气卧不安。

《针灸大成》卷六：发背痈疽，身热，胸中热。

【附注】 足太阳经与督脉交会穴。

（十三）BL13 肺俞 Fèishū

【穴名出处】《灵枢·背腧》

【穴名释义】 肺，指肺脏；俞，与腧、输通，转输、输注之意（以下均同）。该穴乃肺脏经气转输之处，故名。

【定位取穴】 在背部，当第3胸椎棘突下，旁开1.5寸。

【局部解剖】 有斜方肌、菱形肌，深层为最长肌；有第三肋间动、静脉后支；布有第三或第四胸神经后支的皮支，深层为第三胸神经后支外侧支。

【功用功效】 宣肺，平喘，理气

【穴位主治】 咳嗽，气喘，胸痛，吐血，骨蒸潮热，盗汗。现多用于皮肤瘙痒，荨麻疹，肺结核，肺炎等。

【配伍组合】

1. 配风门治咳嗽喘。
2. 配合谷、迎香治鼻疾。

【刺法灸法】 斜刺0.5～0.8寸。

【文献摘要】

《针灸甲乙经》卷八：肺寒热，呼吸不得卧，上气呕沫，喘，气相追逐，胸满胁膺急，息难，脉鼓，胸中有热，支满不嗜食，汗不出，腰脊痛。

《千金翼方》卷二十七：咳痹气逆，咳嗽，口中涎唾。

《针灸大成》卷六：黄疸，口舌干，劳热上气，百毒病，食后吐水，小儿龟背。

【附注】 肺的背俞穴。

（十四）BL14 厥阴俞 Juéyīnshū

【穴名出处】《针灸甲乙经》

【穴位别名】 厥俞，阙俞，心包俞

【穴名释义】 本穴是手厥阴心包经脉气转注之处，主治心、心包疾患，故名。

【定位取穴】 在背部，当第4胸椎棘突下，旁开1.5寸。

【局部解剖】 有斜方肌、菱形肌，深层为最长肌；布有第四肋间动、静脉后支；正当第四或第五胸神经后支的皮支，深层为第四胸神经后支外侧支。

【功用功效】 宽胸理气，理气安神

【穴位主治】 咳嗽，心痛，心悸，胸闷，呕吐。现多用于风湿性心脏病，神经衰弱，肋间神经痛等。

【配伍组合】 配内关治心痛、心悸。

【刺灸法】 斜刺0.5～0.8寸。

【文献摘要】

《备急千金要方》卷二十：胸中膈气，聚痛，好吐。

《太平圣惠方》卷九十九：逆气，呕吐，心痛，留结胸中烦闷。

《针灸大成》卷六：咳逆牙痛。

《循经考穴篇》卷一四七：两胛痛楚。

【附注】 心包背俞穴。

（十五）BL15 心俞 Xīnshū

【穴名出处】《灵枢·背腧》

【穴名释义】 本穴是心气输注之处，主治心之疾患，故名。

【定位取穴】 在背部，当第 5 胸椎棘突下，旁开 1.5 寸。

【局部解剖】 有斜方肌，菱形肌，深层为最长肌；有第五肋间动、静脉后支；布有第五或第六胸神经后支的皮支，深层为第五胸神经后支外侧支。

【功用功效】 宽胸理气，宁心通络

【穴位主治】 心痛，惊悸，健忘，心烦，咳嗽，吐血，梦遗，盗汗，癫狂，痫证。现多用于冠心病，心绞痛，风心病，神经衰弱，肋间神经痛，精神分裂症，癔症等。

【配伍组合】

1. 配巨阙、内关治心痛、惊悸。
2. 配内关、神门治失眠、健忘。

【刺法灸法】 斜刺 0.5～0.8 寸。

【文献摘要】

《针灸甲乙经》卷八：寒热，心痛循循然与背相引而痛，咳唾血，多涎，食不下，呕逆，汗不出，如疟状，目泪出。

《备急千金要方》卷八：心中风者，其人担待偃卧，不得倾侧，闷乱冒绝汗出者，心风之证也。心懊恼，微痛烦逆。

《太平圣惠方》卷九十九：心中风，狂痫，心气乱语，悲泣，心腹烦满，汗不出，结积寒热，呕逆不食，食及吐血，目痛。

《针灸大成》卷六：偏风半身不遂，心气乱恍惚，咳吐血，黄疸，呕吐食不下，健忘，小儿心气不足，数岁不语。

《胜玉歌》：遗精白浊心俞治。

【附注】 心的背俞穴。

（十六）BL16 督俞 Dūshū

【穴名出处】《太平圣惠方》

【穴位别名】 高盖，商盖，高益

【穴名释义】 督，指督脉，本穴是督脉之气输注之处，故名。

【定位取穴】 在背部，当第 6 胸椎棘突下，旁开 1.5 寸。

【局部解剖】 有斜方肌，背阔肌肌腱，最长肌；有第六肋间动、静脉后支，颈横动脉降支；布有肩胛背神经，第六或第七胸神经后支的皮支，深层为第六胸神经后支外侧支。

【功用功效】 宽胸，理气

【穴位主治】 心痛，胃痛。现多用于心内膜炎，膈肌痉挛，乳腺炎，皮肤瘙痒，牛皮癣等。

【配伍组合】 配内关治心痛、胸闷。

【刺法灸法】 斜刺 0.5～0.8 寸。

【文献摘要】

《太平圣惠方》卷九十九：寒热，腹中痛，雷鸣，气逆心痛。

《会元针灸学》卷四十九：湿郁皮肤，风痹，水肿。

（十七）BL17 膈俞 Géshū

【穴名出处】《灵枢·背腧》

【穴名释义】 膈，指横膈，横膈之气系于背，本穴位置接近膈膜，主治呃逆，故名。

【定位取穴】 在背部，当第 7 胸椎棘突下，旁开 1.5 寸。

【局部解剖】 在斜方肌下缘，有背阔肌，最长肌；布有第七肋间动、静脉后支；布有第七或第八胸神经后支的皮支，深层为第七胸神经后支外侧支。

【功用功效】 宽胸理气，和血止血

【穴位主治】 呕吐，呃逆，噎膈，饮食不下，气喘，咳嗽，吐血，潮热，盗汗，风疹。现多用于贫血，慢性出血性疾病，膈肌痉挛，胃炎，肠炎，荨麻疹，小儿营养不良等。

【配伍组合】

1. 配内关、足三里治呕吐、呃逆。

2. 配足三里、血海、膏肓治贫血。

【刺法灸法】 斜刺 0.5～0.8 寸。

【文献摘要】

《针灸甲乙经》卷八：咳而呕，膈寒，食不下，寒热，皮肉骨痛，少气不得卧，胸中满支两胁，膈上竞竞，胁痛腹胀，胃脘暴痛，上气，肩背痛寒，汗不出，喉痹，腹中痛，积聚，默然嗜卧，倦怠不欲动，身长湿湿，心痛无可摇者。

《脉经》卷二：关脉芤，大便去血数斗者。

《太平圣惠方》卷一百：劳噎。

《类经图翼》卷七：心痛周痹，膈胃寒痰暴痛，心满气急，吐食反胃。

【附注】 八会穴之一，血会膈俞。

（十八）BL18 肝俞 Gānshū

【穴名出处】《灵枢·背腧》

【穴名释义】 穴近肝脏，为肝脉经气输注之处，主治肝脏疾患，故名。

【定位取穴】 在背部，当第 9 胸椎棘突下，旁开 1.5 寸。

【局部解剖】 在背阔肌，最长肌和髂肋肌之间；有第九肋间动、静脉后支；布有第九或第十胸神经后支的皮支，深层为第九胸神经后支外侧支。

【功用功效】 疏肝利胆，明目镇静

【穴位主治】 黄疸，胁痛，目赤，目眩，雀目，癫狂，痫症，脊背痛，吐血，鼻衄。现多用于急、慢性肝炎，胆囊炎，视网膜出血，胃炎，胃痉挛，肋间神经痛，神经衰弱，精神病，月经不调等。

【配伍组合】

1. 配支沟、阳陵泉治胁痛。

2. 配太冲治目眩。

【刺法灸法】 斜刺 0.5～0.8 寸。

【文献摘要】

《针灸甲乙经》卷七：痉，筋痛急，互引。

《备急千金要方》卷三十：热病差后，食五辛多患眼疾如雀目。

《千金翼方》卷二十六：吐血，酸削。

《铜人腧穴针灸图经》卷四：寒疝少腹痛，唾血短气。

《针灸大成》卷六：多怒，黄疸。

【附注】 肝的背俞穴。

(十九) BL19 胆俞 Dǎnshū

【穴名出处】《针灸甲乙经》

【穴名释义】 本穴位置接近胆腑，为胆经之气输注之处，主治胆腑疾患，故名。

【定位取穴】 在背部，当第 10 胸椎棘突下，旁开 1.5 寸。

【局部解剖】 在背阔肌，最长肌和髂肋肌之间；有第十肋间动、静脉后支；布有第十胸神经后支的皮支，深层为第十胸神经后支的外侧支。

【功用功效】 清热利胆

【穴位主治】 黄疸，口苦，胸胁痛，肺痨，潮热。现多用于胆囊炎，胆道蛔虫，急慢性肝炎，胃炎，腋窝淋巴结炎，肋间神经痛等。

【配伍组合】 配阳陵泉、太冲治胆道疾病。

【刺法灸法】 斜刺 0.5～0.8 寸。

【文献摘要】

《针灸甲乙经》卷九：胸满，呕无所出，口苦舌干，饮食不下。

《铜人腧穴针灸图经》卷四：目黄，胸胁不能转侧，头痛振寒汗不出，腋下肿。

《针灸大成》卷六：骨蒸劳热食不下。

【附注】 胆的背俞穴。

(二十) BL20 脾俞 Pǐshū

【穴名出处】《针灸甲乙经》

【穴名释义】 本穴位置接近脾脏，为脾经之气输注之处，主治脾脏疾患，故名。

【定位取穴】 在背部，当第 11 胸椎棘突下，旁开 1.5 寸。

【局部解剖】 在背阔肌，最长肌和髂肋肌之间；有第十一肋间动、静脉后支；布有第十一胸神经后支的皮支，深层为第十一胸神经后支肌支。

【功用功效】 健脾，和胃，化湿

【穴位主治】 胃脘痛，腹胀，黄疸，呕吐，泄泻，痢疾，便血，月经过多，水肿，纳呆，背痛。现多用于胃溃疡，胃炎，胃下垂，神经性呕吐，肝炎，贫血，慢性出血性疾病，糖尿病等。

【配伍组合】 配足三里治腹胀、便秘。

【刺法灸法】 斜刺 0.5～0.8 寸。

【文献摘要】

《备急千金要方》卷三十：泄利不食，食不生肌肤。

《千金翼方》卷二十七：腹满水肿。

【附注】 脾的背俞穴。

(二十一) BL21 胃俞 Wèishū

【穴名出处】《针灸甲乙经》

【穴名释义】 本穴位置接近胃腑，为胃经之气输注之处，主治胃腑疾患，故名。

【定位取穴】 在背部，当第12胸椎棘突下，旁开1.5寸。

【局部解剖】 在腰背筋膜，最长肌和髂肋肌之间；有肋下动、静脉后支；布有第十二胸神经后支的皮支，深层为第十二胸神经后支外侧支。

【功用功效】 理中，和胃，降逆

【穴位主治】 胸胁痛，胃脘痛，纳呆，腹胀，肠鸣，泄泻，翻胃，呕吐。现多用于胃下垂，胃痉挛，胰腺炎，糖尿病等。

【配伍组合】

1. 配中脘、梁丘治胃痛。

2. 配脾俞、大肠俞，治疗肠鸣腹泻。

【刺法灸法】 斜刺0.5～0.8寸。

【文献摘要】

《针灸甲乙经》卷九：胃中寒胀，食多身体羸瘦，腹中满而鸣，腹胀，风厥，胸胁支满，呕吐，脊急痛，筋挛，食不下。

《太平圣惠方》卷一百：小儿羸瘦，食欲少不生肌肤。

【附注】 胃的背俞穴。

(二十二) BL22 三焦俞 Sānjiāoshū

【穴名出处】 《针灸甲乙经》

【穴名释义】 本穴是三焦之气输注之处，主治三焦疾患，故名。

【定位取穴】 在腰部，当第1腰椎棘突下，旁开1.5寸。

【局部解剖】 在腰背筋膜，最长肌和髂肋肌之间；有第一腰动、静脉后支；布有第十胸神经后支的皮支，深层为第一腰神经后支外侧支。

【功用功效】 调三焦，利水道

【穴位主治】 腹胀，肠鸣，完谷不化，呕吐，泄泻，痢疾，水肿，腰背强痛。现多用于尿潴留，胃炎，肠炎，肾炎，神经衰弱等。

【配伍组合】 配气海、足三里治肠鸣、腹胀。

【刺法灸法】 直刺0.5～1寸。

【文献摘要】

《针灸甲乙经》卷九：头痛，食不下，肠鸣腹胀，呕吐时泄。

《千金翼方》卷二十七：少腹坚如大盘，胃中胀，食不消，妇人瘦瘠。

《铜人腧穴针灸图经》卷四：目眩头痛，吐逆饮食不下，肩背拘急，腰脊强不得俯仰。

【附注】 三焦背俞穴。

(二十三) BL23 肾俞 Shènshū

【穴名出处】 《灵枢·背腧》

【穴名释义】 本穴位置接近肾脏，为肾经之气输注之处，主治肾脏疾患，故名。

【定位取穴】 在腰部，当第2腰椎棘突下，旁开1.5寸。

【局部解剖】 在腰背筋膜，最长肌和髂肋肌之间：有第二腰动、静脉后支；布有第一腰神经后支的外侧支，深层为第一腰丛。

【功用功效】 补肾益气，通阳利水

【穴位主治】 遗精，阳痿，遗尿，月经不调，白带，腰痛，腰膝酸软，头昏目眩，耳鸣，耳聋，水肿，气喘，泄泻。现多用于肾炎，尿路感染，半身不遂等。

【配伍组合】

1. 配太溪、三阴交治月经不调。

2. 配翳风、耳门治耳鸣、耳聋。

【刺法灸法】 直刺0.5～1寸。

【文献摘要】

《针灸甲乙经》卷八：寒热食多，身羸瘦，两胁引痛，心如悬，下引脐，少腹急痛，热，面黑，久喘咳，少气，溺赤浊。

《备急千金要方》卷三十：头身热赤振立，欲呕。

《千金翼方》卷二十七：丈夫梦失精，小便浊难。

《针灸大成》卷六：虚劳羸瘦，耳聋肾虚，水脏久冷，肾中风，踞坐而腰痛，消渴，五劳七伤，虚惫，脚膝拘急，腰寒如冰，头重身热，身肿如水，女人积冷气成劳，承经交接羸瘦，寒热往来。

【附注】

肾的背俞穴。

(二十四) BL24 气海俞 Qìhǎishū

【穴名出处】《太平圣惠方》

【穴名释义】 本穴与任脉之气海穴位相对应，为人身原气转输之处，故名。

【定位取穴】 在腰部，当第3腰椎棘突下，旁开1.5寸。

【局部解剖】 在腰背筋膜，最长肌和髂肋肌之间；有第二腰动、静脉后支；布有第二腰神经后支的外侧支，深层为第一腰丛。

【功用功效】 补气益肾，健腰调经

【穴位主治】 腰痛，月经不调，痛经，气喘。现多用于功能性子宫出血，下肢瘫痪等。

【配伍组合】 配足三里、天枢治腹胀、肠鸣。

【刺法灸法】 直刺0.5～1寸。

【文献摘要】

《太平圣惠方》卷九十九：腰痛，痔疮痛，泻血。

(二十五) BL25 大肠俞 Dàchángshū

【穴名出处】《针灸甲乙经》

【穴名释义】 本穴是大肠经之气输注之处，主治大肠疾病，故名。

【定位取穴】 在腰部，当第4腰椎棘突下，旁开1.5寸。

【局部解剖】 在腰背筋膜，最长肌和髂肋肌之间；有第四腰动、静脉后支；布有第三腰神经皮支，深层为腰丛。

【功用功效】 调肠理气

【穴位主治】 腰脊酸痛，腹胀，肠鸣，泄泻，便秘，下肢痿痹，腰腿痛。现多用于骶髂关节炎，坐骨神经痛，阑尾炎，肠出血，脚气等。

【配伍组合】

1. 配气海、足三里、支沟治便秘。

2. 配次髎，治疗小便不利。

3. 配腰阳关，至阳治疗腰脊强痛。

【刺法灸法】 直刺0.8～1.2寸。

【文献摘要】

《备急千金要方》卷八：腹中雷鸣，泄利，食不消化，小腹绞痛，腰脊疼痛，大小便难，不能饮食。

《针灸大成》卷六：主脊强不得俯仰，绕脐切痛，多食身瘦。

【附注】 大肠背俞穴。

（二十六）BL26 关元俞 Guānyuánshū

【穴名出处】《太平圣惠方》

【穴名释义】 本穴与任脉关元相对应，为人体阳气交关之处，故名。

【定位取穴】 在腰部，当第5腰椎棘突下，旁开1.5寸。

【局部解剖】 有骶棘肌，有腰最下动、静脉后支的内侧支；布有第五腰神经后支。

【功用功效】 壮腰培元，通调二便

【穴位主治】 腰痛，腹胀，泄泻，遗尿，腰腿痛，小便频数。现多用于慢性肠炎，糖尿病，贫血，慢性盆腔炎，膀胱炎等。

【配伍组合】

1. 配气海治腹胀。

2. 配膀胱俞治疗风劳腰痛。

【刺法灸法】 直刺0.8～1.2寸。

【文献摘要】

《太平圣惠方》卷九十九：风劳，腰痛，泄利，虚胀，小便难。

（二十七）BL27 小肠俞 Xiǎochángshū

【穴名出处】《针灸甲乙经》

【穴名释义】 本穴位置接近小肠，为小肠经之气输注之处，主治小肠疾患，故名。

【定位取穴】 在骶部，当骶正中嵴旁1.5寸，平第1骶后孔。

【局部解剖】 在骶髂肌起始部和臀大肌起始部之间；有骶外侧动、静脉后支的外侧支；布有第一骶神经后支外侧支，第五腰神经后支。

【功用功效】 通调二便，清利湿热

【穴位主治】 小腹胀痛，痢疾，遗精，尿血，遗尿，白带，腰骶痛，腰腿痛。现多用于骶髂关节炎，肠炎，盆腔炎，淋病，子宫内膜炎等。

【配伍组合】

1. 配天枢、足三里、上巨虚、关元治腹胀、痢疾、便秘。

2. 配肾俞、三阴交、三焦俞、关元、曲泉治泌尿系结石。

【刺法灸法】 直刺或斜刺0.8～1寸；灸3～7壮。

【文献摘要】

《针灸甲乙经》卷九：小腹痛，疝痛上冲心，腰脊强，溺黄赤，口干。

《备急千金要方》卷十九：小便不利，小腹胀满，虚乏。

《千金翼方》卷二十七：泄注，五痢便脓血，重下腹痛。

《铜人腧穴针灸图经》卷四：小便赤涩，淋漓，少腹痛，脚肿，短气，不嗜食，大便脓血出，五痔疼痛，妇人带下。

《针灸大成》卷六：头痛，虚乏消渴，口干不可忍。

【附注】 小肠的背俞穴。

（二十八）BL28 膀胱俞 Pángguāngshū

【穴名出处】《针灸甲乙经》

【穴名释义】 本穴位置接近膀胱，为膀胱经之气输注之处，主治膀胱疾患，故名。

【定位取穴】 在骶部，当骶正中嵴旁1.5寸，平第2骶后孔。

【局部解剖】 在骶棘肌起部和臀大肌起部之间；有骶外侧动、静脉后支；布有臀中皮神经分支。

【功用功效】 通利膀胱，疏经活络

【穴位主治】 小便不通，遗尿，尿频，泄泻，便秘，腰脊强痛。现多用于坐骨神经痛，痢疾，糖尿病，子宫内膜炎，膀胱炎，膀胱结石等。

【配伍组合】

1. 配肾俞治小便不利。
2. 配委中、风市，治疗腰腿痛，下肢瘫痪。

【刺法灸法】 直刺或斜刺0.8～1.2寸。

【文献摘要】

《针灸甲乙经》卷七：热痉互引，汗不出反折，髀内痛，似疟状。

《备急千金要方》卷三十：坚结积聚。

《铜人腧穴针灸图经》卷四：风劳腰脊痛，泄利腹痛，小便赤涩，遗尿，阴生疮，少气，足寒拘急不得屈伸，脚膝无力。

《针灸大成》卷六：腹满，大便难。

【附注】 膀胱的背俞穴。

（二十九）BL29 中膂俞 Zhōnglǚshū

【穴名出处】《针灸甲乙经》

【穴位别名】 中膂，中膂内俞，脊内俞

【穴名释义】 中，指人体中部；膂，指脊柱两旁隆起之肌肉。本穴位于二十椎下两旁各1.5寸之肌肉隆起处，故名。

【定位取穴】 在骶部，当骶正中嵴旁1.5寸，平第3骶后孔。

【局部解剖】 有臀大肌，深层为骶结节韧带起始部；当臀下动、静脉的分支处，布有臀下皮神经。

【功用功效】 益肾健腰，通肠理气

【穴位主治】 痢疾，疝气，腰脊强痛。现多用于腰骶神经根病，肠炎，糖尿病等。

【配伍组合】

1. 配大敦治疝气。
2. 配合谷、足三里，治疗痢疾。

【刺法灸法】 直刺1～1.5寸。

【文献摘要】

《针灸甲乙经》卷九：腰痛不可以俯仰。

《医心方》卷二：寒热，腹胀，腋挛，背痛内引心。

《针灸大成》卷六：肾虚消渴，肠冷赤白痢，疝痛，汗不出，腹胀胁痛。

（三十）BL30 白环俞 Báihuánshū

【穴名出处】《针灸甲乙经》

【穴位别名】 玉环俞，玉房俞

【穴名释义】 环，绕之意。足太阳膀胱经之支脉从腰部挟脊柱外侧直下贯臀部至此穴后，再绕回，又因本穴内应精室，为人体精气输注之处，主治白带、白浊，故名。

【定位取穴】 在骶部，当骶正中嵴旁1.5寸，平第4骶后孔。

【局部解剖】 在臀大肌，骶结节韧带下内缘；有臀下动、静脉，深层为阴部内动、静脉；布有皮神经，深层为阴部神经。

【功用功效】 利湿健腰，益肾调经

【穴位主治】 遗尿，疝痛，白带，月经不调，腰髋冷痛，二便不利，里急后重，脱肛。现多用于坐骨神经痛，子宫内膜炎，小儿麻痹后遗症，下肢瘫痪等。

【配伍组合】 配三阴交、肾俞，治遗尿、月经不调。

【刺法灸法】 直刺0.5～1.5寸。

【文献摘要】

《备急千金要方》卷十九：腰背不便，筋挛，痹缩，虚热闭塞。

《铜人腧穴针灸图经》卷四：大小便不利，腰髋痛，脚膝不遂，温疟，腰脊冷痛不得安卧，劳损风虚。

《循经考穴篇》卷一五六：白浊，妇人血崩，带下断产无子。

《针方六集》卷五：夜梦鬼交，遗精，虚热无汗。

（三十一）BL31 上髎 Shàngliáo

【穴名出处】《针灸甲乙经》

【穴名释义】 髎，指骨空深处，也指骶骨后孔。本穴位于第一骶骨孔中，居上，故名。

【定位取穴】 在骶部，当髂后上棘与中线之间，适对第1骶后孔处。

【局部解剖】 在骶棘肌起始部及臀大肌起始部；当额外侧动、静脉后支处；布有第一骼神经后支。

【功用功效】 健腰调经，清利下焦

【穴位主治】 腰痛，二便不利，月经不调，赤白带下，阴挺。现多用于骶髂关节炎，坐骨神经痛，下肢瘫痪，小儿麻痹后遗症等。

【配伍组合】 配三阴交、中极、治小便不利。

【刺法灸法】 直刺0.5～1.5寸。

【文献摘要】

《针灸甲乙经》卷九：腰足痛而清，善偃，睾丸蹇。

《备急千金要方》卷十五：大小便不利。

《铜人腧穴针灸图经》卷四：腰膝冷痛，呕逆。

《类经图翼》卷七：阴中痒痛，赤白带下。

（三十二）BL32 次髎 Cìliáo

【穴名出处】《针灸甲乙经》

【穴名释义】 髎，指骨空深处，也指骶骨后孔。本穴位于第二骶骨孔中，居次，故名。

【定位取穴】 在骶部，当髂后上棘内下方，适对第2骶后孔处。

【局部解剖】 在臀大肌起始部；当骶外侧动、静脉后支处；为第二骶神经后支通过处。

【功用功效】 健腰调经，清利下焦

【穴位主治】 腰痛，疝气，月经不调，赤白带下，痛经，遗精，阳痿，遗尿，小便不利，下肢痿痹。现多用于尿潴留，睾丸炎，卵巢炎，盆腔炎，子宫内膜炎等。

【配伍组合】

1. 配三阴交、中极、肾俞治遗尿。

2. 配血海治疗痛经。

【刺法灸法】 直刺0.5～1.5寸。

【文献摘要】

《针灸甲乙经》卷十二：女子赤白沥，心中积胀。

《铜人腧穴针灸图经》卷四：疝气下坠，腰脊痛，不得转摇，急引阴器，痛不可忍，小便赤淋，心下坚胀。

《针灸大成》卷六：足清气痛，肠鸣注泻，偏风。

（三十三）BL33 中髎 Zhōngliáo

【穴名出处】《针灸甲乙经》

【穴位别名】 中空

【穴名释义】 髎，指骨空深处，也指骶骨后孔。本穴位于第三骶骨孔中，居中，故名。

【功用功效】 健腰调经，清利下焦

【定位取穴】 在骶部，当次髎下内方，适对第4骶后孔处。

【局部解剖】 在臀大肌起始部；当骶外侧动、静脉后支处；为第三骶神经后支通过处。

【穴位主治】 腰痛，便秘，泄泻，小便不利，月经不调，带下。现多用于下肢瘫痪，小儿麻痹后遗症等。

【配伍组合】 配支沟、足三里治便秘。

【刺法灸法】 直刺0.5～1.5寸。

【文献摘要】

《针灸甲乙经》卷八：小肠胀。

《针灸甲乙经》卷九：腰痛，大便难，腰中寒。

《针灸甲乙经》卷十二：女子赤淫时白，月事少。

《铜人腧穴针灸图经》卷四：丈夫五劳七伤，六极，小便淋涩，妇人绝子，带下，月事不调。

《针灸大成》卷六：大小便不利，腹胀下利。

（三十四）BL34 下髎 Xiàliáo

【穴名出处】《针灸甲乙经》

【穴名释义】 髎，指骨空深处，也指骶骨后孔。本穴位于第四骶骨孔中，居下，故名。

【定位取穴】 在骶部，当中髎下内方，适对第4骶后孔处。

【局部解剖】 在臀大肌起始部；有臀下动、静脉分支；当第四骶神经后支通过处。

【功用功效】 健腰利便，清利下焦

【穴位主治】 腰痛，小腹痛，小便不利，便秘，带下。现多用于子宫内膜炎，盆腔炎，尿潴留，下肢瘫痪等。

【配伍组合】 配气海治腹痛。

【刺法灸法】 直刺0.5～1.5寸。

【文献摘要】

《针灸甲乙经》卷九：腰痛，少腹痛。

《针灸甲乙经》卷十一：肠鸣，澼泻。

《针灸甲乙经》卷十二：女子下苍汁不禁，赤沥，阴中痒痛，不可以俯仰。

《铜人腧穴针灸图经》卷四：大便下血，寒湿内伤。

《类经图翼》卷七：二便不利，下血腰痛，引小腹急痛，女子淋浊不禁。

(三十五) BL35 会阳 Huìyáng

【穴名出处】 《针灸甲乙经》

【穴位别名】 利极，利机

【穴名释义】 会，指会合，交汇；阳，指阳经、阳气。本穴位于尾骶骨两旁，为足太阳膀胱经与督脉两条阳经交汇之处，又与会阴穴相对应，故名。

【定位取穴】 在骶部，尾骨端旁开0.5寸。

【局部解剖】 有臀大肌；有臀下动、静脉分支；布有尾骨神经；深部有阴部神经干。

【功用功效】 益肾固带，通理二便

【穴位主治】 痢疾，便血，泄泻，痔疾，阳痿，带下。现多用于阴部神经性皮炎，淋病，坐骨神经痛等。

【配伍组合】 配承山治痔疾。

【刺法灸法】 直刺1～1.5寸。

【文献摘要】

《针灸甲乙经》卷十一：肠中有寒热，泄注，肠澼，便血。

《铜人腧穴针灸图经》卷四：腹中有冷气，泄利不止，久痔，阳气虚乏，阴汗湿。

《循经考穴篇》卷十二：男子阳气虚乏，阳痿，妇人赤白带，经行腰腿疼痛。

(三十六) BL36 承扶 Chéngfú

【穴名出处】 《针灸甲乙经》

【穴位别名】 阴关，皮部，扶承

【穴名释义】 承，指承受；扶，指扶持，意为承接于上而辅之下。本穴位于臀下横纹正中，有承受上身而扶持下肢的作用，故名承扶。

【定位取穴】 在大腿后面，臀下横纹的中点。

【局部解剖】 在臀大肌下缘；有坐骨神经伴行的动、静脉；布有股后皮神经，深层为坐骨神经。

【功用功效】 消痔通便，舒筋活络

【穴位主治】 腰骶臀股疼痛，下肢痿痹，大便难，痔疾。现多用于坐骨神经痛，小儿麻痹后遗症，尿潴留等。

【配伍组合】

1. 配委中治腰骶疼痛。

2. 配承筋、委中、阳谷，治疗痔疮疼痛、腋下肿。

【刺法灸法】 直刺 1～2 寸。

【文献摘要】

《针灸甲乙经》卷九：腰脊痛，臀、股阴寒大痛、热痛，痔痛，大便直出，阴胞有寒，小便不利。

《针灸大成》卷六：主腰脊相引如解，久痔臀肿。

《普济方》：失精，腋下肿。

《医学入门》：小便不禁，遗精。

（三十七）BL37 殷门 Yīnmén

【穴名出处】《针灸甲乙经》

【穴名释义】 殷，指盛大；门，出入之所。本穴位于大腿后面，肌肉丰隆、阔大，是足太阳膀胱经脉气出入之门户，故名。

【定位取穴】 在大腿后面，当承扶与委中的连线上，承扶下 6 寸。

【局部解剖】 在半腱肌与股二头肌之间，深层为大收肌；外侧为股深动、静脉第三穿支；布有股后皮神经，深层正当坐骨神经。

【功用功效】 疏通经络，强健腰腿

【穴位主治】 腰痛，腰腿痛，下肢痿痹、瘫痪。现多用于坐骨神经痛，下肢麻痹，小儿麻痹后遗症等。

【配伍组合】

1. 配大肠俞治腰痛。

2. 配风市、足三里，治疗下肢痿痹。

【刺法灸法】 直刺 1～2 寸。

【文献摘要】

《针灸甲乙经》卷九：腰痛得俯不得仰，仰则恐仆，得之举重，恶血归之。

《针灸大成》卷六：腰脊不可以俯仰，举重，恶血，泄注，外股肿。

《循经考穴篇》卷一六二：阴囊，虚胀寒疝。

（三十八）BL38 浮郄 Fúxì

【穴名出处】《针灸甲乙经》

【穴名释义】 浮，指上方、表浅；郄，指空隙。本穴位于委阳上一寸，乃足太阳膀胱经脉气自殷门浮出于此空处，故名。

【定位取穴】 在腘横纹外侧端，委阳上 1 寸，股二头肌腱的内侧。

【局部解剖】 在股二头肌腱内侧；有膝上外侧动、静脉；布有股后皮神经，正当腓总神经处。

【功用功效】 舒筋活络，清热解痉

【穴位主治】 便秘，股腘部疼痛，麻木，筋挛急。现多用于急性胃肠炎，膀胱炎，尿闭等。

【配伍组合】 配承山治下肢痿痹。

【刺法灸法】 直刺 0.5～1.5 寸。

【文献摘要】

《针灸甲乙经》卷十二：不得卧。

《铜人腧穴针灸图经》卷五：小肠热，大肠结，股外经筋急。

《针灸大成》卷六：霍乱转筋，大便坚。

《类经图翼》卷七：小腹膀胱热。

（三十九）BL39 委阳 Wěiyáng

【穴名出处】《灵枢·本输》

【穴名释义】 委，指屈之意；阳，指外。本穴位于委中穴的外侧，故名。

【定位取穴】 在腘横纹外侧端，当股二头肌腱的内侧。

【局部解剖】 在股二头肌腱内侧；有膝上外侧动、静脉；布有股后皮神经，正当腓总神经处。

【功用功效】 调理气机，通利三焦

【穴位主治】 腰脊强痛，小腹胀满，水肿，小便不利，腿足挛痛。现多用于腰背肌痉挛，腓肠肌痉挛，肾炎，膀胱炎等。

【配伍组合】 配三焦俞、肾俞、治小便不利。

【刺法灸法】 直刺 0.5～1.5 寸。

《针灸甲乙经》卷九：胸满嘭嘭然，实则癃闭，腋下肿，虚则遗溺，脚急竞然，筋急痛，不得大小便。

《针灸大成》卷六：筋急身热，痿厥不仁，小便淋漓。

【附注】 三焦经下合穴。

（四十）BL40 委中 Wěizhōng

【穴名出处】《灵枢·本输》

【穴位别名】 委中央，腿凹。

【穴名释义】 委，指屈曲；中，指正中。本穴位于腘窝横纹中央故名。

【定位取穴】 在腘横纹中点，当股二头肌腱与半腱肌肌腱的中间。

【局部解剖】 在腘窝正中，有腘筋膜；皮下有股腘静脉，深层内侧为腘静脉，最深层为腘动脉；有股后皮神经，正当胫神经处。

【功用功效】 理血泻热，舒筋活络

【穴位主治】 腰痛，髋关节活动不利，腘筋挛急，下肢痿痹，半身不遂，腹痛，吐泻，丹毒。现多用于坐骨神经痛，中风后遗症，肠炎，痔疮，湿疹等。

【配伍组合】 配大肠俞治腰痛。

【刺法灸法】

1. 本穴为“醒脑开窍”针法组穴之一：患者取仰卧位，暴露下肢，仰卧直腿抬高取穴，直刺 0.5～1 寸，施提插泻法，使患侧下肢抽动 3 次为度。

2. 患者取俯卧位，暴露下肢，用毫针直刺，进针约 0.5～1 寸，施捻转或提插补泻法，患者局部针感向下肢末端放射，用于治疗膀胱疾病和下肢疼痛。

3. 患者取俯卧位，暴露下肢，令腘部皮肤绷紧，在腘横纹上委中穴及其两侧寻找弩

张的表浅静脉，用三棱针点刺放血，然后闪火拔罐法加压，使出血达1～3ml以上，用于治疗急性腰扭伤。

【文献摘要】

《针灸甲乙经》卷七：腰痛挟脊至头几几然。

《太平圣惠方》卷一百：脚弱无力，半身不遂。

《针灸大成》卷六：中风发眉坠落，刺之出血。

【附注】 足太阳经所入为"合"。

（四十一）BL41 附分 Fùfēn

【穴名出处】《针灸甲乙经》

【穴名释义】 附，指依附、附属附近；分，指分行、分别、分支。足太阳膀胱经在背部左右侧各有相互依附之内外两行，第二行由此穴分别而下，故名。

【定位取穴】 在背部，当第2胸椎棘突下，旁开3寸。

【局部解剖】 在肩胛冈内端边缘，有斜方肌，菱形肌，深层为髂肋肌；有颈横动脉降支，当第二肋间动、静脉后支；布有第二胸神经后支。

【功用功效】 疏风散寒，舒筋活络

【穴位主治】 肩背拘急，颈项强痛，肘臂麻木。现多用于颈部肌肉痉挛，肺炎，肋间神经痛等。

【配伍组合】 配大椎治颈项强痛。

【刺法灸法】 斜刺0.5～0.8寸。

【文献摘要】

《备急千金要方》卷三十：背痛引头。

《外台秘要》卷三十九：背痛引颈。

《针灸大成》卷六：肘不仁，肩背拘急，风冷客于腠理，颈痛不得回顾。

【附注】 手、足太阳经交会穴。

（四十二）BL42 魄户 Pòhù

【穴名出处】《针灸甲乙经》

【穴名释义】 本穴位于肺俞穴旁，其位应肺，乃肺气出入之门户，又因肺为魄之处，故名。

【定位取穴】 在背部，当第3胸椎棘突下，旁开3寸。

【局部解剖】 在肩胛骨脊柱缘，有斜方肌，菱形肌，深层为髂肋肌；有第三肋间动、静脉背侧支颈横动脉降支；布有第二、三胸神经后支。

【功用功效】 止咳平喘，利肺通络

【穴位主治】 肺痨，咳血，咳嗽，气喘，项强，肩背痛。现多用于支气管炎，肺炎等。

【配伍组合】 配天突、膻中治咳喘。

【刺法灸法】 斜刺0.5～0.8寸。

【文献摘要】

《针灸甲乙经》卷七：肩内急，凄厥恶寒，项背痛相引。

《针灸甲乙经》卷十一：呕吐烦满。

《铜人腧穴针灸图经》卷四：肩背痛，咳逆上气，呕烦满，虚劳肺痿，项强不得回顾。

《针方六集》卷五：体热百节痛，夜梦鬼交。

（四十三）BL43 膏肓 gāohuāng

【穴名出处】《备急千金要方》

【穴位别名】 膏肓俞

【穴名释义】 膏，指心下部分；肓，指膈膜。本穴位于心膈之间，故名。

【定位取穴】 在背部，当第4胸椎棘突下，旁开3寸。

【局部解剖】 在肩胛骨脊柱缘，有斜方肌、菱形肌，深层为髂肋肌；有第四肋间动、静脉背侧支及颈横动脉降支；布有第三、四胸神经后支。

【功用功效】 理肺补虚，养阴调心

【穴位主治】 肺痨，咳嗽，气喘，吐血，盗汗，健忘，遗精。现多用于肺结核，支气管炎，胸膜炎，神经衰弱，各种慢性虚损性疾病等。

【配伍组合】 配尺泽、肺俞治咳喘。

【文献摘要】

《备急千金要方》卷三十：羸瘦虚损，梦中失精，上气咳逆，狂惑妄误。

《针灸大成》卷六：发狂，健忘，痰病。

《类经图翼》卷七：主治百病，五劳七伤诸病，胎产产后。

《针方六集》卷一：一切痰饮虚损，传尸骨蒸，痈疽发背。

【刺法灸法】 斜刺0.5～0.8寸。

（四十四）BL44 神堂 Shéntáng

【穴名出处】《针灸甲乙经》

【穴名释义】 神，意指心神；堂，指居室。本穴位于心俞旁，内应心，故名。

【定位取穴】 在背部，当第5胸椎棘突下，旁开3寸。

【局部解剖】 在肩胛骨脊柱缘，有斜方肌，菱形肌，深层为髂肋肌；有第五肋间动静脉背侧支及颈横动脉降支；布有第四、五胸神经后支。

【功用功效】 宽胸理气，宁心定喘

【穴位主治】 气喘，心痛，心悸，胸闷，咳嗽，脊背强痛。现多用于心脏病，神经衰弱，精神分裂症，肋间神经痛等。

【配伍组合】 配膻中治胸闷。

【刺法灸法】 斜刺0.5～0.8寸。

【文献摘要】

《针灸甲乙经》卷七：肩痛胸腹满，凄厥，脊背急强。

《针灸大成》卷六：腰背脊强急不可俯仰，洒析寒热，胸满气逆上攻，时噎。

《针方六集》卷五：多梦，虚惊，狂走。

《循经考穴篇》卷一六八：逆气喘逆，咳嗽痰涎。

（四十五）BL45 譩譆 Yìxī

【穴名出处】《素问·骨空论》

【定位取穴】 在背部，当第6胸椎棘突下，旁开3寸。

【局部解剖】 在斜方肌外缘，有髂肋肌；有第六肋间动、静脉背侧支；布有第五、六胸神经后支。

【功用功效】 理气止痛，清肺宣热

【穴位主治】 咳嗽，气喘，肩背痛。现多用于肋间神经痛，腋神经痛，腰背肌痉

挛等。

【配伍组合】 配大椎、肩外俞治肩背痛。

【文献摘要】

《针灸甲乙经》卷七：喘逆，肩胛内廉痛不可俯仰。

《铜人腧穴针灸图经》卷四：热病汗不出，温疟肩背痛。

《针灸大成》卷六：劳损不得卧，温疟，寒疟，背气满，腹胀气眩，胸中痛引腰背，目眩，目痛，小儿食时头痛，五心热。

【刺法灸法】 斜刺 0.5～0.8 寸。

（四十六）BL46 膈关 Géguān

【穴名出处】《针灸甲乙经》

【穴名释义】 本穴与膈俞相平，内应膈肌，为胸腹交关之隔界，有时治疗膈肌病证的关键腧穴，故名。

【定位取穴】 在背部，当第 7 胸椎棘突下，旁开 3 寸。

【局部解剖】 有背阔肌，髂肋肌；有第七肋间动、静脉背侧支；布有第六胸神经后支。

【功用功效】 宽胸理气，和胃降逆

【穴位主治】 饮食不下，呃逆，呕吐，嗳气，脊背强痛。现多用于肋间神经痛，膈肌痉挛，胃出血等。

【配伍组合】 配内关治嗳气。

【刺法灸法】 斜刺 0.5～0.8 寸。

【文献摘要】

《铜人腧穴针灸图经》卷四：背痛恶寒，脊强俯仰难，食饮不下，呕哕多涎唾，胸中噎闷。

《针灸大成》卷六：大便不节，小便黄。

《循经考穴篇》卷一六九：关节不利，浑身疼痛。

（四十七）BL47 魂门 Húnmén

【穴名出处】《针灸甲乙经》

【穴名释义】 本穴位于肝俞旁，内应肝脏。又因肝藏魂，此穴为肝魂出入之门户，主治肝之疾患，故名。

【定位取穴】 在背部，当第 9 胸椎棘突下，旁开 3 寸。

【局部解剖】 有背阔肌，髂肋肌；有第九肋间动、静脉背侧支；布有第八、九胸神经后支。

【功用功效】 疏肝利胆，和中健胃

【穴位主治】 胸胁痛，呕吐，泄泻，背痛。

【配伍组合】 配阳陵泉、支沟治胸胁痛。

【刺法灸法】 斜刺 0.5～0.8 寸。

【文献摘要】

《针灸甲乙经》卷七：胸胁胀满，饮食不下，呕吐不留住。

《铜人腧穴针灸图经》卷四：饮食不下，腹中雷鸣，大便不节，小便黄赤。

《针灸大成》卷六：主尸厥，胸背连心痛。

《针方六集》卷五：浑身筋骨痛，体热劳嗽，气不升降。

(四十八) BL48 阳纲 Yánggāng

【穴名出处】《针灸甲乙经》

【穴名释义】 阳，指阳气；纲，指统领。本穴位于胆俞两旁，内应胆，胆为甲木，禀少阳升发之气，统领阳气，故名。

【定位取穴】 在背部，当第10胸椎棘突下，旁开3寸。

【局部解剖】 有背阔肌，髂肋肌；有第十肋间动、静脉背侧支；布有第九、十胸神经后支。

【功用功效】 疏肝利胆，健脾化湿

【穴位主治】 肠鸣，腹痛，泄泻，胁痛，黄疸。现多用于胃炎，肝炎，胆囊炎等。

【配伍组合】 配气海治腹胀。

【刺法灸法】 斜刺0.5～0.8寸。

【文献摘要】

《针灸甲乙经》卷九：饮食不下，腹中雷鸣，大便不节，小便赤黄。

《备急千金要方》卷三十：肠鸣泄泻。

《太平圣惠方》卷一百：消渴，身热，面目黄，不嗜食，怠惰。

《针灸大成》卷六：泄痢赤黄。

(四十九) BL49 意舍 Yìshè

【穴名出处】《针灸甲乙经》

【穴名释义】 意，意念，意志，脾藏意；舍，居处之意。本穴位于脾俞两旁，内应脾，故名。

【定位取穴】 在背部，当第11胸椎棘突下，旁开3寸。

【局部解剖】 有背阔肌，髂肋肌；有第十一肋间动、静脉背侧支；布有第十、十一胸神经后支。

【功用功效】 健脾化湿，和中利胆

【穴位主治】 腹胀，肠鸣，呕吐，泄泻，饮食不下。现多用于糖尿病等。

【配伍组合】 脾俞、胃俞治腹胀。

【刺法灸法】 斜刺0.5～0.8寸。

【文献摘要】

《针灸甲乙经》卷九：腹满胀，大便泄，消渴身热，面目黄。

《铜人腧穴针灸图经》卷四：腹满虚胀，大便滑泄，背痛，恶风寒，饮食不下，呕吐不止，消渴，目黄。

《针灸大成》卷六：小便赤黄。

《循经考穴篇》卷一七一：背膂酸痛，冷嗽，气攻两胁。

(五十) BL50 胃仓 Wèicāng

【穴名出处】《针灸甲乙经》

【穴名释义】 本穴位于胃俞两旁，内应胃腑，又因胃为仓廪之官，故名。

【定位取穴】 在背部，当第12胸椎棘突下，旁开3寸。

【局部解剖】 有背阔肌，髂肋肌；有肋下动、静脉背侧支；布有第十二、十三胸神经后支。

【功用功效】 健脾和胃，理气消食

【穴位主治】 腹胀，胃脘痛，脊背痛，小儿食积。现多用于胃炎，胃、十二指肠溃疡，肠炎等。

【配伍组合】 配足三里治胃痛。

【刺法灸法】 斜刺0.5～0.8寸。

【文献摘要】

《针灸甲乙经》卷九：水肿，饮食不下，多寒。

《铜人腧穴针灸图经》卷四：腹内虚胀，背脊不得俯仰。

《循经考穴篇》卷一七一：气攻腰胁。

（五十一）BL51 肓门 Huāngmén

【穴名出处】《针灸甲乙经》

【穴名释义】 肓，指肓膜；门，出入之处。本穴位于三焦俞两旁，又因三焦熏于肓膜，故名。

【定位取穴】 在腰部，当第1腰椎棘突下，旁开3寸。

【局部解剖】 有背阔肌，髂肋肌；有第一腰动、静脉背侧支；布有第十二胸神经后支。

【功用功效】 调气散瘀，通经活络

【穴位主治】 腹痛，便秘，痞块，乳疾。现多用于胃炎，脾肿大，下肢瘫痪等。

【配伍组合】 配气海、天枢治便秘。

【刺法灸法】 斜刺0.5～0.8寸。

【文献摘要】

《针灸甲乙经》卷十二：妇人乳余疾。

《铜人腧穴针灸图经》卷四：心下肓大坚。

《针灸大成》卷六：心下痛，大便坚。

《循经考穴篇》卷一七二：气攻腰胁。

（五十二）BL52 志室 Zhìshì

【穴名出处】《针灸甲乙经》

【穴位别名】 精宫

【穴名释义】 志，乃志向，此指肾之精气；室，指居处。本穴位于肾俞两旁，内应肾脏，乃肾气留住之处，故名。

【定位取穴】 在腰部，当第2腰椎棘突下，旁开3寸。

【局部解剖】 有背阔肌、髂肋肌；有第二腰动、静脉背侧支；布有第十二胸神经后支外侧支，第一腰神经外侧支。

【功用功效】 益肾固精，壮腰强身

【穴位主治】 遗精，阳痿，遗尿，尿频，小便不利，月经不调，腰膝疼痛，水肿。现多用于肾下垂，前列腺炎，阴囊湿疹，下肢瘫痪等。

【配伍组合】 配命门治遗精。

【刺法灸法】 斜刺0.5～0.8寸。

【文献摘要】

《针灸甲乙经》卷十二：腰痛脊急，胁下满，少腹坚急。

《铜人腧穴针灸图经》卷四：食欲不消，阴痛下肿，失精，小便淋漓。

《针灸大成》卷六：背痛，腹强直，梦遗失精，吐逆，两胁急痛，霍乱。

《类经图翼》卷七：脊背强，腰胁痛，腹中坚满，霍乱吐逆不食，大便难。

（五十三）BL53 胞肓 Bāohuāng

【穴名出处】 《针灸甲乙经》

【穴名释义】 胞，指膀胱；肓，指维系膀胱的脂膜。本穴位于膀胱俞两旁，内应膀胱，主治膀胱疾病，故名。

【定位取穴】 在臀部，平第2骶后孔，骶正中嵴旁开3寸。

【局部解剖】 有臀大肌，臀中肌及臀小肌；正当臀上动、静脉；布有臀上皮神经，深层为臀上神经。

【功用功效】 清热利湿，通调二便

【穴位主治】 肠鸣，腹胀，便秘，癃闭，腰脊强痛。

【配伍组合】 配委中治腰痛。

【刺法灸法】 直刺0.5～1.5寸。

【文献摘要】

《针灸甲乙经》卷九：腰脊痛，恶风，少腹坚满，癃闭下重，不得小便。

《针灸大成》卷六：食不消，肠鸣，淋漓。

《针方六集》卷五：脊背引痛。

（五十四）BL54 秩边 Zhìbiān

【穴名出处】 《针灸甲乙经》

【穴名释义】 秩，指秩序、顺序、次序；边，两旁、侧、周缘、远之意。本穴在足太阳膀胱经背部排序边侧最下处，故名。

【定位取穴】 在臀部，平第4骶后孔，骶正中嵴旁开3寸。

【局部解剖】 有臀大肌，在梨状肌下缘；正当臀下动、静脉深层当臀下神经及股后皮神经，外侧为坐骨神经。

【功用功效】 清利下焦，通经活络

【穴位主治】 腰骶痛，下肢痿痹，小便不利，外阴肿痛，痔疾，大便难。现多用于膀胱炎，睾丸炎，坐骨神经痛等。

【配伍组合】 配委中、大肠俞治腰腿疼痛。

【刺法灸法】

1. 患者取俯卧位，暴露腰骶部。用芒针针尖对准腹部水道穴的位置进针，针深约3～5寸，使针感传至小腹、会阴部，部分患者针感可达睾丸或阴茎部。这种秩边透水道的刺法主要用于前列腺疾患。

2. 患者取俯卧位，暴露腰骶部。毫针直刺，针深约3～5寸，使针感沿坐骨神经走行向下肢末端放射，施提插泻法，用于治疗坐骨神经痛。

【文献摘要】

《针灸甲乙经》卷九：腰痛骶寒，俯仰急难，阴痛下垂，不得小便。

《铜人腧穴针灸图经》卷四：小便赤涩，腰重不能举，五痔发肿。

《循经考穴篇》卷一七三：腿叉风寒，肾虚腰痛，遗精带浊。

(五十五) BL55 合阳 Héyáng

【穴名出处】《针灸甲乙经》

【定位取穴】 在小腿后面，当委中与承山的连线上，委中下2寸。

【局部解剖】 在腓肠肌二头之间；有小隐静脉，深层为腘动、静脉；布有腓肠肌内侧皮神经，深层为腓神经。

【功用功效】 调理下焦，通经活络

【穴位主治】 腰脊痛，下肢疼痛、麻痹。现多用于腓肠肌痉挛，子宫内膜炎，痔疾等。

【配伍组合】 配腰阳关治腰痛。

【刺法灸法】

1. 患者取俯卧位，暴露下肢。毫针直刺，视患者腓肠肌粗细进针1～2寸，以针尖抵达肌腹中心为准。施提插泻法，使针感传至腘窝处为佳，用于各种肛肠疾患，其中对内痔出血患者，针刺宜略浅。

2. 患者取俯卧位，暴露下肢。毫针直刺，进针1～1.5寸，施提插平补平泻法，适用于局部疼痛性疾病。

【文献摘要】

《针灸甲乙经》卷八：跟厥膝急，腰脊痛引腹，阴暴痛，寒热，膝酸重。

《备急千金要方》卷三十：膝股肿。

《铜人腧穴针灸图经》卷五：膝酸，重履步难，寒疝，阴偏痛，女子崩中。

(五十六) BL56 承筋 Chéngjīn

【穴名出处】《针灸甲乙经》

【穴位别名】 直肠

【穴名释义】 承，指承受、承接。筋，指肌肉、肌腱、韧带。本穴位于腓肠肌中央，为承受筋肉之处，故名。

【定位取穴】 在小腿后面，当委中与承山的连线上，腓肠肌肌腹中央，委中下5寸。

【局部解剖】 在腓肠肌两肌腹之间；有小隐静脉，深层为腓后动、静脉；布有腓肠内侧皮神经，深层为腓神经。

【功用功效】 理气消痔，舒筋止痛

【穴位主治】 腿痛转筋，痔疾，腰背拘急。现多用于下肢麻痹，腓肠肌痉挛，坐骨神经痛等。

【配伍组合】

1. 配委中治下肢挛痛。

2. 配大肠俞、委中治疗痔疮。

【刺法灸法】 直刺0.5～1.5寸。

【文献摘要】

《针灸甲乙经》卷九：腰背痛，寒痹转筋，头眩痛。

《太平圣惠方》卷九十九：风劳热，大小便不止。

《针灸大成》卷六：腋肿，痔疮，转筋，霍乱。

(五十七) BL57 承山 Chéngshān

【穴名出处】《针灸甲乙经》

【穴位别名】 鱼腹，伤山，肉柱

【穴名释义】 承，指承受、承接；山，指山谷。本穴位于腓肠肌结合间凹陷处，状如山谷，此处承载一身如山之重，故名。

【定位取穴】 在小腿后面正中，委中与昆仑之间，当伸直小腿或足跟上提时腓肠肌肌腹下出现尖角凹陷处。

【局部解剖】 在腓肠肌两肌腹交界下端；有小隐静脉，深层为股后动、静脉；布有腓肠内侧皮神经，深层为腓神经。

【功用功效】 舒筋通络，理气消痔

【穴位主治】 腰痛，腿痛转筋，痔疾，便秘，脚气。现多用于腓肠肌痉挛，坐骨神经痛，下肢瘫痪等。

【配伍组合】

1. 配大肠俞治痔疾。

2. 配肾俞、委中，治疗腰背痛。

3. 配条口、足三里、承筋，治疗足软无力。

【刺法灸法】 直刺1～2寸。

【文献摘要】

《外台密要》卷三十九：癫疾。

《铜人腧穴针灸图经》卷五：脚气膝下肿，霍乱转筋，久痔肿痛。

《针灸大成》卷六：急食不通，伤寒水结。

《针方六集》卷五：风痹，痔漏，便血，脏毒。

（五十八）BL58 飞扬 Fēiyáng

【穴名出处】《针灸甲乙经》

【穴位别名】 厥阳

【穴名释义】 飞，飞翔之意，也指迅速；扬，举之意，也指飞举。本穴是足太阳膀胱经络脉，经气在此迅速如飞别走少阴，故名。

【定位取穴】 在小腿后面，外踝后，昆仑直上七寸，承山穴外下方1寸处。

【局部解剖】 有腓肠肌及比目鱼肌；布有腓肠外侧皮神经。

【功用功效】 祛风清热，宁神通络

【穴位主治】 头痛，目眩，鼻塞，鼻衄，腰背痛，痔疾，腿软无力。现多用于腓肠肌痉挛，风湿性关节炎，肾炎，膀胱炎等。

【配伍组合】 配委中治腿痛。

【刺法灸法】 直刺0.5～1.5寸。

【文献摘要】

《针灸甲乙经》卷二：窒鼻，头背痛。

《针灸大成》卷六：起坐不能，战栗不能久坐久立，足趾不能屈伸，目眩，目痛。

【附注】 足太阳经络穴

（五十九）BL59 跗阳 Fùyáng

【穴名出处】《针灸甲乙经》

【穴位别名】 附阳，付阳

【穴名释义】 跗，指足背；阳，指上、背、外侧。本穴位于小腿下端外侧足背上方，故名。

【定位取穴】 在小腿后面，外踝后，昆仑穴直上3寸。

【局部解剖】 在腓骨的后部，跟腱外前缘，深层为拇长屈肌；有小隐静脉，深层为腓动脉末支；布有腓肠神经。

【功用功效】 祛风化湿，舒筋活络

【穴位主治】 头重，头痛，腰骶痛，外踝肿痛，下肢瘫痪。现多用于坐骨神经痛，腓肠肌痉挛等。

【配伍组合】 配环跳、委中，治疗下肢痿痹。

【刺法灸法】 直刺0.8～1.2寸。

【文献摘要】

《针灸甲乙经》卷十：厥风头重，痹不仁，振寒，时有热，四肢不举。

《铜人腧穴针灸图经》卷五：风痹，头重。

《针灸大成》卷六：霍乱转筋，腰痛不能久立，坐不能起。

【附注】 阳跻脉郄穴。

（六十）BL60 昆仑 Kūnlún

【穴名出处】《针灸甲乙经》

【穴位别名】 上昆仑，下昆仑

【穴名释义】 原为山名，意指高大。本穴位于外踝之后，其处突起如山，故名。

【定位取穴】 在足部外踝后方，当外踝尖与跟腱之间的凹陷处。

【局部解剖】 有腓骨短肌；有小隐静脉及外踝后动、静脉；布有腓肠神经。

【功用功效】 清热镇痉，通络催产

【穴位主治】 头痛，目眩，项强，鼻衄，肩背腰腿痛，脚跟肿痛，难产，痫证。现多用于坐骨神经痛，下肢瘫痪，高血压，内耳性眩晕等。

【配伍组合】 配风池治头痛、目眩。

【刺法灸法】 直刺0.5～0.8寸。

【文献摘要】

《针灸甲乙经》卷七：脊强，头眩痛，脚如结，疟，多汗，腰痛不能俯仰，目如脱，项如拔。

《太平圣惠方》卷九十九：恶血，风气肿痛，脚肿。

《铜人腧穴针灸图经》卷五：阴中痛，小儿发痫。

【附注】

1. 足太阳经所行为“经”。

2.《针灸大成》：“妊妇刺之落胎。”

（六十一）BL61 仆参 Púcān

【穴名出处】《针灸甲乙经》

【穴位别名】 安邪

【定位取穴】 在足外侧部，外踝后下方，昆仑直下，跟骨外侧，赤白肉际处。

【局部解剖】 有腓动、静脉的跟骨外侧支；布有腓肠神经跟骨外侧支。

【功用功效】 舒筋通络，强脑镇静

【穴位主治】 下肢痿痹，足跟痛，癫痫。现多用于踝关节炎，下肢瘫痪等。

【配伍组合】 配太溪治足跟痛。

【刺法灸法】 直刺 0.3～0.5 寸。

【文献摘要】

《针灸甲乙经》卷九：腰痛不可举，足跟中踝后痛，脚痿。

《铜人腧穴针灸图经》卷五：尸厥如中恶状，霍乱吐逆，癫痫，狂言见鬼。

《针灸大成》卷六：吐舌，恍惚，烦痛，脚气膝肿。

（六十二）BL62 申脉 Shēnmài

【穴名出处】《针灸甲乙经》

【穴位别名】 鬼路，巨阳

【定位取穴】 在足外侧部，外踝直下方凹陷中。

【局部解剖】 在腓骨长短肌腱上缘；有外踝动脉网及小隐静脉；布有腓肠神经的足背外侧皮神经分支。

【功用功效】 镇静安神，舒筋通络

【穴位主治】 痫证，癫狂，头痛，眩晕，失眠，腰腿疼痛。现多用于坐骨神经痛，内耳性眩晕，精神分裂症等。

【配伍组合】 配肾俞、肝俞、百会治眩晕。

【刺法灸法】 直刺 0.3～1.5 寸。

【文献摘要】

《针灸甲乙经》卷八：寒热，颈腋下肿。

《备急千金要方》卷十一：劳冷气逆，腰髋冷痹，脚屈伸难。

《针灸大成》卷六：腰脚痛，腰酸不能久立，如在舟中，劳极，妇人血气痛。

【附注】 八脉交会穴之一，通阳跻脉。

（六十三）BL63 金门 Jīnmén

【穴名出处】《针灸甲乙经》

【穴位别名】 关梁，梁关

【定位取穴】 在足外侧部，当外踝前缘直下，骰骨下缘处。

【局部解剖】 在腓骨长肌腱和小趾外展肌之间；有足底外侧动、静脉；布有足背外侧皮神经，深层为足底外侧神经。

【功用功效】 安神定惊，舒筋通络

【穴位主治】 头癫狂，痫证，小儿惊风，腰痛，外踝痛，下肢痹痛。现多用于踝关节炎，腓肠肌痉挛等。

【配伍组合】 配太阳合谷治头痛。

【刺法灸法】 直刺 0.3～1.5 寸。

【文献摘要】

《针灸甲乙经》卷十一：尸厥暴死。

《铜人腧穴针灸图经》卷五：霍乱转筋，身战，不能久立，癫痫，暴疝，小儿发痫，张口摇头，身反折。

【附注】 足太阳经郄穴。

（六十四）BL64 京骨 Jīnggǔ

【穴名出处】《针灸甲乙经》

【穴名释义】 京，巨、大之意。本穴位于足外侧大骨下，故名。

【定位取穴】 在足外侧部，第5跖骨粗隆下方，赤白肉际处。

【局部解剖】 在小趾外展肌下方；有足底外侧动、静脉；布有足背外侧皮神经，深层为足底外侧神经。

【功用功效】 清头明目，镇痉舒筋

【穴位主治】 头痛，项强，目翳，癫痫，腰痛。现多用于小儿惊风，神经性头痛等。

【配伍组合】 配百会、太冲治头痛。

【刺法灸法】 直刺0.3～1.5寸。

【文献摘要】

《医心方》卷二：喘，头重。

《太平圣惠方》卷一百：善惊悸，癫疾狂走。

《针灸大成》卷六：头痛如破，腰痛不可屈伸，身后侧痛。

【附注】 足太阳经所过为"原"。

(六十五) BL65 束骨 Shùgǔ

【穴名出处】《针灸甲乙经》

【穴位别名】 刺骨

【穴名释义】 束，聚，捆、约束之意；骨，此处指趾骨。本穴位于足小趾外侧，本节后凹陷处，为骨收束处，故名。

【定位取穴】 在足外侧，足小趾本节（第5跖趾关节）的后方，赤白肉际处。

【局部解剖】 在小趾外展肌下方；有第四趾跖侧总动、静脉；有第四趾跖侧神经及足背外侧皮神经分布。

【功用功效】 祛风清热，宁心通络

【穴位主治】 癫狂，头痛，项强，目眩，腰背及下肢后侧痛。现多用于神经性头痛，精神分裂症，坐骨神经痛等。

【配伍组合】 配肾俞、太冲治目眩。

【刺法灸法】 直刺0.3～0.5寸。

【文献摘要】

《针灸甲乙经》卷七：暴病，头痛，身热痛，肌肉动，耳聋，恶风，目眦烂赤，项不可以顾，泄。

《针灸大成》卷六：目眩身热，目黄泪出，痔，疟，发背，痈疽，背生疔疮。

【附注】 足太阳经所注为"输"。

(六十六) BL66 足通谷 Zútōnggǔ

【穴名出处】《灵枢·本输》

【定位取穴】 在足外侧，足小趾本节（第5跖趾关节）的前方，赤白肉际处。

【局部解剖】 有趾跖侧动、静脉；布有趾跖侧固有神经及足背外侧皮神经。

【功用功效】 祛风清热，宁神通络

【穴位主治】 头痛，项强，目眩，鼻衄，癫狂。现多用于精神病，功能性子宫出血等。

【配伍组合】 配大椎治项强。

【刺法灸法】 直刺0.2～0.3寸。

【文献摘要】

《针灸甲乙经》卷七：身疼痛，善惊互行，疟。

《针灸大成》卷六：头重目眩，项痛，失欠。

《针方六集》卷五：善呕，喉痹。

【附注】 足太阳经所溜为“荥”。

（六十七）BL67 至阴 Zhìyīn

【穴名出处】《针灸甲乙经》

【穴名释义】 至，指尽、到、极之意；阴，这里指足少阴肾经。本穴位于足小趾外侧端，足太阳膀胱经脉气极尽之处，并由此交至于足少阴肾经，故名。

【定位取穴】 在足小趾末节外侧，距趾甲角0.1寸。

【局部解剖】 有趾背动脉及趾跖侧固有动脉形成的动脉网；布有趾跖侧固有神经及足背外侧皮神经。

【功用功效】 通窍活络，舒筋转胎

【穴位主治】 头痛，鼻塞，鼻衄，目痛，胎位不正，难产，胞衣不下。现多用于神经性头痛，偏瘫，胎位不正等。

【配伍组合】 配太冲、百会治头痛。

【刺法灸法】

1. 浅刺0.1寸。

2. 胎位不正用灸法。

【文献摘要】

《针灸甲乙经》卷七：头重，汗不出，烦心，足下热，不欲近衣，项痛，目翳，鼻及小便皆不利。

《太平圣惠方》卷一百：疟发寒热，小便淋，失精。

《针方六集》卷五：妇人难产。

【附注】 足太阳经所出为“井”。

足太阳膀胱经腧穴主治提要表

穴名	部位	主治	
		本经及脏腑重点病症	其他特殊病症
睛明	内眦	目疾	
攒竹	眉头	头痛，目赤肿痛	
眉冲	前头	头痛，眩晕，鼻塞	癫痫
曲差	前头	头痛，鼻塞，鼻衄	
五处	前头	头痛，眩晕	癫痫
承光	前头	头痛，鼻塞	
通天	前头	头痛，眩晕，鼻塞，鼻衄	
络却	后头	头晕，耳鸣	癫狂

续表

穴名	部位	主治	
		本经及脏腑重点病症	其他特殊病症
玉枕	后头	头项痛，目痛，鼻塞	
天柱	项	头痛，项强，鼻塞	
头项部：头、项、目、鼻疾患，神志病			
大杼	背	咳嗽，发热，项强，肩背痛	
风门	背	伤风，咳嗽，项强，胸背痛	
肺俞	背	咳嗽，气喘，吐血，骨蒸 鼻塞	
厥阴俞	背	咳嗽，心痛	
心俞	背	咳嗽，吐血，心痛	惊悸，健忘，癫痫
督俞	背	心痛	
膈俞	背	咳嗽，吐血，呕吐	
1-7 椎侧第一行：心、肺疾患为主			
肝俞	背	胁痛，吐血，目眩	黄疸，癫狂痫
胆俞	背	胁痛	黄疸
脾俞	背	腹胀，泄泻，痢疾	水肿，背痛
胃俞	背	胃脘痛，呕吐，肠鸣	
三焦俞	腰	肠鸣，腹胀，呕吐，腰背强痛	
9-13 椎侧第一行：胃肠疾患为主，胸肺疾患次之			
肾俞	腰	遗尿，遗精，阳痿，月经不调，腰痛	水肿，耳鸣，耳聋
气海俞	腰	肠鸣，腹胀，痛经，腰痛	
大肠俞	腰	腹胀，泄泻，便秘，腰痛	
关元俞	臀	泄泻，腰痛	
小肠俞	臀	腹痛，泄泻，遗尿	
膀胱俞	臀	遗尿，腰脊强痛	
中膂俞	臀	泄泻，腰脊强痛	
白环俞	臀	遗精，月经不调，白带，腰骶疼痛	
上髎	骶	小便不利，带下，阴挺，腰痛	
次髎	骶	月经不调，带下，小便不利，遗精，腰痛	
中髎	骶	月经不调，带下，小便不利，腰痛	
下髎	骶	小便不利，带下，便秘	
会阳	臀	泄泻，痔疮，带下	
14 椎-臀部侧第一行：肠及妇科、前阴病			

续表

穴名	部位	主治	
		本经及脏腑重点病症	其他特殊病症
承扶	大腿	腰骶臀股部疼痛	
殷门	大腿	腰痛，下肢痿痹	
浮郄	大腿	股腘部疼痛，麻木	
委阳	膝腘	腹满，小便不利，腿足挛痛	
委中	膝腘	小便不利，遗尿，腰痛，下肢痿痹	腹痛，吐泻
腘以上：局部疾患及肠疾患			
附分	背	项强，肩背拘急	
魄户	背	咳嗽，肺痨，项强，肩背痛	
膏肓	背	咳嗽，气喘，肺痨	健忘，遗精
神堂	背	咳嗽，气喘，胸闷	
譩譆	背	咳嗽，肩背痛	疟疾，热病
膈关	背	胸闷，嗳气，呕吐	
1-7椎侧第二行：胸、肺疾患			
魂门	背	胸胁痛，呕吐，背痛	
阳纲	背	肠鸣，腹痛，泄泻	黄疸
意舍	背	腹胀，呕吐，泄泻	
胃仓	腰	胃脘痛，腹胀	
肓门	腰	腹痛，便秘	
9-13椎侧第二行：胃、肠疾患			
志室	腰	遗精，小便不利，腰脊强痛	
胞肓	臀	便秘，癃闭，腰脊强痛	
秩边	臀	小便不利，痔疾，腰骶痛	
14-21椎侧第二行：肠及妇科、前阴病			
合阳	小腿	腰脊强痛	
承筋	小腿	痔疾，腰腿拘急疼痛	
承山	小腿	便秘，痔疾，腰腿拘急疼痛	
飞扬	小腿	头痛，目眩，腰腿疼痛	
跗阳	小腿	头痛，腰骶疼痛，下肢痿痹	
昆仑	踝关节	头痛，项强，目眩，腰痛	难产，癫痫
仆参	足	足跟痛	癫狂痫
申脉	足	目赤，失眠，头痛，眩晕，腰腿酸痛	癫狂痫

续表

穴名	部位	主治	
		本经及脏腑重点病症	其他特殊病症
金门	足	头痛	癫痫
京骨	足	头痛，项强，腰腿痛	癫痫
束骨	足	头痛，项强，目眩，腰腿痛	癫狂
足通谷	足	头痛，项强，目眩，鼻衄	癫狂
至阴	趾端	头痛，目痛，鼻塞，鼻衄	难产，胎位不正
胫、足部：头、项、目、鼻、背、腰疾患，痔疾，神志病，以及下肢后侧疾患			

八、足少阴肾经腧穴

本经一侧27穴（左右两侧共54穴），其中10穴分布于下肢内侧面的后缘，余17穴位于胸腹部任脉两侧。首穴涌泉，末穴俞府。主治泌尿生殖系统、神经精神方面病证、呼吸系统、消化系统和循环系统某些病证，以及本经脉所经过部位的病证。

（一）KI1 涌泉 Yǒngquán

【穴名出处】《灵枢·本输》

【穴位别名】 地冲、地衢、蹶心

【穴名释义】 本穴位于足心而居一身之下，肾为六经之里，由足太阳膀胱经之至阴穴而至足心。比喻经气初出如泉水涌出于下，故名。

【定位取穴】 在足底部，卷足时足前部凹陷处，约当第2、3趾趾缝纹头端与足跟连线的前1/3与后2/3交点上。

【局部解剖】 有趾短屈肌腱，趾长屈肌腱，第二蚓状肌，深层为骨间肌；有来自胫前动脉的足底弓；布有足底内侧神经支。

【功用功效】 益肾调便，平肝熄风

【穴位主治】 头顶痛，头晕，眼花，咽喉痛，舌干，失音，小便不利，大便难，小儿惊风，足心热，癫疾，霍乱转筋，昏厥。现多用于神经衰弱，三叉神经痛，扁桃体炎，高血压，精神分裂症，癔症，中暑，休克等。

【配伍组合】

1. 配然谷治喉痹。
2. 配阴陵泉治热病挟脐急痛，胸胁满。
3. 配水沟、照海治癫痫。
4. 配太冲、百会治头项痛。

【刺法灸法】 直刺0.5～0.8；可灸。

【文献摘要】

【附注】 肾经井穴。

（二）KI2 然谷 Rángǔ

【穴名出处】《灵枢·本输》

【穴位别名】 龙泉，龙渊，然骨

【穴名释义】 然，指然骨，舟骨粗隆；谷，指凹陷处。本穴位于舟骨粗隆前下方凹陷处，故名。

【定位取穴】 在足内侧缘，足舟骨粗隆下方，赤白肉际。

【局部解剖】 有拇趾外展肌，有跖内侧动脉及跗内侧动脉分支；布有小腿内侧皮神经末支及足底内侧神经。

【功用功效】 益肾固泄，导赤清心

【穴位主治】 月经不调，阴挺，阴痒，白浊，遗精，阳痿，小便不利，泄泻，胸胁胀痛，咳血，小儿脐风，口噤不开，消渴，黄疸，下肢痿痹，足跗痛。现多用于咽喉炎，肾炎，膀胱炎，睾丸炎，不孕症，糖尿病等。

【配伍组合】

1. 配承山治转筋。

2. 配气冲、四满治石水。

3. 配太溪治热病烦心、足寒、多汗。

【刺法灸法】 直刺0.5～0.8；可灸。

【文献摘要】

《针灸甲乙经》卷十二：女子不孕，阴暴出，经水漏，然谷主之。

《百症赋》：脐风须然谷而易醒。

【附注】 肾经荥穴。

(三) KI3 太溪 Tàixī

【穴名出处】 《灵枢·本输》

【穴位别名】 吕细

【穴名释义】 太，指大之意；溪，指山间流水。足少阴肾经脉气出于涌泉，流经然谷，至此聚而成太溪，故名。

【定位取穴】 在足内侧，内踝后方，当内踝尖与跟腱之间的凹陷处。

【局部解剖】 有胫后动、静脉；布有小腿内侧皮神经，当胫神经之经过处。

【功用功效】 益肾纳气，培土生金

【穴位主治】 头痛目眩，咽喉肿痛，齿痛，耳聋，耳鸣，咳嗽，气喘，胸痛咳血，消渴，月经不调，失眠，健忘，遗精，阳痿，小便频数，腰脊痛，下肢厥冷，内踝肿痛。现多用于支气管哮喘，肾炎，膀胱炎，慢性喉炎，神经衰弱，贫血，下肢瘫痪等。

【配伍组合】

1. 配然谷主治热病烦心，足寒清，多汗。

2. 配肾俞治肾胀。

3. 配支沟、然谷治心痛如锥刺。

【刺法灸法】 直刺0.5～0.8；可灸。

【文献摘要】

《针灸甲乙经》卷七：热病汗不出，默默嗜卧，溺黄，少腹热，腹胀内肿，厥心痛如锥针刺，太溪主之。

《针灸大成》卷六：主久疟咳逆，心痛如锥刺，心脉沉，手足寒至节。

《医学纲目》：牙痛牙槽，取太溪灸之。

【附注】 肾经输穴、原穴

(四) KI4 大钟 Dàzhōng

【穴名出处】《灵枢·本输》

【穴位别名】 太钟

【穴名释义】 钟，汇聚之意，为足少阴肾经大络别注之处，足少阴肾经脉气由太溪至此汇聚得以深入，再转注足太阳膀胱经，故名。

【定位取穴】 在足内侧，内踝下方，当跟腱附着部的内侧前方凹陷处。

【局部解剖】 有胫后动脉跟骨内侧支；布有小腿内侧皮神经及胫神经的跟骨内侧神经。

【功用功效】 益肾平喘，通调二便

【穴位主治】 咳血，气喘，腰脊强痛，痴呆，嗜卧，足跟痛，二便不利，月经不调。现多用于尿潴留，哮喘，咽痛，神经衰弱等。

【配伍组合】

1. 配太溪、神门治心肾不交之心悸、失眠。
2. 配行间治虚火上炎之易惊善怒。
3. 配鱼际治虚火上炎之咽痛。

【刺法灸法】 直刺0.3～0.5寸；可灸。

【文献摘要】

《针灸甲乙经》卷七：疟多寒热，大钟主之。

《百症赋》：倦言嗜卧，往通里大钟而明。

《标幽赋》：大钟治心内之痴呆。

【附注】 肾经络穴。

(五) KI5 水泉 Shuǐquán

【穴名出处】《针灸甲乙经》

【穴名释义】 泉，水源之意；本穴是肾经之气血深聚之处，又肾主水，其穴似深处之水源，故名。

【定位取穴】 在足内侧，内踝后下方，当太溪直下1寸，跟骨结节的内侧凹陷处。

【局部解剖】 有胫后动脉跟骨内侧支；布有小腿内侧皮神经及胫神经的跟骨内侧神经。

【功用功效】 益肾清热，活血通经

【穴位主治】 闭经，月经不调，痛经，阴挺，小便不利，目昏花。现多用于闭经，子宫脱垂，附件炎，膀胱炎，前列腺炎等。

【配伍组合】

1. 配中极、水道治肾气亏虚。
2. 配气海、血海、肾俞、三阴交、气海俞治肾绞痛、肾结石。
3. 配肾俞、中极、血海治血尿。

【刺法灸法】 直刺0.3～0.5寸；可灸。

【文献摘要】

《针灸甲乙经》卷十二：月水不来而多闭，目不可远视，水泉主之。

《针灸大成》卷六：主目不可远视，女子月事不来，来即心下多闷痛，阴挺出，小便淋漓，腹中痛。

【附注】 肾经郄穴。

(六) KI6 照海 Zhàohǎi

【穴名出处】《针灸甲乙经》

【穴位别名】 阴跻，漏阴

【穴名释义】 照，是光及之象；海，为水归聚之处。本穴位于内踝之下，为阴跻脉所生，足少阴肾经脉气归聚之处。因穴处脉气明显，阔大如海，故名。

【定位取穴】 在足内侧，内踝尖下方凹陷处。

【局部解剖】 在拇趾外展肌止点；后方有胫后动、静脉；布有小腿内侧皮神经，深部为胫神经本干。

【功用功效】 调阴宁神，通调二便

【穴位主治】 咽喉干燥，痫证，失眠，嗜卧，惊恐不宁，目赤肿痛，月经不调，痛经，赤白带下，阴挺，阴痒，疝气，小便频数，不寐，脚气。现多用于慢性咽喉炎，扁桃体炎，子宫脱垂，便秘，神经衰弱，癔症，癫痫等。

【配伍组合】

1. 配列缺、天突、太冲、廉泉治咽喉病证。

2. 配神门、风池、三阴交治阴虚火旺之失眠症。

【刺法灸法】 直刺0.5～0.8；可灸。

【文献摘要】

《针灸甲乙经》卷十二：女子不下月水，照海主之。

《标幽赋》：取照海治喉中之闭塞。

《玉龙歌》：大便闭结不能通，照海分明在足中。

【附注】 八脉交会穴—通阴跻脉。

(七) KI7 复溜 Fùliū

【穴名出处】《灵枢·本输》

【穴位别名】 伏白，伏留，昌阳，外命，外俞

【穴名释义】 复，指返还；溜，通流。足少阴肾经脉气，由涌泉经然谷、太溪，下行大钟、水泉，再绕行至照海，复从太溪直上而流于本穴，故名。

【定位取穴】 在小腿内侧，太溪直上2寸，跟腱的前方。

【局部解剖】 在比目鱼肌下端移行于跟腱处之内侧；前方有胫后动、静脉；布有腓肠内侧皮神经，小腿内侧皮神经，深层为胫神经。

【功用功效】 补肾益阴，通调水道

【穴位主治】 泄泻，肠鸣，水肿，腹胀，腿肿，足痿，盗汗，脉微细时无，身热无汗，腰脊强痛。现多用于肾炎，睾丸炎，功能性子宫出血，尿路感染，下肢瘫痪等。

【配伍组合】

1. 配后溪、阴郄治盗汗不止。

2. 配中极、阴谷治癃闭。

【刺法灸法】 直刺0.8～1寸；可灸。

【文献摘要】

《针灸甲乙经》卷七：疟热少气，足寒不能自温。

《针灸大成》卷六：腰脊内引痛，不得俯仰起坐。

《玉龙歌》：无汗伤寒泻复溜。

【附注】 肾经经穴。

(八) KI8 交信 Jiāoxìn

【穴名出处】《针灸甲乙经》

【穴位别名】 内筋

【穴名释义】 因足少阴肾经之脉由本穴交会于脾经三阴交，而古代五德配五行中，脾属土，配信，故而名交信。

【定位取穴】 在小腿内侧，当太溪直上2寸，复溜前0.5寸，胫骨内侧缘的后方。

【局部解剖】 在趾长屈肌中；深层为胫后动、静脉；布有小腿内侧皮神经，后方为胫神经本干。

【功用功效】 益肾调经，通调二阴

【穴位主治】 月经不调，崩漏，阴挺，泄泻，大便难，睾丸肿痛，五淋，疝气，阴痒，泻痢赤白，膝、股内廉痛。现多用于功能性子宫出血，痢疾，肠炎等。

【配伍组合】

1. 配关元、三阴交治妇科疾患之月经不调。
2. 配太冲、血海、地机治崩漏。
3. 配中都治疝气；配阴陵泉治五淋。
4. 配中极治癃闭。
5. 配关元治阴挺。

【刺法灸法】 直刺0.5～1寸；可灸。

【文献摘要】

《针灸甲乙经》卷九：气癃颓疝，阴急，股枢内廉痛，交信主之。

《针灸大成》卷六：主气淋、溃疝、阴汗，泄利赤白。

【附注】 阴跻脉郄穴。

(九) KI9 筑宾 Zhùbīn

【穴名出处】《灵枢·本输》

【穴位别名】 筑滨，腿肚

【穴名释义】 筑者杵之意，宾者膑，本穴有利于膑，治小腿、足病。足用力时，此处坚实，故名。

【定位取穴】 在小腿内侧，当太溪与阴谷的连线上，太溪上5寸，腓肠肌肌腹的内下方。

【局部解剖】 在腓肠肌和趾长屈肌之间；深部有胫后动、静脉；布有腓肠内侧皮神经和小腿内侧皮神经，深层为胫神经本干。

【功用功效】 益肾宁心，理气止痛

【穴位主治】 癫狂，痫证，呕吐涎沫，疝痛，小儿脐疝，小腿内侧痛。现多用于肾炎，膀胱炎，睾丸炎，腓肠肌痉挛等。

【配伍组合】

1. 配肾俞、关元治水肿。
2. 配大敦、归来治疝气。
3. 配承山、合阳、阳陵泉治小腿痿、痹、瘫。

4. 配水沟、百会治癫、狂、痫证。

【刺法灸法】 直刺0.5～0.8；可灸。

【文献摘要】

《针灸甲乙经》卷十二：大疝绝子，筑宾主之。

《针灸大成》卷六：主㿗疝，小儿胎疝。

【附注】 阴维脉郄穴。

（十）KI10 阴谷 Yīngǔ

【穴名出处】 《灵枢·本输》

【穴名释义】 阴，指内侧；谷，指凹陷之处。本穴位于膝关节内侧，当半腱肌与半膜肌肌腱之间凹陷处，故名阴谷。

【定位取穴】 在腘窝内侧，屈膝时，当半腱肌肌腱与半膜肌肌腱之间。

【局部解剖】 在半腱肌肌腱和半膜肌肌腱之间；有膝上内侧动、静脉；布有股内侧皮神经。

【功用功效】 益肾助阳，调理月经

【穴位主治】 阳痿，疝痛，月经不调，崩漏，小便难，阴中痛，癫狂，膝股内侧痛。现多用于肾炎，膀胱炎，睾丸炎，腓肠肌痉挛等。

【配伍组合】

1. 配照海、中极治癃闭；

2. 配大赫、曲骨、命门治寒疝、阳痿、早泄、月经不调、崩漏。

【刺法灸法】 直刺0.8～1.2寸。

【文献摘要】

《针灸甲乙经》卷十一：狂癫，阴谷主之。

《针灸大成》卷六：主膝痛如锥，不能屈伸。

【附注】 肾经合穴。

（十一）KI11 横骨 Hénggǔ

【穴名出处】 《针灸甲乙经》

【穴位别名】 下极，屈骨，屈骨端，髓孔，曲骨

【穴名释义】 横骨就是指阴上横起之骨，即耻骨，本穴位于其上方，故名。

【定位取穴】 在下腹部，当脐中下5寸，前正中线旁开0.5寸。

【局部解剖】 有腹内、外斜肌腱膜，腹横肌腱膜及腹直肌；有腹壁下动、静脉及阴部外动脉；布有髂腹下神经分支。

【功用功效】 益肾助阳，清热利湿

【穴位主治】 阴部痛，少腹痛，遗精，阳痿，遗尿，小便不通，疝气。现多用于阴道炎，盆腔炎，附件炎，尿潴留等。

【配伍组合】

1. 配中极、三阴交治癃闭。

2. 配关元、肾俞、志室、大赫治阳痿、遗精、崩漏、月经不调。

【刺法灸法】 直刺0.8～1.2寸；可灸。

【文献摘要】

《备急千金要方》卷二十四：脱肛历年不愈，灸横骨百壮。

《针灸大成》卷六：主五淋，小便不通，阴器下纵引痛，小腹满。

《百症赋》：肓俞横骨泻五淋之久积。

【附注】 冲脉、足少阴会穴。

（十二）KI12 大赫 Dàhè

【穴名出处】《针灸甲乙经》

【穴位别名】 阴维，阴关

【穴名释义】 大赫，盛大之意。本穴为冲脉少阴之会，内应胞宫精室，因本穴阴气盛大故名。

【定位取穴】 在下腹部，当脐中下4寸，前正中线旁开0.5寸。

【局部解剖】 在腹内、外斜肌腱膜，腹横肌腱膜及腹直肌中；有腹壁下动、静脉肌支；布有第十二肋间神经及髂腹下神经。

【功用功效】 补肾固精，调经种子

【穴位主治】 阴部痛，子宫脱垂，遗精，带下，月经不调，痛经，不孕，泄泻，痢疾。现多用于子宫脱垂等。

【配伍组合】

1. 配阴交、肾俞、带脉、大敦、中极治阳痿、遗精、带下。

2. 配命门、肾俞、志室、中极、关元治男科病、不育症。

【刺法灸法】 直刺0.8～1.2寸；可灸。

【文献摘要】

《针灸甲乙经》卷十一：男子精溢，阴上缩，大赫主之。

《针灸大成》卷六：主虚劳失精，男子阴器结缩。茎中痛，目赤痛从内眦始，妇人赤带。

【附注】 冲脉、足少阴会穴。

（十三）KI13 气穴 Qìxué

【穴名出处】《针灸甲乙经》

【穴位别名】 胞门，子户

【穴名释义】 本穴位于关元旁开0.5寸，邻近“丹田”。因肾主纳气，本穴为纳气要穴，故名。

【定位取穴】 在下腹部，当脐中下3寸，前正中线旁开0.5寸。

【局部解剖】 在腹内、外斜肌腱膜，腹横肌腱膜及腹直肌中；有腹壁下动、静脉肌支；布有第十二肋间神经及髂腹下神经。

【功用功效】 益冲任，调二阴

【穴位主治】 月经不调，白带，小便不通，泄泻，痢疾，腰脊痛，阳痿。

【配伍组合】

1. 配天枢、大肠俞治消化不良。

2. 配中极、阴陵泉、膀胱俞治五淋、小便不利。

3. 配气海、三阴交、肾俞、血海治月经不调、血带、宫冷不孕、先兆流产、阳痿、不育症。

【刺法灸法】 直刺或斜刺0.8～1.2寸；可灸。

【文献摘要】

《针灸甲乙经》卷十二：月水不通，奔豚上下腰脊痛，气穴主之。

《针灸大成》卷六：主奔豚，气上下引腰脊痛，泄利不止，目赤痛从内眦始，妇人月事不调。

【附注】 冲脉、足少阴会穴。

(十四) KI14 四满 Sìmǎn

【穴名出处】《针灸甲乙经》

【穴位别名】 髓府，髓中

【穴名释义】 四，指序号；满，指溢满。本穴为足少阴肾经进入腹部后第四穴，当膀胱水液储蓄溢满之处，故名。

【定位取穴】 在下腹部，当脐中下2寸，前正中线旁开0.5寸。

【局部解剖】 在腹内、外斜肌腱膜，腹横肌腱膜及腹直肌中；有腹壁下动、静脉肌支；布有第十一肋间神经。

【功用功效】 调经利水

【穴位主治】 月经不调，崩漏，带下，不孕，产后恶露不净，小腹痛，遗精，遗尿，疝气，便秘，水肿。

【配伍组合】

1. 配气海、三阴交、大敦、归来治疝气、睾丸肿痛。

2. 配气海、三阴交、肾俞、血海治月经不调、带下、遗精等病证。

【刺法灸法】 直刺0.8～1.2寸；可灸。

【文献摘要】

《备急千金要方》卷三：月事不利，奔豚上下并无子，主子脏中有恶血，内逆满痛疝；主腹切痛。

《针灸大成》卷六：主积聚疝，大肠有水，脐下切痛，振寒，目内眦赤痛，妇人月水不调，恶血，奔豚上下，无子。

【附注】 冲脉、足少阴会穴。

(十五) KI15 中注 Zhōngzhù

【穴名出处】《针灸甲乙经》

【穴名释义】 本穴为冲脉、足少阴之会，冲脉与足少阴肾经并行直上于本穴相交，足少阴脉气由此经冲脉注入胞中，故名。

【定位取穴】 在下腹部，当脐中下1寸，前正中线旁开0.5寸。

【局部解剖】 在腹内、外斜肌腱膜，腹横肌腱膜及腹直肌中；有腹壁下动、静脉肌支；布有第十肋间神经。

【功用功效】 调和月经，通调腑气

【穴位主治】 月经不调，腰腹疼痛，大便燥结，泄泻，痢疾。

【配伍组合】

1. 配肾俞、委中、气海俞治腰背痛。

2. 配血海、肾俞、太冲、三阴交、阴交、中极治妇科病、月经不调、卵巢炎、睾丸炎、附件炎。

【刺法灸法】 直刺0.8～1.2寸；可灸。

【文献摘要】

《针灸甲乙经》卷九：大便难，中注及太白主之。

《针灸大成》卷六：主目内眦赤痛，女子月事不调。

【附注】 冲脉、足少阴会穴。

（十六）KI16 肓俞 Huāngshū

【穴名出处】《针灸甲乙经》

【穴位别名】 子户

【穴名释义】 肓，指肓膜。本穴位于脐旁，当大腹与少腹之间，内应肓膜，故名。

【定位取穴】 在腹中部，当脐中旁开0.5寸。

【局部解剖】 在腹内、外斜肌腱膜，腹横肌腱膜及腹直肌中；有腹壁下动、静脉肌支；布有第十肋间神经。

【功用功效】 理气止痛，润燥通便

【穴位主治】 腹痛绕脐，呕吐，腹胀，痢疾，泄泻，便秘，疝气，月经不调，腰脊痛。现多用于胃痉挛，肠炎，肠麻痹，膀胱炎等。

【配伍组合】

1. 配天枢、足三里、大肠俞治便秘、泄泻、痢疾。
2. 配中脘、足三里、内庭、天枢治胃痛、腹痛、疝痛、排尿时尿道涩痛等症。

【刺法灸法】 直刺0.8～1.2寸；可灸。

【文献摘要】

《针灸甲乙经》卷九：冲脉、足少阴之会。大肠寒中，大便干，腹中切痛。

《针灸大成》卷六：主腹切痛，寒疝，大便燥，腹满响响然不便，心下有寒，目齿痛从内眦始。

《百症赋》：肓俞、横骨泻五淋之久积。

【附注】 冲脉、足少阴会穴。

（十七）KI17 商曲 Shāngqū

【穴名出处】《针灸甲乙经》

【穴位别名】 高曲，商舍，商谷

【穴名释义】 商，金之音，大肠属金。曲，弯曲之意。本穴内应大肠横曲处，故名。

【定位取穴】 在上腹部，当脐中上2寸，前正中线旁开0.5寸。

【局部解剖】 在腹直肌内缘，有腹壁上动、静脉分支；布有第九肋间神经。

【穴位主治】 腹痛，泄泻，便秘，腹中积聚。现多用于胃痉挛，腹膜炎等。

【配伍组合】

1. 配中脘、大横治腹痛、腹胀。
2. 配支沟治便秘。
3. 配大肠俞、天枢治泄泻、痢疾。

【刺法灸法】 直刺0.5～0.8寸；可灸。

【文献摘要】

《针灸甲乙经》卷八：腹中积聚，时切痛，商曲主之。

《针灸大成》卷六：主腹痛，腹中积聚，时切痛，肠中痛不嗜食，目齿痛从内眦始。

【附注】 冲脉、足少阴会穴。

（十八）KI18 石关 Shíguān

【穴名出处】《针灸甲乙经》

【穴位别名】 石阙，石门，食关

【穴名释义】 石，指石硬，含坚满之意。关，指关要。本穴接近胃脘，为饮食之关，又为攻坚消满之要穴，故名。

【定位取穴】 在上腹部，当脐中上3寸，前正中线旁开0.5寸。

【局部解剖】 在腹直肌内缘，有腹壁上动、静脉分支；布有第九肋间神经。

【功用功效】 攻坚消满，补肾种子

【穴位主治】 呕吐，腹痛，便秘，产后腹痛，妇人不孕。现多用于食道痉挛，膈肌痉挛，胃痉挛等。

【配伍组合】

1. 配中脘、内关治胃痛、呕吐、腹胀。

2. 配三阴交、阴交、肾俞治先兆流产和不孕症。

【刺法灸法】 直刺0.5～0.8寸；可灸。

【文献摘要】

《针灸甲乙经》卷七：脊强，口不开，多唾，大便难，石关主之。

《针灸大成》卷六：主哕噫呕逆，腹痛气淋，小便黄，大便不通，心下坚满，脊强不利，多唾，目齿痛从内眦始，妇人无子，脏中有恶血，血上冲腹，痛不可忍。

【附注】 冲脉、足少阴会穴。

（十九）KI19 阴都 Yīndū

【穴名出处】《针灸甲乙经》

【穴位别名】 石宫，食宫，通关

【穴名释义】 都，指汇聚。本穴为足少阴与冲脉之会，故名。

【定位取穴】 在上腹部，当脐中上4寸，前正中线旁开0.5寸。

【局部解剖】 在腹直肌内缘，有腹壁上动、静脉分支；布有第八肋间神经。

【功用功效】 宽胸降逆，理气和中

【穴位主治】 腹胀，肠鸣，腹痛，便秘，妇人不孕，胸胁满，疟疾。

【配伍组合】

1. 配巨阙治心中烦满。

2. 配三阴交、血海治闭经。

3. 配中脘、天枢、足三里、四缝治纳呆及小儿疳积。

【刺法灸法】 直刺0.5～0.8寸；可灸。

【文献摘要】

《针灸甲乙经》卷七：身寒热，阴都主之。心满气逆，阴都主之。

《备急千金要方》卷十四：小肠热满，灸阴都随年壮。

《针灸大成》卷六：主寒热疟病，心下烦满，逆气，肠鸣，肺胀气呛，胁下热痛，目齿痛从内眦始。

【附注】 冲脉、足少阴会穴。

（二十）KI20 腹通谷 Fùtōnggǔ

【穴名出处】《针灸甲乙经》

【穴位别名】　通骨

【穴名释义】　通，指通过；谷，指水谷。本穴平上脘，为水谷通过之道，故名。

【定位取穴】　在上腹部，当脐中上5寸，前正中线旁开0.5寸。

【局部解剖】　在腹直肌内缘，有腹壁上动、静脉分支；布有第八肋间神经。

【功用功效】　健脾和胃，宁心安神

【穴位主治】　腹痛，腹胀，呕吐，心痛，心悸，胸痛，暴喑。现多用于急、慢性胃炎，哮喘，肺气肿，肋间神经痛，急性舌骨肌麻痹等。

【配伍组合】

1. 配内关、中脘治胃气逆。
2. 配申脉、照海治癫痫、惊悸。
3. 配上脘、足三里治纳呆。

【刺法灸法】　直刺或斜刺0.5～0.8寸；可灸。

【文献摘要】

《针灸甲乙经》卷十二：饮食善呕，不能言，通谷主之。

《备急千金要方》卷十三：心痛恶气上，肋急痛，灸通谷五十壮。

《针灸大成》卷六：主失久口㖞，饮食善呕，结积留饮，胸满，食不化，心恍惚，喜呕，目齿痛从内眦始。

【附注】　冲脉、足少阴会穴。

（二十一）KI21 幽门 Yōumén

【穴名出处】《针灸甲乙经》

【穴位别名】　上门，幽关

【穴名释义】　幽，指隐微。足少阴肾经脉气行至本穴后，即出腹部之阴，而达于胸廓之阳。冲脉与足少阴交会后即散于胸中，足少阴脉气由此行入胸廓之门，故名。

【定位取穴】　在上腹部，当脐中上6寸，前正中线旁开0.5寸。

【局部解剖】　在腹直肌内缘，有腹壁上动、静脉分支；布有第七肋间神经。

【功用功效】　健脾和胃，降逆止呕

【穴位主治】　腹痛，呕吐，善哕，消化不良，泄泻，痢疾。现多用于胃痉挛，慢性胃炎，胃溃疡，肋间神经痛等。

【配伍组合】

1. 配玉堂治烦心呕吐。
2. 配中脘、建里治胃痛、噎膈、呕吐。
3. 配天枢治腹胀、肠鸣、泄泻。

【刺法灸法】　直刺0.5～0.8寸，不可深刺，以免伤及内脏；可灸。

【文献摘要】

《备急千金要方》卷三十：胸中痛引腰背，心下呕逆，面无滋润，灸上门随年壮。

【附注】　冲脉、足少阴会穴。

（二十二）KI22 步廊 Bùláng

【穴名出处】《针灸甲乙经》

【穴位别名】　步郎

【定位取穴】　在胸部，当第5肋间隙，前正中线旁开2寸。

【局部解剖】 在胸大肌起始部，有肋间外韧带及肋间内肌；有第五肋间动、静脉；布有第五肋间神经前皮支，深部为第五肋间神经。

【功用功效】 宽胸理气，止咳平喘

【穴位主治】 胸痛，咳嗽，气喘，呕吐，不嗜食，乳痈。

【配伍组合】

1. 配定喘、列缺治外感和内伤咳喘。

2. 配心俞、内关治胸痹、心悸怔忡。

【刺法灸法】 斜刺或平刺0.5～0.8寸，不可深刺，以免伤及内脏，可灸。

【文献摘要】

《针灸甲乙经》卷九：胸胁支满，膈逆不通，呼吸少气，喘息不得举臂。

（二十三）KI23 神封 Shénfēng

【穴名出处】 《针灸甲乙经》

【穴名释义】 神，指神明；封，指疆界，范围。本穴接近心脏，处于心脏所居之封界，因心主神明，故名。

【定位取穴】 在胸部，当第4肋间隙，前正中线旁开2寸。

【局部解剖】 在胸大肌中，有肋间外韧带及肋间内肌；有第四肋间动、静脉；布有第四肋间神经前皮支，深部为第四肋间神经。

【功用功效】 宽胸止咳，和胃降逆

【穴位主治】 咳嗽，气喘，胸胁支满，呕吐，不嗜食，乳痈。现多用于胸膜炎，肋间神经痛，支气管炎，腹直肌痉挛等。

【配伍组合】 配阳陵泉、支沟治胸胁胀痛。

【刺法灸法】 斜刺或平刺0.5～0.8寸；可灸。

【文献摘要】

《针灸甲乙经》卷九：胸胁支满，不得息，咳逆乳痈，恶寒。

《针灸大成》卷六：主胸满不得息，咳逆，乳痈，呕吐，洒淅恶寒，不嗜食。

（二十四）KI24 灵墟 Língxū

【穴名出处】 《针灸甲乙经》

【穴位别名】 灵墙

【穴名释义】 灵，指神灵；墟，指墟址。本穴位于心脏旁，因心藏神，灵与之同义，穴为神灵之墟址，故名。

【定位取穴】 在胸部，当第3肋间隙，前正中线旁开2寸。

【局部解剖】 在胸大肌中，有肋间外韧带及肋间内肌；有第三肋间动、静脉；布有第三肋间神经前皮支，深层为第三肋间神经。

【功用功效】 疏肝宽胸，肃降肺气

【穴位主治】 咳嗽，气喘，痰多，胸胁胀痛，呕吐，乳痈。

【配伍组合】

1. 配足三里、中脘、内关治呕吐、纳呆。

2. 配神门、神藏治失眠健忘。

【刺法灸法】 斜刺或平刺0.5～0.8寸；可灸。

【文献摘要】

《针灸甲乙经》卷九：胸胁支满，痛引胸不得息，闷乱烦满不得饮食。

《针灸大成》卷六：主胸胁支满，痛引胸不得息，咳逆，呕吐，不嗜食。

(二十五) KI25 神藏 Shéncáng

【穴名出处】 《针灸甲乙经》

【穴名释义】 神，指神明。本穴位于心脏旁，因心藏神，故名。

【定位取穴】 在胸部，当第2肋间隙，前正中线旁开2寸。

【局部解剖】 在胸大肌中，有肋间外韧带及肋间内肌；有第二肋间动、静脉；布有第二肋间神经前皮支，深层正当第二肋间神经。

【功用功效】 宽胸理气，止咳化痰

【穴位主治】 咳嗽，气喘，胸痛，烦满，呕吐，不嗜食。现多用于支气管炎，胸膜炎，肋间神经痛等。

【配伍组合】

1. 配天突、内关、太冲治梅核气。
2. 配心俞、玉堂治胸痹、噎膈、冠心病、心肌梗死。

【刺法灸法】 斜刺或平刺0.5～0.8寸；可灸。

【文献摘要】

《针灸大成》卷六：主咳逆喘息不得食，胸胁支满，涎出多唾。

(二十六) KI26 彧中 Yùzhōng

【穴名出处】 《针灸甲乙经》

【穴位别名】 域中，或中

【定位取穴】 在胸部，当第1肋间隙，前正中线旁开2寸。

【局部解剖】 在胸大肌中，有肋间外韧带及肋间内肌；有第一肋间动、静脉；布有第一肋间神经前皮支，深层为第一肋间神经，皮下有锁骨上神经前支。

【功用功效】 宽胸顺气，止咳平喘

【穴位主治】 咳嗽，气喘，痰壅，胸胁胀满，不嗜食。现多用于支气管炎，胸膜炎，肋间神经痛等。

【配伍组合】

1. 配风门、肺俞治外邪袭肺。
2. 配天突、间使、华盖治咽喉肿痛。

【刺法灸法】 斜刺或平刺0.5～0.8寸；可灸。

【文献摘要】

《针灸甲乙经》卷九：胸满咳逆，喘不得呕吐，烦满不得饮食。

(二十七) KI27 俞府 Shūfǔ

【穴名出处】 《针灸甲乙经》

【穴位别名】 输府

【穴名释义】 俞，指脉气输注处；府，指会也。足少阴肾经脉气从足至胸，汇聚于本穴，故名。

【定位取穴】 在胸部，当锁骨下缘，前正中线旁开2寸。

【局部解剖】 在胸大肌中；有胸内动、静脉的前穿支；布有锁骨上神经前支。

【功用功效】 止咳平喘，和胃降逆

【穴位主治】 咳嗽，气喘，胸痛，呕吐，不嗜食。现多用于气管炎，胸膜炎，肋间神经痛等。

【配伍组合】

1. 配天突、肺俞、鱼际治咳嗽、咽痛。
2. 配足三里、合谷治胃气上逆之呕吐、呃逆。

【刺法灸法】 斜刺或平刺0.5～0.8寸；可灸。

【文献摘要】

《针灸甲乙经》卷九：咳逆上气，喘不得息，呕吐，胸满不得饮食。

《针灸大成》卷六：主咳逆上气，呕吐，喘嗽，腹胀不得食饮，腹中痛久喘。

足少阴肾经腧穴主治提要表

穴　　名	部　　位	主　　治	
		本经及脏腑重点病症	其他特殊病症
涌泉	足心	咽喉肿痛，小便不利，便秘，昏厥	头痛，目眩，小儿惊风，癫狂
然谷	足	月经不调，遗精，咳血	消渴
太溪	足	咽喉肿痛，咳血，月经不调	齿痛，失眠，耳鸣
大钟	足	癃闭，遗尿，便秘，足跟痛	痴呆
水泉	足	月经不调，痛经，小便不利	
照海	足	咽喉肿痛，月经不调，便秘	癫狂，失眠
足部：妇科、前阴、肠、肺及咽喉疾患			
复溜	小腿	腹胀，泄泻，水肿	盗汗，热病汗不出
交信	小腿	月经不调，阴挺	
筑宾	小腿	疝气，呕吐，小腿疼痛	癫狂
阴谷	膝	阳痿，崩漏，小便不利	
小腿部：妇科、前阴、肠疾患			
横骨	下腹	遗精，小便不利	
大赫	下腹	遗精，带下	
气穴	下腹	月经不调，泄泻	
四满	下腹	月经不调，疝气，腹痛	
中注	下腹	月经不调，便秘	
下腹部：妇科、前阴、肠疾患			
肓俞	上腹	腹痛，便秘	
商曲	上腹	腹痛，便秘，泄泻	
石关	上腹	呕吐，腹痛	
阴都	上腹	腹胀痛	
腹通谷	上腹	呕吐，腹痛	

续表

穴 名	部 位	主 治	
		本经及脏腑重点病症	其他特殊病症
幽门	上腹	腹痛，呕吐，泄泻	
上腹部：胃肠疾患			
步廊	胸	咳嗽，气喘，胸胁胀满	
神封	胸	咳嗽，气喘，胸胁胀满	
灵墟	胸	咳嗽，气喘，胸胁胀满	
神藏	胸	咳嗽，气喘，胸痛	
彧中	胸	咳嗽，气喘，胸胁胀满	
俞府	胸	咳嗽，气喘，胸痛	
胸部：胸、肺疾患			

九、手厥阴心包经腧穴

本经一侧9穴（左右两侧共18穴）。其中8穴分布于上肢掌面的正中线上，1穴在前胸上部。首穴天池，末穴中冲，主治胸、心等循环系统病证、神经精神方面病证及本经脉所过部位之病证。

（一）PC1 天池 Tiānchí

【穴名出处】《灵枢·本输》

【穴位别名】 天会

【定位取穴】 在胸部，当第4肋间隙，乳头外1寸，前正中线旁开5寸。

【局部解剖】 在胸大肌外下部，胸小肌下部起端，深层为第四肋间内、外肌；有胸腹壁静脉，胸外侧动、静脉分支；布有胸前神经肌支及第四肋间神经。

【功用功效】 宽胸理气，通经活络

【穴位主治】 胸闷，胁痛，腋下肿痛。现多用于心绞痛，腋窝淋巴结炎，肋间神经痛，乳腺炎，乳汁分泌不足等。

【配伍组合】

1. 配列缺、丰隆治咳嗽。
2. 配内关治心痛。
3. 配支沟治胁肋痛。

【刺法灸法】 斜刺或平刺0.5～0.8寸；可灸。本穴正当胸腔，内容心、肺，不宜深刺。

【文献摘要】

《针灸甲乙经》卷八：寒热胸满，头痛，四肢不举，腋下肿，上气，胸中有声，喉中鸣。

《千金翼方》卷十八：颈漏。

《外台秘要》卷三十九：颈痛。

《针灸大成》卷七：热病汗不出，臂痛，寒热疟。

《针方六集》卷五：心中澹澹大动，烦心，心痛，喜笑不休，咳疟。

【附注】 手厥阴、足少阳之会穴。

(二) PC2 天泉 Tiānquán

【穴名出处】《针灸甲乙经》

【穴位别名】 天温，天湿

【定位取穴】 在臂内侧，当腋前纹头下 2 寸，肱二头肌的长、短头之间。

【局部解剖】 在肱二头肌的长短头之间；有肱动、静脉肌支；为臂内侧皮神经及肌皮神经分布处。

【功用功效】 宽胸理气，散瘀止痛

【穴位主治】 心痛，胁胀，咳嗽，胸壁及上臂内侧痛。现多用于心动过速，支气管炎，肋间神经痛，膈肌痉挛等。

【配伍组合】

1. 配内关、通里治心痛、心悸。
2. 配肺俞、支沟治咳嗽、胸胁痛。
3. 配侠白、曲池、外关治上肢痿、痹、瘫、痛。

【文献摘要】

《针灸甲乙经》卷八：石水。

《针灸甲乙经》卷十：足不收，痛不可以行。

《铜人腧穴针灸图经》卷五：心病，胸胁支满，咳逆，胸背胛间臂内廉痛。

《针灸大成》卷七：恶风寒，心病。

《针方六集》卷五：肘中挛急。

【刺法灸法】 直刺 0.5～0.8 寸；可灸。

(三) PC3 曲泽 Qūzé

【穴名出处】《灵枢·本输》

【穴名释义】 曲，屈曲之意；泽，水之归聚处。本穴为合穴，为水之归聚处，位于微曲肘时，肘横纹中肱二头肌腱尺侧微凹如泽处，故名。

【定位取穴】 在肘横纹中，当肱二头肌腱的尺侧缘。

【局部解剖】 在肱二头肌腱的尺侧；当肱动、静脉处；布有正中神经的本干。

【功用功效】 宁心清热，和中降逆

【穴位主治】 心痛，心悸，热病，烦躁，胃痛，呕吐，肘臂痛，手臂震颤。现多用于风湿性心脏病，小儿舞蹈病，急性胃肠炎，支气管炎，中暑等。

【配伍组合】

1. 配神门、鱼际治呕血。
2. 配内关、大陵治心胸痛。
3. 配大陵、心俞、厥阴俞治心悸、心痛。
4. 配少商、尺泽、曲池治疗肘臂挛急、肩臂痛。
5. 配鱼际、神门，治疗呕血。

【刺法灸法】 直刺 0.8～1 寸，或者用三棱针刺血；可灸。

【文献摘要】

《备急千金要方》卷三十：咳喘，逆气呕涎，手青逆气。

《针灸大成》卷七：风疹，臂肘手腕不时动摇。

《针方六集》卷五：九种心痛及风冷，抽溺。

《类经图翼》卷七：臂肘动摇掣痛不可伸。

【临证体验】

1. 曲泽、人中、合谷、委中，功能清心开窍，泻热祛暑，治疗中暑。

2. 曲泽、阴陵泉、天枢、中脘，功能清热利湿，逐秽化浊，治疗热霍乱。

3. 曲泽、少海，气海，血海，功能活血调气，治疗血瘀心悸。

【附注】 心包经合穴

(四) PC4 郄门 Xìmén

【穴名出处】《针灸甲乙经》

【穴位别名】 掌后

【穴名释义】 郄，通隙；门，指门户，本穴位于掌后两筋相夹，分肉之间，状如门户，故名。

【定位取穴】 在前臂掌侧，当曲泽与大陵的连线上，腕横纹上5寸。

【局部解剖】 在桡侧腕屈肌腱与掌长肌腱之间，有指浅屈肌，深部为指深屈肌；有前臂正中动、静脉，深部为前臂掌侧骨间动、静脉；布有前臂内侧皮神经，其下为正中神经，深层有前臂掌侧骨间神经。

【功用功效】 清心理气，宽胸止咳，凉血止血。

【穴位主治】 心痛，心悸，衄血，呕血，咳血，胸痛，疔疮，痫证。现多用于心肌炎，风湿性心脏病，心绞痛，胸膜炎，精神病，膈肌痉挛等。

【配伍组合】

1. 配大陵止咯血。

2. 配曲泽、大陵治心痛。

3. 配梁丘、足三里、太冲治神经性呕吐。

4. 配内关治急性缺血性心肌损伤。

【刺法灸法】 直刺0.5～1寸；可灸。

【文献摘要】

《针灸甲乙经》卷九：心痛，哕，呕血，惊恐畏人，神气不足。

《循经考穴编》：久疟，心胸疼痛，五心烦热。

《类经图翼》卷七：久痔。

【附注】 心包经郄穴。

(五) PC5 间使 Jiānshǐ

【穴名出处】《灵枢·本输》

【穴位别名】 鬼营，鬼路

【穴名释义】 间，指两筋之间，使，指臣使。穴属手厥阴心包经穴，居于两筋之间，经气由此传递，故名。

【定位取穴】 在前臂掌侧，当曲泽与大陵的连线上，腕横纹上3寸，掌长肌腱与桡侧腕屈肌腱之间。

【局部解剖】 在桡侧腕屈肌腱与掌长肌腱之间，有指浅屈肌，深部为指深屈肌；有前臂正中动、静脉，深层为前臂掌侧骨间动、静脉；布有前臂内侧皮神经，前臂外侧皮神经，其下为正中神经掌皮支，最深层为前臂掌侧骨间神经。

【功用功效】 宽胸解郁，宁心，和胃祛痰。

【穴位主治】 心痛，心悸，胃痛，呕吐，热病，烦躁，疟疾，癫狂，痫证，腋肿，肘臂挛痛。现多用于心肌炎，风湿性心脏病，荨麻疹，癔症，精神分裂症，胃炎，子宫内膜炎等。

【配伍组合】

1. 配支沟治疟疾。
2. 配尺泽治反胃、呕吐、呃逆。
3. 配水沟、太冲治癔症。
4. 配腰奇治癫痫。

【刺法灸法】 直刺 0.5～1 寸；可灸。

【文献摘要】

《针灸甲乙经》卷七：热病烦心，善呕，胸中澹澹，善动而热。

《备急千金要方》卷三十：胸痹背相引，寒中少气，手痛。

【附注】 心包经经穴。

（六）PC6 内关 Nèiguān

【穴名出处】《灵枢·本输》

【穴位别名】 阴维

【穴名释义】 内，指内脏；关，指关隘，本穴为本经治疗内脏疾病的要穴，故名。

【定位取穴】 在前臂掌侧，当曲泽与大陵的连线上，腕横纹上 2 寸，掌长肌腱与桡侧腕屈肌腱之间。

【局部解剖】 在桡侧腕屈肌腱与掌长肌腱之间，有指浅屈肌，深层为指深屈肌；有前臂正中动、静脉，深层为前臂掌侧骨间动、静脉；布有前臂内侧皮神经，下为正中神经掌皮支，最深层为前臂掌侧骨间神经。

【功用功效】 宁心安神，疏肝和胃，止痛

【穴位主治】 心痛，心悸，胸痛，胃痛，呕吐，呃逆，失眠，癫狂，痫证，郁证，眩晕，中风，偏瘫，哮喘，偏头痛，热病，产后血晕，肘臂挛痛。现多用于风湿性心脏病，心肌炎，心绞痛，心动过速，心律不齐，胃炎，膈肌痉挛，急性胆囊炎，癔症，癫痫，甲状腺功能亢进，血管性头痛，血栓闭塞性脉管炎，疟疾等。

【配伍组合】

1. 配公孙治腹痛。配膈俞治胸满支肿。
2. 配中脘、足三里治胃脘痛、呕吐、呃逆。
3. 配外关、曲池治上肢不遂、手震颤。
4. 配患侧悬厘治偏头痛；配建里除胸闷。

【刺法灸法】

1. 本穴为“醒脑开窍”针法组方主穴之一：在掌长肌腱与桡侧腕屈肌腱之间垂直进针，直刺 0.5～1 寸，采用捻转提插结合泻法，施手法 1 分钟。

2. 在掌长肌腱与桡侧腕屈肌腱之间垂直进针，直刺 0.5～1 寸，针感局部，用于治疗心律失常、心悸。

3. 在掌长肌腱与桡侧腕屈肌腱之间进针，针尖指向腕关节方向，针柄与皮肤成 30°角，针深约 0.8～1.2 寸，施捻转补泻法，用于治疗正中神经损伤、腕管综合征等局部疾患。

【文献摘要】

《备急千金要方》卷三十：手中风热。

《铜人腧穴针灸图经》卷五：目赤支满。

《针灸大成》卷五：中满心胸痞满，肠鸣泄泻脱肛，食难下膈酒来伤，积块坚横胁抢，妇女胁疼心痛，结胸里急难当，伤寒不解结胸膛，疟疾内关当。

《针方六集》卷五：心腹一切疼痛，细小悲苦，中指不用，宜吐不得吐。

【附注】 心包经络穴，八脉交会穴—通阴维脉。

（七）PC7 大陵 Dàlíng

【穴名出处】《灵枢·本输》

【穴位别名】 心主，鬼心

【穴名释义】 陵，指丘陵。穴处两筋之间凹陷处，当腕骨隆起处后方，喻骨隆起如大丘陵之状，故名。

【定位取穴】 在腕掌横纹的中点处，当掌长肌腱与桡侧腕屈肌腱之间。

【局部解剖】 在掌长肌腱与桡侧腕屈肌腱之间，有拇长屈肌和指深屈肌腱；有腕掌侧动、静脉网；布有前臂内侧皮神经，正中神经掌皮支，深层为正中神经本干。

【功用功效】 宁心安神，宽胸和胃

【穴位主治】 心痛，心悸，胃痛，呕吐，癫狂，痫症，胸闷，胁痛，惊悸，失眠，烦躁，口臭。现多用于心动过速，胃炎，扁桃体炎，精神分裂症，腕关节及周围软组织疾患等。

【配伍组合】

1. 配劳宫治心绞痛、失眠。

2. 配外关、支沟治腹痛、便秘。

3. 配水沟、间使、心俞、丰隆治癫、狂、痫、惊悸。

【刺法灸法】 直刺 0.3～0.5 寸；可灸。

【临证体验】

1. 大陵、丰隆、太冲，针用泻法，功能疏肝理气，化痰醒志，治疗肝郁痰结之癫证。

2. 大陵、丰隆、内庭，针用泻法，功能清热化痰，和胃降浊，治疗痰火上扰心悸。

3. 大陵、外关、支沟、合谷，针用泻法，功能清热通腑，治疗肠胃积热之口臭、便秘。

【附注】 心包经输穴、原穴。

（八）PC8 劳宫 Láogōng

【穴名出处】《灵枢·本输》

【穴位别名】 五里，掌中，鬼窟，鬼路

【定位取穴】 在手掌心，当第 2、3 掌骨之间偏于第 3 掌骨，握拳屈指的中指尖处。

【局部解剖】 在第二、三掌骨间，下为掌腱膜，第二蚓状肌及指浅、深屈肌腱，深层为拇指内收肌横头的起端，有骨间肌；有指掌侧总动脉；布有正中神经的第二指掌侧总神经。

【功用功效】 清心泻热，消肿止痒

【穴位主治】 心痛，癫狂，痫症，口疮，口臭，鹅掌风，呕吐，反胃。现多用于心绞痛，口腔炎，小儿惊厥，癔症，精神分裂症，手掌多汗症，手指麻木，高血压等。

【配伍组合】

1. 配后溪治三消、黄疸。
2. 配涌泉治五般痫。

【刺法灸法】 直刺0.3～0.5寸；可灸。

【文献摘要】

《备急千金要方》卷三十：大人小儿口中肿，腥臭，热痔。

《千金翼方》卷二十六：心中懊恼，痛。

《针灸大成》卷七：中风，善怒，悲笑不休，手痹，口疮，黄疸目黄，小儿龈烂。

【附注】 心包经荥穴。

（九）PC9 中冲 Zhōngchōng

【穴名出处】《灵枢·本输》

【穴位别名】 手心主

【穴名释义】 心脉从中指直冲而出，穴处中指尖端中央，故名。

【定位取穴】 在手中指末节尖端中央。

【局部解剖】 有指掌侧固有动、静脉所形成的动、静脉网；为正中神经之指掌侧固有神经分布处。

【功用功效】 开窍清心泻热

【穴位主治】 中风昏迷，舌强不语，中暑，昏厥，小儿惊风，热病，舌下肿痛。

【配伍组合】

1. 配内关、水沟治小儿惊风、中暑、中风昏迷等。
2. 配金津、玉液、廉泉治舌强不语、舌本肿痛。
3. 配商阳治耳聋时不闻音。

【刺法灸法】 浅刺0.1寸；或用三棱针点刺出血。

【文献摘要】

《太平圣惠方》卷一百：小儿夜啼。

《循经考穴编》：中风，中暑，中气等证，不省人事，九种心痛。

《类经图翼》卷七：头痛如破。

【附注】 心包经井穴。

手厥阴心包经腧穴主治提要表

穴名	部位	主治	
		本经及脏腑重点病症	其他特殊病症
天池	胸	胸闷，瘰疬	
天泉	上臂	心痛，胸胁胀痛	
胸、上臂部：心、胸疾患			

续表

穴　　名	部　　位	主　　治	
		本经及脏腑重点病症	其他特殊病症
曲泽	肘	心痛，胃痛，呕吐	热病
郄门	前臂	心痛，心悸，呕血	
间使	前臂	心痛，呕吐，癫狂痫	疟疾
内关	前臂	心痛，心悸，胸闷，呕吐，癫痫	热病
大陵	腕关节	心痛，呕吐，癫狂	疮疡
劳宫	掌	心痛，癫狂痫	口疮
中冲	指端	心痛，昏迷	热病
手臂部：心、胸、胃、神志病，热病			

十、手少阳三焦经腧穴

本经一侧 23 穴（左右两侧共 46 穴），其中 13 穴分布于上肢背面的正中线上，10 穴在颈、侧头部。首穴关冲，末穴丝竹空。主治胸、心、肺、咽喉病证，某些热性病证和本经所经过部位之病证。

（一）SJ1 关冲 Guānchōng

【穴名出处】《针灸甲乙经》

【穴名释义】 关，指关口，出入之要道；冲，含动、通之意。本穴为手少阳三焦经的井穴，经气由此而出，同时在少冲、中冲之间，故名。

【定位取穴】 在手环指末节尺侧，距指甲角 0.1 寸。

【局部解剖】 有指掌固有动、静脉形成的动、静脉网；布有来自尺神经的指掌侧固有神经。

【穴位主治】 头痛，目赤，咽喉肿痛，舌强，热病，心烦。现多用于喉炎，眼结膜炎，扁桃体炎，流行性腮腺炎等。

【配伍组合】 配内关、人中治中暑、昏厥。

【刺法灸法】 浅刺 0.1 寸，或用三棱针点刺出血；可灸。

【文献摘要】

《针灸甲乙经》卷七：热病汗不出。

《针灸大成》卷七：头痛，霍乱，胸中气噎，不嗜食，臂肘痛不可举，目生翳膜，视物不明。

【附注】 三焦经井穴。

（二）SJ2 液门 Yèmén

【穴名出处】《针灸甲乙经》

【穴位别名】 掖门

【穴名释义】 液，指水液；门，为出入之处。本穴为手少阳三焦经荥穴，属水。三焦乃决渎之官，主水液之出入，故名。

【定位取穴】 在手背部，当第4、5指间，指蹼缘后方赤白肉际处。

【局部解剖】 有来自尺动脉的指背动脉；布有来自尺神经的手背支。

【穴位主治】 头痛，目赤，暴聋，咽喉肿痛，疟疾，手臂痛。现多用于咽喉炎，前臂肌痉挛，齿龈炎，角膜白斑等。

【配伍组合】 配鱼际治咽喉痛。

【刺法灸法】 直刺0.3～0.5寸；可灸。

【文献摘要】

《针灸甲乙经》卷八：疟，项痛，因乎暴逆，风寒热。

《针灸甲乙经》卷九：胆眩，寒厥，手臂痛，善惊，妄言，面赤，泣出。

《针灸甲乙经》卷十一：狂疾。

《医宗金鉴》卷八十三：咽喉红肿，手臂红肿，不得眠。

【附注】 三焦经荥穴。

（三）SJ3 中渚 Zhōngzhǔ

【穴名出处】《灵枢·本输》

【穴名释义】 中，中间之意；渚，指水中小州。本穴为手少阳三焦经之输穴，脉气至此输注流连，其势较缓，如江中逢州，故名。

【定位取穴】 在手背部，当环指本节（掌指关节）的后方，第4、5掌骨间凹陷处。

【局部解剖】 有第四骨间肌；皮下有手背静脉网及第四掌背动脉；布有来自尺神经的手背支。

【穴位主治】 头痛，目眩，目赤，目痛，耳聋，耳鸣，喉痹，肩背肘臂酸痛，手指不能屈伸，脊膂痛，热病。现多用于肘腕关节炎，神经性耳聋，肋间神经痛等。

【配伍组合】

1. 配角孙治耳鸣耳聋。
2. 配太白治大便难。
3. 配支沟、内庭治嗌痛。

【文献摘要】

《针灸甲乙经》卷七：疟，发有四时，面上赤。

《针灸甲乙经》卷十一：狂，互引头痛，耳鸣，目痛。

《针灸甲乙经》卷十二：耳聋，喉痹。

《外台秘要》卷三十九：热病，汗不出。

《针灸大成》卷七：目生翳膜，久疟，咽肿。

《肘后歌》：身背诸疾。

《席弘赋》：久患伤寒肩背痛。

【刺法灸法】 直刺0.3～0.5寸；可灸。

【附注】 三焦经输穴。

（四）SJ4 阳池 Yángchí

【穴名出处】《灵枢·本输》

【穴位别名】 别阳

【穴名释义】 手背、腕部为阳；池，凹陷处。本穴位于手背腕部筋骨凹陷中，故名。

【定位取穴】 在腕背横纹中，当指总伸肌腱的尺侧缘凹陷处。

【局部解剖】 皮下有手背静脉网，第四掌背动脉；布有尺神经手背支及前臂背侧皮神经末支。

【穴位主治】 腕痛，肩臂痛，耳聋，疟疾，消渴，口干，喉痹。现多用于腕关节炎，风湿热，糖尿病等。

【配伍组合】 配合谷、尺泽、曲池、中渚治手臂拘挛。

【刺法灸法】 直刺0.3～0.5寸；可灸。

【文献摘要】

《针灸甲乙经》卷十：肩痛不能自举，汗不出，颈痛。

《铜人腧穴针灸图经》卷五：或因折伤，手腕提物不得。

《针灸大成》卷七：消渴，口干，烦闷。

【附注】 三焦经原穴。

（五）SJ5 外关 Wàiguān

【穴名出处】《灵枢·经脉》

【穴名释义】 外，指体表；关，指关隘、要冲。本穴为手少阳三焦经之别络，与阳维脉相同，且别走心主厥阴，穴位在外，与内关相对，故名。

【定位取穴】 在前臂背侧，当阳池与肘尖的连线上，腕背横纹上2寸，尺骨与桡骨之间。

【局部解剖】 在桡骨与尺骨之间，指总伸肌与拇长伸肌之间，屈肘俯掌时则在指总伸肌的桡侧；深层有前臂骨间背侧动脉和掌侧动、静脉；布有前臂背侧皮神经，深层有前臂骨间背侧及掌侧神经。

【穴位主治】 热病，头痛，颊痛，耳聋，耳鸣，目赤肿痛，胁痛，肩背痛，肘臂屈伸不利，手指疼痛，手颤。现多用于高血压，偏头痛，偏瘫，小儿麻痹后遗症等。

【配伍组合】

1. 配足临泣治颈项强痛、肩背痛。
2. 配大椎、曲池治外感热病。
3. 配阳陵泉治胁痛。

【刺法灸法】

1. 患者取仰卧位或端坐位，暴露前臂，直刺0.5～1寸，施捻转泻法，用于治疗前臂运动功能障碍。

2. 患者取仰卧位或端坐位，暴露前臂，针身与皮肤成45°角向腕关节方向斜刺进针，针深1～1.5寸，施提插捻转泻法，用于治疗桡神经炎、手指疼痛、腕关节疼痛诸症。

3. 患者取仰卧位或端坐位，暴露前臂，毫针与皮肤成30°～45°角向肘关节方向斜刺进针，针深2寸以上，施提插泻法，用于治疗手少阳三焦经经脉走行部位上的一些疾病，如落枕、偏头痛、耳聋、耳鸣等。

【文献摘要】

《针灸甲乙经》卷十二：聋无所闻。

《铜人腧穴针灸图经》卷五：肘臂不得屈伸，手五指尽痛不能握物。

《杂病穴法歌》：一切风寒暑湿邪，头痛发热。

《拦江赋》：伤寒在表并头痛。

【附注】 三焦经络穴，八脉交会穴—通阳维脉。

(六) SJ6 支沟 Zhīgōu

【穴名出处】《灵枢·本输》

【穴位别名】 飞虎

【定位取穴】 在前臂背侧，当阳池与肘尖的连线上，腕背横纹上 3 寸，尺骨与桡骨之间。

【局部解剖】 在桡骨与尺骨之间，指总伸肌与拇长伸肌之间，屈肘俯掌时则在指总伸肌的桡侧；深层有前臂骨间背侧和掌侧动、静脉；布有前臂背侧皮神经，深层有前臂骨间背侧及掌侧神经。

【穴位主治】 耳鸣，耳聋，胁肋痛，呕吐，便秘，热病，肩背重，暴喑。现多用于肋间神经痛，习惯性便秘，舌骨肌麻痹，产后血晕等。

【配伍组合】

1. 配天枢治大便秘结。

2. 配双侧支沟治急性腰扭伤、胁痛。

【刺法灸法】 直刺 0.5～1 寸；可灸。

【文献摘要】

《针灸甲乙经》卷九：咳，面赤热。

《针灸甲乙经》卷十二：暴喑不能言。

《肘后歌》：两足两胁满难伸。

《杂病穴法歌》：大便虚闭。

【附注】 三焦经经穴。

(七) SJ7 会宗 Huìzōng

【穴名出处】《灵枢·本输》

【穴名释义】 会，聚合之意；宗，本也，含结之意。本穴为手少阳三焦经之郄穴，位居支沟、三阳络之间斜外方，三焦经气由支沟汇聚此处，故名。

【定位取穴】 在前臂背侧，当腕背横纹上 3 寸，支沟尺侧，尺骨的桡侧缘。

【局部解剖】 尺骨桡侧缘，在小指固有伸肌和尺侧腕伸肌之间；有前臂骨间背侧动、静脉；布有前臂背侧皮神经，深层有前臂骨间背侧神经和骨间掌侧神经。

【穴位主治】 耳聋，痫证，上肢肌肤痛。

【配伍组合】

1. 配听会、耳门治疗耳聋。

2. 配大包治上肢肌肉疼痛，软组织挫伤。

【刺法灸法】 直刺 0.5～1 寸；可灸。

【文献摘要】

《针灸甲乙经》卷十二：聋。

《外台秘要》卷三十九：肌肉痛，耳聋。

《铜人腧穴针灸图经》卷五：肌肤痛，风痫。

《针灸大成》卷七：五痫。

【附注】 三焦经郄穴。

(八) SJ8 三阳络 Sānyángluò

【穴名出处】《针灸甲乙经》

【穴位别名】 通间，通门，过门

【穴名释义】 阳，指阳经；络，指联络。本穴属于手少阳三焦经，由于经气在太阳、阳明之间通行，且穴交络于手三阳脉，故名。

【定位取穴】 在前臂背侧，腕背横纹上4寸，尺骨与桡骨之间。

【局部解剖】 在指总伸肌与拇长展肌起端之间；有前臂骨间背侧动、静脉；布有前臂背侧皮神经，深层为前臂骨间背侧神经。

【穴位主治】 暴喑，耳聋，手臂痛，龋齿痛。现多用于肘关节炎等。

【配伍组合】 配曲池、合谷、肩井治中风后遗症上肢不遂。

【刺法灸法】 直刺0.5～1寸；可灸。

【文献摘要】

《针灸甲乙经》卷十：嗜卧，身体不能动摇，大温。

《针灸甲乙经》卷十一：内伤不足。

《铜人腧穴针灸图经》卷五：耳卒聋，龋齿，暴喑不能言。

（九）SJ9 四渎 Sìdú

【穴名出处】《针灸甲乙经》

【定位取穴】 在前臂背侧，当阳池与肘尖的连线上，肘尖下5寸，尺骨与桡骨之间。

【局部解剖】 在指总伸肌和尺侧腕伸肌之间；深层有前臂骨间背侧动、静脉；布有前臂背侧皮神经，深层有前臂骨间背侧神经。

【穴位主治】 暴喑，暴聋，齿痛，呼吸气短，咽阻如梗，前臂痛。现多用于偏头痛，上肢瘫痪，咽炎等。

【配伍组合】

1. 配三阳络、消泺、肩髎、天髎、肩外俞治肩臂痛；
2. 配三阳络、阳溪治手指伸展不利，上肢不遂。

【刺法灸法】 直刺0.5～1寸；可灸。

【文献摘要】

《针灸甲乙经》卷十二：气聋，齿痛。

《备急千金要方》卷三十：暴聋，呼吸气短，咽中如息肉状。

（十）SJ10 天井 Tiānjǐng

【穴名出处】《灵枢·本输》

【穴名释义】 上部为天，凹陷为井。本穴为手少阳经之合穴，穴在上臂两筋间隙之中，居天位，其处凹陷如井，故名。

【定位取穴】 在臂外侧，屈肘时，当肘尖直上1寸凹陷处。

【局部解剖】 在肱骨下端后面鹰嘴窝中，有肱三头肌腱；肘关节动、静脉网；布有臂背侧皮神经和桡神经肌支。

【穴位主治】 偏头痛，胁肋、颈项、肩臂痛，耳聋，瘰疬，瘿气，癫痫。现多用于肘关节及周围软组织疾患，荨麻疹，忧郁症，颈淋巴结核等。

【配伍组合】

1. 配率谷治偏头痛。
2. 配天突治瘿气。
3. 配臂臑治瘰疬、瘾疹。

4. 配巨阙、心俞治精神恍惚。

【刺法灸法】 直刺 0.5～1 寸；可灸。

【文献摘要】

《针灸甲乙经》卷七：疟，食少发，心痛，悲伤不乐。

《针灸甲乙经》卷九：胸痹心痛，肩肉麻木。

《针灸甲乙经》卷十一：癫狂，吐舌，羊鸣戾颈。

《备急千金要方》卷三十：肩肉麻木。

《医宗金鉴》卷八十三：瘰疬，瘾疹。

（十一）SJ11 清冷渊 Qīnglěngyuān

【穴名出处】《针灸甲乙经》

【穴位别名】 清冷泉

【定位取穴】 在臂外侧，屈肘时，当肘尖直上 2 寸，即天井上 1 寸。

【局部解剖】 在肱三头肌下部；有中侧副动、静脉末支；布有臂背侧皮神经及桡神经肌支。

【穴位主治】 头痛，目黄，肩臂痛不能举。

【配伍组合】 配肩髎、天髎、臑俞、养老、合谷治上肢痿、痹、瘫、痛。

【刺法灸法】 直刺 0.5～1 寸；可灸。

【文献摘要】

《针灸甲乙经》卷十：䐜理气。

《备急千金要方》卷三十：肘节痹，臂酸重，腋急痛，肘难屈伸。

（十二）SJ12 消泺 Xiāoluò

【穴名出处】《针灸甲乙经》

【定位取穴】 在臂外侧，当清冷渊与臑会连线中点处。

【局部解剖】 在肱三头肌肌腹的中间；有中侧副动、静脉；布有臂背侧皮神经及桡神经。

【穴位主治】 头痛，颈项强痛，臂痛，齿痛，癫疾。

【配伍组合】 配肩髎、肩髃、臑会、清冷渊治肩臂痛、上肢不遂、肩周炎。

【刺法灸法】 直刺 0.8～1 寸；可灸。

【文献摘要】

《外台秘要》卷三十九：气瘤，臂痛。

《针灸大成》卷七：寒热，肩肿引胛中痛。

（十三）SJ13 臑会 Nàohuì

【穴名出处】《针灸甲乙经》

【定位取穴】 在臂外侧，当肘尖与肩髎的连线上，肩髎下 3 寸，三角肌的后下缘。

【局部解剖】 在肱三头肌长头与外侧头之间；有中侧副动、静脉；布有臂背侧皮神经，桡神经肌支，深层为桡神经。

【穴位主治】 肩臂痛，瘿气，瘰疬，目疾，肩胛肿痛。现多用于颈淋巴结炎，甲状腺肿等。

【配伍组合】

1. 配肩俞、肩贞治肩周炎。

2. 配肘髎、外关治肘臂挛痛。

【刺法灸法】 直刺0.5～1寸；可灸。

（十四）SJ14 肩髎 Jiānliáo

【穴名出处】《针灸甲乙经》

【穴名释义】 肩，指肩部；髎，指骨旁空隙。本穴位于肩平举，肩端肩关节出现前后两个凹陷，后一个凹陷处即是，故名。

【定位取穴】 在肩部，肩髃后方，当臂外展时，于肩峰后下方呈现凹陷处。

【局部解剖】 在三角肌中；有旋肱后动脉；布有腋神经的肌支。

【穴位主治】 臂痛，肩重不能举。现多用于肩关节周围炎，肋间神经痛等。

【配伍组合】

1. 配天宗、曲垣治疗肩背疼痛；

2. 配肩井、天池、养老治上肢不遂、肩周炎。

【刺法灸法】 直刺0.5～1寸；可灸。

【文献摘要】

《针灸甲乙经》卷十：肩重不举，臂痛。

《铜人腧穴针灸图经》卷四：肩重，不可举臂肘。

（十五）SJ15 天髎 Tiānliáo

【穴名出处】《针灸甲乙经》

【穴名释义】 天，指上部；髎，指骨旁空隙之处。本穴位于肩胛冈上凹陷处，故名。

【定位取穴】 在肩胛部，肩井与曲垣的中间，当肩胛骨上角处。

【局部解剖】 有斜方肌、冈上肌；有颈横动脉降支，深层为肩胛上动脉肌支；布有第一胸神经后支、外侧皮支，副神经，深层为肩胛上神经肌支。

【穴位主治】 肩臂痛，颈项强痛，胸中烦满。现多用于冈上肌炎等。

【配伍组合】 配秉风、天宗、清冷渊、臑会治颈肩综合征、上肢不遂。

【刺法灸法】 直刺0.5～0.8寸；可灸。

【文献摘要】

《针灸甲乙经》卷八：身热汗不出，胸中烦闷。

《铜人腧穴针灸图经》卷四：肩肘痛引项急。

《针灸大成》卷七：胸中烦满，肩臂酸痛。

（十六）SJ16 天牖 Tiānyǒu

【穴名出处】《灵枢·本输》

【穴名释义】 天，指上，头言；牖，指窗户。本穴位于上部，主治头窍诸疾，而头窍犹如上部之窗户，故名。

【定位取穴】 在颈侧部，当乳突的后下方，平下颌角，胸锁乳突肌的后缘。

【局部解剖】 在胸锁乳突肌后缘；有枕动脉的肌支，耳后动、静脉及颈后浅静脉；布有枕小神经本干，深层为副神经，颈神经。

【穴位主治】 头晕，头痛，面肿，目昏，暴聋，项强。

【配伍组合】 配外关、率谷、治偏头痛、耳鸣、耳聋、腮腺炎。

【刺法灸法】 直刺0.8～1寸；可灸。

【文献摘要】

《备急千金要方》卷三十：乳肿。

《铜人腧穴针灸图经》卷四：头面风肿，项强不得回顾。

《针灸大成》卷七：夜梦颠倒，面青黄无颜色，目中痛。

（十七）SJ17 翳风 Yìfēng

【穴名出处】《针灸甲乙经》

【穴位别名】 耳后、陷中

【穴名释义】 翳，古训为蔽，引申为耳壳，本穴位于耳后凹陷中，善于治疗风邪，故名。

【定位取穴】 在耳垂后方，当乳突与下颌角之间的凹陷处。

【局部解剖】 有耳后动、静脉，颈外浅静脉；布有耳大神经，深部为面神经干从颅骨穿出处。

【穴位主治】 耳鸣，耳聋，口眼㖞斜，齿痛，颊肿，瘰疬，牙关不利。现多用于聋哑，腮腺炎，下颌关节炎，面神经麻痹，中耳炎等。

【配伍组合】 配地仓、承浆、水沟、合谷治口噤不开。

【刺法灸法】

1. 患者取仰卧位、侧卧位或端坐位，针身与穴位皮肤呈45°角向耳垂方向针刺，进针约1.2寸，施捻转泻法，用于治疗周围性面瘫。

2. 患者取仰卧位、侧卧位或端坐位，直刺0.8～1寸，用于治疗神经性耳聋、耳鸣等。

3. 针向结喉，进针2～2.5寸，采用小幅度高频率捻转补法，每穴施手法1分钟，治疗各种原因引起的吞咽困难。

【文献摘要】

《针灸甲乙经》卷七：不能言。

《针灸甲乙经》卷十二：口僻不正，失欠，口不开。

《针灸大成》卷七：口吃，牙车急，小儿喜欠。

《玉龙歌》：耳聋气闭，项上生瘰疬。

（十八）SJ18 瘈脉 Chìmài

【穴名出处】《针灸甲乙经》

【穴位别名】 资脉，索脉

【定位取穴】 在头部，耳后乳突中央，当角孙与翳风之间，沿耳轮连线的中、下1/3的交点处。

【局部解剖】 在耳后肌上；有耳后动、静脉；布有耳大神经耳后支。

【穴位主治】 头痛，耳聋，耳鸣，小儿惊痫，呕吐，泄痢。

【配伍组合】 配翳风、耳门、听宫、听会、百会治耳硬化症，提高听力。

【刺法灸法】 平刺0.3～0.5寸，或点刺出血；可灸。

【文献摘要】

《针灸甲乙经》卷十二：小儿瘛痫，呕吐泄注，惊恐，失精。

《铜人腧穴针灸图经》卷三：头风耳鸣，泄利无时。

（十九）SJ19 颅息 Lúxī

【穴名出处】《针灸甲乙经》

【穴位别名】 颅囟

【穴名释义】 颅，指头也；息，指喘息。本穴位于耳后头颅处，主治头痛、喘息，故名。

【定位取穴】 在头部，当角孙与翳风之间，沿耳轮连线的上、中1/3的交点处。

【局部解剖】 有耳后动、静脉；布有耳大神经和枕大神经的吻合支。

【穴位主治】 头痛、耳鸣、耳痛、小儿惊痫，呕吐涎沫。现多用于中耳炎，甲状腺肿等。

【配伍组合】

1. 配太冲治小儿惊痫、呕吐涎沫、瘈疭。

2. 配天冲、脑空、风池、太阳治偏头痛、头风病。

【刺法灸法】 平刺0.2～0.5寸；可灸。

【文献摘要】

《针灸甲乙经》卷七：身热痛，胸胁痛不可反侧。

《针灸甲乙经》卷十二：小儿痫喘不得息。

(二十) SJ20 角孙 Jiǎosūn

【穴名出处】《灵枢·寒热病》

【穴名释义】 角，指边侧，即耳上角；孙，指支别之络，即小络。本穴位于耳上角，在手少阳经支脉别行之小络脉处，故名。

【定位取穴】 在头部，折耳廓向前，当耳尖直上入发际处。

【局部解剖】 有耳上肌；颞浅动、静脉耳前支；布有耳颞神经分支。

【穴位主治】 耳部肿痛，目赤肿痛，目翳，齿痛，唇燥，项强，头痛。现多用于腮腺炎，角膜白斑，视神经炎等。

【配伍组合】 率谷透角孙配足临泣治眩晕。

【刺法灸法】 平刺0.3～0.5寸；可灸。

【文献摘要】

《针灸甲乙经》卷十二：齿痛不可嚼。

《铜人腧穴针灸图经》卷三：目生肤翳。

《针灸大成》卷七：齿肿，唇吻强，头项强。

(二十一) SJ21 耳门 Ěrmén

【穴名出处】《针灸甲乙经》

【穴名释义】 耳，五官之一，为肾之窍；门，气机出入之门户。本穴位于耳壳之前，主治耳聋、耳鸣等耳部疾患，故名。

【定位取穴】 在面部，当耳屏上切迹的前方，下颌骨髁状突后缘，张口有凹陷处。

【局部解剖】 有颞浅动、静脉耳前支；布有耳颞神经，面神经分支。

【穴位主治】 耳聋，耳鸣，聤耳，齿痛，颈颔痛，唇吻强。现多用于中耳炎，下颌关节炎，口周肌肉痉挛等。

【配伍组合】

1. 配丝竹空治牙痛。

2. 配兑端治上齿龋。

【刺法灸法】 直刺0.5～1寸；可灸。

【文献摘要】

《针灸甲乙经》卷十二：耳聋鸣，头颔痛。

《外台秘要》：卷三十九：卒中风口㖞。

《针灸大成》卷七：唇吻强。

（二十二）SJ22 耳和髎 Ěrhéliáo

【穴名出处】《针灸甲乙经》

【穴位别名】锐发下

【定位取穴】在头侧部，当鬓发后缘，平耳廓根之前方，颞浅动脉的后缘。

【局部解剖】有颞肌和颞浅动、静脉；布有耳颞神经分支，面神经颞支。

【穴位主治】头重痛，耳鸣，牙关拘急，颔肿，鼻准肿痛，口渴。现多用于外耳道炎，面神经麻痹，面肌痉挛等。

【配伍组合】配养老、完骨治耳聋。

【刺法灸法】斜刺0.3～0.9寸；可灸。

【附注】手、足少阳，手太阳的交会穴。

【文献摘要】

《针灸甲乙经》卷十二：头重颔痛，引耳中憹憹嘈嘈。

《类经图翼》卷七：头痛耳鸣。

（二十三）SJ23 丝竹空 Sīzhúkōng

【穴名出处】《针灸甲乙经》

【穴位别名】巨髎，眉后，目髎

【定位取穴】丝，指细小；竹，指竹叶；空，指凹陷、小窍。本穴位近眉毛稍凹陷处，该处纤细眉毛状若丝状成竹叶，故名。

【定位取穴】在面部，当眉梢凹陷处。

【局部解剖】有眼轮匝肌；颞浅动、静脉额支；布有面神经颧眶支及耳颞神经分支。

【穴位主治】头痛，目眩，目赤痛，眼睑跳动，齿痛，癫痫。现多用于眼结膜炎，电光性眼炎，视神经萎缩，面神经麻痹，偏头痛等。

【配伍组合】配合谷治疗牙痛。

【刺法灸法】平刺0.5～1寸；不宜灸。

【文献摘要】

《针灸甲乙经》卷七：反目，憎风。

《针灸甲乙经》卷十：眩，头痛。

《针灸甲乙经》卷十二：小儿脐风，目上插。

《备急千金要方》卷三十：风痫，癫疾，涎沫，狂，烦满。

手少阳三焦经腧穴主治提要表

穴名	部位	主治	
		本经及脏腑重点病症	其他特殊病症
关冲	指端	头痛，目赤，耳聋，咽喉肿痛	热病
液门	指间	头痛，目赤，耳聋，咽喉肿痛	疟疾

续表

穴　　名	部　　位	主　　治	
		本经及脏腑重点病症	其他特殊病症
中渚	手背	头痛，目赤，耳鸣，耳聋，咽喉肿痛	热病
阳池	腕	腕痛，目赤，耳聋，咽喉肿痛	疟疾，消渴
外关	前臂	头痛，目赤肿痛，耳鸣，耳聋，胁肋痛，上肢痹痛	热病
支沟	前臂	暴喑，胁肋痛，便秘	热病
会宗	前臂	耳聋	癫痫
三阳络	前臂	耳聋，暴喑，上肢痹痛	
四渎	前臂	耳聋，齿痛，暴喑，上肢痹痛	
天井	肘	偏头痛，瘰疬	癫痫
手肘部：侧头、耳、目、胸胁、咽喉病，热病			
清冷渊	上臂	上肢痹痛	目黄
消泺	上臂	颈项强急	
臑会	上臂	上肢痹痛	
肩髎	肩	肩臂挛痛不遂	
天髎	肩	肩背痛，颈项强急	
肩臂部：局部疾患为主			
天牖	颈	头痛，耳聋，瘰疬，项强	
翳风	耳	耳鸣，耳聋，口眼㖞斜，颊肿	
瘈脉	耳	头痛，耳鸣，耳聋，小儿惊风	
颅息	耳	头痛，耳鸣，耳聋	
角孙	耳	颊肿，齿痛，目翳	
耳门	耳前	耳聋，耳鸣，齿痛	
耳和髎	耳前	头痛，耳鸣，牙关紧闭	
丝竹空	眉梢	头痛，目疾	
颈、侧头部：侧头、耳、目疾患			

十一、足少阳胆经腧穴

本经一侧 44 穴（左右两侧共 88 穴），其中 15 穴分布于下肢的外侧面，29 穴在臀、侧胸、侧头等部。首穴瞳子髎，末穴足窍阴。主治胸胁、肝胆病证、热性病、神经系统病证和头侧部、眼、耳、咽喉病证，以及本经脉所经过部位之病证。

（一）GB1 瞳子髎 Tóngzǐliáo

【穴名出处】《针灸甲乙经》

【穴位别名】 目外眦，目瞳子，后曲，太阳，前关，前间

【穴名释义】 髎，指骨旁空隙。本穴位于瞳子外方，眶外凹陷中，故名。

【定位取穴】 在面部，目外眦旁，当眶外侧缘处。

【局部解剖】 有眼轮匝肌，深层为颞肌；当颧眶动、静脉分布处；布有颧面神经和颧颞神经，面神经的额颞支。

【穴位主治】 头痛，目赤，目痛，羞明，迎风流泪，远视不明，内障，目翳。

【配伍组合】

1. 配合谷、临泣、睛明治目生内障。
2. 配少泽治妇人乳肿。
3. 配养老、肝俞、光明、太冲、治疗视物昏花。

【刺法灸法】 向后刺或斜刺 0.3～0.5 寸；或用三棱针点刺出血。

【文献摘要】

《外台秘要》卷三十九：青盲无见，目中肤翳白膜。

《铜人腧穴针灸图经》卷三：头痛，目外眦赤痛。

《针灸大成》卷七：目痒，赤痛泪出。

《类经图翼》卷八：兼少泽能治妇人乳肿。

【附注】 手太阳，手、足少阳之会。

（二）GB2 听会 Tīnghuì

【穴名出处】《针灸甲乙经》

【穴位别名】 耳门

【穴名释义】 会，指汇聚。本穴位于耳前凹陷中，针刺此穴可以使耳听觉得以会聚，主治耳聋气闭，故名。

【定位取穴】 在面部，当耳屏间切迹的前方，下颌骨髁突的后缘，张口有凹陷。

【局部解剖】 有颞浅动脉耳前支，深部为颈外动脉及面后静脉；布有耳大神经，皮下为面神经。

【穴位主治】 耳鸣，耳聋，流脓，齿痛，下颌脱臼，口眼㖞斜，面痛，头痛。

【配伍组合】

1. 配颊车、地仓治中风口眼㖞斜。
2. 配迎香治耳聋气痞。
3. 配耳门、听宫治下颌关节炎。

【刺法灸法】 直刺 0.5 寸；可灸。

【文献摘要】

《针灸甲乙经》卷八：寒热头痛，喘喝，目不能视；目泣出，头不痛。

《千金翼方》卷二十六：耳聋，耳中如蝉鸣。

《胜玉歌》：耳闭听会莫迟延。

（三）GB3 上关 Shàngguān

【穴名出处】《灵枢·本输》

【穴位别名】 客主人

【穴名释义】 关，指机关，牙关是开窍之机关，本穴位于耳前颧弓的上方，与下关相对，故名。

【定位取穴】 在耳前，下关直下，当颧弓的上缘凹陷处。

【局部解剖】 在颞肌中；有颧眶动、静脉；布有面神经的颧眶支及三叉神经小分支。

【穴位主治】 头痛，耳鸣，耳聋，聤耳，口眼㖞斜，面痛，齿痛，惊痫，瘛疭。

【配伍组合】

1. 配肾俞、翳风、太溪、听会治老年人肾虚耳鸣耳聋。

2. 配耳门、合谷、颊车治下颌关节炎、牙关紧闭。

【刺法灸法】 直刺0.5～0.8寸；可灸。

【文献摘要】

《针灸甲乙经》卷十：口沫出。

《针灸大成》卷七：口眼偏斜，寒热，骨痛。

【附注】 手少阳、足阳明之会。

(四) GB4 颔厌 Hànyàn

【穴名出处】《针灸甲乙经》

【穴位别名】 耳前角上

【穴名释义】 颔，含之意，另有点头之意；厌，抑制，另有合之意。本穴位于曲周上廉，咀嚼时俱动，并主治头项强痛及不能转动点头，故名。

【定位取穴】 在头部鬓发上，当头维与曲鬓弧形连线的上1/4与下3/4交点处。

【局部解剖】 在颞肌中；有颞浅动、静脉额支；布有耳颞神经颞支。

【穴位主治】 头痛，眩晕，目外眦痛，齿痛，耳鸣，惊痫。

【配伍组合】

1. 配悬颅透悬颅、悬厘治偏头痛。

2. 配外关、风池治眩晕。

【刺法灸法】 直刺0.3～0.4寸；可灸。

【文献摘要】

《针灸甲乙经》卷七：善嚏，头痛身热。

《铜人腧穴针灸图经》卷三：头风眩，耳鸣多嚏，颈项痛。

《针灸聚英》卷一：头风目眩，惊痫。

《针灸大成》卷七：手卷手腕痛，颈痛，历节风汗出。

【附注】 手少阳、足阳明之会。

(五) GB5 悬颅 Xuánlú

【穴名出处】《灵枢·热病》

【穴位别名】 耳前角下

【穴名释义】 悬，指悬挂；颅，头颅之意。本穴位于头颅两侧，上不及前发际，下不及耳根，如悬挂在其处，又能主治头晕、旋转诸疾，故名。

【定位取穴】 在头部鬓发上，当头维与曲鬓弧形连线的中点处。

【局部解剖】 在颞肌中；有颞浅动、静脉额支；布有耳颞神经颞支。

【穴位主治】 偏头痛，面肿，目外眦痛，齿痛。

【配伍组合】

1. 配颔厌、治偏头痛。

2. 配曲池、合谷治热病头痛。

【刺法灸法】 向后平刺0.5～0.8寸；可灸。

【文献摘要】

《针灸甲乙经》卷七：热病，头痛，身重。

《针灸大成》卷七：身热，鼻洞浊下不止。

（六）GB6 悬厘 Xuánlí

【穴名出处】《针灸甲乙经》

【穴位别名】 耳前下角

【定位取穴】 在头部鬓发上，当头维与曲鬓弧形连线的上 3/4 与下 1/4 交点处。

【局部解剖】 在颞肌中；有颞浅动、静脉额支；布有耳颞神经颞支。

【穴位主治】 偏头痛，面肿，目外眦痛，耳鸣，上齿痛。

【配伍组合】

1. 配鸠尾治热病偏头痛引目外眦痛。

2. 配束骨治癫痫。

【刺法灸法】 向后平刺 0.5～0.8 寸；可灸。

【文献摘要】

《针灸甲乙经》卷七：热病头痛，引外眦而急，烦满汗不出，引颔齿，面赤皮痛。

《备急千金要方》卷三十：癫疾互引，善惊羊鸣。

《铜人腧穴针灸图经》卷三：头偏痛，烦心不欲食。

《针灸大成》卷七：中焦寒热，热病汗不出。

《类经图翼》卷八：偏头痛，面肿，目锐眦痛。

【附注】 手、足少阳，阳明之会。

（七）GB7 曲鬓 Qūbìn

【穴名出处】《针灸甲乙经》

【穴位别名】 曲发

【穴名释义】 曲，指弯曲；鬓，指鬓发。本穴位于耳前上方，近向弯曲的鬓发处，本经经气从此上行弯曲方达率谷，故名。

【定位取穴】 在头部，当耳前鬓角发际后缘的垂线与耳尖水平线交点处。

【局部解剖】 在颞肌中；有颞浅动、静脉额支；布有耳颞神经颞支。

【穴位主治】 偏头痛，颔颊肿，牙关紧闭，呕吐，齿痛，目赤肿痛，项强不得顾。

【配伍组合】

1. 配风池、太冲治目赤肿痛。

2. 配下关、合谷、太冲治疗头痛、口噤不开。

【刺法灸法】 向后平刺 0.5～0.8 寸；可灸。

【文献摘要】

《针灸甲乙经》卷三十：颈颔榰满，痛引牙齿，口噤不开，急痛不能言。

《备急千金要方》卷十：口噤，齿龋。

《针灸大成》卷七：颈项不得回顾，脑两角痛为癫风。

【附注】 足太阳、少阳之会。

（八）GB8 率谷 Shuàigǔ

【穴名出处】《针灸甲乙经》

【穴位别名】 蟀谷，率骨

【穴名释义】　率，循也。山间之凹陷处为谷，本穴位于耳上入发际1.5寸处，此处为顶骨、颞骨、蝶骨大翼三骨交接之凹陷若谷处，故名。

【定位取穴】　在头部，当耳尖直上入发际1.5寸，角孙直上方。

【局部解剖】　在颞肌中；有颞动、静脉顶支；布有耳颞神经和枕大神经会合支。

【穴位主治】　头痛，眩晕，呕吐，小儿惊风。

【配伍组合】

1. 配印堂、太冲、合谷治小儿急慢惊风、眩晕、耳鸣。

2. 配合谷、足三里治流行性腮腺炎。

【刺法灸法】　平刺0.5～1寸；可灸。

【文献摘要】

《针灸甲乙经》卷七：醉酒风热，发两角眩痛，不能饮食，烦满呕吐。

《铜人腧穴针灸图经》卷三：膈胃寒热，伤酒风热脑两角强痛。

《针方六集》卷五：偏正头风，胃寒呕吐，目痛。

《医宗金鉴》卷八十五：伤酒呕吐，痰眩。

【附注】　足太阳、少阳之会。

(九) GB9 天冲 Tiānchōng

【穴名出处】《针灸甲乙经》

【穴名释义】　天，指头；冲，指直通、冲要之意。本穴位于耳廓后上方，入发际直上2寸处，主治头风头痛，状若冲天，故名。

【定位取穴】　在头部，当耳根后缘直上入发际2寸，率谷后0.5寸。

【局部解剖】　有耳后动、静脉；布有耳大神经支。

【穴位主治】　头痛，齿龈肿痛，癫痫，惊恐，瘿气。

【配伍组合】　配目窗、风池治头痛。

【刺法灸法】　平刺0.5～1寸；可灸。

【文献摘要】

《备急千金要方》卷三十：头痛，癫疾互引，数惊悸。

《铜人腧穴针灸图经》卷三：癫疾，牙龈肿，善惊恐。

【附注】　足太阳、少阳之会。

(十) GB10 浮白 Fúbái

【穴名出处】《素问·气穴论》

【穴名释义】　浮，指浅表或高部之意；白，指明显或指白色应肺。本穴位于耳后乳突后上方，其处高而显见。本穴主治肺疾寒热，有宣肺解表之功，故名。

【定位取穴】　在头部，当耳后乳突的后上方，天冲与完骨的弧形连线的中1/3与上1/3交点处。

【局部解剖】　有耳后动、静脉分支；布有耳大神经之分支。

【穴位主治】　头痛，颈项强痛，耳鸣，耳聋，齿痛，瘰疬，瘿气，臂痛不举，足痿不行。

【配伍组合】

1. 配风池、行间治偏头痛、目赤肿痛。

2. 配听会、中渚治耳鸣、耳聋。

3. 配肾俞、太溪、耳门治耳鸣、耳聋。

【刺法灸法】 平刺 0.5～0.8 寸；可灸。

【文献摘要】

《备急千金要方》卷三十：牙齿痛不能言。

《针灸大成》卷七：足不能行，耳聋耳鸣，胸痛，颈项瘿，痈肿不能言。

《医学入门》卷一：颈项痈肿，肩背痛，手纵足缓，中满喘息。

【附注】 足太阳、少阳之会。

(十一) GB11 头窍阴 Tóuqiàoyīn

【穴名出处】 《针灸甲乙经》

【穴名释义】 窍，指孔窍。本穴位于耳窍侧面，而且五脏诸窍皆属于阴，主治头窍疾病，故名。

【定位取穴】 在头部，当耳后乳突的后上方，天冲与完骨的弧形连线的中 1/3 与下 1/3 交点处。

【局部解剖】 有耳后动、静脉分支；布有枕大神经和枕小神经会合支。

【穴位主治】 头痛，眩晕，颈项强痛，胸胁痛，口苦，耳鸣，耳聋，耳痛。

【配伍组合】

1. 配强间治头痛。

2. 配支沟、太冲、风池治肝胆火盛之偏头痛或巅顶痛。

【刺法灸法】 平刺 0.5～0.8 寸；可灸。

【文献摘要】

《针灸甲乙经》卷十：头痛引颈。

《备急千金要方》卷三十：头痛如锥刺，不可以动。

《铜人腧穴针灸图经》卷三：劳疸发痨，项痛引头目痛。

【附注】 足太阳、少阳之会。

(十二) GB12 完骨 Wángǔ

【穴名出处】 《灵枢·本输》

【穴位别名】 枕骨

【穴名释义】 完骨，就是指耳后高骨（乳突），本穴位于完骨后下缘，故名。

【定位取穴】 在头部，当耳后乳突的后下方凹陷处。

【局部解剖】 在胸锁乳突肌附着部上方，有耳后动、静脉之支；布有枕小神经本干。

【穴位主治】 头痛，颈项强痛，颊肿，喉痹，龋齿，口眼㖞斜，癫痫，疟疾。

【配伍组合】

1. 配风池、大杼治疟疾。

2. 配风池治癫疾僵仆。

3. 配风池、合谷治风热上犯喉痹、齿痛、痄腮、口歪。

【刺法灸法】

1. 针向结喉进针 2～2.5 寸，采用小幅度高频率捻转补法，每穴施手法 1 分钟，治疗各种原因引起的吞咽困难。

2. 斜刺 0.5～0.8 寸，施捻转泻法，治疗神经性头痛、偏头痛等证。

【文献摘要】

《针灸甲乙经》卷九：小便黄赤。

《备急千金要方》卷三十：癫疾，僵仆，狂疟。

《针灸大成》卷七：足痿失履不收，头风耳后痛。

《类经图翼》卷八：头痛头风，耳鸣，瘿疾。

【附注】 足太阳、少阳之会。

（十三）GB13 本神 Běnshén

【穴名出处】 《针灸甲乙经》

【穴位别名】 直耳

【穴名释义】 本，指根本、宗之意；本穴位于神庭旁 3 寸，居头部，头部元神所在，主治神志病，故名。

【定位取穴】 在头部，当前发际上 0.5 寸，神庭旁开 3 寸，神庭与头维连线的内 2/3 与外 1/3 交点处。

【局部解剖】 在额肌中；有颞浅动、静脉额支和额动、静脉外侧支；布有额神经外侧支。

【穴位主治】 头痛，目眩，癫痫，小儿惊风，颈项强痛，胸胁痛，半身不遂。

【配伍组合】

1. 配前顶、囟会、天柱治小儿惊痫。
2. 配水沟、太阳、合谷、大椎、天柱、百会治中风不省人事、小儿惊风。

【刺法灸法】 平刺 0.5～0.8 寸；可灸。

【文献摘要】

《针灸甲乙经》卷七：头痛目眩，颈项强急，胸胁相引，不得倾侧。

《备急千金要方》卷八：治诸风。

《针灸大成》卷七：惊痫吐涎沫，癫疾，偏风。

【附注】 足太阳、阳维之会。

（十四）GB14 阳白 Yángbái

【穴名出处】 《针灸甲乙经》

【穴位别名】 扬白

【穴名释义】 阳，指额部；白，光明之意。本穴位于眉上 1 寸直瞳子，主治目疾，针之使目恢复光明，故名。

【定位取穴】 在前额部，当瞳孔直上，眉上 1 寸。

【局部解剖】 在额肌中；有额动、静脉外侧支；布有额神经外侧支。

【穴位主治】 头痛，目眩，目痛，外眦疼痛，雀目。

【配伍组合】 配太阳、睛明、鱼腰治目赤肿痛、视物昏花、上睑下垂。

【刺法灸法】

1. 患者取端坐位或仰卧位，毫针沿皮分别向头维穴、上星穴、攒竹穴以及丝竹空穴 4 个方向透刺，即所谓“一穴多向透刺法”，用于治疗周围性面瘫。

2. 患者取端坐位或仰卧位，绷紧穴位皮肤，用三棱针点刺出血，然后闪火拔罐法加压，使出血达 1～2ml。用于治疗眶上神经痛急性发作。

【文献摘要】

《针灸甲乙经》卷七：头目瞳子痛，不可以视，颈项强急，不可以顾。

《备急千金要方》卷三十：目瞳子痛痒，昏夜无所见。

《针灸大成》卷七：目上视，目痛，背膝寒栗，重衣不得温。

【附注】 足太阳、阳维之会。

（十五）GB15 头临泣 Tóulínqì

【穴名出处】《针灸甲乙经》

【穴名释义】 临，指居高视下之意；泣，指泪水。本穴位于目上眦直上，入发际5分凹陷中，当人患目疾流泪时，穴临其上，善治目疾，故名。

【定位取穴】 在头部，当瞳孔直上入前发际0.5寸，神庭与头维连线的中点处。

【局部解剖】 在额肌中；有额动、静脉；布有额神经内、外支会合支。

【穴位主治】 头痛，目眩，目赤痛，流泪，目翳，鼻塞，鼻渊，耳聋，小儿惊痫，热病。

【配伍组合】

1. 配阳谷、腕骨、申脉治风眩。
2. 配肝俞治白翳。。
3. 配大椎、间使、胆俞、肝俞治疟疾。
4. 配大椎、腰奇、水沟、十宣治中风昏迷癫痫。

【刺法灸法】 平刺0.5～0.8寸；可灸。

【文献摘要】

《针灸甲乙经》卷七：颊清不得视，口沫泣出，两目眉头痛。

《针灸大成》卷七：目眩，目泪，枕骨合颅痛，恶寒鼻塞，惊痫反视，大风，目外眦痛。

《类经图翼》卷八：眼目诸疾，胁下痛，疟疾旦夕发。

【附注】 足太阳、少阳、阳维之会。

（十六）GB16 目窗 Mùchuāng

【穴名出处】《针灸甲乙经》

【穴位别名】 至营

【穴名释义】 窗，指头之孔窍。本穴位于眼目直上，头临泣后1寸，犹如眼目之窗，主治目疾，故名。

【定位取穴】 在头部，当前发际上1.5寸，头正中线旁开2.25寸。

【局部解剖】 在帽状腱膜中；有颞浅动、静脉额支；布有额神经内、外侧支会合支。

【穴位主治】 头痛，目眩，目赤肿痛，远视，近视，面浮肿，上齿龋肿，小儿惊痫。

【配伍组合】

1. 配关冲、风池治头疼。
2. 配陷谷治面目浮肿。

【刺法灸法】 平刺0.5～0.8寸；可灸。

【文献摘要】

《针灸甲乙经》卷十二：目瞑，青盲无所见，目中淫肤，白膜复瞳子，上齿龋痛。

《针灸大成》卷七：目赤痛，寒热，汗不出，恶寒。

【附注】 足少阳、阳维之会。

（十七）GB17 正营 Zhèngyíng

【穴名出处】《针灸甲乙经》

【穴名释义】 正，有正中、巧遇之意；营，有布、集之意。本穴位于足少阳头部五穴之正中，又为阳维脉所布集处，恰巧与足少阳经相遇而营集一处，故名。

【定位取穴】 在头部，当前发际上 2.5 寸，头正中线旁开 2.25 寸。

【局部解剖】 在帽状腱膜中；有颞浅动、静脉顶支和枕动、静脉吻合网；布有额神经和枕大神经的会合支。

【穴位主治】 头痛，头晕，目眩，唇吻强急，齿痛。

【配伍组合】 配阳白、太冲、风池治疗头痛、眩晕、目赤肿痛。

【刺法灸法】 平刺 0.5～0.8 寸；可灸。

【文献摘要】

《针灸甲乙经》卷十二：上龋齿痛，恶风寒。

《铜人腧穴针灸图经》卷三：牙齿痛，唇吻急强，头顶偏痛。

《针灸大成》卷七：目眩瞑，头项偏痛。

【附注】 足少阳、阳维之会。

（十八）GB18 承灵 Chénglíng

【穴名出处】《针灸甲乙经》

【定位取穴】 在头部，当前发际上 4 寸，头正中线旁开 2.25 寸。

【局部解剖】 在帽状腱膜中；有枕动、静脉分支；布有枕大神经之支。

【穴位主治】 头痛，眩晕，目痛，鼻渊，鼻衄，鼻窒，多涕。

【配伍组合】 配风池、风门、后溪治鼻衄。

【刺法灸法】 平刺 0.5～0.8 寸；可灸。

【文献摘要】

《针灸甲乙经》卷七：脑风头痛，恶见风寒，鼻塞，喘息不通。

《铜人腧穴针灸图经》卷三：鼻塞息不利。

【附注】 足少阳、阳维之会。

（十九）GB19 脑空 Nǎokōng

【穴名出处】《针灸甲乙经》

【穴名释义】 空，指孔穴，有凹陷之意。本穴位于脑户之旁，内应脑，主治脑疾，故名。

【定位取穴】 在头部，当枕外隆凸的上缘外侧，头正中线旁开 2.25 寸，平脑户。

【局部解剖】 在枕肌中；有枕动、静脉分支；布有枕大神经之支。

【穴位主治】 头痛，颈项强痛，目眩，目赤肿痛，鼻痛，耳聋，癫痫，惊悸，热病。

【配伍组合】

1. 配大椎、照海、申脉治癫狂痫证。

2. 配风池、印堂、太冲治头痛、目眩。

3. 配悬钟、后溪治颈项强痛。

【刺法灸法】 平刺 0.5～0.8 寸；可灸。

【文献摘要】

《针灸甲乙经》卷七：头痛身热，引两颔急。

《针灸大成》卷七：头重痛不可忍。

《类经图翼》卷八：耳聋。

【附注】 足少阳、阳维之会。

（二十）GB20 风池 Fēngchí

【穴名出处】《灵枢·热病》

【穴位别名】 热府

【穴名释义】 风，指风邪；池，指凹陷之意。本穴位于后发际凹陷中，主治风邪为患，故名。

【定位取穴】 在项部，当枕骨之下，与风府相平，胸锁乳突肌与斜方肌上端之间的凹陷处。

【局部解剖】 在胸锁乳突肌与斜方肌上端附着部之间的凹陷中，深层为头夹肌；有枕动、静脉分支；布有枕小神经之支。

【穴位主治】 头痛，眩晕，颈项强痛，目赤痛，目泪出，鼻渊，鼻衄，耳聋，气闭，中风，口眼㖞斜，疟疾，热病，感冒，瘿气。

【配伍组合】

1. 配合谷、丝竹空治偏正头痛。
2. 配脑户、玉枕、风府、上星治目痛不能视。
3. 配百会、太冲、水沟、足三里、十宣治中风。

【刺法灸法】

1. 针尖微下，向鼻尖方向斜刺 0.5～0.8 寸，或平刺透风府穴；可灸。
2. 针向结喉，进针 2～2.5 寸，采用小幅度高频率捻转补法，每穴施手法 1 分钟，治疗各种原因引起的吞咽困难。

【文献摘要】

《针灸甲乙经》卷七：颈痛，项不得顾，目泣出，目内眦齿痛，气厥，耳目不明。

《外台秘要》卷三十九：寒热癫疾僵仆，温热病汗不出，头眩痛。

《针灸大成》卷七：偏正头痛，颈项如拔，腰背俱痛，大风中风，气塞涎上不语，昏危，瘿气。

《类经图翼》卷八：中风不语，牙关紧闭，汤水不能入口。

《医宗金鉴》卷八十五：肺受风寒，偏正头痛。

【附注】 足少阳、阳维之会。

（二十一）GB21 肩井 Jiānjǐng

【穴名出处】《针灸甲乙经》

【穴位别名】 膊井

【穴名释义】 井，凹陷深处之意。本穴位于肩上凹陷深处，故名。

【定位取穴】 在肩上，前直乳中，当大椎与肩峰端连线的中点上。

【局部解剖】 有斜方肌，深层为肩胛提肌与冈上肌；有颈横动、静脉分支；布有腋神经分支，深层上方为桡神经。

【穴位主治】 肩背痹痛，手臂不举，颈项强痛，乳痈，中风，瘰疬，难产，诸虚百损。

【配伍组合】 配足三里、阳陵泉治脚气酸痛。

【刺法灸法】 直刺0.5～0.8寸，深部正当肺尖，慎不可深刺；可灸。

【文献摘要】

《针灸甲乙经》卷十：肩背痹痛，臂不举，寒热凄索。

《千金翼方》卷二十六：难产。

《千金翼方》卷二十七：上气咳逆，短气，风劳百病。

《针灸大成》卷七：中风，气塞涎上不语，气逆，头项痛，臂痛。

《百症赋》：乳痈。

《儒门事亲》：产后乳汁不下。

【附注】 足少阳、阳维之会。

(二十二) GB22 渊腋 Yuānyè

【穴名出处】《灵枢·热病》

【穴位别名】 泉腋，渊液

【穴名释义】 渊，含深之意。本穴位于腋下3寸宛宛中，为腋之深处，故名。

【定位取穴】 在侧胸部，举臂，当腋中线上，腋下3寸，第4肋间隙中。

【局部解剖】 有前锯肌和肋间内、外肌；有胸腹壁静脉，胸外侧动、静脉及第四肋间动、静脉；布有第四肋间神经外侧皮支，胸长神经之支。

【穴位主治】 胸满，肋痛，腋下肿，臂痛不举。

【配伍组合】

1. 配大包、支沟治胸肋痛、肋间神经痛。

2. 配条口透承山、天宗、臑俞治肩关节周围炎。

【刺法灸法】 斜刺0.5～0.8寸。

【文献摘要】

《针灸甲乙经》卷九：胸满马刀，臂不能举。

《铜人腧穴针灸图经》卷四：胸满马刀臂不举。

《针灸大成》卷七：寒热，马刀疡。

(二十三) GB23 辄筋 Zhéjīn

【穴名出处】《针灸甲乙经》

【穴位别名】 神光

【穴名释义】 辄，指车前，其形弯曲，与肋骨相似；筋，指筋肉，本穴位于第四肋间隙筋肉中，故名。

【定位取穴】 在侧胸部，渊腋前1寸，平乳头，第4肋间隙中。

【局部解剖】 在胸大肌外缘，有前锯肌，肋间内、外肌；有胸外侧动、静脉；布有第四肋间神经外侧皮支。

【穴位主治】 胸肋痛，喘息，呕吐，吞酸，腋肿，肩臂痛。

【配伍组合】

1. 配肺俞、定喘治胸闷喘息不得卧。

2. 配阳陵泉、支沟治胸胁痛。

【刺法灸法】 斜刺0.5～0.8寸；可灸。

【文献摘要】

《针灸甲乙经》卷九：胸中暴满，不得卧喘息。

《针灸大成》卷七：太息善悲，小腹热，欲走，多唾，言语不止，四肢不收，吞酸。

（二十四）GB24 日月 Rìyuè

【穴名出处】《针灸甲乙经》

【穴位别名】神光，胆募

【穴名释义】本穴为胆之募穴。胆者，中正之官，决断出焉，决断必须务求其明，而明字从日、从月，故名。

【定位取穴】在上腹部，当乳头直下，第7肋间隙，前正中线旁开4寸。

【局部解剖】有肋间内、外肌，肋下缘有腹外斜肌腱膜，腹内斜肌，腹横肌；有肋间动、静脉；布有第七或第八肋间神经。

【穴位主治】胁肋疼痛，胀满，呕吐，吞酸，呃逆，黄疸。

【配伍组合】

1. 配胆俞治胆虚诸症。
2. 配内关、中脘治呕吐、纳呆。
3. 配期门、阳陵泉治胆石症。
4. 配支沟、丘墟治胁胀痛。
5. 配胆俞、腕骨治黄疸。

【刺法灸法】斜刺0.5～0.8寸；可灸。

【文献摘要】

《针灸甲乙经》卷十一：太息善悲，小腹有热，欲走。

《千金翼方》第二十七：呕吐宿汁吞酸。

《铜人腧穴针灸图经》卷四：多唾。

【附注】足太阴、少阳之会。胆的募穴。

（二十五）GB25 京门 Jīngmén

【穴名出处】《针灸甲乙经》

【穴位别名】气府，气俞，肾募

【定位取穴】在侧腰部，章门后1.8寸，当十二肋骨游离端的下方。

【局部解剖】有腹内、外斜肌及腹横肌；有第十一肋间动、静脉；布有第十一肋间神经。

【穴位主治】肠鸣，泄泻，腹胀，腰胁痛。

【配伍组合】

1. 配行间治腰痛不可久立仰俯。
2. 配身柱、筋缩、命门治腰脊强痛。

【刺法灸法】斜刺0.5～0.8寸；可灸。

【文献摘要】

《针灸甲乙经》卷七：脊强反折。

《针灸甲乙经》卷八：寒热，腰膜胀，怏怏然不得息。

《针灸大成》卷七：肠鸣，小肠痛，肩背寒，肩胛内廉痛，腰痛不得俯仰久立，寒热腹胀引背不得息，髀枢引痛。

【附注】肾的募穴。

（二十六）GB26 带脉 Dàimài

【穴名出处】《针灸甲乙经》

【穴名释义】 本穴为带脉经气所过处，主治妇人经带疾患，故名。

【定位取穴】 在侧腹部，章门下 1.8 寸，当第 12 肋骨游离端下方垂线与脐水平线的交点上。

【局部解剖】 有腹内、外斜肌及腹横肌；有第十二肋间动、静脉；布有第十二肋间神经。

【穴位主治】 月经不调，赤白带下，疝气，腰胁痛。

【配伍组合】

1. 配关元、气海、三阴交、白环俞、间使治赤白带下。
2. 配关元、足三里、肾俞、京门、次髎治肾气虚带下。
3. 配中极、次髎、行间、三阴交治湿热下注之带下。

【刺法灸法】 直刺 0.5～0.8 寸；可灸。

【文献摘要】

《针灸甲乙经》卷十二：妇人少腹坚痛，月水不通。

《针灸大成》卷七：腰腹纵，溶溶如囊水之状，里急后重，月事不调，赤白带下。

《医学入门》卷一：疝气偏坠，木肾。

【附注】 足少阳、带脉二经之会。

（二十七）GB27 五枢 Wǔshū

【穴名出处】《针灸甲乙经》

【穴名释义】 五，中数也，又通午，有纵横交错之意；枢，指通上转下之意。本穴位于带脉下 3 寸，适当人身长度折中处，又为经脉纵横交错髋部转枢之处，故名。

【定位取穴】 在侧腹部，当髂前上棘的前方，横平脐下 3 寸处。

【局部解剖】 有腹内、外斜肌及腹横肌；有旋髂浅、深动、静脉；布有髂腹下神经。

【穴位主治】 阴挺，赤白带下，月经不调，疝气，少腹痛，便秘，腰胯痛。

【配伍组合】 五枢透维道、气海俞、阳陵泉对子宫全切术针麻。

【刺法灸法】 直刺 0.8～1.5 寸；可灸。

【文献摘要】

《针灸甲乙经》卷九：男子阴疝，两丸上下，小腹痛。

《玉龙歌》：五枢也治腰间痛。

【附注】 足少阳、带脉二经之会。

（二十八）GB28 维道 Wéidào

【穴名出处】《针灸甲乙经》

【穴位别名】 外枢

【穴名释义】 维，指维系、连接之意；道，指道路。本穴为足少阳、带脉之会，为维系诸经之通道，故名。

【定位取穴】 在侧腹部，当髂前上棘的前下方，五枢前下 0.5 寸。

【局部解剖】 在髂前上棘前内方，有腹内、外斜肌及腹横肌；有旋髂浅、深动、静脉；布有髂腹股沟神经。

【穴位主治】 腰胯痛，少腹痛，阴挺，疝气，带下，月经不调，水肿。

【配伍组合】

1. 配百会、气海、足三里、三阴交治气虚下陷之阴挺或带下症。

2. 配五枢、带脉、中极、太冲、三阴交治卵巢囊肿、闭经。

3. 配横骨、冲门、气冲、大敦治疝气。

【刺法灸法】　向前下方斜刺0.8～1.5寸；可灸。

【文献摘要】

《针灸甲乙经》卷九：咳逆不止，三焦有水气，不能食。

《铜人腧穴针灸图经》卷四：三焦不调，水肿，不嗜食。

【附注】　足少阳、带脉之会。

(二十九) GB29 居髎 Jūliáo

【穴名出处】《针灸甲乙经》

【穴名释义】　居，指居处，也指蹲坐；髎，指骨旁空隙。本穴位于髂骨上凹陷处，取穴时需蹲坐，以其居而成髎，故名。

【定位取穴】　在髋部，当髂前上棘与股骨大转子最凸点连线的中点处。

【局部解剖】　有臀中肌，臀小肌；有臀上动、静脉下支；布有臀上皮神经及臀上神经。

【穴位主治】　腰腿痹痛，瘫痪，足痿，疝气。

【配伍组合】

1. 配环跳、委中治下肢风湿痛。

2. 配腰夹脊穴$L_{1\sim2}$、$L_{3\sim5}$、环跳、风市、阳陵泉、条口、悬钟治中风下肢瘫痪、根性坐骨神经痛、腓总神经麻痹。

【刺法灸法】　直刺或斜刺1.5～2寸；可灸。

【文献摘要】

《铜人腧穴针灸图经》卷四：腰引少腹痛，肩引胸痹挛急，手臂不得上举至肩。

《玉龙歌》：腿风湿痛，居髎兼环跳于委中。

【附注】　阳跻、足少阳之会。

(三十) GB30 环跳 Huántiào

【穴名出处】《针灸甲乙经》

【穴位别名】　髀厌，髀枢

【穴名释义】　环，指环曲；跳，指跳跃。本穴位于髀枢中，针其穴，可使其跳跃如常，加之取穴时，需侧卧，伸下足，屈上足，故名。

【定位取穴】　在股外侧部，侧卧屈股，当股骨大转子最凸点与骶管裂孔连线的外1/3与中1/3交点处。

【局部解剖】　在臀大肌、梨状肌下缘；内侧为臀下动、静脉；布有臀下皮神经，臀下神经，深部正当坐骨神经。

【穴位主治】　腰胯疼痛，半身不遂，下肢痿痹，遍身风疹，挫闪腰疼，膝踝肿痛不能转侧。

【配伍组合】

1. 配风市治风痹。

2. 配太白、足三里、阳陵泉、丰隆、飞扬治下肢水潴留、静脉炎。

3. 配风市、膝阳关、阳陵泉、丘墟治胆经型坐骨神经痛。

4. 配居髎、风市、中渎治股外侧皮神经炎。

5. 配髀关、伏兔、风市、犊鼻、足三里、阳陵泉、太冲、太溪治小儿麻痹，肌萎缩，中风半身不遂。

【刺法灸法】 直刺2～2.5寸；可灸。

【文献摘要】

《针灸甲乙经》卷十：腰胁相引痛急，胫痛不可屈伸，痹不仁。

《针灸大成》卷七：冷风湿痹不仁，风疹遍身，腰髋痛，膝不得转侧伸缩。

【附注】 足少阳、太阳二脉之会。

（三十一）GB31 风市 Fēngshì

【穴名出处】《备急千金要方》

【穴位别名】 垂手

【定位取穴】 在大腿外侧部的中线上，当腘横纹上7寸。或直立垂手时，中指尖处。

【局部解剖】 在阔筋膜下，股外侧肌中；有旋股外侧动、静脉肌支；布有股外侧皮神经，股神经肌支。

【穴位主治】 中风半身不遂，下肢痿痹、麻木，遍身瘙痒，脚气。

【配伍组合】 配风池、大杼、大椎、命门、关元、腰阳关、十七椎治类风湿关节炎。

【文献摘要】

《备急千金要方》卷三十：两膝挛痛，引胁拘急，缓纵痿痹，痛冷不仁。

《医宗金鉴》卷八十五：腿中风湿，疼痛无力，浑身瘙痒。

【刺法灸法】 直刺1～1.5寸；可灸。

（三十二）GB32 中渎 Zhōngdú

【穴名出处】《针灸甲乙经》

【穴名释义】 渎，指窄小的水道。本穴位于大腿外侧中线分肉间之凹陷处，上有风市，下有阳关，当脉气通过时，如水行于沟渎之中，故名。

【定位取穴】 在大腿外侧，当风市下2寸，或腘横纹上5寸，股外肌与股二头肌之间。

【局部解剖】 在阔筋膜下，股外侧肌中；有旋股外侧动、静脉肌支；布有股外侧皮神经，股神经肌支。

【穴位主治】 下肢痿痹、麻木，半身不遂。

【配伍组合】 配环跳、风市、膝阳关、阳陵泉、足三里治中风后遗症、下肢瘫痪及小儿麻痹症。

【刺法灸法】 直刺1～1.5寸；可灸。

【文献摘要】

《针灸甲乙经》卷十：寒气在分肉间，痛上下，痹不仁。

（三十三）GB33 膝阳关 Xīyángguān

【穴名出处】《针灸甲乙经》

【穴位别名】 寒府，关阳，关陵

【穴名释义】 外侧为阳，关，指关节。本穴位于膝关节外侧凹陷中，故名。

【定位取穴】 在膝外侧，当股骨外上髁上方的凹陷处。

【局部解剖】　在髂胫束后方，股二头肌腱前方；有膝上外侧动、静脉；布有股外侧皮神经末支。

【穴位主治】　膝膑肿痛，腘筋挛急，小腿麻木。

【配伍组合】

1. 配环跳、承筋治胫痹不仁。

2. 配血海、膝关、犊鼻、丰隆、曲池、合谷治膝关节炎。

【刺法灸法】　直刺 0.8～1 寸。

【文献摘要】

《针灸甲乙经》卷十：膝外廉痛，不可屈伸，胫痹不仁。

《备急千金要方》卷三十：筋挛膝不得屈伸，不可以行。

《外台秘要》卷三十九：胫痹不仁。

（三十四）GB34 阳陵泉 Yánglíngquán

【穴名出处】《灵枢·邪气脏腑病形》

【穴位别名】　阳陵，阳之陵泉

【穴名释义】　阳，指外侧；陵，指高处；泉，指凹陷处。本穴位于膝下外侧，当腓骨小头前凹陷处，故名。

【定位取穴】　在小腿外侧，当腓骨小头前下方凹陷处。

【局部解剖】　在腓骨长、短肌中；有膝下外侧动、静脉；当腓总神经分为腓浅神经及腓深神经处。

【穴位主治】　半身不遂，下肢痿痹、麻木，膝肿痛，脚气，胁肋痛，口苦，呕吐，黄疸，小儿惊风，破伤风。

【配伍组合】

1. 配曲池治半身不遂。

2. 配日月、期门、胆俞、至阳治黄疸、胆囊炎、胆结石。

3. 配足三里、上廉治胸胁痛。

【刺法灸法】　直刺或斜向下刺 1～1.5 寸；可灸。

【文献摘要】

《针灸甲乙经》卷八：胆胀。

《备急千金要方》卷三十：失禁遗尿不自知，头面肿，头痛寒热汗出，不恶寒。

《针灸大成》卷七：髀枢膝股冷痹，脚气，膝股内廉不仁，头面肿，足筋挛。

【附注】　胆经合穴。

（三十五）GB35 阳交 Yángjiāo

【穴名出处】《针灸甲乙经》

【穴位别名】　别阳，足髎

【穴名释义】　阳，指外侧；交，指会也。本穴位于足少阳与阳维脉之会，故名。

【定位取穴】　在小腿外侧，当外踝尖上 7 寸，腓骨后缘。

【局部解剖】　在腓骨长肌附着部；布有腓肠外侧皮神经。

【穴位主治】　胸胁胀满疼痛，面肿，惊狂，癫疾，瘈疭，膝股痛，下肢痿痹。

【配伍组合】

1. 配支沟、相应节段夹脊穴治带状疱疹之神经痛。

2. 配阳辅、绝骨、行间、昆仑、丘墟治两足麻木。

3. 配环跳、秩边、风市、伏兔、昆仑治风湿性腰腿痛—腰扭伤、坐骨神经痛、中风半身不遂之下肢瘫痪、小儿麻痹症。

【刺法灸法】 直刺0.5～0.8寸；可灸。

【文献摘要】

《针灸甲乙经》卷八：寒热痹，髀股不收。

《备急千金要方》卷三十：胸满肿。

《针灸大成》卷七：膝痛足不收。

【附注】 阳维脉郄穴。

(三十六) GB36 外丘 Wàiqiū

【穴名出处】《针灸甲乙经》

【穴名释义】 丘，指隆起也。本穴位于小腿外侧，其处肌肉隆起如丘，故名。

【定位取穴】 在小腿外侧，当外踝尖上7寸，腓骨前缘，平阳交。

【局部解剖】 在腓骨长肌和趾总伸肌之间，深层为腓骨短肌；有胫前动、静脉肌支；布有腓浅神经。

【穴位主治】 颈项强痛，胸胁痛，疯犬伤毒不出，下肢痿痹，癫疾，小儿龟胸。

【配伍组合】

1. 配腰奇、间使、丰隆、百会治癫痫；

2. 配环跳、伏兔、阳陵泉、阳交治下肢痿、痹、瘫；

3. 配陵后、足三里、条口、阳陵泉治腓总神经麻痹。

【刺法灸法】 直刺0.5～0.8寸；可灸。

【文献摘要】

《针灸甲乙经》卷九：胸胁稽满，头痛，项内寒。

《针灸甲乙经》卷十：跌痛痿痹。

《针灸大成》卷七：犬伤毒不出，发寒热，小儿龟胸。

《百症赋》：外丘收乎大肠。

【附注】 胆经郄穴。

(三十七) GB37 光明 guāngmíng

【穴名出处】《灵枢·经脉》

【穴名释义】 本穴为足少阳胆经之络，别走足厥阴肝经，由于肝开窍于目，本穴主治目疾，使之重见光明，故名。

【定位取穴】 在小腿外侧，当外踝尖上5寸，腓骨前缘。

【局部解剖】 在趾长伸肌和腓骨短肌之间；有胫前动、静脉分支；布有腓浅神经。

【穴位主治】 目痛，夜盲，乳胀痛，膝痛，下肢痿痹，颊肿。

【配伍组合】 配肝俞、肾俞、风池、目窗、睛明、行间治青光眼和早期白内障。

【刺法灸法】 直刺0.5～0.8寸；可灸。

【文献摘要】

《备急千金要方》卷三十：腹足清，寒热，汗不出。

《针灸大成》：卒狂。

【附注】 胆经络穴。

(三十八) GB38 阳辅 Yángfǔ

【穴名出处】 《针灸甲乙经》

【穴位别名】 分肉，绝骨之端，绝骨

【穴名释义】 阳，指外侧；辅，指腓骨。本穴位于腓骨外侧前缘，故名。

【定位取穴】 在小腿外侧，当外踝尖上4寸，腓骨前缘稍前方。

【局部解剖】 在趾长伸肌和腓骨短肌之间；有胫前动、静脉分支；布有腓浅神经。

【穴位主治】 偏头痛，目外眦痛，缺盆中痛，腋下痛，瘰疬，胸、胁、下肢外侧痛，疟疾，半身不遂。

【配伍组合】 配陵后、飞扬、金门治下肢痿痹瘫之足内翻畸形。

【刺法灸法】 直刺0.5～0.8寸。

【文献摘要】

《备急千金要方》卷三十：胸胁痛。

【附注】 胆经经穴。

(三十九) GB39 悬钟 Xuánzhōng

【穴名出处】 《针灸甲乙经》

【穴位别名】 绝骨

【定位取穴】 在小腿外侧，当外踝尖上3寸，腓骨前缘。

【局部解剖】 在腓骨短肌与趾长伸肌分歧处；有胫前动、静脉分支；布有腓浅神经。

【穴位主治】 半身不遂，颈项强痛，胸腹胀满，胁肋疼痛，膝腿痛，脚气，腋下肿。

【配伍组合】

1. 配内庭治心腹胀满。
2. 配昆仑、合谷、肩髃、曲池、足三里治中风、半身不遂。
3. 配后溪、列缺治项强、落枕。

【刺法灸法】 直刺0.5～0.8寸；可灸。

【文献摘要】

《针灸甲乙经》：腹满，胃中有热，不嗜食。

《医宗金鉴》卷八十五：胁痛，浑身瘙痒，足趾痛。

【附注】 八会穴—髓会。

(四十) GB40 丘墟 Qiūxū

【穴名出处】 《灵枢・本输》

【穴名释义】 丘，指高处；墟，指大丘之意。本穴正当足外踝前下方凹陷处，此处高起犹如大的土丘，故名。

【定位取穴】 在外踝的前下方，当趾长伸肌腱的外侧凹陷处。

【局部解剖】 在趾短伸肌起点；有外踝前动、静脉分支；布有足背中间皮神经分支及腓浅神经分支。

【穴位主治】 颈项痛，腋下肿，胸胁痛，下肢痿痹，外踝肿痛，疟疾，疝气，目赤肿痛，目生翳膜，中风偏瘫。

【配伍组合】

1. 配昆仑、绝骨治踝跟足痛。
2. 配中渎治胁痛。

3. 配大敦、阴市、照海治卒疝。

4. 配日月、期门、肝俞、胆俞、阳陵泉、腕骨治黄疸、胆道疾患。

【刺法灸法】

1. 患者取仰卧位或端坐位，暴露足踝部，毫针直刺0.5～0.8寸，穴区局部酸胀感，施捻转或提插泻法，用于治疗踝关节扭伤，踝关节周围组织炎症、疼痛等局部病变。

2. 患者取仰卧位或端坐位，暴露足踝部，毫针针尖向照海穴方向进针，针深约2.5寸以上，若能透至照海穴，于照海穴皮肤下摸到针尖则效果最佳。施捻转泻法，患者感觉针感向小腿或足心放射，用于治疗中风后足内翻。

【文献摘要】

《针灸甲乙经》卷七：目视不明，振寒，目翳，瞳子不见，腰两胁痛，脚酸转筋，腋下肿。

《备急千金要方》卷三十：胸痛如刺，脚急肿痛，战掉不能久立。

《针灸大成》卷七：胸胁满痛不得息，转筋，卒疝，腰髀痛，太息。

《玉龙歌》：脚背痛起丘墟穴。

【附注】 胆经原穴。

（四十一）GB41 足临泣 Zúlínqì

【穴名出处】《针灸甲乙经》

【定位取穴】 在足背外侧，当足4趾本节（第4趾关节）的后方，小趾伸肌腱的外侧凹陷处。

【局部解剖】 有足背静脉网，第四趾背侧动、静脉；布有足背中间皮神经。

【穴位主治】 头痛，目外眦痛，目眩，乳痈，瘰疬，胁肋痛，疟疾，中风偏瘫，痹痛不仁，足跗肿痛。

【配伍组合】

1. 配三阴交治痹证。

2. 配三阴交、中极治月事不利。

【刺法灸法】 直刺0.5～0.8寸；可灸。

【文献摘要】

《备急千金要方》卷三十：颈漏腋下马刀。

《针灸大成》卷七：周痹，痛无常处。

《玉龙歌》：两足有水临泣泻。

【附注】 胆经输穴；八脉交会穴—通带脉。

（四十二）GB42 地五会 Dìwǔhuì

【穴名出处】《针灸甲乙经》

【穴名释义】 地，指足之意；五，中数也；会，指会通。本穴位于胆经足部五穴中，为胆经脉气上下会通之处，主治足部疾患，故名。

【定位取穴】 在足背外侧，当足4趾本节（第4趾关节）的后方，第4、5趾骨之间，小趾伸肌腱的内侧缘。

【局部解剖】 有足背静脉网，第四跖背侧动、静脉；布有足背中间皮神经。

【穴位主治】 头痛，目赤痛，耳鸣，耳聋，胸满，胁痛，腋肿，乳痈，跗肿。

【配伍组合】 配耳门、足三里治耳鸣、腰痛。

【刺法灸法】 直刺或斜刺0.5～0.8寸。

【文献摘要】

《针灸甲乙经》卷十一：内伤唾血不足，外无膏泽。

《铜人腧穴针灸图经》卷五：乳肿。

《针灸大成》卷七：腋肿。

（四十三）GB43 侠溪 Xiáxī

【穴名出处】《灵枢·本输》

【穴位别名】 夹溪

【穴名释义】 侠，通夹；溪，小水为溪，也有沟陷之意。本穴位于足四、五足趾缝间沟陷处，故名。

【定位取穴】 在足背外侧，当第4、5趾间，趾蹼缘后方赤白肉际处。

【局部解剖】 有趾背侧动、静脉；布有足背中间皮神经之趾背侧神经。

【穴位主治】 头痛，眩晕，惊悸，耳鸣，耳聋，目外眦赤痛，颊肿，胸胁痛，膝股痛，足跗肿痛，疟疾。

【配伍组合】 配太阳、太冲、阳白、风池、头临泣治眩晕、偏头痛、耳鸣耳聋、目外眦痛。

【刺法灸法】 直刺或斜刺0.3～0.5寸；可灸。

《铜人腧穴针灸图经》卷五：寒热汗不出。

《针灸大成》卷七：寒热伤寒。

《百症赋》：兼阳谷，治颔肿口噤。

【附注】 胆经荥穴。

（四十四）GB44 足窍阴 Zúqiàoyīn

【穴名出处】《灵枢·本输》

【穴名释义】 窍，指孔隙；阴指足厥阴肝经。本穴为足少阳经井穴，为交会足厥阴肝经之关窍，故名。

【定位取穴】 在第4趾末节外侧，距趾甲角0.1寸。

【局部解剖】 有趾背侧动、静脉和趾跖动脉形成的动脉网；布有趾背侧神经。

【穴位主治】 偏头痛，目眩，目赤肿痛，耳聋，耳鸣，喉痹，胸胁痛，足跗肿痛，多梦，热病。

【配伍组合】

1. 配太冲、太溪、内关、太阳、风池、百会治神经性头痛、高血压病、肋间神经痛、胸膜炎、急性传染性结膜炎、神经性耳聋等；

2. 配阳陵泉、期门、支沟、太冲治胆道疾患；

3. 配水沟、太冲、中冲、百会、风池急救中风昏迷。

【刺法灸法】 直刺0.1～0.2寸；可灸。

【文献摘要】

《备急千金要方》卷三十：痈疽。

《丹溪心法》：妇人月经不调。

《针灸大成》卷七：肘不可举，卒聋，梦魇，目痛，小眦通。

【附注】 胆经井穴。

足少阳胆经腧穴主治提要表

穴名	部位	主治	
		本经及脏腑重点病症	其他特殊病症
瞳子髎	外眦	头痛，目疾	
听会	耳前	耳鸣，耳聋，齿痛	
上关	耳前	偏头痛，耳鸣，耳聋，齿痛，口㖞	
颔厌	侧头	偏头痛，目眩，耳鸣	
悬颅	侧头	偏头痛，目赤肿痛	
悬厘	侧头	偏头痛，目赤肿痛	
曲鬓	侧头	头痛，牙关紧闭	
率谷	侧头	偏头痛，眩晕	
天冲	侧头	头痛，牙龈肿痛	
浮白	后头	头痛，耳鸣，耳聋	
头窍阴	后头	头痛，耳疾	
完骨	后头	头痛，颈项强痛	
本神	前头	头痛，目眩	癫痫
阳白	额	前头痛，目疾	
头临泣	前头	头痛，目疾，鼻塞	
目窗	前头	头痛，目疾，鼻塞	
正营	前头	偏头痛，目眩	
承灵	后头	头痛，鼻渊	
脑空	后头	头痛，颈项强痛	癫狂痫
头部：头、项、五官疾患			
风池	项	头痛，目疾，鼻渊，颈项强痛	感冒，癫痫
肩井	肩	头项强痛，肩背疼痛	乳痈，滞产
肩项部：头、项、肩部疾患			
渊腋	胁	胸满，胁痛	
辄筋	胁	胸满，气喘	
日月	季胁	胁肋疼痛，呕吐，呃逆	黄疸
胸胁部：胸胁部疾患			
京门	腰	小便不利，水肿，腰胁痛	
带脉	侧腹	腹痛，月经不调，带下	
五枢	侧腹	腹痛，带下	
维道	侧腹	腹痛，带下，疝气，阴挺	

续表

穴名	部位	主治	
		本经及脏腑重点病症	其他特殊病症
季胁下：妇科、前阴、肠疾患			
居髎	股关节	腰痛，下肢痿痹	
环跳	股关节	腰痛，下肢痿痹	
风市	大腿	下肢痿痹	遍身瘙痒
中渎	大腿	下肢痿痹	
膝阳关	膝关节	膝肿痛	
髀枢至膝部：腰腿部疾患			
阳陵泉	小腿	胁痛，下肢痿痹	黄疸，小儿惊风
阳交	小腿	胸胁胀痛，下肢痿痹	癫狂
外丘	小腿	胸胁胀痛，下肢痿痹	癫狂
光明	小腿	目疾，下肢痿痹	
阳辅	小腿	偏头痛，下肢痿痹	
悬钟	小腿	胁痛，下肢痿痹	颈项强
丘墟	足跗	胸胁胀痛，下肢痿痹	
足临泣	足跗	目疾，胁痛，乳痈，月经不调	
地五会	足跗	目赤肿痛，乳痈，足背肿痛	
侠溪	趾间	头痛，目疾；耳鸣，耳聋，胁肋痛	热病
足窍阴	趾端	头痛，目赤肿痛，咽喉肿痛	热病，失眠
胫、足部：头、目、耳、喉、胁部疾患，神志病，热病			

十二、足厥阴肝经腧穴

本经一侧 14 穴（左右两侧共 28 穴），其中 12 穴分布于下肢内侧，其余 2 穴位于腹部及胸部。首穴大敦，末穴期门。主治泌尿生殖系统病证、神经系统病证、肝胆病证、眼病及本经脉所经过部位之病证。

（一）LR1 大敦 Dàdūn

【穴名出处】 《灵枢 · 本输》

【穴位别名】 水泉，大训，大顺

【穴名释义】 敦，厚之意。本穴位于足大趾端外侧，其肉敦厚，故名。

【定位取穴】 在足大趾末节外侧，距趾甲角 0.1 寸。

【局部解剖】 有足趾背动、静脉；布有腓神经的趾背神经。

【功用功效】 调理肝气，镇静宁神

【穴位主治】 疝气，缩阴，阴中痛，月经不调，血崩，尿血，癃闭，遗尿，淋疾，癫狂，痫证，少腹痛。

【配伍组合】

1. 配内关、水沟治癫、狂、痫和中风昏仆。

2. 配膻中、天突、间使治梅核气。

【刺法灸法】 斜刺0.1～0.2寸，或用三棱针点刺出血；可灸。

【文献摘要】

《针灸甲乙经》卷九：卒心痛。

《备急千金要方》卷三十：大敦主目不欲视，太息。又主卒疝暴痛，阳跳入上腹，寒疝阴挺出偏大肿脐腹中。

《千金翼方》卷二十八：五淋灸大敦三壮。

【附注】 肝经井穴。

(二) LR2 行间 Xíngjiān

【穴名出处】《灵枢·本输》

【穴名释义】 行，循行之意。本穴位于第1、2趾间缝纹端，因足厥阴肝经脉气行于两趾间，而入本穴，故名。

【定位取穴】 在足背侧，当第1、2趾间，趾蹼缘的后方赤白肉际处。

【局部解剖】 有足背静脉网；第一趾背侧动、静脉；腓神经的跖背侧神经分为趾背神经的分歧处。

【功用功效】 平肝熄风，宁心安神

【穴位主治】 月经过多，闭经，痛经，白带，阴中痛，遗尿，淋疾，疝气，胸胁满痛，呃逆，咳嗽，洞泻，头痛，眩晕，目赤痛，青盲，中风，癫痫，瘛疭，失眠，口㖞，膝肿，下肢内侧痛，足跗肿痛。

【配伍组合】

1. 配睛明治青光眼、降眼压。

2. 配太冲、合谷、风池、百会治肝火上炎、头痛、眩晕、衄血。

3. 配中脘、肝俞、胃俞治肝气犯胃之胃痛。

4. 配中府、孔最治肝火犯肺干咳或咯血。

【刺法灸法】 直刺0.5～0.8寸；可灸。

【文献摘要】

《针灸甲乙经》卷十一：癫疾，短气，呕血，胸背痛，行间主之。

【附注】 肝经荥穴。

(三) LR3 太冲 Tàichōng

【穴名出处】《灵枢·本输》

【穴位别名】 大钟

【穴名释义】 太，指大之意；冲，指冲盛。本穴为足厥阴肝经之原穴，为冲脉之支别处。肝主藏血，冲为血海，足厥阴肝经与冲脉相应合而盛大，故名太冲。

【定位取穴】 在足背侧，当第1跖骨间隙的后方凹陷处。

【局部解剖】 在拇长伸肌腱外缘；有足背静脉网，第一跖背侧动脉；布有腓深神经的跖背侧神经，深层为胫神经足底内侧神经。

【功用功效】 平肝熄风，健脾化湿

【穴位主治】 头痛，眩晕，疝气，月经不调，癃闭，遗尿，小儿惊风，癫狂，痫证，胁痛，腹胀，黄疸，呕逆，咽痛嗌干，目赤肿痛，膝股内侧痛，足跗肿，下肢痿痹。

【配伍组合】

1. 配大敦治七疝；泻太冲、补太溪、复溜治肝阳上亢之眩晕。

2. 配合谷为开四关治四肢抽搐。

3. 配肝俞、膈俞、太溪、血海治贫血、羸瘦。

4. 配间使、鸠尾、心俞、肝俞治癫、狂、痫。

【刺法灸法】 直刺0.5～0.8寸；可灸。

【附注】 肝经输穴、原穴

【文献摘要】

《针灸甲乙经》卷七：互引善惊，太冲主之。

《千金翼方》卷二十八：不得尿，灸太冲五十壮。虚劳浮肿灸太冲百壮。

《标幽赋》：心胀咽痛，针太冲而必除。

《玉龙歌》：行步艰难及转加，太冲二穴效堪夸。

【附注】 肝经输穴、原穴。

(四) LR4 中封 Zhōngfēng

【穴名出处】《灵枢·本输》

【穴位别名】 悬泉

【穴名释义】 封，指封界。本穴位于内踝高点前方，以胫骨前肌腱内侧为界，前有筋，后有骨，穴当其中，故名中封。

【定位取穴】 在足背侧，当足内踝前，商丘与解溪连线之间，胫骨前肌腱的内侧凹陷处。

【局部解剖】 在胫骨前肌腱的内侧；有足背静脉网；布有足背侧皮神经的分支及隐神经。

【功用功效】 疏肝健脾，理气消疝

【穴位主治】 疝气，阴茎痛，遗精，小便不利，黄疸，胸腹胀满，腰痛，足冷，内踝肿痛。

【配伍组合】

1. 配胆俞、阳陵泉、太冲、内庭泄热舒肝，治黄疸、疟疾。

2. 配足三里、阴廉治阴缩入腹、阴茎痛、遗精、淋症、小便不利。

【刺法灸法】 直刺0.5～0.8寸；可灸。

【文献摘要】

《千金翼方》卷二十七：梦泄灸中封五十壮，失精阴缩灸中封五十壮。

《玉龙歌》：行步艰楚刺三里、中封、太冲。

【附注】 肝经经穴。

(五) LR5 蠡沟 Lígōu

【穴名出处】《灵枢·经脉》

【穴位别名】 交仪

【穴名释义】 蠡，瓢勺之意。本穴位于内踝高点上5寸，因近处腿肚形如蠡勺，胫骨之内犹似沟渠，故名。

【定位取穴】 在小腿内侧，当足内踝尖上5寸，胫骨内侧面的中央。

【局部解剖】 在胫骨内侧面下三分之一处；其内后侧有大隐静脉；布有隐神经的前支。

【功用功效】 益肝调经，清热消肿

【穴位主治】 月经不调，赤白带下，阴挺，阴痒，疝气，小便不利，睾丸肿痛，小腹痛，腰背拘急不可俯仰，胫部酸痛。

【配伍组合】

1. 配百虫窝、阴陵泉、三阴交治滴虫性阴道炎。
2. 配中都、地机、中极、三阴交治月经不调、带下症、睾丸炎。
3. 配大敦、气冲治睾肿、卒疝、赤白带下。

【刺法灸法】 平刺0.5～0.8寸；可灸。

【文献摘要】

《针灸甲乙经》卷十二：女子疝，小腹肿，赤白淫，时多时少，蠡沟主之。

【附注】 肝经络穴。

(六) LR6 中都 Zhōngdū

【穴名出处】《针灸甲乙经》

【穴位别名】 太阴，大阴

【穴名释义】 都，居之意。本穴位于胫骨之中部，故名。

【定位取穴】 在小腿内侧，当足内踝尖上7寸，胫骨内侧面的中央。

【局部解剖】 在胫骨内侧面中央；其内后侧有大隐静脉；布有隐神经的中支。

【功用功效】 益肝藏血，行气止痛

【穴位主治】 胁痛，腹胀，泄泻，疝气，小腹痛，崩漏，恶露不尽。

【配伍组合】

1. 配血海、三阴交治月经过多和崩漏、产后恶露不绝。
2. 配合谷、次髎、三阴交治痛经；配脾俞、阴陵泉治白带症。
3. 配足三里、梁丘治肝木乘土之腹胀、泄泻。
4. 配太冲治疝气；配三阴交、阴陵泉、膝阳关、膝关、伏兔、箕门治下肢痿痹瘫痛。

【刺法灸法】 平刺0.5～0.8寸；可灸。

【文献摘要】

《针灸甲乙经》卷十一：崩中腹上下痛。

《备急千金要方》卷三十：治足下热，胫寒不能久立，湿痹不能行。

【附注】 肝经郄穴。

(七) LR7 膝关 Xīguān

【穴名出处】《针灸甲乙经》

【穴位别名】 膝开，阴关

【穴名释义】 本穴位于膝关节部。主治膝内廉痛引膑，不可屈伸，故名。

【定位取穴】 在小腿内侧，当胫骨内髁的后下方，阴陵泉后1寸，腓肠肌内侧头的上部。

【局部解剖】 在胫骨内侧后下方，腓肠肌内侧头的上部；深部有胫后动脉；布有腓肠内侧皮神经，深层为胫神经。

【功用功效】 温经化湿，祛风消肿

【穴位主治】 膝髌肿痛，寒湿走注，历节风痛，下肢痿痹。

【配伍组合】

1. 配足三里、血海、阴市、阳陵泉、髀关、伏兔、丰隆治中风下肢不遂、小儿麻痹等。

2. 配膝眼、委中、足三里治两膝红肿疼痛。

【刺法灸法】 直刺0.5～0.8寸；可灸。

【文献摘要】

《针灸甲乙经》卷十：膝内廉痛引膑，不可屈伸，连腹，引喉咽痛，膝关主之。

《玉龙歌》：膝头红肿不能行，必针膝眼膝关穴。

（八）LR8 曲泉 Qūquán

【穴名出处】《灵枢·本输》

【穴名释义】 曲，指屈曲之意；泉，指凹陷处。本穴位于膝内侧横纹头上方凹陷处，屈膝取之。本穴为足厥阴肝经之合穴，属水，以泉称之，故名。

【定位取穴】 在膝内侧，屈膝，当膝关节内侧端，股骨内侧髁的后缘，半腱肌、半膜肌止端的前缘凹陷处。

【局部解剖】 在胫骨内髁后缘，半膜肌、半腱肌止点前上方；有大隐静脉，膝最上动脉；布有隐神经、闭孔神经，深向腘窝可及胫神经。

【功用功效】 疏肝解郁，通调前阴

【穴位主治】 月经不调，痛经，白带，阴挺，阴痒，产后腹痛，遗精，阳痿，疝气，小便不利，头痛，目眩，癫狂，膝髌肿痛，下肢痿痹。

【配伍组合】

1. 配丘墟、阳陵泉治胆道疾患。

2. 配肝俞、肾俞、章门、商丘、太冲治肝炎。

3. 配复溜、肾俞、肝俞治肝肾阴虚之眩晕、翳障眼病。

4. 配支沟、阳陵泉治心腹疼痛、乳房胀痛、疝痛。

5. 配归来、三阴交治肝郁气滞之痛经、月经不调。

【刺法灸法】 直刺1～1.5寸；可灸。

【文献摘要】

《千金翼方》卷二十七：男子失精，膝胫痛冷，灸曲泉百壮。

《肘后歌》：脐腹有病曲泉针。

【附注】 肝经合穴。

（九）LR9 阴包 Yīnbāo

【穴名出处】《针灸甲乙经》

【穴位别名】 阴胞

【穴名释义】 阴，指股内侧；包，指包容。本穴位于股内侧面两筋间，容于足少阴与足太阴两筋之间，故名。

【定位取穴】 在大腿内侧，当股骨上髁上4寸，股内肌与缝匠肌之间。

【局部解剖】 在股内肌与缝匠肌之间，内收长肌中点，深层为内收短肌；有股动、静脉，旋股内侧动脉浅支；布有股前皮神经，闭孔神经浅、深支。

【功用功效】 通调前阴，益肾健腰

【穴位主治】 月经不调，遗尿，小便不利，腰骶痛引小腹。

【配伍组合】

1. 配交信治月经不调。

2. 配关元、肾俞治气虚不固之遗尿。

3. 配箕门、足五里、血海治膝股内侧疼痛，小儿麻痹的肌萎缩。

【刺法灸法】 直刺0.8～1寸；可灸。

【文献摘要】

《针灸甲乙经》卷九：腰痛，少腹痛，阴包主之。

《肘后歌》：中满如何去得根，阴包如刺效如神。

(十) LR10 足五里 Zúwǔli

【穴名出处】《针灸甲乙经》

【穴位别名】 五里

【定位取穴】 在大腿内侧，当气冲直下3寸，大腿根部，耻骨结节的下方，长收肌的外缘。

【局部解剖】 有内收长肌，内收短肌；有股内侧动脉浅支；布有闭孔神经浅支和深支。

【功用功效】 清肝健脾，通调前阴

【穴位主治】 少腹胀痛，小便不通，阴挺，睾丸肿痛，嗜卧，四肢倦怠，颈疬。

【配伍组合】配三阳络、天井、历兑、三间治嗜卧欲动摇。

【刺法灸法】 直刺0.5～0.8寸；可灸。

【文献摘要】

《针灸甲乙经》卷九：少腹中满，热闭不得溺，足五里主之。

(十一) LR11 阴廉 Yīnlián

【穴名出处】《针灸甲乙经》

【穴名释义】 廉，指侧边。本穴位于股内侧，阴器旁，故名。

【定位取穴】 在大腿内侧，当气冲直下2寸，大腿根部，耻骨结节的下方，长收肌的外缘。

【局部解剖】 有内收长肌和内收短肌；有旋股内侧动、静脉的分支；布有股神经的内侧皮支，深层为闭孔神经的浅支和深支。

【功用功效】 调经种子，舒筋活络

【穴位主治】 月经不调，赤白带下，少腹疼痛，股内侧痛，下肢挛急。

【配伍组合】

1. 配曲骨、次髎、三阴交治湿热下注之月经不调、白带多、阴门瘙痒、股癣等。

2. 配肾俞、大赫、命门、太溪治妇人不孕、男子不育症。

3. 配委中、次髎、膀胱俞治膀胱炎、膀胱结石。

【刺法灸法】 直刺0.8～1寸；可灸。

【文献摘要】

《针灸甲乙经》卷十二：妇人绝产，若未曾生产，阴廉主之。

(十二) LR12 急脉 Jímài

【穴名出处】《素问·气府论》

【穴位别名】 羊矢

【穴名释义】 急，指急促，有冲动之意。本穴位于阴器旁动脉处，故名。

【定位取穴】 在耻骨结节的外侧，当气冲外下腹股沟股动脉搏动处，前正中线旁开2.5寸。

【局部解剖】 有阴部外动、静脉分支及腹壁下动、静脉的耻骨支，外方有股静脉；布有髂腹股沟神经，深层为闭孔神经的分支。

【功用功效】 调肝止痛，理气导疝

【穴位主治】 疝气，阴挺，阴茎痛，少腹痛，股内侧痛。

【配伍组合】

1. 配大敦治疝气、阴挺、阴茎痛、阳痿。

2. 配阴包、箕门、曲泉、足五里治下肢痿痹、小儿麻痹。

【刺法灸法】 直刺0.5～1寸；可灸。

【文献摘要】

《素问·气府论》：病疝，少腹痛。

(十三) LR13 章门 Zhāngmén

【穴名出处】《脉经》

【穴位别名】 长平，胁髎，季胁，脾募，季肋

【穴名释义】 章，指彰盛之意；门，指出入之所。足厥阴肝经行于此，与五脏之气盛会，为脏气出入之门户，故名。

【定位取穴】 在侧腹部，当第11肋游离端的下方。

【局部解剖】 有腹内、外斜肌及腹横肌；有肋间动脉末支；布有第十、十一肋间神经；右侧当肝脏下缘，左侧当脾脏下缘。

【功用功效】 健脾消胀，和胃利胆

【穴位主治】 腹痛，腹胀，肠鸣，泄泻，呕吐，神疲肢倦，胸胁痛，黄疸，痞块，小儿疳积，腰脊痛。

【配伍组合】

1. 配足三里治荨麻疹、组胺过敏症。

2. 配天枢、脾俞、中脘、足三里治肝脾不和之腹胀、痞块、胁痛、泄泻、消瘦。

3. 配肾俞、肝俞、水道、京门、阴陵泉、三阴交、阳谷、气海治肝硬化腹水、肾炎。

【刺法灸法】 斜刺0.5～0.8寸；可灸。

【文献摘要】

《针灸甲乙经》卷十：腰清脊强，四肢懈惰，善怒，咳，少气，郁然不得息，厥逆，肩不可举。

《备急千金要方》卷三十：章门主心痛而呕，章门主四肢懈怠喜怒。章门主饮食不化，入腹还可热中不嗜食。

《针灸大成》卷七：主肠鸣盈盈然，食不化，胁痛不得卧，烦热口干，不嗜食。胸胁痛支满，喘息，心痛而呕，吐逆，饮食却出，腰痛不得转侧，腰脊冷痛，溺多白浊，伤饱身黄瘦，奔豚如鼓，脊强，四肢懈惰，善怒，少气厥逆，肩臂不举。

【附注】 脾的募穴，八会穴之脏会。

（十四）LR14 期门 Qīmén

【穴名出处】《伤寒论》

【穴位别名】 肝募

【穴名释义】 期，指周期；门，指出入之要地。本穴位于气血归入之门户，故名。

【定位取穴】 在胸部，当乳头直下，第6肋间隙，前正中线旁开4寸。

【局部解剖】 有腹直肌，肋间肌；有肋间动、静脉；布有第六、七肋间神经。

【功用功效】 疏肝健脾，和胃降逆

【穴位主治】 胸胁胀满疼痛，呕吐，呃逆，吞酸，腹胀，泄泻，饥不欲食，胸中热，咳喘，奔豚，疟疾，伤寒热入血室。

【配伍组合】

1．配大敦治疝气。

2．配肝俞、公孙、中脘、太冲、内关治肝胆疾患、胆囊炎、胆结石及肝气郁结之胁痛、食少、乳少、胃痛、呕吐、呃逆、食不化、泄泻等。

【刺法灸法】 斜刺0.5～0.8寸；可灸。

【文献摘要】

《针灸甲乙经》卷七：腹大坚，不得息，期门主之。

《千金翼方》卷二十七：心痛，胸胁满，灸期门随年壮。

《席弘赋》：期门穴主伤寒患，六日过经犹未汗，但向乳根二肋间，又治妇人生产难。

【附注】 肝的募穴。

<table>
<tr><th rowspan="2">穴　名</th><th rowspan="2">部　位</th><th colspan="2">主　治</th></tr>
<tr><th>本经及脏腑重点病症</th><th>其他特殊病症</th></tr>
<tr><td>大敦</td><td>大趾端</td><td>疝气，遗尿，崩漏，阴挺</td><td>癫痫</td></tr>
<tr><td>行间</td><td>趾间</td><td>崩漏，小便不利</td><td>头痛，目赤肿痛，口㖞，胁痛，癫痫</td></tr>
<tr><td>太冲</td><td>跗</td><td>崩漏，遗尿，疝气</td><td>头痛，眩晕，口㖞，胁痛，癫痫</td></tr>
<tr><td>中封</td><td>踝关节</td><td>疝气，遗精，小便不利</td><td></td></tr>
<tr><td>蠡沟</td><td>小腿</td><td>月经不调，带下，小便不利</td><td></td></tr>
<tr><td>中都</td><td>小腿</td><td>疝气，崩漏，腹痛</td><td></td></tr>
<tr><td>膝关</td><td>小腿</td><td>膝部疼痛</td><td></td></tr>
<tr><td>曲泉</td><td>膝</td><td>腹痛，小便不利，疝气，遗精</td><td></td></tr>
<tr><td>阴包</td><td>股</td><td>遗尿，小便不利，月经不调</td><td></td></tr>
<tr><td>足五里</td><td>股</td><td>小便不通</td><td></td></tr>
<tr><td>阴廉</td><td>股</td><td>月经不调</td><td></td></tr>
<tr><td colspan="4">下肢部：妇科、前阴病为主，肠疾患次之</td></tr>
<tr><td>急脉</td><td>腹</td><td>疝气，小腹痛</td><td></td></tr>
<tr><td>章门</td><td>季肋</td><td>腹胀，泄泻，胁痛</td><td></td></tr>
<tr><td>期门</td><td>肋</td><td>胸胁胀痛，呕吐</td><td></td></tr>
<tr><td colspan="4">胁腹部：胃肠疾患为主，妇科疾患次之</td></tr>
</table>

第二节　奇经八脉腧穴

一、督脉经穴

本经穴，1名1穴，计28穴，分布于头、面、项、背、腰、骶部之后正中线上。主治神经系统、呼吸系统、消化系统、泌尿生殖系统、运动系统病证，以及热性病证和本经所过部位之病证。

(一) DU1 长强 Chángqiáng

【穴名出处】《灵枢·经脉》

【穴位别名】 鱼尾

【穴名释义】 此穴为督脉之络，督脉循脊里而行，脊柱形长且坚硬。又督脉为诸阳之长，其气强盛，故名。

【定位取穴】 在尾骨端下，当尾骨端与肛门连线的中点处。

【局部解剖】 在肛尾膈中；有肛门动、静脉分支，棘间静脉丛之延续部；布有尾神经及肛门神经。

【功用功效】 宁神镇静，通便消痔

【穴位主治】 泄泻，痢疾，便秘，便血，痔疾，癫狂，脊强反折，癃淋，阴部湿痒，腰脊、尾骶部疼痛。

【配伍组合】

1. 配二白、阴陵泉、上巨虚、三阴交治痔疮（湿热下注型）。
2. 配精宫、二白、百会（灸）治脱肛、痔疮。

【刺法灸法】 斜刺，针尖向上与骶骨平行刺入0.5～1寸，不得刺穿直肠，以防感染；不灸。

【文献摘要】

《针灸甲乙经》卷十一：癫疾发如狂走者，虚则头重高摇之，挟脊之有过者，大小便难，难起居，长强主之。

《胜玉歌》：痔疾长风长强期。

(二) DU2 腰俞 Yāoshū

【穴名出处】《针灸甲乙经》

【穴位别名】 腰户，腰空

【定位取穴】 在骶部，当后正中线上，适对骶管裂孔。

【局部解剖】 在骶后韧带、腰背筋膜中；有骶中动、静脉后支，棘间静脉丛；布有尾神经分支。

【功用功效】 调经清热，散寒除湿

【穴位主治】 腰脊强痛，腹泻，便秘，痔疾，脱肛，便血，癫痫，淋浊，月经不调，下肢痿痹。

【配伍组合】

1. 配膀胱俞（灸）、长强、气冲、上髎、下髎、居髎治腰脊冷痛。

2. 配太冲治脊强反折、抽搐。

【刺法灸法】 向上斜刺 0.5～1 寸；可灸。

(三) DU3 腰阳关 Yāoyángguān

【穴名出处】《素问·气府论》

【穴位别名】 阳关，脊阳关

【穴名释义】 本穴位于第四腰椎棘突下，督脉为阳脉之海，关于一身阳气，故名。

【定位取穴】 在腰部，当后正中线上，第 4 腰椎棘突下凹陷中。

【局部解剖】 在腰背筋膜、棘上韧带及棘间韧带中；有腰动脉后支，棘间皮下静脉丛；布有腰神经后支的内侧支。

【功用功效】 祛寒除湿，舒筋活络

【穴位主治】 腰骶疼痛，下肢痿痹，月经不调，赤白带下，遗精，阳痿，便血。

【配伍组合】

1. 补腰阳关、肾俞、次髎、泻委中治腰脊痛、四肢厥冷、小便频数。

2. 配腰夹脊、秩边、承山、飞扬治坐骨神经痛、腰腿痛。

3. 配膀胱俞、三阴交治遗尿、尿频。

【刺法灸法】 直刺 0.5～1 寸；可灸。

【文献摘要】

《针灸聚英》卷一：十六椎节下间，坐取之。

(四) DU4 命门 Mìngmén

【穴名出处】《针灸甲乙经》

【穴位别名】 精宫

【穴名释义】 本穴位于两肾俞之间，当肾间动气处，为元气之根本，生命之门户，故名。

【定位取穴】 在腰部，当后正中线上，第 2 腰椎棘突下凹陷中。

【局部解剖】 在腰背筋膜、棘上韧带及棘间韧带中；有腰动脉后支及棘间皮下静脉丛；布有腰神经后支内侧支。

【功用功效】 温益肾阳，舒筋活络

【穴位主治】 虚损腰痛，脊强反折，遗尿，尿频，泄泻，遗精，白浊，阳痿，早泄，赤白带下，胎屡坠，五劳七伤，头晕耳鸣，癫痫，惊恐，手足逆冷。

【配伍组合】

1. 配肾俞、太溪治遗精、早泄、腰脊酸楚、足膝无力、遗尿、癃闭、水肿、头昏耳鸣等肾阳亏虚之症。

2. 配百会、筋缩、腰阳关治破伤风抽搐。

3. 灸命门、隔盐灸神阙治中风脱症。

4. 配关元、肾俞、神阙（艾灸）治五更泄。

5. 补命门、肾俞、三阴交治肾虚腰痛。

6. 泻命门、阿是穴、委中、腰夹脊穴治腰扭伤痛和肥大性脊柱炎。

7. 配十七椎、三阴交治痛经（寒湿凝滞型）（艾灸）。

8. 配大肠俞、膀胱俞、阿是穴（灸）治寒湿痹腰痛。

【刺法灸法】 直刺 0.5～1 寸；可灸。

【文献摘要】

《针灸甲乙经》卷七：头痛如破，身热如火汗不出，寒热汗不出，寒热里急，腰腹相引痛，命门主之。

（五）DU5 悬枢 Xuánshū

【穴名出处】《针灸甲乙经》

【穴位别名】 悬柱

【穴名释义】 悬，指悬系；枢，指枢纽。本穴位于两三焦俞之间，三焦总司人体气化，为气机之枢纽，故名。

【定位取穴】 在腰部，当后正中线上，第1腰椎棘突下凹陷中。

【局部解剖】 在腰背筋膜、棘上韧带及棘间韧带中；有腰动脉后支及棘间皮下静脉丛；布有腰神经后支内侧支。

【功用功效】 助阳健脾，通调肠气

【穴位主治】 腰脊强痛，腹胀，腹痛，完谷不化，泄泻，痢疾。

【配伍组合】

1. 配委中、肾俞治腰脊强痛。
2. 配足三里、太白治完谷不化、泄泻。

【刺法灸法】 直刺0.5～1寸；可灸。

【文献摘要】

《针灸甲乙经》卷八：腹中积上下行，悬枢主之。

（六）DU6 脊中 Jǐzhōng

【穴名出处】《素问·骨空论》

【穴位别名】 神宗，脊俞，脊宗

【穴名释义】 脊，指脊椎。本穴正当脊椎二十二节之中部，故名。

【定位取穴】 在背部，当后正中线上，第11胸椎棘突下凹陷中。

【局部解剖】 在腰背筋膜、棘上韧带及棘间韧带中；有第十一肋间动脉后支，棘间皮下静脉丛；布有第十一胸神经后支内侧支。

【功用功效】 健脾利湿，宁神镇静

【穴位主治】 腰脊强痛，黄疸，腹泻，痢疾，小儿疳积，痔疾，脱肛，便血，癫痫。

【配伍组合】

1. 配足三里、中脘治腹胀胃痛。
2. 配上巨虚、下巨虚治腹泻痢疾。
3. 配鸠尾、大椎、丰隆治癫痫。
4. 配肾俞、太溪治腰膝痛。
5. 配至阳、阳陵泉、胆俞治黄疸。

【刺法灸法】 斜刺0.5～1寸。

【文献摘要】

《针灸甲乙经》卷九：腹满不得食，刺脊中，黄疸刺脊中。

（七）DU7 中枢 Zhōngshū

【穴名出处】《素问·气府论》

【穴名释义】 枢，指枢纽，枢机。本穴位于脊柱中部，为躯体转动之枢纽，故名。

【定位取穴】 在背部，当后正中线上，第10胸椎棘突下凹陷中。

【局部解剖】 在腰背筋膜、棘上韧带及棘间韧带中；有第十肋间动脉后支，棘间皮下静脉丛；布有第十胸神经后支之内侧支。

【功用功效】 健脾利湿，清热止痛

【穴位主治】 黄疸，呕吐，腹满，胃痛，食欲不振，腰背痛。

【配伍组合】 配命门、腰眼、阳陵泉、后溪治腰脊痛。

【刺法灸法】 斜刺0.5～1寸；可灸。

【文献摘要】

《素问·气府论》：背与心相控痛，所治天突与十椎。

(八) DU8 筋缩 Jīnsuō

【穴名出处】《针灸甲乙经》

【穴位别名】 筋束

【穴名释义】 本穴位于第九胸椎下，两肝俞之间。肝主筋，本穴主治脊急强筋脉挛缩疾病，故名。

【定位取穴】 在背部，当后正中线上，第9胸椎棘突下凹陷中。

【局部解剖】 在腰背筋膜、棘上韧带及棘间韧带中；有第九肋间动脉后支，棘间皮下静脉丛；布有第九胸神经后支内侧支。

【功用功效】 平肝熄风，宁神镇痉

【穴位主治】 癫狂，惊痫，抽搐，脊强，背痛，胃痛，黄疸，四肢不收，筋挛拘急。

【配伍组合】

1. 配角孙、瘛脉治小儿惊痫、瘛疭、角弓反张。
2. 配通里治癫痫。
3. 配水道治脊强。

【刺法灸法】 斜刺0.5～1寸；可灸。

【文献摘要】

《胜玉歌》：更有天突与筋缩，小儿吼闭自然舒。

(九) DU9 至阳 Zhìyáng

【穴名出处】《针灸甲乙经》

【穴位别名】 金阳

【定位取穴】 在背部，当后正中线上，第7胸椎棘突下凹陷中。

【局部解剖】 在腰背筋膜、棘上韧带及棘间韧带中；有第七肋间动脉后支，棘间皮下静脉丛；布有第七胸神经后支内侧支。

【功用功效】 利胆退黄，宽胸利膈

【穴位主治】 胸胁胀痛，腹痛黄疸，咳嗽气喘，腰背疼痛，脊强，身热。

【配伍组合】

1. 配曲池、阳陵泉、脾俞治黄疸。
2. 配天枢、大肠俞治腹胀、肠鸣、泄泻。
3. 配内关、神门治心悸、心痛。

【刺法灸法】 斜刺0.5～1寸；可灸。

【文献摘要】

《针灸甲乙经》卷八：寒热，四肢重痛，少气难言，至阳主之。

《玉龙歌》：至阳也治黄疸病。

《胜玉歌》：黄疸至阳便能离。

（十）DU10 灵台 Língtái

【穴名出处】 《素问·气府论》

【穴位别名】 灵阳

【穴名释义】 灵台，为古代君主宣德步政之地，喻心。本穴位置内应心，故名。

【定位取穴】 在背部，当后正中线上，第6胸椎棘突下凹陷中。

【局部解剖】 在腰背筋膜、棘上韧带及棘间韧带中；有第六肋间动脉后支，棘间皮下静脉丛；布有第六胸神经后支内侧支。

【功用功效】 清热化湿，止咳定喘

【穴位主治】 咳嗽，气喘，项强，脊痛，身热，疔疮。

【配伍组合】

1. 配陶道、内关治间日疟。
2. 配合谷（泻法）、委中（放血）治疔疮。
3. 配阳陵泉、支沟治胸胁痛。
4. 配身柱、至阳治背痛。
5. 配胆俞、阳陵泉、太冲治黄疸。

【刺法灸法】 斜刺0.5～1寸；可灸。

（十一）DU11 神道 Shéndào

【穴名出处】 《针灸甲乙经》

【穴位别名】 脏俞，冲道

【穴名释义】 本穴平两侧心俞，内应心，因心藏神，穴为心气之道，主治神志疾患，故名。

【定位取穴】 在背部，当后正中线上，第5胸椎棘突下凹陷中。

【局部解剖】 在腰背筋膜、棘上韧带及棘间韧带中；有第五肋间动脉后支，棘间皮下静脉丛；布有第五胸神经后支内侧支。

【功用功效】 宁心安神，清热平喘

【穴位主治】 心痛，惊悸，怔忡，失眠健忘，中风不语，癫痫，腰脊强，肩背痛，咳嗽，气喘。

【配伍组合】

1. 配关元治身热头痛。
2. 配神门治健忘惊悸。
3. 配百会、三阴交治失眠健忘、小儿惊风、痫症。
4. 配心俞、厥阴俞、内关、通里、曲泽治胸痹。

【刺法灸法】 斜刺0.5～1寸；可灸。

【文献摘要】

《百症赋》：兼心俞，治风痫常发自宁。

（十二）DU12 身柱 Shēnzhù

【穴名出处】 《针灸甲乙经》

【穴位别名】 尘气

【定位取穴】 在背部，当后正中线上，第3胸椎棘突下凹陷中。

【局部解剖】 在腰背筋膜、棘上韧带及棘间韧带中；有第三肋间动脉后支，棘间皮下静脉丛；布有第三胸神经后支内侧支。

【功用功效】 宣肺清热，宁神镇痉

【穴位主治】 身热头痛，咳嗽，气喘，惊厥，癫狂痫证，腰脊强痛，疔疮发背。

【配伍组合】

1. 配水沟、内关、丰隆、心俞治癫狂痫。
2. 配风池、合谷、大椎治肺热、咳嗽。
3. 配灵台、合谷、委中（泻法）治疔毒。

【刺法灸法】 斜刺0.5～1寸；可灸。

【文献摘要】

《针灸甲乙经》卷七：身热狂走，谵语见鬼，身柱主之，癫疾怒欲杀人，身柱主之。

《百症赋》：癫疾必身柱、本神之令。

（十三）DU13 陶道 Táodào

【穴名出处】《针灸甲乙经》

【定位取穴】 在背部，当后正中线上，第1胸椎棘突下凹陷中。

【局部解剖】 在腰背筋膜、棘上韧带及棘间韧带中；有第一肋间动脉后支，棘间皮下静脉丛；布有第一胸神经后支内侧支。

【功用功效】 解表清热，截疟宁神

【穴位主治】 头痛项强，恶寒发热，咳嗽，气喘，骨蒸潮热，胸痛，脊背痠痛，疟疾，癫狂，角弓反张。

【配伍组合】

1. 配丰隆、水沟、神门、心俞治癫狂痫。
2. 配大椎、间使、后溪治疟疾。
3. 配合谷、曲池、风池治外感病。
4. 配肾俞、腰阳关、委中治胸背痛。

【刺法灸法】 斜刺0.5～1寸；可灸。

【文献摘要】

《针灸甲乙经》卷七：治头重目瞑，凄厥，寒热汗不出，陶道主之。

《百症赋》：发热时行，陶道复求肺俞理。

（十四）DU14 大椎 Dàzhuī

【穴名出处】《素问·气府论》

【穴位别名】 百劳，上杼

【穴名释义】 本穴位于第一胸椎上凹陷处，因其椎骨最大，故名。

【定位取穴】 在后正中线上，第7颈椎棘突下凹陷中。

【局部解剖】 在腰背筋膜、棘上韧带及棘间韧带中；有颈横动脉分支，棘间皮下静脉丛；布有第八颈神经后支内侧支。

【功用功效】 清热解表，截疟止痛

【穴位主治】 热病，疟疾，咳嗽，喘逆，骨蒸潮热，项强，肩背痛，腰脊强，角弓反张，小儿惊风，癫狂痫证，五劳虚损，七伤乏力，中暑，霍乱，呕吐，黄疸，风疹。

【配伍组合】

1. 配肺俞治虚损、盗汗、劳热。
2. 配间使、乳根治脾虚发疟。
3. 配四花穴治百日咳（双膈俞、双胆俞）。
4. 配曲池预防流脑。
5. 配合谷治白细胞减少；
6. 配足三里、命门提高机体免疫力。
7. 配定喘、孔最治哮喘。
8. 配曲池、合谷泻热。
9. 配腰奇、间使治癫痫。

【刺法灸法】 斜刺0.5～1寸；可灸。

（十五）DU15 哑门 Yǎmén

【穴名出处】《素问·气府论》

【穴位别名】 舌厌，舌横，横舌，舌根，舌肿

【穴名释义】 本穴可致哑，也可治哑，故名。

【定位取穴】 在项部，当后发际正中直上0.5寸，第1颈椎下。

【局部解剖】 在项韧带和项肌中，深部为弓间韧带和脊髓；有枕动、静脉分支及棘间静脉丛；布有第三颈神经和枕大神经支。

【功用功效】 散风熄风，开窍醒神

【穴位主治】 舌缓不语，音哑，头重，头痛，颈项强急，脊强反折，中风尸厥，癫狂，痫证，癔症，衄血，重舌，呕吐。

【配伍组合】

1. 泻哑门、听会、外关（或中渚）、丘墟治高热或疟疾所致耳聋。
2. 配人中、廉泉治舌强不语、暴喑、咽喉炎。
3. 配百会、人中、丰隆、后溪治癫狂、癫痫。
4. 配风池、风府治中风失语、不省人事。
5. 配劳宫、三阴交、涌泉等九穴为回阳九针，可以开窍醒神治昏厥。
6. 配脑户、百会、风池、太溪、昆仑、肾俞治大脑发育不全。
7. 配肾俞、太溪治疗贫血。

【刺法灸法】 伏案正坐位，使头微前倾，项肌放松，向下颌方向缓慢刺入0.5～1寸。

【文献摘要】

《针灸甲乙经》卷十二：舌缓，不能言，刺哑门。

（十六）DU16 风府 Fēngfǔ

【穴名出处】《灵枢·本输》

【穴位别名】 鬼枕，鬼林，热府，曹溪

【穴名释义】 风，指风邪；府，聚集之意。指风邪聚集之处。本穴位于人身上部头项处，易为风邪所侵，本穴主治一切风疾，故名。

【定位取穴】 在项部，当后发际正中直上1寸，枕外隆凸直下，两侧斜方肌之间凹陷处。

【局部解剖】 在项韧带和项肌中，深部为环枕后膜和小脑延髓池；有枕动、静脉分支及棘间静脉丛；布有第三颈神经和枕大神经支。

【功用功效】 熄风散风，通关利窍

【穴位主治】 癫狂，痫证，癔症，中风不语，悲恐惊悸，半身不遂，眩晕，颈项强痛，咽喉肿痛，目痛，鼻衄。

【配伍组合】

1. 配腰俞治足不仁。
2. 配昆仑治癫狂、多言。
3. 配二间、迎香治鼽衄。
4. 配金津、玉液、廉泉治舌强难言。

【刺法灸法】 伏案正坐位，使头微前倾，项肌放松，向下颌方向缓慢刺入0.5～1寸。针尖不可向上，以免刺入枕骨大孔，误伤延髓。

【文献摘要】

《玉龙歌》：头项强痛难回顾，牙痛并作一般看，先向承浆明补泻，后针风府即时安。

（十七）DU17 脑户 Nǎohù

【穴名出处】《素问·刺禁论篇》

【穴位别名】 合颅，会额，会颅，仰风

【穴名释义】 脑，指脑髓之意；户，门户，出入之所。督脉上行如脑，穴在枕部，相当于脉气入脑门户，故名。

【定位取穴】 在头部，后发际正中直上2.5寸，风府上1.5寸，枕外隆凸的上缘凹陷处。

【局部解剖】 在左右枕骨肌之间；有左右枕动、静脉分支，深层常有导血管；布有枕大神经分支。

【功用功效】 醒神开窍，平肝熄风

【穴位主治】 头重，头痛，面赤，目黄，眩晕，面痛、音哑，项强，癫狂痫证，舌本出血，瘿瘤。

【配伍组合】

1. 配通天、脑空治头重痛。
2. 配人中、太冲、丰隆治癫狂痫。

【刺法灸法】 平刺0.5～0.8寸；可灸。

【文献摘要】

《素问·刺禁论篇》：刺中脑户，入脑立死。

《针灸甲乙经》卷八：寒热，刺脑户。

（十八）DU18 强间 Qiángjiān

【穴名出处】《针灸甲乙经》

【穴位别名】 大羽

【穴名释义】 强，指强硬；间，间隙之意。本穴位于顶骨与枕骨结合部之间，主治顶部强硬和头痛，故名。

【定位取穴】 在头部，当后发际正中直上4寸（脑户上1.5寸）。

【局部解剖】 在浅筋膜、帽状腱膜中；有左右枕动、静脉吻合网；布有枕大神经分支。

【功用功效】 醒神宁心，平肝熄风

【穴位主治】 头痛，目眩，颈项强痛，癫狂痫证，烦心，失眠。

【配伍组合】

1. 配后溪、至阴治后头痛、目眩。

2. 配丰隆治头痛难忍。

【刺法灸法】 平刺0.5～0.8寸；可灸。

【文献摘要】

《针灸甲乙经》卷十一：癫疾狂走，摇头，口㖞，强间主之。

《百症赋》：强间丰隆之际，头痛难禁。

《针灸大成》卷七：头痛目眩，脑眩烦心，呕吐涎沫，项强左右不得回顾，狂走不卧。

(十九) DU19 后顶 Hòudǐng

【穴名出处】《针灸甲乙经》

【穴位别名】 交冲

【穴名释义】 顶，指颅顶。本穴位于颅顶之后方，与前顶相对，故名。

【定位取穴】 在头部，当后发际正中直上5.5寸(脑户上3寸)。

【局部解剖】 在浅筋膜、帽状腱膜中；有左右枕动、静脉网；布有枕大神经分支。

【功用功效】 醒脑安神，熄风止痉

【穴位主治】 头痛，眩晕，项强，癫狂痫证，烦心，失眠。

【配伍组合】

1. 配百会、合谷治头顶剧痛。

2. 配外丘治颈项痛、恶风寒。

3. 配玉枕、颔厌治风眩。

4. 配率谷、太阳治偏头痛。

5. 配风池治脱发。

【刺法灸法】 平刺0.5～0.8寸；可灸。

【文献摘要】

《针灸甲乙经》卷十：风眩目眩，颅上痛，后顶主之。

《针灸甲乙经》卷十一：癫疾，狂走颈项痛，后顶主之。

(二十) DU20 百会 Bǎihuì

【穴名出处】《针灸甲乙经》

【穴位别名】 顶中央，三阳五会，天满，天蒲，三阳、五会，巅上，顶上，涅丸宫，泥丸宫、维会。

【穴名释义】 百会，一名三阳五会，头为诸阳之会，穴为手足三阳、督脉、足厥阴交会之处，百病皆治，故名百会。

【位置】 在头部中线，当前发际直上5寸处。

【定位取穴】 正坐，于前、后发际连线中点向前1寸处取穴。或于头部中线与两耳尖连线的交点处取穴。

【局部解剖】 皮肤，皮下组织，帽状腱膜，腱膜下疏松组织。布有枕大神经，额神经的分支和左、右颞浅动、静脉及枕动、静脉吻合网。

【功效】平肝熄风，升阳益气，清脑安神

【主治】眩晕、健忘、头痛、脱肛、泄泻、中风、癫痫、口噤不开、癔症、癔疭、耳鸣、耳聋、阴挺、疝气、痔疾、痢疾等。

【操作】

1. 平刺0.3～0.5寸，施捻转平补平泻手法。

2. 向后平刺1寸，用小幅度高频率（小于90°、120转/分钟以上）捻转补法，令局部酸麻胀感。

3. 向前平刺进针1寸，施捻转补法。

4. 艾条悬灸15分钟。

【配伍组合】

1. 配长强、关元，治脱肛。

2. 配子宫、关元、次髎，治子宫脱垂。

3. 配中脘、天枢（左侧）、梁门（左侧）、气海、足三里，治胃下垂。

4. 配风池、太冲，治头痛，头晕，目眩。

5. 配听宫、行间，治耳鸣。

6. 配人中、内关、风池，治神经官能症。

7. 配神门、四神聪，治失眠。

8. 配至阴、天柱，治后头痛。

9. 配四神聪、风池、上星，治煤气中毒。

10. 配迎香、风池，治鼻塞。

11. 配内关、人中、风池、身柱，治癫、狂、痫症。

【文献摘要】

《针灸甲乙经》卷十："顶上痛，风头重，目如脱，不可左右顾，百会主之。"

《肘后备急方》："救卒尸厥方，针百会当鼻中入发际五寸，针入三分补之。"

《备急千金要方》："小儿脱肛方，灸顶上旋毛中三壮即入……中风失音不能言语，缓纵不遂，先灸天窗五十壮，息火，仍移灸百会五十壮。还灸天窗五十壮者，始发先灸百会，则风气不得泄，内攻五脏，喜闭伏。仍失音者，所以先灸天窗，次百会佳。"

《铜人腧穴针灸图经》："百会，治小儿脱肛久不差，风痫，中风角弓反张，或多哭，言辞不择，发即无时，盛则吐沫心烦，惊悸健忘，痎疟，耳鸣耳聋，鼻塞不闻臭香，针入二分，得气即泻，可灸七壮，至七七壮即止，唐秦鸣鹤刺微出血，头痛立愈。"

《太平圣惠方》卷九十九："主疗脱肛风痫，青风心风，角弓反张，羊鸣多哭，言语不择，发时既死，吐沫，心中烦闷，头风，多睡心烦，惊悸无心力，忘前失后……"

【临床体验】

1. 治疗中风先兆：以上星、百会、印堂、肩髃、曲池、足三里、阳陵泉、完骨、天柱为主穴，常常取得满意疗效；以风池、上星、百会、金津、玉液、廉泉、通里为主穴，治疗中风后失语临床疗效显著。

2. 治疗老年性痴呆：以人中、内关、风池、完骨、天柱、百会、四神聪、神门、三阴交、肾俞、太冲、丰隆为主穴，可以滋补肝肾、填精补髓、活血散瘀，补气安神。

3. 治疗神经性头痛：以内关、人中、合谷、太冲、百会、四神聪、风池、完骨、天柱为主穴，可以调神理气、通络止痛，改善脑组织供血。

4. 治疗帕金森病：以内关、人中、风池、太冲、百会为主穴，可以改善症状，促进血液循环，改变病理状态。

5. 治疗小儿抽动症：以水沟、百会、大椎、神门、肝俞、风池、合谷、太冲为主穴，可以醒神定志、平肝熄风、化痰开窍，临床应用收效理想。

6. 治疗郁证：以人中、内关、太冲、心俞、肝俞、脾俞、膈俞、百会、四神聪、足三里、三阴交为主穴，可以疏调气机、醒神开窍、补血安神。

7. 治疗癔症性癫痫：以内关、人中、风池、太冲、百会、阳陵泉、风府为主穴，可以醒脑开窍，镇肝熄风，临床对癔症性抽搐可获得较为满意的疗效。

8. 治疗遗尿：以肾俞、膀胱俞、关元、中极、百会、三阴交为主穴，可以益肾固摄，补元气、培肾气、益脾气以助三焦气化，使得膀胱功能得以恢复。

9. 治疗子宫脱垂：以百会、气海、关元、维胞、足三里为主，可以补气升阳，提摄子宫，取得满意疗效。

【附注】 交会穴之一，督脉、足太阳之会（《甲乙》）；《聚英》作手足三阳、督脉之会；《图翼》作督脉、足太阳之会。手足少阳、足厥阴俱会于此。

（二十一）DU21 前顶 Qiándǐng

【穴名出处】 《针灸甲乙经》

【穴名释义】 本穴位于颅顶之前方，故名。

【定位取穴】 在头部，当前发际正中直上 3.5 寸（百会前 0.5 寸）。

【局部解剖】 在帽状腱膜中；有左右颞浅动、静脉吻合网；布有额神经分支和枕大神经分支会合处。

【功用功效】 熄风醒脑，宁神镇痉

【穴位主治】 癫痫，头晕，目眩，头顶痛，鼻渊，目赤肿痛，小儿惊风。

【配伍组合】

1. 配前顶、后顶、颔厌治风眩、偏头痛。
2. 配人中治面肿虚浮；配百会治目暴赤肿。
3. 配五处治头风目眩、目戴上。

【刺法灸法】 平刺 0.3～0.5 寸；可灸。

【文献摘要】

《针灸甲乙经》卷十：风眩目瞑，恶风寒，面赤肿，前顶主之。

《百症赋》：原夫面肿虚浮，须仗水沟前顶。

（二十二）DU22 囟会 Xìnhuì

【穴名出处】 《灵枢·热病》

【穴位别名】 囟门，鬼门，囟上，天窗，天顶

【穴名释义】 本穴位于颅骨冠状缝和矢状缝会合处，故名。

【定位取穴】 在头部，当前发际正中直上 2 寸（百会前 3 寸）。

【局部解剖】 在帽状腱膜中；有左右颞浅动、静脉吻合网；布有额神经分支。

【功用功效】 安神醒脑，清热消肿

【穴位主治】 头痛，目眩，面赤暴肿，鼻渊，鼻衄，鼻痔，鼻痈，癫疾，嗜睡，小儿惊风。

【配伍组合】

1. 配玉枕治头风。

2. 配百会治多睡。

3. 配头维、太阳、合谷治头痛目眩。

4. 配上星、合谷、列缺、迎香治鼻渊、鼻衄。

5. 配前顶、天柱、本神治小儿惊痫。

6. 配人中、十宣治中风昏迷、癫痫；配血海、支沟治血虚头晕。

【刺灸法】 平刺0.3～0.5寸，小儿禁刺；可灸。

【文献摘要】

《针灸甲乙经》卷十一：癫疾呕沫，暂起僵仆，恶风寒，面赤肿，囟会主之。头痛颜青者，囟会主之。

(二十三) DU23 上星 Shàngxīng

【穴名出处】 《针灸甲乙经》

【穴位别名】 名堂，鬼堂，神堂

【定位取穴】 在头部，当前发际正中直上1寸。

【局部解剖】 在左右额肌交界处；有额动、静脉分支，颞浅动、静脉分支；有额神经分支。

【功用功效】 熄风清热，宁神通便

【穴位主治】 头痛，眩晕，目赤肿痛，迎风流泪，面赤肿，鼻渊，鼻衄，鼻痔，鼻痈，癫狂，痫证，小儿惊风，疟疾，热病。

【配伍组合】

1. 配合谷、太冲治头目痛。

2. 配丘墟、陷谷治疟疾。

3. 配大椎治鼻中息肉、面赤肿、口鼻出血不止。

4. 配水沟治癫狂。

5. 配印堂、素髎、百会、迎香、合谷、曲池、列缺、支沟治酒糟鼻。

【刺法灸法】 平刺0.5～0.8寸；可灸。

【文献摘要】

《针灸甲乙经》卷七：热病汗不出，上星主之。

《胜玉歌》：头风眼痛上星专。

(二十四) DU24 神庭 Shéntíng

【穴名出处】 《针灸甲乙经》

【穴位别名】 发际，天庭

【定位取穴】 在头部，当前发际正中直上0.5寸。

【局部解剖】 在左右额肌之交界处；有额动、静脉分支；布有额神经分支。

【功用功效】 宁神醒脑，降逆平喘

【穴位主治】 头痛，眩晕，目赤肿痛，泪出，目翳，雀目，鼻渊，鼻衄，癫狂，痫证，角弓反张。

【配伍组合】

1. 配行间治目泪出。

2. 配囟会治中风不语。

3. 配兑端、承浆治癫痫呕沫。

4. 配水沟治寒热头痛、喘喝、目不可视。

5. 配太冲、太溪、阴郄、风池治肝阳上亢型头痛、眩晕、失眠等病证。

【刺法灸法】 平刺0.3～0.5寸；可灸。

【文献摘要】

《针灸甲乙经》卷七：头脑中寒，目泣出，神庭主之。

（二十五）DU25 素髎 Sùliáo

【穴名出处】《针灸甲乙经》

【穴位别名】 面王，鼻准，准头，面正，鼻尖

【穴名释义】 素，指白色；髎，指骨间缝隙。本穴位于鼻尖正中，肺开窍于鼻，其色白，正当鼻骨端凹陷中，故名。

【定位取穴】 在面部，当鼻尖的正中央。

【局部解剖】 在鼻尖软骨中；有面动、静脉鼻背支；布有筛前神经鼻外支（眼神经分支）。

【功用功效】 清热消肿，通鼻利窍

【穴位主治】 鼻塞，鼻衄，鼻流清涕，鼻中息肉，鼻渊，酒糟鼻，惊厥，昏迷，新生儿窒息。

【配伍组合】

1. 配百会、足三里治低血压休克。

2. 配迎香、合谷治鼻渊。

【刺法灸法】 向上斜刺0.3～0.5寸，或点刺出血；不灸。

（二十六）DU26 水沟 Shuǐgōu

【穴名出处】《针灸甲乙经》

【穴位别名】 人中，鬼客厅，鬼宫，鬼市。

【穴名释义】 穴在鼻柱下，因喻穴处犹如涕水之沟渠，故名水沟。

【位置】 在人中沟的上、中1/3交点处。

【定位取穴】 正坐仰靠或仰卧，于人中沟线的上、中1/3交点处取穴。

【局部解剖】 皮肤，皮下组织，口轮匝肌。布有眶下神经的分支和上唇动、静脉。

【功效】 清神志、开关窍、苏厥逆、止疼痛

【主治】 昏迷、昏厥、癫痫、中风、口眼㖞斜、脊膂强痛、挫闪腰痛、牙关紧闭、急慢惊风、寒热头痛、鼻衄、目赤痒痛、牙痛等。

【操作】 本穴为“醒脑开窍”针法组方主穴之一：向鼻中隔方向斜刺0.3～0.5寸，将针向一个方向捻转360度，采用雀啄手法。

【配伍组合】

1. 配内关、三阴交、极泉、委中治脑血管疾病，脑出血。

2. 配合谷、十宣治休克，虚脱。

3. 配委中，用阻力针法治急性腰扭伤。

4. 配内关、太阳治中暑。

5. 配涌泉、通里治失语。

6. 配水分利尿。

7. 配长强、飞扬治脱肛。

8. 配内关治呃逆，癔症。

9. 配风池、风府、中脘、太冲，治精神分裂症。

10. 配前顶、四白、解溪，治面部肿痛。

11. 配人迎、足三里、合谷、太冲，治高血压。

【文献摘要】

《针灸甲乙经》卷八："寒热头痛，水沟主之。……水肿，人中尽满，唇反者死，水沟主之。"

《针灸甲乙经》卷十一："瘈疾互引，水沟及龈交主之。"

《备急千金要方》："目风痒赤肿，灸人中近鼻柱二壮，仰卧灸之。"

《铜人腧穴针灸图经》："水沟，治消渴水无度，水气偏身肿，失笑无时，癫痫语不识尊卑，乍喜乍哭，牙关不开，面肿唇动，状如虫行，卒中恶，针入四分，留五呼，得气即泻，灸安得，然不及针，若灸可小雀粪大为艾炷，日可灸三壮至七壮即罢。风水面肿，针此一穴出水尽，即顿愈。"

《玉龙歌》："脊背强痛泻人中，挫闪腰酸亦可攻，……伛补曲池泻人中。……中风之症症非轻，中冲二穴可安宁，先补后泻如无应，再刺人中立便轻。"

【临床体验】

1. 治疗中风　以内关、人中、三阴交为主的"醒脑开窍"针刺法治疗中风（包括脑梗死和脑出血）各期，痊愈率达59.27%，显效率为23.15%，总有效率为98.56%。

2. 治疗厥证　以人中为主穴，配以内关、太冲、足三里、关元等穴，可治疗不同原因引起的晕厥。

3. 治疗神志疾病　以人中、内关为主穴，配合四神聪、百会、太冲治疗神志疾病，临床疗效满意。

4. 治疗急性腰扭伤　人中向鼻中隔方向斜刺0.3～0.5寸，将针向一个方向捻转360度，采用雀啄手法，至患者眼球湿润或流泪为度。一边操作，一边令患者活动腰部，效果常常立竿见影。

5. 治疗呃逆　以内关、人中、风池为主穴，配合膈俞、膻中治疗呃逆，40例病例，痊愈30例，总有效率为95%。

6. 治疗癫痫　以内关、人中、三阴交为主的"醒脑开窍"针刺法治疗癫痫30例，治愈19例，占63%，总有效率87%。

7. 治疗一氧化碳中毒重症　以内关、人中、十二井穴为主，配合素髎、气舍、百会、神阙、气海，针刺并灸，可使患者苏醒。

8. 治疗癃闭　以内关、人中、秩边透水道、中极、归来、关元为主治疗癃闭，可以调神通闭、利小便。

9. 治疗外伤性截瘫　以内关、人中、三阴交为主的"醒脑开窍"针刺法治疗为主，配合头针运动区、感觉区，损伤平面上、下的督脉穴或夹脊穴，瘫痪肢体阳明经排刺，98例中临床治愈26例，显效24例，无效2例。

【附注】

1. 交会穴之一。

2. 督脉手足阳明之会（《针灸甲乙经》）。

（二十七）DU27 兑端 Duìduān

【穴名出处】《针灸甲乙经》

【穴位别名】 兑骨，唇上端

【穴名释义】 兑，为口之意；端，指人中沟唇端。本穴位于唇上端，故名。

【定位取穴】 在面部，当上唇的尖端，人中沟下端的皮肤与唇的移行部。

【局部解剖】 在口轮匝肌中；有上唇动、静脉；布有面神经颊支及眶下神经分支。

【功用功效】 宁神醒脑，生津止渴

【穴位主治】 昏迷，晕厥，癫狂，癔症，消渴嗜饮，口疮臭秽，齿痛，口噤，鼻塞。

【配伍组合】

1. 配本神治癫痫呕沫。

2. 配目窗、正营、耳门治唇吻强，止齿龋痛。

【刺法灸法】 斜刺 0.2～0.3 寸；不灸。

【文献摘要】

《针灸甲乙经》卷七：互引，唇吻强，兑端主之。

（二十八）DU28 龈交 Yínjiāo

【穴名出处】《针灸甲乙经》

【穴位别名】 齿根生

【定位取穴】 在上唇内，唇系带与上齿龈的相接处。

【局部解剖】 有上唇系带；有上唇动、静脉；布有上颌内槽神经分支。

【功用功效】 宁神镇痉，清热消肿

【穴位主治】 齿龈肿痛，口臭，齿衄，处鼻渊，面赤颊肿，唇吻强急，面部疮癣，两腮生疮，癫狂，项强。

【配伍组合】

1. 配风府治颈项急，不得顾。

2. 配承浆治口臭难近；配上关、大迎、翳风治口噤不开。

【刺法灸法】 向上斜刺 0.2～0.3 寸；不灸。

【文献摘要】

《针灸甲乙经》卷七：烦满，龈交主之。

《百症赋》：鼻痔必取龈交。

督脉腧穴主治提要表

穴名	部位	主治	
		本经及脏腑重点病症	其他特殊病症
长强	尾端	便血，痔疾	癫狂痫
腰俞	尾骨	月经不调，腰脊强痛	
腰阳关	腰椎	月经不调，遗精，腰骶痛，下肢痿痹	
命门	腰椎	阳痿，遗精，带下，腰痛	泄泻，月经不调
尾端-14 椎：神志病，妇科、前阴病，肠病			
悬枢	腰椎	泄泻，腰脊强痛	

续表

穴 名	部 位	主 治	
		本经及脏腑重点病症	其他特殊病症
脊中	胸椎	泄泻，黄疸	癫痫
中枢	胸椎	黄疸，呕吐，腰脊强痛	
筋缩	胸椎	胃痛，脊强	癫痫
13-9 椎：神志病，肠胃病			
至阳	胸椎	黄疸，咳喘	脊强，背痛
灵台	胸椎	咳嗽，气喘	疔疮
神道	胸椎	咳嗽	心悸，健忘
身柱	胸椎	咳嗽，气喘	癫痫，脊强，背痛
陶道	胸椎	头痛	疟疾，热病
大椎	颈胸椎	咳嗽，气喘，头痛，项强	热病，疟疾，癫痫
7-1 椎：神志病，心、肺疾患，热病			
哑门	颈椎	暴喑，舌强不语	癫狂痫
风府	后头	头痛，项强，眩晕，咽喉肿痛	癫狂
项部：神志病，头项病			
脑户	后头	头晕，项强	癫狂
强间	后头	头痛，目眩	癫痫
后顶	后头	头痛，眩晕	癫狂痫
百会	头顶	头痛，眩晕，中风	癫狂，脱肛，阴挺
前顶	前头	头痛，鼻渊	癫痫
囟会	前头	头痛，眩晕，鼻渊	癫痫
上星	前头	头痛，鼻渊，鼻衄	癫狂
神庭	前头	头痛，眩晕	癫痫
头部：神志病，头面五官病			
素髎	鼻尖	鼻疾患	惊厥，昏迷
水沟	人中	口眼㖞斜	癫狂痫，小儿惊风，昏迷，腰脊强痛
兑端	上唇	口㖞，齿龈肿痛	癫狂
龈交	齿龈	齿龈肿痛	癫狂
口鼻部：神志病，鼻、口、齿病			

二、任脉经穴

本经穴1名1穴，计24穴，分布于面、颈、胸、腹的前正中线上。主治神经系统、呼吸系统、消化系统、泌尿生殖系统病证，以及寒性病证和本经所经过之部位的病证。

(一) RN1 会阴 Huìyīn

【穴名出处】《针灸甲乙经》

【穴位别名】 屏翳，金门，下极，海底，下阴别

【穴名释义】 本穴为任脉、督脉、冲脉三脉之会，位于前后阴之间，故名。

【定位取穴】 在会阴部，男性当阴囊根部与肛门连线的中点，女性当大阴唇后联合与肛门连线的中点。

【局部解剖】 在球海绵体中央，有会阴浅、深横肌；有会阴动、静脉分支；布有会阴神经分支。

【功用功效】 醒神镇静，通调二阴

【穴位主治】 溺水窒息，昏迷，癫狂，惊痫，小便难，遗尿，阴痛，阴痒，阴部汗湿，脱肛，阴挺，疝气，痔疾，遗精，月经不调。

【配伍组合】

1. 配神门治癫狂痫；配水沟治溺水窒息。
2. 配十宣急救昏迷；配蠡沟治阴痒、阴痛（湿热下注型）。
3. 配归来、百会治阴挺（中气下陷型）。
4. 配承山治痔疮、脱肛；配支沟、上巨虚治便秘。
5. 配中极治遗尿、淋证；配关元治遗精。

【刺法灸法】 直刺0.5～1寸，孕妇慎用；可灸。

【文献摘要】

《针灸甲乙经》卷九：小便难，窍中热，实则腹皮痛，虚则痒瘙，会阴主之。

《针灸资生经》卷四：产后暴卒，灸会阴、三阴交。

《针灸聚英》卷一：卒死者，针一寸，补之。溺死者，令人倒驮出水，针补，尿屎出则治，余不可针。

【附注】 任脉别络，侠督脉、冲脉之会。

(二) RN2 曲骨 Qūgǔ

【穴名出处】《针灸甲乙经》

【穴位别名】 回骨，水胞，尿胞

【穴名释义】 本穴位于耻骨联合上缘，耻骨联合处又称曲骨，故名。

【定位取穴】 在下腹部，当前正中线上，耻骨联合上缘的中点处。

【局部解剖】 在腹白线上；有腹壁下动脉及闭孔动脉的分支；布有髂腹下神经分支。

【功用功效】 通利小便，调经止痛

【穴位主治】 少腹胀满，小便淋沥，遗尿，疝气，遗精阳痿，阴囊湿痒，月经不调，赤白带下，痛经。

【配伍组合】

1. 配肾俞、志室、大赫、关元、命门治阳痿、遗精（肾气虚型）。
2. 配膀胱俞、肾俞、次髎、阴陵泉、蠡沟治阳痿、遗精、癃闭、淋症、阴痒、湿疹、带下（湿热下注）。
3. 配中极、关元、肾俞治肾虚、遗尿、小便不利。
4. 配关元、命门、阴交（针补法或灸）治宫寒不孕、痛经。

【刺法灸法】 直刺0.5～1寸，内为膀胱，应在排尿后进行针刺；可灸。

【文献摘要】

《针灸甲乙经》卷九：小便难，小腹痛，出少，暴转，不得溺，曲骨主之。

《针灸聚英》卷一：主失精，五脏虚弱，虚乏冷极，小腹胀满，小便淋漓不通。

【附注】 任脉、足厥阴之会。

(三) RN3 中极 Zhōngjí

【穴名出处】《素问·骨空论》

【穴位别名】 气原，玉真，膀胱募，气鱼

【穴名释义】 中，指中点；极，指尽头。本穴位于一身上下长度之中点，又当躯干尽头处，故名。

【定位取穴】 在下腹部，前正中线上，当脐中下4寸。

【局部解剖】 在腹白线上，深部为乙状结肠；有腹壁浅动、静脉分支，腹壁下动、静脉分支；布有髂腹下神经的前皮支。

【功用功效】 益肾助阳，调经止带

【穴位主治】 小便不利，遗溺不禁，阳痿，早泄，遗精，白浊，疝气偏坠，积聚疼痛，月经不调，阴痛，阴痒，痛经，带下，崩漏，阴挺，产后恶露不止，胞衣不下，水肿。

【配伍组合】

1. 配大赫、肾俞、阴交、三阴交、次髎治阳痿、早泄、遗精、白浊、月经不调、痛经崩漏、产后恶露不止、胞衣不下、阴挺等症（肾气虚型）。

2. 配阴谷、气海、肾俞治遗溺不止。

3. 配大敦、关元、三阴交治疝气偏坠。

4. 配水分、三焦俞、三阴交、气海、委阳治水肿。

5. 中极透曲骨、配三阴交、地机治产后、术后尿潴留。

6. 中极透曲骨、配气海、膻中、足三里治尿潴留（老年人气虚）。

【刺法灸法】 直刺0.5～1寸；可灸。

【文献摘要】

《针灸聚英》卷一：主冷气积聚，时上动心，腹中热。

《医学入门》：中极主妇人下元虚冷损，月事不调，赤白带下。

《玉龙歌》：妇人赤白带下难，只因虚败不能安，中极补多宜泻少。

【附注】 足三阴、任脉之会。

膀胱的募穴

(四) RN4 关元 guānyuán

【穴名出处】《灵枢·寒热少》

【穴位别名】 丹田，次门，大中极，关原，大海，产门，血海，血室

【穴名释义】 本穴位于脐下3寸，为人体元阴元阳关藏之处，故名关元。

【定位取穴】 在下腹部，前正中线上，当脐中下3寸。

【局部解剖】 在腹白线上，深部为小肠；有腹壁浅动、静脉分支，腹壁下动、静脉分支；布有第十二肋间神经前皮支的内侧支。

【功用功效】 配补元气，导赤通淋

【穴位主治】 中风脱证，虚劳冷惫，羸瘦无力，少腹疼痛，霍乱吐泄，痢疾，脱肛，疝气，便血，溺血，小便不利，尿频，尿闭，遗精，白浊，阳痿，早泄，月经不调，经闭，经痛，赤白带下，阴挺，崩漏，阴门瘙痒，恶露不止，胞衣不下，消渴，眩晕。

【配伍组合】

1. 配气海、肾俞（重灸）、神阙（隔盐灸）急救中风脱证。

2. 配足三里、脾俞、公孙、大肠俞治虚劳、里急、腹痛。

3. 配三阴交、血海、中极、阴交治月经不调（冲任不固，针用补法）。

4. 配中极、大赫、肾俞、次髎、命门、三阴交治男子不育症、阳痿、遗精、早泄、尿频、尿闭、遗尿（肾阳虚衰、针补法或艾灸）。

5. 配太溪、肾俞治泄痢不止、五更泄。

【刺法灸法】 直刺0.5～1寸；可灸。

【文献摘要】

《针灸甲乙经》卷九：滑精不得溺，小腹痛关元主之。

《医学入门》：关元主诸虚损及老人泄泻，遗精白浊，令人生子。

【附注】 足三阴、任脉之会。

小肠的募穴。

(五) RN5 石门 Shímén

【穴名出处】 《针灸甲乙经》

【穴位别名】 丹田，利机，精露，绝孕

【定位取穴】 在下腹部，前正中线上，当脐中下2寸。

【局部解剖】 在腹白线上，深部为小肠；有腹壁浅动、静脉分支，腹壁下动、静脉分支；布有第十一肋间神经前皮支的内侧支。

【功用功效】 理气止痛，通利水道

【穴位主治】 腹胀，泄痢，绕脐疼痛，奔豚疝气，水肿，小便不利，遗精，阳痿，经闭，带下，崩漏，产后恶露不止。

【配伍组合】

1. 配阴陵泉、关元、阴交治四肢水肿、小便不利（肾气不化）。

2. 配肾俞、三阴交治遗尿。

3. 配关元、天枢、气海、足三里治腹胀泄泻、绕脐痛；配大敦、归来治疝气。

4. 配三阴交、带脉穴治崩漏、带下。

【刺法灸法】 直刺0.5～1寸；可灸。孕妇慎用。

【文献摘要】

《针灸甲乙经》卷八：脐下疝绕脐痛，石门主之。

《针灸聚英》卷一：主伤寒小便不利，泄痢不禁，小腹绞痛。

【附注】 三焦的募穴。

(六) RN6 气海 Qìhǎi

【穴名出处】 《针灸甲乙经》

【穴位别名】 丹田，下肓，气泽

【穴名释义】 本穴为先天元气汇聚之处，故名。

【定位取穴】 在下腹部，前正中线上，当脐中下1.5寸。

【局部解剖】 在腹白线上，深部为小肠；有腹壁浅动脉、静脉分支，腹壁下动、静脉分支；布有第十一肋间神经前皮支的内侧支。

【功用功效】 益气助阳，调经固精

【穴位主治】 绕脐腹痛，水肿鼓胀，脘腹胀满，水谷不化，大便不通，泄痢不禁，癃淋，遗尿，遗精，阳痿，疝气，月经不调，痛经，经闭，崩漏，带下，阴挺，产后恶露不止，胞衣不下，脏气虚惫，形体羸瘦，四肢乏力。

【配伍组合】

1. 配三阴交治白浊、遗精。
2. 配关元治产后恶露不止。
3. 配灸关元、膏肓、足三里治喘息短气（元气虚惫）。
4. 配关元、命门（重灸）、神阙（隔盐灸）急救中风脱证。
5. 配足三里、脾俞、胃俞、天枢、上巨虚治胃腹胀痛、呃逆、呕吐、水谷不化、大便不通、泄痢不止（脾气虚弱）。
6. 配足三里、合谷、百会治胃下垂、子宫下垂、脱肛。

【刺法灸法】 直刺0.5～1寸；可灸。孕妇慎用。

【文献摘要】

《针灸甲乙经》卷九：少腹疝，卧善惊，气海主之。

《席弘赋》：气海转能治五淋，更针三里随呼吸。

《寿世保元》：关元灸治中寒阴证，治呃逆灸气海。

《百症赋》：针三阴交、气海，专司白浊久遗精。

【附注】 肓之原穴。

（七）RN7 阴交 Yīnjiāo

【穴名出处】《针灸甲乙经》

【穴位别名】 少关，横户，小关

【穴名释义】 本穴为任脉、冲脉、足少阴肾经三条阴经交会处，故名。

【定位取穴】 在下腹部，前正中线上，当脐中下1寸。

【局部解剖】 在腹白线上，深部为小肠；有腹壁浅动脉、静脉分支，腹壁下动、静脉分支；布有第十肋间神经前皮支的内侧支。

【功用功效】 调经固带，利水消肿

【穴位主治】 绕脐冷痛，腹满水肿，泄泻，疝气，阴痒，小便不利，奔豚，血崩，带下，产后恶露不止，小儿陷囟，腰膝拘挛。

【配伍组合】

1. 配阴陵泉、带脉穴治赤白带下。
2. 配子宫穴、三阴交治月经不调、崩漏。
3. 配大肠俞、曲池治脐周作痛。
4. 配天枢、气海治腹胀肠鸣、泄泻。

【刺法灸法】 直刺0.5～1寸；可灸。孕妇慎用。

【附注】 任脉、冲脉、少阴之会。

（八）RN8 神阙 Shénquè

【穴名出处】《外台秘要》

【穴位别名】 脐中，脐孔，命蒂

【穴名释义】 阙，指宫门。本穴位于脐中，为元神之门，故名。

【定位取穴】 在腹中部，脐中央。

【局部解剖】 在脐窝正中，深部为小肠；有腹壁下动、静脉；布有第十肋间神经前皮支的内侧支。

【功用功效】 温阳救逆，利水固脱

【穴位主治】 中风虚脱，四肢厥冷，尸厥，风痫，形惫体乏，绕脐腹痛，水肿鼓胀，脱肛，泄痢，便秘，小便不禁，五淋，妇女不孕。

【配伍组合】

1. 配三阴交治五淋。

2. 配公孙、水分、天枢、足三里治泄痢便秘、绕脐腹痛（脾肾不和）。

3. 配长强、气海、关元治脱肛、小便不禁、肾虚不孕症。

4. 神阙（隔盐灸）配关元、气海（重灸）治中风脱证。

【刺法灸法】 禁刺；可灸。

【文献摘要】

《针灸甲乙经》卷九：肠中鸣，时上冲心，久脐中。

（九）RN9 水分 Shuǐfēn

【穴名出处】《针灸甲乙经》

【穴位别名】 中守，分水，中管

【穴名释义】 本穴位于脐上1寸，内应小肠，小肠能分别清浊，本穴主治水病，故名。

【定位取穴】 在上腹部，前正中线上，当脐中上1寸。

【局部解剖】 在腹白线上，深部为小肠；有腹壁下动脉、静脉分支，腹壁下动、静脉分支；布有第八、九肋间神经前皮支的内侧支。

【功用功效】 通调水道，理气止痛

【穴位主治】 腹痛，腹胀，肠鸣，泄泻，反胃，水肿，小儿陷囟，腰脊强急。

【配伍组合】

1. 配天枢、地机治腹水。

2. 配内关治反胃呕吐。

3. 配中封、曲泉治脐痛。

4. 配脾俞、三阴交治浮肿。

【刺法灸法】 直刺0.5～1寸；可灸。

【文献摘要】

《针灸甲乙经》卷七：脊强里急，腹中拘急痛，水分主之。

《灵光赋》：水肿水分灸能安。

（十）RN10 下脘 Xiàwǎn

【穴名出处】《针灸甲乙经》

【穴位别名】 下管，幽门

【穴名释义】 脘，指胃腑。本穴位于脐上2寸，当胃之下部，故名。

【定位取穴】 在上腹部，前正中线上，当脐中上2寸。

【局部解剖】 在腹白线上，深部为横结肠；有腹壁上、下动、静脉交界处的分支；布有第八肋间神经前皮支的内侧支。

【功用功效】 健脾和胃，降逆止呕

【穴位主治】 脘痛，腹胀，呕吐，呃逆，食谷不化，肠鸣，泄泻，痞块，虚肿。

【配伍组合】 配天枢、气海、关元、足三里（针灸并用）治急性菌痢。

【刺法灸法】 直刺 0.5～1 寸；可灸。

【文献摘要】

《针灸甲乙经》卷九：食欲不化，入腹还出，下脘主之。

《灵光赋》下脘、中脘治腹坚。

《针灸大成》卷八：反胃，先取下脘，后取三里、肾俞、膈俞、中脘、脾俞。

【附注】 足太阴、任脉之会。

（十一）RN11 建里 Jiànlǐ

【穴名出处】《针灸甲乙经》

【定位取穴】 在上腹部，前正中线上，当脐中上 3 寸。

【局部解剖】 在腹白线上，深部为横结肠；有腹壁上、下动、静脉交界处的分支；布有第八肋间神经前皮支的内侧支。

【功用功效】 和胃健脾，降逆利水

【穴位主治】 胃脘疼痛，腹胀，呕吐，食欲不振，肠中切痛，水肿。

【配伍组合】

1. 配内关治胸中苦闷。
2. 配水分治肚腹浮肿。

【刺法灸法】 直刺 0.5～1 寸；可灸。

【文献摘要】

《针灸甲乙经》卷九：心痛上抢心，不欲食，支痛，建里主之。

《百症赋》：建里，内关扫尽胸中之苦闷。

（十二）RN12 中脘 Zhōngwǎn

【穴名出处】《针灸甲乙经》

【穴位别名】 胃脘，太仓，胃管，中管

【穴名释义】 脘，胃腑之意。本穴位于脐上 4 寸，当胃之中部，故名。

【定位取穴】 在上腹部，前正中线上，当脐中上 4 寸。

【局部解剖】 在腹白线上，深部为胃幽门部；有腹壁上动、静脉；布有第七、八肋间神经前皮支的内侧支。

【功用功效】 和胃健脾，通降腑气

【穴位主治】 胃脘痛，腹胀，呕吐，呃逆，反胃，吞酸，纳呆，食不化，疳积，膨胀，黄疸，肠鸣，泄痢，便秘，便血，胁下坚痛，虚劳吐血，哮喘，头痛，失眠，惊悸，怔忡，脏躁，癫狂，痫证，尸厥，惊风，产后血晕。

【配伍组合】

1. 配百会、足三里、神门治失眠、脏躁。
2. 配膻中、天突、丰隆治哮喘。
3. 配梁丘、下巨虚治急性胃肠炎。

4. 配肝俞、太冲、三阴交、公孙治疗胃十二指肠球部溃疡。

5. 配上脘、梁门（电针20分钟）治胆道蛔虫症。

6. 配阳池、胞门、子户（针灸并用）治腰痛、痛经、月经不调（子宫不正）。

7. 配气海、足三里、内关、百会治胃下垂。

【刺法灸法】 直刺0.5～1寸；可灸。

【文献摘要】

《针灸甲乙经》卷十：溢饮胁下坚硬，中脘主之。

《百症赋》：中脘主乎积痢。

【附注】 胃的募穴，八会穴之腑会，手太阳、少阳、足阳明、任脉之会。

（十三）RN13 上脘 Shàngwǎn

【穴名出处】《备急千金要方》

【穴位别名】 上管

【穴名释义】 脘，胃腑之意。本穴当胃之上部，故名。

【定位取穴】 在上腹部，前正中线上，当脐中上5寸。

【局部解剖】 在腹白线上，深部为肝下缘及胃幽门部；有腹壁上动、静脉分支；布有第七肋间神经前皮支的内侧支。

【功用功效】 和胃降逆，化痰宁神

【穴位主治】 胃脘疼痛，腹胀，呕吐，呃逆，纳呆，食不化，黄疸，泄痢，虚劳吐血，咳嗽痰多，癫痫。

【配伍组合】

1. 配丰隆治纳呆。

2. 配天枢、中脘治嗳气吞酸、腹胀、肠鸣、泄泻。

【刺法灸法】 直刺0.5～1寸；可灸。

【文献摘要】

《席弘赋》：阳明二日寻风府，呕吐还须上脘疗。

《胜玉歌》：心痛脾痛，上脘取。

【附注】 任脉、足阳明、手太阳之会。

（十四）RN14 巨阙 Jùquè

【穴名出处】《针灸甲乙经》

【穴位别名】 巨缺，巨送

【穴名释义】 巨，大也；阙，宫门。本穴上临心界，心是君主之官，故名。

【定位取穴】 在上腹部，前正中线上，当脐中上6寸。

【局部解剖】 在腹白线上，深部为肝脏；有腹壁上动、静脉分支；布有第七肋间神经前皮支的内侧支。

【功用功效】 安神宁心，宽胸止痛

【穴位主治】 胸痛，心痛，心烦，惊悸，尸厥，癫狂，痫证，健忘，胸满气短，咳逆上气，腹胀暴痛，呕吐，呃逆，噎嗝，吞酸，黄疸，泄痢。

【配伍组合】

1. 配内关治心绞痛。

2. 配章门、合谷、中脘、内关、足三里治呃逆。

3. 配足三里、膻中、内关、三阴交、心俞治疗急性心肌梗死。

4. 配内关、人中治癫狂痫证。

5. 配神门治失眠健忘。

【刺法灸法】 直刺0.5～1寸；可灸。

【文献摘要】

《针灸甲乙经》卷十一：霍乱。

《百症赋》：膈中饮蓄难禁，膻中巨阙便针。

【附注】 心的募穴。

(十五) RN15 鸠尾 Jiūwěi

【穴名出处】《灵枢·九针十二原》

【穴位别名】 尾翳，神府

【穴名释义】 本穴位于剑突下方，胸骨剑突形似斑鸠之尾，故名。

【定位取穴】 在上腹部，前正中线上，当胸剑结合部下1寸。

【局部解剖】 在腹白线上，腹直肌起始部，深部为肝脏；有腹壁上动、静脉分支；布有第六肋间神经前皮支的内侧支。

【功用功效】 安心宁神，宽胸定喘

【穴位主治】 心痛，心悸，心烦，癫痫，惊狂，胸中满痛，咳嗽气喘，呕吐，呃逆，反胃，胃痛。

【配伍组合】

1. 配梁门、足三里治胃痛。

2. 配三关、足三里治呕吐。

【刺法灸法】 斜向下刺0.5～1寸；可灸。

【文献摘要】

《席弘赋》：小儿脱肛患多时，先灸百会次鸠尾。

(十六) RN16 中庭 Zhōngtíng

【穴名出处】《针灸甲乙经》

【穴位别名】 龙颔

【定位取穴】 在胸部，当前正中线上，平第5肋间，即胸剑结合部。

【局部解剖】 有胸廓（乳房）内动、静脉的前穿支；布有第五肋间神经前皮支的内侧支。

【功用功效】 宽胸消胀，降逆止呕

【穴位主治】 胸腹胀满，噎嗝，呕吐，心痛，梅核气。

【配伍组合】 配俞府、意舍治呕吐。

【刺法灸法】 平刺0.3～0.5寸；可灸。

【文献摘要】

《针灸甲乙经》卷九：胸胁支满，膈塞，饮食不下，呕吐食复出，中庭主之。

《不久前军服》卷三十：中庭、中府主膈寒食不下，呕吐还出。

(十七) RN17 膻中 Dànzhōng

【穴名出处】《灵枢·经脉》

【穴位别名】 胸膛，上气海，元见，气会

【穴名释义】 胸中两乳为膻，本穴位于胸中两乳间凹陷中，故名。

【定位取穴】 在胸部，当前正中线上，平第4肋间，两乳头连线的中点。

【局部解剖】 在胸骨体上；有胸廓（乳房）内动、静脉的前穿支；布有第四肋间神经前皮支的内侧支。

【功用功效】 理气止痛，生津增液

【穴位主治】 咳嗽，气喘，咯唾脓血，胸痹心痛，心悸，心烦，产妇少乳，噎膈，膨胀。

【配伍组合】

1. 配曲池、合谷（泻法）治急性乳腺炎。
2. 配内关、三阴交、巨阙、足三里治冠心病急性心肌梗死。
3. 配中脘、气海治呕吐反胃。
4. 配天突治哮喘。
5. 配乳根、合谷、三阴交、少泽、灸膻中治产后缺乳。
6. 配肺俞、丰隆、内关治咳嗽痰喘。
7. 配厥阴俞、内关治心悸、心烦、心痛。

【刺法灸法】 平刺0.3～0.5寸；可灸。

【文献摘要】

《玉龙歌》：哮喘之症最难当，夜间不睡气惶惶，天突妙穴宜寻得，膻中着艾便安康。

【附注】 心包的募穴，八会穴之气会。

（十八）RN18 玉堂 Yùtáng

【穴名出处】《针灸甲乙经》

【穴位别名】 玉英

【定位取穴】 在胸部，当前正中线上，平第3肋间。

【局部解剖】 在胸骨体中点；有胸廓（乳房）内动、静脉的前穿支；布有第三肋间神经前皮支的内侧支。

【功用功效】 宽胸止痛，止咳平喘

【穴位主治】 膺胸疼痛，咳嗽，气短，喘息，喉痹咽肿，呕吐寒痰，两乳肿痛。

【配伍组合】 玉堂透膻中、内关、胸夹脊（T1 5）治疗胸痹。

【刺法灸法】 平刺0.3～0.5寸；可灸。

【文献摘要】

《百症赋》：烦心呕吐，幽门开彻玉堂名。

（十九）RN19 紫宫 Zǐgōng

【穴名出处】《针灸甲乙经》

【定位取穴】 在胸部，当前正中线上，平第2肋间。

【局部解剖】 在胸骨体上；有胸廓（乳房）内动、静脉的前穿支；布有第二肋间神经前皮支的内侧支。

【功用功效】 宽胸利膈，止咳平喘

【穴位主治】 咳嗽，气喘，胸胁支满，胸痛，喉痹，吐血，呕吐，饮食不下。

【配伍组合】 配玉堂、太溪治呃逆上气、心烦。

【刺法灸法】 平刺0.3～0.5寸；可灸。

（二十）RN20 华盖 Huágài

【穴名出处】《针灸甲乙经》

【定位取穴】 在胸部，当前正中线上，平第1肋间。

【局部解剖】 在胸骨角上；有胸廓（乳房）内动、静脉的前穿支；布有第一肋间神经前皮支的内侧支。

【穴位主治】 咳嗽，气喘，胸痛，胁肋痛，喉痹，咽肿。

【配伍组合】 配气户治胁肋疼痛。

【刺法灸法】 平刺0.3～0.5寸，可灸。

【文献摘要】

《针灸甲乙经》卷九：咳逆上气，喘不能言，华盖主之；胸胁支满，痛引胸中，华盖主之。

（二十一）RN21 璇玑 Xuánjī

【穴名出处】《针灸甲乙经》

【穴位别名】 旋机

【定位取穴】 在胸部，当前正中线上，天突下1寸。

【局部解剖】 在胸骨柄上；有胸廓（乳房）内动、静脉的前穿支；布有锁骨上神经前支。

【功用功效】 宽胸利肺，止咳平喘

【穴位主治】 咳嗽，气喘，胸满痛，喉痹咽肿，胃中有积。

【配伍组合】 配鸠尾治喉痹咽肿。

【刺法灸法】 平刺0.3～0.5寸；可灸。

【针灸甲乙经】 卷九：胸满痛，旋机主之。

（二十二）RN22 天突 Tiāntū

【穴名出处】《灵枢·本输》

【穴位别名】 玉户

【定位取穴】 在颈部，当前正中线上胸骨上窝中央。

【局部解剖】 在左右胸锁乳突肌之间，深层左右为胸骨舌骨肌和胸骨甲状肌；皮下有颈静脉弓、甲状腺下动脉分支；深部为气管，再向下，在胸骨柄后方为无名静脉及主动脉弓；布有锁骨上神经前支。

【功用功效】 宣通肺气，化痰止咳

【穴位主治】 咳嗽，哮喘，胸中气逆，咯唾脓血，咽喉肿痛，舌下急，暴喑，瘿气，噎膈，梅核气。

【配伍组合】

1. 配定喘穴、鱼际治哮喘、咳嗽。
2. 配膻中、列缺治外感咳嗽。
3. 配内关、中脘治呃逆。
4. 配廉泉、涌泉治暴喑。
5. 配丰隆治梅核气。
6. 配少商、天容治咽喉肿痛。
7. 配气舍、合谷治地方性甲状腺肿大。

【刺法灸法】 先直刺0.2～0.3寸，然后沿胸骨柄后缘，气管前缘缓慢向下刺入0.5～1寸；可灸。

【文献摘要】

《类经图翼》卷八：主治上气哮喘咳嗽。

【附注】

1. 阴维、任脉之会。

2. 本穴针刺不能过深，也不宜向左右刺，以防刺伤锁骨下动脉及肺尖。如刺中气管壁，针下有硬而轻度弹性的感觉，病人出现喉痒欲咳等现象；若刺破气管壁，可引起剧烈的咳嗽及血痰等现象。如刺中无名静脉或主动脉弓时，针下可有柔软而有弹力的阻力或病人有疼痛感觉，应即退针。

（二十三）RN23 廉泉 Liánquán

【穴名出处】《灵枢・热病》

【穴位别名】 本池，舌本，结本

【穴名释义】 廉，含清洁之意。本穴位于结喉上，舌本下。舌下腺体所出之津液犹如清泉，故名。

【定位取穴】 在颈部，当前正中线上，结喉上方，舌骨上缘凹陷处。

【局部解剖】 在甲状软骨和舌骨之间，深部为会厌，下方为喉门，有甲状舌骨肌、舌肌；有颈前浅静脉，甲状腺上动、静脉；布有颈皮神经，深层有舌下神经分支。

【功用功效】 利喉舒舌，消肿止痛

【穴位主治】 舌下肿痛，舌根急缩，舌纵涎出，舌强，中风失语，舌干口燥，口舌生疮，暴喑，喉痹，聋哑，咳嗽，哮喘，消渴，食不下。

【配伍组合】 配金津、玉液、天突、少商治舌强不语、舌下肿痛、舌缓流涎、暴喑。

【刺法灸法】 直刺0.5～0.8寸，不留针；可灸。

【文献摘要】

《针灸聚英》卷一：主咳嗽上气，喘息，呕沫。

《百症赋》：廉泉、中冲，舌下肿痛堪取。

【附注】 阴维、任脉之会。

（二十四）RN24 承浆 Chéngjiāng

【穴名出处】《针灸甲乙经》

【穴位别名】 天池，悬浆，鬼市，垂浆

【穴名释义】 承，指承接；浆，指口中浆液、唾液。本穴位于颏唇沟的正中凹陷处，口中涎液穴处正相接，故名。

【定位取穴】 在面部，当颏唇沟的正中凹陷处。

【局部解剖】 在口轮匝肌和颏肌之间；有下唇动、静脉分支；布有面神经及颏神经分支。

【功用功效】 生津敛液，舒筋活络

【穴位主治】 口眼㖞斜，唇紧，面肿，齿痛，齿衄，龈肿，流涎，口舌生疮，暴喑不言，消渴嗜饮，小便不禁，癫痫。

【配伍组合】

1. 配委中治衄血不止。

2. 配风府治头项强痛、牙痛。

【刺法灸法】 斜刺0.3～0.5寸；可灸。

【文献摘要】

《针灸甲乙经》卷十二：鼻血不止，承浆及委中主之。

《针灸聚英》卷一：主偏风，半身不遂。

《百症赋》：承浆泻牙痛而即移。

【附注】 足阳明、任脉之会。

任脉腧穴主治提要表

穴名	部位	主治	
		本经及脏腑重点病症	其他特殊病症
会阴	阴部	小便不利，遗精，月经不调	昏迷
曲骨	下腹	小便不利，遗尿，阳痿，带下	
中极	下腹	遗尿，小便不利，遗精，月经不调	阴挺
关元	下腹	遗尿，尿闭，泄泻，阳痿，月经不调	虚劳
石门	下腹	腹痛，水肿，泄泻，经闭	
气海	下腹	腹痛，泄泻，遗尿，崩漏	虚脱
阴交	下腹	腹痛，月经不调	
下腹部：妇科、前阴病及肠病（关元、气海并有强壮作用）			
神阙	脐中	腹痛，泄泻	虚脱
水分	上腹	小便不通，水肿，泄泻	
下脘	上腹	腹痛，泄泻，呕吐	
建里	上腹	胃痛，呕吐，食欲不振	水肿
中脘	上腹	胃痛，呕吐，腹胀，泄泻	癫狂
上脘	上腹	胃痛，呕吐	癫痫
巨阙	上腹	胸痛，心悸，呕吐	癫狂痫
鸠尾	上腹	胸痛，腹胀	癫狂痫
上腹部：胃肠疾患为主，其次为神志病			
中庭	胸	胸胁胀满，心痛	
膻中	胸	气喘，胸痛，心悸，呕吐	乳少
玉堂	胸	咳嗽，气喘，胸痛	
紫宫	胸	咳嗽，气喘，胸痛	
华盖	胸	咳嗽，气喘，胸痛	
璇玑	胸	咳嗽，气喘，胸痛	
胸部：胸、心、肺疾患为主，其次为食管疾患			
天突	颈	咳嗽，气喘，暴喑，咽喉肿痛	噎膈

续表

穴名	部位	主治	
		本经及脏腑重点病症	其他特殊病症
廉泉	颈	舌强不语，舌下肿痛，吞咽困难	
颈部：舌及咽喉疾患			
承浆	颏	口㖞，齿痛	
唇部：口齿疾患			

三、冲脉

冲脉循行于身之中，为“十二经脉之海”，其脉本身无特定腧穴，只有与其他经脉相交的交会穴，按其循行依次为：

会阴（任脉），气冲（足阳明胃经），横骨、大赫、气穴、四满、中注（足少阴肾经），阴交（任脉），肓俞、商曲、石关、阴都、通谷、幽门（足少阴肾经）。此外，足太阴脾经的公孙穴通于冲脉。

四、带脉

带脉横行于腰腹，主约束诸经脉，其脉本身无特定腧穴，只有与其他经脉相交的交会穴，按其循行依次为：

带脉、五枢、维道（足少阳胆经）。此外，足少阳胆经的足临泣穴通于带脉。

五、阳跻、阴跻脉

阳跻、阴跻脉为足太阳膀胱经、足少阴肾经的支脉，上会于目。其脉本身无特定腧穴，只有与其他经脉相交的交会穴，按其循行依次为：

（一）阳跻脉

申脉、仆参、跗阳（足太阳膀胱经），居髎（足少阳胆经），臑俞（手太阳小肠经），巨骨、肩髃（手阳明大肠经），地仓、巨髎、承泣（足阳明胃经），睛明（足太阳膀胱经），风池（足少阳胆经）。此外，足太阳膀胱经的申脉穴通于阳跻脉。

（二）阴跻脉

照海、交信（足少阴肾经），睛明（足太阳膀胱经）。此外，足少阴肾经的照海穴通于阴跻脉。

六、阴维、阳维脉

阳维脉联络各阳经，阴维脉联络各阴经，起“溢蓄”气血作用。其脉本身无特定腧穴，只有与其他经脉相交的交会穴，按其循行依次为：

（一）阳维脉

金门（足太阳膀胱经），阳交（足少阳胆经），臑俞（手太阳小肠经），天髎（手少阳三焦经），肩井、本神、阳白、头临泣、目窗、正营、承灵、脑空、风池（足少阳胆经），风府、哑门（督脉）。此外，手少阳三焦经的外关穴通于阳维脉。

（二）阴维脉

筑宾（足少阴肾经），冲门、府舍、大横、腹哀（足太阴脾经），期门（足厥阴肝经），天突、廉泉（任脉）。此外，手厥阴心包经的内关穴通于阴维脉。

第三节　常用奇穴

（一）EX-HN1 四神聪 Sìshéncōng

【穴名出处】《太平圣惠方》

【穴位别名】 神聪

【位置】 在百会四面，各相去同身寸一寸。

【定位取穴】 正坐，先取百会，于其前、后、左、右各开一寸取穴。

【穴位主治】 头痛，眩晕，失眠，健忘，癫狂，痫证，偏瘫，脑积水，大脑发育不全。

【刺法灸法】 平刺 0.5～0.8 寸；可灸。

（二）EX-HN3 印堂 Yìntáng

【穴名出处】《扁鹊神应针灸玉龙经》

【穴位别名】 曲眉

【位置】 在两眉间宛宛中。

【定位取穴】 正坐仰靠或仰卧，于两眉头连线的中点，对准鼻尖处取穴。

【穴位主治】 头痛，头晕，鼻渊，鼻衄，目赤肿痛，重舌，呕吐，产妇血晕，子痫，急、慢惊风，不寐，颜面疔疮以及三叉神经痛。

【刺法灸法】 提捏局部皮肤，向下平刺 0.3～0.5 寸；或用三棱针点刺出血；可灸。

（三）EX-HN4 鱼腰 Yúyāo

【穴名出处】《扁鹊神应针灸玉龙经》

【穴位别名】 光明

【位置】 在眉中间。

【定位取穴】 正坐或仰卧，两目平视，于眉毛中间与瞳孔直对处取穴。

【穴位主治】 目赤肿痛，目翳，眼睑瞤动，眼睑下垂，眶上神经痛。

【刺法灸法】 平刺 0.3～0.5 寸，禁灸。

（四）EX-HN7 球后 Qiúhòu

【穴名出处】《常用腧穴解剖学定位》

【位置】 在眶下缘外 1/4 与内 3/4 交界处。

【定位取穴】 正坐仰靠，嘱患者轻轻闭目，目平视，于目眶下缘的外 1/4 折点取穴。

【穴位主治】 目疾。如视神经炎，视神经萎缩，视网膜色素变性，青光眼，早期白内障，近视。

【刺法灸法】 沿眶下缘从外下向内上，向视神经孔方向刺 0.5～1 寸。

（五）EX-HN8 上迎香 Shàngyíngxiāng

【穴名出处】《银海精微》

【穴位别名】 鼻通

【位置】 在鼻唇沟上端尽处。

【定位取穴】 正坐仰靠，于鼻翼软骨与鼻甲的交接处取穴。

【穴位主治】 头痛，鼻塞，鼻中息肉，暴发火眼，迎风流泪。

【刺法灸法】 向内上方斜刺0.3～0.5寸；可灸。

（六）EX-HN 内迎香 Nèiyíngxiāng

【穴名出处】《扁鹊神应针灸玉龙经》

【位置】 在鼻孔内上端。

【定位取穴】 正坐仰靠，于鼻孔内与上迎香相对处的鼻黏膜上取穴。

【穴位主治】 目赤肿痛，鼻疾，喉痹，热病，中暑，眩晕。

【刺法灸法】 用三棱针点刺出血。有出血体质的人忌用。

（七）EX-HN5 太阳 Tàiyáng

【穴名出处】《备急千金要方》

【穴位别名】 前关

【位置】 在眼小眦后一寸。

【定位取穴】 正坐或侧伏，于眉梢与目外眦连线中点外开一寸的凹陷中取穴。

【穴位主治】 偏正头痛，目赤肿痛，目眩，目涩，牙痛，三叉神经痛。

【刺法灸法】 直刺或斜刺0.3～0.5寸；或用三棱针点刺出血。禁灸。

（八）EX-HN6 耳尖 Ěrjiān

【穴名出处】《针灸大成》

【位置】 在耳尖上，卷耳取之，尖上是穴。

【定位取穴】 正坐或侧伏，折耳向前，于耳郭上端取穴。

【穴位主治】 目赤肿痛，上目翳，偏正头痛，喉痹，以及麦粒肿。

【刺法灸法】 直刺0.1～0.2寸；或用三棱针点刺出血。可灸。

（九）EX-HN14 翳明 Yìmíng

【穴名出处】《中华医学杂志》

【位置】 在翳风穴后一寸。

【定位取穴】 正坐，头略前倾，在风池与翳风连中点取穴。

【穴位主治】 目疾，如近视，远视，雀目，青盲，早期白内障；头痛，眩晕，耳鸣，失眠，精神病。

【刺法灸法】 直刺0.5～1寸；可灸。

（十）EX-HN10 聚泉 Jùquán

【穴名出处】《针灸大成》

【位置】 在舌上，当舌中，吐出舌，中直有缝，陷中是穴。

【定位取穴】 正坐，张口伸舌，医者用消毒纱布牵住舌尖，于舌背正中缝之中点取穴。

【穴位主治】 舌强，舌缓，消渴，哮喘，咳嗽及味觉减退。

【刺法灸法】 直刺0.1～0.2寸，或用三棱针点刺出血。

（十一）EX-HN13 金津、玉液 JīnjīnYùyè

【穴名出处】《针灸大成》

【穴位别名】 舌下穴

【位置】 在舌底紫脉。

【定位取穴】 正坐张口，舌转卷向后方，于舌面下，舌系带两旁之静脉上取穴。左称金津，右称玉液。

【穴位主治】 舌强，舌肿，口疮，失语。

【刺法灸法】 点刺出血。

（十二）EX-HN12 上廉泉 Shàngliánquán

【穴名出处】《新医疗法手册》

【定位取穴】 位于颌下部，仰卧位，后颈部垫高时甲状软骨上凹陷直上1寸处。

【穴位主治】 流涎，急、慢性口腔炎，舌强，语言不清，音哑；舌下神经瘫痪。

【刺法灸法】 针尖向舌根斜刺1.5～2寸，也可提针至皮下后，向舌根两侧斜刺，使舌尖、舌根有发麻感。

（十三）安眠 Ānmián

【穴名出处】《常用新穴疗法手册》

【位置】 在翳风穴与风池穴连线之中点处。

【定位取穴】 俯伏，在风池穴和翳明穴连线的中点取穴。

【穴位主治】 失眠，头痛，眩晕，心悸，烦躁，癔症，癫痫，精神病，耳聋，高血压。

【刺法灸法】 直刺0.5～1寸；可灸。

（十四）EX-HN15 颈百劳 Jìngbǎiláo

【穴名出处】《针灸资生经》

【穴位别名】 百劳

【定位取穴】 正坐位或伏卧位。在颈部，在大椎直上2寸，后正中线旁开2寸。

【穴位主治】 颈项强痛，瘰疬，咳嗽，气喘，骨蒸潮热，盗汗自汗；支气管哮喘，慢性支气管炎，肺结核，百日咳，落枕，颈项部扭挫伤，神经衰弱。

【刺法灸法】 直刺0.5～1寸；可灸。

（十五）EX-B 定喘 Dìngchuǎn

【穴名出处】《常用新医疗法手册》

【定位取穴】 俯伏坐位。在背部，第七颈椎棘突下，旁开0.5寸。

【穴位主治】 落枕，肩背痛，上肢疼痛不举，哮喘，咳嗽，荨麻疹；慢性支气管炎，支气管哮喘，肺结核，肩背神经痛。

【刺法灸法】 直刺，或偏向内侧，0.5～1寸；可灸。

（十六）EX-B2 夹脊 Jiājǐ

【穴名出处】《素问·缪刺论》

【穴位别名】 华佗夹脊

【位置】 在第一胸椎至第五腰椎，各椎棘突下间旁开0.5寸。

【定位取穴】 俯卧位，于脊椎棘突间两侧，背正中线外侧0.5寸处。自第一胸椎至第五腰椎，每侧17穴，左右共34穴。

【穴位主治】 适应范围较广。其中上胸部的穴位治疗心肺、上肢疾病；下胸部的穴位治疗胃肠疾病；腰部的穴位治疗腰、腹及下肢疾病。

【刺法灸法】 直刺0.3～0.5寸，或用梅花针叩刺；可灸。

（十七）EX-B3 胃脘下俞 Wèiwǎnxiàshū

【穴名出处】《备急千金要方》

【穴位别名】胃管下俞

【定为取穴】俯卧位，在背部，当第八胸椎棘突下，旁开 1.5 寸。

【穴位主治】胃痛，腹痛，胸肋痛，消渴咳嗽，咽干；胰腺炎。

【刺法灸法】斜刺 0.3～0.5 寸；可灸。

（十八）EX-B6 腰眼 Yāoyǎn

【穴名出处】《肘后备急方》

【穴位别名】鬼眼

【定位取穴】俯卧位，在腰部，当第四腰椎棘突下，旁开约 3.5 寸处。

【穴位主治】肾虚腰痛，尿频，妇科疾患，虚劳羸瘦，消渴病。

【刺法灸法】直刺 0.5～1 寸；宜灸 5～15 壮。

（十九）EX-UE1 肘尖 Zhǒujiān

【穴名出处】《千金翼方》

【定位取穴】正坐屈肘约 90°角。在肘后部，屈肘，当尺骨鹰嘴的尖端。

【穴位主治】痈疽，疔疮，肠痈，霍乱，瘰疬。

【刺法灸法】灸。

（二十）EX-UE4 中魁 Zhōngkuí

【穴名出处】《扁鹊神应针灸玉龙经》

【定位取穴】握拳，掌心向胸，在中指背侧近侧指间关节的中点处。

【穴位主治】牙痛，鼻出血，噎膈，反胃，呕吐，呃逆，白癜风。

【刺法灸法】灸。

（二十一）EX-UE5 大骨空 Dàgǔkōng

【穴名出处】《扁鹊神应针灸玉龙经》

【定位取穴】握拳，掌心向胸，在拇指背侧指间关节的中点处。

【穴位主治】目痛，目翳，内障，吐泻，鼻出血。

【刺法灸法】灸。

（二十二）EX-UE6 小骨空 Xiǎogǔkōng

【穴名出处】《扁鹊神应针灸玉龙经》

【定位取穴】握拳，掌心向胸，在小指背侧指间关节中点处。

【穴位主治】目赤肿痛，目翳，喉痛，指关节痛。

【刺法灸法】灸。

（二十三）EX-UE10 四缝 Sìfèng

【穴名出处】《奇效良方》

【定位取穴】仰掌伸指，在第 2～5 指掌侧，近端指关节的中央，一侧四穴。

【穴位主治】小儿腹泻，咳嗽气喘，疳积，百日咳，肠虫症。

【刺法灸法】直刺 0.1～0.2 寸，挤出少量黄白色透明样黏液或出血。

（二十四）EX-UE11 十宣 Shíxuān

【穴名出处】《备急千金要方》

【穴位别名】鬼城

【位置】 在手十指头上，去爪甲一分。

【定位取穴】 仰掌，十指微屈，于十指尖端去指甲游离缘0.1寸处取穴。

【穴位主治】 昏迷，晕厥，中暑，热病，小儿惊厥，咽喉肿痛，指端麻木。

【刺法灸法】 直刺0.1～0.2寸；或用三棱针点刺出血。

（二十五）EX-UE12 八邪 Bāxié

【穴名出处】《素问·刺疟论》

【穴位别名】 八关

【位置】 手十指，歧缝中。

【定位取穴】 微握拳，于手背第1～5指间的缝纹端取穴。左右共八穴。

【穴位主治】 手背肿痛，手指麻木，头项强痛，咽痛，齿痛，目痛，烦热，毒蛇咬伤。

【刺法灸法】 向上斜刺0.5～0.8寸；或点刺出血。可灸。

（二十六）威灵、精灵 Wēilíng Jīnglíng

【位置】 威灵穴，在虎口下两旁歧，有圆骨处；精灵穴，在四指、五指夹界下半寸。

【定位取穴】 伏掌，威灵在手背第二、三掌骨间中点，第二指伸肌腱桡侧凹陷处；精灵在手背第四、五掌骨间中点，第四指伸肌腱尺侧凹陷处。

【穴位主治】 头痛，猝死，小儿惊风。

【刺法灸法】 直刺0.3～0.5寸；可灸。

（二十七）EX-LE3 百虫窝 Bǎichóngwō

【穴名出处】《针灸大成》

【定位取穴】 正坐屈膝或仰卧位，在大腿内侧，髌底内侧上3寸，即血海上1寸。

【穴位主治】 皮肤瘙痒，风疹块，下部生疮，蛔虫病。

【刺法灸法】 直刺0.5～1寸；可灸。

（二十八）EX-LE2 鹤顶 Hèdǐng

【穴名出处】《医学纲目》

【穴位别名】 膝顶

【定位取穴】 屈膝，在膝上部，髌底的中点上方凹陷处。

【穴位主治】 膝关节酸痛，腿足无力，鹤膝风，脚气。

【刺法灸法】 直刺0.5～0.8寸；可灸。

（二十九）EX-LE4 内膝眼 Nèixīyǎn

【定位取穴】 屈膝，在髌韧带内侧凹陷处。

【穴位主治】 膝关节酸痛，鹤膝风，腿痛及其周围软组织炎症。

【刺法灸法】 从前内向外与额状面成45°角斜刺0.5～1寸。

（三十）EX-LE10 八风 Bāfēng

【穴名出处】《素问·刺疟》

【穴位别名】 八冲、阴独八穴

【定位取穴】 正坐位或仰卧位，在足背侧，第1～5趾间，趾蹼缘后方赤白肉际处，一侧四穴，左右共八穴。

【穴位主治】 毒蛇咬伤，足跗肿痛，脚弱无力，头痛，腰痛，疟疾。

【刺法灸法】 斜刺0.5～0.8寸，或用三棱针点刺出血；可灸。

第四节　腧穴的定位方法

在针灸临床中，取穴是否准确与针灸治疗效果有密切的关系。为了定准穴位，历代医家在长期的临床实践中积累了丰富的经验，创立了多种定穴方法。熟练掌握各种定穴方法，对于准确取穴，提高针灸治疗效果有重要意义。现将针灸临床中常用的腧穴定位方法简介如下：

一、体表解剖标志定位法

体表解剖标志定位法，是利用人体体表的各种解剖学标志为依据来确定腧穴位置的方法，也叫自然标志定位法。体表解剖标志又分为固定标志和活动标志两种。

1. 固定标志　是指体表各部位由骨节、肌肉形成的突起、凹陷、五官轮廓、发际、指（趾）甲、乳头、肚脐等位置固定的标志。以此为依据来确定腧穴位置简单而又准确。如眉头定攒竹，口角旁开4分定地仓，脐上4寸定中脘，乳头旁开1寸定天池，第2腰椎棘突下定命门，腓骨小头前下方凹陷中定阳陵泉，拇指桡侧指甲角旁1分定少商等。

2. 活动标志　是指人体各部位的关节、肌肉、肌腱、皮肤等随着活动而出现的空隙、凹陷、皱纹等标志。这些标志只有在采取相应的活动姿势时才会出现，所以定穴时要求病人先采取相应的体位和活动姿势，然后才能依据相应的标志来确定腧穴位置。例如，屈肘时在肘横纹外侧端与肱骨外上髁连线中点定曲池，屈膝时在髌韧带外侧凹陷中定犊鼻，张口时在耳屏前与下颌关节之间凹陷中取听宫，咀嚼时在咬肌隆起处取颊车等。

二、“骨度”折量定位法

又称骨度分寸定位法，始见于《灵枢·骨度》。它是将人体各部的长度和宽度，以骨节、缝纹或其他标志为依据定出分寸而用于腧穴定位的方法。现行使用的“骨度”折量尺寸主要是以《灵枢·骨度》规定的人体各部尺寸为基础，又经历代医家补充修改，已成为腧穴定位时折量尺寸的基本准则。不论男女、老幼、高矮、胖瘦的患者，均按照这个标准进行折量。现将常用的“骨度”折量寸列表（表上-1）简介如下：

表上-1　常用“骨度”折量寸表

部　位	起　止　点	折量寸	度量法	说　　明
头部	前发际正中至后发际正中	12	直寸	如前后发髻不明，从眉心量至大椎穴作18寸。眉心至前发际3寸，大椎穴至后发际3寸。
	耳后两完骨（乳突）之间	9	横寸	用于量头部的横寸
胸腹部	天突至岐骨（胸剑联合）	9	直寸	1. 胸部与胁肋部取穴直寸，一般根据肋骨计算，每一肋骨折作1寸6分 2. 天突指穴名部位
	岐骨至脐中	8		
	脐中至横骨上廉（耻骨联合上缘）	5		
	两乳头之间	8	横寸	胸腹部取穴的横寸，可根据两乳头之间的距离折量，女性可用左右缺盆穴之间的宽度来代替两乳头之间的横寸

续表

部　位	起　止　点	折量寸	度量法	说　　明
背腰部	大椎以下至尾骶	21	直寸	背部腧穴根据脊椎定穴，一般临床取穴，肩胛骨下缘相当于第七胸椎，髂嵴相当于第16椎（第4腰椎棘突）
	两肩胛脊柱缘之间	6	横寸	
上肢部	腋前纹头至肘横纹	9	直寸	用于手三阴、手三阳经的骨度分寸
	肘横纹至腕横纹	12		
侧胸部	腋以下至季肋	12	直寸	季肋指11肋端
侧腹部	季肋以下至髀枢	9	直寸	髀枢指股骨大转子
下肢部	横骨上廉至内辅骨上廉（股骨内髁上缘）	18	直寸	用于足三阴经的骨度分寸
	内辅骨下廉（胫骨内髁下缘）至内踝高点	18		
	髀枢至膝中	19	直寸	1. 用于足三阳经的骨度分寸 2. 膝中的水平线：前面相当于犊鼻穴，后面相当于委中穴
	臀横纹至膝中	14		
	膝中至外踝高点	16		
	外踝高点至足底	3		

第五章

刺 灸 法

第一节 针刺手法的形成与发展

针刺疗法是中医学的重要组成部分，针刺补泻手法是针刺疗法的主要内容之一，它与临床辨证、配方取穴构成临床取效的三个关键环节，针刺治疗就是根据疾病的虚实，运用不同的针刺补泻手法通过补虚泻实从而达到治疗目的。针刺手法是产生补泻作用、而促使机体内在因素转化的主要手段。在临床上为了使针刺产生补泻作用，古代针灸医家在长期的医疗实践过程中，创造和总结出了不少的针刺补泻手法。针刺手法有广义与狭义之分，广义的针刺手法是指针刺操作全过程中的施术方法，包括进针前的准备、治神、揣穴、循切以及进针后的操作和出针等各种手法；狭义的针刺手法是指毫针从进针后到出针前的一系列操作方法。

一、针刺手法的起源与形成

针刺手法是伴随着针刺术产生的，据考证针刺起源于砭石，在原始社会出现了石针、骨针，奴隶社会出现了青铜针，封建社会出现了金针、银针。可以想象，不同的针具，操作方法也一定不同。1973 年我国湖南马王堆三号汉墓出土的帛书中，有一篇“脉法”的文字，其中有关用砭石刺破痈肿放血排脓的记载，名之曰“启脉”，是迄今发现最早的关于刺法的记载。可以说“启脉”是原始针刺手法的雏形。而真正意义上的针刺手法，是伴随着技术的进步，针具的改良，到了《内经》时代才逐渐成熟的。

《灵枢》和《素问》都各列有专题讨论针刺手法，从针刺工具，针刺前的准备及进针、留针、出针，到针刺方向、针刺深浅与补泻、禁忌等，“巨细备至”，成为后世各家刺法的宗祖，标志着针刺手法的形成。

《灵枢·官针》是讨论针刺法的专篇，共载有九刺、十二刺、五刺等 26 种刺法，其中的许多刺法至今仍在沿用。《灵枢·九针十二原》提出“右主推之，左持而御之”的双手配合进针法。《素问·针解》、《素问·刺要论》、《灵枢·刺节真邪》、《灵枢·小针解》等进一步论述了针刺中的“治神”、“守神”、“调气”、“行气”及进针方向、针刺深浅、留针、出针等基本方法与原则。《灵枢》的“九针十二原”、“经脉”、“根结”、“终始”、“官能”各篇及《素问》中的“宝命全形论”、“调经论”等篇，对针刺手法的施术原则与操作方法作了较全面的阐述，如捻转补泻、开合补泻、呼吸补泻、徐疾补泻、摄、爪、切、按、扪、进、退、弹、摇、动、等方法。《素问·离合真邪论》说：“必先扪而循之，切而散之，推而按之，弹而努之，爪而下之，通而取之，外引其门，以闭其神。呼尽内针，静以久留，以气至为故，如待所贵，不知日暮；其气已至，适而自护，候吸引针，气不待出，各在起处，推阖其门，令神气存，大气留止，故命曰补。”这些话便成了后世单复式手法的经典。

《难经》是继《内经》之后的又一部经典医籍，全书八十一难中有三十二难涉及针灸。在针刺手法上，《难经》更加强调左右手的配合，如“七十八难”说：“知为针者信其左，不知为针者信其右。当刺之时，必先以右手压按所针荥俞之处，弹而努之，爪而下之”，“七十一难”说：“刺阴阳者，先以左手摄按所针荥俞之处，气散乃内针”。此外，《难经》非常重视营卫，认为补泻之法必须知营卫之气的流行、分布，然后据其循行逆顺而施术，进一步发展了《内经》的迎随补泻和提插补泻。《难经》还根据五行生克学说，提出以五输穴配五行的“子母补泻法”、“泻南补北法”等，以及针刺的时令深浅法，认为针刺应结合气血与时令变化，春夏刺浅，秋冬刺深。

春秋至三国的名医也多精于砭石，如秦医缓和扁鹊及其弟子，“医圣”张仲景及名医华佗，都曾以针术疗病。针刺手法正是在历代医家的实践中不断发展完善。

二、针刺手法的发展

从两晋开始，针灸学进入了一个全面发展的时期，其标志是皇甫谧《针灸甲乙经》的成书。据《隋书·经籍志》记载，这一阶段的针灸书还有许多，其中当有关于针刺手法的论述，可惜均已亡佚。《甲乙经》虽有关于针刺法的论述，但多为摘自《内经》的原文，并无多少新意。到了唐代，孙思邈在其《千金要方》中对针刺法的理论作了不少发挥，载有锋针、毫针、大针、火针、白针、温针、燔针等多种针具，并就操作技巧、临证要求、主治病症、治疗禁忌等作了详细阐述。

金元时期，有两位针灸家对针刺法贡献最大。一位是何若愚，著有《流注指微论》，他对针刺法的贡献主要在五个方面：（1）发挥了《内经》关于气血流注、脉气开合的理论，首次提出子午流注针法，倡用按时取穴；（2）根据十二经脉的五行属性，提出补生泻成，由经络气血多少而定针刺浅深；（3）创立接气通经法；（4）发挥《难经》“春夏刺浅，秋冬刺深”的理论，引申于“刺肥人者，以秋冬齐；刺瘦人者，以春夏齐”；（5）将转针左右方向不同解释为迎随补泻，并区别男女。何氏虽然大大丰富了针刺法的内容，但是由于其法过于繁琐，不便应用，流传并不很广。另一位是窦汉卿，主要著作《针经指南》，内容有《标幽赋》、《流注通玄指要赋》及流注八穴、手指补泻等。窦氏全面分析和总结了古代针刺补泻手法的基本结构与形式，在其《针经指南》中载述了“真言补泻”、“寒热补泻”、“手指补泻”，较金以前有了很大发展。他将《内》《难》中有关手指补泻的内容整理归类，成为“手指补泻十四法”，对后世影响很大，以后的《针灸聚英》、《针灸问对》、《医学入门》等文献无不受其影响。到了明代，杨继洲的《针灸大成》对针灸理论及针刺手法又作了进一步的总结。清代的针灸学著作不如明代丰富多采，且多承袭前人，缺乏新意，其中载有关于针法内容的有《医宗金鉴》、《针灸集成》等。

到了近代，针刺法又有了进一步的发展，出现了承澹安、赵熙、朱琏、鲁之俊、陆瘦燕等一批针灸大家。这里仅以承澹安、陆瘦燕为代表，作简要介绍。在针刺手法上，承澹安强调指力的练习，对进针、刺针的方向，直接刺激与间接刺激都作了详细说明。其手法有单刺术、旋捻术、雀啄术、屋漏术、置针术、间歇术、震颤术、乱针术 8 种，并自云“八节针法，参酌日本新针法编写”。他将“兴奋”、“镇静”、“强刺激”、“弱刺激”、“抑制”、“诱导”等西方医理应用与针刺手法的解释，颇富创新精神。陆瘦燕则更重视古典针法的整理与研究，他将针刺手法重新科学归类，分为基本手法、辅助手法、复式手法三类，每一类又包括若干种。这样的分类方法一直沿用至今。他还将各种手法按作用分为候（催）气、行气、补泻三大类。陆氏对针刺手法的另一重大贡献是对“烧山火”、“透天凉”的研究，从文献到临床及实验都做了大量的工作，取得了丰硕成果，极大地丰富了针刺手法的内容。

第二节　毫针手法基本原理

一、理论基础

（一）补气泻气理论的来源

中医最基本的理论是气的学说，气是一切物质的来源和变化的过程，又是物质变化的产物，同时作为能量的代表。中医用气来说明人体生存过程的变化，疾病的发生和痊愈的过程。正常人体的气分为两大类：一类是具有明显活动及使液体减少的功能的气，称之为阳气；一类是比较静止的及促进液体分泌功能的气，称之为阴气。在正常人体中，阴阳两气是互相配合适应于人体生命的一切需要。这种气的作用及配合能力，根据人体生活史上的发展逐渐地在衰弱直至消失——人体的死亡。在人体生存过程中，由于体内和体外的多种因素会使气的作用和配合能力减弱，或是一盛一弱，或是两者俱弱，这就是疾病。因此对疾病的治疗，必然是扶弱或制盛。扶弱者必然是增加其能量的物质，使气旺盛起来，称之为补；制盛者必须是增加其减少能量的物质，使气减弱下来，称之为泻，这是治疗的基本原则。药物也分为补泻两大类，具有补的药物都含有补的化学成分；具有泻的药物都含有泻的化学成分。这些化学成分的作用是调整阴阳之气不正常的变化，达到补气和泻气的效果，使其恢复正常范围，这就是针灸治疗所运用的补气泻气原理的来源。

（二）毫针补泻的概念

毫针治疗疾病是中医治病的一部分，同样能治愈阴阳气的一盛一弱或者两者俱弱的疾病，因此毫针治病的作用，也是补泻的理论。关于毫针补泻的作用，《内经》中有许多记载，在其后的中医书籍中，又有不少发展和发挥。毫针补泻的原始概念是什么？杨继洲在《针灸大成·经络迎随设问答》有一段形容补泻概念的话：“如气球然，方其未有气也，则恢塌不堪蹴踢，即从窍吹之，则气满起胖，则虚则补之之意也。去其窍之所塞，则气从窍出，复恢塌矣，此实则泻之之义也。”恰如其分的阐明了原始“补泻”的概念，认为针的“补泻”作用是将气“补”到气虚病人的体内，或从气实病人的体内放出多余的气。由于这种概念的指导，在“补泻”手法中则创造出不少“出气”，“进气”的方法来。如《灵枢·九针十二原》篇中记载：“必持内之，放而出之（把气放出来）……按而引针，是谓内温，血不得散，气不得出也（气不能出来），……外门已闭（将针孔紧闭），中气乃实（气出不来则充实其内）。”又如《灵枢·官能》篇记述的：“疾而徐出，邪气乃出（快速进针，慢慢出针，则可把邪气放出来）。伸而迎之，摇大其穴（迎着气来时，将针孔摇大一些出针），气出乃疾（气才能出得快一些）。补必用方（补时必须用的方法），外引其皮，令当其门，左引其枢，右推其肤（在补时应当将皮肤推动挡住针孔），微旋而徐推之（慢慢的旋转进针），……欲微（再进行短暂的留针），气下而疾不出之（气在下层，这时快速的出针，气不会跟随而出）推其皮，盖其外门，真气乃存（推动皮肤，将针孔盖住，这样气出不来，才能保存真气，达到补的作用）。”《素问·调经论》记载：“泻实者，气盛乃内针，针气俱内，以开其门，如利其户，针与气俱出，……摇大其道，如利其路是谓大泻。”《素问·刺志论》记载：“入实者，右手开针空（孔），入虚者，左手闭针空（孔）也。”都说明将气放出来为泻，不放出来为补。实际上未放出来的气还是原体内的气，并未从体外补进去；要泻的气也并未泻出来，仍保留在体内，而只是经过针刺的激发作用增强了虚弱气的活力，降低了过盛气的活力的缘故。

（三）毫针调气理论

毫针治病的理论，自古以来多偏向补泻之说，但《内经》还提出了较为实际的调气之说。所谓调气即是通过毫针的刺激作用调整人体不正常的气，使人体恢复正常的功能，与“进气”、“出气”理论完全不同，因此，这一理论在现代越来越受重视，已成为毫针治病的指导理论。关于调气的理论古代书籍多有记载，如“用针之类，在调气”（《灵枢·刺节真邪》篇）；“凡刺之道，调气而止”（《灵枢·终始》篇）；“用针之要，在于知阴与阳，调阴与阳，经气乃充，合神与气，使神内藏”（《灵枢·根节》篇）；“故善用针者，从阴引阳，从阳引阴”（《素问·阴阳应象大论》）；“调气之法，必在阴阳”（《难经·七十二难》）。上述记载说明，凡是用针刺之类治病的方法都是通过调气所起作用；凡是针刺的操作技术，都是以达到气的调和为目的。现代的大量临床研究及实验研究都证明，针刺的作用是调整人体的功能，这与古代的调气之说是相吻合的。

（四）调气与“补气泻气”的区别

调气理论源于阴阳理论，侧重于阴阳两种功能相互配合又相互制约的两个方面，即阴阳平衡关系。“补泻”理论是以气的理论为主导，侧重于物质的多少。一是以调整阴阳之气为目的，以手法的操作为手段，符合现代科学理论。一是以将体外的气“补”入人体，或将人体之气“泻”出体外为目的，以手法操作为手段，属于抽象的理论。两者的意义显然不同。

调气与“补气泻气”在某些理论中又是融合在一起的，如《灵枢·终始》篇中记载：“阴盛而阳虚，先补其阳，后泻其阴而和之。阴虚而阳盛，先补其阴而后泻其阳而和之。”但这种理论不是单纯以“补进气泻出气”为主导思想，而是形成以调气为目的，以补泻方法为手段（阴阳的平衡是通过补泻操作的作用）。如九数补阳，六数补阴，男女阴阳，时辰阴阳等补泻方法，已初步脱离进气与出气的朴素认识，而使用自身的气发挥调整作用，不是单纯的进气出气理论了。

（五）调气的基本原则

气是人体生命的代表，俗语称“有气则生，无气则亡”。气又是疾病反映的主要内容，如“阳气盛”“阴气弱”“阴气盛”“阳气弱”“邪气实，正气虚”等。毫针的作用则是以调理盛、弱、虚、实为目的，增强虚弱者，减弱实盛者，使其不盛不弱，不虚不实。这一原则早在《内经》中就有明确的记载，如“阴盛而阳虚者，先补其阴，而后泻其阳而和之”，“凡刺之道，气调而止，补阴泻阳音气益彰，耳目聪明”“刺虚者须其实。刺实者须其虚”等，现代仍然沿袭这一原则。无论使用何种的“补泻”操作方法，单式“补泻”法还是复式的“补泻”法，也无论是左捻右转，三退六进，前后左右，母子夫妻，其原则是不变的，目的是一致的。不论什么样名目的稀奇古怪的手法名词，如青龙摆尾、赤凤迎源、子午捣臼、龙虎交战、苍龟探穴、白虎摇头等，也就没有第二个原则和目的，只是大同小异罢了。所谓小异只是适应证的不同，操作方法上的不同。明确了这一原则，则不会因“补泻”方法的花样繁多而眼花缭乱，相反，则不难理解各式各样“补泻”手法动作的用意。

（六）古代对毫针作用研究的一个侧面

古人在对毫针治病理论的研究中，从《内经》开始直到明代，曾提出过许多不同的看法。如金元时期的朱丹溪在《丹溪心法·拾遗杂论》中提出“针法浑是泻，而无补”的见解。明代的汪机在《针灸问对》中对丹溪的观点进一步解释说：“丹溪言针法浑是泻，而无补，可谓也？阳不足者温之以气，阴不足者补之以气，针乃砭石所制，既无气，又无味，破皮损肉，发窍于身，气皆从窍出矣，何得所补。”其意是，针本身无药无气又无药的性味功能，哪来的补气作用？在人体内刺一个孔，气从内出，难道不是泻吗？杨继洲则自有他的补泻之道，但在《针灸大成·附辨》中也提出了“形气不足，病气不足，此阴阳皆不足，不可刺之；刺之重竭其气，老者绝灭，壮者不复矣。若此谓者，皆是有泻而无补也”。但是朱丹溪只是从理论上推测所提出的问题，而对针同样可治愈用药物补泻治愈的疾病的事实却无法解释，这一问题曾一度引起当代医学家的重视，并为了得到肯定的答案而去研究原始资料的圣书《内经》。

《素问·离合真邪论》中记载：“候吸引针（吸气针出），气不得出（气不会出来），各在其处，推合其门（再将针孔关闭），令神气存，大气留止（这样气才能留在身内），故名曰补（才是补法）。吸则内针（吸气时进针），……吸则转针，以得气为故（这样易得气）。呼进乃去（呼气时出针），大气皆出（气随呼气而出），故名曰泻（才是泻法）。”认为可以用吸入的气来补充体内的不足，同样也可用呼气泻出体内多余的气。杨继洲在他的《问·呼吸之理》中解释：“呼者因阳出，吸者随阴入……盖呼则出其气，吸则入其气。欲补之时，气出针入，气入针出；欲泻之时，气入入针，气出出针。呼而不过三口，是外随三焦之阳，吸而不过五口，是内迎五脏之阴。”这样不但解释了“针无气无味”可以补的说法，而且还可以用三五数字来说明与三焦和五脏的关系。

为了进一步发展针刺具有补的理论，从其他角度也推测出不少解释的理论和方法。如李梴在《医学入门》中记述：“子后宜九数补阳，午后宜六数补阴，阴日刺阳经，多用六数补阴，阳日刺阴经，多用九数补阳。”将奇偶数作为针刺有补的解释，又将上下午的阴阳关系扯进来，还联系到阴阳天数等，认为人体中的气，可以从数字中产生，还可来源于阳升阴降的时间（上、下午）及属阳属阴的日期等。

历代的针灸家在针刺有补无补的问题上各有发挥，但多数是既反对针刺的补气作用，又赞同有补气的手法，都未触及到作用的实质，澄清其中的是非问题。而始终将调气理论和补气泻气理论混淆在一起，出现了操作方法上的混乱，主张的不统一，使这种局面一直沿袭流传至今。

以上方法及认识都是由补充气和泻出气的概念所产生的，也是手法发明者求知的主导思想，属于对自然科学的认识问题。任何事物在历史发展过程中，都会出现不同的认识，有些是科学的萌芽，也有想象和推测，还有的则是出于维护私利的无中生有与故弄玄虚。如果将几千年前对自然科学的理解，都原封不动的照搬来应用到日常的事务中，势必落入拘泥不化、形而上学的窠臼中，如马继兴在《简要针灸正骨》中所说：“古代的补泻手法不论是挫、插、捻、转、迎、随与呼吸……都是没有根据的，……仅有其名称而已。”当然，我们也不能因不合乎现代科学理论而全盘否定，应对其中有作用部分加以推广，进一步研究，使其发挥更大的作用，而对其中不正确的内容进行纠正，才能做到古为今用。作者主张，毫针治病理论应当以调气为目的，补泻操作为手段。补和泻应成为治疗疾病的治疗方法，而不包含补气和泻气的意思。

二、影响手法疗效的若干因素

手法是针刺达到治疗效果的操作方法，手法应用的正确与否，直接影响治疗的效果。但决定针刺疗效的并非单一的手法操作，穴位的应用、针刺时机的作用、针刺方法的作用及疾病的适应证等，都是针刺疗效不可缺少的条件。而手法的疗效如何，还受到针感敏感程度、针感的准确程度、穴位的准确度、病人的体质、疾病程度、病人情绪、病人体位、施术者的精力、治疗环境等因素的影响。只有全面掌握上述条件，手法才能在得气的基础上，达到疾病所需要的刺激量，显示出良好的治疗效果来。

（一）手法疗效与穴位

穴位是针刺的部位，是决定针刺疗效的首要条件。穴位对疾病有一定的特异性，每个穴位都有它的有效治疗范围，超出其治疗范围则没有治疗效果。穴位的不同深度对治疗效果也存在着差异。每个穴位的针感也不一致，多数穴位存在着几种针感的扩散，不同的针感扩散，对其治疗范围内的病症有着特效作用。穴位的这些特性，必须经过手法的操作才能显示出来，因此手法的疗效又是建立在穴位的基础上，不同的穴位其针感及深浅不同，手法的运用也有区别。只强调手法而忽视穴位与手法的关系，则手法的操作将变得毫无意义。

1. 穴位的定位　针刺治病的原始时代是没有穴位的，一是以病的位置为刺激点，有“以痛为腧”之说。《内经》中记载了不少有关此类内容，如《灵枢・官针》篇所述：“关刺者，直刺左右尽筋上，以取筋痹。……毛刺者，刺浮痹皮肤也。……恢刺者，直刺旁之，举之前后。”二是按经脉治病，取某经脉，而无具体穴位。1973 年马王堆汉墓出土的“帛书”中，三分之一的资料都是治疗某经而无穴位的，《内经》中也有许多记载：如《灵枢・官针》篇：“刺经者，刺大经之经络分也”；《灵枢・杂病》篇：“心痛，但短气不足以吸，刺手太阴；心痛，引背不得息，刺足少阴，不已，取手少阳；心痛引腰背，欲呕，取足太阴；心痛，腹胀，取足太阴；心痛，引小腹满……刺足厥阴。”《灵枢・厥阴论》篇：“厥头痛，面若肿起而烦心，取之足阳明太阴”等也都不记载穴位。古代尚有“能舍其穴，勿离其经”的主张，可称之为“重其经，轻其穴”的时代。以后的书籍记载，多重视穴位的应用。在不少疾病的治疗中，都是有穴而无经的。如《针灸大成・疟疾门》中，就只记述“百会、经渠、前谷、中脘、大椎、腰俞、合谷、液门、商阳、后溪、上星、丘墟、陷谷、腕骨、神门、公孙、中渚、间使、乳根”等 12 条经的穴位。又如《百症赋》、《玉龙歌》、《胜玉歌》、《长桑君天星秘诀歌》、《马丹阳天星十二穴・治杂病歌》、《肘后歌》、《四总歌》等都只记述穴位的作用，而没有经络的记载，这与重经轻穴时代恰恰相反。历史的发展说明，针刺治病是由无经无穴至有经有穴、重穴轻经，因此穴的定位逐渐由简至繁，位置越来越小，精确度越来越高。穴位的定位是否准确与“得气”、“手法”有密切的关系。穴位不准确，不易“得气”，其手法也就起不到应有的效果。穴位的定位，历来都有争议，至今对某些穴位的使用还存在不同的定位法。

国家已出版的《标准针灸穴名》一书，规定了穴位所处的部位。但在临床应用中，还应当根据实际情况而定。有的穴位使用测量的方法仍然存在差距，如百会穴，古代书籍记载在“顶中央旋毛中，陷可容指”，测量的结果差距较为显著。有的穴位个体差异较大，有的穴位有严格的体位要求，穴位要达到准确程度，仍需要手摸寻法。穴位位置的特点，大部分较非穴位处敏感，尤其是与疾病有关的重要穴位，在发病期间，敏感性更高。因此摸穴找到的穴位“得气”较好，有利于手法的应用，效果也较为明显，如足三里穴、三阴交穴等，每个人都较为敏感，在胃肠病及阑尾炎期间，足三里处有明显的压痛点；胆石症，在足少阳胆经的阳陵泉穴会出现压痛点；偏头痛症，头维穴会出现极其敏感的压痛点。与疾病有关的经络穴位敏感反应点，反映了穴位的真正位置。但这些反应点往往不在所量的位置上，说明有些穴位的位置不能机械的应用单一的测量方法，而应根据穴位区的敏感程度来定。只有在穴位的敏感中心进针，才能“得气”、“手法”结合在一起，发挥出更大的作用。有些病症不一定按规定取穴，如风湿痹痛症，可以根据关节的疼痛部位“以痛为腧”取穴，则效果更为满意。

2. 穴位的深度　穴位的深度可以限制某些手法的操作，即手法操作的方法与穴位的深度有关系，不同的深度适应于不同的手法操作，《内经》中对每个穴位的深度都没有明确的规定，只记载刺激深度的原则，如“刺有深浅，各至其理，无过其道，过之则内伤，不及则生外壅”（《素问·刺要论》），以不伤内脏为原则。《针灸甲乙经》以后的书籍都记载了穴位的深度，规定深度的标准主要是经络分布深度，以不超过经络分布区为原则，所以肌肉较丰满的部位较深些，反之则浅些。其次是根据“得气”的深度而定，以良好的“得气”层为深度原则。按古代所记载的深度，都能取得良好的手感和沿经传导的针感。穴位深度的规定是大量临床实践的总结：第一是有效刺激深度，即某穴位刺激到某深度疗效最高。第二是为避免刺到对人体有损害的组织，如内脏及重要器官等。超越其深度，不但达不到应有的效果，还会给病人造成不应有的痛苦及生命危险。因此不能只顾手法操作的需要而超出规定范围。但对局部性风湿痹痛、麻痹、痉挛等症，穴位的深度可以不受限制，即《内经》的深度原则以不伤内脏器官为原则，如横向透穴针刺法等。自古以来，深刺至骨都是与治疗的对象有关，离开治疗的适应证来谈穴位的深度是毫无意义的。第三是与经络分布区域有关，经穴的深度都在所属经络的分布深度，但有人将深刺透穴作为本经器官脏腑疾病的常规治疗方法，显然是不正确的。技术精炼者，是循经循气，巧妙地掌握穴位的“得气”，既不造成病人不必要的痛苦，又取得疗效好的效果。庸医者，习惯于故弄玄虚摆花样，只求针感为目的，没有针感则深刺、斜刺、平刺、透穴、更有甚者，可通达三、四条经的分布区，这就失去了经穴的真正含义。

操作方法取决于穴位的深度，很多的手法要在一定深度的穴位上才能操作，如三进一退、三退一进、“赤凤迎源”、“烧山火”、“透天凉”等手法。但不是所有较深的穴位应用这些手法都能取效，如治疗寒性坐骨神经痛时取环跳穴，虽然穴位深，而且也需要“烧山火”的热感，但不论“烧山火”烧到什么程度，此穴也是不会出现热感的。还有一些穴位是不能运用复杂的操作方法反复操作的，如冲阳、内庭、涌泉、极泉、急脉等穴，使用反复提插法的“烧山火”法等，极易造成血肿。还有些肋间的穴位，也不能运用深浅差别较大的操作方法，因为稍不留神，即会刺入胸腔或刺入肺脏引起气胸（曾有多篇报道）。

3. 穴位作用的特异性　穴位作用的共性，即每一个穴位都可以治疗穴位所在的局部和邻近部位的组织器官及某种内脏疾病，无论何经何穴都能起到一定的治疗作用，如关节痛，刺其周围的穴位都有作用；眼睛疾病无论是足太阳膀胱经的睛明穴，还是足阳明胃经的四白穴，足少阳胆经的瞳子髎穴、阳白穴、目窗穴等也都有作用。远距离穴位也都有共同性，如胃脘痛，刺足三里、曲泽、合谷、胆俞、人中、涌泉等穴，包括足阳明胃经、手厥阴心包经、手阳明大肠经、督脉、足太阳膀胱经、足少阴肾经等六条经脉的穴位都可以起到镇痛作用，但究竟哪一穴位的镇痛速度最快、镇痛时间最长？当然还是首推足三里穴，这就显示出穴位的特异性。所谓特异性，即对某一部位的器官和脏腑有特殊的疗效，如《四总穴歌》："肚腹三里留，腰背委中求，头项寻列缺，面口合谷收"，后人增加了"心胸取内关，小腹三阴交，头痛有太阳，发热大椎求"，都属特异性范围。在《针灸大成·玉龙歌》中记载了不少具有特异性的穴位。

还有一些穴位具有一定个性，其主治作用显然不同于其他穴位，如足三里、关元、气海等穴，具有强壮的作用，可用以防病健身；人中、素髎、十宣、会阴等穴可用以回阳救逆（急救）。大部分穴位都存在着共性和特异性，也有少数穴位只有共性而无特异性，如秉风、曲垣、天髎、膝眼、鹤顶等穴，都只能治疗所在区的病症。在治疗中要选择与疾病有关的特异性穴位，再加上良好的"得气"，适当的操作方法，则可收到事半功倍的效果；如不注意运用特异性穴位，其"得气"反应再好，刺激量再恰当，也只能事倍功半。

4. 穴位与"得气"　穴位的"得气"与所处的部位有关，不同部位的穴位，其"得气"不同，相应的手法操作也不一致。四肢末端的穴位及口唇上下的穴位，如十宣、素髎、人中、承浆等穴均为痛感，手感没有明显的区别；手足部的穴位，易出现痛感及酸痛、胀痛感，针感明显，易于寻找，手感也较明显，多半都有两层的"得气"层；腕关节至肘关节及踝关节到膝关节之间的穴位，针感、手感都较为复杂，各式各样的"得气"现象都会出现，"得气"层都在两层以上，多则可达四层针感，如足三里、丰隆、承山等穴，"得气"明显，易于掌握。以上两部分穴位为毫针治病的主要穴位，其适用范围广，疗效显著，古代有独立的"五输穴"治疗方法。膝关节至髋关节及肘关节至肩关节之间的穴位，"得气"不如上述部位复杂，多以酸胀感及胀痛感为主；关节区的穴位，针感以酸胀为主，少数有麻感，个别的还有触电感，如环跳、极泉等穴，针感和手感明显者，多数有一至三层的"得气"层。腹部穴位，"得气"比背部强烈，易掌握针感程度，手感针感明显；胸部穴位，"得气"不如腹部，特别是肋间穴位不易掌握针感；背部穴位，"得气"手感与针感都较为明显，中线多有两层"得气"层，第一侧线有三层"得气"层，第二侧线有两层"得气"层；头颅区穴位，手感比针感明显，多为一层"得气"层，"得气"点的位置较小，如不耐心寻找，有时不易找到应有的"针感"；颈部穴位"得气"都比较明显，"得气"层多在二至三层，各层针感扩散不同，需要达到治疗的针感，往往要反复寻找；面部穴位，针感明显，且多以痛为主要感觉，如刺痛、胀痛等，有的穴位有麻感，针感手感较易掌握。

5. 穴位与刺激方法　穴位的刺激方法与手法的应用有很大关系，喜欢应用复杂手法的人，往往喜欢较深的穴位，需要较浅的穴位治疗时，为了适应手法的需要，多半是采用平刺或斜刺，否则就无法使用三退一进、三进一退的操作方法。而不喜欢寻找针感的人，遇到不易出现针感的穴位，就采用深刺法，在不允许深刺的情况下，就使用平刺或斜刺，以便通过多层组织加大刺激面积，达到出现针感的目的。但在治疗非疼痛、麻痹、痉挛性病症时，平刺是有一定限度的，如百会穴，有的平刺 1 寸 5 分，施术者只考虑针感而未想到穴位的作用，百会前后 1 寸 5 分是前顶和后顶穴。经验证明，百会穴有提气作用，可以治疗脱肛、子宫脱垂，而前顶和后顶穴则无此作用，如平刺到前顶穴才能"得气"，是不会有百会穴作用的。因此，穴位的不同刺法，往往影响应有的疗效。

6. 穴位的适应性　临床应用表明，多数穴位经过较长期的刺激，都会出现一定的适应性，有的穴位适应性较强，有的较弱，还有的对某种刺激方法的适应性较强。如胆石症刺胆囊穴（阳陵泉的胆石症压痛点），初期应用镇痛效果最好，在胆石症第3次发作后效果逐渐降低，直至无效，无论用何种手法刺激，也无法恢复到初期的效果，但更换为不容穴或期门穴以后，仍有明显的疗效。过敏性哮喘症，初期刺定喘和风门穴都有一定的疗效，连续针刺15次以后，疗效则逐渐降低；风湿性关节炎的局部穴位，初期的镇痛效果都较为满意，经过20次的治疗，穴位的作用则开始下降。由此说明对穴位刺激得越强，其适应性则越快；而轻刺激可延长穴位使用时间。也有的穴位可不出现适应性，如足三里穴，每7天采用一次捻转补泻法，连续半年仍有作用。也有个别病人，对长期刺激的穴位具有成瘾性，每刺该穴必见其效，若不刺激该穴，则其他穴位疗效甚微，但这种情况极为罕见。

（二）手法的疗效与时机

时机是运用手法治病的时间和机会，许多手法，只有在特定的时机中才能起对疾病的治疗作用，错过时机，手法的作用便降低，甚至毫无治疗作用。古代文献早有这方面的记载，如《灵枢·九针十二原》篇记述："知机之道者，不可挂以发，不知机道，扣之不发。"《素问·宝命全形论》曰："人有虚实，五虚勿近，五实勿远，至其当发，间不容瞚，手动若务……静视意义，观适之变，是谓冥冥，莫之其形，见其乌乌，见其稷稷，从见其飞，不知其谁，伏如横弩，起如发机。"《灵枢·逆顺肥瘦》篇："上工刺其未生者也；其次，刺其未盛者也；其次，刺其已衰者也。下工刺其方袭者也；与其形之盛也；与其病之与脉相逆也。故曰：方其盛也，勿敢毁伤；刺其已衰，事必大昌。"《灵枢·卫其行》篇："刺实者，刺其来也；刺虚着，刺其去也，此言气存亡之时，以候虚实而刺之。是故谨候气之所在而刺之，是谓逢时。"都说明毫针治病应掌握时机。治疗中的时机可分为"得气"时机和发病时机两个方面。

1. 疗效与"得气"时机　针下"得气"（针感）有多种形式，同一穴位所产生的针感也有几种，如第一、二、三、四层的不同针感，传导方向不同的针感等，不同的针感有不同的疗效，有些病症，只有在一定的针感时才能起效，如刺风池穴治疗眼疾，其针感一定要传向头顶或前额及眼睛，才有显著的效果；如传向病所的针感，则比未传向病所的针感疗效高数倍。穴不在多而在精的道理也就在于此。但是，这种高效的针感，并非在每次刺针时都能获得，或者是不一定都能把握住这种高效的针感，使其发挥高效的作用。因此，要掌握高效针感，除运用寻找调整针感程度的操作方法及针感传导的激发与诱发方法外，还应掌握针感出现的时机。因为高效针感不同于层次针感那样容易掌握，有时须反复多次才能找到，有时是在操作过程中遇到，如若操作不当，这时针感则即刻消失，很难再次出现从而失去了高效的治疗机会。因此，自古以来都特别重视和珍惜高效针感的出现，此即"至其当发，间不容瞚，手动若务"，"知机者，不可挂发，不知机者，扣之不发"，也就是说在操作中要聚精会神，在气至之时要尽快地抓住时机，不能错过瞬间的机会。手的动作不能有丝毫误差，否则将失去良机。那么，该如何掌握这一时机呢？经验证明：不能等待，而要寻找，在寻找时，精神要集中，手势要轻巧而缓慢，遇到高效针感时，立即捕捉。例如，刺内关穴，在针刺入1.2cm深时，进针速度宜放慢，达到2cm深时如未出现传向中指或传向肘的针感则应左右寻找，在遇到针感的瞬间立即停止操作，缓慢探测针感点，并将针尖固定在针感点上，再进行操作，使针感的传导达到所要求的时间。又如刺三阴交穴，为了使针感传至下腹区，针尖宜向上斜刺，在找到明显的针感后，截断向下传导的线路，进行缓慢的手法操作，如无传导，可向左右及深浅部位探测，当在某一动作中出现传导时立刻固定针感，进行必要的操作，使针感一直保持在传导的水平，直至达到要求为止。这种停止操作针感瞬即消失，错过部位往往不易再出现的现象就是“得气”运用的时间和机会。

2. 疗效与治疗时机　治疗时机是指治疗疾病最佳疗效的时间和机会。毫针疗效在许多疾病中存在着最佳疗效的时间及绝对疗效的机会，不在此间内治疗，其疗效往往不甚佳或无效。因此，有些疾病单强调针感、手法、刺激量与穴位作用，也无法达到最佳疗效，而必须把握住针刺的时机，才能取得事半功倍的效果。如治疗疟疾，在发作前1小时，只刺一个大椎穴，留针1小时，即可制止发作；如在发作前4小时刺大椎穴，则疗效甚微。在发作后无论刺多少穴位，也较难制止下一次的发作。慢性荨麻疹发作时针刺，可以减轻其痒感，但不能减轻发疹，如在发作前1小时针刺，留针1小时，则可使之不发疹或少发疹，治疗时间相应缩短，痊愈率较高。又如痛经症，在疼痛时针刺可有镇痛作用，但作用时间较短，镇痛不全，须每日治疗两次；如在月经来潮前3～5天每天下午4时治疗一次，直至月经来潮，多数可以不发作，或减轻疼痛，缩短时间；如在月经后治疗则无效。再如治疗各种原因引起的胃酸过多症，最理想的治疗时间是上午10时及下午4时，可以抑制胃酸的产生，尤其对消化性溃疡有很好的镇痛作用，若坚持长期治疗，甚至可以治愈。但如在上午8时或下午2时治疗，多数疗效不满意；而在疼痛时治疗虽有镇痛作用，但作用时间较短。至于胃痉挛，疼痛时治疗要比其他时间为佳。治疗失眠症，上午疗效甚微，最佳时间当为睡前。治疗过敏性哮喘，以下午6～7时疗效最高；如在上午8～11时治疗，有时疗效并不理想，甚或无效。治疗乙型脑炎后遗症，在发病后3个月内疗效最高，可以消除80%的后遗症，有的可达到完全康复的水平，超过一段时间其疗效随时间的延长而逐渐降低。脑血栓形成及脑出血后遗症，其最佳治疗时间为发病后第5天开始，其后遗症恢复最快，脑血栓形成甚至可达到无后遗症，发病后随时间的延长，疗效则逐渐降低。各种慢性疾病，如肝硬化及肝硬化腹水、慢性肾炎、肺结核、冠心病等，下午的疗效高于上午。所以，掌握治疗时机对不少病症的疗效，有决定性意义。

（三）手法刺激的量和质

毫针治病，以针刺为条件，以手法操作为手段，以得气为标准，以调气为目的。中心内容是刺激的量和质。刺激量包括操作动作、刺激强调、刺激时间等，质为疾病得到需要的刺激量所反映出来的效果，如有效、高效与特效等，毫针的刺激量则是达到刺激的数。而数的量又取决患者的体质、感觉的敏感程度、疾病的种类及疾病的程度。有人将刺激量作具体的规定，认为只有达到如此的量，无论何种的患者、何种病症，都能达到其质，这是十分错误的。因为量决定质，量变到一定程度则发生质变，要想达到一定的质必须拥有一定的量。不同的患者、不同的疾病，其质不同，所需要的量也不同；反之不同的刺激量，反映的质也不同。如某一补法，在特定的条件下应用，不一定是起补的作用，有时反而会出现泻的作用。如大家熟悉的强刺激“烧山火”补法，不适用于体虚内寒而且感觉极度敏感的病人，如照搬此种补法，往往出现更加体乏无力，甚或虚脱的表现，补法反呈现出泻的作用。这里说明两个问题：一是量不等于质；二是适应范围。如果上法用于同样体虚内寒的病人，其感觉为迟钝者，就有显著质的表现。在临床中稍加注意就会发现，各种“补泻”方法都有一定范围的刺激量，适用于一定范围疾病的治疗，如超出这个范围，作用程度则不一致，有时甚至相反（不包括麻痹和疼痛病症），这也是毫针技术的奥妙之一，不少人在教与学中只偏重于手的操作方法，认为奥妙在手的动作上，这是一个误区。动作只是一种表现，动作的熟练固然是操作的基本条件，而手法的准确度才是最重要的环节，手法的用意才是操作过程中的关键，手法的具体应用才是操作的最后结果。如果对此没有详细的了解，则会产生盲目崇拜手法，或是手法无用论的错误认识。

1. 准确的操作是量的保证　量是数的概念，毫针操作中的量是建立在准确的基础上，如果没有准确的基础，其数则不易达到量的要求。在手的敏感度，自身练习，寻找感觉中提出的内容，都是对有关准确度的要求。准确度决定量，准确的标准是“得气”，也是衡量量的标准。刺激准确，手感及针感都极为明显，此时操作极小的数即可达到量；刺激不准确，手感和针感极微，而数必须增加若干倍方能达到量；如手感针感一无所现，则无论用多大的数也难掌握其量，其质也就无所从求。如将“补泻”的操作视为单一的数，一味地追求其数，不根据其准确度去应用数，这种无量概念的数，是不能达到应有的刺激量的，其质也是不稳定的。所以不应当将“补泻”手法看成是纯粹的操作动作，只有在准确的基础上定其数才能达到其量。发明“补泻”手法的人，将“补泻”手法的数固定下来，只为了写作上便于交代，其中有不少人提出在“得气”的基础上使用他的手法，如“刺之要，气至而有效”（《灵枢・九针十二原》）；“吸则转针，以得气为故”（《素问・离合真邪论》）；“觉针下气紧，却用写法，……觉针下沉紧，或针下气热，是气至足也……此谓之补法也”（《神应经・补泻》）；“……针下自然气至沉紧，得气即泻之故也……令气至下而治病”（《三衢・杨氏补泻》），这些都属于实事求是的态度。但也有空谈操作方法的，将手法表演的龙飞凤舞，但实际操作中仍然反映在“得气”基础上，如“凤凰展翅”，“饿马摇铃”等。还有些属于某种理论性的推测，如“纳支补泻法”等，单一地强调时间，实际作用却离不开“得气”。也有些是需要研究之类，如男左女右、偶数奇数的阴阳论等，既不强调“得气”，也不注重操作方法，只一味提倡阴阳。以往的“补泻”手法介绍，过于强调手法操作的动作，较少述说与“得气”的关系，因而造成后人对“补泻”的误解，不注意达到“得气”的准确度，而盲目追求手法的形式，是达不到应有的刺激量的。

2. 操作的用意是质的保证　“补泻”的操作方法各式各样，每种“补泻”方法都有其独特之处，同一种方法在不同医者的使用中，往往也有差别，如“烧山火”“透天凉”补泻法，就有多种不同的操作方法，如《金针赋》主张先浅而后深，行三进三退；而《针灸探微》则主张进针一定深度，再缓慢的退至皮下，行三进一退；《南丰李氏补泻》加上扳倒针柄，让病人吸气五口；山东《焦勉斋手法》提出不限三进一退三数，以进多出少为原则，还要配合施术者的呼吸。无论“补泻”手法有多少种，其目的只有“补”和“泻”两个方面，方法不同而作用相同，可谓殊途同归。既然如此，只采取一种方法不是更省事吗？实际情况远非如此。因为在临床中往往要运用多种方法才能满足于众多疾病的需要，这就是为什么会出现各式各样的“补泻”手法的道理。古代医家在介绍方法时，往往缺乏研究经过及对其用意的描述，如“烧山火”补法，最早见于《素问・针解》篇：“刺虚则实之者，针下热也，气实则热”，篇中缺少操作方法；《标幽赋》的“推内进搓，随济左而补暖”，只有简单的方法；《金针赋》虽首列“烧山火”名词，并记载了操作方法，但为什么采用这些操作方法，其用意也并不清楚；杨继洲《针灸大成》中对操作方法算是交代的较为明确，他说“能除寒，三进一退热涌涌，鼻吸气一口，呵五口”，可为什么要“一退三进”？动作的实际用意在哪里？却无介绍。现代各家介绍的“烧山火”法，也多是强调操作，而对操作的条件却谈的极少。由于各种动作的用意不详，使后人难以理解，再加上一些稀奇古怪的词语，如“金钩钓鱼”，“老驴拉磨”，“怪蟒翻身”，“如拔萝卜之势”，“似推磨样推动针体”等。还有一些哗众取宠、深奥难解的东西，如左转为阳为补，右转为阴为泻，男左女右，上午为补下午为泻等等。如果我们不通过临床应用，弄清每一动作的用意，就很难在应用中取得满意的效果。

总之，任何神秘高超的“补泻”操作方法，只有在疗效中反映出来，才能算得上真正的“补泻”手法，这其中的关键在于如何运用。不是所有的“补”法用在虚证中都会出现“补”的作用，“泻”法用在实证中都会出现“泻”的作用，而是在应用中还存在一定的条件，如果忽视这一点，量里是求不出质来的。有少数病人是在初次针刺前可以根据诊断预先拟好某种“补泻”方法，如久患瘫痪、顽麻、冷痹、遍身走痛等，预先完全可以拟定采用“烧山火”手法。但多数病人是不可拟定的，特别是在脏腑疾病更是如此，这与下列因素有关：

（1）病人的体质：关于体质与手法的关系，古代早有记载，如《灵枢·通天》篇记述：“古之善用针灸者，视人五态乃治之”，《灵枢·逆顺肥瘦》篇：“年质壮大，血气充盈，肤革坚固，……刺此者，深而留之。……瘦人者，皮薄色少，肉廉廉然，薄唇轻言，……刺此者，浅而疾之。……刺常人，视其白黑，各为调之，……刺此者，无失常数也。……婴儿者，其肉脆，血少气弱，刺此者，以毫针浅刺而疾发针，日再可也。”说明对不同体质采用不同的刺激量可以达到同样的质；反之，相同的病用相同的刺激量，是否也能达到同样的质呢？如对婴儿采用深刺久留，则补可能变成泻，会使其体乏无力，而对壮实者用毫针快速浅刺，可能毫无疗效。当然也有相反的情况，如有些病人外表瘦弱，但耐受性较强；有的病人虽强壮而耐受性差，这就要随机应变，采用各自适应的量来求其质。

（2）感觉的敏锐程度：感觉的敏锐程度与体质有一定的关系，与职业、生活环境也有一定关系。如盲人的感觉比正常人要高，文职人员比操作机械者高，城市人比山区人高等。但感觉的敏锐程度在未进针前是较难预测的，应当先试针测量，然后根据其敏感程度选用合适的手法。迟钝者应选用刺激量较大的手法，敏感者应选用刺激量较小的手法。如果不根据病人感觉程度而刻板的使用手法，如对敏感度高的病人，若预先拟定采用“烧山火”，则无法操作，因为病人无法忍受这种刺激的量；而对感觉迟钝者，如果预先拟定“青龙摆尾”，则难以达到针感的要求，两者都不会有较好的治疗效果。

（3）病情的不同程度：同样的病，其病情有轻重的差别；不同的体质，病情也有差异。影响病情的因素很多，应根据不同的病情选择适当的操作方法。例如虚证，究竟虚到什么程度？有的病人是气虚到手感和针感都不易反映的程度，针下如刺豆腐，遇到这种情况，必须使用带有催气的操作方法，如使用单一的提插法，是不易见效的。又如有的实证进针后，针感紧沉，要使其虚，采用提插法要比捻转法好用得多。久病体弱的病人，在针感正常的情况下，就应选择刺激轻缓的补法，绝不能用“烧山火”补法，体壮高热的病人，“透天凉”手法反复操作才能取效；而体弱高热病人，则轻缓操作即可达到要求。病情千变万化，疾病的过程也在变化之中，即使同一病人，同一病症，在治疗过程中，其手法操作也应随时改变，以适应变化的病情。

（4）刺激的准确程度：刺激的准确与否，与穴位和施术者的经验密切相关。有些穴位的“得气”面积较大，针刺较为准确，如足三里穴就较易“得气”；有些穴位的“得气”面积很小，如内关穴就不易刺到沿经扩散的“得气”程度；有些穴位针感不易固定，在操作中时有时无，所使用的手法也不应相同，如果不变换手法，仍用针前拟定的方法，刺激准确者，可能有效，也可能难以忍受，产生不良结果；刺不准者，则达不到应有的效果。

有经验的医生，对每个穴位的特性掌握的较为清楚，但由于个体差异，也得及时变换手法，否则是不易从量里求质的。

以上是刺激量与质的原则，如违背这个原则，其质则不易反映出来。“补泻”的操作方法是在具体的病情中反映出来的，因此决定量的不单是手法，更大程度的是病人的实际情况。有些人虽然不讲究“补泻”方法，甚至持反对态度，但他在临床中所使用的量，在不同病症和病人中也不相同，这其中实际上已体现了“补泻”的不同内容。因此可以说，“补泻”是一种规律性总结，而不是一种机械的模式。

第三节 毫针刺法

毫针刺法：指利用毫针刺入或刺激腧穴经络以防治疾病的方法。毫针刺法有严格的操作规程和明确的要求，是诸多刺法中的主体，是针灸医生必须掌握的基本方法和操作技能。毫针刺法包括从进针至出针的针刺技法全过程，具有很高的技术要求和严格的操作规程，医者必须熟练掌握。

一、毫针的结构

毫针是针刺治病的主要工具，普遍应用于临床。凡是能刺灸的腧穴，均可使用毫针进行针刺。目前临床上所用的毫针，虽然法于古代九针之一的毫针，但不论从制针的原料，针身的粗细、长短及工艺等，都与古代毫针有较大的差异。目前制针的原料多选用不锈钢丝为主，也有用金、银等各种金属为原料的。

毫针的结构可分为5个部分：

①针尖：针的尖端锋锐部分称为针尖。亦名针芒。

②针身：指针尖与针柄之间的部分。毫针的长短、粗细规格主要指此而言。

③针根：指针身与针柄连接的部分。

④针柄：针的一端用金属丝缠绕呈螺旋状以便于持针的部分。

⑤针尾：针柄的末端，一般用金属丝（铜丝或铝丝）缠绕，呈圆筒状。

二、毫针的保养与检修

(一) 保养

针具如护藏不善，不仅容易损坏，而且临床使用会增加病人的痛苦，甚至发生事故。保养主要是防止生锈，避免针尖受损和针体弯曲。一般应注意以下几点：

1. 针具在煮沸消毒时，宜用纱布包裹结扎妥当，以免在煮沸时针尖与锅壁碰撞引起卷毛钝折。

2. 使用时，针具放在针盘内，针尾宜靠抵住盘壁，针尖位于盘中央，移动针盘时，宜稍微倾斜，使针尾部稍低，针尖部略高，不可震动过大，以防针尖受损。

3. 针具用毕，必须用棉花或纱布擦净。若用针管收藏，须在针管顶端垫以棉花，放入时针尾先入，针尖向上，取用时亦应缓慢倒出以防损伤针尖。若用针盒或藏针夹，可多垫几层消毒纱布，将消毒后的针具，根据毫针的长短，一一分别置于或插在消毒纱布上，再用消毒纱布覆盖，以免污染，然后将针盒或针夹盖好备用。

4. 暂时不用的针具，可不拆封或放在滑石粉内，或涂以少量凡士林贮藏于干燥处。

（二）检修

毫针是治病的工具，在使用过程中，应随时注意针尖是否有弯曲或过钝，针身是否弯曲等。若针身弯曲，针尖过钝或有钩曲，不仅直接影响进针，而且易使病人感到刺痛，影响治疗效果。因此对针具应随时检查，经常维修。其检修方法介绍如下：

1. 针身的检修　检修时应注意针身有无锈蚀、急弯或一般弯曲。若为一般弯曲可用指捋法或竹片夹针法将针身拉直。若属急弯，针身有锈蚀，一般弃之不用，以免折针。同时检查针身针柄是否衔接牢固，形成一体。如针身与针柄衔接不牢固，则不宜应用。

2. 针尖的检修　检修时应注意针尖有无钩曲，有无针尖过钝或针尖偏歪。若针尖不正、有钩或过钝时，可用细砂纸或磨石磨好，使针尖正直光滑，尖而不锐，圆而不钝，过锐易成弯勾，过钝不易进针或进针时疼痛，因此务求磨成如松针状为宜。

三、针刺的练习

针刺的练习，主要是指力的练习、手法的练习和自身试针。由于毫针针身细软，如果没有一定的指力，就很难力贯针尖顺利进针以减少刺痛，对于手法的操作也不能运用自如，从而会影响治疗效果。因此，针刺练习是初学针刺者的重要基本技能训练。

（一）指力练习

指力，是指医者持针之手的力度。凡欲施针进行针刺，其手指应有一定的力度，方能将针刺入机体。指力的练习，可先在纸垫上或橡胶块上进行。制作纸垫可用细草纸或毛边纸折叠成长约 8cm、宽约 5cm、厚约 2～3cm 的纸块，用线扎紧成“井”字形即成。练针时左手执纸垫或橡胶块，右手拇、食、中三指持针柄，如执笔状地持 0.5～1.5 寸毫针，垂直于纸垫或橡胶块，当针尖抵于纸垫或橡胶块时，手指渐加压力，待针刺透纸垫或橡胶块后，再换一处如前刺之。第二步可在棉团上练针，即用棉花一团，以棉纱线绕扎，内松外紧，做成直径约 6～7cm 的圆球，外包白布一层，练针时将毫针在棉球中捻转提插，并可按各种针刺手法的姿势和操作要求反复练习。通过练针有了一定的指力和掌握了一些行针手法，才能做到进针不痛，针身不弯，刺入顺利，行针自如，指力均匀，手法熟练，指感敏锐，针感出现快。

（二）手法练习

针刺手法练习是在指力练习的基础上进行的，主要有以下几种：

1. 速刺练习　此法是以左手拇指或食指爪切，右手持针，使针尖迅速刺入 2～3cm，反复练习并掌握进针速度，减少疼痛。

2. 捻转练习　此法是以右手拇、食、中三指持针，刺入后，拇指和中指、食指向前、向后在原处不动地来回捻转。要求捻转的角度均匀，运用灵活，快慢自如。

3. 提插练习　此法是以右手拇、食、中三指持针，刺入后，在原处作上下提插的动作。要求提插的深浅幅度适宜，针体垂直无偏斜。

练到一定程度，可将以上三种方法综合起来练习，使之浑然一体。

（三）自身试针

通过纸垫和棉团练习后，掌握了一定的指力和行针技巧，便可以在自己身上选择一些穴位进行试针，也可彼此相互试针，以体会进针时皮肤的韧性和进针需要用力的大小，以及针刺后的各种感觉。

四、针具的选择

正确选择使用不同规格的针具，是提高疗效和防止医疗事故的一个重要因素。现临床多用不锈钢制成的针具，应按有关要求仔细检查针具的质量。金质、银质的毫针，弹性较差，价格昂贵，故较少应用。现在临床多选用不锈钢所制针具，是因为不锈钢针具有硬度适中、富有弹性和韧性、能防锈、能耐热和可防止化学腐蚀等优点。选择毫针时应注意：

①针尖要尖而不锐，圆而不钝，形似松针者为佳。针尖不可有钩曲，也不可过于尖锐或过于圆钝。

②针身要光滑挺直，上下匀称，坚韧而富有弹性。凡针身有剥蚀、锈痕及弯曲者均不宜使用。

③针根要牢固，不能有剥蚀和松动现象。

④针柄以金属丝缠绕紧密均匀者为佳，针柄松动者尽量不用。

选择针具时，除应注意针具的质量外，还应根据病人的性别、年龄的长幼、形体的肥瘦、体质的强弱、病情的虚实、病变部位的表里深浅和所取腧穴所在的部位，选择长短粗细合适的针具。《灵枢·官针》中说："九针之宜，各有所为，长短大小，各有所施也"如男性、体壮、形肥、病变部位较深者，可选用稍粗稍长的毫针；反之，若为女性、体弱、形瘦、病变部位较浅者，就应该选用较短、较细的针具。此外还需根据腧穴所在的具体部位进行选针，一般皮薄肉少之处和针刺较浅的腧穴，选针宜短而针身宜细；皮厚肉多而针刺较深的腧穴宜选用针身较长、较粗的毫针。临床上选针常以将针刺入腧穴应至之深度而针身还露在皮肤上稍许为宜。如应刺入 0.5 寸，可选 1.0 寸的针，应刺入 1.0 寸时，可选 1.5～2.0 寸的毫针。

五、选择体位

针刺时患者体位选择得是否适当，对腧穴的正确定位、针刺的施术操作、持久的留针以及防止晕针、滞针、弯针甚至折针等，都有很大影响。如病重体弱或精神紧张的病人，采取坐位易使病人感到疲劳，往往易于发生晕针。又如体位如果选择不当，在针刺施术时或在留针过程中，病人常因移动体位而造成弯针、滞针甚至发生折针事故。

《标幽赋》中说："大抵取穴之法，必有分寸。先审自意，次观肉分，或伸屈而得之，或平直而安定。"意思是说，取穴必须熟练掌握骨度分寸，还应重视取穴的体位。因腧穴各有其特点，故取穴必须采用不同的姿势，有伸而取之者，有屈而取之者，有宜卧而取之者，有宜坐而取之者，总以平直为好，这样才能自然安定。

（一）选择体位的原则

1. 便于正确取穴及针刺操作。如取尺泽须正坐伸臂仰掌微屈肘；取环跳须侧卧伸下面、屈上面下肢等。

2. 舒适自然，便于持久留针，可防止因体位移动而引起弯针、折针等。

3. 尽量选用一种体位使所取的穴位都能选刺。

4. 考虑体质与病情，如年老体弱、初诊、精神紧张者宜取卧位。肢体畸形的患者选体位宜灵活掌握。

5. 嘱咐患者在留针过程中不要移动肢体。

(二) 常用体位

仰卧位：适用于头、面、颈、胸、腹部和部分四肢的腧穴，如百会、印堂、膻中、中脘、足三里等穴。

俯卧位：适用于头、项、肩、背、腰、骶和下肢后面、下肢外侧等部位的腧穴，如百会、风府、风池、大椎、背俞穴、承扶、委中、悬钟等。

侧卧位：适用于取侧头、侧胸、侧腹、臀、上下肢外侧部位的腧穴，如头维、太阳、下关、肩髃、外关、风市、阳陵泉等穴。

仰靠坐位：适用于前头、面、颈、胸口部腧穴和上肢的部分腧穴，如上星、印堂、天突、肩髃、曲池等穴。

俯伏坐位：适用于头顶、后头、项、肩、背等部位的腧穴，如风池、风府、肩井、天宗、肺俞等穴。

侧伏坐位：适用于侧头、颈侧部位的腧穴，如头维、太阳、颊车、听宫等穴。

六、消毒

针刺治疗前必须严格消毒。消毒包括针具的消毒、医者手指的消毒和施术部位的消毒。

1. 针具器械的消毒　可根据具体情况选择下列 1 种方法，其中以高压蒸气消毒法为佳，已被广泛采用。

①高压消毒：将毫针的器具用纱布包扎，或装在试管、针盒里，放在密闭的高压消毒锅内，一般在 1～2kPa/cm² 的压力、120 度高温下保持 15 分钟以上，即可达到消毒的目的。

②煮沸消毒：将毫针等器械放置于清水中，加热待沸腾后，再煮 10～15 分钟。此法简便易行，无需特殊设备，故也比较常用，但对锋利的金属器械，容易使锋刃变钝。如在水中加入碳酸氢钠使之成为 2%的溶液，可以提高沸点至 120℃，且可减小沸水对器械的腐蚀作用。

③药物消毒：将针具放在 75%的乙醇内浸泡 30 分钟，取出擦干待用。玻璃器具等可放在 1∶1000 的苯扎溴铵溶液内浸泡 60～120 分钟。直接与毫针接触的针盘、镊子等也应该进行消毒，已消毒的毫针必须放在针盘内。此外，对某些疾病宜采用一次性针具。

2. 医生手指消毒　医生手指在针刺前须先用肥皂水洗刷干净，再用 75%的乙醇棉球或 0.5%的碘伏（碘—聚醇醚溶液）棉球涂擦，然后方可持针施术。

3. 施术部位消毒　在选取的穴位上，用 75%的乙醇棉球或 0.5%的碘伏棉球拭擦即可，擦时应由中心点向外绕圈拭擦。采用三棱针放血时，最好先用 2%的碘酒涂擦局部皮肤，稍干后再用 75%的乙醇棉球脱碘。消毒之处须避免接触污物，以防重新感染。

七、持针法

(一)“刺手”与“押手”

毫针操作时，一般将医者持针的右手称为“刺手”，按压穴位局部的左手称为“押手”（又称“压手”)。《灵枢·九针十二原》记述的“右主推之，左持而御之”，说明刺手的作用主要是掌握毫针，进针时将臂、腕、指之力集于刺手，使针尖快速透入皮肤，然后行针。押手的作用，主要是固定穴位皮肤，使毫针能够准确地刺中腧穴，并使长毫针针身有所依靠，不致摇晃和弯曲。进针时，刺手与押手配合得当，动作协调，可以减轻痛感，行针顺利，并能调整和加强针感，提高治疗效果。古代医家非常重视双手配合动作，如《标幽赋》所说："左手重而多按，欲令气散；右手轻而徐入，不痛之因"，确是经验之谈。

（二）持针姿势

持针的姿势状如执持毛笔，故称为执毛笔式持针法。根据用指的多少，一般又分为二指持针法、三指持针法、四指持针法、五指持针法。

1. 二指持针法　即用右手拇食两指指腹挟持针柄，针身与拇指呈 90°角。一般用于针刺浅层腧穴的短毫针常用持针法。

2. 多指持针法　即用右手拇、食、中、无名指指腹执持针柄，小指指尖抵于针旁皮肤，支持针身垂直。一般用于长针深刺的持针法。

八、进针法

进针法，又称刺针法、下针法、入针法、内针法，是指毫针在刺手与押手的密切配合下，运用各种手法将针刺入腧穴皮下的方法，是毫针刺法的首要操作技术。在进针时要注意指力与腕力的协调一致，要求做到无痛或微痛进针。毫针进针方法很多，有以进针速度快慢分，以刺手刺入术式分，以押手姿势分，以使用进针器具分等。现代常用的进针法举例如下。

（一）以进针速度分法

1. 速刺法　即将针尖抵于腧穴皮肤时，运用指力快速刺透表皮，针入皮下的手法。速刺法适用于四肢腧穴和耳穴。

2. 缓刺法　即将针尖抵于腧穴皮肤时，运用指力缓缓刺透表皮，针入皮下的手法。缓刺法适用于头身腧穴和头穴。

（二）以刺入术式分法

1. 插入法　即指针尖抵于腧穴皮肤时，运用指力不加捻转或其他术式，直接刺入皮下的手法。

2. 捻入法　即指针尖抵于腧穴皮肤时，运用指力稍加捻动将针尖刺入皮下的手法。

3. 飞入法　即指针尖抵于腧穴皮肤时，运用指力以拇食指捻动针柄，拇指后退瞬即将针尖刺入，刺入皮下时五指放开作飞鸟状的手法。

4. 弹入法　即指针尖抵于腧穴皮肤时，运用指力，并以中指弹动针柄时瞬即将针尖刺入皮下的手法。

（三）以刺押手势分法

1. 单手进针法　即用刺手的拇食指持针，中指指端紧靠穴位，中指指腹抵住针身下段当拇食指向下用力按压时，中指随势屈曲将针刺入，直刺至所要求的深度。此法用于短毫针进针。常用的单手进针法有插入法和捻入法两种。

（1）插入法：以右手拇指、食指夹持针柄，中指指端靠近穴位，指腹抵住针尖和针身下端，拇指、食指随之屈曲，运用指力不加捻转将针刺入皮肤。

（2）捻入法：右手拇、食两指夹持针柄，针尖抵于腧穴皮肤时，运用指力稍加捻转将针刺入皮肤。

2. 双手进针法　即刺手与押手互相配合，协同进针。常用的有以下几种。

（1）爪切法：又称指切法，临床最为常用。即以左手拇指或食指之指甲掐切穴位上，右手持针将针紧靠左手指甲缘刺入皮下的手法。

（2）夹持法：即左手拇食两指用消毒干棉球捏住针身下段，露出针尖，右手拇食指执持针柄，将针尖对准穴位，当贴近皮肤时，双手配合动作，用插入法或捻入法将针刺入皮下，直至所要求的深度。此法多用于长针进针。

（3）舒张法：即左手五指平伸，食中两指分开置于穴位上，右手持针，针尖从食中两指间刺入皮下。行针时，左手食中两指可夹持针身，以免弯曲，在长针深刺时常用此法。对于皮肤松弛或有皱纹的部位，可用拇食两指或食中两指将腧穴部位皮肤向两侧撑开使之绷紧，以便进针。此法多适用于腹部腧穴的进针。

（4）提捏法：即用左手拇食两指将腧穴部位的皮肤捏起，右手持针从捏起部的上端刺入。此法主要用于皮肉浅薄的穴位，特别是面部腧穴的进针。

（四）以进针器具分法

1. 针管针进针法　用金属、塑料、有机玻璃等制成长短不一的细管，代替押手。选用长短合适的平柄针或管柄针置于针管内，针的尾端露于管的上口，针管下口置于穴位上，用手指拍打或弹压针尾将针尖刺入腧穴皮下，然后将套管抽出。

2. 进针器进针法　用特制的圆珠笔式或玩具手枪式进针器，将长短合适的平柄或管柄毫针，装入进针器内，下口置于腧穴皮肤上，用手指拉扣弹簧，使针尖迅速弹入皮下，然后将进针器抽出。

以上各种进针法，在临床应用时需根据腧穴所在部位的解剖特点、针刺深度、手法要求等具体情况，以便于进针、易于得气、避免痛感为目的，灵活选用相应的进针法。

九、针刺的角度、方向、深度

在针刺操作的过程中，正确掌握针刺的角度、方向和深度，是增强针感、提高疗效、防止意外事故发生的重要环节。腧穴定位的正确，不应仅限于体表的位置，还必须与正确的针刺角度、方向、深度等有机地结合起来，才能充分发挥其应有的效应。临床上同一腧穴处方，由于针刺的角度、方向、深度不同，所产生的针感强弱、传感的方向和治疗效果常有明显的差异。正确掌握针刺的角度、方向和深度，要根据施术腧穴所在的具体位置、病人的体质、病人的病情需要和针刺手法等具体情况灵活掌握。

（一）针刺的角度

针刺的角度是指进针时针身与皮肤表面所形成的夹角。主要根据腧穴所在部位的解剖特点和医生针刺时所要达到的目的而定。一般分为直刺、斜刺、横刺。

直刺：是针身与皮肤表面成90°角左右垂直刺入。此法适用于人体大部分腧穴。

斜刺：是针身与皮肤表面成45°角左右倾斜刺入。此法适用于肌肉较浅薄处或内有重要脏器或不宜于直刺、深刺的腧穴。

平刺：即横刺，沿皮刺。是针身与皮肤表面成15°角左右沿皮刺入。此法适用于皮薄肉少部位的腧穴，如头部腧穴等。

（二）针刺的方向

针刺的方向是指进针时针尖对准的某一方向和部位。一般依经脉的循行方向、腧穴的部位特点和治疗需要而定。

依循行定方向：是根据针刺补泻的需要，为达到“迎随补泻”的目的，在针刺时结合经脉的循行方向，或顺经而刺，或逆经而刺。一般地说，当补时，针尖须与经脉循行的方向一致；而当泻时，针尖须与经脉循行的方向相反。

依腧穴部位定方向：是根据所刺腧穴所在部位的特点，为保证针刺的安全，某些穴位必须刺向某一特定的方向和部位。如针刺哑门穴时，针尖应朝向下颌方向缓慢刺入；针刺廉泉穴时，针尖应朝向舌根方向缓慢刺入；针刺背部某些腧穴，针尖朝向脊柱方向刺入。

依病情定方向：即根据病情的治疗需要，为使针刺的感应达到病变所在部位，针刺时针尖应朝向病所，也就是说要达到“气至病所”的目的，采用行气手法时须依病变部位决定针刺的方向。

（三）针刺的深度

指针刺入腧穴部位的深浅度数。《素问·刺要论》指出：“刺入浅深各至其理……浅深不得，反为大贼。”说明针刺深浅必须适当的重要性。掌握针刺的深浅度，一般应以既有针下气至的感应，又不伤及重要脏器为原则。每个腧穴的针刺深度，还必须结合患者的年龄、体质、病情、腧穴部位、经脉循行深浅、时令、医者针刺方法经验和得气的需要等因素综合考虑，灵活掌握。下面仅作原则性的介绍。

年龄：年老体弱及小儿娇嫩之体，宜浅刺；年轻体壮者宜深刺。

体质：身体瘦弱者宜浅刺；身体肥胖者宜深刺。

病情：阳证、新病宜浅刺；阴证、久病宜深刺。

腧穴部位：凡头面及胸背部腧穴及皮薄肉少部位腧穴宜浅刺；四肢、腹部、臀部及肌肉丰满部位腧穴宜深刺。

经络：凡循行于肘臂、腿膝部位的经脉较深，宜深刺；循行于腕踝、指跖部位的经脉较浅，应浅刺。

针法：补法宜卧针浅刺；泻法宜直刺深刺。

时令：时当春夏之时而刺，宜当浅刺；时当秋冬之时而刺，宜当深刺。

得气：施针时针下酸麻胀重感应大、出现快者宜浅刺；针下感应迟钝、出现慢者宜深刺久留针。

针刺的角度、方向、深度，这三者之间有着不可分割的关系。一般来说，深刺多用直刺，浅刺多用斜刺或平刺。

十、行针手法

毫针进针后，为了使患者产生针刺感应，或进一步调整针感的强弱，以及使针感向某一方向扩散、传导而采取的操作方法，称为“行针”，亦称“运针”。行针手法包括基本手法和辅助手法两类。

（一）基本手法

行针的基本手法是毫针刺法的基本动作，从古至今临床常用的主要有提插法和捻转法两种。两种基本手法临床施术时既可单独应用，又可配合应用。

1. 提插法　即将针刺入腧穴一定深度后，施以上提下插动作的操作手法。这种使针由浅层向下刺入深层的操作谓之插，从深层向上引退至浅层的操作谓之提，如此反复地上下呈纵向运动的行针手法，即为提插法。对于提插幅度的大小、层次的变化、频率的快慢和操作时间的长短、应根据患者的体质、病情、腧穴部位和针刺目的等灵活掌握。使用提插法时的指力要均匀一致，幅度不宜过大，一般以 3～5 分为宜，频率不宜过快，每分钟 60 次左右，保持针身垂直，不改变针刺角度、方向和深度。通常认为行针时提插的幅度大，频率快，刺激量就大；反之，提插的幅度小，频率慢，刺激量就小。

2. 捻转法 即将针刺入腧穴一定深度后，施以向前向后捻转动作的操作手法。这种使针在腧穴内反复前后来回的旋转行针手法，即为捻转法。捻转角度的大小、频率的快慢、时间的长短等，需根据患者的体质、病情、腧穴部位、针刺目的等具体情况而定。使用捻转法时，指力要均匀，角度要适当，一般应掌握在180°～360°左右，不能单向捻针，否则针身易被肌纤维等缠绕，引起局部疼痛和导致滞针而出针困难。一般认为捻转角度大，频率快，其刺激量就大；捻转角度小，频率慢，其刺激量则小。

（二）辅助手法

行针的辅助手法，是行针基本手法的补充，是为了促使针后得气和加强针刺感应的操作手法。临床常用的行针辅助手法有下列几种。

1. 循法 针刺不得气时，可以用循法催气。其法是医者用手指顺着经脉的循行径路，在腧穴的上下部轻柔地循按。《针灸大成》指出："凡下针，若气不至，用指于所属部分经络之路，上下左右循之，使气血往来，上下均匀，针下自然气至沉紧"。说明此法能推动气血，激发经气，促使针后易于得气。

2. 弹法 针刺后在留针过程中，以手指轻弹针尾或针柄，使针体微微振动，以加强针感，助气运行。《素问・离合真邪论》有"弹而努之"之法，其后《针灸问对》亦说："如气不行，将针轻弹之，使气速行"。本法有催气、行气的作用。

3. 刮法 毫针刺入一定深度后，经气未至，以拇指或食指的指腹，抵住针尾，用拇指、食指或中指指甲，由下而上频频刮动针柄，促使得气。《素问・离合真邪论》有"抓而下之"之法；姚止庵注云："抓，以爪甲刮针也"。本法在针刺不得气时用之可以激发经气，如已得气者可以加强针刺感应的传导与扩散。

4. 摇法 针刺入一定深度后，手持针柄，将针轻轻摇动，以行经气。《针灸问对》有"摇以行气"的记载。摇法有二，一是直立针身而摇，以加强得气感应；一是卧倒针身而摇，使经气向一定方向传导。

5. 飞法 针后不得气者，用右手拇食两指执持针柄，细细捻搓数次，然后张开两指，一搓一放，反复数次，状如飞鸟展翅，故称飞。《医学入门》载云："以大指次指捻针，连搓三下，如手颤之状，谓之飞"。本法的作用在于催气、行气，并使针刺感应增强。

6. 震颤法 针刺入一定深度后，右手持针柄，用小幅度、快频率的提插、捻转手法，使针身轻微震颤。本法可促使针下得气，增强针刺感应。

毫针行针手法以提插、捻转为基本操作方法，并根据临证情况，选用相应的辅助手法。如刮法、弹法，可应用于一些不宜施行大角度捻转的腧穴；飞法，可应用于某些肌肉丰厚部位的腧穴；摇法、震颤法，可用于较为浅表部位的腧穴。通过行针基本手法和辅助手法的施用，主要促使针后气至或加强针刺感应，以疏通经络、调和气血，达到防治疾病的目的。

十一、补泻手法

针刺治疗效应的取得，除取决于机体的功能状态，辨证是否准确、穴位的特性等因素外，在得气基础上应用的针刺补泻手法起着非常重要的作用。历代医家都非常重视针刺的手法，并在实践中不断发展和创新，从而形成了多种多样的针刺手法。尽管各种补泻手法都是历代医家临床经验的结晶，是行之有效的，但是，由于各种针刺补泻手法几乎均无规范化的量学规定，令后学者难以正确掌握，补泻在于疑似之间，从而限制了针刺手法的不断发展。本节以捻转和提插手法为主，结合手法的量学要求，对常用的传统针刺补泻手法加以剖析和阐述。

（一）单式补泻手法

包括捻转补泻和提插补泻，后者包括疾徐补泻、迎随补泻、呼吸补泻、开阖补泻和平补平泻诸法：

1. 捻转补泻　是以针的捻转方法的不同来区分补泻的针刺补泻手法。关于此法，《内经》中论述比较简单。据《灵枢·官能》记载，泻法用“切而转之”，补法为“微旋而徐推之”。至《标幽赋》始将捻转分左右而为补泻，即“迎夺右而泻凉，随济左而补暖”。左转是指捻针时大指向前，食指向后转，为补法；右转是指捻针时食指向前，大指向后转，为泻法。亦即大指向前为补，大指向后为泻，此为后世捻转补泻法的重要概念。仔细分析此定义就会产生许多疑问，左右转而分补泻的根据是否科学暂且不论，在操作时医生用不同的手持针及医患的相对体位等均会改变“左右”转的真实差异，而使左转和右转的区分失去实际意义。可见，以左右捻转方法的不同是不能正确地区分捻转补泻手法的。

近些年来，有人以捻转手法刺激量的大小而分补泻的。即捻转幅度小，用力轻，操作时间短者为补法；而捻转幅度大，用力重，操作时间长者为泻法。尽管对这种观点尚有异议，但这无疑是对捻转补泻手法的发展，使之具有初步的量学观。但是，捻转角度大小、用力轻重和时间长短如何规定？其界限是什么？这些参数仍有待于予以科学的规范，否则还是不易正确地进行捻转补泻法的操作。

2. 提插补泻　针刺补泻过程中，以掌握毫针上提、下插的重点不同来区分补法或泻法的针刺手法。针下得气后，先浅后深，重插轻提，提插幅度小，频率慢，操作时间短者为补法；先深后浅，轻插重提，提插幅度大，频率快，操作时间长者为泻法。

提插二字，《内经》中没有明确提出，但在《灵枢·官能》篇中有“泻必用员……伸而迎之；补必用方……微旋而徐推之”的论述。这里所说的“伸”就是提的意思，“推”就是插的意思。在《难经·七十八难》中有进一步的阐述：“得气，因推而内之，是谓补；动而伸之，是谓泻。”至明代李梴《医学入门》则明确提出：“凡提插，急提慢按如冰冷，泻也；慢提紧按火烧身，补也。”即反复重插轻提为补法；反复轻插重提为泻法，此为传统提插补泻的定义。但轻重是一个相对的概念，不同的人在轻重的把握上可能是不同的。因此在实际应用时就很难恰当的区分轻重提插。也就是说如何规定轻重，其量学的标准是什么，这是正确应用提插补泻的前提。尽管近人在前人的基础上又采用不同的提插幅度、频率和持续时间长短对提插补泻法加以规范，但仍未能对该手法操作的量学参数予以科学的规定。

3. 疾徐补泻　是以进针，出针过程的快慢而区分补泻作用的针法。针刺补泻过程中，以掌握毫针进针、出针的快慢来区分补法或泻法的针刺手法。进针时徐徐刺入，少捻转，疾速出针者为补法；进针时疾速刺入，多捻转，徐徐出针者为泻法。《灵枢·九针十二原》云：“徐而疾则实，疾而徐则虚。”《灵枢·小针解》解释为“徐而疾则实者，言徐内而疾出也；疾而徐则虚者，言疾内而徐出也。”操作时，先于浅部得气，将针缓慢地向内推入到一定深度，退针时，疾速提至皮下。此种徐进疾退手法，意思是引导阳气由浅入深，由表及里，故是补法；在用泻法时，进针要快，一次就进到应刺的深度候气，待气至后，引气往外，出针时要慢慢地分层而退，主要是使邪气随针引导由深出浅，由里达表，所以能起泻的作用。同样，传统的徐疾补泻操作也没有具体的量学规定，如果针刺的作用确与针在体内进退的徐疾有关，那么多慢为徐，多快为疾，这些都尚缺乏明确的规定。

4. 迎随补泻 迎随意指逆顺，针刺补泻过程中，以掌握毫针的针尖方向与经脉循行方向是否一致来区分补法或泻法的针刺手法。进针时针尖随着经脉循行去的方向刺入为补法；针尖迎着经脉循行来的方向刺入为泻法。《灵枢·九针十二原》篇云："逆而夺之，恶得无虚？追而济之，恶得无实？迎而随之，以意和之，针道毕矣。"《灵枢·终始》篇亦云："泻者迎之，补者随之，知迎知随，气可令和。"故传统的迎随补泻法应理解为泻实用逆其经气的方法，补虚则用顺其经气的方法。正如《难经·七十二难》所解释的那样，"所谓迎随者，知荣卫之流行，经脉之往来，随其逆顺而取之，故曰迎随。"尽管在此基础上派生出多种迎随补泻法，如子母迎随法、深浅迎随法、转针迎随等，但较为广泛应用的乃是杨继洲的针芒迎随补泻法。按《针灸大成·三衢杨氏补泻》的记述为："得气以针头逆其经络之所来，动而伸之，即是迎；以针头顺其经脉之所往，推而内之，即是随。"这是以针刺得气后，针尖逆经行提法称"迎"，针尖顺经行按法称"随"。近人又将此手法简化为以进针时针尖逆顺经脉循行的方向分补泻，即顺着经脉循行方向刺入者为补，而逆着经脉循行方向刺入者为泻。目前，临床应用的迎随补泻法多指此法。当然，这种操作方法较前简化和易于操作，但由于缺乏有关的量学参数，使该针法的操作难以规范和多流于形式，如以同样的角度顺逆经脉刺入叫"随"、"迎"？平刺还是斜刺？这个问题不明确就很难真正做到"迎"或"随"，更谈不上夺其邪气和济其脉气了。

5. 呼吸补泻 是配合病人的呼吸而进行手法操作的一种针刺补泻方法。针刺补泻过程中，以配合患者的呼吸来区分补法或泻法的针刺手法；病人呼气时进针，吸气时出针为补法。吸气时进针，呼气时出针为泻法。关于其手法的操作在《素问·离合真邪论》篇就有详细的描述："吸则内针，无令气忤；静以久留，无令邪布；吸则转针，以得气为故；候呼引针，呼尽乃去，大气皆出，故命曰泻。""呼尽内针，静以久留，以气至为故，……候吸引针，气不得出，各在其处，推阖其门，令神气存，大气留止，故命曰补。"即当病人吸气时进针、捻针、呼气时退针，为泻法；反之，当呼气时进针、捻针，吸气时退针。为补法。另外，按《内经》原文的论述，针刺的全过程还与留针和出针时的开阖等方法相结合。

6. 开阖补泻 是一种以出针后是否摇大或闭合针孔而分补泻的针刺手法。针刺补泻过程中，以出针当时按不按针孔来区分补法或泻法的针刺手法。出针后迅速揉按针孔为补法；出针时摇大针孔而不立即揉按为泻法。关于此法的操作在《内经》中有较详尽的描述，如《灵枢·官能》篇云："泻必……摇大其孔，气出乃疾，补必……气下而疾出之，推其皮，盖其外门，其气乃存。"《素问·刺志论》亦云："入实者，左手开针空也；入虚者，左手闭针空也。"就是说在出针后速按针孔为补；出针时摇大针孔，不加按压为泻。但在临床应用时，还应进一步明确按压针孔应持续多长时间方可使"其气乃存"，针孔摇大到什么程度才能起到泻的作用。

7. 平补平泻 在得气基础上，均匀地提插；捻转而不分补泻的一种针刺方法。针刺入一定深度得气后，缓慢均匀地提插、捻转既可出针。《素问·五乱》篇中称此方法为"导气法"，即"徐入徐出，谓之导气，补泻无形，谓之同精"。此法适用于气机逆乱之证，故曰"是非有余不足也，乱气之相逆也。"《灵枢·邪客》篇云："辅针导气，邪得淫泆，其气得居。"说明此针法具有双向作用，既可外泄邪气，也可导引正气。因此该针法不但可用于实证，又可用于虚证，当然亦可以用于虚实兼挟证。又因该针法操作比较简单，容易掌握，所以，目前被广泛应用于，临床各种病证的治疗中。关于此手法，同样缺乏规范化的量学参数，如捻转角度、提插的幅度及手法持续时间的范围，其最佳的量学参数是多大，等等。

（二）复式补泻手法，是单式补泻手法的综合应用，即由单式补泻手法进一步组合而成。也就是将操作形式完全不同，而其作用相同的手法结合在一起，来达到补泻目的的操作方法。

1. 青龙摆尾

概述：青龙摆尾法是以针尖方向行气为主，并结合摇针行气，九六补法组成的复式手法。在《金针赋》中列为“飞经走气”第一法：“青龙摆尾，如扶船舵，不进不退，一左一右，慢慢拨动。”。《针灸聚英》、《针灸大成》等书称“苍龙摆尾”。本法是以操作时拨摇针柄，犹似龙尾摆动状而命名，明代各家操作方法基本相同，所区别者，只是在操作次数与应用上有异。

操作方法：进针得气以后，提针至穴位浅层（天部），按倒针身，以针尖指向病所，执住针柄不进不退，向左右（在45度角以内）或前后慢慢拨动，往返拨针如扶船舵之状，然后将针缓缓拔出，急闭针孔。

临床应用：本法有温通气血、推动经气运行的作用。临床多用于症瘕积聚、瘿瘤瘰疬、关节痹痛等病证。

2. 白虎摇头

概述：白虎摇头法是由提插、捻转结合直立针身而摇的手法。在《金针赋》中列为“飞经走气”法之一：“白虎摇头，似手摇铃，退方进圆，兼之左右，摇而振之。”方，指提插；圆，指捻转。以后《针灸聚英》、《针灸大成》等称为“赤凤摇头”。本法是根据操作时提插、捻转、摇针，犹似老虎（赤凤）摇头之状而命名。《金针赋》中所论“退方进园”，明·汪机认为是左右捻转，“提针而运之”的意思。

操作方法：将针捻入，并用中指拨动针体使针左右摇头，再予上提，同时进行摇振，有如用手摇铃一般。

临床应用：本法有清热泻火、祛风化痰等作用。临床应用于高热烦躁、神昏癫狂、痉挛项强等实证热证。

3. 苍龟探穴

概述：苍龟探穴法是以徐疾补法与针向行气法组成的手法。始见于《金针赋》，亦为“飞经走气”法之一：“苍龟探穴，如入土之象，一退三进，钻剔四方。”，以后《针灸问对》、《医学入门》有所发展。所谓“苍龟探穴”，是以本法操作犹如乌龟入土探穴，四方钻剔而命名。

操作方法：直刺进针，得气后，自穴位深层（地部）一次退至穴位浅层（天部），以手指板倒针身，依先上后下，自左而右的次序斜刺进针，更换针尖方向，向每一方针刺，均由浅入深，分三部徐徐而进，待针刺得到新的感应，则一次退至浅层，然后改换方向，依上法再刺。

临床应用：本法有疏通经络、推行经气的作用。结合“三进一退”的徐疾补法，兼有补虚作用，临床多用于各种疼痛病证。

4. 赤凤迎源

概述：赤凤迎源法由呼吸、捻转、提插、行气等法组成，因其操作类似凤凰展翅飞旋之状而命名。本法首载于《金针赋》，也系“飞经走气”之法：“赤凤迎源，展翅之仪，入针到地，提针至天，候针自摇，复进其元（指人部、中层），上下左右，四围飞旋。”

操作方法：进针后，先刺入穴位深层（即地部），再提至穴位浅层（天部）。待针下得气，针体摇动时，即插针至穴位中层（人部），然后用边提插边捻转之法。具体操作法为，大幅度的提插捻转，一捻一放，两指展开，行飞法行气，如凤凰展翅之状，并可结合呼吸，病在上则吸气而右转提针，病在下则呼而左转插针。

临床应用：本法主要用手催气、行气、守气，保持针刺感应，疏通经络气血，古人认为以行络脉气为主。因本法的进退操作是先深后浅，符合徐疾泻法，故兼泻实作用。本法主要用于各种疼痛症候，如四肢关节痹痛等。

5. 留气法

概述：留气法又称流气法，是徐疾、提插、九六补泻的组合。始见于《金针赋》，以后高武、汪机、杨继洲等明代医家予以充实和发展。

操作方法：凡用针之时，先刺入穴位内7分左右中，行纯阳之数，紧按慢提9数（或27、49次），若气至，便将针直插至1寸中，微伸提之，却退至原处，若未得气，依前法再行。

临床应用：本法用于补气助阳，行血散瘀，治疗因气血瘀阻所致症瘕积聚。

6. 龙虎交战

概述：龙虎交战法是通过左右反复交替捻转用于镇痛的手法。龙，指左转，为补；虎，指右转，为泻。左转、右转两法反复交替进行，称为“交战”。龙虎交战法，始见于《金针赋》，以后《针灸问对》、《针灸大成》又有所发展。一般都以先向左捻转9次，后向右捻转6次为操作方法。也有以青龙摆尾，白虎摇头手法相结合，由捻转、提插、九六组成而分层进行补泻。

操作方法：

(1) 进针至适当深度，待得气以后，先以拇指向左转（行龙）9次，使九阳数足；再以拇指向后右转（行虎）6次，使六阴数足，此为先补后泻。欲先泻后补，则先右转，后左转，然后反复交替。

(2) 可先天部施青龙摆尾，左盘右转，按而添之，三提九按，令九阳数足。再予地部行白虎摇头，右盘左转，提而抽之，三按六提，令六阴数足。

临床应用：本法可疏通经络气血，以住疼移痛。临床多用于各种疼痛，如风寒痹证，胃火牙痛、胃痛等，也用于疟疾的寒热往来之证。

7. 龙虎升降

概述：龙虎升降又名龙虎升腾法，是以捻转、提插补泻手法与行气法相结合的针刺手法。为明代针灸医家所创，《针灸聚英》有“龙虎飞腾歌”，然术式不详。《针灸问对》与《针灸大成》中具体操作有所不同。汪机所述，系提插、九六补泻与盘法的结合；杨继洲所述则是医生左右拇指交替捻针，结合提插的方法。

操作方法：可分二法，分述如下：

(1) 先进针至天部，持针向左捻转一圈，指力偏重于拇指，乘势按针至人部。复将针向左捻转一圈，指力偏重于食指，乘势将针慢提至天部。随用中指扶住针身，复按至人部，如此反复施行9次，行青龙纯阳之数，引天部阳气深入，是为龙降。然后插针至地部，左转捻针 1 圈，右转捻针 1 圈，乘势紧提至人部，慢按至地部，如此反复施行 6 次，合白虎纯阴之数，以引地部阴气外出，是为虎升。

(2) 医者以左右手交替运针，右手拇指向前，捻针左转；左手拇指向前，捻针右转，一左一右，两手并用，同时可下按上提。

临床应用：第一种方法可调和阴阳，疏通经气，补泻兼泻，临床应用于治疗疼痛痒麻等营卫虚实不调病症；第二种方法，主要用于行气，以利经气运行，气至病所。可根据症情，任选一种。

8. 纳气法

概述：纳气法是运气法的深化，是提插补泻手法与针刺方向、吸气、插针等行气法的组合。在《金针赋》中始有载述，《针灸问对》、《针灸聚英》又有发展，《针灸大成》称为“中气法”。认为此法能除积聚之症。

操作方法：根据症候虚实不同，或用紧按慢提而行九阳之数；或用慢按紧提而行六阴之数。得气后，即卧倒针身，针尖指向病所，使针感向病所放散。同时，令病人吸气，催送经气上行，待气至病所，立即扶针直插，复向下纳，使上行之气不复后退。稍待片刻，可继续施行。

临床应用：主要用于疏通气血、消除积聚，治疗症瘕积聚等病症。

9. 烧山火

概述：烧山火手法，是较常应用的复式手法。由徐疾、提插、九六、捻转、呼吸、开阖等法组合而成。明·徐凤《针灸大全》所载《金针赋》始列“烧山火”之名，并述其操作方法与主治范围。因其叙述尚不够详细，后世医家各执一端。明·汪机指出烧山火“令天气入，地气出”。这里，所谓天气即是阳气，地气指体内寒气而言。杨继洲认为“夫实者，气入也……以阳生于外，故入。”说明要达到阳气入内，充满腠理的目的，就需从阳（外）引阴（内），将天部所生的阳气逐层引入地部，则阳胜于阴，而阳气自回，热感自生。对于各家理论，宜综合分析，不必拘泥。

操作方法：令患者自然口呼鼻吸，然后随其呼气，用单指押手法将针进至天部（腧穴深度的上 1/3 处），紧按慢提 9 次，按针时以右手拇指向前捻转，以催其气至（如针下沉紧，则轻提 1～2 分，轻微回转以解除滞针）；进至人部（腧穴深度的中 1/3 处），施术方法同天部；再进针至地部（腧穴深度的下 1/3 处），施术方法同天部，如针感强者即有热感，得热感后可将针由地部一次提到天部，稍停针随其吸气缓慢把针拔出，左手急按针孔。

10. 透天凉

概述：透天凉手法，是较常用的复式手法，由徐疾、提插、捻转、呼吸、九六、开阖等法组合而成。明·徐凤《针灸大全》所载《金针赋》首先提出“透天凉”的名称，与烧山火手法并列对待。其基本要点是“先深后浅”，“慢按紧提”，行六阴之数，以及配合呼吸动作。明·汪机指出透天凉“令地气入，天气出，热可退矣。”这里，天气应指阳热，地气或指体内凉感而言。杨继洲认为“虚者，气也……阴生于内，故出。”说明要达到阴气隆至，必须在阳邪已退之后，阴胜于阳，才能达到目的。

操作方法：令患者自然鼻呼口吸，然后随其吸气，用舒张押手法，不捻转缓慢地将针插进至地部，在该部紧提慢按 6 次，提针时以右手拇指向后捻针，候针下气至沉紧时，则将针急提到人部依前法施术，连续紧提慢按 6 次，以保其凉感产生，最后将针提到天部，仍依前法施术。如此分三部操作，每部紧提慢按，并配以向右捻针，可有凉感，出现凉感后即可由天部随呼气急速出针，摇大其孔，不闭针孔。

临床应用：本法多用于邪热炽盛，相火上炎，脏腑经络气火有余之证。如中风闭证、暑热病、高热、癫狂等。

11. 提气法

概述：提气法是由提插、捻转、提针等法结合的手法。始见于《针灸聚英》之“提气法歌”，《针灸大成》则载有具体的操作方法，指出：“提气法，提针从阴微捻提，冷麻之症一时除”。

操作方法：将针刺入人部，紧提慢按，行六阴数（6、18、64 次不等，可根据针下气至情况决定泻法次数），待得气后，左右捻针，同时将针轻轻上提至天部，使经气隆至。

临床应用：本法用法祛邪扶正、疏导经气，专治顽麻冷痹。

12. 阳中隐阴

概述：阳中隐阴法，是在同一穴位先行烧山火，后行透天凉，补泻兼施，先补后泻的复式手法，系受《灵枢·终始》及《难经·七十六难》有关补泻先后兼施原则启发产生的。本法最早见于《金针赋》，《针灸问对》则加上针刺分寸的说法，并述其机制。《针灸大成》做了进一步阐发。目前临床应用，常以“二进一退”的方法操作，以徐疾补法和提插补法、泻法组合而成“二补一泻”的形式。

操作法：令患者口呼鼻吸，随其呼气，用单指押手法，将针进入天部，候其气至，即将针急插至人部。在人部 1 分上下的范围内紧按慢提九阳之数，也可配合捻转补法，拇指向前捻针，患者如有热感，稍停片刻，候热感消失，再令患者改为口吸鼻呼的呼吸，医生改用舒张押手法，将针缓慢地插至地部，再在地部 1 分上下的范围内慢按紧提六阴之数，也可配合捻转泻法，拇指向后捻针，待针下凉感，稍停片刻，即将针提至天部，再稍停片刻，将针拔出，缓慢揉按针孔。

临床应用：阳中隐阴法，以补阳为主，兼能清热，临床上适用于先寒后热的疟疾，或寒多热少，寒热错杂（内热表寒以表寒为主）、虚实夹杂（内实外虚以外虚为主）的杂病。

13. 阴中隐阳

概述：阴中隐阳法，是在同一穴位内先行透天凉，后行烧山火，补泻兼施，先泻后补的复式手法。此法与阳中隐阴一样，是受《灵枢·终始》及《难经·七十六难》有关补泻先后兼施原则发展形成的，首见于《金针赋》，《针灸问对》再加上针刺分寸的说法。在《医学入门》中却将阳中隐阴、阴中隐阳称为“龙虎交战”法。而《针灸大成》则对本法又做了进一步阐述。目前临床应用，常以“一进二退”的方法操作，以徐疾泻法和提插泻法、补法为主，组合而成“二泻一补”的形式。

操作方法：令患者自然地鼻呼口吸，随其吸气用舒张押手法，缓慢地将针进至地部，在地部 1 分上下的范围内慢按紧提六阴之数，也可配合捻转泻法，拇指向后捻针，如有凉感稍停片刻，候凉感消失，然后令患者改为鼻吸口呼式呼吸，医生改为单指押手法，将针退至人部，在人部上下 1 分左右紧按慢提九阳之数，也可配合捻转补法，拇指向前捻针，待热感产生，稍停片刻，将针拔出，缓慢揉按针孔。

临床应用：阴中隐阳法，以泻热为主，兼能补阳，临床上适用于先热后寒的疟疾，或寒少、寒热错杂（内热表寒以内热为主）、虚实夹杂（内实外虚以内实为主）的杂病。

14. 运气法

概述：运气法是在《金针赋》“进气法”基础上发展起来的一种手法，始见于《针灸大成》。其法是在穴位中行提插泻法，配合针尖方向与吸气，以调节针感走向，促使气至病所。

操作方法：先将针直刺入穴位人部，紧提慢按，行六阴数（6次或18次），待针下得气，将针微微退出，针尖扳倒约45°，朝向病痛部位斜刺2～3分，令病人吸气5口，以使气引向病所。

临床应用：本法有催气、行气作用，以疏通气血，去壅决滞，为专治疼痛而设。

15. 子午捣臼

概述：子午捣臼法是以捻转、提插为主，并结合徐疾补泻组成的复式手法。子午，即左右捻转；捣臼，即上下提插。始见于《金针赋》，明代以后医家均承袭之，认为有导引阴阳之气的作用，可治疗“蛊膈膨胀之疾”。现代有人强调本法操作应以频繁的捻转、提插为要务，从而达到“针转千遭，其病自消”的要求。

操作方法：下针得气后，将针上下提插，三进二退，如此3度，计为九入六出。即在进针时分三部，每部紧按慢提81次；退针时分二部，每部紧提慢按64次。同时，在紧按慢提时，结合左转针；在紧提慢按时，结合右转针。这样在每度行针时三进二退，要在五个分部内提插捻转371次。3度行针，共提插捻转1113次。

临床应用：本法可导引阴阳之气，壮阳以制水，补阳兼泻阴，能治疗阳气不行，水湿泛滥所致的水肿、鼓胀。

十二、留针法

当毫针刺入腧穴，行针得气并施以或补或泻手法后，将针留置在穴内者称为留针。留针是毫针刺法的一个重要环节，对于提高针刺治疗效果有重要意义。通过留针，可以加强针刺感应和延长刺激作用，还可以起到候气与调气的目的。针刺得气后留针与否以及留针时间久暂，应视患者体质、病情、腧穴位置等而定。如一般病证只要针下得气并施以适当补泻手法后，即可出针，或留置10～20分。但对一些特殊病证，如慢性、顽固性、痉挛性疾病，可适当延长留针时间。某些急腹症、破伤风角弓反张者，必要时可留针数小时；而对老人、小儿患者和昏厥、休克、虚脱患者，不宜久留针，以免贻误病情。留针方法主要有下列两种。

（一）静留针法

《素问·离合真邪论》有“静以久留”之说，即是针下气至后，让其自然地留置穴内，不再运针，到时出针。临床多用于对针感耐受性较差的慢性、虚弱性患者。此外，病情属虚或寒需行补法时，按“寒则留之”用本法。

（二）动留针法

《针灸大成》云：“病滞则久留针”，即将针刺入腧穴先行针待气至后，留置一定时间，在留针时间反复运针，称为动留针法，亦称间歇行针法。本法的作用，在于增强针刺感应，达到补虚泻实的目的，此外，临床用于针后经气不至者，可边行针催气，边留针候气，直待气至。医者对留针必须重视，首先要排除不适于留针的患者，如不能合作的儿童、惧针者、初诊者、体质过于虚弱者；其次要排除不宜留针的部位，如眼区、喉部、胸部等；再次要排除不适宜留针的病情，如尿频、尿急、咳喘、腹泻等类病证，对需要留针、可以留针者，在留针期间，应时刻注意患者的面色和表情，防止晕针等意外发生。

十三、出针法

出针又称起针、退针。在施行针刺手法或留针、达到预定针刺目的和治疗要求后，即可出针。出针是整个毫针刺法过程中的最后一个操作程序，预示针刺结束。

（一）出针方法

出针的方法，一般是以左手拇食两指持消毒干棉球轻轻按压于针刺部位，右手持针作轻微的小幅度捻转，并随势将针缓缓提至皮下（不可单手猛拔），静留片刻，然后出针。

（二）出针要求

出针时，依补泻的不同要求，分别采取“疾出”或“徐出”以及“疾按针孔”或“摇大针孔”的方法出针。出针后，除特殊需要外，都要用消毒棉球轻压针孔片刻，以防出血或针孔疼痛。当针退完后，要仔细查看针孔是否出血，询问针刺部位有无不适感，检查核对针数有否遗漏，还应注意有无晕针延迟反应征象。

十四、针刺异常情况的预防和处理

针刺治病是一种安全、有效的疗法，但由于种种原因，有时也可能偶然出现某种异常情况，如晕针、滞针、弯针等，必须立即进行有效处理。

（一）晕针

1. 表现　轻度晕针，表现为精神疲倦，头晕目眩，恶心欲吐；重度晕针，表现为心慌气短，面色苍白，出冷汗，脉象细弱，甚则神志昏迷，唇甲青紫，血压下降，二便失禁，脉微欲绝等症状。

2. 原因　多见于初次接受针刺治疗的患者，其他可因精神紧张、体质虚弱、劳累过度、饥饿空腹、大汗后、大泻后、大出血后等。也有因患者体位不当，施术者手法过重以及治疗室内空气闷热或寒冷等。

3. 处理　立即停止针刺，起出全部留针，扶持患者平卧；头部放低，松解衣带，注意保暖。轻者静卧片刻，给饮温茶，即可恢复。如未能缓解者，用指掐或针刺急救穴，如人中、素髎、合谷、内关、足三里、涌泉、中冲等，也可灸百会、气海、关元、神阙等，必要时可配合现代急救措施。晕针缓解后，仍需适当休息。

4. 预防　对晕针要重视预防，如初次接受针治者，要做好解释工作，解除恐惧心理。正确选取舒适持久的体位，尽量采用卧位。选穴宜少，手法要轻。对劳累、饥饿、大渴的，应嘱其休息，进食、饮水后，再予针治。针刺过程中，应随时注意观察患者的神态，询问针后情况，一有不适等晕针先兆，需及早采取处理措施。此外，注意室内空气流通，消除过热过冷因素。

（二）滞针

1. 表现　针在穴位内，运针时捻转不动，提插、出针均感困难。若勉强捻转、提插时，则患者感到疼痛。

2. 原因　患者精神紧张，针刺入后局部肌肉强烈挛缩；或因行针时捻转角度过大过快和持续单向捻转等，而致肌纤维缠绕针身所致。

3. 处理　嘱患者消除紧张，使局部肌肉放松；或延长留针时间，用循、摄、按、弹等手法，或在滞针附近加刺一针，以缓解局部肌肉紧张。如因单向捻针而致者，需反向将针捻回。

4. 预防　对精神紧张者，应先作好解释，消除顾虑。并注意行针手法，避免连续单向捻针。

（三）弯针

1. 表现　针柄改变了进针时刺入的方向和角度，使提插、捻转和出针均感困难，患者感到针处疼痛。

2. 原因　术者进针手法不熟练，用力过猛，以致针尖碰到坚硬组织；或因患者在针刺过程中变动了体位，或针柄受到某种外力碰压等。

3. 处理　出现弯针后，就不能再行手法。如针身轻度弯曲，可慢慢将针退出；若弯曲角度过大，应顺着弯曲方向将针退出。因患者体位改变所致者，应嘱患者慢慢恢复原来体位，使局部肌肉放松后，再慢慢退针。遇有弯针现象时，切忌强拔针、猛退针。

4. 预防　医者进针手法要熟练，指力要轻巧。患者的体位要选择恰当，并嘱其不要随意变动。注意针刺部位和针柄不能受外力碰压。

（四）断针

1. 表现　针身折断，残端留于患者腧穴内。

2. 原因　针具质量欠佳，针身或针根有损伤剥蚀。针刺时针身全部刺入腧穴内，行针时强力提插、捻转，局部肌肉猛烈挛缩。患者体位改变，或弯针、滞针未及时正确处理等所致。

3. 处理　嘱患者不要紧张、乱动，以防断针陷入深层。如残端显露，可用手指或镊子取出。若断端与皮肤相平，可用手指按压针孔两旁，使断针暴露体外，用镊子取出。如断针完全没入皮内、肌肉内，应在X线下定位，用手术取出。

4. 预防　应仔细检查针具质量，不合要求者应剔除不用。进针、行针时，动作宜轻巧，不可强力猛刺。针刺入穴位后，嘱患者不要任意变动体位。针刺时针身不宜全部刺入。遇有滞针、弯针现象时，应及时正确处理。

（五）针后异常感

1. 表现　出针后，患者不能挪动体位，或重、麻、胀的感觉过强，或原有症状加重，或针孔出血，或针处皮肤青紫、结节等。

2. 原因　肢体不能挪动，可能是有针遗留，未完全出完，或体位不当，致肢体活动受限；对过于重、麻、胀针感者，多半是行针时手法过重，或留针时间过长有关；原有病情加重，多因手法与病情相悖，即“补泻反，病益笃”之由；局部出血、青紫、硬结出现者，都因刺伤血管所致，个别可能由凝血功能障碍引起。

3. 处理　如有遗留未出之针，应随即起针，退针后让患者休息片刻、不要急于离开；对原病加重者，应查明原因，调整治则和手法，另行针治；局部出血、青紫者，可用棉球按压和按摩片刻；如因内出血青紫块较明显者，应先作冷敷以防继续出血，再行热敷，使局部瘀血消散。

4. 预防　退针后认真清点针数，避免遗漏。行针手法要柔和适度，避免手法过强和留针过时。临诊时要认真辨证施治，处方选穴精炼，补泻手法适度。要仔细查询有无出血病史，对男性患者，要注意排除血友病。要熟悉浅表解剖知识，避免刺伤血管。

（六）针刺引起创伤性气胸

1. 表现　患者突感胸闷、胸痛、气短、心悸，严重者呼吸困难、紫绀，冷汗、烦躁、恐惧，甚则血压下降，出现休克等危急现象。检查时，肋间隙变宽，肿胀，叩诊呈鼓音，听诊肺呼吸音减弱或消失，气管可向健侧移位。X线胸透可见肺组织被压缩现象。有的针刺创伤性轻度气胸者，起针后并不出现症状，而是过了一定时间才慢慢感到胸闷、胸痛、呼吸困难等症状。

2. 原因　针刺胸部、背部和锁骨附近的穴位过深，刺穿了胸腔和肺组织，气体积聚于胸腔而导致气胸。

3. 处理　一旦发生气胸，应立即起针，并让患者采取半卧位休息，要求患者心情平静，切勿恐惧而反转体位。一般漏气量少者，可自然吸收。医者要密切观察，随时对症处理，如给予镇咳、消炎类药物，以防止肺组织因咳嗽扩大创口，加重漏气和感染。对严重病例需及时组织抢救，如胸腔排气、少量慢速输氧等。

4. 预防　医者针刺时要集中思想，选好适当体位，根据患者体形肥瘦，掌握进针深度，施行提插手法的幅度不宜过大。胸背部腧穴应斜刺、横刺，不宜长时间留针。

（七）刺伤脑脊髓

1. 表现　如误伤延脑时，可出现头痛、恶心、呕吐、呼吸困难、休克和神志昏迷等。如刺伤脊髓，可出现触电样感觉向肢端放射，甚至引起暂时性肢体瘫痪，有时可危及生命。

2. 原因　脑脊髓是中枢神经统帅周身各种机体组织的总枢纽、总通道，而它的表层分布有督脉和华佗夹脊等一些重要腧穴，如风府、哑门、大椎、风池以及背部正中线第一腰椎以上棘突间腧穴。若针刺过深，或针刺方向、角度不当，均可伤及，造成严重后果。

3. 处理　当出现上述症状时，应及时出针。轻者，需安静休息，经过一段时间后，可自行恢复。重者则应结合有关科室如神经外科等，进行及时抢救。

4. 预防　凡针刺督脉腧穴 12 胸椎以上及华佗夹脊穴，都要认真掌握针刺深度、方向和角度。如针刺风府，哑门穴，针尖方向不可上斜，不可过深；悬枢穴以上的督脉腧穴及华佗夹脊穴，均不可深刺。上述腧穴在行针时只宜捻转手法，避免提插手法，禁用捣刺手法。

（八）刺伤内脏

1. 表现　刺伤肝、脾，可引起内出血，肝区或脾区疼痛，有的可向背部放射。如出血不止，腹腔聚血过多，会出现腹痛、腹肌紧张，并有压痛及反跳痛等急腹症症状。刺伤心脏时，轻者可出现强烈刺痛，重者有剧烈撕裂痛，引起心外射血，即刻导致休克等危重情况。刺伤肾脏，可出现腰痛，肾区叩击痛，血尿，严重时血压下降、休克。刺伤胆囊、膀胱、胃、肠等空腔脏器时，可引起疼痛、腹膜刺激征或急腹症等症状。

2. 原因　主要是施术者缺乏解剖学、腧穴学知识，对腧穴和脏器的部位不熟悉，加之针刺过深，或提插幅度过大，造成相应的内脏损伤。

3. 处理　损伤轻者，卧床休息一段时间后，一般即可自愈。如损伤较重，或继续有出血倾向者，应加用止血药，或局部作冷敷止血处理，并加强观察，注意病情及血压变化。若损伤严重，出血较多，出现休克时，则必须迅速进行输血等急救措施。

4. 预防　术者要学好解剖学、腧穴学，掌握腧穴结构，明了腧穴下的脏器组织。针刺胸腹、腰背部的腧穴时，应控制针刺深度，行针幅度不宜过大。

十五、针刺注意事项

由于人的生理功能状态和生活环境条件等因素，在针刺治病时，还应注意以下几个方面：

1. 患者在过于饥饿、疲劳、精神过度紧张时，不宜立即进行针刺。对身体瘦弱、气虚血亏的患者，进行针刺时手法不宜过强，并应尽量选用卧位。

2. 妇女怀孕 3 个月者，不宜针刺小腹部的腧穴。若怀孕 3 个月以上者，腹部、腰骶部腧穴也不宜针刺。至于三阴交、合谷、昆仑、至阴等一些通经活血的腧穴，在怀孕期亦应禁刺。妇女行经时，若非为了调经，亦不应针刺。

3. 小儿囟门未合时，头顶部的腧穴不宜针刺。

4. 常有自发性出血或损伤后出血不止的患者，不宜针刺。

5. 皮肤有感染、溃疡、瘢痕或肿痛的部位，不宜针刺。

6. 对胸、胁、腰、背脏腑所居之处的腧穴，不宜直刺、深刺。肝脾肿大、肺气肿患者更应注意。如刺胸、背、腋、胁、缺盆等部位的腧穴，若直刺过深，都有伤及肺脏的可能，使空气进入胸腔，导致创伤性气胸，轻者出现胸痛、胸闷、心慌、呼吸不畅，甚者出现呼吸困难、唇甲发绀、出汗、血压下降等。体检可见患侧胸部肋间变宽，叩诊过度反响，气管向健侧移位，听诊时呼吸音明显减弱或消失。X 线胸部透视，可根据气体多少、肺组织受压情况等而确诊。对气胸应及时采取治疗措施。医者在进行针刺过程中精神必须高度集中，令患者选择适当的体位，严格掌握进针的深度、角度，以防事故的发生。

7. 针刺眼区和项部的风府、哑门等穴以及脊椎部的腧穴，要注意掌握一定的角度，更不宜大幅度地提插、捻转和长时间地留针，以免伤及重要组织器官，产生严重的不良后果。

8. 对于尿潴留患者，在针刺小腹部腧穴时，也应掌握适当的针刺方向、角度、深度等，以免误伤膀胱等器官出现意外事故。

第四节 其他针法

一、头针

头针，又称头皮针，是在头部特定的穴线进行针刺来防治疾病的一种方法。本法是在传统针灸理论的基础上结合现代医学知识创用的。20 世纪 70 年代以来，头针疗法在我国推广应用，已成为能治疗多种疾病，尤其是脑源性疾病的常用针刺方法。

《灵枢·大惑论》说："五脏六腑之精气，皆上注于目而为精，……而与脉并为系，上属于脑，后出于项中。"《灵枢·邪气脏腑病形》中说："十二经脉，三百六十五络，其血气皆上走空窍。"《素问·脉要精微论》说："头者精明之府。"手足六阳经皆上循于头面，如足阳明胃经"……过客主人，循发际，至额颅"，足少阳胆经"起于目锐眦，上抵头角"，足太阳膀胱经"起于目内眦，上额，交巅；其支者，从巅至耳上角；其直者从巅人络脑，还出别下项"。此外，督脉"上至风府，入于脑，上巅，循额，至鼻柱"，手足六阴经中手少阴经"上挟咽，系目系"，足厥阴经"上出额，与督脉会于巅"，直接循于头面，其他阴经则通过经别在头项部合于相表里的阳经，直接上至头面部。以上经文充分说明头与脏腑经络有着密切联系。头为清阳之会，脑为髓海，为元神之府，是脏腑经络功能活动的主宰，是调节全身气血的重要部位，这就是头针能够治疗疾病的理论依据。

随着头针的广泛应用，人们在多年的临床实践中，在头针穴线的定位、适用范围和刺激方法等方面积累了更多经验，头针已成为一些国家临床医生常用的治疗方法之一。为了适应国际头针的推广和交流，中国针灸学会按分区定经，经上选穴，结合传统穴位透刺方法的原则，拟定了《头皮针穴名标准化国际方案》，并经1984年世界卫生组织西太区会议通过。

（一）头针的适应证

头针主要治疗脑源性疾病，如中风偏瘫，肢端麻木，失语，皮层性多尿，眩晕，耳鸣，舞蹈病，癫痫，脑瘫，小儿弱智，震颤麻痹，假性延髓性麻痹等。此外，也可以治疗头痛、脱发、脊髓性截瘫、高血压病、精神病、失眠、眼病、鼻病、肩周炎、腰腿痛、各种疼痛性疾病等常见病和多发病。

（二）操作方法

1. 选穴方法　单侧肢体病，选用对侧穴线；两侧肢体病，选用双侧穴线；内脏、全身性疾病或不易区别左右的疾病，可选用双侧穴线。一般根据疾病选用相应的穴线，并可选用有关穴线配合治疗。如下肢瘫痪选顶颞前斜线和顶旁1线。

2. 体位　根据病情，明确诊断，选定刺激区，取得病人合作后，让病人采取坐位或卧位，分开头发，常规消毒。

3. 快速进针　选用26～28号1.5～2.5寸不锈钢针，针身与头皮成30°夹角快速将针刺入皮下，当针尖达到帽状腱膜下层时，指下感到阻力减小，然后使针与头皮平行，将针快速推进到相应的深度。

4. 快速捻转　术者肩、肘、腕、拇指固定，食指半屈曲，用拇指第1节的掌侧面与食指第1节的桡侧面捏住针柄，以食指的指掌关节不断屈伸，使针体来回旋转，捻转速度每分钟200次左右，每次左右旋转各两转左右。连续捻转2～3分钟，然后静留针5～10分钟，再重复捻转，用同样的方法再捻转两次，即可出针。快速捻转使患者的针感增强，有些病例可提高疗效。捻针时或留针时，家属协助患者（或患者自己）活动肢体，加强患肢功能锻炼，有助于提高疗效。一般经3～5分钟刺激后，部分患者病变部位（患肢或内脏）可出现热、麻、胀、凉、抽动等感觉，这种病人的疗效常比较好。也可用电针代手捻治疗。

5. 出针押手固定穴线周围头发，刺手夹持针柄轻轻转动针身，如针下无沉紧感，可快速出针。出针后必须用消毒干棉球按压针孔片刻，以防出血。

6. 疗程一般每日或隔日针治1次，10～15次为1疗程，隔5～7天后，再继续下一疗程。

（三）注意事项

1. 头部长有头发，因此必须做到严格消毒，以防感染。

2. 毫针推进时，术者针下如有抵抗感，或患者感觉疼痛，应停止进针，将针往后退，然后改变角度再进针。

3. 由于头针刺激感强，刺激时间较长，医者必须注意观察患者病情，以防晕针。

4. 婴幼儿由于颅骨缝骨化不完全，不宜采用头针治疗。

5. 对脑出血患者，须待病情及血压稳定后方可做头针治疗。凡并发有高热、心力衰竭等症者，不宜立即采用头针。

6. 由于头皮部位血管丰富，行头针治疗容易出血，故出针时必须用干棉球按压针孔1～2分钟。

二、耳针

耳针是指用针或其他方法刺激耳廓上的穴位来防治疾病的一种方法。

耳廓与人体各部存在着一定的生理联系。望耳的形态、色泽可以辅助诊断疾病，刺激耳部穴位可以防治疾病，这些在古代的医学著作中已有不少记载。近几十年来在继承前人利用外耳诊治疾病的经验基础之上，又进行了大量的临床实践和实验研究，使耳针有了更大的发展。

为了便于国际间的研究和交流，我国制定了耳穴名称与部位的国家标准方案。

（一）耳与经络脏腑的关系

耳与经络之间有着密切的联系，早在2000多年前的医学帛书《阴阳十一脉灸经》中就记载了“耳脉”，《内经》对耳与经脉、经别、经筋的关系作了详细的阐述。手太阳、手足少阳、手阳明等经脉、经别都入耳中，足阳明、足太阳的经脉则分别上耳前、至耳上角。六阴经虽不直接入耳，但都通过经别与阳经相合而与耳相联系。因此，十二经脉都直接或间接上达于耳。奇经八脉中阴、阳跻脉并入耳后，阳维脉循头入耳。所以，《灵枢·口问》说：“耳者，宗脉之所聚也。”耳与脏腑的关系密切，据《内经》、《难经》等书记载，耳与五脏均有生理功能上的联系。如《灵枢·脉度》说：“肾气通于耳，肾和则耳能闻五音矣。”《难经·四十难》说：“肺主声，令耳闻声。”后世医家在论述耳与脏腑的关系时更为详细。如《证治准绳》说：“肾为耳窍之主，心为耳窍之客。”《厘正按摩要术》进一步将耳廓分为心肝脾肺肾五部，曰：“耳珠属肾，耳轮属脾，耳上轮属心，耳皮肉属肺，耳背玉楼属肝。”说明耳与脏腑在生理上是息息相关的。在临床上可通过观察耳廓形态和色泽的改变来判断脏腑的病理变化，诊断疾病。可见，耳不仅与脏腑的生理活动有关，而且在病理改变上也是不可分割的。

（二）耳穴的分布

耳穴是指分布在耳廓上的一些特定区域。人体发生疾病时，常会在耳廓的相应部位出现压痛敏感、皮肤电特异性改变和变形、变色等反应。可参考这些现象来诊断疾病，并可通过刺激这些部位防治疾病。

耳穴在耳廓的分布有一定规律，其分布图好像一个倒置的胎儿，头部朝下，臀部朝上。其分布规律是：与头面部相应的耳穴在耳垂和耳垂的邻近；与上肢相应的耳穴在耳舟；与躯干和下肢相应的耳穴在对耳轮和对耳轮上脚、对耳轮下脚；与内脏相应的耳穴多集中在耳甲艇和耳甲腔；消化道的耳穴环形排列在耳轮脚周围。

（三）耳穴的临床应用

1. 耳穴处方的选穴原则

（1）按疾病的相应部位选穴：如胃病选胃穴，阑尾炎选阑尾穴，肩痛选肩穴，咽喉痛选咽喉穴等。

（2）按中医理论选穴：根据脏腑经络学说的理论结合疾病所出现的症状辨证取穴。如耳鸣选肾穴，因为“肾开窍于耳”；目病选肝穴，因“肝开窍于目”；失眠选心穴，因“心主神”，失眠多与心神不宁有关；皮肤病选肺穴，因“肺在皮毛”等。

（3）按现代医学知识选穴：如高血压选降压沟，十二指肠溃疡选十二指肠、交感，心律失常选心穴，月经不调选子宫穴，输液反应选肾上腺穴等。

（4）根据临床经验选穴：如目赤肿痛选耳尖，癫狂选神门，牙痛选齿穴等。

选穴须注意精炼，一般以选用2～3穴为宜。一侧有病取同侧，两侧病或脏腑病选双侧穴，也可左病取右，右病取左。

（5）常见病症选穴处方举例

感冒：肺、内鼻、肾上腺。

中暑：心、枕、脑干。

咳嗽：支气管、肺、神门。

哮喘：对屏尖、肺、肾上腺、交感。

眩晕：肾、神门、缘中。

胃痛：胃、神门、交感、脑干。

月经不调：角窝中、肾上腺。

痛经：角窝中、肾、内分泌、交感。

急惊风：心、神门、缘中、交感。

遗尿：肾、膀胱、缘中、交感。

输液反应：对屏尖、肾上腺。

扭伤：相应部位、神门、缘中。

2. 耳穴的探查方法　临床常用的耳穴探查方法主要有3种：

（1）直接观察法：就是利用肉眼或借助放大镜，在自然光线下，对耳部由上而下，从内到外，直接观察有无变形、变色征象，如脱屑、水疱、丘疹、充血、硬结、疣赘、软骨增生、色素沉着以及血管的形状、颜色的变异等。

（2）按压法：诊断明确后，在病人耳部相应部位用探针、火柴梗、毫针柄等物用轻、慢、用力均匀的压力寻找痛点。一般在疾病相应部位的耳廓部从周围向中心探压，或自上而下、自外而内对整个耳廓进行普查，耐心细致地找压痛点。当压到敏感点时，病人会出现皱眉、呼痛、躲闪等反应。挑选最明显的一点作为耳针的治疗点。

（3）电阻测定法：当人体发生疾病时，多数患者相应耳穴的电阻下降。这些电阻下降的耳穴，皮肤导电量必然增高，故又称为"良导点"。这种良导点，就可以作为耳针治疗的刺激点。测定时用特制的电子仪器测定耳穴皮肤的电阻、电位、电容等变化，方法是病人一手握电极，医生手执探测头，在病人耳廓上进行探查，当电极探头触及敏感点时，如电阻低的耳穴，可以通过指示信号、音响或仪表反映出来。这种电测定法具有操作简便、准确性高等优点。

3. 耳穴治疗操作方法

（1）毫针刺法

①定穴与消毒：诊断明确后，用探棒或耳穴探测仪将所测得的敏感点或耳穴作为针刺点。行针刺之前必须严格消毒耳穴，先用2%碘酒消毒，再用75%的酒精脱碘，待酒精干后施术。

②体位与进针：一般采用坐位，如年老体弱、病重或精神紧张者宜采用卧位。针具选用28～30号0.3～0.5寸长的不锈钢毫针。进针时左手拇、食二指固定耳廓，中指托着针刺部位的耳背，这样既可掌握针刺的深度，又可以减轻针刺疼痛。然后用右手拇、食二指持针，在刺激点针刺即可。用快速插入的速刺法或慢慢捻入的进针法均可。刺入深度应视患者耳廓局部的厚薄灵活掌握，一般刺入皮肤2～3分，以达软骨后毫针站立不摇晃为准。刺入耳穴后，如患部感应强烈，患者症状有即刻减轻感；如局部无针感，应调整针刺的方

向、深度和角度。刺激强度和手法依病情、体质、证型、耐受程度等综合考虑。

③留针与出针：留针的时间一般约为15～30分钟，慢性病、疼痛性病留针时间适当延长，儿童、年老者不宜多留。留针期间为提高疗效，可每隔10分钟运针1次。治疗结束出针时，医者左手托住耳部，右手迅速将毫针垂直拔出，再用消毒干棉球压迫针孔，以免出血。

（2）埋针法：是将皮内针埋入耳穴治疗疾病的方法，适用于慢性病和疼痛性疾病，起到持续刺激、巩固疗效和防止复发的目的。使用本法时，左手固定常规消毒后的耳廓，右手用镊子夹住皮内针的针柄，轻轻刺入所选穴位，再用胶布固定。一般埋患侧耳廓，必要时埋双耳。每日自行按压3次，每次留针3～5日，5次为1疗程。

（3）电针法：是毫针与脉冲电流刺激相结合的一种疗法。临床上更适用于神经系统疾病、内脏痉挛、哮喘诸证。针刺获得针感后，接电针机上的两根输出导线，具体操作参照电针法。电针器旋钮要慢慢旋动，逐渐调至所需刺激量，切忌突然增强刺激，以防发生意外。通电时间一般以10～15分钟为宜。

（4）压丸法：即在耳穴表面贴敷压丸替代埋针的一种简易疗法。此法既能持续刺激穴位，又安全无痛，无副作用，目前广泛应用于临床。压丸所选用材料就地取材，如王不留行籽、油菜子、绿豆、小米、白芥子等，临床现多用王不留行籽，因其表面光滑，大小和硬度适宜。应用前用沸水烫洗2分钟，晒干装瓶备用。应用时将王不留行籽贴附在0.6cm×0.6cm的胶布中央，用镊子夹住贴敷在选用的耳穴上。每日自行按压3～5次，每次每穴按压30～60秒，3～7日更换1次，双耳交替。刺激强度依患者情况而定，一般儿童、孕妇、年老体弱者、神经衰弱者用轻刺激法，急性疼痛性病症宜用强刺激法。

（5）穴位注射法：用微量药物注入耳穴，通过注射针对穴位的刺激和药物的药理作用，协同调整机体功能，促进疾病恢复，达到防治疾病的目的。一般使用1ml注射器及61/2针头，依病情吸取选用药物，左手固定耳廓，右手持注射器刺入耳穴的皮内或皮下，行常规皮试操作，缓缓推入0.1～0.3ml药物，使皮肤成小皮丘，耳廓有胀、红、热等反应，注射完毕后用消毒干棉球轻轻压迫针孔。隔日1次。

（四）适用范围

1. 疼痛性疾病如各种扭挫伤、头痛、神经性疼痛等。

2. 炎症性疾病及传染病如牙周炎、咽喉炎、扁桃体炎、流感、腮腺炎、百日咳、急慢性结肠炎、菌痢等。

3. 功能紊乱性疾病如眩晕、高血压、心律不齐、神经衰弱、荨麻疹、哮喘、鼻炎、紫癜等。

4. 内分泌代谢紊乱性疾病甲状腺功能亢进或低下、糖尿病、肥胖症、更年期综合征等。

5. 其他有催产、催乳、预防和治疗输液或输血反应等作用，同时还有美容、戒烟、戒毒、延缓衰老、防病保健等作用。

（五）注意事项

1. 严格消毒，防止感染。因耳廓在外，表面凸凹不平，结构特殊，针刺前必须严格消毒，有皮损面和炎症部位禁针，针刺后如针孔发红、肿胀应及时涂2.5%碘酒，防止化脓性软骨膜炎的发生。

2. 对扭伤和有运动障碍者，进针后宜适当活动，有利于提高疗效。

3. 对习惯性流产的孕妇应禁针。

4. 患有严重器质性病变和伴有高度贫血者不宜针刺，对严重心脏病、高血压患者不宜行强刺激。

5. 耳针治疗时亦应注意防止发生晕针，万一发生应及时处理。

三、三棱针法

三棱针法是指使用三棱针刺破患者身体上的一定穴位或浅表血络，放出少量血液治疗疾病的方法。亦称“刺络法”。

三棱针是点刺放血的工具，取法于古代九针中的“锋针”，早在《内经》中就有记载。如《灵枢·九针十二原》中说：“锋针者，刃三隅，以发痼疾”。又说：“菀陈则除之，去血脉也。”故现今有人称三棱针法为“放血疗法”。《灵枢·官针》中还记载：“病在经络痼痹者，……病在五脏固居者，取以锋针”。另外，《内经》中还有“络刺”、“赞刺”、“豹纹刺”等具体方法的论述，表明三棱针法已成为临床刺络放血的常用针法。

（一）操作方法

右手拇指，食指持住针柄，中指扶住针尖部，露出针尖1～2分许，以控制针刺深浅度。常用的刺法有以下几种：

1. 点刺法　先在腧穴部位上下推按，使血聚集穴部，用2%碘酒棉球消毒，再用75%酒精棉球脱碘，针刺时左手拇、食、中三指夹紧施术部位，右手持针对准穴位迅速刺入3mm左右，立即出针，轻轻按压针孔周围，使出血少许，然后用消毒干棉球按压针孔。此法多用于四肢末端放血，如十宣、十二井穴等处。

2. 散刺法　亦称豹纹刺，是对病变局部周围进行点刺的一种方法。根据病变部位大小的不同，可刺10～20针以上，由病变外缘环形向中心点刺以促使淤滞的瘀血或水肿得以排除，达到祛瘀生新、通经活络的目的。此法多用于局部瘀血、血肿或水肿、顽癣等。针刺深浅根据局部肌肉厚薄、血管深浅而定。

3. 刺络法　先用带子或橡胶皮管结扎在针刺部位上端（近心端），然后迅速消毒，针刺时，左手拇指按压在被针刺部位下端，右手持三棱针对准针刺部位的静脉，刺入脉中立即将针退出，使其流出少量血液，出血停止后，再用消毒棉球按压针孔。在其出血时，也可轻轻按压静脉上端，以助瘀血外出，毒邪得泻。此法多用于曲泽、委中等穴，治疗急性吐泻、中暑发热等。

4. 挑刺法　用左手按压施术部位两侧，或夹起皮肤，使皮肤固定，迅速消毒后，右手持针迅速刺入皮肤1～2mm，随即将针身倾斜挑破皮肤，使之出少量血液或少量黏液；也可再刺入3～5mm左右深，将针身倾斜并使针尖轻轻提起，挑破皮下部分纤维组织，然后出针，覆盖敷料。此法常用于血管神经性头痛、肩周炎、失眠、胃脘痛、颈椎病、支气管哮喘等。

（二）适用范围

三棱针刺络放血具有通经活络、开窍泻热、调和气血、消肿止痛等作用，各种实证、热证、瘀血、疼痛等均可应用。目前较常用于某些急症和慢性病，如昏厥、疳疾、痔疮、久痹、头痛、丹毒、指（趾）麻木等。

（三）注意事项

1. 对患者要做必要的解释工作，以消除其思想上的顾虑。

2. 操作时手法宜轻、宜稳、宜准、宜快，不可用力过猛，防止刺入过深，创伤过大，损害其他组织，更不可伤及动脉。

3. 注意严格消毒，防止感染。

4. 对体弱、贫血、低血压者及怀孕和产后妇女等，均要慎重使用。凡是凝血机制不好的患者和血管瘤患者，不宜使用本法。

5. 三棱针法刺激较强，治疗过程中须注意患者体位，以防晕针。

6. 每日或隔日治疗 1 次，1～3 次为 1 疗程，出血量多者，每周 1～2 次，一般每次出血量以数滴至 3～5ml 为宜。

四、皮肤针法

皮肤针法是以特制的多支短针组成的皮肤针叩刺人体一定部位或穴位来治疗疾病的一种疗法。

皮肤针，又称“梅花针”、“七星针”，是由古代九针中“镵针”演变而来。《内经》中就有“半刺”、“扬刺”、“毛刺”等刺法的记载。如《灵枢·官针》记载：“半刺者，浅内而疾发针，无针伤内，如拔毛状，以取皮气。”“扬刺者，正内一，傍内四而浮之，以治寒气之博大者也。”“毛刺者，刺浮痹皮肤也。”上述诸法同属浅刺皮肤的针刺方法。《素问·皮部论》中说：“凡十二经脉者，皮之部也。是故百病之始生也，必先于皮毛。”说明十二皮部与脏腑、经络联系密切，运用皮肤针叩刺皮部可激发、调节脏腑经络功能，达到防治疾病的目的。

皮肤针的针头呈小锤形，针柄一般长 15～19cm，一端附有莲蓬状的针盘，针盘下面散嵌着不锈钢短针。根据所嵌不锈钢短针的数目不同，可分别称为梅花针（五枚针）、七星针（七枚针）、罗汉针（十八枚针）等。现代又创用了滚刺筒，即用金属制成的筒状皮肤针，具有刺激面积广、刺激量均匀、使用方便等优点。

（一）操作方法

1. 持针式手握针柄后部，食指压在针柄上。

2. 叩刺法　将针具及皮肤消毒后，针尖对准叩刺部位，使用手腕之力，将针尖垂直叩打在皮肤上，并立即提起，反复进行。

3. 叩刺的部位　皮肤针叩刺的部位一般分为循经、穴位、局部叩刺 3 种。

（1）循经叩刺：是指循着经脉进行叩刺的一种方法，常用于项背腰骶部的督脉和足太阳膀胱经。督脉为阳脉之海，能调节一身阳气；五脏六腑之背俞穴皆分布于膀胱经，故其治疗范围广泛。其次是四肢肘膝以下部位，因其分布着各经的原穴、络穴、郄穴等，可治疗各相应脏腑经络的疾病。

（2）穴位叩刺：是指在穴位上进行叩刺的一种方法。主要是根据穴位的主治作用，选择适当的穴位予以叩刺治疗。临床上常于各种特定穴、华佗夹脊穴、阿是穴等处进行叩刺。

（3）局部叩刺：是指在患部进行叩刺的一种方法。如扭伤后局部的瘀肿疼痛、顽癣等，可在局部进行围刺或散刺。

4. 叩刺的强度　叩刺强度是根据刺激的部位、患者的体质和病情的不同而决定的，一般分轻、中、重 3 种。

轻刺激：用较轻腕力进行叩刺，以局部皮肤略有潮红，病人无疼痛感为度。适用于老弱妇儿、虚证患者和头面、五官及肌肉浅薄处。

中等刺激：介于轻重刺激之间，局部皮肤潮红，但无渗血，患者稍觉疼痛。适用于一般疾病和多数患者，除头面等肌肉浅薄处外，大部分部位都可用此法。

重刺激：用较重腕力进行叩刺，局部皮肤可见隐隐出血，患者有疼痛感觉。适用于体强、实证患者和肩、背、腰、骶部等肌肉丰厚处。

5. 治疗时间　每日或隔日 1 次，10 次为 1 个疗程，疗程间可间隔 3～5 日。

（二）适用范围

皮肤针的适用范围很广，临床各种病证均可应用，如近视、视神经萎缩、急性扁桃体炎、感冒、咳嗽、慢性胃肠疾病、便秘、头痛、失眠、腰痛、皮神经炎、斑秃、痛经等。

（三）注意事项

1. 针具要经常检查，注意针尖有无钩曲，针尖是否平齐，滚刺筒是否转动灵活。
2. 叩刺时动作要轻捷，正直无偏斜，以免造成患者疼痛。
3. 局部如有溃疡或损伤者不宜使用本法，急性传染性疾病和急腹症也不宜使用本法。
4. 要严格消毒，以防感染。
5. 滚刺筒不宜在骨骼突出部位处滚动，以免产生疼痛和出血。

五、皮内针法

皮内针法是将特制的小型针具固定于腧穴或患病局部的皮内作较长时间留针的一种方法，又称“留针法”。它是古代针刺留针方法的发展，《素问·离合真邪论》有“静以久留”的刺法。针刺入皮肤后，固定留置一定的时间，给皮肤以弱而长时间的刺激，可调整脏腑经络的功能，达到防治疾病的目的。

（一）针具

1. 颗粒型皮内针亦称“麦粒型皮内针”。针身长约 1cm，针柄形似麦粒或针柄呈环状。

2. 揿钉型皮内针针身长约 0.2～0.3cm，针柄呈环形，针身与针柄垂直。

（二）操作方法

针刺部位多以不妨碍正常活动处的腧穴为主，一般多采用背俞穴、四肢部位腧穴和耳穴为主。皮内针、镊子和施术部位皮肤严格消毒后，就可进行针刺。

1. 颗粒型皮内针用镊子夹住针柄，对准腧穴，沿皮下横向刺入，针身可刺入 0.5～1cm，针柄留于体外，然后用胶布顺着针身进入的方向粘贴固定。

2. 揿钉型皮内针用镊子夹住环状针柄，对准腧穴，直刺嵌入，然后用胶布固定。也可将针柄贴在小块胶布上，手执胶布直压揿针所刺部位。

皮内针可根据病情决定留针时间的长短，一般为 3～5 日，最长可达 1 周。若天气炎热，留针时间不宜过长，以 1～2 日为好，以防感染。在留针期间，可每隔 4 小时用手按压埋针处 1～2 分钟，以加强刺激，提高疗效。

（三）适用范围

皮内针法临床多用于某些需要久留针的疼痛性疾病和久治不愈的慢性病证，如神经性头痛、胆绞痛、腰痛、痹证、神经衰弱、高血压、哮喘、痛经等。

（四）注意事项

1. 关节附近不可埋针，因活动时会疼痛。胸腹部因呼吸时会活动，亦不宜埋针。

2. 埋针后，如患者感觉疼痛或妨碍肢体运动，应将针取出，改选穴位重埋。

3. 埋针期间，针处不可着水，以避免感染。热天出汗较多，埋针时间不宜过长，以防感染。

六、电针法

电针法是在针刺腧穴“得气”后，在针上通以接近人体的生物电的微量电流以防治疾病的一种疗法。它的优点是：在针刺腧穴的基础上，加以脉冲电的治疗作用，针与电两种刺激相结合，故对某些疾病能提高疗效；能准确地掌握刺激参数；代替手法运针，节省人力。

我国在新中国成立前就有人试制过电针仪，但当时未引起人们的重视。新中国成立后电针疗法发展很快，进行了许多临床观察和实验研究。

（一）操作方法

1. 先将毫针刺入腧穴有了所需要的“得气”感应。

2. 把输出电位器旋钮调到零位。

3. 将电针器上每对输出的两个电极分别接在两根毫针上，负极接主穴，正极接配穴；也可不分正负极，将两根导线任意接在两根针上。

4. 打开电源开关，选择适当的频率和波型。

5. 逐步调高输出电流至所需强度。

6. 一般通电时间为 5～20 分钟，有些病人可延长至几小时不等。

7. 结束时将输出电位器调到零位，然后关闭电源，取下导线。

8. 单穴使用电针时，可选取有神经干通过的穴位，将针刺入，接上电针器的一根导线，另一个电极接在浸湿的纱布上，固定在同侧经络的皮肤上。

（二）电针的选穴

电针的选穴与毫针刺法的选穴方法大致相同，即循经选穴、局部选穴、经验选穴与按神经分布选穴。但须选取两个穴位以上，一般以取用同侧肢体 1～3 对穴位（即是用 1～3 对导线）为宜，不可过多，过多则会刺激太强，患者不易接受。

（三）电针刺激参数的选择

1. 脉冲电流的作用和刺激的强度

（1）脉冲电流的作用：人体组织是由水分、无机盐和带电生物胶体组成的复杂的电解质导体。当一种波型、频率不断变换的脉冲电流作用于人体时，组织中的离子会发生定向运动，消除细胞膜极化状态，使离子浓度和分布发生显著变化，从而影响人体组织功能。离子浓度和分布的改变，是脉冲电流治疗作用最基本的电生理基础。

（2）脉冲电流的刺激强度：当电流开到一定强度时，患者会有麻刺感，这时的电流强度称为“感觉阈”。如电流强度再稍增加，患者则会产生刺痛感，能引起疼痛感觉的电流强度称为电流的“痛阈”。脉冲电流的“痛阈”强度因人而异，在各种病态情况下差异也较大。一般情况下，感觉阈和痛阈之间的电流强度，是治疗最适宜的强度。但此区间范围较窄，须仔细调节。超过“痛阈”以上的电流强度，患者不易接受，应以病人能耐受的强度为宜。

2. 波形、频率及节律 常用的电针刺激波形有 3 种，即尖波、方波、正弦波。每种波形又有单向和双向之分，也有正向是矩形波（方波），负向是尖波的。根据临床实际需要，单个脉冲可采用不同方式组合而形成连续波、疏密波、断续波等。电针的频率有每分钟几十次至每秒钟几百次不等。频率快的叫密波（或叫高频），一般为 50～100 次/秒；频率慢的叫疏波（或叫低频），一般为 2～5 次/秒。频率与节律配合调节可以形成疏密波、断续波等。目前使用的各种脉冲电针机输出的波形，大体上是相似的，一般都是不对称的双向脉冲。根据临床治疗和麻醉需要，现将常用的波组及作用介绍如下：

（1）连续波：指的是电针机输出的电脉冲是某一单一固定频率的脉冲序列，它是没有经过调制的波。

密波：能降低神经的应激功能，先对感觉神经起抑制作用，接着对运动神经也产生抑制作用。常用于止痛，镇静，缓解肌肉和血管痉挛，针刺麻醉等。

疏波：其刺激作用较强，能引起肌肉收缩，提高肌肉的张力，对感觉和运动神经的抑制发生较迟。常用于治疗痿证及各种肌肉、关节、韧带、肌腱的损伤等。

（2）疏密波：是疏波和密波自动交替出现的一种波形。疏、密交替持续的时间约各 1.5 秒，能克服单一波形易产生适应的缺点。疏密波动力作用较大，治疗时兴奋效应占优势，能促进代谢，促进气血循环，改善组织营养，消除炎性水肿。常用于治疗疼痛、扭挫伤、关节周围炎、气血运行障碍、坐骨神经痛、面瘫、肌无力、局部冻伤等。

（3）断续波：是指有节律地时断时续自动出现的一种波形。断时，在 1.5 秒时间内无脉冲电流输出，续时，是脉冲电连续工作 1.5 秒。对于断续波机体不易产生适应，其动力作用颇强，能提高肌肉组织的兴奋性，对横纹肌有良好的刺激收缩作用。常用于治疗痿证、瘫痪等。

（4）锯齿波：是脉冲波幅按锯齿形自动改变的起伏波，每分钟 16～25 次不等，其频率接近人体的呼吸节律，故可用于刺激膈神经（相当于天鼎穴）作人工呼吸，抢救呼吸衰竭。锯齿波还有提高神经肌肉兴奋性、调整经络功能、改善气血循环等作用。

（四）电针的适用范围

电针的适用范围和毫针刺法基本相同，其治疗病证较广泛。临床常用于治疗各种痛症，痹证，痿证，心、胃、肠、胆、膀胱、子宫等器官的功能失调，癫狂，肌肉、韧带、关节的损伤性疾病等，也可用于针刺麻醉。

（五）注意事项

1. 电针器在使用前须检查性能是否良好，输出是否正常。治疗后须将输出调节旋钮全部退至零位，随后关闭电源，撤去导线。

2. 调节输出电流量时，应逐渐由小到大，切勿突然增强，以防引起肌肉强烈收缩，致患者不能忍受，或造成弯针、断针、晕针等意外。

3. 心脏病患者，应避免电流回路通过心脏。在接近延髓、脊髓部位使用电针时，电流输出量宜小，切勿通电太强，以免发生意外。孕妇亦当慎用电针。

4. 温针灸用的毫针，针柄因氧化而不导电；有的毫针针柄是用铝丝绕制而成，并经氧化处理镀成金黄色，氧化铝绝缘不导电。以上两种毫针应将电针器输出导线夹在针体上。

七、穴位注射法

穴位注射法是用注射器的针头代为针具刺入穴位，在得气后注入药液来治疗疾病的方法。它是把针刺与药理及药水等对穴位的渗透刺激作用结合在一起发挥综合效能，故对某些疾病能提高疗效。

（一）用具及常用药液

1. 用具使用消毒的注射器和针头。根据药物的剂量大小和针刺的深度选用不同的注射器和针头。常用的注射器规格为1ml、2ml、5ml、10ml、20ml；常用的针头为5-7号普通注射针头，牙科用5号长针头，以及封闭用的长针头。

2. 常用药物凡是可供肌内注射用的药物，都可供穴位注射用。常用的药物有以下3类：

（1）中草药制剂：复方当归注射液、川芎嗪注射液、生脉注射液、人参注射液、鱼腥草注射液、银黄注射液、柴胡注射液、板蓝根注射液、威灵仙注射液等；

（2）维生素类制剂：维生素 B_1 注射液、维生素 B_6 注射液、维生素 B_{12} 注射液、维生素C注射液；

（3）其他常用药：5%～10%葡萄糖注射液、0.9%生理盐水、注射用水、三磷腺苷、辅酶A、神经生长因子、硫酸阿托品、山莨菪碱、加兰他敏、强的松龙、盐酸普鲁卡因、利多卡因等。

（二）穴位的选择

一般可根据针灸治疗时的处方原则辨证取穴；也可结合经络、经穴的触诊法选取阳性反应点进行治疗；软组织损伤者先取最明显的压痛点。选穴宜精炼，以1～2个穴位为妥，最多不超过4个穴位，并宜选用肌肉丰满的部位进行穴位注射。

（三）操作方法

1. 操作程序根据所选穴位处方选取舒适、持久的体位，按注射药量的不同选用注射器和针头。局部皮肤常规消毒后，用无痛快速进针法将针刺入皮下组织，然后慢慢推进或上下提插，探得酸胀等“得气”感应后，回抽一下，如无回血，即可将药物注入。一般疾病用中等速度推入药液；慢性病或体弱者用轻刺激，将药液缓慢推入；急性病或体强者，可用强刺激，快速推入药液。如需注入药液较多时，可由深至浅，边推药液边退针，或将注射针头向几个方向刺入注射药液。

2. 注射剂量穴位注射的用药剂量决定于注射部位及药物的性质和浓度。作小剂量注射时，可用原药物常规剂量的1/5～1/2。一般以穴位部位来分，头面部可注射0.3～0.5ml，耳穴可注射0.1ml，四肢部可注射0.5～2ml，胸背部可注射0.5～1ml，腰臀部可注射2～5ml或5%～10%葡萄糖注射液10～20ml。

3. 疗程急症每日1～2次，慢性病一般每日或隔日1次，6～10次为1疗程。反应强烈者，可隔2～3日1次，穴位可左右交替使用。每疗程间可休息3～5日。

（四）适用范围

穴位注射法的适用范围非常广泛，凡是针灸的适应证大部分都可用本法治疗，如痹证、中风、痿证、扭挫伤、面瘫、三叉神经痛、坐骨神经痛、头痛、失眠、心悸、心痛、高血压、眩晕、感冒、咳嗽、哮喘、胃痛、腹痛、泄泻、痢疾、乳痈、肠痈、淋病、风疹、痤疮、银屑病、目赤肿痛、咽喉肿痛、中耳炎、鼻炎、痛经、不孕症、月经不调、崩漏、带下、小儿麻痹后遗症等。

（五）注意事项

1. 治疗时应对患者说明治疗的特点和注射后的正常反应，如注射后局部可能有酸胀感，48 小时内局部有轻度不适，有时持续时间较长，但一般不超过 1 日。如因消毒不严而引起局部红肿、发热等，应及时处理。

2. 严格无菌操作，防止感染。

3. 注意药物的性能、药理作用、剂量、配伍禁忌、副作用、过敏反应、药物的有效期、药物有无沉淀变质等情况。凡能引起过敏反应的药物，如青霉素、链霉素、普鲁卡因等，必须做皮试，阳性反应者不可应用此药。副作用较强的药物，使用亦当谨慎。

4. 一般药液不宜注入关节腔、脊髓腔和血管内，否则会导致不良后果。此外，应注意穴位注射法避开神经干，以免损伤神经。

5. 孕妇的下腹部、腰骶部和三阴交、合谷等穴不宜用穴位注射，以免引起流产。年老、体弱者，选穴宜少，药液剂量应酌减。

第五节 拔罐疗法

拔罐法是以罐为工具，利用燃烧排除罐内空气，造成负压，使之吸附于腧穴或应拔部位的体表，产生刺激，使被拔部位的皮肤充血、淤血，以达到防治疾病的目的。

拔罐法古称角法，又称吸筒法，早在马王堆汉墓出土的帛书《五十二病方》中就有记载，历代中医文献中亦多论述，主要为外科治疗疮疡时，用来吸血排脓。后来又扩大应用于肺结核、风湿病等内科病证。随着医疗实践的不断发展，不仅罐的质料和拔罐的方法不断得到改进和发展，而且治疗的范围也逐渐扩大，外科、内科等都有它的适应证，并经常和针刺配合使用。因此，拔罐法成为针灸治疗中的一种重要方法。

一、罐的种类

罐的种类很多，目前临床常用的有竹罐、陶罐、玻璃罐和抽气罐等。

（一）竹罐

用直径 3～5cm 坚固无损的竹子，截成 6～8cm 或 8～10cm 长的竹管，一端留节作底，另一端作罐口，用刀刮去青皮及内膜，制成形如腰鼓的圆筒，用砂纸磨光，使罐口光滑平正。竹罐的优点是取材容易，经济易制，轻巧，不易摔碎。缺点是容易燥裂漏气，吸附力不大。

（二）陶罐

用陶土烧制而成，罐的两端较小，中间略向外凸出，状如瓷鼓，底平，口径大小不一，口径小者较短，口径大者略长。这种罐的优点是吸力大，但质地较重，容易摔碎损坏。

（三）玻璃罐

是在陶制罐的基础上，改用玻璃加工而成，其形如球状，罐口平滑，分大、中、小三种型号。其优点是质地透明，使用时可直接观察局部皮肤的变化，便于掌握时间，临床应用较普遍。其缺点也是容易破碎。

（四）抽气罐

即用青霉素、链霉素药瓶或类似的小药瓶，将瓶底切去磨平，磨光滑，瓶口的橡胶塞须保留完整，以便于抽气时使用。现有用透明塑料制成的抽气罐，上面加置活塞，便于抽气。这种罐亦易破碎。

二、拔罐方法

拔罐的方法多种，可分为火罐法、水罐法、抽气罐法等。

（一）火罐法

利用燃烧时火的热力排出罐内空气，形成负压，将罐吸在皮肤上。具体操作有以下几种：

1. 闪火法　用镊子夹95%的乙醇棉球，点燃后在罐内绕1～3圈再抽出，并迅速将罐子叩在应拔的部位上。这种方法比较安全，是常用的拔罐方法，但须注意的是点燃的乙醇棉球切勿将罐口烧热，以免烫伤皮肤。

2. 投火法　将乙醇棉球或纸片燃着后投入罐内，乘火最旺时迅速将火罐叩在应拔的部位上即可吸住。这种方法吸附力强，但由于罐内有燃烧物质，火球落下很容易烫伤皮肤，故宜在侧面横拔。

3. 贴棉法　取棉花一小方块，略浸乙醇，压平贴在罐内壁的中下段或罐底，用火柴点燃后，将罐子迅速叩在选定的部位上，即可拔住。这种方法须注意棉花浸乙醇不宜过多，否则燃烧乙醇滴下时，容易烫伤皮肤。

4. 架火法　用一不易燃烧和不易传热的物体，如小瓶盖等（其直径要小于罐口），放在应拔的部位上，上置小块乙醇棉球，点燃后迅速将罐子叩上。这种方法吸附力也较强。

5. 滴酒法　在火罐内滴入95%乙醇1～3滴，翻倒之使其均匀地布于罐壁，然后点火燃着，迅速将罐子叩在应拔的部位上。这种方法须注意滴入乙醇要适量，如过少不易燃着，若过多往往滴下会灼伤皮肤。

（二）煮罐法

此法一般是先用5～10枚完好无损的竹罐放在沸水或药液中，煮沸1～2分钟，然后用镊子夹住罐底，颠倒提出水面，甩出水液，迅速用凉毛巾紧扪罐口，立即将罐叩在应拔部位，即能吸附在皮肤上。煮罐时放入适量的祛风活血药物，如羌活、独活、当归、红花、麻黄、艾叶、川椒、木瓜、川乌、草乌等，即称药罐，多用于治疗风寒湿痹等症。

（三）抽气法

此法是将罐紧叩在穴位上，将注射器从橡皮塞刺入瓶内，抽出空气，使其产生负压，即能吸住。或用抽气筒套在塑料杯罐活塞上，将空气抽出，使之吸拔在选定的部位上。

以上各种方法，一般留罐10～15分钟，待施术部位的皮肤充血、瘀血时，将罐取下。若罐大吸拔力强时，可适当缩短留罐的时间，以免起泡。

三、拔罐法的应用

临床应用拔罐法时，可根据不同病情，选用不同的拔罐法。常见的拔罐法有以下6种：

（一）留罐

又称坐罐，即拔罐后将罐子吸附留置于施术部位10～15分钟，然后将罐起下。此法一般疾病均可应用，而且单罐、多罐皆可应用。

（二）走罐

又称推罐，一般用于面积较大、肌肉厚的部位，如腰背部、大腿部等。可选用口径较大的玻璃火罐，罐口要平滑，先在罐口或欲拔罐部位涂一些凡士林油膏等润滑剂，再将罐拔住，然后，医者用右手握住罐子，向上、下、左、右需要拔罐的部位往返推动，至所拔部位的皮肤潮红、充血甚或瘀血时，将罐起下。

（三）闪罐

采用闪火法将罐拔住后，又立即起下，再迅速拔住，如此反复多次地拔上起下，起下再拔，直至皮肤潮红为度。

（四）留针拔罐

此法是将针刺和拔罐相结合应用的一种方法。即先针刺待得气后留针，再以针为中心点将火罐拔上，留置10～15分钟，然后起罐拔针。

（五）刺血拔罐

此法又称刺络拔罐。即在应拔部位的皮肤消毒后，用三棱针点刺出血或用皮肤针叩打后再行拔罐，使之出血，以加强刺血治疗的作用。一般针后拔罐留置10～15分钟。

（六）药罐

此法是指先在抽气罐内盛贮一定的药液，一般为罐子的1/2左右，药物常用生姜、辣椒液、两面针酊、风湿酒等，或根据需要配制，然后按抽气罐操作法抽去空气，使罐吸附在皮肤上。

四、拔罐的作用和适用范围

拔罐法具有通经活络、行气活血、消肿止痛、祛风散寒等作用。其适用范围较为广泛，如风湿痹痛，各种神经麻痹，以及一些急慢性疼痛，如腹痛、腰背痛、痛经、头痛等均可应用，还可用于感冒、咳嗽、哮喘、消化不良、胃脘痛、眩晕等脏腑功能紊乱方面的病症。此外，如丹毒、红丝疔、毒蛇咬伤、疮疡初起未溃等外科疾病亦可用拔罐法。

五、起罐方法和注意事项

（一）起罐方法

起罐时，一般先用左手夹住火罐，右手拇指或食指在罐口旁边按压一下，使空气进入罐内，即可将罐取下。若罐吸附过强时，切不可硬行上提或旋转提拔，以轻缓为宜。

（二）注意事项

1. 拔罐时要选择适当的体位和肌肉丰满的部位。若体位不当或有所移动及骨骼凸凹不平、毛发较多的部位，均不可用。

2. 拔罐时要根据所拔部位的面积大小而选择大小适宜的罐。操作时必须迅速，才能使罐拔紧，吸附有力。

3. 用火罐时应注意勿灼伤或烫伤皮肤。若烫伤或留罐时间太长而皮肤起水疱时，小的无须处理，仅敷以消毒纱布，防止擦破即可。水疱较大时，用消毒针将水疱刺破放出水液，涂以甲紫药水，或用消毒纱布包敷，以防感染。

4. 皮肤有过敏、溃疡、水肿者，及大血管分布部位，不宜拔罐。高热抽搐者，以及孕妇的腹部、腰骶部，亦不宜拔罐。

第六节 灸 法

灸法，是用艾绒或其他药物放置在体表的穴位部位上烧灼、温熨，借灸火的温和热力以及药物的作用，通过经络的传导，起到温通气血、扶正祛邪的作用，以达到治病和保健目的的一种外治法。它能治疗针刺效果较差的某些病症，或结合针法应用，更能提高疗效，所以是针灸疗法中的一项重要内容。故《医学入门》说："凡病药之不及，针之不到，必须灸之。"

一、灸法的作用

1. 温经散寒 《素问·异法方宜论》说："北方者，天地所闭藏之域也，其地高陵居，风寒冰冽，……藏寒生满病，其治宜灸焫。"《素问·调经论》又说："血气者，喜温而恶寒，寒则泣而不流，温则消而去之。"可见灸法具有温经散寒的作用。临床上多用于治疗寒湿痹痛和寒邪为患、偏于阳虚的胃脘痛、腹痛、泄泻、痢疾等。

2. 扶阳固脱 《素问·生气通天论》说："阳气者，若天与日，失其所则折寿而不彰。"这说明阳气之重要性。阳衰则阴盛，阴盛则寒，为厥，甚则欲脱，当此之时，就可用艾灸来温补，扶助虚脱之阳气。故《扁鹊心书》说："真气虚则人病，真气脱则人死，保命之法，灼艾第一。"《伤寒论》也说："下利，手足逆冷，无脉者，灸之。"可见阳气下陷或欲脱之危证，皆可用灸法。临床上多用于脱证和中气不足、阳气下陷而引起的遗尿、脱肛、阴挺、崩漏、带下、痰饮等。

3. 消瘀散结 《灵枢·刺节真邪》说："脉中之血，凝而留止，弗之火调，弗能取之。"气为血帅，血随气行，气得温则行，气行则血亦行。灸能使气机通调，营卫和畅，故瘀结自散。所以，临床常用于气血凝滞之疾，如乳痈初起、瘰疬、瘿瘤等。

4. 防病保健 《千金要方》说："凡人吴蜀地游宦，体上常须两三处灸之，勿令疮暂瘥，则瘴疠瘟疟毒气不能着人也。"《扁鹊心书》说："人之无病时，常灸关元、气海、命门、中脘，虽未得长生，亦可保百余年寿矣。"由此说明灸法可起到防病保健的作用，也就是说无病施灸，可以激发人体的正气，增强抗病的能力，使人精力充沛，长寿不衰。

二、灸用材料

施灸材料主要是艾叶制成的艾绒。关于艾叶的性能，《本草从新》说："艾叶苦辛，生温，熟热，纯阳之性，能回垂绝之阳，通十二经，走三阴，理气血，逐寒湿，暖子宫，……以之灸火，能透诸经而除百病。"说明用艾叶作施灸材料，有通经活络、祛除阴寒、回阳救逆等作用。艾叶经过加工，制成细软的艾绒，更有它的优点：第一，便于搓捏成大小不同的艾炷，易于燃烧，气味芳香；第二，燃烧时热力温和，能窜透皮肤，直达深部。又由于艾产于各地，价格低廉，所以几千年来一直为针灸临床所采用。

三、灸法的操作方法

（一）艾炷灸

将施灸时所燃烧的锥形艾团，称为艾炷。临床上根据不同的灸法，使用大小不同的艾炷。艾炷的制作一般用手捻。将纯净的艾绒放在平板上，用拇、食、中三指边捏边旋转，把艾绒捏紧成规格大小不同的圆锥形艾炷，小者如麦粒大，中者如半截枣核大，大者如半截橄榄大。每燃烧尽一个艾炷，称为一壮。施灸时，即以艾炷的大小和壮数多少来掌握刺激量的轻重。艾炷灸可分为直接灸和间接灸两类。

直接灸　又称明灸、着肤灸，即将艾炷直接置放在皮肤上施灸的一种方法。根据灸后对皮肤刺激的程度不同，又分为瘢痕灸和无瘢痕灸两种。

（1）瘢痕灸：又称化脓灸，即用黄豆大或枣核大艾炷直接放在穴位上施灸，局部组织经烫伤后产生无菌性化脓现象，以改善体质，增强机体的抗病能力，从而起到防治疾病的目的。《针灸资生经》中说："凡着艾得灸疮，所患即瘥，若不发，其病不愈。"说明古代灸法一般要求达到化脓，即所谓"灸疮"，而且把灸疮的发或不发，看成是取得疗效的关键。目前临床上对哮喘、慢性胃肠病、体质虚弱、发育障碍等证多采用本法。其操作方法是：

①选择体位及点穴：因灸治要将艾炷安放在穴位表面，并且施治时间较长，所以选取的体位要求平正、舒适。待体位选好后正确点穴，可用棉签蘸甲紫或用墨笔在穴位上划点标记。《千金要方》说："凡点灸法，皆须平直，四肢无使倾倒，灸时孔穴不正，无益于事，徒破皮肉耳。若坐点则坐灸之，卧点而卧灸之……"说明古人对于灸疗时的体位和点穴是十分重视的。

②艾炷的安放和施灸：艾炷安放时先在穴位上涂少量蒜液或凡士林，以增加粘附性和刺激作用。放好后，用线香点燃艾炷，烧近皮肤时患者有灼痛感，可用手在穴位四周拍打以减轻痛感。灸完1壮后，除去灰烬，方可换炷，每换1壮，即可涂凡士林或大蒜液1次，可连续灸7～9壮。

敷贴消炎膏药：灸满壮数后，在灸穴上敷贴消炎膏药，可每天换贴1次。大约1周左右，灸穴逐渐出现无菌性化脓反应，如脓液多，膏药应勤换，约经30～40天，灸疮结痂脱落，局部留有瘢痕。在灸疮化脓时，局部应注意清洁，避免污染，以免并发其他炎症（正常的无菌性化脓，脓液较淡色白，若感染细菌而化脓，脓色多呈黄绿色）。同时可多吃一些营养较丰富的食物，促使灸疮的正常透发，有利于提高疗效。此灸法有后遗瘢痕，灸前应征求患者同意。

（2）无瘢痕灸：又称非化脓灸，临床上多用中小艾炷。施灸时先在所灸腧穴部位涂少量的凡士林，以使艾炷便于黏附，然后将艾炷放置于腧穴部位点燃施灸，当艾炷燃剩五分之二或四分之一而患者感到微有灼痛时，即可易炷再灸。若用麦粒大艾炷施灸，当患者感到有灼痛时，医者可用镊子将艾炷熄灭，然后继续易炷再灸，待将规定壮数灸完为止。一般应灸至局部皮肤红晕而不起泡为度。因其皮肤无灼伤，故灸后不化脓，不留瘢痕。一般虚寒性疾患均可采用此法。

（3）间接灸：又称隔物灸、间隔灸，是用药物将艾炷与施灸腧穴部位的皮肤隔开进行施灸的方法。古代的隔物灸法种类很多，广泛用于临床各种病证。所隔的物品有动物、植物和矿物，多数属于中药。药物又因病、因、证的不同，既有单方，又有复方。故治疗时既发挥了艾灸的作用，又有药物的功能。有特殊效果且常用的间接灸有以下几种：

①隔姜灸：将鲜生姜切成直径大约2～3cm、厚约0.2～0.3cm的薄片，中间用针刺数孔，然后将姜片置于应灸腧穴部位或患处，再将艾炷放姜片上面点燃施灸。当艾炷燃尽，再易炷施灸。灸完规定的壮数，以使皮肤潮红而不起泡为度。常用于因寒而致的呕吐、腹痛、腹泻以及风寒痹痛等。

②隔蒜灸：将鲜大蒜头切成厚约0.2～0.3cm的薄片，中间用针刺数孔（捣蒜如泥亦可），置于应灸腧穴或患处，然后将艾炷放在蒜片上点燃施灸。待艾炷燃尽，易炷再灸，直至灸完规定的壮数。此法多用于治疗瘰疬、肺痨及初起的肿疡等症。

③隔盐灸：用纯净的食盐填敷于脐部，或于盐上再置一薄姜片，上置大艾炷施灸，可防止食盐受火爆起而伤人。一般灸3～7壮。此法有回阳、救逆、固脱之功，但需连续施灸，不拘壮数，以待脉起、肤温、证候改善。临床上常用于治疗急性寒性腹痛、吐泻、痢疾、淋病、中风脱证等。

④隔附子饼灸：将附子研成粉末，以黄酒调和，做成直径约3cm、厚约0.8cm的附子饼，中间留一小孔或用针刺数孔，将艾炷置于附子饼上，放在应灸腧穴或患处，点燃施灸。由于附子辛温大热，有温肾补阳的作用，故多用于治疗命门火衰而致的阳痿、早泄、遗精或疮疡久溃不敛等症。

（二）艾卷灸

又称艾条灸。即用桑皮包裹艾绒卷成圆筒形的艾卷，将其一端点燃，对准穴位或患处施灸的一种方法。有关艾卷灸的最早记载见于明代朱权的《寿域神方》一书，其中有“用纸实卷艾，以纸隔之点穴，于隔纸上用力实按之，待腹内觉热，汗出即瘥”的记载。后来发展为在艾绒内加入药物，再用纸卷成条状艾卷施灸，名为“雷火神针”和“太乙神针”。在此基础上又演变为现代的单纯艾卷灸和药物艾卷灸。

按操作方法艾卷灸又分为悬灸、实按灸两种，现介绍如下：

1. 悬灸

（1）温和灸将艾卷的一端点燃，对准应灸的腧穴或患处，约距离皮肤2～3 cm处进行熏烤，使患者局部有温热感而无灼痛为宜，一般每处灸5～7分钟，至皮肤红晕为度。如果遇到局部知觉减退者或小儿等，医者可将中、食两指分开，置于施灸部位两侧，这样可通过医者手指的感觉来测知患者局部的受热程度，以便随时调节施灸的距离和防止烫伤。

（2）雀啄灸施灸时，艾卷点燃的一端与施灸部位的皮肤并不固定在一定的距离，而是像鸟雀啄食一样，一上一下活动地施灸。

（3）回旋灸施灸时，艾卷点燃的一端与施灸部位的皮肤虽保持一定的距离，但不固定，而是向左向右方向移动或反复旋转地施灸。

2. 实按灸　施灸时，先在施灸腧穴部位或患处垫上布或纸数层，然后将药物艾卷的一端点燃，趁热按到施术部位上，使热力透达深部，若艾火熄灭，再点再按；或者以布6～7层包裹艾火熨于穴位，若火熄灭，再点再熨。最常用的为太乙针灸和雷火针灸，适用于风寒湿痹、痿证和虚寒证。

太乙神针的通用方：艾绒100g，硫黄6g，麝香、乳香、没药、松香、桂枝、杜仲、枳壳、皂角、细辛、川芎、独活、穿山甲、雄黄、白芷、全蝎各1g。上药研成细末，和匀，以桑皮纸1张，约30cm见方，摊平，先取艾绒24g均匀铺在纸上，次取药末6g，均匀掺在艾绒里，然后卷紧如爆竹状，外用鸡蛋清涂抹，再糊上桑皮纸1层，两头留空3cm，捻紧即成。

雷火神针的药物处方：沉香、木香、乳香、茵陈、羌活、干姜、穿山甲各9g，麝香少许，艾绒100g。其制法与太乙神针相同。

（三）温针灸

是针刺与艾灸相结合的一种方法，适用于既需要艾灸又须针刺留针的疾病。在针刺得气后，将针留在适当的深度，在针柄上穿置一段长约2cm的艾卷施灸，或在针尾上搓捏少许艾绒点燃施灸，直待燃尽，除去灰烬，再将针取出。此法是一种简而易行的针灸并用的方法，其艾绒燃烧的热力可通过针身传入体内，使其发挥针和灸的作用，达到治疗的目的。用此法应注意防止灰火脱落烧伤皮肤。

(四) 温灸器灸

温灸器是一种专门用于施灸的器具，用温灸器施灸的方法称温灸器灸。临床常用的温灸器有温灸盒和温灸筒。施灸时，将艾绒点燃后放入温灸筒或温灸盒里的铁网上，然后将温灸筒或温灸盒放在施灸部位即可。适用于灸治腹部、腰部的一般常见病。

(五) 其他灸法

又称非艾灸法，是指以艾绒以外的物品作为材料的灸治方法。常用的有以下几种：

1. 灯火灸　又称灯草焠、灯草灸、油捻灸，也称神灯照，是民间沿用已久的简便灸法。取10～15cm长的灯心草或纸绳，蘸麻油或植物油，浸渍长约3～4cm，点燃起火后用快速动作对准穴位猛一接触，听到“叭”的一声迅速离开，如无爆淬之声可重复1次。此法主要用于小儿痄腮、喉蛾、吐泻、惊风等病证。

2. 天灸　又称药物灸、发泡灸。将一些具有刺激性的药物涂敷于穴位或患处，敷后皮肤可起泡，或仅使局部充血潮红。所用药物多是单味中药，也有用复方者。常用的天灸法有蒜泥灸、细辛灸、天南星灸等数十种。

(1) 蒜泥灸：将：大蒜捣烂如泥，取3～5g贴敷于穴位上，敷灸1～3小时，以局部皮肤发痒发红起泡为度。如敷涌泉穴治疗咯血、衄血，敷合谷治疗扁桃体炎，敷鱼际穴治疗喉痹等。

(2) 细辛灸：取细辛适量，研为细末，加醋少许调和成糊状，敷于穴位上，外覆油纸，胶布固定。如敷涌泉或神阙穴治小儿口腔炎等。

(3) 天南星灸：取天南星适量，研为细末，用生姜汁调和成糊状，敷于穴位上，外覆油纸，胶布固定。如敷于颊车、颧髎穴治疗面神经麻痹等。

(4) 白芥子灸：将白芥子适量研成细末，用水调和成糊状，敷贴于穴位或患处，外覆油纸，胶布固定。一般可用于治疗关节痹痛、口眼㖞斜，或配合其他药物治疗哮喘等证。

四、灸法注意事项

(一) 施灸的先后顺序

古人对于施灸的先后顺序有明确的论述。如《千金要方》说：“凡灸当先阳后阴……先上后下。”《明堂灸经》也指出：“先灸上，后灸下；先灸少，后灸多。”这是说应先灸阳经，后灸阴经；先灸上部，后灸下部；就壮数而言，先灸少而后灸多；就大小而言，先灸艾炷小者而后灸大者。但上述施灸的顺序是指一般的规律，临床上需结合病情灵活应用，不能拘执不变。如脱肛的灸治，应先灸长强以收肛，后灸百会以举陷，便是先灸下而后灸上。此外，施灸应注意在通风环境中进行。

(二) 施灸的补泻方法

艾灸的补泻，始载于《内经》。《灵枢·背俞》说：“气盛则泻之，虚则补之。以火补者，毋吹其火，须自灭也。以火泻者，疾吹其火，传其艾，须其火灭也。”《针灸大成》也记载说：“以火补者，毋吹其火，须待自灭，即按其穴。以火泻者，速吹其火，开其穴也。”指出灸法的补泻亦需根据辨证施治的原则，虚证用补法，而实证则用泻法。

（三）施灸的禁忌

1. 面部穴位、乳头、大血管等处均不宜使用直接灸，以免烫伤形成瘢痕。关节活动部位亦不适宜化脓灸，以免化脓溃破，不易愈合，甚至影响功能活动。

2. 一般空腹、过饱、极度疲劳和对灸法恐惧者，应慎施灸。对于体弱患者，灸治时艾炷不宜过大，刺激量不可过强，以防“晕灸”。一旦发生晕灸，应及时处理。

3. 孕妇的腹部和腰骶部也不宜施灸。

（四）灸后的处理

施灸过量，时间过长，局部出现水疱，只要不擦破，可任其自然吸收，如水疱较大，可用消毒毫针刺破水疱，放出水液，再涂以甲紫。瘢痕灸者，在灸疮化脓期间，1个月内慎做重体力劳动，疮面局部勿用手搔，以保护痂皮，并保持清洁，防止感染。

第六章

针灸的治疗作用

在正常的生理情况下，机体处于经络疏通、气血畅达、脏腑协调、阴阳平衡的状态。而在病理情况下，则经络壅滞、气血不畅、脏腑失调、阴阳失衡。针灸治病就是通过针刺或艾灸腧穴，以疏通经络气血，调节脏腑阴阳，达到治疗疾病的目的。

第一节　疏通经络

疏通经络是针灸治病最主要、最直接的作用。经络“内属于腑脏，外络于肢节”，运行气血是其主要生理功能之一。经络功能正常时，气血运行通畅，脏腑器官、体表肌肤及四肢百骸得以濡养，均可发挥其正常的生理功能。若经络功能失常，气血运行受阻，则会影响人体正常的生理功能，出现病理变化而引起疾病的发生。

经络闭阻不通，气血运行不畅，甚至气滞血瘀，可引发肢体或脏腑的肿胀、疼痛、瘀斑；气血不能正常运行到相应肢体、脏腑，又会引起肢体的麻木、痿软、拘挛或者脏腑功能活动失去平衡。凡此，均应“以微针通其经脉，调其血气”，《内经》称之为“解结”。如《灵枢·刺节真邪》篇说：“用针者，必先察其经络之实虚……一经上实下虚而不通者，此必有横络盛加于大经，令之不通，视而泻之，此所谓解结也。”解结就是疏通经脉，使脉道通畅，气血畅行。

经脉不通的因素是多方面的，故《内经》中又针对不同原因，提出了不同的疏通经络的方法，即“针所不为，灸之所宜”。《千金要方》中说：“凡病皆由血气壅滞不得宣通，针以开导之，灸以温暖之。”可见，同样是经络闭阻不通，实热引起者宜用针刺，虚寒引起者宜行灸疗。对于感受风寒湿邪引起的受患经脉部位酸楚冷痛、痉挛抽痛或跌仆损伤而致的肢体红肿疼痛，针刺可起到祛风除湿、活血化瘀、通经活络而止痛的作用。对于气血不行、经脉失养引起的肢体麻木不仁、酸软无力、瘫痪失用，灸疗可以起到益气养血、温经通络而补虚的作用。务使经络通畅，气血运行正常，达到治疗疾病的目的。

第二节　扶正祛邪

扶正祛邪是针灸治病的根本法则和手段。《素问·刺法论》篇说：“正气存内，邪不可干。”《素问·评热病论》说：“邪之所凑，其气必虚。”疾病的发生、发展及其转归的过程，实质上是正邪相争的过程。正胜邪退则病缓解，正不胜邪则病情加重。因此，扶正祛邪既是疾病向良性方向转归的基本保证，又是针灸治疗疾病的作用过程。

针灸治病，不外乎扶正与祛邪两个方面。扶正就是扶助正气，增强抗病能力，正气得复又有利于抗邪。祛邪就是祛除病邪，减轻疾病症状，消除致病因素，病邪得除又减轻对正气的损伤。针灸治病的过程，就是不断发挥扶正祛邪的作用。凡邪盛正气未衰者（新病），治宜祛邪为主，邪去正自安。正虚邪不盛者（久病），治宜扶正为主，正复邪自除。若正已虚而邪未衰，单纯扶正则难免助邪，一味祛邪，又更伤正气，故治宜攻补兼施。若以正虚为主者，扶正为上，兼以祛邪，或先补后攻。若以邪实为主者，祛邪为上，兼以扶正，或先攻后补。

针灸扶正祛邪作用的实现，除了与补泻手法有关外，还与部分腧穴偏补偏泻的性能有关。偏补的腧穴如关元、气海、命门、肾俞、膏肓，多在扶正时用之。偏泻的腧穴如曲泽、委中、水沟、十宣、十二井穴，多在祛邪时用之。绝大部分腧穴则具有双向调节作用，如中脘、内关、三阴交、合谷、太冲、足三里，临床既可用于扶正，又可用于祛邪。

第三节　调和阴阳

调和阴阳是针灸治病的最终目的。疾病的发生机制是极其复杂的，但从总体上可归纳为阴阳失调。即因六淫、七情等致病因素导致人体阴阳的偏盛偏衰，失去相对平衡，使脏腑经络功能活动失常，从而引起疾病的发生。“阴胜则阳病，阳胜则阴病。”针对人体疾病的这一主要病理变化，运用针灸方法调节阴阳的偏盛偏衰，可以使机体恢复“阴平阳秘”的状态，从而达到治愈疾病的目的。《灵枢·根结》篇说：“用针之要，在于知调阴与阳。”《素问·至真要大论篇》也说：“调气之方，必别阴阳。”“谨察阴阳所在而调之，以平为期。”

针灸调和阴阳的作用，主要是通过经络阴阳属性、经穴配伍和针刺补泻手法完成的。《素问·阴阳应象大论篇》说：“故善用针者，从阴引阳，从阳引阴。”指出针灸调和阴阳的具体方法既可以阴证治阴，阳证治阳，又可以从阴阳互根的角度考虑来取阴证治阳，阳证治阴之法。例如，肝阳上亢之头目昏痛，取太溪、照海以滋养肾阴；亡阳出现的肢体逆冷等，灸任脉之气海、关元以阴中求阳。《灵枢·终始》篇说：“阴盛而阳虚，先补其阳，后泻其阴而和之，阴虚而阳盛，先补其阴，后泻其阳而和之。”例如，阴盛阳虚则可见癫疾、嗜睡，应补阳跻（申脉）泻阴跻（照海）；阳盛阴虚则可见狂躁、失眠，应补阴跻（照海）泻阳跻（申脉）；又如中风后出现的足内翻，从经络辨证上可确定为阳（经）缓而阴（经）急，治疗时采用补阳经而泻阴经的针刺方法，平衡阴阳。

综上所述，针灸的治疗作用，实质上就是对机体的一种良性调节作用，调节经络气血，调节脏腑阴阳。其治疗作用的发挥，与多种主观、客观因素密切相关。除了腧穴的特性、针灸补泻手法以外，还与机体状态（包括禀赋、年龄、性别、心理素质、病变表现等方面的个体差异）、治疗时间、辅助治疗措施等密切相关，其中尤以机体状态最为重要。机体在不同的病理状态下，针灸可以产生不同的治疗作用。如当机体处于虚寒、脱证状态时，针灸可以起到补虚散寒、回阳固脱的作用；当机体处于实热、闭证状态时，针刺可起到清热泻实、开窍启闭的作用。高血压者，针灸可使其降低；低血压者，针灸可使其升高。心动过速者，针灸能使之减慢；心动过缓者，针灸能使之加快。胃肠痉挛而疼痛者，针灸可以消除痉挛，使疼痛缓解；胃肠蠕动弛缓或下垂者，针灸又可使胃肠蠕动增强、胃底升高。凡此种种，均足以说明机体状态这个内在因素在针灸治疗过程中所起的重要作用。

第七章

针灸治疗原则

针灸治疗原则就是运用针灸治疗疾病必须遵循的基本法则，是确立治疗方法的基础。在应用针灸治疗疾病时，具体的治疗方法多种多样，是用针法，还是用灸法，还是针灸并用？是用补法，还是用泻法，还是补泻兼施？从总体上把握针灸的治疗原则具有化繁就简的重要意义。针灸的治疗原则可概括为治神守气、清热温寒、补虚泻实、整体观念、治病求本和三因制宜。

第一节　治 神 守 气

治神守气是针灸治病的重要原则，历来受到针灸医家的重视。《素问・宝命全形论》说："凡刺之真，必先治神……经气已至，慎守勿失。"旨在言明治神守气是针灸施治的基础和前提，在针灸治疗原则中，应居首要地位。

一、治神

所谓治神，一是在针灸施治前后注重调治病人的精神状态；二是在针灸操作过程中，医者专一其神，意守神气；病人神情安定，意守感传。治神贯穿于针灸治病的全过程。

《灵枢・官能》说："用针之要，无忘其神……徐语而安静，手巧而心审谛者，可使行针艾。"《千金要方》也说："凡大医治病，必当安神定志。"提示我们在施行针灸治疗之前，医者必须把针灸疗法的有关事宜告诉病人，使之对针灸治病有所了解和正确的认识，以便稳定情绪，消除紧张心理，这对于初诊和精神紧张的病人尤为重要。《素问・举痛论》说："惊则心无所依，神无所归，虑无所定，故气乱矣。"《灵枢・终始》说："大惊大恐，必定其气乃刺之。"《标幽赋》亦云："凡刺者，使本神朝而后入；既刺也，使本神定而气随；神不朝而勿刺，神已定而可施。"对于个别精神高度紧张、情绪波动不定以及大惊、大恐、大悲之人，应暂时避免针刺，以防神气散亡，造成不良后果；而对于一些患疑难病症、慢性痼疾或以情志精神因素致病者，还应在针灸治疗期间多做深入细致的思想工作，使他们能够充分认识机体状态、精神因素对疾病的影响和作用，鼓励他们树立并坚定战胜疾病的信心，积极配合治疗，加强各方面的功能锻炼，促使疾病的好转和身体康复。正如《圣济经》中所云："治病之道，必观其态，必问其情，以察存亡得失之意。其为治也，告之以其败，语之以其善，导之以其所便，开之以其所苦。盖以神受则意诚，意诚则功倍故也。"

二、守气

针灸疗法所言之气，主要指经气。经气即经络之气，也称“真气”，是经络系统的运动形式及其功能的总称。《灵枢·刺节真邪》说：“用针之类，在于调气。”经气的虚实是脏腑经络功能盛衰的标志。针灸治病，十分注重调节经气的虚实，也就是发挥对脏腑、经络的调节作用。经气在针灸疗法中的体现有得气、气行、气至病所等形式。而得气的快慢，气行的长短，气至病所的效应，常常又与病人的体质，对针刺的敏感度，取穴的准确性，针刺的方向、角度、深度、强度、补泻手法等因素密切相关，在这些众多的因素之中，医者的治神守气，病人的意守感传往往对诱发经气、加速气至、促进气行和气至病所起到决定性的作用。

《灵枢·九针十二原》说：“粗守形，上守神。”守神也即守气，守气的过程也含有治神的内容，守气必先治神。《医宗金鉴·刺灸心法要诀》说：“凡下针，要病人神气定，息数匀。医者亦如之。”可见，治神绝非只是医者治病人之神，医者自身也有一个治神、正神的问题。《素问·诊要经终论》早有“刺针必肃”之古训，医者在病人面前要庄重、严肃，不可轻浮、失态。对待病人要和蔼、亲切，如待贵人，切忌冷漠粗暴、以貌取人。在针灸施术的整个过程中，注意力必须高度集中，取穴认真、准确，操作细心、谨慎，不可粗心大意，马虎从事，特别是在行针过程中要专心致志，做到“神在秋毫，属意病者”，“必一其神，令志在针”。认真体验针下的感觉，仔细观察病人的神色和表情，耐心询问病人的主观感觉，既察言又观色。如气不至，则可适当运用扪、切、循、按等行气辅助手法，或巧妙配合语言暗示，以诱发经气的出现。一旦针下气至，就要“密意守气”，做到“经气已至，慎守勿失……如临深渊，手如握虎，神无营于众物”。从病人言，针前安定情绪，消除紧张心理，愉快接受针灸治疗，能为守气打好良好的基础。在针灸施治过程中，病人也应平心静气，放松肌肉，全神贯注，意守病所。如能在医者进针、行针过程中配合作呼吸运动，其意守感传的效果会更好。

综上所述，治神与守气是充分调动医者、病人两方面积极性的关键措施。医者端正医疗作风，认真操作，潜心尽意，正神守气；病人正确对待疾病，配合治疗，安神定志，意守感传。既体现了医者的良好医德，又贯穿了“心理治疗”于其中。所以能更好地发挥针灸疗法的作用，提高治疗效果。同时，还能有效地防止针灸异常现象和意外事故的发生。治神守气作为针灸疗法的一个重要治疗原则，毋庸置疑。

第二节　清热与温寒

“清热”就是热性病证治疗用“清”法；“温寒”就是寒性病证治疗用“温”法，均属于正治法。《灵枢·经脉》篇说：“热则疾之，寒则留之。”就是针对热性病证和寒性病证而制定的清热温寒的治疗原则。

一、热则疾之

即热性病证的治疗原则是浅刺疾出或点刺出血，手法宜轻而快，可以不留针或针用泻法，以清泻热毒。例如，风热感冒者，当取大椎、曲池、合谷、外关等穴浅刺疾出，即可达到清热解表的目的。若伴有咽喉肿痛者，可用三棱针在少商穴点刺出血，以加强泻热、消肿、止痛的作用。《灵枢·九针十二原》解释说："刺诸热者，如以手探汤。"形象地表明了针刺手法的轻巧快速。

二、寒则留之

即寒性病证的治疗原则是深刺而久留针，以达温经散寒的目的。因寒性凝滞而主收引，针刺时不易得气，故应留针候气；加艾灸更能助阳散寒，使阳气得复，寒邪乃散。如寒邪在表，留于经络者，艾灸法较为相宜；若寒邪在里，凝滞脏腑，则针刺应深而久留，或配合"烧山火"针刺手法，或加用艾灸，以温针法最为适宜。《灵枢·九针十二原》进一步解释说："刺寒清者，如人不欲行。"也形象地表明了针刺应深而久留。

第三节 补虚泻实

补虚泻实就是扶助正气祛除病邪。《素问·通评虚实论》说："邪气盛则实，精其夺则虚。"可见，虚指正气不足，实指邪气有余。《灵枢·经脉》说："盛则泻之，虚则补之……陷下则灸之，不盛不虚以经取之。"《灵枢·九针十二原》说："虚则实之，满则泄之，宛陈则除之，邪盛则虚之。"是针对虚证、实证制定的补虚泻实的治疗原则。

一、虚则补之、陷下则灸之

"虚则补之"就是虚证采用补法治疗。针刺治疗虚证用补法主要通过针刺手法的补法和穴位的选择和配伍等而实现的。对于各种气血虚弱者，诸如精神疲乏、肢软无力、贫血、气短、腹泻、遗尿、乳少以及身体素虚、大病久病后气血亏损、肌肉萎缩、肢体瘫痪失用等等，常取关元、气海、命门、膏肓俞、足三里等偏补性能的腧穴和有关脏腑经脉的背俞穴、原穴，针灸并用，施行补法，能够振奋脏腑的功能，促进气血的生化，达到益气养血、强身健体的目的。

"陷下则灸之"，属于虚则补之的范畴，也就是说气虚下陷的治疗原则是以灸治为主。当气虚出现陷下证候时，应用温灸方法可较好地起到温补阳气、升提举陷的目的。如因脏腑经络之气虚弱，中气不足，对气血和内脏失其固摄能力而出现的久泻、久痢、遗尿、崩漏、脱肛、子宫脱垂、内脏下垂等，常灸百会、神阙、气海、关元、中脘、脾俞、胃俞、肾俞、足三里等穴补中益气、升阳举陷，对失血过多、大汗不止、四肢厥冷、阳气暴脱、血压下降、脉微欲绝的虚脱危象，更应重灸上述腧穴，以升阳固脱，回阳救逆。

二、实则泻之、菀陈则除之

"盛则泻之"、"满则泄之"、"邪盛则虚之"都是泻损邪气的意思，可统称为"实则泻之"。"实则泻之"就是指实证采用泻法治疗。针刺治疗实证用泻法主要是通过针刺手法的泻法、穴位的选择和配伍等而实现的。如在穴位上施行捻转、提插、开阖等泻法，可以起到祛除人体病邪的作用；应用偏泻性能的腧穴如十宣穴、水沟、素髎、丰隆、血海等，也可起到祛邪的目的。例如对高热、中暑、昏迷、惊厥、痉挛以及各种原因引起的剧痛等实证，取大椎、合谷、太冲、委中、人中、十宣、十二井等穴，针用泻法，或点刺出血，即能达到泻实之目的。

“菀陈则除之”，“菀”同“瘀”，有瘀结、瘀滞之义；“陈”即“陈旧”，引伸为时间长久。“菀陈”泛指络脉瘀阻之类的病证；“除”即“清除”，指清除瘀血的刺血疗法等，《素问·针解》说：“菀陈则除之者，出恶血也。”就是对络脉瘀阻不通引起的病证，宜采用三棱针点刺出血，达到活血化瘀的目的。如由于闪挫扭伤、毒虫咬伤、丹毒等引起的肌肤红肿热痛、青紫肿胀，即可以局部络脉或瘀血部位施行三棱针点刺出血法，以活血化瘀、消肿止痛。如病情较重者，可点刺出血后加拔火罐，这样可以排出更多的恶血，促进病愈；又如腱鞘囊肿、小儿疳证的点刺放液治疗也属此类。

三、不盛不虚以经取之

“不盛不虚以经取之”，并非病证本身无虚实可言，而是脏腑经络的虚实表现不甚明显。主要是由于病变脏腑经脉本身受病，而未传变于其他脏腑、经脉，属本经自病。《灵枢·禁服》说：“不盛不虚，以经取之，名曰经刺。”《难经·六十九难》说：“不虚不实以经取之者，是正经自病也。”在针刺时，多采用平补平泻的针刺手法。

补虚泻实既是针灸治疗原则，又是针灸治病的重要手段。《灵枢·九针十二原》说：“勿实实，勿虚虚，损不足而益有余，是谓甚病，病益甚。”《类经》也说：“凡用针者，但可泻其多，不可泻其少，当详察气血，而为之补泻也。”都明确指出补虚不可误用，不可犯“虚虚实实”之戒。否则，就会造成“补泻反则病益笃”的不良后果。

第四节　局部与整体

针灸治病，要善于处理局部与整体的关系。因为身体某一部分出现的局部病证，往往又是整体疾病的一部分，如头痛和目赤肿痛，都与肝火上炎有关；口舌生疮、小便短赤均因心和小肠有火所致；脱肛、子宫脱垂皆由中气不足引起。故《标幽赋》云：“观部分而知经络之虚实。”这就是中医学的整体观念，体现在针灸医学领域尤为突出。针灸治病，只有从整体观念出发，辨证施治，才不会出现头痛医头、脚痛医脚的片面倾向。

一、局部治疗

针灸治病，通过针刺和艾灸对经络、腧穴的刺激，直接作用于局部组织，从而产生局部治疗作用，即以局部腧穴治疗局部病证。如牙痛、面瘫取地仓、颊车；胃痛、腹泻取中脘、天枢；腰酸背痛取身柱、肾俞；手足有病取合谷、太冲等。局部治疗作用是人体所有腧穴共同具有的治疗作用，尤其是头面、躯干腧穴的主要治疗作用。体现了“腧穴所在，主治所在”的治疗特点。局部症状的解除，有助于全身性疾病的治疗。

二、整体治疗

针灸治病，除了作用于局部组织外，还能给机体以整体性影响。尤其是四肢肘膝关节以下的腧穴，除了能治疗局部和邻近组织病变外，还能治疗头面、躯干、脏腑的病变。部分腧穴如合谷、太冲、足三里、三阴交、大椎、百会、气海、关元等，还可防治全身性疾病。整体治疗还包括针对某一病证的病因治疗。如对肝阳上亢引起的头痛、眩晕，取太溪、太冲透涌泉以滋水涵木、育阴潜阳，肝阳平降，而头痛自止。外感发热、咳嗽，取合谷、外关、列缺发汗解表、宣肺止咳，肺气得以宣降，表热自解，咳嗽自除。

三、局部与整体同治

在多数情况下，需要局部与整体同时调治。如脾虚腹泻，局部取大横、天枢理肠止泻，整体取脾俞、足三里健运脾胃；风火牙痛，局部取颊车、下关疏调经络之气，远端取合谷、内庭清降胃肠之火。如此将局部同整体有机地结合起来，既着眼于症状治疗，又注重病因治疗，能够明显提高治疗效果。

第五节　治病求本

治病求本就是在治疗疾病时要抓住疾病的根本原因，采取针对性的治疗方法。疾病在发生发展的过程中常常有许多临床表现，甚至出现假象，这就需要我们运用中医理论和诊断方法，认真地分析其发病的本质，去伪存真，只有抓住了疾病的本质，才能达到治愈疾病的目的。

“标”、“本”是一个相对的概念，在中医学中具有丰富的内涵，可用以说明病变过程中各种矛盾的主次关系。如从正邪双方而言，正气为本，邪气为标；从病因与症状而论，病因为本，症状为标；从疾病的先后来看，旧病、原发病为本，新病、继发病为标，等等。治病求本是一个基本的法则，但是，在临床上常常也会遇到疾病的标本缓急等特殊情况，这时我们就要灵活掌握，处理好治标与治本的关系。《素问·标本病传论》说：“病有标本，刺有逆从，知标本者，万举万当。不知标本，是谓妄行。”说明如能灵活运用标本理论指导针灸临床，就不会贻误病情。

一、急则治标

急则治标就是当标病处于紧急的情况下，首先要治疗标病，这是在特殊情况下采取的一种权宜之法，目的在于抢救生命或缓解病人的急迫症状，为治疗本病创造有利的条件。例如，不论任何原因引起的高热抽搐，应当首先针刺大椎、水沟、合谷、太冲等穴，以泻热、开窍、熄风止痉；任何原因引起的昏迷，都应先针刺水沟，醒脑开窍；当中风患者出现小便潴留时，应先针刺中极、水道、秩边，急利小便；若伴有大便秘结时，先针刺丰隆、左水道、左归来，急通大便，然后再根据疾病的发生原因从本论治。中医临证，十分强调结合大小便的通与不通判定标本缓急。《灵枢·病本》说：“大小便不利治其标，大小便利治其本。”张介宾说：“二便不通，乃危急之候，虽为标病，必先治之。此所谓急则治其标也。”

二、缓则治本

在大多数情况下，治疗疾病都要坚持“治病求本”的原则，尤其对于慢性病和急性病的恢复期有重要的指导意义。正如《素问·阴阳应象大论》所说：“治病必求于本”。正虚者固其本，邪盛者祛其邪；治其病因，症状可除；治其先病，后病可解，这就是“伏其所主，先其所因”的深刻含义。例如脾阳虚引起的腹泻，只需取脾俞、胃俞、足三里等穴健脾益气治其本，脾阳健运则腹泻止，肾阳虚引起的五更泄，宜灸气海、关元、命门、肾俞助肾阳治其本，则五更泄止。《灵枢·病本》记载："先病而后逆者，治其本；先逆而后病者，治其本；先寒而后生病者，治其本；先病而后生寒者，治其本；先热而后生病者，治其本；先病而后生热者，治其本；先病而后泄者，治其本；先泄而后生他病者，治其本……先中满而后烦心，治其本……大小便利，治其本……先大小便不利而后生他病者，治其本也。"凡此种种，都是强调求治病因这个根本。

三、标本同治

当标病与本病俱急或俱缓时，均宜标本同治。标本俱急如本虚标实的臌胀病，单纯扶正或一味祛邪都于病情不利，唯取水分、水道、阴陵泉利水消肿，三阴交、足三里、脾俞、肾俞健脾补肾，如此标本同治，攻补兼施，才是理想之策。体虚感冒，如果一味解表可使机体正气更虚，而单纯扶正又可能留邪，因此，应当益气解表，益气为治本，解表为治标，宜补足三里、关元，泻合谷、风池、列缺等。标本俱缓如肝病引起的脾胃不和，可在疏肝理气的同时，理脾和胃，穴取章门、期门、太冲、阳陵泉、中脘、足三里，可达标本同治之目的。脾虚气滞引起腹胀，既取脾俞、胃俞、足三里健运脾阳治本，又取大横、天枢、公孙理气消胀治标。虚火牙痛，可取太溪、然谷、涌泉、合谷、下关、颊车清虚热、止牙痛，标本同治。

第六节　三 因 制 宜

"三因制宜"是指因时、因地、因人制宜，即根据患者所处的季节（包括时辰）、地理环境和个人的具体情况，而制定适宜的治疗方法。

一、因时制宜

在应用针灸治疗疾病时，考虑患者所处的季节和时辰有一定意义。因为四时气候的变化对人体的生理功能和病理变化有一定的影响。如冬季人体多感受风寒，夏季多感受风热或湿热；春夏之季，阳气升发，人体气血趋向体表，病邪伤人多在浅表；秋冬之季，人体气血潜藏于内，病邪伤人多在深部。故治疗上春夏宜浅刺，秋冬宜深刺。根据人体气血流注盛衰与一日不同时辰的相应变化规律，何若愚创立了子午流注针法等。另外，因时制宜还包括针对某些疾病的发作或加重规律而选择有效的治疗时机。如精神疾患多在春季发作，故应在春季来前进行治疗；乳腺增生症患者常在经前乳房胀痛较重，治疗也应在经前一周开始。

二、因地制宜

由于地理环境、气候条件，人体的生理功能、病理特点也有所区别，治疗应有差异。如在寒冷的地区，治疗多用温灸，而且应用壮数较多；在温热地区，应用灸法较少。正如《素问·异法方宜论》指出"北方者……其地高陵居，风寒冰冽，其民乐野处而乳食，藏寒生满病，其治宜灸焫，南方者……其地下，水土弱，雾露之所聚也，其民嗜酸而食胕，故其民皆致理而赤色，其病挛痹，其治宜微针。"

三、因人制宜

就是根据患者的性别、年龄、体质等的不同特点而制定适宜的治疗方法。由于男女在生理上有不同的特点，如妇人以血为用，在治疗妇人病时要多考虑调理冲脉（血海）、任脉等。年龄不同，针刺方法也有差别，《灵枢·逆顺肥瘦》说："年质壮大，血气充盈，肤革坚固，因加以邪，刺此者，深而留之。……婴儿者，其肉脆血少气弱，刺此者，以毫针，浅刺而疾发针，日再可也。"患者个体差异更是决定针灸治疗方法的重要环节。如体质虚弱、皮肤薄嫩、对针刺较敏感者，针刺手法宜轻；体质强壮、皮肤粗厚、针感较迟钝者，针刺手法可重些。

第八章

针灸配穴处方

针灸配穴处方就是在中医理论尤其是经络学说等指导下，依据选穴原则和配穴方法，选取腧穴并进行配伍，确立刺灸法而形成的治疗方案。针灸处方包括两大要素即穴位和刺灸法。

第一节　选穴原则

穴位是针灸处方的第一组成要素，穴位选择是否精当直接关系着针灸的治疗效果。在确定处方穴位时，我们应该遵循基本的选穴原则和配穴方法。选穴原则就是临证选取穴位应该遵循的基本法则，包括近部选穴、远部选穴和辨证对症选穴。

近部选穴和远部选穴是主要针对病变部位而确定穴位的选穴原则。辨证对症选穴是针对疾病表现出的证候或症状而选取穴位的原则。

一、近部选穴

就是在病变局部或距离比较接近的范围选取穴位的方法，是腧穴局部治疗作用的体现。如巅顶痛取百会；胃痛选中脘；面瘫局部选颊车、地仓、颧髎，近部选风池。

二、远部选穴

就是在病变部位所属和相关的经络上，距病位较远的部位选取穴位的方法，是“经络所过，主治所及”治疗规律的体现。如胃痛选足阳明胃经的足三里；上牙痛选足阳明胃经的内庭，下牙痛选手阳明大肠经的合谷穴等。

三、辨证及对症选穴

辨证选穴就是根据疾病的证候特点，分析病因病机而辨证选取穴位的方法。临床上有些病证，如发热、多汗、盗汗、虚脱、抽风、昏迷等均无明显局限的病变部位，而呈现全身症状，这时我们采用辨证选穴，如肾阴不足导致的虚热选肾俞、太溪；肝阳化风导致的抽风选太冲、行间等。另外对于病变部位明显的疾病，根据其病因病机而选取穴位也是治病求本原则的体现，如牙痛根据病因病机可分为风火牙痛、胃火牙痛和肾虚牙痛，风火牙痛选风池、外关，胃火牙痛选内庭、二间，肾虚牙痛选太溪、行间。

对症选穴是根据疾病的特殊症状而选取穴位的原则，是腧穴特殊治疗作用及临床经验在针灸处方中的具体运用。如哮喘选定喘穴；虫证选百虫窝；腰痛选腰痛点；落枕选落枕穴；崩漏选断红穴等。这是大部分奇穴的主治特点。

第二节　配穴方法

就是在选穴原则的指导下，针对疾病的病位、病因病机等，选取主治作用相同或相近，或对于治疗疾病具有协同作用的腧穴进行配伍应用的方法。临床上穴位配伍的方法多种多样，但总体可归纳为两大类即经脉配穴法、部位配穴法。

一、按经脉配穴

经脉配穴法是以经脉或经脉相互联系而进行穴位配伍的方法，主要包括本经配穴法、表里经配穴法、同名经配穴法。

（一）本经配穴法

当某一脏腑、经脉发生病变时，即选该脏腑、经脉的腧穴配成处方。如胆经郁热导致的少阳头痛，可近取胆经的率谷、风池，远取本经的荥穴侠溪；胃火循经上扰导致的牙痛，可在足阳明胃经上近取颊车，远取该经的荥穴内庭。

（二）表里经配穴法

本法是以脏腑、经脉的阴阳表里配合关系为依据的配穴方法。当某一脏腑经脉发生疾病时，取该经和其相表里的经脉腧穴配合成方。如风热袭肺导致的感冒咳嗽，可选肺经的尺泽和大肠经的曲池、合谷，《灵枢·五邪》载：“邪在肾，则病骨痛，阴痹……取之涌泉、昆仑。”另外，原络配穴法是表里经配穴法中的特殊实例，在特定穴的临床应用中将详细论述。

（三）同名经配穴法

是将手足同名经的腧穴相互配合的方法，是基于同名经“同气相通”的理论。如阳明头痛取手阳明的合谷配足阳明的内庭；落枕取手太阳经的后溪配足太阳经的昆仑。

二、按部位配穴

是结合身体上腧穴分布的部位进行穴位配伍的方法，主要包括上下配穴法、前后配穴法、左右配穴法。

（一）上下配穴法

是指将腰部以上或上肢腧穴和腰部以下或下肢腧穴配合应用的方法，在临床上应用较为广泛。如胃脘痛可上取内关，下取足三里；阴挺（子宫脱垂）可上取百会，下取三阴交；肾阴不足导致的咽喉肿痛，可上取曲池或鱼际，下取太溪或照海。八脉交会穴的配对应用也属本配穴法，具体配伍应用将在特定穴的临床应用中介绍。

（二）前后配穴法

是指将人体前部和后部的腧穴配合应用的方法，主要指将胸腹部和背腰部的腧穴配合应用，在《内经》中称“偶刺”。本配穴方法常用于治疗脏腑疾患，如膀胱疾患，前取水道或中极，后取膀胱俞或秩边；肺病可前取华盖、中府，后取肺俞；临床上常见的俞、募穴配合应用就属于本配穴法的典型实例。

（三）左右配穴法

是指将人体左侧和右侧的腧穴配合应用的方法。本方法是基于人体十二经脉左右对称分布和部分经脉左右交叉的特点。在临床上常选择左右同一腧穴配合运用，是为了加强腧穴的协同作用；如胃痛可选双侧足三里、梁丘等。当然左右配穴法并不局限于选双侧同一腧穴，如左侧偏头痛，可选同侧的太阳、头维和对侧的外关、足临泣；左侧面瘫可选同侧的太阳、颊车、地仓和对侧的合谷。

以上介绍的选穴原则和常见的几种配穴方法，在临床应用时要灵活掌握，因为一个针灸处方常是几种选穴原则和多种配穴方法的综合运用，如上述的左侧偏头痛，选同侧的太阳、头维和对侧的外关、足临泣，既包含了左右配穴法，又包含了上下配穴法，因此，选穴原则和配穴方法是从理论上提供了针灸处方选穴的基本思路。

第三节　刺灸法的选择

刺灸法是针灸处方的第二组成要素，包括疗法的选择、操作方法和治疗时机的选择。

一、疗法的选择

是针对患者的病情和具体情况而确立的治疗手段。如用毫针疗法、灸疗法、火针法还是拔罐疗法、皮肤针疗法等，均应说明。

二、操作方法的选择

当确立了疗法后，要对疗法的操作进行说明。如毫针疗法用补法还是泻法；艾灸用温和灸还是瘢痕灸等，尤其是对于处方中的一些穴位，当针刺操作的深度、方向等不同于常规的方法时，要特别表明。针刺治疗疾病可每日 1 次或每日 2 次等，应根据疾病的具体情况而定。

三、治疗时机的选择

治疗时机是提高针灸疗效的重要方面。一般来说，针灸治疗疾病没有特殊严格的时间要求。但是，临床上针灸治疗部分疾病在时间上有极其重要的意义。如痛经在月经来潮前几天开始针灸，直到月经过去为止；女性不孕症，在排卵期前后几天连续针灸等等，这样都能大大地提高疗效，因此，也应在处方中表明。

第四节　特定穴的应用

一、五输穴的临床应用

五输穴即“井、荥、输、经、合”穴，是分布于肘、膝以下的五个特定穴，简称“五输”。历代医家把气血在经脉中运行的情况，用自然界的水流现象作比喻，对经气流注由小到大，由浅入深，分别用井、荥、输、经、合五个名称，说明经气运行过程中每个穴所具有的特殊作用。经气所出，如水之源头，称之为“井”；经气所溜，如泉出微流，称之为“荥”；经气所注，如水由浅入深，称之为“输”；经气所经，如水入河中，称之为“经”；经气所入，如百川汇海，称之为“合”。

（一）根据穴位主治而选穴

“井”主心下满；“荥”主身热；“输”主体重节痛；“经”主喘咳寒热；“合”主气逆

而泄。

井主心下满，阴井木，内应于肝，肝气郁结，心横犯脾胃，肝脾均位于心下，故肝郁证可见心下痞满。取井穴治之效果良好，如少商、大敦、隐白等。阳井金，内应于肺，肺配五行属金，金可制木，肺可调气，故阳井金有疏肝抑木，调气解郁的功能，可以治疗痞满，如商阳、厉兑。

荥主身热，荥穴可以治疗热证，如身热，咽喉干痛者，证属肺热可取手太阴经荥穴鱼际治之；若症见身热，里急后重，下痢赤白，属阳明热证，可取手、足阳明经荥穴二间、内庭治之。

输主体重节痛，阴经输穴属土，脾属土，脾主四肢，主运化，故脾失健运则水湿内停，而见体重等症；阳经输穴属木，肝属木，若肝郁气滞，则气血痹阻，不通则痛，所以输穴可用于体重节痛诸症。

经主喘咳寒热，阴经经穴属金，内应于肺，肺主皮毛，司呼吸，故肺脏受邪可见寒热咳喘；阳经经穴属火，火能克金，所以火邪犯肺引起的咳嗽哮喘可以选择经穴进行施治。

合主气逆而泄，阴经合穴属水，内应于肾，若肾阳衰微，或下元不固，则精血下泄；若肾阴不足，则虚火上扰，可见咯血干咳等症；热扰精宫，则遗精早泄。阳经合穴属土，内应于脾胃，若胃气不降，则上逆，若脾不健运则下泄，故气逆和下泄之症均可针刺合穴治疗。

（二）根据五行学说而选穴

将五输与五行、五脏相结合，制定了五输、五行配五脏的配穴法，并设立了“虚则补其母，实则泻其子”的取穴原则。

十二经脉五输穴穴名及其五行属性见表上-2及表上-3所示。

表上-2 阴经五输穴表

经脉名称	井（木）	荥（火）	输（土）	经（金）	合（水）
手太阴肺经	少商	鱼际	太渊	经渠	尺泽
手厥阴心包经	中冲	劳宫	大陵	间使	曲泽
手少阴心经	少冲	少府	神门	灵道	少海
足太阴脾经	隐白	大都	太白	商丘	阴陵泉
足少阴肾经	涌泉	然谷	太溪	复溜	阴谷
足厥阴肝经	大敦	行间	太冲	中封	曲泉

表上-3 阳经五输穴表

经脉名称	井（金）	荥（木）	输（水）	经（火）	合（土）
手阳明大肠经	商阳	二间	三间	阳溪	曲池
手少阳三焦经	关冲	液门	中渚	支沟	天井
手太阳小肠经	少泽	前谷	后溪	阳谷	小海
足阳明胃经	厉兑	内庭	陷谷	解溪	足三里
足少阳胆经	足窍阴	侠溪	足临泣	阳辅	阳陵泉
足太阳膀胱经	至阴	足通谷	束骨	昆仑	委中

根据五行相生的关系各经均有一个母穴和子穴。例如：肺经属金，土生金，金之母为土，其母穴就是本经属土的太渊；金生水，金之子为水，其子穴就是属水的尺泽。母穴有补的作用，子穴有泻的作用。运用这种方法，应首先明确病在何经、何脏，病的性质属虚属实，然后根据“虚则补其母，实则泻其子”的取穴原则进行治疗。具体运用有本经补泻和异经补泻两种：

1. 本经取穴法　如肺经的虚证，可见久病咳嗽，动则气喘，声低，多汗，脉细无力等，应取本经的母穴太渊，并用补法；肺经的实证，可见咳嗽气急，声粗，胸闷不能平卧，脉浮滑有力等，应取本经子穴尺泽，并用泻法。

2. 异经取穴法　这是结合脏腑五行关系运用的方法。如肺经疾患，属虚证的可以选取属土之脾经的土穴太白，并施用补法；属实证的可以选取属水的肾经之水穴阴谷，并施用泻法。此外，还可取相表里经的母子穴，如肺经疾患，属虚证的可取其相表里的大肠经之母穴曲池（大肠属金，曲池属土，土能生金），同时施用补法；属实证的可取大肠经的子穴二间（大肠属金，二间属水，金能生水），同时用泻法。

二、原穴、络穴的临床应用

原穴、络穴多分布于四肢腕踝关节附近。“原”即本原、原气之义，为经气所经过和留止的部位；“络”即联络之义，又为络脉别出的部位。络穴大多分布于表里两经联络之处。原穴、络穴是临床上经常选用的腧穴之一。可以单独使用，也可配合使用。

（一）原穴

是本经的代表，可以反映脏腑、经络的情况。《内经》述：“凡此十二原者，主治五脏六腑之有疾者也”。十二原穴可以治疗五脏六腑的疾病，也可以通过十二原穴的变化诊察五脏六腑的疾病。

（二）络穴

不但可以治疗本经疾病；又可以治疗与之相表里的经病和表里同病，还可以治疗络脉疾病。

（三）原、络配穴法

原、络配穴法又称主、客配穴法。在表里两经先后发病时，可采用该两经的原穴和络穴治疗。先发病之经为主，取之原穴；后发病之经为客，取之络穴。例如：患者发热、恶寒、咳嗽，肺经先病，而后出现腹泻，大肠经后病，以原、络配穴法治疗，应先取肺经原穴太渊，后取大肠经络穴偏历；反之，若大肠经先病，患者出现腹泻，而后有肺经受邪之发热、咳嗽等症，则先取大肠经的原穴合谷，再取肺经的络穴列缺。十二经脉原穴与络穴见表上-4。

表上-4　十二经脉原穴与络穴表

经　脉	原穴	络穴	经　脉	原穴	络穴
手太阴肺经	太渊	列缺	手阳明大肠经	合谷	偏历
手厥阴心包经	大陵	内关	手少阳三焦经	阳池	外关
手少阴心经	神门	通里	手太阳小肠经	腕骨	支正
足太阴脾经	太白	公孙	足阳明胃经	冲阳	丰隆
足厥阴肝经	太冲	蠡沟	足少阳胆经	丘墟	光明
足少阴肾经	太溪	大钟	足太阳膀胱经	京骨	飞扬

三、俞穴、募穴的临床应用

俞穴、募穴均分布在躯干部位，与脏腑经络有密切联系。“俞”穴是脏腑经气输注的背部腧穴，为动，为阳；“募”穴是脏腑经气汇集的胸腹部腧穴，为静，为阴。俞、募穴在临床上可以单独使用，常以五脏有病多用俞穴，六腑有病多用募穴。俞、募也可同时使用，称之为俞、募配穴法，属于前后配穴法的一种，《内经》谓之“偶刺”。针灸基础理论将俞、募配穴法确定“以阴引阳，以阳引阴”为取穴原则。如果六腑有病，为阳病，应先取腹部的募穴，后取背部的俞穴；如果五脏有病，为阴病，应先取背部的俞穴，后取腹部的募穴。例如：胃脘痛为阳病，则先取中脘，后取胃俞。心之疾病为阴病，则先取心俞，后取巨阙。

脏腑俞穴与募穴见表上-5。

表上-5　六脏六腑俞穴与募穴表

六脏	俞穴	募穴	六腑	俞穴	募穴
肺	肺俞	中府	大肠	大肠俞	天枢
心包	厥阴俞	膻中	三焦	三焦俞	石门
心	心俞	巨阙	小肠	小肠俞	关元
脾	脾俞	期门	胃	胃俞	中脘
肝	肝俞	章门	胆	胆俞	日月
肾	肾俞	京门	膀胱	膀胱俞	中极

四、八脉交会穴的临床应用

八脉交会穴即任、督、冲、带、阴跻、阳跻、阴维、阳维奇经八脉交会于十二正经中的八个腧穴。这些腧穴均分布于四肢腕踝关节上下。《医学入门》说：“周身三百六十穴，六十六穴又统于八穴。”这里的“八穴”就是指八脉交会穴，足见古人对其的重视。在临床上当奇经八脉出现相关的疾病时，可以对应的八脉交会穴来治疗。如督脉出现的脊柱强痛，可选后溪；冲脉出现的胸腹气逆，可选公孙。另外，临床上也可把公孙和内关，后溪和申脉，足临泣和外关，列缺和照海相配，治疗有关部位的疾病。八脉交会穴及主治见表上-6。

表上-6　八脉交会穴及主治表

穴　名	主　治	相配合主治
公孙 内关	冲脉病证 阴维脉病证	心、胸、胃疾病
后溪 申脉	督脉病证 阳跻脉病证	目内眦、颈项、耳、肩部疾病
足临泣 外关	带脉病证 阳维脉病证	目锐眦、耳后、颊、颈、肩部疾病
列缺 照海	任脉病证 阴跻脉病证	肺系、咽喉、胸膈疾病

［附］八脉交会八穴歌

公孙冲脉胃心胸，内关阴维下总同。临泣胆经连带脉，阳维目锐外关逢。

后溪督脉内眦颈，申脉阳跻络亦通。列缺任脉行肺系，阴跻照海膈喉咙。

五、八会穴的临床应用

八会穴即脏、腑、气、血、筋、脉、骨、髓的精气聚会之处，多分布于躯干。“会”有会合、聚会之意。人体是由脏、腑、气、血、筋、脉、骨、髓八种成分所组成，这八种成分在十四经脉中聚会在八个腧穴，称之为八会穴。这八个穴位虽属于不同经脉，但对于各自所会的脏、腑、气、血、筋、脉、骨、髓相关的病证有特殊的治疗作用，临床上常把其作为治疗这些病证的主要穴位。如六腑之病，可选腑之会穴中脘；血证可选血之会穴膈俞等。《难经·四十五难》说：“热病在内者，取其会之穴也。”提示八会穴还可治疗相关的热病。

八会穴见表上-7。

表上-7　八会穴表

名称	穴位	经　脉	名称	穴位	经　脉
脏会	章门	足厥阴肝	筋会	阳陵泉	足少阳胆
腑会	中脘	任脉	脉会	太渊	手太阴肺
气会	膻中	任脉	骨会	大杼	足太阳膀胱
血会	膈俞	足太阳膀胱	髓会	绝骨	足少阳胆

六、下合穴的临床应用

下合穴是手三阳经合于足三阳经的三个腧穴，又称“手三阳下合穴”。足三阳经本身有三个合穴，因此，足三阳经共有六个合穴。《内经》云：“合治内腑”。故每经的合穴、下合穴均有治疗本经腑病的作用，如肠痈取上巨虚，泻痢选下巨虚。另外，下合穴也可协助诊断。

六阳经合穴与下合穴见表上-8。

表上-8　六阳经合穴与下合穴表

阳 经 名 称	合穴	下合穴	阳 经 名 称	合穴	下合穴
手阳明大肠	曲池	上巨虚	足阳明胃	足三里	足三里
手少阳三焦	天井	委阳	足少阳胆	阳陵泉	阳陵泉
手太阳小肠	小海	下巨虚	足太阳膀胱	委中	委中

七、郄穴的临床应用

“郄”有空隙的意思，是各经经气汇集的部位。郄穴多分布于四肢肘、膝关节以下。郄穴除了十二正经各有一个外，阴跻、阳跻、阴维、阳维也各有一个郄穴，因此，一共有十六个郄穴。郄穴是本经气血聚集之处。脏腑、经气的变化常迅速反映到本经的郄穴，因此，郄穴也是诊察疾病的重要腧穴。同时，郄穴主要用于治疗该经和相应脏腑的急病，如急性胃脘痛，取胃经郄穴梁丘；肺病咯血，取肺经郄穴孔最等。

十六经脉郄穴见表上-9。

表上-9　十六经脉郄穴表

经　脉	郄穴	经　脉	郄穴
手太阴肺经	孔最	足少阴肾经	水泉
手厥阴心包经	郄门	足阳明胃经	梁丘
手少阴心经	阴郄	足少阳胆经	外丘
手阳明大肠经	温溜	足太阳膀胱经	金门
手少阳三焦经	会宗	阴维脉	筑宾
手太阳小肠经	养老	阳维脉	阳交
足太阴脾经	地机	阴跻脉	交信
足厥阴肝经	中都	阳跻脉	跗阳

八、交会穴的临床应用

交会穴是指两条或两条以上经脉相交会的腧穴。人体全身的交会穴约有 100 个。其中，有的是在体表交会，有的则在体内贯通。主要用于治疗交会经脉及所属脏腑的病变。例如，大椎为诸阳经之交会穴，能通一身之阳；头维是足阳明、足少阳两经的交会穴，可同时治疗阳明、少阳两型头痛；三阴交为足三阴经交会穴，调理脾、肝、肾有独到之处；关元、中极为任脉与足三阴经交会穴，故能广泛用于治疗属于任脉、足三阴经的消化系统、泌尿系统、生殖系统病变。

第九章

针灸辨证施治原则

第一节　八纲证治

八纲是指阴、阳、表、里、虚、实、寒、热8类基本证候，是各种证候总的概括，也是各种辨证的总纲。中医治病，无论用何种方法，采用何种手段，均需掌握八纲证治的内容。八纲辨证就是通过对“四诊”所搜集到的临床资料进行综合分析，用八纲进行归纳，从而判断疾病的病位、性质和正邪盛衰等情况的辨证方法。临床运用针灸治疗疾病，确立八纲，始能决定针灸治疗原则。

一、阴阳

阴阳代表着事物相互对立又相互联系的两个方面，是中医基本理论的核心，也是八纲中的总纲。一切疾病的病理变化都可归纳为阴阳偏盛偏衰的两大类。一般说来，病在表、在腑、属实、属热、太过的、兴奋的、亢进的皆属阳，病在里、在脏、属虚、属寒、不及的、抑制的、衰退的皆属阴，这是中医辨证的基本分类。阳证多取督脉及三阳经穴，宜浅刺，少留针，泻法，多针少灸；阴证多取任脉、督脉穴，及三阴经穴，宜深刺，补法，久留针，少针多灸。临床疾病变化多端，阴证、阳证可相互转化，阴证转阳证多为病情缓解，阳证转阴证多为病情加重。

二、表里

表里是辨别疾病部位的深浅和病情轻重的两个纲领。病有在脏腑、在经络、在皮肉、在筋骨之不同。一般在经络、在皮肉者属表，在脏腑者属里，它与针刺的深浅有着密切的关系。表证多指外感六淫之邪，经口鼻皮毛侵入人体而产生的证候，其特点为起病急，病位浅，病情轻，多见恶寒发热，病程短；里证指外邪入里，脏腑功能失调，病位深，病情较重，病程长。表证多取督脉、足太阳、手太阴经穴为主，以解表邪，宜浅刺、疾刺。里证，里热取督脉、阳明经穴，宜泻；里虚取任脉、脾经、肾经穴为主，宜留针，宜补。

三、虚实

虚实是鉴别人体正气强弱和邪气盛衰的两个纲领。虚证，指人体正气不足的证候，泛指人体脏腑、经络、气血不足而导致的疾病，多见于慢性病或重病之后，或禀赋不足，正气虚弱。实证，指邪气亢盛的证候，多见于急性病，或体质强壮、病势较盛者。辨别虚实在针灸临床中十分重要，它决定并指导着施治补泻。虚证多取任脉、手足三阴经穴，宜补宜灸；实证多取督脉、手足三阳经穴，宜泻，多针少灸。临床中对虚证当分清阴虚、阳虚、气虚、血虚，并区别脏腑之虚，治疗上分别采取补阴、补阳、补气、补血和调补有关脏腑功能等治法。实证当分清气实、血实、实热、实寒的不同，分别采用破气、活血、清热、祛寒之法。

四、寒热

寒热是辨别疾病性质的两个纲领。寒证是感受寒邪或体内阳虚所表现的证候，热证是感受热邪或体内阴虚所表现的证候。对于寒证治疗有温中散寒、温通经络、培补命火等治疗大法，对于热证治疗则有清热解毒、清热养阴、清热开窍等治疗大法。寒证多取任脉和手足三阴经穴，留针，用灸。热证多取督脉和手足三阳经穴，泻法，或点刺出血。临床中对于寒热夹杂、真寒假热、真热假寒则宜详辨，根据病机灵活施治。

第二节　脏腑证治

脏腑证治是临床对脏腑病变所表现的各种症状和体征进行分析、归纳，辨别疾病属于何脏腑，是属虚、属实、属寒、属热，并制定出相应的治疗大法。因此，在临床上掌握脏腑证治，就易做出正确的诊断和治疗，对针灸治疗同样有重要的意义。

一、肺与大肠证治

1. 肺　肺居胸中，开窍于鼻，司呼吸，主一身之气，外合皮毛，与大肠互为表里。肺又为娇脏，不耐寒热，外邪侵入首先犯肺而致肺的功能失调。其病变可概括为虚实两大类，实证主要包括风寒外束、热邪蕴肺、痰浊阻肺，虚证主要为肺阴虚、肺气虚。

①风寒束肺：症见恶寒发热，头痛，骨节酸痛，无汗，鼻塞流涕，咳嗽，痰涎稀薄，舌苔薄白，脉浮紧等。治宜取手太阴、手阳明和足太阳经穴为主，针用泻法并可施灸。

②邪热蕴肺：症见咳嗽，气息喘促，痰多黄黏，甚则咯脓血，胸闷胸痛，身热口渴或鼻流黄涕，鼻衄，咽喉肿痛，舌红而干，脉数。治宜取手太阴、手阳明经穴为主，针用泻法或三棱针点刺放血。

③痰浊阻肺：症见咳嗽气喘，喉中痰鸣，痰稠量多，胸胁支满疼痛，倚息不得安卧，舌苔白腻，脉多滑数。治宜取手太阴、足太阴和足阳明经穴为主，针用泻法，并可施灸。

④肺阴虚：症见干咳少痰或痰中带血，咽干，潮热盗汗，舌红少苔，脉细数。治宜取手太阴、足少阴经穴和背俞穴为主，针用补法。

⑤肺气虚：症见咳嗽气短，痰液清稀，面色㿠白，倦怠懒言，形寒自汗，舌淡苔白，脉虚弱。治宜取手太阴、足太阴经穴和背俞穴为主，针用补法或针灸并用。

2. 大肠　大肠居于腹部，与肺互为表里，为传导之官，其病变主要是传导功能失常，可概括为寒、热、虚、实四种证型。

①大肠寒证：症见腹痛喜温，肠鸣泄泻，舌苔白滑，脉多沉迟。治宜取大肠募穴和下合穴为主，针灸并用。

②大肠热证：症见大便臭秽，肛门热痛，或便下鲜血，或痢下赤白，身热口渴；若热结肠痈，则见腹痛拒按，右腿屈而不能伸展。舌苔黄燥，脉滑数。治宜取手阳明、足阳明经穴和大肠募穴、大肠下合穴为主，针用泻法。

③大肠虚证：症见大便失禁，脱肛，舌淡苔薄，脉细弱。治宜取足太阴、足阳明和

任、督经穴为主，针灸并用，针用补法，重灸。

④大肠实证：症见大便秘结或下痢不爽，里急后重，腹痛拒按，舌苔黄厚，脉沉实有力。治宜取手阳明、足阳明经穴为主，针用泻法。

二、脾与胃证治

1. 脾　居于腹中，与胃相联络互为表里。在体为肉，开窍于口。脾胃对饮食有受纳、腐熟、消化、吸收及输布功能，为气血生化之源。脾主运化，以升为顺，胃主受纳，以降为顺，二者共同完成升清降浊的功能。脾的主要病变表现在运化失常、统摄无权方面，其病证有寒、热、虚、实之分。

①脾寒证：症见腹痛隐隐，泄泻，完谷不化，小便清长，四肢清冷，或见便血，或月经不调，或带下绵绵，舌淡苔白，脉沉迟。治宜取足太阴、足阳明、任脉经穴和本脏俞穴、募穴为主，针用补法或针灸并用。

②脾热证：症见脘腹痞满疼痛，口腻黏，纳差，肢体困重，或头重如裹，身热不扬，或面黄溺赤，舌苔厚腻而黄，脉濡数。治宜取足太阴、足阳明经穴和本脏俞穴、募穴为主，针用泻法。

③脾虚证：症见面色萎黄，少气懒言，倦怠无力，肌肉消瘦，呕吐纳呆，腹胀便溏，甚则四肢不温，足跗浮肿，舌淡苔白，脉濡数。治宜取足太阴、足阳明经穴和本脏俞穴、募穴为主，针用补法，并灸。

④脾实证：症见腹部胀满，或有疼痛；若因湿热蕴蒸，则见肤黄溺赤；若由湿阻而脾阳不振，则见脘闷腹满，大小便不利。治宜取足太阴、足阳明经穴为主，针用泻法。

2. 胃　居于中焦，其脉络脾。病变主要表现为胃腑功能失常，可出现寒、热、虚、实四种证型。

①胃寒证：症见胃脘胀痛，泛吐清涎，喜热饮，或伴呕吐，呃逆，舌苔白滑，脉沉迟或弦紧。治宜取足阳明、足太阴、手厥阴经穴和本腑俞穴、募穴为主，针用补法，艾灸。

②胃热证：症见身热，口渴引饮，善饥嘈杂，或食入即吐，喜冷恶热，易惊，谵妄，发狂，或大便燥结，舌苔黄燥，脉洪大有力。治宜取手阳明、足阳明经穴为主，针用泻法。

③胃虚证：症见胃脘隐痛，得食痛减，气短无力，面色少华，唇舌淡红，脉缓细弱。治宜取足阳明经穴和本腑俞穴、募穴为主，针用补法，多灸。

④胃实证：包括两种情况，一是胃火炽盛，症见消谷善饥，口渴欲饮；一是食滞留阻，症见脘腹胀闷，甚至疼痛拒按。舌红苔黄，脉滑实。治宜取足阳明经穴和本腑募穴为主，针用泻法。

三、心与小肠证治

1. 心　心居胸中，其经脉联络小肠互为表里。在体为脉，开窍于舌。心主血脉，司神明，是维持人体生命和精神思维活动的中心。其病变主要表现在血脉功能和精神思维活动失常方面，可分虚实两类。虚证主要有心阳不足、心阴不足；实证主要包括痰火扰心、心火上炎、心血瘀阻。

①心阳不足：症见心悸，胸闷，气短，心痛，面色无华，舌淡苔白，脉细弱或虚大无力。治宜取手厥阴经穴和本脏俞穴、募穴为主，针用补法或针灸并用。

②心阴不足：症见心悸，心烦，少寐多梦，甚或健忘，盗汗，梦遗，舌质红干苔少，脉细数。治宜取手厥阴、手少阳、足少阴经穴为主，针用补法。

③痰火扰心：症见心悸不寐，心胸烦热，或癫狂，或痴呆，哭笑无常，面赤口渴，或吐血，衄血，小便赤热，舌红苔黄，脉滑数。治宜取手少阳、手厥阴、足阳明经穴和本脏背俞穴为主，针用泻法。

④心火上炎：症见口腔糜烂，烦躁，喉痛，目赤而痛，头痛，或鼻衄，舌红苔黄，脉弦数。治宜取手少阴经穴为主，针用泻法。

⑤心血瘀阻：症见心悸不宁，胸闷，甚则刺痛，痛甚连及左背与肩胛部，严重时可见面色发青，爪甲青紫，舌质淡红，或有瘀斑，脉多结代。治宜取手厥阴、手少阴经穴和本脏背俞穴为主，针用泻法，或补泻兼施。

2. 小肠　居于腹中，其脉联络心而互为表里。小肠的功能主要是分清泌浊。其病变主要表现在肠中水液不能充分泌渗吸收，以致水谷不分，清浊混淆。其病证有寒热之分。

①小肠寒证：症见小腹隐痛喜温，肠鸣溏泄，小便频数，舌淡苔薄白，脉细而缓。治宜取本腑俞穴、募穴及其下合穴为主，针用补法，或针灸并用。

②小肠热证：症见心烦，口舌生疮，咽痛，小便短赤，甚或溺血，茎中痛，小腹胀痛，舌红苔黄，脉滑数。治宜取手少阴、手太阳经穴及本腑募穴、下合穴为主，针用泻法。

四、肾与膀胱证治

1. 肾　位于腰部，为水脏，主藏精，主骨生髓，其脉联络膀胱互为表里。耳为肾之官，肾开窍于二阴。肾为先天之本，主统摄一身之水而封藏精液，是生长发育之源。其病变表现为水液代谢、生殖、纳气功能失常。

①肾气不足：症见面色淡白，腰脊酸软，下肢无力，阳痿早泄，溺多或遗尿，头晕耳鸣，或听力减退，舌淡苔白，脉弱无力。治宜取本脏俞穴、募穴和任、督、足少阴经穴为主，针用补法或针灸并施，重灸为宜。

②肾不纳气：症见短气喘逆，动则尤甚，自汗懒言，头晕，畏寒，两足逆冷，面浮色白，舌淡苔薄，脉细弱或无力。治宜取本脏俞穴、募穴和任、督、足少阴经穴为主，针用补法或针灸并用。

③肾阳不足：症见周身浮肿，下肢尤甚，咳逆上气，动则喘息，痰多稀薄，大便溏薄，腰酸肢冷，面色㿠白，神疲乏力，舌淡苔薄白，脉沉。治宜取任、督和足少阴经穴为主，针用补法，或针灸并用，多灸为宜。

④肾阴亏虚：症见形体虚弱，头晕，耳聋耳鸣，少寐健忘，多梦遗精，腰酸腿软，或颧赤唇红，潮热盗汗，口干咽燥，或干咳无痰，或痰中带血，舌红少苔，脉多细数。治宜取足太阳、足少阴经穴为主，可配手太阴、手少阴经穴，针用补法。

2. 膀胱　居于少腹，其脉联络肾而互为表里。膀胱主要功能为贮藏津液，行气化水。其病变主要为膀胱启闭失常，临床上多分为虚寒证和实热证。

①膀胱虚寒证：症见小便频数或遗溺，舌淡苔白滑，脉细弱。治宜取本腑俞穴、募穴和足太阳、足少阴经穴为主，宜针灸并用。

②膀胱实热证：症见小便短涩不利，溺黄赤而浑浊，或淋涩不畅，或闭而不通，或兼溺血砂石，茎中热痛，舌红苔黄，脉滑数。治宜取足三阴、足太阳经穴和任脉穴为主，针

用泻法。

五、心包与三焦证治

1. 心包 心包位处心之外围，有护卫心神的作用，代心受邪，代心行令，其脉历络三焦而与之互为表里。其病变主要表现在神志失常方面，其病机与临床所见症状，治疗方法，每与心之病变的病机、临床症状及治疗方法大致相同。

2. 三焦 三焦是上、中、下三焦的总称，其脉联络心包而互为表里。三焦与肺、脾、肾、膀胱关系最为密切。人体津液的正常输布及代谢等，都有赖于三焦的气化作用。其病变主要表现在气化功能失常、水道通调不利两方面。

①三焦虚证：症见肌肤肿胀，腹中胀满，气逆腹冷，或遗尿、小便失禁，舌淡苔白滑，脉沉细。治宜取本腑俞穴、募穴、下合穴和任脉经穴为主，针灸并用，补法。

②三焦实证：症见身热气逆，肌肤肿胀，小便不利，舌红苔黄腻，脉滑数。治宜取本腑俞穴、募穴、下合穴和足三阴经穴为主，针用泻法。

六、肝与胆证治

1. 肝 肝居胁下，主筋，藏血，开窍于目。其脉联络胆，而与之互为表里。其性刚强，喜条达而恶抑郁，凡精神情感之调节，与肝有密切关系。一般将其病证分为虚实两类，实证包括肝气郁结、肝火上炎、肝风内动等，虚证主要有肝阴亏虚。

①肝气郁结：症见胁肋疼痛或走窜不定，胸闷不舒，易怒，食欲不振，气逆，喉中如物梗塞，干呕，或呕吐吞酸，或吐出黄水，或腹痛便泄，舌淡苔黄，脉弦。治宜取足厥阴、足少阳、足阳明、足太阴经穴为主，针用泻法。

②肝火上炎：症见头目胀痛，或头晕目眩，或目赤肿痛，心烦易怒，不寐，耳鸣耳聋，吐衄，舌红苔黄，脉弦数或弦而有力。治宜取足厥阴、足少阳经穴为主，针用泻法，或三棱针点刺出血。

③肝风内动：症见突然昏倒，不省人事，或高热，神昏，谵语，四肢抽搐，角弓反张，或口㖞，半身不遂，语言謇涩，或舌体歪斜颤动，舌苔白腻或黄腻，脉弦滑而数。治宜取足厥阴、督脉经穴和十二井穴为主，针用泻法，或三棱针点刺出血。

④肝阴亏损：症见眩晕头痛，耳鸣耳聋，视物不清或雀盲，善恐，肢体肌肉瞤动，口燥咽干，午后潮热，舌红少津少苔，脉细弦或弦数。治宜取足厥阴、足少阴、足少阳经穴为主，针可补泻兼施。

2. 胆 胆附于肝，其脉络肝而互为表里。其性刚直果断，为中精之府，内藏胆汁。其病变主要表现在胆液疏泄失常和情志变化方面。

①胆火亢盛：症见头痛目眩，口苦咽干，耳鸣耳聋，胁痛，呕吐苦水，舌红起刺，脉弦数。治宜取足少阳、足厥阴经穴为主，针用泻法。

②胆热蕴结：湿热郁结而致胆液分泌不循常道，出现往来寒热，黄疸，舌红苔黄腻，脉弦数。治宜取足少阳经穴及本腑俞穴、募穴，针用泻法。

③胆气虚怯：症见易惊善恐，胆怯，善叹息或夜寐不安，视物不清，头晕欲呕，舌苔薄滑，脉弦细。治宜取本腑背俞穴和足少阳、手厥阴、足厥阴经穴为主，针用补法，或针灸并施。

第三节 经络证治

经络证治是以经络理论为指导，根据经络的分布规律、与脏腑器官的联系特点、功能特性及经络的异常反应，用以辨别经络病变的部位和性质，并制定相应的治疗方法，称为经络证治。经络证治内容丰富，在针灸临床上占有很重要的地位。经络病证是由于经络感受外邪，或由于脏腑病证影响了经络，从而导致经络痹阻不通和经络所联系的器官发生病变。

一、手太阴肺经证治

本经病变多由外邪痹阻经脉或肺热上扰所致。

1. 外邪痹阻　若为风寒湿邪痹阻经脉，常可导致经脉循行部位发生病变，则见上臂内侧前廉酸楚疼痛，或见拘急，或痿软，麻木不仁，肩臂痛等。治宜取本经腧穴及其络穴为主，针用泻法或针灸并用。

2. 肺热上扰　肺热循经上冲，上扰清窍，则见鼻衄，喉痹，缺盆中痛等。治宜取本经及手阳明经穴为主，针用泻法，可刺络放血。

二、手阳明大肠经证治

本经病变多由风寒湿邪痹阻经脉或大肠邪热循经上冲所致。

1. 外邪痹阻　若外感风寒湿邪，经脉痹阻，则见上肢外侧前缘酸楚疼痛，痿痹不用，麻木，臂痛不举，大指次指不用等。治宜取本经腧穴为主，针用泻法，可施灸。

2. 邪热上冲　着热邪随经上逆，可见头痛，目黄，齿痛颊肿，唇吻瞤动，口㖞，鼽衄，咽喉肿痛，口臭，舌苔黄，脉弦数。治宜取本经和足阳明经穴为主，针用泻法，或点刺出血。

三、足阳明胃经证治

本经病变多由外邪痹阻经脉或胃热上冲所致。

1. 外邪痹阻　若风寒湿邪侵袭经脉，则见洒洒振寒，缺盆中痛，膺乳痛，髀股前廉痛，膝髌肿痛，胫外侧及足背痛。治宜取本经腧穴为主，针用泻法，可施灸。

2. 胃热上冲　若胃中邪热循经上逆，则见口唇生疮，口臭，颈肿，喉痛，齿痛龈肿，鼻渊，鼻衄等。治宜取本经和手阳明经穴为主，针用泻法。

四、足太阴脾经证治

本经病变多由外邪痹阻经脉或邪热上扰所致。

1. 外邪痹阻　若风寒湿邪外侵，痹阻经脉，则见膝股内侧痛，足跗肿痛，四肢屈伸不利，痿痹不仁，足大趾引内踝痛等。治宜取本经腧穴为主，针用泻法，或针灸并施。

2. 邪热上扰　若脾经蕴热随经上扰，则可见舌强不语，舌本痛等。治宜取本经和足阳明经腧穴为主，针用泻法。

五、手少阴心经证治

本经病变多由外邪痹阻经脉或心火上炎循经上扰所致。

1. 外邪痹阻　若风寒湿邪外侵，导致经脉痹阻，则可见胸痛，肩背痛，臑臂内廉冷痛，麻木不仁等。治宜取本经和手太阴经腧穴为主，针用泻法，或针灸并施。

2. 心火上炎　若心经热邪循经上扰，则可见嗌干目黄，口舌糜烂，舌肿，舌本麻木。治宜取本经和手厥阴、手太阳经腧穴为主，针用泻法，或三棱针点刺出血。

六、手太阳小肠经证治

本经病变多由外邪痹阻经脉或热邪循经上扰所致。

1. 外邪痹阻　若风寒湿邪痹阻经脉，则可见头项强痛，臂痛不举，痛引肩胛，上肢外侧疼痛、麻木、痿痹不用。治宜取本经腧穴及小肠下合穴为主，针用泻法或针灸并施。

2. 热邪上扰　若邪热壅滞，循经上扰，则可见目赤，咽痛，颔肿，耳鸣，耳聋等。治宜取本经和手少阴经腧穴为主，针用泻法，或三棱针点刺放血。

七、足太阳膀胱经证治

本经病变多由外邪痹阻经脉或邪热壅滞经脉所致。

1. 外邪痹阻　若风寒湿邪阻滞经脉，则可见头痛，项背强痛，腰、骶、髀、股等本经经脉循行部位疼痛、酸楚，或拘急，或痿痹麻木不用等。治宜取本经腧穴为主，或针或灸，或针灸并用。

2. 热邪壅滞　若膀胱蕴热，壅滞经脉，则可见鼻衄，头痛，目胀痛，痔疾等。治宜取本经和足少阴经腧穴为主，针用泻法。

八、足少阴肾经证治

本经病变因风寒湿邪痹阻经脉所致。

风寒湿邪侵犯经脉，导致经脉痹阻不通，则可见腰痛，膝软，股内后廉疼痛酸重，或麻木不仁，痿痹不用，足冷不能站立等。治宜取本经腧穴为主，或针或灸，或针灸并用，还可以配合皮肤针循经叩刺。

九、手厥阴心包经证治

本经病变多由外邪痹阻经脉或内热壅滞经脉所致。

1. 外邪痹阻　若风寒湿邪阻滞经脉，则可见心胸疼痛而牵引腋下，上肢痿痹，臑臂内侧疼痛、麻木等。治宜取本经腧穴为主，针用泻法，或针灸并用。

2. 热壅经脉　热邪内扰，壅滞经脉，可见腋肿痛，心烦，手掌发热等。治宜取本经腧穴为主，针用泻法。

十、手少阳三焦经证治

本经病变多因外邪痹阻经脉或邪热上扰所致。

1. 外邪痹阻　若风寒湿邪痹阻经脉，则可见肩臂外侧酸胀疼痛、麻木，臂痛不能举，肘臂屈伸不利，小指次指不用等。治宜取本经腧穴为主，针用泻法，并灸。

2. 邪热上扰　若风热外袭或内热上冲，可使经脉阻滞，则见头晕，耳鸣，暴聋，目赤痛，颊肿，喉痛，瘰疬，胁痛，甚或大便秘结，小便黄赤等。治宜取本经和足少阳经腧穴为主，针用泻法，或三棱针点刺出血。

十一、足少阳胆经证治

本经病变多因外邪痹阻经脉或邪热上冲所致。

1. 外邪痹阻　若风寒湿邪阻滞经脉，则可见胸胁疼痛，髀、股、膝外侧疼痛或麻木，小趾次趾不用等。治宜取本经腧穴为主，针用泻法，并施灸。

2. 邪热上冲　若胆热循经上冲，则可见耳鸣耳聋，耳痛，偏头痛，耳后及目外眦痛，口苦等。治宜取本经和足厥阴经腧穴为主，针用泻法，或三棱针点刺出血。

十二、足厥阴肝经证治

本经病变多因外邪痹阻经脉或风火循经上扰所致。

1. 外邪痹阻　若寒湿之邪侵犯经脉，则可见少腹冷痛，疝气，睾丸偏坠胀痛，逢寒加剧，遇热稍安，或其经脉循行部位疼痛、麻木、转筋拘急、掣痛等。治宜取本经腧穴，针用泻法，并可施灸。

2. 风火上扰　肝风或肝热循经上扰，则可见头晕目眩，目瞤动，面肌抽动，口㖞，吞咽不利，饮水即呛等。治宜取本经和手厥阴经穴为主，针用泻法。

下篇　疾病各论

第一章

内科疾病

第一节　高热（外感性高热）

凡体温超过39℃均称为高热。高热是临床上的一种常见症状，可发生于许多疾病之中。引起高热的原因很多，这里主要指感受外邪所引起的高热。中医学认为引起高热的原因常见的有外感风热，风热之邪从口鼻或皮毛侵袭人体，致肺失清肃，卫失宣散，而见发热、恶寒等症；或温邪在表不解，内入气分；或内陷营血，亦可引起高热；或外感暑热，内犯心包，可见壮热神昏；或外感疫毒郁于肌肤，内陷脏腑，也可引起壮热之证。西医学认为发热有感染性和非感染性两大类。外感性高热即急性感染性发热的一种。主要是感染病毒、细菌、支原体、立克次体等，在人体形成炎性病灶，大量的白细胞包裹吞噬病菌直至杀灭，使机体康复，针刺治疗即达到提高机体免疫力，促使炎症吸收，驱邪外出的目的。

【临床表现】 高热、恶寒、无汗或大汗、气粗、面赤、头痛、小便黄、大便秘结、舌红、苔黄、脉浮。

【鉴别诊断】 以高热为突出症状，可见于许多疾病，外感性高热为其中之一，临床需加以鉴别。

1. 急性病毒性肝炎　急性病毒性肝炎的黄疸前期，病人以畏寒、发热起病。发热一般不高，多呈弛张型。有些病例多出现关节痛，类似风湿热。有些病例有头痛，上呼吸道炎症等，类似流感。这种情况最易误诊。在本病流行期间，病人出现上述症状，应立即作血清转氨酶活性测定以协助诊断。

2. 流行性乙型脑炎　轻型流行性乙型脑炎及初期的中型流行性乙型脑炎，病人仅有头痛、发热、嗜睡等症状，而无明显的意识障碍，诊断较为困难。流行病学史、脑脊液检查与血清补体结合试验有重要诊断意义。

3. 脊髓灰质炎　脊髓灰质炎发病初期的症状主要是发热、头痛、全身不适、食欲不振等；血象白细胞轻度增高或正常，分类中性粒细胞百分比增高。这些表现与许多其他急性感染极为相似。在此病流行的夏秋季节（6～9月为发病高峰），发现病人（尤其1～5岁儿童）有上述表现，应有所警惕。如具有特征性的颈背肌强直等，则可能性更大。

4. 流行性出血热　流行性出血热流行地区主要是丘陵溪流附近有小灌木丛和草原的潮湿地带，在新开垦的土地或野外的环境中较易发生。有明显的季节性，某些地区的流行高峰在5～6月及10～11月。发病急骤，以畏寒、寒战、高热开始，全身症状较重，尤以头痛、腰背肌痛最为突出。发热、出血、肾脏损害是主要临床特征。据此不难做出正确诊断。

5. 钩端螺旋体病　本病发病急骤、有恶寒或寒战、高热、头痛、剧烈的肌痛，结膜充血、出血倾向，以及肝、肾、肺等多器官损害症状。然而本病有严格的地区性，多发生于夏、秋收割季节，患者多为农民，以发热与剧烈的腓肠肌痛为特点。

【治疗规范】

1. 治则　疏风、清热、解表。

2. 配方

（1）刺络法：取大椎穴刺络拔罐；或十宣点刺放血。

（2）针刺法：取双侧风池、曲池、合谷穴。神昏者加人中；咽喉肿痛者加少商；烦躁者加印堂、神门。

3. 操作

（1）刺络法：取大椎穴常规消毒后，用三棱针点刺3～5点，速用闪火法拔罐，令出血5ml，留罐时间不得超过5分钟；取十宣穴消毒后，用三棱针每穴点刺一下，轻轻挤压手指令每穴出血7～10滴为宜。

（2）针刺法：取双侧风池穴，针向对侧眼球，进针1.5寸，施捻转泻法1分钟，使针感向上传至前额及颞部；取双侧曲池、合谷进针1～1.5寸，用提插泻法，使针感向指端放射为度。神昏者，加人中进针0.5寸，施雀啄泻法，以流泪或眼球湿润为度；咽喉肿痛者，加双侧少商穴点刺放血5～7滴。烦躁者，加印堂进针0.5寸，雀啄泻法，双侧神门进针1寸，施捻转泻法1分钟。以上诸穴施术后均留针20分钟。

4. 疗程　刺络法每日1次，经穴针刺法每日2次，3～7天为1疗程。

【配方理论】　高热，中医又称壮热、大热、炙热等。分为外感与内伤两大类。外感性高热其病机为外感六淫之邪，或束于肌表，邪客肺卫；或表邪不解，入里化热；或内入营血；或内犯心包；或内陷脏腑而引起高热等系列证候。治以解表清热为大法。而西医学发热则见于感染性及非感染性两大类疾病，以感染性疾病居多。通过针刺、刺络、放血等治疗达到提高机体免疫力，通过神经、体液调节达到降温的目的。其中大椎穴为手足三阳与督脉之会，督脉主一身之阳，有清热殊效；风池为足少阳、阳维之会，有疏风解表之功；曲池、合谷乃手阳明之合穴、原穴，辅之以解表清热，其效卓著；十宣为经外奇穴，具有泻热启闭之功。神昏者配人中穴醒神开窍；咽喉肿痛者加少商穴以清肺热；烦躁者加印堂、神门以宁心安神。

【转归及预后】

1. 热有外感内伤之分，病情有轻重缓急的不同，病程有长短的区别，转归预后亦有差别。一般来讲，外感发热治疗及时，均可痊愈。

2. 邪毒内陷或热入营血，正气损伤，当产生脱证，预后凶险。

【预防调护】

1. 要求环境清洁，安静，空气新鲜，及时有效地退热，控制体温即可防止变证与他病的发生。

2. 注意观察体温的变化，注意热型和寒热往来的规律。

3. 配膳时应以清淡易消化食物为主，切忌油腻辛辣。多饮水，保持大便通畅。

【临证提要】　针灸治疗发热，有一定效果。临证时，应根据具体病因，因因而治，或清热解毒，或活血化瘀，或滋阴清热，或健运脾胃，辨证治疗，方可收到良好效果。

【医案精选】 例1 李某，男性，28岁，高热3天，四肢关节疼痛，口渴喜冷饮，小便赤，舌红，苔黄，脉滑大而数，证为外感风热型。治则：清热疏风。取穴：大椎、曲池、二间、风府、后溪。共针4次而愈。(《中国当代针灸名家医案》)

例2 邱某，男，46岁，工人，1974年9月初诊。主诉：午后发热8天，伴神疲，面淡黄，唇淡白，苔薄白，脉沉细无力。证为中气不足发热即“虚中有热”。治则健脾益气，养阴。取之中脘、脾俞、足三里、气海、大椎、阳池、针后加灸7日而愈。(《中国当代针灸名家医案》)

第二节 中风（脑卒中）

脑卒中（stroke），又称中风或脑血管意外（cerebrovascular accident），是一组突然起病，以局灶性神经功能缺失为共同特征的急性脑血管疾病。脑血管疾病是由各种血管性病因引起的脑部疾病的总称，过去因认为是心血管系统或整体性疾病的脑局部表现，而被归类为心血管疾病之中。近年来，由于对脑血管疾病病因及危险因素的研究日趋深入和神经科学（neurosciences）的发展，脑部血管疾患区别于身体其他部位血管疾患（如冠状动脉疾患）的特点日益被人们所认识。因此，在世界卫生组织（WHO）编制的国际疾病分类（ICD）中，在分科较细的临床医疗机构中，脑血管病现均被列为神经系统疾病，是最常见的神经科疾患。

脑卒中是在世界范围内多发、常见的疾病之一，也是“古已有之”达数千年之久的“大病”，是由各种原因引起的脑血管（包括动脉和静脉系统）发生病理性改变，并引起多种临床症状的疾病。1986年中华医学会曾将脑血管病分为十二大类，每一类中又包括若干种病，但就其本质而言，不外乎缺血性脑血管病（如短暂性脑缺血发作、脑血栓、脑栓塞等）和出血性脑血管病（如脑出血、蛛网膜下腔出血等）两大类。从病理上讲，前者是由于血管狭窄或闭塞导致脑细胞受损；后者则是由于血管破裂出血后血肿及水肿挤压脑组织而引起的一系列临床症状。脑卒中具有高发病率、高死亡率、高致残率、高复发率和多并发症（“四高一多”）特征，是世界性重大健康问题之一，也是医学界研究和关注的热点之一。在世界范围内，患病人数每年都以惊人的速度递增，且向低龄化发展。

1966年世界卫生组织曾对57个国家进行调查，因中风而死亡人数是这些国家人口总死亡数的11.3%，仅次于心肌梗死和癌肿。很多国家将中风列为前三种高病死率、高发病率、高致残率的疾病。在我国很多地区，中风发病率比冠心病和肿瘤高，是我国人口死亡的第一大疾病。

【临床表现】 中风因病位有浅深；病情有轻重；标本虚实也有先后缓急之差异，所以临床常将中风分为中风先兆、中经络、中脏腑及中风后遗症。

1. 中风先兆 眩晕，半身或一侧手、足麻木无力。

2. 中经络 突发口眼歪斜、语言謇涩、半身不遂。

3. 中脏腑

(1) 闭证：突然昏仆、不省人事、牙关紧闭、两手握固、二便闭结、舌卷囊缩、兼见颜面潮红、呼吸气粗、喉中痰鸣、口臭身热、躁动不安。

(2) 脱证：突然昏仆、不省人事、目合口开、鼻鼾息微、手撒肢冷、汗多不止、二便自遗、肢体软瘫、舌痿。

4. 中风后遗症　口眼㖞斜、失语、失明、上肢拘挛或软而无力、手指握固或不能伸屈、肩关节疼痛不能上举、下肢拘挛强直或痿软无力、足内翻或下垂、便秘、小便癃闭或淋漓。

【鉴别诊断】 脑卒中的主要临床表现是突然起病，全脑症状以及神经系统定位体征。有很多疾病均可以体现出脑血管意外的基本症状、体征。因此，接受脑血管意外患者治疗，应认真进行鉴别诊断。

1. 感染性脑炎、脑膜炎、脑膜脑炎　呈急性和亚急性起病，以脑炎为主者意识障碍、常伴有癫痫发作，可查见多灶性脑损害体征。以上症状及体征与脑血管意外相近似。其鉴别点为本类疾病多有发病头痛、全身不适等前驱症状，病程中有全身性感染中毒症状，以脑炎为主者头痛突出，脑膜刺激征明显，脑脊液与颅脑CT检查为鉴别诊断的重要依据。

2. 脑肿瘤　转移癌多来自肺部，有时以神经系统症状和较迅速进展的昏迷为首发症状。发病前虽然表现头痛、癫痫发作等症状。但本病以缓慢起病，眼底视盘水肿、视网膜火焰状出血等提示慢性颅内压增高的征象，颅脑CT及肺部X线片以资鉴别。

3. 脑外伤和外伤性颅内血肿　脑外伤有明确外伤史，伤后立即昏迷，并有局灶性神经体征。颅脑CT检查可确诊并以资鉴别。

4. 脑脓肿　虽有颅内压增高症状及神经系统局灶损害症状，重者合并脑疝形成或脑脓肿破裂合并化脓性脑室管炎或脑膜炎时则引起昏迷。但本病多见于青壮年，以中耳、乳突炎为最常见的感染源，起病缓慢，表现有全身感染中毒症状及化验室的血液检查可作为鉴别诊断。

5. 中毒性疾病　毒物主要经消化道、呼吸道、皮肤黏膜进入体内，可引起中毒性脑病，表现为局灶性神经系统体征。肢体瘫痪可为单瘫或轻瘫，还可有癫痫发作、锥体外系症状、小脑症状、脑神经麻痹等表现。但因有上述毒物的急、慢性中毒病史，而瘫痪仅为中毒症状之一，以此作为鉴别诊断。

6. 急性播散性脑脊髓炎　本病发病急，病变弥漫，累及脑、脊髓和周围神经，表现为偏瘫或截瘫，严重的脑部损害，严重的脑部损害可引起昏迷和癫痫发作。脑膜刺激征也可出现。本病与脑血管意外鉴别为：发病多累及儿童及青少年，起病多有发病前有接种疫苗或某些传染病病史。

【治疗规范】

1. 治则　根据中风的不同病机，采用不同的治则和配方。

(1) 中风先兆：醒脑开窍，熄风防闭。

(2) 中经络：醒脑开窍，疏通经络。

(3) 中脏腑（闭证）：开窍启闭。

(4) 中脏腑（脱证）：回阳固脱，醒神开窍。

(5) 中风后遗症：醒脑开窍，矫偏和络。

2. 配方

（1）中风先兆：上星、百会、印堂、肩髃、曲池、足三里、阳陵泉、完骨、天柱。

加减：眩晕加头维、风池；夜眠不安者，加四神聪、神门；烦躁者加合谷、太冲。

（2）中经络：内关、人中、三阴交、极泉、尺泽、委中、风池、完骨、天柱。

加减：手指握固，加合谷、八邪；上肢不能伸者，加曲池。

（3）中脏腑（闭证）：内关、人中、十宣、风府。

（4）中脏腑（脱证）：内关、人中、气海、关元、神阙、太冲、内庭、气舍。

（5）中风后遗症

口眼㖞斜：风池、太阳、颊车、迎香、地仓、下关、合谷。刺络拔罐选下关、颊车、四白。

失语：风池、上星、百会、金津、玉液、廉泉、通里。

上肢不遂：风池、肩髃、极泉、尺泽、曲池、合谷、八邪、外关。

肩关节痛：天鼎、肩髃、肩内陵、肩外陵、肩贞、肩中俞、肩外俞、阿是穴。

下肢不遂：环跳、委中、三阴交、阳陵泉、昆仑。

足内翻：解溪、丘墟、照海、筑宾、昆仑。

失明：风池、天柱。

便秘：丰隆、左水道、左归来、左外水道、左外归来。

癃闭：中极、秩边、水道。

小便淋漓：关元、气海、太溪。

3. 操作

（1）中风先兆：上星平刺0.5～1寸，施平补平泻手法1分钟；百会斜刺0.3～0.5寸，施平补平泻手法1分钟；印堂横刺0.3寸，施雀啄手法1分钟；肩髃直刺1～1.5寸，施提插泻法，以麻胀感达肘关节为度；曲池屈肘取穴，直刺1～1.5寸，施提插泻法，以麻胀感到达食指为度；足三里直刺1～1.5寸，施提插泻法，令麻胀感达足踝部；阳陵泉直刺1～1.5寸，施提插泻法，令麻胀感沿小腿外侧至足外踝；风池直刺0.5～1寸，施捻转补法1分钟；四神聪、神门直刺0.3～0.5寸，施捻转补法0.5分钟；合谷、太冲直刺0.5～1寸，施呼吸泻法1分钟。天柱、完骨直刺1～1.5寸，施捻转补法1分钟。

（2）中经络：先刺双侧内关，直刺0.5～1寸，施捻转提插的复式手法，施术1分钟；人中向鼻中隔下斜刺0.3寸，施雀啄手法，以眼球湿润或充满泪水为度；三阴交沿胫骨后缘进针1～1.5寸，针尖向后斜刺与皮肤呈45度角，施提插泻法，至患侧下肢抽动3次为度；极泉在原穴下1寸处，直刺1～1.5寸，施提插泻法，以患侧上肢抽动3次为度；尺泽直刺0.5～1寸，施提插泻法，以患侧前臂及食指抽动3次为度；委中仰卧位直腿抬高取穴，直刺0.5～1.5寸，施提插泻法，以患侧下肢抽动3次为度；合谷直刺1～1.5寸，刺向三间处，施提插泻法，以患侧食指伸直为度；八邪直刺0.5～1寸，施提插泻法，以患侧手指抽动为度；曲池刺法同前，完骨、天柱直刺1～1.5寸，施捻转补法1分钟。

（3）中脏腑（闭证）：内关、人中刺法同前；十宣以三棱针点刺，挤压出血，每穴出血量1～2ml；风府低头取穴，直刺1.5～2.5寸，施提插泻法，令麻电感到达全头。

（4）中脏腑（脱证）：内关、人中刺法同前；气海、关元、神阙用雷火针或隔盐灸、隔姜灸、隔附子饼灸法，持续时间4～8小时，不以壮数为限；太冲、内庭直刺0.5～1

寸，施捻转提插相结合的补法，施术1分钟；气舍直刺1～1.5寸，施捻转补法，连续运针持续1～3分钟，待其恢复自主呼吸，而呼吸较弱，且有间歇时，继续运针，直至呼吸均匀。

（5）后遗症

口眼㖞斜：风池针尖刺向结喉，进针1.5～2寸，施捻转补法1分钟；太阳沿颧骨弓内缘进针3～3.5寸，透向颊车；迎香或地仓横刺或斜刺0.5～1.5寸，施捻转泻法；下关进针1.5寸，捻转泻法；地仓横刺3～3.5寸；透向颊车，地仓至颊车部1寸1针，深度0.3～0.5寸，施提插泻法；合谷捻转泻法。刺络拔罐，是在常规消毒后用三棱针点刺3～5点，用闪火法加罐，出血量5～10ml，隔日1次。

失语：风池、上星、百会刺法如前述，金津、玉液用三棱针点刺放血；舌面用2寸毫针点刺出血，廉泉直刺1～1.5寸，施合谷刺法，以胀感到达舌根及喉咽部；通里直刺0.5寸，施捻转泻法。

上肢不遂：风池、极泉、尺泽刺法同前；合谷针刺方向先透向大指，继透向三间处，施提插泻法，以患侧大指、次指抽动3次为度；八邪、曲池、肩髃刺法同前；外关直刺1～1.5寸，施提插泻法。

肩关节痛：天鼎，直刺1～1.5寸，施提插泻法，令触电感直达肩肘或手指；肩髃、肩内陵、肩外陵、肩贞直刺1～1.5寸，施捻转提插泻法；肩中俞、肩外俞均横刺1～1.5寸，施捻转泻法；痛点刺络拔罐方法同前。

下肢不遂：委中、三阴交针刺方法同前；环跳直刺2～3寸，以触电感传至足趾为度；阳陵泉直刺1～1.5寸，施提插泻法，令触电感传至足趾为度，昆仑直刺0.5寸，捻转泻法。

足内翻：解溪直刺0.5寸，施捻转泻法；丘墟透照海；直刺2.5～3寸，施捻转泻法；筑宾、昆仑，直刺0.5～1.5寸，施提插泻法。

失明：风池直刺针尖方向与双目系对角相交，直刺1～1.5寸，施捻转补法；天柱直刺1～1.5寸，施捻转补法。

便秘：先取双侧丰隆穴，直刺1～1.5寸，施捻转泻法；左水道、左归来、左外水道（左水道外开1.5寸）、左外归来（左归来外开1.5寸）均直刺1.5～3寸，施捻转泻法1分钟，留针20分钟，在留针期间，每隔5分钟运针1次。

癃闭：中极直刺1.5～2寸，施提插泻法，令胀感传至会阴；秩边直刺2.5～3寸，针尖方向透向水道，施提插泻法，令胀感达前阴。

小便淋漓：关元、气海直刺1～1.5寸，施呼吸之补法，而后置1寸艾炷于针柄上，施温针灸，每次2～3炷；太溪直刺0.5寸，施捻转补法1分钟。

4. 疗程

（1）急性期（发病7天之内）每日针刺2次，10天为1个疗程，持续治疗3个疗程。

（2）稳定期（发病1周至3个月）每日针刺2次，10天为1疗程，持续治疗3～9个疗程。

（3）后遗症期（发病3个月以上）每日针刺2次，10天为1疗程，持续治疗6～12个月。

【配方理论】 脑卒中，中医称之为中风。始见于《内经》所言的仆击、大厥、薄厥、偏枯、偏风、身偏不用、痱风等，描述了中风的病因与不同阶段的主要临床表现。尽管如此，《内经》还没有形成完整的中风病的证治理论，对其病因、病机及症状尚无系统的论述。唐宋以后立论“内虚邪中”。晚清及近代医家，结合西医知识，进一步认识到中风病的发生主要在于年老体衰，阴阳逆乱，直冲犯脑，中风病的致病机制、证治规律日臻完善。中风乃“上实”，即脑窍闭塞，其因皆为肝肾的亏虚，即“下虚”。脑为神府，神伤不能使气，加之风标夹痰火气血诸本逆乱，引发了“窍闭神匿”的病理机转，窍闭神匿，神不导气，中风乃发。故在治疗上，以开窍启闭，改善元神之府-大脑的生理功能为主；在取穴上，以阴经腧穴为主，重在手法操作上。近年来经大量基础实验研究，证实针刺治疗中风病具有下述作用：①改善患者及实验性高黏滞血症动物的血液流变学，增加局部脑组织血流；②改善患者脑动脉血流动力学及微循环；③抑制脑缺血及再灌注造成的自由基损伤；④增加实验性小鼠脑组织血流，改善脑组织超微结构，减轻脑水肿等。

【转归及预后】 本病是急骤起病，变化复杂，病死率高的常见病，多发病。其转归取决于其体质的强弱，正气的盛衰，病情的轻重，以及诊疗的正确及时与否，调养得当与否等。临床上一般抓住病人的神志、瞳神、二便、舌脉、肢体瘫痪等症候的动态变化，预测病情的浅深轻重与预后。

1. 中经络病发虽急，但病人神志清楚，瞳神正常肢瘫不全，二便调和，说明病浅邪轻，正气尚盛，若治疗及时，方法正确，调养适宜，病人可快速进入恢复期，预后多良。

若因情志激惹，或饱食饮酒，致风邪内盛，上扰窍络，神明受累，则由中经络转为中脏腑，病势逆转，病情恶化，预后不良。

2. 中脏腑起病急暴，病邪盛，病位深，病情重，若病发即现神志恍惚或迷蒙，半身不遂，二便闭阻，脉大舌红者，属中腑证。调治及时，辨证准确，治法得宜，可使邪去窍开神醒，转为中经络证，即可进入恢复期，预后较好，个别遗有后遗症；若调治不当，正虚邪入，即现重症神昏或昏聩不语，属中脏证，治疗即应予多种方法，多种途径，予以综合救治，尚可挽救病人生命，若病见呃逆频作，肢强搐逆，戴阳反折，呕血便血，胸腹灼热者，属中脏变证，示病情笃重，邪气充斥，若不及时驱逐邪气阻闭，阴阳格绝，精气乃绝，预后不良，若见昏聩不语，四肢厥冷，目合口开，二便自遗属中脏脱证，元气脱散，首当回阳固脱，否则气绝身亡，此均属中风危笃，临终前表现。

【预防与调护】 中风的病因与起居、饮食、房事、情志、劳倦有密切关系。因此，在我们的生活工作中，应注意起居有严格规律，饮食有节制，房事应适度，防止情绪的剧烈波动，注意情志调节，不可劳倦过度，以上几点是预防中风发作的关键，也是已患此病患者的调护重点。同时还应注意保护皮肤、呼吸道、口腔，通畅二便，适时配合功能锻炼，有利于丧失功能的重建。

【医案精选】 例1　王某　男　47岁　干部　入院日期　2003年9月16日　住院号　F06716

主诉：左侧肢体活动不利半年余。

病史：患者高血压病史6年，素服蒙诺、络活喜维持血压于130/80mmHg，3月8日工作时受风，自觉头胀，予单位保健室测血压200/130mmHg，自服寿比山1片，略见好转，次日晨起又感眩晕，到保健室静点血塞通，下午突觉左侧肢体活动不利而瘫软在地，当时神清语晰，由同事送往某医院。查头CT示：右基底节小缺血灶，收住院治疗2月，曾静点维脑路通、硝酸甘油等，病情稳定，出院后间断到社区医院行针灸治疗，仍遗留左侧肢体活动不利，收住院。

查体：血压130/80mmHg，脉率80次/分，神清语晰，双瞳孔等大，右：左约2.5：2.5mm，光反射存在，无眼颤及复视，颈软，双侧颈动脉搏动对称，心肺未见异常，腹软，肠鸣音低，左侧轻度中枢性面瘫，饮水不呛，咽反射正常，左侧肢体活动不利，肌张力略高，左上肢可移至腹，精细动作差，可缓慢行走几步，偏瘫步态，左足轻度内翻，肌容量左右对称，左侧生理反射（＋＋＋），左巴氏征（＋），夏道克征（＋），余病理反射未引出，舌暗红，苔黄腻，脉弦。

印象：

(1) 中医：中风（中经络）。

(2) 西医：脑梗死，高血压。

辨证：患者平素劳累过度，真阴亏耗，肝肾阴虚，水不涵木，肝阳偏亢，阳亢生风，兼之风寒侵袭皮毛，内外合邪，经脉闭阻，上扰清空，神明失司，中风乃发。

治则：醒脑开窍，滋补肝肾，疏通经络。

选穴：内关　人中　三阴交　极泉　尺泽　委中　风池　完骨　翳风　解溪　丘墟透照海

操作：解溪直刺0.5寸，施捻转泻法；丘墟透照海2.5～3寸，施捻转泻法；余穴同前。

治疗经过：经5次治疗，患者左上肢可抬至头，左足内翻减轻，10天后，左手可做梳头、对指等动作，行走距离较长，继续治疗1月余，生活可自理，好转出院。

颅脑CT示（098246）：右基底节-丘脑区梗塞灶，左侧基底节点状缺血灶。

例2　吴某　男　46岁　司机　入院日期　2003年2月7日　住院号　F06363

主诉：右侧肢体活动不利伴失语4月余。

病史：患者高血压病史2年，平素工作繁忙，2002年10月5日开车途中出现头晕，右侧肢体活动欠灵活，语言欠清，恰行至某医院，就诊于急症，查头CT示：左颞部及左基底节区血肿，遂收入脑外科。当时症状加重至右侧肢体全瘫，神志不清，当日下午行左颞区血肿引流术，术中引流约40ml血肿，残存约20ml，半月后患者神志转清，仍遗留右侧肢体全瘫，失语，继予降颅压、抗感染等治疗2个月，复查头CT示：血肿基本吸收形成软化灶，后间断于门诊行针刺治疗。

查体：血压140/90mmHg，脉率65次/分，神清，精神可，右侧中枢性面瘫，右侧肢体活动不遂，右上肢微可内收，手指无功能，右下肢可屈膝立于床面，肌力Ⅱ级，肌张力不高，右侧肢体肌肉轻度萎缩，腘横纹上10cm肌容量左为42cm，右为40cm，腘横纹下10cm肌容量左为31cm，右为30cm，右侧生理反射减弱，右巴氏征（＋）。混合性失语，可发简单音节，理解力差，饮水不呛，咽反射存在，双瞳孔等大等圆，约2.5：2.5mm，光反射存在，眼球运动灵活，无视野缺损，胸廓对称，两肺呼吸音清，心界不大，心音有力，腹软，肝脾未及，左颞顶部术后瘢痕，舌红苔黄，脉弦数。颅脑CT

(085031) 示：左基底节颞顶区血肿术后改变，血肿囊变期。

印象：

(1) 中医：中风（中脏腑转中经络）。

(2) 西医：脑出血术后。

辨证：患者乃肝肾阴虚之体，兼之过劳，阴竭于下，孤阳上越，阴脱阳浮，神匿窍闭，中风乃发。

治则：醒脑开窍，滋补肝肾，疏通经络。

选穴：内关　人中　三阴交　极泉　尺泽　委中　风池　完骨　翳风　金津　玉液

操作：同前。

治疗经过：经3次治疗，患者右上肢可抬至胸，右手拇指可动，右下肢直腿抬高20度，可扶床站立20分钟，15天后可自行举步，右上肢可抬至头，可回答简单问题，继续治疗30天，生活可简单自理，精细动作稍差。

例3　邓某　男　57岁　干部　入院日期　2004年11月17日　住院号　F07605

主诉：右侧肢体活动欠灵活伴头晕2天。

病史：患者平素性情急躁，2天前因琐事与同事争吵后，自觉右侧肢体活动欠灵活，进餐时不能使用筷子，穿衣系扣费力，时有头晕，无恶心呕吐，就诊于单位保健站，考虑脑血管病，未经治疗，急赴医院就诊，由门诊收入针灸科。

查体：神清合作，头晕，无头痛及恶心呕吐，血压130/80mmHg，脉率80次/分，双瞳孔等大等圆，右：左约2.5：2.5mm，光反射存在，轻度水平眼颤，颈软，双侧颈动脉搏动对称，心音低钝，双肺呼吸音清，腹软，肠鸣音存，饮水偶呛，咽反射减弱，右侧肢体活动欠灵活，精细动作差，肌力Ⅳ级，肌张力、肌容量正常，左侧肢体痛温觉减弱，共济运动可，步态欠稳，生理反射存在，病理反射未引出，查头MR示：右侧小脑缺血灶。舌淡，苔白，脉沉细。

印象：

(1) 中医：中风（中经络）。

(2) 西医：脑梗死。

辨证：患者年近花甲，平素性情急躁，为肝肾阴虚之体。水不涵木，肝阳偏亢，情志不遂，引动内风，上扰清空，阻于脑窍，络脉被阻，神明失司，而发中风。

治则：醒脑开窍，滋补肝肾，疏通经络。

选穴：内关　人中　三阴交　极泉　尺泽　委中　风池　完骨　翳风

操作：同前。

治疗经过：5天后患者头晕减轻，右手精细动作较前灵活，10天后左侧肢体痛温觉较前恢复，头晕好转，治疗15天出院，未遗留明显症状。

颅脑MR示(014613)：右侧小脑缺血灶。

第三节　呆傻（老年性痴呆症）

老年性痴呆（senile dementia），亦称阿尔茨海默病（Alzheimer's disease，AD）是

一种以临床和病理为特征的进行性退行性神经病。属中医学之“呆傻”范畴。中医学认为其病因不外虚实两类，属实者因于气郁、痰湿；属虚者因于阴亏、髓虚。病变脏腑主要涉及心、肝、脾、肾四脏。现代医学认为：由 1、14、21 号染色体或其他可能因子的突变而致，所以其病因是多源性的。AD 在病因学、临床和病理上有千差万别。

【临床表现】 轻者表情淡漠，寡言少语，善忘迟钝；重者则终日不语，举动不轻，或口中喃喃，或言辞颠倒，或忽笑忽哭，或不欲食，数日不食亦不知饥饱。

【鉴别诊断】 呆傻应与癫证、痫证、脏躁相鉴别。

1. 癫证　以精神抑郁、表情淡漠、沉默少动、语无伦次为特征，没有或仅有轻微的智能低下；呆傻是以神情呆滞、智能低下为主要表现，二者不同。

2. 痫证　是一种发作性的神志异常疾患。其典型发作为突然昏仆，不省人事，两目上翻，口吐涎沫，四肢抽搐，口中如做猪羊叫声，神昏片刻即醒，醒后如常人，可多次发作，发作期间智能低下不明显。呆傻系渐进性，而非发作性，且以智能低下为主。

3. 脏躁　脏躁的发病一般与精神因素有关，呈突发性，多见于女性，有自制力，无智力障碍，与本病之呆傻愚痴不同。

附：摘录简述若干不同病因的痴呆疾病，以供病因诊断参考。

1. 血管性痴呆（vasculatdementia）　过去多称为脑动脉硬化性痴呆。发病年龄为 50～70 岁，男略多于女。有以下几个特点：①常伴有高血压和其他部位的动脉硬化；②有反复发作的卒中或脑供血不足史；③情绪不稳和近期记忆障碍为起病症状；④人格和自知力较长期保持完好；⑤智能衰退出现较晚；⑥病程呈跳跃性加剧和不完全性缓解相交替的阶梯形进行性发展；⑦常有脑局灶性损害所致神经系阳性体征。

2. Pick 病　为一种罕见的原发性退行性痴呆，多发病于 45～60 岁，以女性较多，常以性格改变和行为障碍开始，逐渐导致痴呆。CT 或 MRI 扫描可见脑室扩大和额颞部叶性萎缩。

3. Huntington 病及其他皮层下疾病　起病于 30～40 岁，是一种迟延发病的常染色体显性遗传疾病。舞蹈样动作常首先出现，精神症状呈进行性，通常呈现复发性精神分裂样精神障碍。

4. Jakob-Creutzfelet 病　为一种罕见的由特殊慢病毒所致的痴呆。临床表现为缓慢起病，含糊的神经症样症状，继以进行性痴呆。

5. 脑积水　主要临床表现为进行性痴呆，步态不稳，与小便失禁三联征。CT、MRI 扫描显示脑室扩大，而无明显皮层萎缩。

6. 脑肿瘤　发展迅速的脑肿瘤如星形细胞瘤，易致明显的意识障碍。临床诊断以局灶性神经体征及颅内压增高征象为主要依据。

7. 麻痹性痴呆　是由梅毒螺旋体侵入人脑所致的一种慢性脑膜脑炎，血清及脑脊液梅毒血清学检查均呈阳性。现临床常用的为荧光梅毒螺旋体抗体吸附试验对神经梅毒的脑脊液检查更具特异性。

8. 艾滋病　其精神症状有两类：一类是脑组织受损所致的器质性症状，主要表现认知障碍；一类是因患此不治之症所致的心因性症状，主要表现为焦虑和抑郁。

9. 一氧化碳中毒性痴呆　病人定向丧失，行为怪异，言语杂乱，在短期内发展为丧失工作和生活能力，领悟困难，大小便失禁，最后进入痴呆状态。

10. 其他系统疾患　如甲状腺功能减退，慢性肝功能衰竭所致肝性脑病。心律不齐及慢性肺部疾患，肉样瘤病，营养不足状态均可导致不同程度的痴呆。

【治疗规范】

1. 治则　滋补肝肾，填精补髓，活血散瘀，补气安神。

2. 配方　人中、内关、风池、完骨、天柱、百会、四神聪、神门、三阴交、肾俞、太冲、丰隆。

3. 操作　人中向鼻中隔方向斜刺，进针 0.5 寸，施用雀啄泻法，以眼球湿润为度；内关、直刺 1～1.5 寸，施用捻转泻法 1 分钟；风池、完骨、天柱直刺 1.5 寸；神门直刺 0.5 寸；肾俞直刺 1.5 寸；百会、四神聪向后平刺 1 寸，均用小幅度高频率（小于 90°、120 转/分钟以上）捻转补法；太冲、丰隆直刺 1～1.5 寸，施用提插捻转泻法，1 分钟；三阴交直刺 1～1.5 寸，施用提插补法 1 分钟。

4. 疗程　每日 1 次，2 个月为 1 疗程。

【配方理论】　呆傻在中医学典籍中有“痴呆”、“愚痴”、“神呆”等名称。《景岳全书·杂证谟》曰：“痴呆证，……若以火警猝恐，一时偶伤心胆，而致失神昏乱者，当以速扶正气为主，宜七福饮，或大补元煎主之。”呆傻的病因病机为禀赋不足，髓海空虚；肝气郁滞；痰湿阻窍；肝肾亏虚。风池、完骨、天柱有补益脑髓之功；人中、内关有醒神开窍之功；太冲、肾俞、三阴交有滋补肝肾之功；丰隆有活血散瘀之功；神门、百会、四神聪有补气安神之功。以上诸穴合用可达到填精补髓，滋补肝肾，活血散瘀，补气安神之目的。因此，该法对老年性痴呆症有较好疗效。

【转归及预后】　先天性痴呆不能根治，即使治疗效果也较差；对于老年性痴呆，经过治疗可不同程度地改善精神症状；若由于暴受惊恐或暴怒而致者，预后较好，多可治愈。

【预防与调护】

1. 注意孕期饮食、情志的调节，避免产伤及近亲结婚。

2. 平素应注意情志的调节，不郁滞不过虑，保持舒畅的心态。

3. 应做必要的智能锻炼。

【医案精选】　例 1　刘某　男　55 岁　退休　初诊日期　2003 年 3 月 10 日　门诊号　57674

主诉：右侧肢体活动不利，记忆力减退 4 年。

病史：患者既往有高血压病史，血压平时为 150/90mmHg，曾于 1999 年突发中风而住院，现遗留有右侧肢体活动不利，行动迟缓，言语不清，记忆力减退等症状，今来我科治疗。

查体：神清合作，语言不清，表情淡漠，右侧肢体活动不利，肌力Ⅳ级，掌颌反射（＋），霍夫曼征（－），生理反射存在。脑 CT 示：左基底节区脑梗死，脑萎缩。

印象：

中医：中风后遗症，呆傻。

西医：脑梗死，血管性痴呆。

辨证：患者年过半百，阴气已衰，肝肾阴虚，水不涵木，肝阳上亢，阳动化风，风痰瘀火上扰清窍，窍闭神匿，神不导气，发为中风，呆傻。

治则：醒脑开窍，滋补肝肾，补益脑髓，疏通经络。

选穴：内关 人中 三阴交 风池 完骨 天柱 合谷 太冲

操作：内关、人中、三阴交操作同前；风池、完骨、天柱直刺1.5寸，均用小幅度高频率捻转补法；合谷、太冲直刺1.5寸，施捻转泻法1分钟，留针20分钟。

治疗经过：针刺10次后，患者记忆力明显好转；针刺15次后，患者心理状态明显好转，记忆、理解等能力明显提高，右侧肢体基本恢复。

例2 常某 女 66岁 退休 初诊日期 2003年5月22日 门诊号 59994

主诉：嗜睡、呆滞、记忆力差1个月。

病史：患者4月23日因感冒发热到附近医院输液左氧氟沙星2天，穿琥宁3天后，发现右手指不能持物，神志不清4～5分钟后恢复正常，呈阵发性发作，持续时间最长10分钟，共发作4次。某医院CT及MR诊断为：多发性梗死，血管性痴呆，TIA。予输液脑复素、注射盐酸罂粟碱，口服消心痛、长春西丁等，当时血压100～110/60～65mmHg，右半身不遂逐渐加重，经治疗好转，但仍所答非所问。既往有眼前发黑数分钟，呈阵发性，已有1年余。现症：精神差，答非所问，性格改变，记忆力差，嗜睡，计算力差，语言差，大便常干，小便及饮食可，可以辨认方向，口臭。

查体：表情呆滞，答非所问，性格改变，记忆力差，口臭，舌苔厚腻，有剥脱，脉弦滑。血压：115/70mmHg，心率：80次/分。

印象：

中医：中风先兆，呆傻。

西医：多发性梗死，血管性痴呆，TIA。

辨证：患者年事已高，脏腑之气衰竭，脾失运化，痰浊内生；阴气变衰，肾精不足，水不涵木，肝阳偏亢，阳化风动，挟气血痰浊上冲清窍，阻滞脑络，发为中风。脑属清灵之窍，为精明、元神之府。痰浊内阻、蒙蔽清窍而神志逆乱，如《内经》所说“血并于下，气并于上，乱而善忘”，故记忆力差、计算不能及答非所问、嗜睡等各种痴呆症状。

治则：醒脑开窍，滋补肝肾，填精补髓，化痰祛瘀。

选穴：人中 内关 三阴交 风池 百会 四神聪 太冲 丰隆 足三里

操作：人中向鼻中隔方向斜刺，进针0.5寸，施用雀啄泻法，以眼球湿润为度；内关、丰隆、太冲直刺1～1.5寸，施用提插泻法1分钟；风池直刺1.5寸，百会、四神聪向后平刺1寸，均用小幅度高频率捻转补法；三阴交直刺1寸，施用提插补法1分钟；足三里直刺1寸，施用捻转补法1分钟。

治疗经过：针刺治疗7次后，患者精神状态好转，嗜睡减轻，可以计算十位数以上加减法。经过15次治疗，患者记忆力明显好转，对答正确。继续巩固治疗5次后，患者基本恢复正常。

第四节 消渴（糖尿病）

糖尿病是一组常见的代谢内分泌病，分原发性及继发性两类。糖尿病中医称之为消渴病，并具体将其分为“上消”、“中消”、“下消”，但又因临床上多互见，难以截然区分，所以统称为“三消”或“消渴”。中医与现代医学对本病病因认识比较接近，中医学认为：长期过食肥甘醇酒厚味、辛辣刺激饮食、房劳、五志、药害等引起湿热或燥热内盛，肺、脾、肾阴亏，布津、受纳、运化、滋润的功能失常，出现消渴症。现代医学认为本病发生与胰岛素绝对或相对分泌不足所引起的代谢紊乱有关。其病理改变为糖、蛋白质、脂肪、水及电解质等代谢紊乱、严重失常导致酸碱平衡失常，致酮症酸中毒、高渗昏迷、乳酸性酸中毒而威胁生命。常易发生化脓性感染、尿路感染等。久病者常伴发心脑血管、肾、眼及神经病变。针刺治疗本病是有效疗法之一。治疗本病，应注重肾虚发病为主的理论，制定了调节肾之阴阳为主、调整五脏的治疗方案，临床收到了满意的疗效。

【临床表现】

1. 阳消证（阴虚内热） 烦渴引饮、消谷善饥、小便频数；或混浊如膏、形体消瘦；或大便秘结、腰膝酸软、头昏、耳鸣；舌红少苔、脉细或滑。

2. 阴消证（气虚阳衰） 口渴引饮，或饮而渴不解、多食；或饮食减少、小便频数或混浊如脂膏、神疲乏力、畏寒肢冷或面黑耳焦；舌淡苔白而干、脉细无力。

【鉴别诊断】 糖尿病属新陈代谢性疾病。但有不少疾病，与糖尿病的某些症状、体征相近，因此对糖尿病患者进行治疗时，应认真进行鉴别诊断。

1. 非葡萄糖尿 如乳糖尿见于哺乳或孕妇或幼儿。果糖及戊糖偶见于进食大量水果后，为非常罕见的先天性疾患。发现糖尿阳性时，应联系临床情况分析判断，不宜立即肯定为糖尿病。

2. 非糖尿病性葡萄糖尿

（1）饥饿性糖尿：当饥饿相当时，日后突进大量糖类食物，胰岛素分泌一时不能适应，可产生糖尿及葡萄糖耐量减低。鉴别时注意分析病情，注意饮食史、进食总量以及空腹血糖，空腹血糖正常甚至可偏低，必要时可给糖类每日 250g 以上，3 日后重复糖耐量试验，可明确诊断。

（2）食后糖尿：糖尿发生于摄食大量糖类食物后，或因吸收太快，但血糖及糖耐量试验正常。

（3）肾性糖尿：由于肾小管再吸收糖的能力减低，肾糖阈低下，血糖虽正常而有糖尿，可根据肾功能情况加以区别。

（4）妊娠性糖尿：见于少数妊娠期妇女，有暂时性肾糖阈降低时，可出现糖尿，应进行产后随访，以资鉴别。

（5）神经性糖尿：见于脑出血、脑瘤、颅脑骨折、窒息、麻醉时，有时血糖呈暂时性过高伴糖尿，可于病情随访中加以鉴别。

（6）甲状腺功能亢进：甲状腺功能亢进时，体重明显下降，是因过多甲状腺素可兴奋肠蠕动以致大便次数增多，有时因脂肪吸收不良而呈脂肪痢引起。还伴有心血管系统及眼突、眼颤、甲状腺上发现血管杂音。应与糖尿病的体重下降加以区别。

【治疗规范】

1. 治则

（1）阴虚内热型：益阴泻热。

（2）气虚阳衰型：温阳益气。

2. 配方

（1）阴虚内热型：脾俞、肾俞、足三里、曲池、太溪、列缺、照海、胰俞。

（2）气虚阳衰型：气海、中脘、足三里、尺泽、三阴交、列缺、照海、胰俞。

3. 操作

阴虚内热型：膈俞、脾俞、肾俞、胰俞，均向脊柱方向斜刺0.5～1.5寸，施捻转平补平泻法，以得气为度；曲池直刺1～1.5寸、列缺向肘部斜刺1寸，均施捻转补法。太溪直刺0.5～1寸，施捻转补法；照海直刺0.3～0.5寸，施捻转补法；足三里直刺1～1.5寸，施捻转补法。均留针20分钟。

气虚阳衰型：三阴交气海、中脘直刺1～1.5寸，均施捻转或呼吸补法，亦可灸5壮。余穴均施捻转补法，得气后诸穴留针30分钟。

4. 疗程

（1）初期：刺法每日1～2次。1个月内不可间断治疗；1个月后，可视其症状改善情况，改为每日或隔日1次。疗程一般为1～2个月。

（2）稳定期：经穴刺法隔日1次，其他刺法每周2次。疗程一般为3～6个月。

【配方理论】 糖尿病，中医学归属于“消渴”的范畴，是临床多发病种之一。《素问·奇病论》曰：“此肥美之所发也，此人素食甘美而多肥也，肥者令人内热，甘者令人中满，故其气上溢，转为消渴。”《灵枢·五变》曰：“五脏皆柔弱者，善病消瘅。”明确指出了消渴病的病因。另外，《外台秘要·消渴》篇引《古今录验》说“渴而饮水多，小便数，有脂，似麦片甜者，皆是消渴病也。”并有“每发即小便至甜”、“焦枯消瘦”等记载。糖尿病，非胰岛素依赖型糖尿病是针灸治疗较好的适应证之一。通过多年的临床实践及研究，我们认为针刺治疗非胰岛素依赖型糖尿病可以明显调节胰岛功能，改善体内代谢状况，使病情得到一定程度的缓解。

糖尿病的发生是由于饮食不节、禀赋不足、劳欲过度等所引起的躁热内盛。肺、脾、胃、肾阴亏虚使布津受纳、运化、滋润功能失常，从而导致阳消之症。其中脏腑阴亏为本，躁热为标。躁热盛而致阴液愈亏，阴液愈亏则躁热愈盛。日久阴病及阳，致气虚阳衰的消渴阴消之症。消渴虽有在肺、脾、肾的不同，但常相互影响，导致数个脏腑病变同时出现。肾为阴阳之根，肾虚则易使肺、脾的输布、运化功能受到不利的影响。肾阴虚则虚火内生，灼伤心肺及脾胃，造成阴消；肾阳虚则阴寒内生，形成火不暖土，阴消常发之势。因此，在上、中、下三消的肺、脾、肾三脏中，乃以肾为根本。因此，本方配穴选用了肾俞、太溪、气海、三阴交等穴以调理肾阴肾阳，收到了满意疗效。通过针灸的作用，能改善患者体内的输布、运化等功能，使病情得到控制和缓解，从而达到治疗糖尿病的目的。

【临证提要】 糖尿病是一种常见的代谢紊乱疾病或内分泌疾病。临床表现为高血糖，尿糖，多饮，多尿，善饥，消瘦无力等等。中医学将其归属于“消渴病”。本病有上、中、下三消之分；肺燥，胃热，肾虚之别。但三者有一共同特点，即阴虚燥热，二者相互对立，又互为因果，阴虚而热甚则进一步伤阴，其始则异，其经则同。

【医案精选】 例1　徐某　男　50岁　干部　入院日期　1982年4月14日　住院

号 11793

主诉：多饮，多尿，明显消瘦2周。

病史：2周前发现口渴，饮多，尿多，纳食正常，无恶心，厌食，大便每日1次，时感疲倦，少寐多梦，明显消瘦，体重下降，到某院就医，查尿糖（＋＋＋＋），空腹血糖242mg％，予口服优降糖、消渴丸，症状减轻，查尿糖仍（＋＋＋＋），今由门诊收住院。

查体：神清合作，面色萎黄，形体消瘦，躯干部皮肤可见散在红痣，神经系统查体未见阳性体征，心肺正常，肝脾不大，舌红，苔薄黄，脉沉细。空腹血糖200mg％；尿糖（＋＋＋＋）。

印象：

（1）中医：消渴病。

（2）西医：糖尿病。

辨证：患者脑力劳动，工作繁多，伤精耗神，经常彻夜工作，不得入眠，阴液内耗，虚热内生，燥热伤及肺肾，水津不能四布，故发消渴。

治则：滋阴清热，润燥生津。

选穴：列缺　照海　中脘　三阴交　肾俞　膈俞　脾俞　肺俞

操作：列缺向肘斜刺1寸，照海直刺0.5寸，均施捻转补法1分钟；中脘直刺2寸，施呼吸泻法1分钟，针感向全腹放散；三阴交直刺1寸，施捻转补法1分钟，肾俞直刺1.5寸，膈俞、脾俞、肺俞向椎体方向斜刺，进针1.5寸，均施捻转补法1分钟，针感向前放散。

治疗经过：上穴日针2次，上、下午交替使用；经3天治疗，口渴减轻，疲倦感消失，查尿糖（＋＋＋）；经2周治疗，诸症消失，查尿糖（＋），空腹血糖160mg％；经4周治疗，查尿糖（±），空腹血糖116mg％，临床治愈出院。嘱病人自行控制饮食，随访半年，空腹血糖小于150mg％，尿糖在（＋＋）以内。

例2　张某　女　47岁　教师　入院日期　1981年6月12日　住院号　10507

主诉：患消渴病10余年，近日加重。

病史：1970年初患荨麻疹，同时出现食多，溲多现象，未做系统诊治；1976年自觉头痛、腰痛，乏力，全身红疹，瘙痒，多饮，多食，多尿，在某院就医，查尿糖（＋＋＋＋），空腹血糖280mg％，肝功能不正常，诊断为“糖尿病”，“肝炎”，住院治疗45天，肝炎基本治愈，糖尿病未完全控制，1981年3月，诸症加重，伴恶心，呕吐，头晕，低热，经某院诊断为“糖尿病酮症酸中毒”，再次住院，经胰岛素，优降糖，降糖灵等药物治疗，酮症酸中毒得以纠正；1981年5月27日，诸证再次加重，查尿酮体（＋＋），尿糖（＋＋＋＋），空腹血糖190mg％，本人拒绝应用胰岛素，故来我科就医，收住院。

查体：神清合作，精神不振，发育良好，形体稍胖，皮肤巩膜无黄染，出血，皮疹，皮肤划痕试验阳性，面色少华，神经系统查体未见阳性体征；心肺正常，肝脾不大；多饮，多尿，多食，善饥，口渴，时有头晕，头痛，乏力，倦怠，夜寐安，大便干，2～3日1行，舌暗红，边有齿痕，苔薄白而干，脉细无力。查：尿糖（＋＋＋＋），空腹血糖220mg％，尿酮体（＋＋）。

印象：

（1）中医：消渴病。

（2）西医：糖尿病，轻度酮症酸中毒。

辨证：素喜膏粱厚味，过食肥甘，损伤脾胃，运化失司，积聚内蕴，化燥伤津，久之，内热伤阴，损及肺肾，虚热内扰，水津失布，热消食谷，故发消渴。

治则：滋阴清热，润燥生津。

选穴：列缺　照海　中脘　三阴交　肾俞　膈俞　脾俞　肺俞

操作：同上。

治疗经过：经3天治疗，患者头晕，头痛减轻，经6天治疗，饮水减少，尿量减少，纳食控制在7两，但仍有饥饿感，查尿糖（+++），酮体（−），空腹血糖184mg%；经45天治疗，诸症消失，尿糖（±），酮体（−），空腹血糖144mg%。

第五节　心　　悸

一、心房纤颤

心房纤颤是常见心律失常之一，大多数病例由于心肌缺血，心肌炎或因心脏传导系统异常改变出现了心脏器质性改变，临床出现心中剧烈跳动、惊慌不安的症状；常伴有气短、胸闷；甚至眩晕、喘促、晕厥等症状。心电图表现为正常窦性P波消失，由大小不等的f波代之，心室率绝对不规则，中医学将其归属于“心悸”、“怔忡”范畴。本病的发生由于心血虚、心失所养而致，提出以益心气、养心血为治疗大法，随证加减穴位，收到了良好的效果。

【临床表现】　心室率较慢时可以无自觉症状，心室率较快或阵发性发作时，有心悸、胸闷、头晕、乏力、气促；严重者恶心、呕吐、晕厥；甚至诱发心绞痛及心衰，心室率在100～160次/分，心音强弱不一，脉搏短促。

【鉴别诊断】

1. 病窦综合征　病变进展缓慢，发病高峰在60岁以上，可引起：①器官灌注不足的表现，轻型病例因脑血流减少而有烦躁间歇性记忆障碍、失眠。病情发展有语言不清、轻瘫、判断错误、头晕等，严重时晕厥。②心律失常表现，其特点为多样性，心动过缓、心动过速交替出现。

2. 窦性心动过速　心率在100～150次/分钟范围内可无症状，或心悸乏力、易激动等，心音响亮、心律整齐，有时心尖部可闻及收缩期杂音。

3. 窦性心动过缓　心率低于60次/分钟，一般无特殊症状但心率减慢显著时可有头昏、乏力、胸闷、低血压；甚至昏厥、心绞痛发作；或诱发心功能不全或短暂脑缺血发作。

4. 窦性心律不齐　心律快慢不等交替出现，一般病人无症状，少数病人有眩晕、乏力等。

5. 过早搏动　可无症状或有心悸、心前区不适、胸闷、心前区有间歇感、频发早搏，由于心输出量减少，有心慌头晕，心前区疼痛，甚至昏厥，过早搏动可发生在心脏的不同部位，心电图可做出明确的鉴别。

6. 阵发性心动过速 发病突然无先兆性，终止也突然，发作时间一般在数秒到数日，主要症状为心悸、头晕、头颈部发胀、胸闷、乏力、出汗、多尿、呕吐、四肢发麻等，室上性心动过速发作时心率在160～220次/分钟，心律绝对规则，不因呼吸和运动而变化，心脏原有杂音可减弱或消失。室性阵发性心动过速心率在140～180次/分，心律可以略不规则。

7. 房室传导阻滞 Ⅰ度房室传导阻滞可无明显症状，Ⅱ度房室传导阻滞时可有心悸、头晕、乏力、劳动后疲惫等，Ⅲ度房室传导阻滞常有心悸头晕、疲惫、昏厥、心室率在40次/分钟左右，由于心室率突然减慢停搏，脑缺血而引起昏厥，抽搐等症状称为急性心源性脑缺血综合征（阿—斯氏综合征）

【治疗规范】

1. 治则 养心血、敛心阳、安心神。

2. 配方 内关、郄门、大陵、神门、厥阴俞、心俞、膈俞、合谷、太冲。

3. 操作 内关，郄门直刺1.5寸，施捻转补法1分钟，令针感向肘部放散；大陵、神门向掌斜刺0.5寸，施捻转补法，针感向掌部放散；厥阴俞、心俞、膈俞向椎体方向斜刺1.5寸，施捻转补法1分钟，使针感沿肋向前胸放散；合谷、太冲直刺1.5寸，施捻转泻法1分钟；以上诸穴施术后留针20分钟。

【配方理论】 心房纤颤临床上常以心中悸动不宁、短气、胸闷为主要症状，中医学将其归属于“心悸”“怔忡”范畴，《张氏医通·悸》曰“悸即怔忡之谓，心下惕惕然跳，筑筑然动，怔怔忡忡，本无所惊，自心动而不宁，即所谓悸也”。其病机多属气血不足，心失所养，心神失舍，心阳妄动而成。所以《证治汇补》云“人之所主者心，心之所养者血，心血虚，神气失宁，神去则舍空，舍空则郁而停痰，痰居心位，此惊悸之所以肇端也。”方中取心包经原穴大陵与心经原穴神门补之是谓大法，内关、厥阴俞、心俞、膈俞可以调脏腑经气、养血活血、补心安神，该组腧穴有良好的减低心率的作用。

【医案精选】 刘某 男 47岁 干部 入院日期 1981年12月6日 住院号 13204

主诉：胸闷、心悸8天。

病史：平素患高血压，血压经常持续在180/110mmHg左右，经常头眩、心悸、胸闷。8天前因情绪刺激，加之劳累过度，突然心悸加重，胸闷、气短，经某医院诊治，当时平均心率160次/分，心律不齐，诊断为“心房纤颤”，服多种西药无效。

查体：神清合作，精神弱，神经系统查体未见阳性体征，胸廓对称，两肺叩清音，心界不大，两肺呼吸音清晰，未闻干湿性啰音；心音低钝，心率154次/分，心律不齐，各瓣膜听诊区未闻及病理性杂音；肝脾不大；自觉心悸、胸闷、气短、乏力、头眩、纳少，夜寐欠安，二便自调，舌质淡，苔薄，脉细数结代。脉率98次/分，血压170/110mmHg。心电图示：心电轴正常，心率154次/分，各导联P波消失，代之以f波，R-R间期绝对不等，提示心房纤颤。X线胸大片示：主动脉增宽，各房室未见异常，肺膈无著变。

印象：

（1）中医：心悸，眩晕。

（2）西医：心房纤颤，高血压，动脉硬化。

辨证：平素为阴虚阳亢之体，适逢劳累过度，阳气者，烦劳则张，心阳妄动，心阴亏耗，心血不足，神不守舍，故发心悸。

治则：养心血、敛心阳、安心神。

选穴：内关 郄门 大陵 神门 厥阴俞 心俞 膈俞 合谷 太冲

操作：内关、郄门直刺1.5寸，施捻转补法，令针感向肘部放散，持续手法1分钟；大陵、神门向掌斜刺0.5寸，施捻转补法，针感向掌部放散，施手法1分钟；厥阴俞、心俞、膈俞向椎体方向斜刺1.5寸，施捻转补法，针感沿肋向前胸放散，施手法1分钟；合谷、太冲直刺1.5寸，施捻转泻法1分钟。

治疗经过：上穴日针2次，2天后，心悸减轻，头晕，胸闷等症状消失，心率104次/分，律齐，心电图示：呈窦性心律，心动过速。5天治疗后，血压下降为150/95mmHg，诸症消除，心电图示：窦性心律，律齐，心率86次/分；巩固治疗10天，临床治愈出院。

二、心动过速

心动过速可分为窦性心动过速、室上性心动过速、室性心动过速，一般用针刺治疗取得疗效满意的为室上性心动过速。室上性心动过速其病因一般由于迷走神经张力降低，交感神经兴奋加强所引起；生理因素：情绪波动、体力劳动过度、吸烟、饮酒、喝茶过多。病理因素：贫血、感染、发热、心肌炎、心功能不全、甲状腺功能亢进、先心病、电解质紊乱也可诱发。心动过速仍属中医学“心悸”范畴，以心中悸动不安、胸闷、气短为主证。以阵发性出现居多。本病应以养心安神为治疗法则。

【临床表现】 发病突然无先兆性，终止也突然，发作时间一般在数秒到数日，心率在100～150次/分钟范围内的窦性心动过速可以无任何症状，心率加快时主要症状有心悸、头晕、头颈部发胀、胸闷、乏力、出汗、呕吐、四肢麻木，严重可出现低血压休克，心功能不全，心肌梗死或猝死。

【鉴别诊断】

1. 病态窦房结综合征 病变进展缓慢，发病高峰在60岁以上，可引起：①器官灌注不足的表现，轻型因脑血流减少而烦躁，间歇性记忆力障碍，失眠，病情发展有语言不清，轻瘫，判断错误，头晕，昏厥。②心律失常表现特点为多样性，心动过速与心动过缓交替出现。

2. 心房纤颤 心室率较快或阵发性发作时，有心悸胸闷，头晕乏力，气促，严重者恶心，呕吐，晕厥，甚至诱发心绞痛及心衰。心房纤颤时心律绝对不规则，心率在100～160次/分钟，心音强弱不等，脉搏短绌。

【治疗规范】

1. 治则 益气养血、安心宁神。

2. 配方

主穴：内关、神门、大陵、厥阴俞、心俞、膈俞。

配穴：失眠加百会、四神聪。

烦躁加太冲、三阴交。

3. 操作 内关直刺1.5寸，施捻转补法1分钟，令针感向肘部放散；大陵、神门向掌斜刺0.5寸，施捻转补法1分钟，令针感向掌放散；厥阴俞、心俞、膈俞向椎体方向斜刺1.5寸，施捻转补法1分钟，令针感沿肋向前胸放散，以上诸穴针刺后留针20分钟。

【配方理论】 心动过速属中医学“心悸”范畴，以心动悸，心神不安，胸闷，气短为主要症状，其病机与心失所养，心神妄动有关。根据其发病机制，治以养心安神为主，选用心包经、心经原穴神门、大陵以养心安神；内关穴、背俞穴可以调补脏腑经穴，养血活血，根据中医学辨证施治原则随症加减配穴灵活运用取得较为满意的疗效。

【医案精选】 钱某 女 51岁 干部 入院日期 1981年3月5日 住院号 5310

主诉：心慌不安4小时。

病史：患者有甲状腺功能亢进病史3年，常感心悸不安、胸闷、乏力，曾在某院住院治疗1个月，症状好转出院，但一直不能坚持工作，劳累或紧张后心悸、头晕、乏力等症加剧，常失眠、多梦，今晨因受惊吓突然出现心中悸动不安，冷汗出，胸闷，气短，曾自服镇静剂及压颈、压眼等疗法，效果不佳，故来院就医，收入病房。

查体：神清合作，精神不宁，发育营养一般，形体消瘦，肌肤欠荣；神经系统检查未见明显阳性体征；胸廓对称，两肺叩清音，心界不大，两肺呼吸音清晰，未闻干湿性啰音；心音有力，心律齐，心率134次/分，各瓣膜听诊区未闻及病理性杂音；肝脾不大；胸闷、气短、头晕，周身自汗出，夜间少寐多梦，纳食，二便均正常；舌质略红，苔薄白，脉细数。血压132/84mmHg，心电图示：窦性心动过速。

印象：

(1) 中医：心悸。

(2) 西医：窦性心动过速，甲状腺功能亢进。

辨证：患者平素气血不足，阴液亏少，适逢惊吓，惊则气乱，心神浮越，故发心悸。

治则：益气养血，安心宁神。

选穴：内关 神门 厥阴俞 心俞 膈俞

操作：同室性早搏。

治疗经过：上穴日针2次，第一次针刺后，患者自觉心悸好转，心率98次/分，留针20分钟，复查心电图示窦性心律，心率78次/分，心悸等症消除，而后继针1周，自觉症状良好，痊愈出院。

三、心动过缓

心悸症状可出现在西医学的冠状动脉硬化性心脏病、风湿性心脏病、高血压性心脏病、肺源性心脏病、先天性心脏病及心脏神经官能症等疾病中，而且为首发症状。

心悸主要指自觉心脏跳动不宁，惕惕不安，甚则不能自已，属中医学的“惊悸”“怔忡”范畴，同时可兼有胸闷憋气、喘息、头晕、失眠、自汗、浮肿等症。心悸为自觉心中惕惕不安，其病因有多种因素，感受外邪，情志刺激，过食膏粱厚味，饮酒过度，素体虚弱，药物反应等，外邪侵入机体，机体的防御能力不强而发心悸，可见心悸多为虚证或本虚标实证，常见有心气虚、心血虚、心阴虚、心阳虚、气阴两虚一些症状，有心悸症状但脉象反应为细缓结代时，一般为心气虚弱，不能推动血液运行而致。心动过缓的治疗应采用补心气助心阳的方法，使得气血通畅。

【临床表现】 心悸气短，胸闷乏力，自汗出，浮肿，舌质色淡，边有齿痕，脉细缓或结代。

【鉴别诊断】

1. 心动过速　同时均可出现心悸，胸闷乏力汗出症状，但脉象为数脉，心电图可以做出明确诊断。

2. 病态窦房结综合征　病变进展缓慢，发病高峰在60岁以上，有烦躁，间歇性记忆力障碍，头晕昏厥，心律失常，特点为多样性，心动过速与心动过缓交替出现。

3. 房颤伴Ⅲ度房室传导阻滞　心房纤颤伴Ⅲ度房室传导阻滞时，心律变化为比较规则的心率减慢，有心中惕惕不安，头晕，胸闷憋气症状，脉为迟缓，心电图可以做出明确诊断。

【治疗规范】

1. 治则　补益心气、宁神定悸。

2. 配方　内关、郄门、足三里、心俞。

3. 操作　内关、郄门、足三里均直刺进针1寸，施捻转补法1分钟；心俞向脊柱方向斜刺，进针1～1.5寸，施捻转补法1分钟；以上穴位施术后均留针20分钟。

【配方理论】 心俞为心脏之背俞穴，脏病取俞，阴病治阳，起到益心气，宁心神的功效；足三里是足阳明经之合穴，阳明经别“通于心”具有补益心气的作用。内关为心包经之络穴，郄门为心包经之郄穴，都具有安神定悸之功。另外针刺具有双向调节作用，根据不同病因及不同的临床表现用同一穴位采用不同的针刺手法，可以收到不同的临床效果。例如：内关，郄门两穴可以减慢心律，也可以使心率加快。

四、期前收缩

期前收缩也称为期外收缩，可发生于任何年龄，以老年人多见。功能性见于情绪激动，精神紧张，过度疲劳，消化不良，或吸烟，饮酒，喝茶过多均可引起；器质性心脏病如：冠心病，风心病，心肌病，心功能不全；有一些药物也可引发，另外有些感染，如上呼吸道感染，泌尿系感染，白喉，猩红热等，电解质紊乱也可引发。偶发期前收缩可以无临床症状，或有轻度心悸，心前区不适感，频发期前收缩，由于心输出量的减少有心慌，头晕，心前区疼痛，甚至昏厥。中医学将此症归属于“心悸”“怔忡”的范畴。期前收缩除有心悸，气短的主要临床症状外，脉为结代脉，古人认为“结”“代”脉多由于气血虚弱所致。如《素问·脉要精微论》曰：“代则气衰”。成无已说：“结代之脉，……由血气虚衰。”治疗应在益心气，养心血的基础上配以活血、安神，采用补泻兼施的方法。

【临床表现】 不频繁的期前收缩可以无明显症状，频繁的期前收缩由于心输出量的减少有心悸、心前区不适、胸闷，心前区有间歇感，头晕、心前区疼痛，甚至昏厥。

【鉴别诊断】

1. 窦性心律不齐　心律不规则，心电图表现为P-P间期不等，P-R间期正常范围，

QRS 波群正常。一般无明显临床症状，少数病例有眩晕，乏力等。

2. 病态窦房结综合征　病情进展缓慢，心律失常表现特点为多样性，心电图表现为心动过速和心动过缓交替出现，也可以有逸搏心律，合并传导阻滞。临床有头晕、失眠、烦躁，病情加重可有语言不清、轻瘫，再严重可以出现昏厥。

3. 房室传导阻滞

(1) Ⅱ度房室传导阻滞　临床症状可以有心悸，头晕，乏力，劳动后气急等，心电图可以明确鉴别。

(2) Ⅲ度房室传导阻滞　常有心悸，头晕，气急，或由于脑缺血出现昏厥，抽搐(阿-斯氏综合征)。心率在 40 次/分钟左右，心律规整，心电图表现为心房波与心室波没有传导关系。

【治疗规范】

1. 治则　益气养血、通脉养心、宁心安神。

2. 配方　主穴：内关、大陵、神门、厥阴俞、心俞、膈俞。

配穴：足三里、膻中、脾俞、百会、四神聪。

3. 操作　内关，直刺 1.5 寸，施捻转补法 1 分钟，令针感向肘部放散；大陵、神门，向掌斜刺 0.5 寸，施捻转补法 1 分钟，针感向掌部放散；厥阴俞、心俞、膈俞、脾俞，向椎体方向斜刺 1.5 寸，施捻转补法 1 分钟，针感沿肋向前胸放散；足三里，直刺 1.5 寸，施捻转补法 1 分钟；膻中，迎经斜刺 1 寸，施捻转泻法 1 分钟；百会、四神聪，向后斜刺 0.3 寸，施平补平泻手法各 1 分钟；针刺诸穴后留针 20 分钟。

【配方理论】　期前收缩是心律失常中最常见的病种，临床以心悸、气短、脉结代为其主症，归属于中医学的“心悸”、“怔忡”范畴，古人认为结代脉多由于气血虚弱而致，所以临床取穴除用心经，心包经的内关，神门，大陵穴以养心安神以外，加用脾俞、足三里以调补脾胃，脾胃为后天之本，气血生化之源，调补脾胃以达补益气血，由于气血亏虚，心脉失养出现的心悸，失眠取膻中穴有助于通心阳，配百会、四神聪穴可以起到安心宁神之功效。

【医案精选】　路某　男　49 岁　教员　入院日期　1981 年 9 月 14 日　住院号 11024

主诉：胸闷、心悸 2 个月，近 1 周加重。

病史：2 个月前因劳累过度突发心悸、胸闷。经某院诊治，查心电图示：频发性室性早搏，经服用中西药物治疗，症状略见好转，1 周前因大怒后病情加重，服药效果不佳，故来针灸治疗。

查体：神清合作，发育良好，营养中等，形体适中，神经系统检查未见明显阳性体征；胸廓对称，两肺叩清音，心界不大，两肺呼吸音清晰，未闻干湿性啰音；心音有力，心律不齐，平均心率 75 次/分，早搏 16～18 次/分，各瓣膜听诊区未闻及病理性杂音；肝脾不大；自觉心动悸，胸闷、短气、乏力，纳少，眠少多梦，二便自调；舌质淡，苔薄白，脉细结代。心电图示：频发性室早，未形成联律。眼底检查：Ⅱ期动脉硬化。

印象：

(1) 中医：心悸。

(2) 西医：频发性室性早搏。

辨证：思虑过度，劳伤心脾，中州失健，气血无源，适逢大怒，怒气伤肝，肝气横逆，克伐中土，化源固绝，阴血耗竭，心失所养，心阳妄动，则发心悸。

治则：益气养血，健脾宁心。

选穴：内关 大陵 神门 厥阴俞 心俞 膈俞 脾俞 足三里

操作：同房颤。

治疗经过：上穴日针 2 次，经 4 天治疗，胸闷、心悸减轻；经 6 天治疗后，查心电图，心率 72 次/分，早搏 4 次/分。继针 1 周，临床症状消失，心电图示：早搏消失，为正常心电图。临床痊愈出院。

五、传导阻滞

心脏传导阻滞多由于缺血或器质性病变所引起的心脏传导系统的损伤而出现的阻滞现象。临床有心惕惕不安的表现同时可有胸闷、憋气头晕等伴随症状，所以仍属中医学“心悸”范畴，其病因由于气血不足，心脉失养，在临床治疗上采用益气养阴法，也就是采用补益气血改善心脏供血情况起到安神定悸之功效。

【临床表现】 有心悸气短，证情较重时有烦躁不安症状，脉象为明显结代脉或迟缓脉。

【鉴别诊断】

1. 心动过缓　心率减慢但整齐，心电图可以明确诊断。

2. 病态窦房结综合征　心律失常特点为快、慢交替的出现，心电图可明确诊断。

【治疗规范】

1. 治则　益气养阴、安神定悸。

2. 配方　内关、郄门、足三里、三阴交、心俞。

3. 操作　内关、郄门、足三里、三阴交，均直刺进针 1 寸左右，施捻转补法 1 分钟；以上诸穴施术后均留针 20 分钟。心俞，向脊柱方向斜刺 0.5～0.8 寸，施捻转补法，施手法 1 分钟后徐徐出针可以不留针。

【配方理论】 造成心脏传导系统发生病变的因素为气血亏虚，取心俞以益心气、安心神，取内关、郄门用以安神定悸，足三里穴可以补益气血，因阳明经别“通于心”有补益心气的作用，三阴交可以养阴安神，诸穴合用临床收到满意疗效。

第六节 胸痹（心绞痛）

胸痹是由于正气亏虚、痰浊、气滞、寒凝而引起心脉痹阻不畅。临床以胸部发作性憋闷、疼痛为主要表现的一种病证。轻者偶发短暂轻微的胸部沉闷或隐痛；重者疼痛剧烈或呈压榨样绞痛，常伴有心悸、气短、呼吸不畅甚至喘促、惊恐不安、面色苍白、冷汗自出等，由于劳累发作者居多，有些安静时也可发病。“胸痹”病名最早见于《内经》，并将其分为心痹和肺痹两种。对本病的病因，在《素问·脏气法时论》中有“心病者，胸中痛，胁支满，胁下痛，膺背肩甲间痛，两臂内痛”的描述，一般症状及真心痛的表现均有记载。与现代心绞痛（急性冠状动脉供血不足）症状十分相似，中医将此病称之为“厥心痛”、“胸痹”、“真心痛”、“心胃痛”等。

中医学中的真心痛类似心绞痛，是心肌急剧的、暂时的、相对的缺血与缺氧所引起的临床证候，系冠状动脉粥样硬化性心脏病的类型之一，西医学认为其发病机制：①血小板聚集与血栓形成学说；②脂肪浸润学说；③损伤反应学说，由于高血压，血浆中血管紧张素Ⅱ及儿茶酚胺增加，病毒感染后免疫复合物形成等因素导致血管壁内皮细胞损伤，使内膜下胶原组织暴露，促使血小板黏附聚集；④冠状动脉痉挛学说。由于体力或精神负荷造成过度应激反应使冠状动脉硬化，导致血管壁血运障碍，缺血、缺氧损伤内膜，使血管狭窄，血流形成涡流，促使血小板黏附、聚集，形成血栓。中医学认为本病的发生多为老年人，以肾气亏虚，肾阳不足为根本，肾阳虚衰，心阳不足导致推动血脉运行乏力，而发生缺血，还有认为与七情、饮食、寒冷刺激有关，情志郁结，使气机不畅；气滞血瘀，心脉痹阻，膏粱厚味，损伤脾胃，津液化痰或化浊成脂，阻遏清阳上犯于心胸；寒气凝滞，寒邪侵犯经络，血脉凝涩瘀滞不行而发生血瘀疼痛。

针刺在治疗急性冠状动脉供血不足的过程中应注重调气，通脉，镇痛。

【临床表现】 本病的临床特点有四：

1. 原有心绞痛病史。

2. 近期心绞痛发作有变化，次数变频，痛势加剧，范围扩大，持续时间延长。

3. 原为劳累诱发而转变为休息或睡眠中发作。

4. 心绞痛发作使用硝酸甘油治疗有效而转为无效者，心电图与心肌酶的测定能进一步协助鉴别诊断。

【鉴别诊断】 急性冠状动脉供血不足，又名“梗死前状态”属于不稳定型心绞痛的范围，介于典型心绞痛与急性心肌梗死或心脏猝死之间，其转归有二：或逆转恢复或恶化发展成急性心肌梗死或心脏猝死。

1. 急性心肌梗死　急性心肌梗死的发病一般是相当突然的，主要症状为剧烈胸痛，持续半小时乃至几小时，甚者可十几小时不缓解，疼痛也可反复出现持续 1～2 天或更长时间，心肌梗死时由于部分心肌血流供应急剧减少或中断，从而发生了持久而严重的缺氧，故此产生的心绞痛更加剧烈和持久，并有明显心肌酶谱的改变，心电图可由明显的心肌缺血发展到明显的内膜下缺血，最终出现坏死性 Q 波，也有一些急性心梗的心电图立即出现坏死性 Q 波，所以诊断心肌梗死时心电图可以做出充分的诊断。

2. 胃痛　疼痛部位在上腹部，局部有压痛以胀痛为主，持续时间较长，合并纳呆、恶心、呕吐等消化系统症状，配合 B 超和一些物理检查可以诊断，变异性心绞痛经常出现胃痛症状，应予以警惕。

3. 胸痛　疼痛在呼吸运动，转侧时加剧，常合并咳嗽、喘息、喉鸣等呼吸系统症状，胸部 X 线检查可助鉴别。

4. 胁痛　以肋缘下疼痛明显为主，多有压痛，可合并厌油腻、黄疸、发热等症，可通过肝功能、胆囊造影、胃镜、血、尿淀粉酶检查以助区别。

【治疗规范】

1. 治则　通心阳、益心气、养心血。

2. 配方

主穴：郄门，内关、膻中。

配穴：阴虚：三阴交、太溪、肾俞；

阳虚：关元、大椎；

气滞：太冲、中冲、少冲；

血瘀：血海、膈俞；

痰浊：丰隆、肺俞。

3. 操作　出现真心痛症状时将病人平卧取主穴，配穴以顺势选穴为好。郄门，直刺0.5～1寸，施捻转泻法1～3分钟，每隔10分钟施手法1次至疼痛缓解为止；内关，直刺进针0.5～1寸，捻转补法1～3分钟；膻中，向心尖部斜刺0.5～1寸，捻转泻法1～3分钟；其他配穴可按不同部位，根据不同证型，采用虚补实泻的各种补泻手法。

4. 疗程　急性冠状动脉供血不足多以急、重、危症而就诊，随时发作随时对症予以针刺治疗，观察病人病情，可根据情况每日2～3次或每隔6～8小时1次，无论是发作即刻还是缓解期均有一定疗效。治疗时密切观察生命指征，观察心电图，血清酶学等变化情况。

【配方理论】 真心痛病位在心，表现为本虚标实，其急性发作期以标实为主，是中老年多发病种之一，其临床表现多为胸闷，憋气，心悸，阵发性心前区疼痛，甚则汗出，肢冷，手足青至节，不能平卧，喘息，心痛彻背，牵臂至手。《灵枢·厥病》："真心痛，手足青至节，心痛甚，旦发夕死，夕发旦死"。

大量的临床研究认为该病病机以虚为本，以实为标，心气不足，胸阳不振，推动无利，血行不畅是该病病机的关键。在治疗上则应扶正祛邪，标本兼治。以调心气，疏通经脉，以达止痛之功。根据中医辨证原则，随证加减用穴，可以收到较好疗效。患者素体虚弱，肝肾不足，精血亏少，血不养心，心气虚损，胸阳不振，发为胸痹。以心前区疼痛为明显症状，所以治疗应以急则治其标的原则，先予止痛，先取心包经郄穴郄门穴，配以内关、膻中穴以益正气通心阳泻心痹。

【医案精选】 王某，男，58岁，2005年7月26日。

患者胸闷憋气，心前区阵发性疼痛3年。近半年加重。

病史：1977年患胸闷憋气，经某院治疗，诊断为"冠状动脉供血不足"，X线片显示：心脏扩大。予潘生丁、安定、谷维素、脉通等药物治疗，症状好转。近半年，胸闷憋气加重，阵发性心前区疼痛，向肩背放射，持续时间约1～2分钟，发作频繁时每天1～2次，劳累，情绪波动往往诱发，服硝酸甘油疼痛可缓解，平时伴有头晕、耳鸣、口干、手足心热，心烦、汗出等症，今来就医，收入住院。现症：神清合作，形体消瘦，皮肤欠润，面色无华，口唇紫暗，察其：胸廓对称；两肺呼吸音清，未闻干湿性啰音，两肺叩清音；心电图示：慢性冠状动脉供血不足。心前区阵发性疼痛，心界向左扩大，约1～2cm，心音低钝，心律齐，心率80次/分，各瓣膜未闻及病理性杂音；肝脾不大，胸闷憋气，时有头晕、耳鸣、口干、纳差、日进食5两左右；夜寐欠安；舌质红，少苔微黄；脉细数无力。

诊断：胸阳不振真心痛（急性冠状动脉供血不足）。

治法：养心血、益心气、通心阳。

处方：内关，郄门，膻中，厥阴俞，心俞，膈俞。

操作：内关、郄门，进针 1 寸，施捻转补法 1 分钟，令针感向肘部放散；膻中，迎经向下斜刺 1 寸，施捻转泻法 1 分钟，令针感向两肋放散；厥阴俞、心俞、膈俞，向椎体方向斜刺 1.5 寸，施捻转补法 1 分钟，令针感沿肋向前胸放散。

结果：上穴日针 2 次，经 5 天治疗，心前区疾病未再发作，胸闷憋气稍好转，停用一切药物，经 9 天治疗，胸闷憋气消失，心前区疼痛一直未发作，偶有头晕、查心电图示，大致正常，继针 10 天，痊愈出院。

第七节 哮喘（支气管哮喘）

哮喘为支气管扩张、慢性气管炎、肺部感染、风湿性心脏病、心力衰竭等疾病的一个重要临床症状。中医学认为哮者有声，喘者无声，在古医籍中一般哮喘均分别论述，但其病因病机大致相同，故后代医家将两者相提并论为哮喘。哮喘是一种突然发作并且以呼吸喘促、喉间哮鸣有声为临床特点的肺系疾患，本病一年四季均可发生，男女老幼皆可，患者多由于气候与环境的变化而发作，如天气寒冷、异味刺激、情绪变化、饮食不节、劳累等均可诱发，患者多因平素脾虚失运，水谷不能化为精微，久之宿痰内伏，加之感受外邪，发作初期邪气偏盛，气郁血滞，哮喘有反复性阵发性特点，病程较长，致使肺肾皆虚，摄纳失司，所以哮喘的发作与肺、肾、脾三脏有密切关系。本病属本虚标实证，而且以本虚为主，所以治疗时着重扶阳固本，扶正祛邪。

【临床表现】 初起可有鼻咽部发痒、喷嚏、流涕咳嗽、胸闷等先兆症状，突发胸闷加重、气促，迅速发生呼吸困难，呼气延长，两肺出现哮鸣音，张口抬肩，烦躁汗出面色紫暗，口唇青紫，四末不温。有咳喘痰多症状，痰液在不同时期可呈稀白或黄稠，一般持续数分钟，数小时，超过 12 小时称之为哮喘持续状态，此时面色苍白，大汗淋漓，四肢厥冷，四末青紫，心跳剧烈加快，喘息不能平卧，为呼吸衰竭症状。

【鉴别诊断】

1. 肺感染　有恶寒发热，头痛胸闷，胸痛，食欲不振，气促流涕，咽喉发痒，咳嗽有痰，化验室检查白细胞升高，X 线肺部有炎症表现。

2. 肺气肿　有久咳，哮喘等症状并且有病久不愈病史，在咳嗽的同时有胸部膨满，咳嗽上气，烦躁心慌，面目紫暗肢体浮肿，病情缠绵不愈，X 线可见肺气肿改变。

3. 肺癌　肺癌晚期可见喘息，咳嗽，咯血，呼吸急促并有明显恶病质改变，细胞学检查，胸部 X 线及胸部 CT 可以明确诊断。

【治疗规范】

1. 治则　宣肺散邪、固肾宣气。

2. 配方

（1）刺络法：选华佗夹脊穴（2、3、5、7 对）。

（2）温灸法：肺俞、风门、厥阴俞。

（3）经穴法：尺泽、天突、膻中、太溪、足三里、丰隆、肾俞。

3. 操作

（1）刺络法：华佗夹脊穴（2、3、5、7对）直刺1～1.5寸，令针感向前胸或上、下放散，施捻转补法1～3分钟，继而在相当于风门，肺俞，膈俞穴部位选两对，用三棱针点刺3～5下，深达皮下，然后加火罐令出血5～10ml为度。

（2）温灸法：选肺俞、风门、厥阴俞部位做麦粒灸三壮，令其皮肤表层起水疱，呈现Ⅱ度烫伤后，再用无菌纱布敷盖待其自行愈合。

（3）经穴法：尺泽施提插泻法1分钟，令针感向拇指放散后留针；天突沿胸骨柄向下沿皮刺1.5寸有针感后留针；膻中针尖向上刺入1寸施捻转平补平泻手法1分钟，肾俞针向横突斜刺进针1～1.5寸，施捻转补法1分钟；丰隆直刺进针1寸，施捻转泻法1分钟；太溪、足三里均直刺1寸施捻转提插补法1分钟，以上诸穴施术后留针20分钟，在哮喘比较严重时可以刺络拔罐、温灸法同时使用，缓解期可以任选一种方法，刺络拔罐出血量应视病情轻重掌握其出血量，哮喘严重时出血量可以稍多一些，缓解期出血量为3～5ml。

4. 疗程

（1）刺络法：每日1次，部位交替使用，15天为1疗程。

（2）温灸法：2周1次，2次为1疗程。

（3）经穴刺法：每日2次，15天为1疗程。

经刺络拔罐或温灸治疗后哮喘症状可以得到明显缓解，胸闷憋气症状明显减轻，2天后呼吸平稳，治疗20天以后痰液明显减少，活动后无喘息发作，精力充沛，饮食正常，紫绀症状明显消失，可以平卧。

【配穴理论】 哮喘多因风寒、郁热、痰湿郁久壅阻肺气，肺失肃降，逆而作喘，与肺、脾、肾三脏有关，哮喘久不得愈，肺肾皆虚，摄纳失司。反复发作的病人，在发作期多为邪气偏盛，气郁血滞，本虚标实之证。华佗夹脊穴为督脉之络，旁通脏腑背俞，刺第2、3、5、7对可以宣肺益气，解表祛邪，刺络拔罐可活血行气，泻血祛邪肃肺，《医学源流论》云："凡血络有邪者，必尽去之"故泻血祛邪应务求其尽，单纯刺络不能使血尽邪出，加拔罐控制出血量，可以使血尽邪出。本症多由于外感风寒之邪在肺，取肺俞穴采用温灸法祛其客于肺之风寒之邪，哮喘具有反复发作病程长久的特点，故为邪实正虚，治疗时当虚实兼顾，补泻兼施，补虚泻实。尺泽为肺之合穴泻之为实则泻其子之法，天突为任脉、阴维之会，泻之有降火平喘之功效，膻中泻之有宽胸利膈，降气逆的作用，进一步增强平喘功效，丰隆用以利湿祛痰。由于哮喘病人病久损伤肾气，故取肾之原穴太溪、肾俞以固本纳气，加用足三里以健胃益气，资生化源。此配方可以起到祛邪而不伤正，标本兼顾的作用。

【临证提要】 支气管哮喘是一种常见的过敏性疾患，主要表现为阵发性呼吸困难，四季均可发生，多因对某些物质（动物皮毛、花粉等）、食物及某些疾病产生过敏物刺激小支气管痉挛，而引起哮喘急性发作。

中医学统称本病为哮喘，多因风寒、郁热、痰湿壅阻肺气，肺失肃降，逆而作喘，与肺、脾、肾三脏有关。如哮喘久不得愈，肺肾皆虚，摄纳失司。反复发作的病人，在发作期多为邪气偏盛，气郁血滞，本虚标实之征。

【医案精选】 高某，女，61岁，1981年7月20日初诊。

主诉：患者喘不得卧5日余。

初诊：哮喘10年余，常突然发病，每次发作数天至数十天不等，常服红霉素、复方氨茶碱片等药，甚至吸氧方得缓解。本月17日哮喘发作，动则喘剧，自服氨茶碱、海珠喘息片等无效，至19日喘剧憋气，脸色发青、呼吸困难、昼夜难眠，收入住院。现症：神清合作，痛苦面容，呼吸困难，面色晦暗，强迫体位，口唇紫绀。察其：心音被掩盖，两肺布满哮鸣音；舌质暗红，苔黄而剥；脉弦细而数。

诊断：郁而生热哮证（支气管哮喘）。

治法：清肺、泻热、平喘。

处方：风门，肺俞，膈俞，华佗夹脊穴（第2、3、5、7对）。

操作：风门、肺俞、膈俞每次选穴1～2对，用三棱针点刺3～5针，深达皮下，然后拔罐，出血量3～5ml为度；华佗夹脊穴直刺1～1.5寸，令针感向前胸或上、下方向放射，施捻转补法1～3分钟。

复诊：治疗1次即觉胸膈舒畅，2天后喘息减轻，1周后已能平卧，治疗9天后呼吸平稳，紫绀消失，心胸宽畅，饮食如常，痊愈出院。

第八节 咳 嗽

咳嗽是肺系疾病的主要症状，西医学的上呼吸道感染，支气管炎，肺感染，肺结核等病均可出现咳嗽症状，咳嗽的临床表现以咳嗽，咯痰为主要症状，有声无痰为咳，有痰无声为嗽，《活法机要》曰："咳为无痰而有声，肺气伤而不清，盖因伤于肺气而咳动于脾湿因咳而为嗽也。"一般临床均为痰声并见，难以截然分开，故以咳嗽并称，《内经》对咳嗽的成因，症状及证候分类病理机转及治疗等问题作了较系统的论述，如《素问·宣明五气》云："五气所病……肺为咳，"《素问·咳论》："皮气先受邪气，邪气以从其合也。"由此可见，咳嗽既是独立性的证候，又是肺系多种疾病的一个症状，咳嗽可分为外感咳嗽，多为实证，按病邪性质分为风寒，风热，风燥论治；内伤咳嗽多属邪实正虚，因此治疗咳嗽必须按照不同病因分别处理。

一、气管炎

包括急性和慢性。急性气管炎是常见的呼吸系统疾病，是由于细菌，病毒感染，物理化学刺激以及过敏等因素引起的气管黏膜的急性炎症，多发于寒冷季节，常由上呼吸道感染、发热头痛、流鼻涕开始。由于造成呼吸道感染的细菌病毒向下蔓延而引起咳嗽，咯痰并且发热、头痛、周身酸楚症状明显加重。根据其起病急，病程短，临床以咳嗽、咯痰为主症，常伴有恶寒发热、鼻塞咽痛等肺卫表证的特点，本病属中医学的"外感咳嗽"范畴，其病因主要由于六淫侵袭肺系所致。《河间六书·咳嗽论》指出"寒，暑，燥，湿，风，火六气皆令人咳"。六淫中，风为百病之长，善行而数变，在外感咳嗽病中，风为先导，其他外邪随风而侵入人体，如风挟寒、热、燥之邪损伤肺系而致病，肺卫受损，肺失宣降而发生咳嗽、咳痰等症。急性气管炎反复发作，治疗不彻底，可以迁延而成慢性气管炎，也可继发支气管哮喘，支气管扩张等疾患。慢性气管炎病程长，咳嗽痰多，喘息乏力，反复发作，属中医学“咳嗽”、“哮喘”、“痰饮”等范畴。急性气管炎属急性感染，起病急，病程较短，一般采用“清泻肺热，益气活血”法治疗基本可以奏效。慢性气管炎病情复杂，往往寒热交错，虚实夹杂，所以治疗时尚需灵活应变。本节着重论述慢性气管炎的证治及针刺治疗方法。

【临床表现】 本病初起急性气管炎发作时，可有恶寒发热，鼻塞流涕，头痛，乏力，咳嗽，咯痰，胸痛，呼吸困难等一般症状，多在数日内消退，如病情迁延，出现咳嗽、咯痰持续不断，并伴有周身乏力明显，面色白，恶寒畏风，手足不温，咳嗽痰稀白，舌质淡、苔白，病情呈间断发作明显加重，以冬季症状明显，并有反复发作的特点。

【鉴别诊断】 咳嗽，咯痰，喘息等临床表现在肺系病证均可见，因此在治疗慢性气管炎时必须认真加以鉴别。

1. 哮喘　中医学将哮喘分为哮症和喘症，两证均兼有咳嗽但各以哮、喘为其主要临床表现。哮病主要表现为喉中哮鸣有声，呼吸气促困难，甚则喘息不能平卧，发生与缓解均迅速，喘证主要表现为呼吸困难甚至张口抬肩，鼻翼煽动，不能平卧，临床多以哮喘症状同时存在。

2. 肺结核　咳嗽，咯痰，咯血痰，甚则喘息，有低热，周身乏力，盗汗等，X线可以明确诊断。

3. 肺癌　常以咳嗽，咯痰为主要症状，多发于40岁以上吸烟者，咳嗽多为刺激性呛咳，病情严重时有喘息，病情发展迅速，呈恶病质，肺部X线检查，痰细胞学检查有助于明确诊断。

【治疗规范】

1. 治则　温肾运脾、宣肺疏邪。

2. 配方

（1）刺络法：肺俞。

（2）经穴刺法：尺泽、天突、膻中、肾俞、丰隆、太溪、足三里。

3. 操作

（1）刺络法：肺俞处取三棱针点刺3～5针后，深达皮下，后拔罐，令出血量5～10ml为度。

（2）经穴刺法：尺泽穴在肘横纹肱二头肌腱桡侧端取穴，直刺1寸，施提插泻法1分钟，令针感向拇指放射后留针；天突沿胸骨柄后缘向下刺1.5寸，位于气管前缘处针刺；膻中穴针尖向上针1寸深，施捻转平补平泻手法；肾俞针向横突斜刺进针1～1.5寸，施捻转补法1分钟；丰隆穴直刺进针1寸，施捻转泻法，施手法1分钟；太溪、足三里直刺进针1寸，施捻转补法1分钟；以上穴位施术后均留针20分钟，可以采用整体俞募配穴法。

4. 疗程

（1）刺络法：每日1次，10天为1疗程。

（2）经穴刺法：每日针刺2次，10天为1疗程。

针刺即刻，呼吸道症状即可减轻或缓解，呼吸急促，胸闷，憋气症状，肺部啰音可以明显缓解或消失，连续治疗1周后症状可有明显减轻，连续治疗10天左右症状可以完全缓解，以后可以继续针刺尺泽、膻中、太溪、肾俞、足三里以治其本。

【配方理论】 急、慢性气管炎均为上呼吸道感染而致，由于急性期的治疗不当，迁延不愈，正气受损致其成为慢性气管炎，病情反复发作，故为邪实正虚之候，属中医学“咳嗽”“哮喘”“痰饮”的范畴，故在治疗过程中应辨证施治，虚实兼顾，补泻并施。肺俞穴刺络拔罐为止咳平喘的要穴，尺泽为肺之合穴，泻之为“实则泻其子”之法，天突穴为任脉、阴维之会，有降气平喘之效；二穴共奏祛邪、肃肺、止喘之效，取肾俞穴和肾经之原穴太溪以固本纳气，因咳嗽病久损伤肾气，加用足三里以健胃益气，资生化源，为补土生金之法，三穴相伍补肺固肾共奏扶正祛邪之功，故使喘咳速愈。

【医案精选】 王某 男 61岁 装卸工 初诊日期 1978年3月2日

主诉：咳喘9年，近10天加重。

病史：患者有慢性支气管炎史9年，每至冬季加重，曾常服抗生素及止喘镇咳药，病情时好时坏。近10天来，因感受寒凉发现咳嗽加重，痰多色白，甚则喘促，神疲乏力，畏风怕凉，腰酸纳少，自服红霉素3天，咳喘不减遂来门诊治疗。

查体：慢性病容，形寒畏风，口唇色暗，心脏听诊无异常，两肺呼吸音粗，可闻散在大、中水泡音，胸大片示双肺纹理增加，白细胞计数12 000/立方毫米，舌质淡白，脉象沉细。

印象：

（1）中医：咳喘。

（2）西医：单纯性慢性支气管炎。

辨证：患者久病不愈，每冬必重，寒盛阳虚故也，脾肾阳虚则神疲乏力，腰酸纳少，畏风怕凉，寒邪凝聚，脾不温运故痰多而白，脾肾两虚故脉沉细。

治则：温肾运脾，宣肺疏邪。

选穴：尺泽 天突 膻中 肺俞 肾俞 丰隆 太溪 足三里。

操作：同前。

治疗经过：上穴交替使用，每日针灸2次，2天后咳喘大减，4天后咳嗽基本停止，呼吸平稳，偶有少量灰痰。后每日改行针灸1次，2个疗程后，精力充沛，饮食增加，8个月后追访，咳喘未复发，彻底治愈。

二、肺感染

肺系感染的咳嗽症状应注重清泄肺热，其理论是肺感染为急性感染所致疾病，一般由于起居不慎或素体不足，正气内夺，复感风寒；风寒之邪入表滞肺化热阻塞气道，肺失清肃故咳嗽，肺气壅滞不宣故胸痛，邪热盛实可见有发热不退的症状，治以清泄肺热，益气活血。

【临床表现】 恶寒发热，头痛，胸闷，胸痛，食欲不振，气促流涕，咽痒作咳，咳嗽声重，咯痰，早期痰液为清稀白色，若从热化，痰液可转为黄稠不易咳出，鼻咽干燥，咳嗽胸痛。

【鉴别诊断】 咳嗽是许多急慢性肺系病的临床主要症状，因此在治疗咳嗽时要认真进行鉴别诊断。

1. 哮喘 中医学将哮喘分为哮症和喘症，两证均兼有咳嗽但各以哮、喘为其主要临床表现。哮证主要表现为喉中哮鸣有声，呼吸气促困难，甚则喘息不能平卧，发作与缓解均迅速。喘证主要表现为呼吸困难甚至张口抬肩，鼻翼煽动，不能平卧，临床多以哮喘症状同时存在。

2. 肺气肿 有长期咳、哮、喘等病证不愈病史，在咳嗽的同时，并有胸部膨满，喘咳上气，烦躁心慌，甚至面目紫暗，肢体浮肿，病情缠绵，经久难愈。

3. 肺结核 咳嗽是肺结核的主要症状之一，其特点为干咳或痰中带血或咯血痰，伴有低热盗汗，消瘦，周身乏力等，X线胸部有明显结核病灶。

4. 肺癌 常以咳嗽或咯血为主要症状，多发于40岁以上吸烟者，咳嗽多为刺激性呛咳，病情发展迅速，呈恶病质，肺部X线检查及痰细胞学检查有助于明确诊断。

【治疗规范】

1. 治则 清泻肺热、益气凉血。

2. 配方

（1）刺络法：大椎穴刺络拔罐。

（2）经穴刺法：鱼际、曲池、肺俞、膈俞。

3. 操作

（1）刺络法：大椎穴三棱针点刺3～5针，深达皮下，然后加火罐，令其出血量为5～10ml为宜。

（2）经穴刺法：鱼际，直刺5～7分，施捻转泻法1分钟；曲池，直刺1～1.5寸施捻转泻法1分钟；肺俞、膈俞，均针向横突斜刺进针1.5寸，施捻转补法1分钟，令针感向前胸放射，诸穴施术后留针20分钟。

4. 疗程

（1）刺络法：每日1次，5天为1疗程。

（2）经穴刺法：每日针刺2次，10天为1疗程。

一般治疗2天后体温恢复正常，咳嗽，痰多黄稠，胸痛等症状无明显改变，1周以后咳嗽，胸痛明显减轻，痰液减少，10天以后咳嗽基本停止，无咯痰，体温保持正常，血常规检查基本正常，X线检查肺部感染明显吸收。

【配方理论】 肺感染的主要症状为咳嗽咯痰，发热恶寒，胸痛，一般属中医学的“咳嗽”范畴，咳嗽可分为外感，内伤两大类，外感为六淫犯肺，内伤为脏腑功能失调，肺感染由于外邪犯肺属于外感病变，由于外邪入侵邪气滞留或病人有复感外邪而致热壅肺卫属实热症，故治疗取手太阴肺经荥穴鱼际专攻泻热清肺，配大椎，曲池皆为泻热要穴，大椎刺络拔罐更进一步增加泻热功效，大椎为督脉及手足三阳经会穴，清热疏解外邪尤佳，曲池为阳明之合，大肠与肺为表里，故泻大肠既可通腑清热又使邪有出路。三穴配伍，有通达内外之作用使肺热可清，肺俞可扶正益气，膈俞可宽胸利膈，以缓肺之急，并能行血以利气。

【医案精选】 丛某 男 46岁 工程师 入院日期 1982年1月17日 住院号 11431

主诉：发热、胸疼21天。

病史：患者近半年来，因工作辛劳，自觉精力不支，经常头晕、困倦、无力嗜卧。

1981年12月下旬，感受风寒后发热，体温高达39.5℃，持续6～7天，兼有恶寒、头痛，经服中药及退热药后减轻。约一周后，因讲课劳累，复感风寒再次发热，体温在37.8～38℃，未经彻底治疗，发热加剧，体温高达39.8℃，嗜睡，食欲不振，胸闷、胸痛、咳嗽。及至1月15日赴某院诊为“上感”，予输液及肌注庆大霉素等治疗，体温下降至38℃，余症未减而来住院治疗。

查体：神清，精神弱，急性面容，皮肤巩膜无黄染，浅表淋巴结不大，口唇无紫绀，咽稍红，扁桃体不大，颈软，气管居中，胸廓对称，心音正常，律齐，未闻杂音，心率88次/分，呼吸规则，右肺下野呼吸音低，腋后线第9、10肋间可闻水泡音，叩诊心界不大，右前胸第5肋间以下明显压痛及叩击痛，腹软，肝于肋缘下2指可触及，有压疼。舌红苔白略黄，脉弦滑。白细胞计数16 000/mm^3。

印象：

(1) 中医：感冒，咳嗽。

(2) 西医：肺炎。

辨证：患者起居不慎，复感外邪，加之素体不足，正气内夺，风寒之邪，入表滞肺，化热阻塞气道、肺失清肃故咳嗽，肺气壅滞不宣故胸痛，邪热盛实故发热不退，苔白为邪留肺卫，苔黄为邪已化热，脉弦滑也为邪盛阳亢之象。

治则：清泻肺热，益气活血。

选穴：鱼际　大椎　曲池　肺俞　膈俞

操作：鱼际直刺5～7分，施捻转泻法；肺俞、膈俞均针向横突斜刺，进针1.5寸，施捻转补法，令针感向前胸放散。余穴同前。

治疗经过：每日如上法针刺2次，3天后体温恢复正常，咳嗽痰多黄稠，胸疼不减。1周后胸疼大减，白细胞计数降至12500/立方毫米。继续针刺3天后胸疼消失，咳嗽基本停止，体温保持正常，血象正常。痊愈出院。

第九节　眩　　晕

眩晕是多个系统发生病变时所引起的主观感觉障碍。通常将眩晕分为周围性眩晕（耳性眩晕）和中枢性眩晕（脑性眩晕）。将内耳前庭至前庭神经颅外段之间的病变所引起的眩晕称为周围性眩晕，将前庭神经颅内段、前庭神经核及其纤维联系、小脑、大脑等的病变所引起的眩晕称为中枢性眩晕。以眩晕的程度而论，最为剧烈的首推梅尼埃病，且反复发作。中医学将眩晕责之为肝阳上亢、痰浊中阻、肾精不足、气血亏虚。

一、椎-基底动脉供血不足

椎-基底动脉供血不足大多发生在中年以上，临床表现多种多样，主要表现是内耳、脑干、小脑、间脑、枕叶、颞叶等组织的功能缺损。其发病主要有以下几方面原因，动脉粥样硬化、椎动脉受机械性压迫、椎动脉的舒缩功能发生障碍、椎-基底动脉畸形或发育异常、锁骨下动脉盗血综合征、动脉内膜炎等。本病不少病例并非由于单一的原因所致，而是由于多种因素（如在动脉粥样硬化的基础上，兼有增殖性脊椎炎的压迫或刺激，再加上诱发因素等）的参与而发病。中医学认为头晕多是由于肝阳上亢、痰浊中阻、肝肾阴虚所致。

【临床表现】 突然发生眩晕，性质可为旋转性、浮动性、摇摆性、下肢发软、地面移动或倾倒。头颈突然过度屈伸或转侧可诱发或增剧眩晕，发作时间短暂，往往不超过几分钟，也可在24小时内发生几次，某些病例可持续数天，以后也可再发。眩晕常伴发恶心、呕吐、站立不稳、共济失调，还可伴发一种或多种供血不足的症状（缺血区在眼部、脑干、小脑等）。

【鉴别诊断】

1. 梅尼埃病　急性发作性、旋转性、重度眩晕，有水平眼颤，发作性感音性耳聋、耳鸣，无神经系统病证。

2. 良性发作性位置性眩晕　位置性、发作性、中度眩晕，周围型位置性眼颤，少有耳聋、耳鸣，无神经系统病证。

3. 前庭神经元炎　急性发作性中至重度眩晕，多数有水平性眼颤，无耳聋、耳鸣，无神经系统病证。

【治疗规范】

1. 治则　醒脑开窍、滋补肝肾、补益脑髓。

2. 配方　内关、人中、三阴交、风池、完骨、天柱。

3. 操作　内关直刺1寸，提插捻转泻法；人中刺向鼻中隔，雀啄泻法；三阴交直刺1寸，捻转补法1分钟；风池、完骨、天柱直刺1寸，小幅度高频率捻转补法各1分钟。

4. 疗程　每日治疗2次，10次为1疗程，需治2个疗程。

【配方理论】 椎-基底动脉供血不足所致的眩晕，中医责之为肝肾亏虚，髓海不足，脑失所养。《灵枢·海论》篇曰："脑为髓之海"，"髓海有余，则轻劲多力，自过其度；髓海不足，则脑转耳鸣，胫痠眩冒，目无所见，懈怠安卧。"《景岳全书·眩运》篇指出："眩运一证，虚者居其八九，而兼火、兼痰者不过十中一二耳。"强调了"无虚不作眩"，在治疗上认为"当以治虚为主"。风池、完骨、天柱三穴和用，具有补益脑髓的作用。采用小幅度高频率捻转补法，每穴施术1分钟，经彩色超生多普勒仪测定，针刺能有效地改善椎-基底动脉系统血流量，增加脑的灌注量。三阴交具有滋补肝肾的作用。方中内关、人中起醒神开窍的作用，可"调其神，令气易行"。

【医案精选】 李某　男　53岁　干部　入院日期　1982年5月17日　住院号　11919

主诉：阵发性眩晕半年，近20余天加重。

病史：平素用脑过度，5年前工作中觉颈部轻微酸沉，左上肢时而麻木，某医院X线示："颈椎增生"。经按摩症状消失，1982年4月23日颈部猛向左侧转动突发头晕，恶心欲吐，心慌，某医院诊断"颈性眩晕"，注射"安定"1支，症状缓解，以后出现记忆减退，颈部酸痛，颈部向左转时诱发头晕，发作频繁，每日8～10次，5月14日经院长门诊治疗后收入住院。

查体：神清合作，发育营养良好，皮肤巩膜无黄染，表浅淋巴结无肿大，双眼向右视时轻度眼颤，无复视，无视野缺失，伸舌稍偏左，椎体无叩击痛，左右转动头部无眩晕，心音弱，$A_2<P_2$，心律齐，心率82次/分，两肺（—）。肝脾未触及，余未见异常。

印象：

（1）中医：眩晕。

（2）西医：颈椎增生，椎-基底动脉供血不足。

辨证：患者年过半百，肾气已衰，挟之平素用脑过度，髓海空虚，脑失所养，发为眩晕。

治则：滋肾生髓，补益心脾。

选穴：天柱 风池 太阳

操作：太阳提插泻法；风池、天柱捻转补法；每穴施术1分钟。

治疗经过：采用上法治疗1次，头晕明显减轻，查脑血流示“双侧枕-乳波幅降低”。经7次治疗，已基本缓解，头部向左右转动未发头晕，5月25日予针刺治疗，并通过脑血流观察枕-乳供血情况，3分钟后脑血流图明显改善，波幅增高，说明针刺有改变脑血流的作用。次日复查脑血流，波幅保持稳定，临床治愈出院。

二、高血压病

高血压病又称“原发性高血压病”，是一种主要由于高级神经中枢功能失调引起的全身性疾病。临床表现为血压升高，神经功能失调症候群，晚期可导致心、脑、肾器官病变。头晕为一、二期高血压的主要临床表现，中医属眩晕范畴，由于综合因素作用，人体内阴阳平衡失调所致。尤其是肝肾阴阳失调，肾阴不足，肝阳上亢的下虚上实证。针刺对于改善各期高血压头晕症状以及对一、二期高血压的降压作用卓有成效。

【临床表现】 高血压病早期症状主要为神经系统功能失调症状，如头痛，头晕最常见。其他症状有心悸，失眠，健忘，易怒，耳鸣，乏力，神经质等。约有40%患者早期无症状。后期症状则是由于心、脑、肾功能不全而引起，此时初期的症状反而可能下降到次要地位。

【鉴别诊断】 高血压病应与症状性高血压相鉴别。

1. 肾源性高血压 高血压伴全身性水肿或水肿病史，蛋白尿、血尿或脓尿，或上腹部动脉杂音，或肾功能损害，均提示肾源性高血压的诊断，尤其是年轻的高血压病人。常见的有急慢性肾小球肾炎，慢性肾盂肾炎，肾动脉狭窄，多囊肾等。

2. 嗜铬细胞瘤 持续或间歇性高血压，具有代谢增高，糖尿，心前区痛，心动过速。多发于年轻人及儿童。易于轻度创伤、小手术时出现高血压危象。

3. 原发性醛固酮增多症 高血压伴四肢乏力与麻木、夜尿多、周期性瘫痪等。

【治疗规范】

1. 治则 活血散风、调和肝脾。

2. 配方 人迎，合谷，太冲，曲池，足三里

3. 操作

人迎穴：患者取平卧位，充分暴露颈部，以手扪及动脉搏动处，穴位常规消毒后，垂直进针，缓缓刺入1～1.5寸，见针体随动脉搏动而摆动，施以小幅度（<90°）、高频率

(>120 转/分）捻转补法 1 分钟，留针 20 分钟。

合谷、太冲穴：垂直进针 0.8～1 寸，施以捻转泻法，即医者采用面向病人的体位，以任脉为中心，拇指捻转作用力为离心方向，捻转 1 分钟，留针 20 分钟。

曲池、足三里：垂直进针 1 寸，施以小幅度（<90°）、高频率（>120 转/分）捻转补法 1 分钟，留针 30 分钟。

治疗疗程：每日 2 次，每次 30 分钟，3 个月为一疗程。

4. 疗程　每日治疗 2 次，90 天为 1 疗程。

【配方理论】 现代医学理论认为：血压是血管内血液对单位面积血管壁的侧压力。而中医基础理论认为，血液的运行，主要依赖于气的推动作用，因此，血压的高低与气的亢盛与衰弱密切相关。中医认为，"气血"一方面是作为人体生命活动的重要物质基础，即"气主煦之，血主濡之"的作用；另一方面，"气血"是以动态运动方式而存在，即"气行则血运、气虚则血滞"。气血在脏腑功能的主导下，周流不息，使全身器官组织得到气血的濡养，发挥正常的生理功能和生命征象（包括正常的血压水平）。因此，气血运行的异常或障碍，是某些疾病的基本病理变化。"血"是在"气"的推动下循脉管而"环周不息"，所以"气为血帅"；"气"则是依附于有形之"血"，血旺则气足，血虚则气弱，所以"血为气母"。当气血两者保持在一定的动态平衡，气血的运行则循常道而能保证人体脏腑组织的温煦之需，称为"气血冲和"；若因各种内外因素影响，气血的动态平衡受到破坏，则可出现相应的病理变化，称"气血失和"，严重的可发展为"气血逆乱"。中医的这种"气血"动态平衡的运动形式，可以通过现代的"血压"概念来体现。"气血冲和"的外候表现为正常的血压值范围；而"气血失和"的病理状况，则表现为异常的血压变化，如血虚气弱可出现低血压，气盛血逆可出现高血压。

"四海"理论是针灸学体系的核心内容之一，"气海"是"四海"理论的主要内核，也是中医针灸学重要的经典思想之一，气海理论认为，血液在脉管中运行不息，流布于全身，环周不休，自成体系，而气、血、脉则构成了其最基本的物质结构和基础。气包括元气、宗气、营气、卫气。其中，元气指先天之气，是人体生命活动的原动力。宗气是由水谷之气与自然界清气相结合而积聚于胸中的气，属后天之气，其所聚之处称为"气海"，《灵枢·邪客》说："宗气积于胸中，出于喉咙，以贯心脉，而行呼吸。"说明宗气可以贯注于心脉之中，促进心脏推动血液运行，形成血压。另外，宗气作为后天生成之气，可以资助先天之元气。营气者，泌其津液，注之于脉，化以为血，乃阴精之气，为宗气之所统。卫气者，阳精之气也，亦宗气之所统。营气行于脉中，卫气行于脉外，如《灵枢·动输》云："营卫之行也，上下相贯，如环之无端。"二者皆为宗气所统，宗气聚于胸中而为气海。《灵枢·海论》言："膻中，为气之海"，又曰："膻中，胸中也，肺之所居，诸气者，皆属于肺，是为真气，亦曰宗气"以及"此宗气者，当与卫气并称，以见三焦上中下皆此气而为之统宗也"。可以看出，气海理论囊括了人体卫气血脉等重要体系，与现代医学中血压的形成、维持及调节高度吻合，所以说气海理论是中医学认识、分析及治疗高血压病的根本理论基础。

由此可以看出在高血压形成的病理过程中，"气"无疑是处于主导地位，其在内外等诸种因素的影响下，表现为过度亢奋，导致气血平衡的失调；"血"虽处于较为被动的地位，但其质与量的变化却影响到其能否随时适应于“气”的变动，使气血间的动态平衡处于“冲和”状态。因此，单纯调气虽能缓和一时的冲逆，血压也能下降，症状也可改善，但极易复发。因此，在调气的治疗基础上，兼顾理血，如活血、行气、化瘀等法则，临床实验研究证实，活血化瘀治疗确能改善血液的流变性、黏稠度、凝滞度等质的问题；而随着血液质的改变，高血压患者脏腑组织血流供求不平衡的量的问题也可随之得到改善。从某种意义上说，高血压病的论治中，调气重在治标，而理血则是意图治本，即《素问·至真要大论》所谓“谨守病机，各司其属……疏其气血，令其调达，而致和平”。因此针灸这组处方气血兼顾，标本同治，使机体自身调节功能的正常化，通过多层次、多环节、多靶点的综合调理，平秘阴阳，使高血压病患者的降压疗效得到维持。

①人迎穴的取穴依据：人迎穴，最早载于《灵枢·本输》，是足阳明胃经经穴，为“足阳明少阳之会”，是“气海”所出之门户，与肾、脾、肝、心、三焦、胆、小肠、冲脉、任脉、阴跻脉等经脉相通，是调节气海的“营运之输”。正如《灵枢·海论》篇：“膻中者，为气之海，其输上在于柱骨之上下，前在于人迎”，及“气海，运营之输一在颃颡之后……一在颃颡之前，谓足阳明之人迎也”。因此，人迎穴是“气海”之门户，通过针刺人迎穴可以调畅气海，从而调节血压。本病的发病机制主要是气海失司，病在血脉，多由饮食失节、情志失调、内伤劳倦等导致肝肾功能失调，实则肝阳上亢，痰湿内阻，虚则阴虚阳亢，气血两亏。并且人迎穴所在的足阳明胃经之脉“其直者从缺盆下乳内廉，下挟脐，入气街中；其支者，起于胃口，下循腹里，下至气街中而合……”。而且《灵枢·海论》曰：“膻中者，为气之海，其输上在柱骨之上下，前在于人迎。”不但人迎位于拥有气街的足阳明胃经之中，为气海之门户，同样作为头气街与胸气街的连接处，同样具有使气血在脉内脉外自如运行，使营卫之气相会相通，共同发挥调气海，和气血的功能。此外，人迎为足阳明胃经之穴位，为经脉所发之处，阳明经为多气多血之经，《针灸聚英》云：“足阳明多气多血……五脏六腑之海，其脉大，血多气盛”。故人迎穴有调整机体阴阳，疏通气血的功能，可使血压下降。同时针刺具有双向良性调节作用，以达到阴平阳秘，气血调和，血压稳定之目的。

人迎穴的解剖部位恰在颈动脉窦附近，颈动脉窦血管壁外膜下有丰富的感觉神经纤维，其分支末端膨大，为压力感受器之一。当其受刺激时经颈动脉管神经，参加到舌咽神经中而进入延髓，首先终止于孤束核，而投射到脑干的血管中枢，反射性地引起迷走神经兴奋性增高，而交感神经紧张度降低，致使颈部周围大多数血管平滑肌松弛，外周阻力减小，从而达到改善动脉血流的目的。动脉压力感受器反射是中枢神经系统调节外周心血管功能的主要机制之一，对维持机体动脉压的稳定起重要作用。因此，针刺人迎穴降压是有科学依据的。

②合谷、太冲穴的取穴依据：合谷、太冲为固定配伍，称为四关。根据经络的标本、气街理论，合谷、太冲正是经脉本部（肘膝关节以下）、胫气街所在，通过经气运行与脏腑及标部（头面、躯干）发生密切联系。合谷、太冲分别为手阳明、足厥阴之原穴，原穴是本经脏腑原气经过和留止的部位，与三焦有密切关系。原气起源于肾间动气，是人体生命活动的原动力，通过三焦运行于脏腑，是十二经脉的根本，故原穴是调整人体气化功能的要穴。《素问·调经论》曰：“人之所有者，血与气耳”。人体活动离不开气血，在发生

病变时，也不外乎气血。气为血之帅，血为气之母，针灸治病的主要机制就是通过经脉调节人体气血。合谷属多气多血之阳明经穴，偏于补气、泻气、活血；太冲属少气多血之厥阴经穴，偏于补血、调血。合谷、太冲二穴相配堪称经典配穴，两穴一阴（太冲）一阳（合谷），一气（合谷）一血（太冲），一脏一腑，一升一降，是一组具有阴阳经相配，上下配穴，气血同调、阴阳同调、脏腑同调的针灸配方。人迎为主穴，配以合谷、太冲穴，施以不同的补泻手法，有宽胸理气、平肝熄风、活血化瘀、调和气血阴阳平衡之功。

③曲池、足三里穴的取穴依据：曲池、足三里穴归属于阳明经，为多气多血之经，有调和气血之功。曲池为手阳明大肠经合穴，“合主逆气而泄”，能治气逆诸证，针刺曲池能摄纳阳明气血，使气血下降，与太冲相配，一阴一阳，共奏调气降逆、平肝潜阳、柔肝熄风之功。足三里为足阳明胃经之合穴，具有补中气，健脾胃，调和气血的作用。中焦清升浊降，则气、血、水各归其正，水充木涵而无生风化火、成痰成疾之患，如此才能截断脏损气伤之变。另外，足三里穴的调控机制与穴位的组织结构密切相关。足三里穴区微血管分支及淋巴管分支丰富，而针灸刺激可使穴区微血管灌注量增加，神经及淋巴管的血液运行改善、功能增强，神经末梢兴奋性提高，其或通过神经，或通过血液、淋巴液最终都启动神经-内分泌-免疫网络的整体调节。

三、梅尼埃病

本节主要论述周围性眩晕中梅尼埃病的针灸治疗方法。

【临床表现】 以眩晕发作、耳鸣、耳聋为主要临床表现，并具有发作性及复发性的特点。眩晕发作突然，可在任何时间发生，甚至入睡后也可发作。眩晕有几种形式，最常见的是当病人睁眼时感觉房子或周围景物在转动，闭眼时则觉自身在旋转；病人也可有身体不稳感，试图走路时向一侧倾跌或表现为前后左右摇摆。发作时病人往往伴有恶心、呕吐、面色苍白、出汗、脉搏或快或慢、血压多数偏低等一系列自主神经功能紊乱的症状。

【鉴别诊断】

1. 迷路炎　迷路炎是急性或慢性中耳炎的常见并发症。临床上中耳炎病人出现阵发性眩晕，伴以恶心、呕吐时，提示迷路炎的可能。严重者眩晕甚剧，并有眼球震颤、听力丧失、平衡失调等症。外耳道检查可发现鼓膜穿孔。

2. 链霉素及其同类药物中毒　有明确的用药史，多在用药后数天内发生眩晕、恶心和呕吐。常有口周发麻感，严重时四肢及全身也发麻。通常无眼球震颤，前庭功能检查显示异常。

3. 前庭神经元炎　大部分病人于起病前有发热或上呼吸道感染。发病急骤，突出的症状是眩晕，伴恶心、呕吐，但病人往往无耳鸣及听力减退。可见自发性眼球震颤，双侧前庭功能试验显示不正常，神经功能检查无异常。

4. 位置性眩晕　病人的头部处在一定的位置时便出现眩晕及眼球震颤，多数不伴有耳鸣及听力减退。

【治疗规范】

1. 治则　安神醒脑、调和阴阳。

2. 配方　风池、印堂、上星透百会、四神聪、听宫、头针晕听区、合谷、太冲。

3. 操作　风池向外耳道斜刺1～1.5寸，施捻转泻法1分钟；印堂施雀啄泻法1分钟；上星透向百会进针3寸，小幅度高频率捻转1分钟；四神聪进针0.2～0.5寸，平补平泻；听宫张口取穴，直刺1～1.5寸，施捻转泻法1分钟；头针晕听区沿皮刺入帽状腱膜下，施小幅度高频率捻转手法，再配合电针增加刺激量；合谷直刺1寸，施捻转泻法1分钟；太冲直刺0.5～0.8寸，捻转泻法1分钟。

4. 疗程　每日治疗2次，7天为1疗程。

【配方理论】 眩晕的发病机制颇为复杂，但归纳起来不外风、火、痰、虚四个方面，各类眩晕可单独出现，也可相互转化。梅尼埃病引起的眩晕，临床以眩晕、耳鸣、呕吐最为常见，主要责之于肝、脾、肾三脏功能失调，阴阳失衡。因此取印堂、上星透百会、四神聪以安神醒脑，"主明则下安"。取合谷、太冲开四关，"开四关，调阴阳"。《资生经》云："风池治目眩苦头痛"。《通玄指要赋》云："头晕目眩，要觅于风池"。风池为治眩晕之要穴，与头针晕听区相配合，疗效可靠。针听宫穴可止耳鸣。

【医案精选】 张某　女　36岁　农妇　初诊日期　1986年8月12日

主诉：耳鸣，眩晕，恶心5天。

病史：患者素有耳鸣头晕病史，间断发作。本次发病5天前夜寐欠佳，晨起突发耳鸣头晕，泛恶欲吐，喜卧，动则晕甚，行动不稳，目不欲睁，在当地医治，服药无效，前来就诊。

查体：体瘦，面色萎黄无华，行走步态不稳，左右倾斜欲倒，双眼球轻度水平震颤，口苦咽干，心烦胸闷，夜寐欠佳，纳差，舌红苔薄黄，脉弦数。

印象：

(1) 中医：眩晕。

(2) 西医：梅尼埃综合征。

辨证：患者操劳家务，农活劳作，而谋虑太过，肝阴暗耗，肝阳偏亢，风阳升动上扰清空，闭阻清窍，肝阳偏旺，扰乱心神而不寐。风扰清空，而致头晕目眩，闭阻清窍而致耳鸣，肝风动扰，横逆犯胃，胃气不降而致呕恶。

治则：平肝熄风，疏经通络。

选穴：风池　听宫　印堂　合谷　太冲

操作：风池向外耳道斜刺1～1.5寸，施捻转泻法1分钟；听宫张口取穴，直刺1～1.5寸，施捻转泻法1分钟；印堂向下斜刺0.3～0.5寸，施雀啄泻法1分钟；合谷直刺1寸，施捻转泻法1分钟；太冲直刺0.5～0.8寸，施捻转泻法1分钟，留针15分钟。每日1次。

治疗经过：经过1次针刺后，行走平稳，两目可睁，头晕减轻，仍耳鸣，恶心止，3次后耳鸣眩晕症状消失，再针2次，诸症消失而愈，间断治疗3次，追访3个月，未再发作。

四、颈性眩晕

颈性眩晕也称椎动脉压迫综合征。其发病原因可能有以下几个方面：颈椎骨质增生、颈肌及颈部软组织的病变等引起颈动脉受压而发生缺血；颈交感神经丛受直接或间接刺激，引起椎动脉痉挛或反射性引起内耳微循环障碍；颈反射异常等。本病属中医学眩晕的范畴，其发病机制主要是由于肝肾阴虚，髓海不足，脑失所养而致。针刺治疗本病在改善椎动脉供血方面卓有成效。

【临床表现】 多种形式的眩晕，其发生与头部突然转动有明显关系。常伴有恶心、呕吐、共济失调、平衡障碍，有时也伴有黑蒙、复视、弱视、脑干缺血症状等，症状持续短暂。

【鉴别诊断】

1. 自主神经功能紊乱性眩晕　以女性较多见，常有诱因，如情绪不佳、紧张、过劳等。伴有显著的自主神经紊乱症状，诸如恶心、上腹部不适、面色苍白、心悸、汗出、耳鸣等。眩晕多为发作性，持续数小时或数天，体检一般无阳性发现。

2. 颈动脉窦综合征　患者常与头颈部突然转动、衣领过紧或颈部突然受压时迅速出现眩晕，重者伴发晕厥。

3. 体位性低血压　患者每于卧位突然转为直立位时可骤然发生眩晕甚至晕厥。

【治疗规范】

1. 治则　疏通经络、补益脑髓。

2. 配方　颈椎夹脊穴、风池、完骨、天柱。

3. 操作　颈椎夹脊穴进针 0.5～1 寸，捻转补法，每穴 1 分钟。风池、完骨、天柱进针 1 寸，小幅度高频率捻转补法，每穴 1 分钟。

4. 疗程　每日针刺 2 次，10 天为 1 疗程。

【配方理论】 《灵枢·海论》篇说："脑为髓之海"，"髓海不足，则脑转耳鸣，胫痠眩冒，目无所见，懈怠安卧。"《景岳全书·眩运》也强调了"无虚不能作眩"。本病的发生是由于颈椎疾病导致椎动脉受压引起脑供血不足而发生眩晕。方中取风池、完骨、天柱补益脑髓，颈椎夹脊穴疏通经络，改善脑供血。

【临证提要】 颈椎增生所致眩晕为继发性眩晕，病本在于颈椎增生造成大脑供血不足，故我们在取头部腧穴的同时，重视颈椎夹脊针刺方法，以改善颈椎压迫刺激症状，故疗效满意。

贾某　女　52 岁　干部　入院日期　2003 年 7 月 30 日　住院号　F06625

主诉：头晕伴右上肢麻木 20 天。

病史：患者平素工作繁忙，20 天前在单位开会时自觉头晕，时有恶心欲呕及右上肢麻木，次日就诊附近医院，查颈椎 X 线片示：颈椎病。予口服眩晕停及按摩治疗，症状时轻时重，今日就诊于我科，收入住院。

查体：血压 150/90mmHg，脉率 76 次/分，神清合作，头晕，视物无旋转，无头痛及恶心欲呕，右上肢体麻木，肌力Ⅴ级，深浅感觉无异常，语言清，生理反射正常，臂丛牵拉试验（+），双侧胸锁乳突肌张力不等，左略低于右，肌肉无萎缩，自颈 3 至胸 2 椎及脊柱两侧均有压痛，舌暗红，苔白，脉弦滑。

印象：

（1）中医：眩晕。

（2）西医：颈椎关节病。

辨证：患者年过半百，肾气已衰，加之平素用脑过度，髓海空虚，脑失所养，发为眩晕。

治则：滋肾生髓，补益心脾。

选穴：天柱 风池 完骨 太阳 肩贞 臑俞 天宗 秉风 曲垣 肩中俞 肩外俞 极泉 后溪 尺泽 颈椎夹脊穴

操作：极泉提插泻法，至麻电感到达手指，余用捻转提插相结合泻法。

治疗经过：采用上法治疗3次，头晕减轻，右上肢麻木减轻，14天后诸症悉除，临床治愈出院。

五、眼性眩晕

眼源性眩晕是由于眼肌麻痹、屈光不正等原因引起的眩晕。中医学认为：肝开窍于目，当肝阳化风上蒙清窍或气血不足目失所养时，均可导致目珠偏斜、视一为二而引起眩晕。针刺治疗眼源性眩晕是一种行之有效的疗法。

【临床表现】

以眩晕为主证。如为眼肌麻痹所引起的眩晕则向麻痹侧注视时眩晕更明显，常伴有复视、斜视及眼睑下垂。遮蔽病侧眼球或闭目休息后眩晕可消失。

【鉴别诊断】

1. Cogan 综合征：是一种非梅毒性间质性角膜炎，可有发作性眩晕，患者可伴有结节性多动脉炎。

2. 中等度贫血：可有头晕、眼花等症状，从下蹲站起时明显。

3. 低血糖：眩晕多发生于饥饿时，伴出汗、全身无力和不稳感。

【治疗规范】

1. 治则 通络明目。

2. 配方

主穴：风池、睛明、四白。

配穴：肝阳上亢加太冲、行间。

肝肾阴虚加三阴交。

气血亏虚加足三里、关元。

3. 操作 风池进针1寸，捻转泻法1分钟；睛明直刺进针0.5～1寸，不提插捻转；四白斜刺入眶下孔，捻转泻法；太冲、行间进针0.5寸，捻转泻法1分钟；三阴交进针1寸，捻转补法；足三里进针1～1.5寸，捻转补法1分钟；关元进针1～2寸，呼吸补法1分钟。

4. 疗程 每天治疗2次，10天为1疗程。

【配方理论】 眼源性眩晕虽是眼睛局部病变所导致，但它是全身疾病在目窍的反应。方中睛明、四白局部取穴，配以风池穴具有调解眼肌运动，改善眼区供血而明目的作用。因此在局部取穴的同时，注重辨证施治，标本同治，因果并治。

【转归与预后】 眩晕一病，若治疗延误将造成非常重大的损害，其转归大体如下：

1. 中年以上，肝阳上亢引起的眩晕，如肝阳亢逆，化为肝风，病情严重时可猝然昏倒，有发展为中风的可能，故及时防治眩晕，对中年以上之人，尤为重要。

2. 眩晕的治疗如果及时，一般预后较好，针灸确能控制病情发展。

【预防与调护】 眩晕的病因与饮食，情志有关。因此，平时宜节肥腻酒食，忌辛辣，戒躁怒，节房事，适当增加体力活动，锻炼身体，服药调治。

【临证提要】 眩晕为临床常见病，治疗不当常可迁延为慢性疾病。其疗效取决于辨证求因及针刺手法量学标准。

【医案精选】 例1　王某，男性，59岁，眩晕3个月，近半月加重，恶心呕吐，肩背疼痛，舌淡红少苔，脉弦，证属肝阳上亢。治则：平肝潜阳，补益脑髓。取穴：太冲、行间、三阴交、风池、完骨，留针30分钟，共针14次而愈。

例2　韩某，女性，64岁，头晕10天，恶心、呕吐痰涎，舌红苔黄腻，脉弦滑，证属痰浊中阻。治则：和胃化痰。取穴：丰隆、阴陵泉、三阴交、太冲，共针20次而愈。

第十节　厥证（一过性昏厥）

晕厥是以突然昏倒，不省人事，四肢厥冷，肌肉松弛，脉搏缓慢为特征的一种症状。中医称其为厥证。它是由于大脑一时性广泛性供血不足所致。现代医学认为，引起此种改变的主要原因有：心脏输出量减少或心脏停搏、突然剧烈的血压下降，脑血管的普遍性暂时性闭塞或严重的入量不足及高度紧张。中医学认为，引起厥证的原因：一为元气亏虚，如《素问·脉解》有“下虚则厥”；二为寒邪，如：《素问·调经论》说：“厥气上逆，寒气积于脑中而不泻”；三为气逆，《素问》云：“厥者，逆也，气逆则乱，故忽为脑晕，脱绝，是名为厥”。

“经气逆乱、窍闭神匿”为厥证的基本病机，故治疗以“醒脑开窍、调理气机”为原则，临床获得了满意的疗效。

【临床表现】 突然昏倒，不省人事，四肢厥逆，发时无四肢抽搐，口眼相引，牙关紧闭，口吐白沫等症，伴面色苍白、汗出、脉细缓、移时方苏，醒后无失语、口眼㖞斜、半身不遂等后遗症。

【鉴别诊断】 血压降低是晕厥的普遍现象，因此晕厥与休克有时并无明显的界限，但休克的早期意识仍清楚，或仅表现精神迟钝，而周围循环衰竭症状比晕厥更为明显持久。另外许多疾病都可以出现晕厥的临床体征，因此加以鉴别，究其原因，采取针对性治疗是非常必要的。

1. 体位性低血压　体位性低血压（直立性低血压）所致的晕厥，发生于病人采取直立位或持久站立时。此种晕厥的特点是血压急剧下降，心率变化不大，晕厥持续时间较短，前驱症状一般不明显。尤其在炎热的气温下；孕妇或长期卧床的病人骤然起立时，造成血液蓄积于下肢，回心血量减少，进而引起脑部一时性供血不足。特发性直立性低血压发病多在中年以上，男性多于女性，轻者于直立时逐渐发生晕厥；重者可于直立时立即出现晕厥；严重者需长期卧床。本病同时有阳痿以及无汗为特征。病人尚有膀胱直肠功能障碍，或出现锥体外系，小脑系，锥体系的体征，临床可通过测量卧位及直立后的血压，每分钟1次，连续5次，收缩压下降50mmHg左右，病人同时出现临床症状，以支持本病的诊断。

2. 心源性晕厥　心源性晕厥是由于心脏病时心脏输出量减少或心脏停搏导致脑组织缺血而致。其原因可由于严重心律失常，心脏排血受阻，心脏缺血等所致，心源性晕厥的严重者称为急性心源性脑缺血综合征（阿-斯综合征）

（1）阵发性心动过速、阵发性心房纤颤：突然发作的高度心动过速，尤以阵发性心动过速与阵发性心房纤颤，有时可因脑缺血而引起晕厥。某些病人在晕厥之前，可有短暂的前驱症状，如突然发生不规则的心跳、眼花、头晕、出汗、恶心或呕吐等。意识丧失的时间通常短暂。

（2）病态窦房结综合征：本综合征病因复杂，主要由于冠心病、心脏病、心肌炎等引起窦房结供血不足所致。可出现眩晕与晕厥发作。心率常慢于50次/分。临床上如病人有重度窦性心动过缓，或窦性停搏伴室上性过速性心律失常，或伴有慢室率的慢性心房纤颤，或与药物无关的窦房阻滞等，均提示本综合征的诊断。如无禁忌证，静脉注射阿托品1～2mg，心率不增加或稍增加（90次/分以下），说明窦房结功能不足。

（3）原发性肺动脉高血压：此为一种较为少见的先天性心脏病，发生晕厥的原因主要是心脏输出量减低。有人认为是供应窦房结及房室结的血管受损害所致。晕厥前有短时间的头晕、眼花、上肢部不适、窒息感以及心脏紧迫感，随后意识丧失，常伴有发绀。

（4）心绞痛与急性心肌梗死：发作晕厥时通常无前驱症状，重症心肌梗死早期发生晕厥并非少见。由于心绞痛或急性心肌梗死所致的晕厥，其持续时间较长，偶尔有大小便失禁，但少有抽搐。意识恢复后有些病人可有后遗症状，如无力、恶心、呕吐等。有时引起晕厥的心肌梗死则并不出现心前区疼痛，而在意识恢复后才出现，此类病则须经心电图描记方能确诊。

3. 脑源性晕厥　血管性晕厥是由于脑部血管或主要供应脑部血液的血管发生循环障碍，导致一时性广泛性脑供血不足所致，脑源性晕厥与血管舒张障碍晕厥有所不同。后者是由于各种原因通过神经反射，引起血压下降，心率减慢，心脏输出量减少，脑供血不足所致。

脑源性晕厥须与癫痫小发作、癔症发作、发作性睡病相鉴别，其鉴别要点是：①晕厥发作时伴有跌倒而癫痫小发作则无；②晕厥发作时血压降低，发作后期皮肤苍白仍持续数分钟，癫痫小发作时无明显的血压改变及苍白；③晕厥的发作及终止均较癫痫小发作为慢；④晕厥发作后全身无力，而癫痫发作后可继续活动；⑤脑电图可除外癫痫。

4. 低血糖性晕厥　功能性低血糖多见于情绪紧张的人在高糖饮食后数小时。低血糖状态时，由于大脑皮层受累，继而波及皮层下-间脑、中脑、脑桥和延髓，出现晕厥，其鉴别主要为空腹血糖减低。

5. 晕针　晕针是由于针刺治疗时，患者过于紧张或空腹时行针刺治疗而引起的一时性大脑供血不足而致，其鉴别主要为首次进行针刺治疗后或针刺治疗中发生晕厥。

【治疗规范】

1. 治则　醒脑开窍、调理气机。

2. 配方

（1）经穴刺法：取内关、人中、膻中、关元、太冲。

（2）电针疗法：取内关、人中、涌泉、足三里、太冲、针刺得气后加脉冲电针。

（3）刺络法：选人中、大椎、陶道、十宣、刺络放血治疗。

（4）指针疗法：在突然发生晕厥而无针具的情况下，可使用指针疗法，取人中、天突。

（5）症状性晕厥的治疗：根据不同原因引起的晕厥，应采用相应的对症治疗。如低血糖性晕厥，应补充糖的入量；体位性低血压，应使患者平卧去枕；心源性、脑源性晕厥，也应采取相应的对症治疗。

3. 操作

（1）经穴刺法：双侧内关均直刺进针 1～1.5 寸，施捻转提插相结合的泻法，施术 1 分钟；人中针尖向鼻中隔方向斜刺，施重雀啄手法至患者双目流泪为度；膻中行逆而夺之手法，进针 1 寸；关元直刺进针 1 寸，施提插补法 1 分钟；太冲直刺 1 寸，施提插泻法 1 分钟。以上穴位施术后留针 20 分钟。

（2）电针疗法：内关、涌泉、足三里均直刺进针 1 寸，太冲直刺进针 0.5 寸，人中用重雀啄法后，加脉冲电针，对昏厥者可适当加大电流，复苏后以患者可耐受为度 10～15 分钟。

（3）刺络法：选用人中、大椎、陶道、十宣，用三棱针点刺放血，出血量的多少可因人、因证而异，视其出血颜色，由紫黑渐转变为鲜红为度。

（4）指针疗法：医生用拇指，使指关节尽量弯曲，与皮肤构成 90 度角，将指尖放在穴位上，慢慢加强压力，同时上下左右揉动，使患者产生一定的感觉。

4. 疗程

（1）急性期：因晕厥发生来势凶险，故应尽快缓解症状。每日可针刺数次。

（2）恢复期：待患者神清后，可行 20 天的巩固性治疗。

【配方理论】 晕厥属中医学“厥”证范畴，是临床常见且非常凶险的疾病。文献记载最早始于《内经》，且论述甚多，涉及范围相当广泛，后世医家更多有发挥。其病机包括：气逆、寒邪、虚损、痰湿、肝郁等。

厥证发病后，是由于经气逆乱，窍闭神匿而致，故治疗以醒脑开窍为原则，因厥证发病，昏不识人，神无所附，故选取内关、人中为主穴，达到调理气机、通关开窍之功效，且选刺人中，达到一定的刺激量，然后刺内关、用捻转泻法，患者即可苏醒。

【转归与预后】 厥证为急重症候，如阴阳离绝，必死。

气机逆乱而阴阳尚未离绝者，治疗及时得当则预后较佳。

气厥，血厥失治误治可转为脱症。

【预防与调护】

1. 心情舒畅，减少情志刺激。

2. 合理进食，以清淡为主，多进食水果及果汁。

3. 加强肢体功能锻炼，以提高防御能力。

【医案精选】 例 1 刘某，男，52 岁，2000 年 8 月 4 日初诊。

主诉：患者突然昏倒 3 分钟

病史：既往患慢性冠状动脉功能不全 5 年余，发病前因在烈日下行走，突然昏倒，不省人事，四肢厥冷，故来治疗。现症：神志恍惚，面色苍白，四肢厥冷，额部冷汗，察其：心律齐，心率92次/分，血压80/50mmHg；脉细数。

诊断：阳气虚弱厥证

治法：醒脑开窍

处方：内关，人中。

操作：先针人中，重雀啄，持续1～3分钟，以患者恢复神志为度。继针内关，针1.5寸，施捻转泻法，持续1～3分钟。

结果：针后2分钟病人苏醒，血压110/80mmHg，四肢肤温正常，1周后出院，自述一次外出在烈日下行走50分钟，也未复发。

例2　赵某　女　32岁　工人　入院日期　1979年9月3日　住院号　10043

主诉（爱人代述）：因情绪激动晕厥5分钟。

病史：患者体弱，血压偏低80～90/50～60mmHg，因与邻居发生口角，突然晕倒，不省人事，汗出较多，四肢冷，呼吸微弱，经检查收入院。

查体：神志不清，面色苍白，四肢厥冷，心率88次/分，律整，未闻杂音，双肺呼吸音正常，脉细。

印象：

（1）中医：厥证。

（2）西医：晕厥。

辨证：因恼怒后，经气逆乱，清窍被蒙，扰乱神明。

治则：醒脑开窍。

选穴：内关　人中

操作：同前。

治疗经过：针后5分钟，患者苏醒，自觉心中不适，查心电图，窦性心律，正常心电图，血压80/60mmHg，又以益气养血，安神定志法治之，选用足三里、心俞、膈俞、气海、关元、神门等穴，隔日1次，20天后诸症消失。自述虽几经情绪波动，未发晕厥之症。

第十一节　头　　痛

一、血管性头痛

血管性头痛（即偏头痛）是一种周期性发作的头痛。它分为两大类型：偏头痛伴有先兆和偏头痛不伴先兆。迄今，对偏头痛发病机制比较统一的学说认为，偏头痛作为一种不稳定性的三叉神经——血管反射，伴有疼痛控制通路的节段性缺陷，使得从三叉神经脊核来的过量放电以及对三叉丘脑束的过量传入神经冲动发生应答，最终引起脑干与颅内血管间发生相互作用。偏头痛属中医头痛范畴，“不通则痛，久痛必瘀”为其主要发病机制。因此采用针刺及刺络疗法治疗本病以活血通络，疗效显著。

【临床表现】　头痛开始表现为一侧眶上、眶后或额颞部位的钝痛。偶尔，头痛可以出现在顶部或枕部。当头痛强度增加时，具有搏动性，以增强的方式达到高峰，然后持续为一种剧烈的固定痛。这时头痛往往已经从初发的部位扩展到整个半侧头部甚至向下扩展至上颈部。患者面色苍白，常伴有恶心、呕吐。常见的先兆是视觉障碍，如闪光、闪烁的锯齿形线条、暗点、黑矇、偏盲等，少见的先兆是手麻、讲话障碍。

【鉴别诊断】 偏头痛需与丛集性头痛及原发性三叉神经痛相鉴别。

1. 丛集性头痛 壮年及中年男性多见，呈跳痛、烧灼痛，发作持续时间为30分钟～1小时，常伴有流泪、鼻塞、流涕、脸红。无扳机点，麦角胺可有效。

2. 原发性三叉神经痛 40岁以上的女性多见，呈电击样、火烙样痛，发作持续时间为数十秒～数分钟，常伴有面肌抽搐、流泪。有扳机点，苯妥英钠有效。

【治疗规范】

1. 治则 疏解少阳、活血化瘀。

2. 配方 风池、完骨、太阳、头维透率谷、中封、阳辅。

3. 操作 风池、完骨进针1～1.5寸，施小幅度高频率捻转补法，每穴施手法1分钟；太阳用三棱针点刺3～5点，速用闪火拔罐法，令出血3～5ml，留罐5分钟；头维透率谷施捻转泻法1分钟；中封进针0.5～1寸，阳辅进针1寸，均施捻转泻法1分钟。

4. 疗程 每日治疗1次，10天为疗程。

【配方理论】 血管性头痛是以偏头痛为主要临床表现，中医学称为“偏头风”，《素问·风论》有“脑风”、“首风”之称。头侧部为少阳经脉循行所过，其发病多因风邪侵袭少阳，少阳枢机不利，或肝郁化火循胆经上扰，经络痹阻，日久瘀血阻络而发头痛。根据“经脉所过，主治所及”的道理，以取少阳、阳明经穴为主，通络止痛。方中风池穴系足少阳胆经与阳维脉之会穴，完骨为足少阳胆经穴，两穴合用，具有通经活络，清头开窍调和气血之功效。头维为足阳明及足少阳的交会穴，有升清降浊之功。中封、阳辅分别为肝、胆经之穴，为清利肝胆经之对穴。运用本法治以疏调少阳、活血化瘀、通络止痛，局部及远端取穴相配合，局部取穴清利头目，远端取穴清泄肝胆之热，加之针后太阳穴刺络拔罐，令血出邪尽而奏奇效。

【医案精选】

何某，女，1978年4月12日。

患者阵发性右颞部疼痛10年。

病史：自24岁时经常右侧头痛，多在月经周期前或经间加重，疼痛前视物昏花，自觉目“抽”约20分钟后，眼症状消失后出现搏动性右颞部疼痛，疼痛甚则恶心、呕吐，可持续2～3天。曾在某院作脑电图、颅平片，眼底检查均正常，服麦角胺、咖啡因可使头痛减轻，但不能控制复发。故来我科就医。现症：查体：精神尚好，痛苦表情，右颞部疼痛固定；面色苍白；脑神经检查（－）；血压120/80mmHg；急查脑血流图报告：双侧额-乳导联均呈低张波；舌质淡，苔薄白；脉弦细。

诊断：血瘀阻络血管性头痛

治法：疏解少阳经气，活血化瘀通络

处方：风池，阳辅，率谷，合谷，太冲，肝俞，脾俞；肾俞

操作：先针风池，1.5寸，施捻转补法，行手法1分钟；阳辅，针尖向上斜刺1.5

寸，施捻转泻法，令针感向膝部放射；率谷，沿皮刺0.5寸，施平补平泻法，局部胀感为度；合谷，1寸，施捻转泻法，局部酸胀为度；太冲，1寸，施捻转泻法，局部酸胀为度；肝俞、脾俞、肾俞均向脊柱斜刺0.5～1寸，施捻转补法，令针感向胸廓放散为度。

结果：每日针1次，3次后头痛消失，为防止复发，嘱其在下次月经前来院治疗，连续8次治疗，月经前后已无头痛，为巩固疗效，隔日针1次，至第3次月经周期后，头痛止，未见复发，复查脑血流图报告：正常。

二、神经性头痛

神经性头痛又称紧张性头痛、肌收缩性头痛、精神性头痛，是慢性头痛中最常见的一种。主要是由于精神因素或由于职业的特殊体位，引起头颈部肌肉持久性收缩以及继发血管扩张所致。其特点为全头持续性疼痛，故中医属少阴头痛。由于其发病常有明显的精神因素，则拟定理气调神之针法。

【临床表现】 疼痛部位多在前额、双侧太阳穴、头顶、枕部、颈部、或弥漫全头。头痛如重压样、紧箍样、钳夹样、牵扯样，或为胀痛、闷痛，朝夕如是，持续数月或数年。每于紧张、焦虑、烦躁、失眠时头痛加重，几乎不伴恶心呕吐，但可伴发头晕、易激动、睡眠差、忧郁、焦虑。活动后不会使头痛加剧。

【鉴别诊断】

1. 偏头痛　头痛的特点常伴恶心呕吐，活动后疼痛加剧。

2. 枕神经痛　疼痛部位主要在枕部及颈部，其疼痛程度与精神因素关系不密切，枕神经出口处有压痛。

3. 颈性头痛　疼痛最常表现在颈后及枕后，常有一侧或双侧肩部及上肢麻刺感和疼痛。X线显示颈椎骨质增生或椎间盘变性。

【治疗规范】

1. 治则　调神理气、通络止痛。

2. 配方　内关、人中、合谷、太冲、百会、四神聪、风池、完骨、天柱。

3. 操作　内关进针1寸，提插捻转泻法1分钟，人中刺向鼻中隔，雀啄泻法至眼球湿润或流泪；合谷、太冲直刺进针0.5～1寸，捻转泻法1分钟；百会、四神聪斜刺0.2寸，小幅度高频率捻转补法1分钟；风池、完骨、天柱直刺0.5～1寸，小幅度高频率捻转补法每穴1分钟。

4. 疗程　每日治疗2次，15次为1疗程，需治疗2个疗程。

【配方理论】 头痛在中医学中亦有“真头痛”、“脑痛”之称。中医认为头为诸阳之会，脑为清灵之府，五脏六腑之精血皆上注于此。故七情六欲，劳倦内伤或久病不复等皆可导致气血逆乱，升降失常，清阳不达，脑络受阻而发生头痛。正如《类证治裁》一书所说：“头为天象，诸阳经会焉，若六气外侵，精华内痹，郁于空窍，清阳不运，其痛乃作。”本病多因情志因素而诱发，故拟调神理气、通络止痛之法，重用内关、人中理气调神，“调其神，令气易行”能收“以意通经”而镇痛之效。合谷、太冲开四关，“四关主治五脏”，二穴相配具有调和阴阳，清心醒脑的作用。百会、四神聪可安神定志。风池、完骨、天柱可补益脑髓，清利头目，具有改善脑组织供血的作用。

三、眼性头痛

眼源性头痛是由眼疾引起的头痛。常见引起头痛的眼疾有屈光不正、青光眼、视神经炎、虹膜炎、角膜疾病等。头痛为这些眼病的主要临床表现，患者多因头痛而就诊，经眼科检查而确诊。本病中医可诊为头痛，亦可诊为相应的眼科疾病。针刺对于改善眼疾所致的头痛特别是对屈光不正、青光眼卓有成效。

【临床表现】 屈光不正常在两侧眼球及眉弓处有胀痛，通常晨起较轻，午后加剧，视力疲劳时头痛加剧。青光眼在眼球周围或眼眶上部有剧烈头痛，可伴有呕吐，检查可见眼压增高。视神经炎的疼痛可位于眼球后，伴有视力减退。

【鉴别诊断】

1. 耳源性头痛　大多在原发病灶的周围，并放射至同侧颞部，局部可有压痛。

2. 鼻源性头痛　鼻炎及鼻窦炎而疼痛，常在前额及鼻根附近，清晨加重，检查鼻腔常有脓性分泌物。

【治疗规范】

1. 治则　通络止痛。

2. 配方　风池、太阳、睛明、球后、四白。

3. 操作　风池向对侧眼角，进针1寸，捻转泻法1分钟；太阳斜刺0.5寸，捻转泻法；睛明、球后进针1寸，不做提插捻转手法；四白刺向眶下孔，提插泻法。

4. 疗程　每日针刺2次，7天为1疗程。急性疼痛期可随时针刺，1日针刺可达数次，一般针刺后疼痛可明显缓解。

【配方理论】 睛明、球后、四白具有调节支配眼部肌肉协调性，改善眼部供血的作用。并有报道针刺风池、睛明、球后等穴可提高急性闭角型青光眼（早期）房水流畅系数。因此说针刺对眼部的作用是一种整体“调整”和“功能兴奋”的作用，包括改善眼区血流、兴奋视神经电活动、调节眼肌、降低眼压等（相关研究显示）。而使头痛得到缓解。针灸对于缓解由于眼部疾患而引起的头痛有较好的疗效，但应积极治疗原发病，治病求本。

四、颈性头痛

颈性头痛是颈椎外伤、畸形、肿瘤、炎症、增生性及退行性病变、颅颈结合部畸形、颈肌疾病导致颈神经根受压、颈肌痉挛、椎动脉供血不足等病理改变而引起各种形式的头痛。临床上以颈椎增生性及退行性病变多见。本病多属中医学肝阳头痛、肾虚头痛的范畴。针刺治疗在减轻神经根受压，改善椎动脉供血方面效果卓著。

【临床表现】 头痛常位于颈及枕部，可放射至同侧额、颞及肩部，有时颇似偏头痛。部分患者还有一侧上肢发麻、酸痛、无力，颈椎棘突及椎旁软组织可有压痛，颈部突然扭转或上肢高举时头痛往往加剧。

【鉴别诊断】

1. 枕神经痛　疼痛主要位于枕后及颈部，程度大多比较剧烈，可为一侧性或双侧性，通常为持续性，偶有阵发性加重，疼痛常向头顶放射。枕神经出口处有压痛是本病的特点，枕大神经的压痛点是乳突与第二颈椎连线的中点（即“风池”穴），枕小神经的压痛点在胸锁乳突肌后上缘。在神经分布区有时检出感觉过敏或减退。

2. 神经性头痛　头痛的性质是头部重压感、紧箍感或戴紧帽子的感觉，也可为痉挛性痛、牵扯性痛或胀痛，多为双侧，头痛往往为持续性，朝夕如是。在紧张、焦虑、烦躁时头痛加剧。

【治疗规范】

1. 治则　通络止痛。

2. 配方　风池、完骨、天柱、颈椎夹脊穴。

3. 操作　风池、完骨、天柱进针1寸，捻转补法每穴1分钟；颈椎夹脊穴进针0.5～0.8寸，平补平泻，每穴1分钟。

4. 疗程　每日治疗2次；7日为1疗程。

【配方理论】　颈性头痛的部位主要在颈及后枕部，为太阳、少阳经循行所过，太阳主一身之表，为人身之蕃篱，其经脉上行巅顶，循项背。少阳居半表半里之间，循行达到后头及顶部。多因风寒、瘀血阻遏太阳、少阳经气，而致经脉闭阻不通，“不通则痛”发为头痛。风池为足少阳、阳维之会穴，完骨为足太阳、少阳之会，天柱为足太阳经穴。《针灸聚英》云：“完骨主治颈项痛，头风耳后痛……风池主治偏头痛，颈项如板不得回顾……”，“天柱穴主治脑痛，头风，脑重如脱，项如拔，项强不可回顾……”。三穴合用以达疏通太阳、少阳经气之作用。取颈椎夹脊刺以疏通经络，可减轻神经根受压，缓解颈肌紧张，改善椎动脉供血不足，从而达到止头痛的目的。

五、高颅压头痛

颅内压增高所产生的头痛主要由于颅内痛敏结构尤其是血管受刺激、牵引或移位所致，而不是由于颅内压增高本身所造成。由于其疼痛的性质多属胀痛、搏动性痛，故中医多属肝阳上亢之头痛。针灸对于缓解颅内压增高而致头痛有一定的疗效。

【临床表现】　急性颅内压增高往往引起剧烈头痛，慢性颅内压增高则因患者有代偿性头痛较轻。高颅压头痛多属弥漫性、深在性，呈胀痛、搏动痛、钻痛、牵拉痛。晨起较重，凡能促使颅内压增高的动作如咳嗽、摇头、俯首、用力排便等均可加剧头痛。常伴呕吐、眩晕、耳鸣、复视、视盘水肿、反应迟钝等颅内压增高的表现。

【鉴别诊断】

1. 低颅压头痛　头痛在枕部及颈部，有时位于前额或全头。呈胀痛、钻痛、叩痛、牵扯痛、炸裂痛、搏动性痛，站立时头痛最剧，卧床时头痛减轻或消失，饮水后头痛也可减轻。引起颅内压变化的动作如咳嗽、打喷嚏、摇头、用力等可使头痛加重。

2. 慢性硬膜下血肿　头痛常在脑外伤后3周逐渐出现，但也有迟至数年后才出现者。初期头痛较轻，有波动性，以后进行性加重。头痛位于单侧或全头。可伴呕吐、眩晕、嗜睡、呆滞，部分患者出现失语、癫痫发作、瘫痪、昏迷。CT检查可证实。

【治疗规范】

1. 治则　醒神开窍、滋阴潜阳、通络止痛。

2. 配方　印堂、上星透百会、太阳、风池、完骨、三阴交、合谷、太冲。

3. 操作　印堂斜刺，进针0.2寸，雀啄泻法；上星透向百会，平刺进针3寸，平补平泻；太阳进针0.5寸，捻转泻法1分钟；风池、完骨进针1寸，捻转补法，每穴1分钟；三阴交直刺1寸，捻转补法1分钟；合谷、太冲进针1寸，捻转泻法，每穴1分钟。

4. 疗程　每日治疗2次，3天为1疗程。

【配方理论】《素问·五脏生成》篇指出："是头痛巅疾，下虚上实。"肝阳上亢之头痛则多是由于肝肾阴虚，阴不敛阳，肝阳上亢，风阳上扰清窍，而发头痛。治疗上则采用醒神开窍，滋阴潜阳，通络止痛之法。方中印堂、上星透百会具有醒脑安神定志，与太阳穴相配可清利头目。三阴交为足三阴经的会穴，施捻转补法，以滋补肝肾。合谷、太冲开四关，具有调和阴阳，熄风通络之效。风池、完骨均为胆经穴，有清泻肝胆郁热之功效。

【医案精选】　吴某　男　48岁　干部　入院日期　2001年8月17日　住院号　F01292

主诉：阵发头痛10天。

病史：患者高血压病史5年，间断服用降压药，血压波动于120～150/80～100mmHg，近日工作繁忙，10天前出现头胀头痛，自测血压150/100mmHg，曾就诊于某医院，予洛汀新5mg/日、波依定5mg/日、倍他乐克25mg/日，血压仍不稳定，下午及晚间头部胀痛不舒，以枕部为主，伴有血压升高。

查体：神清合作，发育正常，营养一般，面色红润，皮肤巩膜无黄染，颈软，浅表淋巴结未触及，四肢活动可，下午及晚间头部胀痛不舒，无头晕及恶心呕吐，血压120/80mmHg，脉率88次/分，脑神经（一），心肺（一），腹软，肝脾未及，生理反射存在，病理反射未引出，舌红，苔薄黄，脉弦数。

印象：

（1）中医：头痛（肝阳上亢）。

（2）西医：高颅压性头痛。

辨证：患者为肝肾阴虚之体，久病调摄不周致肾阴渐亏，阴不敛阳，风阳上扰清窍，而发头痛。

治则：平肝潜阳，清利头目。

选穴：风池　完骨　太冲　合谷　三阴交　印堂　太阳　上星透百会

操作：风池、完骨进针1寸，施捻转补法，每穴1分钟；太冲、合谷进针1寸，捻转泻法，每穴1分钟；三阴交直刺1寸，捻转补法1分钟；印堂斜刺，进针0.2寸，雀啄泻法；太阳进针0.5寸，捻转泻法1分钟；上星透百会，平刺进针3寸，平补平泻。

治疗经过：采用上法治疗3次，头胀痛缓解，巩固治疗15天，症状好转，血压稳定，临床治愈出院。

第十二节　痿证（截瘫）

随意运动的功能减弱或丧失，均称为瘫痪，临床将其分为中枢性瘫痪、周围性瘫痪、肌病性瘫痪，中医学将其归为痿证范畴。指出：痿证系指肢体经脉弛缓，而四肢软弱无力，或难以运动，甚则肌肉瘦削为主的病证。究其病因为内伤情志，思虑愤怒，五志之火内炽，消烁肺津，而导致肺热叶焦。继之，清肃之令不行，水精四布失常，五脏失养，五体因之失用。现代医学认为，中枢性瘫痪是锥体束受损的结果，周围性瘫痪是由于脊髓前角或脑神经运动核前根及周围神经受损而致，肌病性瘫痪是指发生神经肌肉接头处及随意肌本身的病变所致的运动障碍。针刺治疗对于营养肌肉经脉、促进血液循环、改善肌肉的运动功能有一定的疗效。

【临床表现】 完全或不完全性的四肢瘫、截瘫，可为弛缓性或痉挛性的，有或无不同程度的肌肉萎缩、肌肉痉痛、感觉障碍。

【鉴别诊断】 瘫痪的病因很多，首先应观察瘫痪的形式，然后检查决定其为上运动神经元性还是下运动神经元性、神经肌肉传递障碍性或肌原性病变，因此接诊时应认真加以鉴别。

1. 截瘫 较常见的为外伤或肿瘤压迫而致的脊髓病变，也可见于脊髓前动脉血栓形成，横贯性脊髓炎、脊髓前角灰白质炎等，其临床特点为损伤平面以下的运动及感觉障碍，并有不同程度的二便功能障碍。

（1）脊髓缺血性疾患：脊髓动脉血栓形成或栓塞均可造成脊髓软化，一般起病急骤，临床表现分离性感觉障碍，截瘫。在运动系统方面，病灶节段所支配的肌群表现无力、瘫痪、萎缩，也可出现肌纤维或肌束震颤，病灶以下则为中枢性瘫痪。由于起病急骤，开始往往有脊髓休克期，一般表现为软瘫，以后才逐渐出现下肢肌张力、腱反射增高与病理反射。

（2）脊髓损伤：因外伤而致脊髓震荡、脊髓挫伤、脊髓裂伤，于伤后即表现为脊髓休克状态。在损伤脊节以下的肌肉呈现弛缓性瘫痪，深浅反射均消失，也无病理反射。膀胱直肠功能发生障碍，临床可根据外伤史、X线及CT检查明确诊断。

（3）脊髓压迫：因疾病的性质、压迫的进展速度以及病变所在部位等而有所不同，症状多缓慢发生，一般病程多为数月，甚至长达数年。因肿瘤压迫，可出现疼痛及感觉异常，运动功能的障碍同时出现，或较感觉障碍晚发。膀胱、直肠的功能紊乱颇多常见，腱反射的减弱或亢进及病理反射是否出现，取决于压迫的位置，X线片及CT检查可协助诊断。

2. 周期性麻痹 是由于低血钾造成的瘫痪，临床以间歇发作肌肉软性瘫痪为特点。病前常有过重的体力活动，情绪激动，紧张等诱因。多伴有短暂的口渴、疲倦、出汗、肢体麻木等前驱症状。发作时神志始终清醒，肌肉张力降低，腱反射减退或消失，无感觉障碍及病理反射，血清钾明显低于正常水平。

3. 运动神经元疾病 是进展缓慢的中枢神经系统退行性疾病。因其病理变化主要位于脊髓前角细胞、脑干脑神经运动核或大脑皮质运动神经元，故统称为运动神经元疾病。

（1）进行性脊髓性肌萎缩症：此病目前病因不明，病理变化以脊髓前角最为突出。临床的主要表现是某些部位肌肉进行性无力与萎缩，并伴有普遍的肌束震颤，以后肌无力与萎缩渐波及邻近肌群，相应部位的肌张力减退，腱反射也减退或消失，少数可出现吞咽和发音困难，无感觉障碍及病理反射。肌电图检查可见病理性电位可协助诊断。

（2）肌萎缩性侧索硬化症：临床特点是出现范围颇为广泛的肌萎缩和肌束震颤而同时又存在锥体束征。病因目前尚无定论，其起病徐缓，初起双手无力，并逐渐出现肌萎缩。

与此同时舌肌、口轮匝肌萎缩，出现发音不清、流涎不止、吞咽困难、锥体束受损，常与肌萎缩、肌束震颤同时并存，腱反射活跃，提睾反射减退或消失，并出现病理反射，无感觉障碍。

4. 肌病性病变 肌病性瘫痪是指发生神经肌肉接头处及随意肌本身的病变所致的运动障碍，与神经损害后继发的肌无力不同。临床上肌病性瘫痪与下运动神经元性瘫痪的表现颇相似，但萎缩的肌肉多在肢体的近端，并不出现肌束颤动，一般无感觉障碍。

肌病的诊断除根据临床表现以外，生化（血清酶、肌酸、肌酐等）、肌电图以及肌肉活检，对诊断及鉴别诊断有较大价值。

血清酶中以醛缩酶、肌酸磷酸激酶对肌病的诊断有较大意义，尿中肌酸增高与肌酐减少有助于进行性肌营养不良症的诊断。

肌电图检查，其重要意义在于比较明确地鉴别神经元性瘫痪与肌病性瘫痪。此外，肌电图对多发性肌炎、先天性肌强直等病都有诊断帮助。

肌肉活检，对多种肌病的诊断及鉴别诊断有较大帮助。例如，多发性肌炎与进行性营养不良症的肌肉有一定的病理改变。

5. 格林巴利氏综合征 此病也称急性感染性多发性神经根炎，是由于感染而致的神经根充血、水肿，血管周围有淋巴细胞浸润，以后神经纤维的髓鞘发生溶解，轴索断裂。此病发病前1～3周内往往有发热史，临床以四肢比较对称的弛缓性瘫痪、腱反射消失、肌肉萎缩以及手套袜子样感觉障碍，无病理反射。此病急性期进展迅速，常波及延髓，发生呼吸麻痹，脑脊液检查常有细胞蛋白分离现象。

6. 周围神经损伤 周围神经损伤大都是由于外伤而致。在运动系统方面，周围神经损伤后，出现下运动神经单位瘫痪，有关的运动功能减退或丧失。肌张力减低，有关的腱反射消失，其感觉障碍多限于皮肤所支配的范围，以疼痛、感觉过敏为特点。

【治疗规范】

1. 治则 益气养血、荣润筋脉。

2. 配方

（1）经穴刺法：华佗夹脊、阳明经排刺（根据病变肢体，选择上肢或下肢排刺），上肢自肩髃穴至合谷穴，下肢自髀关穴至解溪穴，二便障碍者加刺关元、中极。

（2）梅花针刺法：督脉旁开5分、1.5寸、3寸、手足阳明经循经、萎缩肌肉局部。

（3）电针治疗：对瘫痪肢体肌肉循经取穴或局部选穴。

（4）耳针治疗：肝、脾、肺、肾、胃、三焦。

（5）瘫痪病原发病的治疗：根据各种原因引发的瘫痪症状，应采取必要的针对性治疗。如周期性麻痹，应注意血钾的补充，格林巴利氏综合征应注意感染的控制，同时配合针灸治疗以获得满意的疗效。

3. 操作

（1）经穴刺法：华佗夹脊，直刺1～1.5寸，刺至脊柱横突，施小幅度捻转从上至下共3次。阳明经排刺，每穴间隔1寸，刺0.5～0.8分，施捻转补法，从上至下反复3次，关元、中极、直刺1～1.5寸，施提插补法1～3分钟。

（2）梅花针刺法：华佗夹脊及膀胱经背部第一、第二侧线为皮肤针常规叩刺部位，自上至下反复轻叩刺3次。

(3) 电针治疗：针刺后加脉冲电极，每次10分钟。

(4) 耳针治疗：用0.5～1寸毫针直刺达软骨，施小幅度捻转，每穴1分钟，留针30分钟。

4. 疗程　根据原发病的不同，其疗程也不尽相同。每日均采用上、下午各针刺治疗1次的方法，上午以肢体穴位为主，下午予华佗夹脊刺。

(1) 脊髓病变：2月为1疗程。

(2) 周期性麻痹：15天为1疗程。

(3) 运动神经疾病：2月为1疗程。

(4) 肌病性病变：45天为1疗程。

【配方理论】 中医学认为：痿症多是脏气内伤、津液不布、气血不荣、阴精不充，致筋脉、肌骨失养、痿弱，不能随意运用之证。历代医家对于本病病机的分析较多，包括：肺热伤津、湿热浸淫、脾胃亏虚、肝肾亏损等。治疗以阳明经穴为主，基于“治痿独取阳明”之说。

对于痿症的治疗，取阳明经穴，因阳明为多气多血之经，取之可培养后天益气养血，从而濡养筋脉，是非常重要的。但还应配合华佗夹脊穴治疗，因华佗夹脊刺可直接刺激脊神经根，改善神经根的代谢，减轻水肿状态，从而促进脑脊液循环，加速神经功能的恢复。同时夹脊穴（夹督脉）有疏通督脉，统理阴阳，起到运行气血，营阴阳、濡筋骨之效。另外对于肌肉萎缩患者，可行肌肉、肌群排刺，以改善局部经气运行，从而达到增加肌营养，促进肌肉萎缩的恢复。

【转归及预后】 痿证转归主要取决于病情之轻重及治疗情况；若病情较重，或治疗不当，迁延日久，可导致肢体完全失去正常活动的能力；若病情较轻，治疗得当，可改善肢体的功能活动，甚至可以生活自理及做力所能及的工作。

痿证的预后，主要与病程长短及虚实有关。

实证多见于早期，病情较轻浅，治疗效果较好。虚证病势缠绵，短期不易获效，功能恢复较困难。年老体衰者，预后差。

【预防与调护】 平素应注意身体锻炼，不要冒雨涉水及久卧湿地，戒除房事过度等。患者进行主动或被动肢体功能锻炼是极为重要的一环。

【临证提要】 针灸治疗痿证有确切的疗效。在治疗上，应以华佗夹脊刺和循病肢经脉排刺为基本方法，结合“治痿独取阳明”之论，而注意选用阳明经穴。

【医案精选】 例1　刘某，男，5岁。患儿因发热后右侧下肢不能行走，臀及右下肢肌肉轻度萎缩，患肢发凉无力，膝轻度屈曲，足稍下垂，足跟不能着地。证属热邪伤津，筋脉失养，宗筋弛缓。

治法：调脾胃，润宗筋。

处方：曲池、外关、合谷、髀关、足三里、阳陵泉、殷门、箕门、解溪、三阴交、肩髎、太溪、昆仑、大椎。

操作：每天针1次，10次为一个疗程，共治疗八个疗程，患肢肌肉已恢复正常，能任意行走，活动恢复正常。(《当代中国针灸临证精要》)

例2　李某　男　15岁　农民　入院日朗　1976年8月26日　住院号　18871

主诉：双下肢瘫痪近1个月。

病史：患者于1976年7月28日，由地震房屋倒塌，砸伤腰部，当即两下肢瘫痪，小便潴留，即送入县医院。经行导尿术（保留尿管）及维生素等治疗后，下肢运动功能无恢复，而收入我科住院治疗。

查体：一般情况良好，双下肢无主动运动，诸肌群肌力均0级，肌张力低下。胸$_{10}$以下浅感觉减退，胸$_{12}$以下消失，髋、膝、踝、趾关节深感觉均消失。腹壁反射、肛门反射、提睾反射均消失。双下肢膝腱反射消失，病理反射未引出。双下肢无汗，二便潴留。尾骶部有Ⅲ°褥疮，面积10cm×11cm。X线片示：胸$_{12}$、腰$_1$压缩性骨折伴侧弯畸形。

印象：

（1）中医：痿证。

（2）西医：胸$_{12}$、腰$_1$压缩性骨折，合并截瘫。

辨证：患者腰部外伤，督脉受损，督脉为阳经之海，而络阴阳诸经，故不能“行气血，而营阴阳，濡筋骨，利关节”，遂下肢筋骨失养，萎废弛软，麻痹不仁。正如《灵枢·寒热》曰：“若有所堕坠，四肢懈惰不收，名曰体隋”。

治则：疏通督脉、强健腰膝。

选穴：

（1）主穴：损伤平面上1～2个棘突、下1～2个棘突的督脉穴或夹脊穴。

（2）配穴：二便功能障碍配关元、中极、天枢、丰隆。肢体麻痹配秩边、殷门、委中、昆仑、髀关、伏兔、冲阳、足三里、阳陵泉。

操作：督脉穴直刺1.5寸左右，针至横韧带时，即可有酸胀感觉，如继续进针可有阻力突然减低的感觉，或即出现触电感向二阴及下肢放射，当终止进针。中极、关元可交替进针，针前排空尿液，直刺1.5～2寸，针感可向生殖器放射。余穴同前。

治疗经过：患者经过40次针灸治疗，双下肢可屈曲，肌力达Ⅱ级，每3～4小时可自行排尿。3个月后，双下肢可扶双拐站立，股四头肌肌力Ⅲ级，接近反射性膀胱。4个月后，双下肢肌力达Ⅲ级，大便略有便意。5个月后扶双拐锻炼行走200米，排尿呈反射性膀胱。6个月后，双下肢诸肌群肌力均达Ⅲ级，可扶双拐行走500米，腹壁反射及提睾反射出现，达到显效标准。

第十三节　口眼㖞斜（面神经麻痹）

面神经麻痹分为中枢性面神经麻痹和周围性面神经麻痹两类，本节主要介绍原发性周围性面神经麻痹的针灸配方。原发性周围性面神经麻痹中医称之为口眼㖞斜，中医与西医学对该病病因认识比较接近，中医学认为：风邪直中面部，闭阻经脉，经筋瘫痪而致；西医学认为：与冷空气刺激有关。其病理改变，早期以神经水肿、缺血、缺氧为主，后期则会发生神经变性、脱髓鞘改变。针刺治疗在促进局部血液循环，改善局部供氧需求，加速神经水肿吸收方面效果卓著。因此，针刺是治疗原发性周围性面神经麻痹最有效的疗法之一，尤其是在急性期内。

【临床表现】 突然发生一侧口眼㖞斜，额纹减弱或消失，闭目露睛，鼻唇沟变浅，口角下移，流泪流涎，颊部存食，味觉减弱，发病早期耳后乳突部可有自发性疼痛或压痛。

【鉴别诊断】 原发性周围性面神经麻痹是周围性面瘫的一种。有很多疾病均可以周围性面瘫为其特有的症状，因此，接受周围性面瘫患者治疗，应认真进行鉴别诊断。

1. 脑干病变　可见于桥脑血管病、脑桥小脑脚肿瘤、桥脑部炎症等疾病。主要鉴别特点为交叉性麻痹。病灶同侧周围性面瘫、外展神经瘫、位听神经功能障碍；病灶对侧舌下神经瘫、肢体中枢性瘫痪。部分患者因病灶较为局限，波及范围较小，发病早期交叉性麻痹并非典型。因此，注重面神经自主神经功能及面神经味觉功能的检查是此类疾病鉴别诊断的关键。局灶性脑桥病变出现的周围性面瘫，以一侧面部表情肌瘫痪为主，而自主神经功能及舌前 2/3 的味觉障碍不明显。

2. 急性化脓性乳突炎　乳突比邻茎乳孔，化脓性炎症可以造成面神经的炎性浸润，发生周围性面神经麻痹。其主要鉴别是：在面瘫发生的同时或之前，耳后乳突部可见红、肿、热、痛等急性炎性病变，同时亦应伴随全身炎性疾病的体征如：发热，白细胞计数增高等。

3. 内耳、中耳病变　面神经出脑后与听神经并行，并一起进入内听道。在内听道底部，面神经与听神经分道而入面神经管，循行中面神经在中耳有一段暴露。因此，内耳及中耳病变，尤其是炎性病变与占位性病变均可能伴有周围性面瘫的发生。其主要鉴别在于：

（1）周围性面瘫合并耳鸣、耳聋、味觉消失、前庭神经功能紊乱，并有唾液及泪腺分泌障碍。表示病变位于颅后凹或内听道，侵及中间神经及听神经。

（2）周围性面瘫合并耳痛、鼓膜穿孔、耳道流脓。说明是化脓性中耳炎对面神经的炎性浸润。

4. 面颌手术及外伤　面颌手术及外伤均可造成面神经的损伤或断损，而发生周围性面瘫。其鉴别主要依据病史。

5. 腮腺病变　面神经穿过腮腺，但不支配腮腺。腮腺病灶如：化脓性炎症、肿瘤均可造成面神经的损害，而发生周围性面瘫。其鉴别主要为腮腺的肿大。

【治疗规范】 原发性周围性面神经麻痹

1. 治则　活血祛风、疏理经筋。

2. 配方

（1）刺络法：分别位于瘫痪侧太阳经、阳明经、少阳经经筋所过之处的阳白、颧髎、下关、颊车等部位刺络拔罐。

（2）经筋刺法：以面部瘫痪肌群的经筋透刺和排刺为主，如：阳白四透、太阳透地仓、承浆透地仓、颊车地仓互透、颊肌排刺、瘫痪肌群围刺等。

（3）经穴刺法：取双侧风池；瘫痪侧完骨、下关、颧髎、迎香、睛明、攒竹、丝竹空；瘫痪对侧合谷；久病加双侧太冲。

3. 操作

（1）刺络法：每次选取两个部位，用三棱针点刺 3～5 点，速用闪火罐法，观察其出血情况，令每个部位出血 3～5ml，留罐时间不得超过 5 分钟。以上部位交替使用。

(2) 经筋刺法：以瘫痪经筋透刺、排刺、围刺为主。阳白穴以四枚针分别向上星、头维、丝竹空、攒竹方向透刺，进针 1～1.5 寸，施捻转平补平泻 1 分钟；攒竹透向睛明，进针 0.5 寸，手法同前，施术轻柔，以免皮下出血；丝竹空沿眉横刺，进针 1.5 寸，施术同前；四白、迎香分别透向睛明，进针 1.5 寸，施术同前；太阳向下穿颧弓透向地仓，进针 2.5～3 寸，施术同前；人中、承浆、颊车分别透向地仓，进针 1.5～2 寸，施术同前；沿颊车至地仓，下关至迎香每间隔 1 寸刺入 1 针，以进入皮内为度（浅刺），施捻转平补平泻，总计施术 2 分钟。以上针刺施术后留针 20 分钟。

(3) 经穴刺法：双侧风池向对侧眼角斜刺，进针 1～1.5 寸，施捻转泻法 1 分钟；完骨直刺 1～1.5 寸，施术同前；翳风直刺 1.5 寸，施术同前；合谷直刺 1.5 寸，施术同前。诸穴施术后留针 20 分钟。

4. 疗程

(1) 急性期（发病 7 天之内）：刺络法每日 1 次；其他刺法每日两次；15 天内不可间断治疗，15 天后，视其症状可以改为：刺络法每日 1 次或隔日 1 次；其他刺法每日 1 次，急性期疗程一般为 1～3 个月。

(2) 稳定期（发病 1 周～45 天）：治疗时间同急性期，但疗程可能延长。

(3) 神经变性期及后遗症期（发病超过 45 天以上）：治疗时间基本相同，疗程将延长，预后不可估测。

症状性周围性面神经麻痹针对原发病灶治疗。根据不同的原发病灶，采取不同的治疗手段。比如：中耳、腮腺、乳突部位细菌性炎症需抗感染治疗；脑干、内听道肿瘤需手术治疗；面部手术或外伤早期需神经纤维外科解决。待原发病灶得以控制，针刺治疗周围性面瘫才能得以获效。

【配方理论】 面瘫又称面神经麻痹，中医学归属于“卒口僻”、“口眼㖞斜”等范畴，是临床多发病种之一。该病源于《灵枢·经筋》，经曰：“其病……卒口僻，急者目不合，……引颊移口”。周围性面瘫中原发性周围性面神经麻痹是针灸的最佳适应证。我们通过多年的临床及研究认为：针刺治疗原发性周围性面神经麻痹时可以明显地改善局部的微循环，改变面神经缺血、缺氧的病理因素，促进神经水肿的吸收和消退。同时，针刺直接刺激面神经，提高面神经的兴奋度，改善神经抑制状态，促进病损神经的修复。

面瘫系属经筋发病。或因劳汗当风，或因贪凉喜冷，嗜卧风口，或因腠理开泄，卫外不固，风寒之邪趁虚直中面部经筋，致使外邪瘀阻，经筋失利，纵缓不收。所以三阳经经筋受阻，是该病的关键。《灵枢·经筋》记载着手足三阳之筋均上行于面，额为太阳所系；目下属阳明所主；耳前、耳后系少阳所过。面部经筋的透刺、排刺法治疗旨在疏调三阳经经筋。刺络法源于《灵枢·官针》经云：“络刺者，刺小络之血脉也，……始刺浅之，以逐邪而来血气”，刺络法即为络刺，刺小络之血脉，令血出邪尽，血气复行。配以拔罐，主要是以此控制出血量，使之达到血出邪尽，血气复行的治疗目的。三阳经经筋均上行于面，多结于頄（即颧部）、颔（即下颌）、颊等处。取颊、颧、额等处为刺络法的重点部位，配合经筋透刺、排刺法以疏导结聚，疏理经筋，散风祛邪。辅以散风活血的经穴，更加完善了该法的完整性和科学性。经筋透刺、排刺法配合刺络法是根据多年临床经验及丰富的医学理论知识在针刺治疗原发性周围性面神经麻痹方面的创新。因此，该法对原发性周围性面神经麻痹的各期均可获得较好的疗效。

【预后】

1. 本病在病后1～2周开始进入恢复期，大多数患者在1～3个月内可好转或恢复；6个月以上无恢复迹象者，预后将较差，大多会遗留后遗症，但若积极应用针灸治疗一般也能获得疗效。

2. 面部感受风寒而发病者，于面瘫4天后蹬骨肌反射仍存在者预后好。发病时伴有乳突疼痛，或有糖尿病、高血压、动脉硬化、心绞痛或以往有心肌梗死病史者，老年患者等均预后较差。

3. 发病后2周肌电图检测对于判断本病的预后具有重要的意义。病后肌电图多表现为单相波或无动作电位，多相波减少；当出现正锐波和纤颤波时，预后差，且大部分患者临床症状较重；当肌电图虽然无动作电位，但无正锐波和纤颤波者，预后好。如在恢复过程中出现多相波，以及再生电位，预后好。

4. 眨眼反射可简单地判断预后，刺激眶上神经，测量两侧眼轮匝肌闭目反射的潜伏期，有一定的早期评估作用，潜伏期短，预后好。

【临证提要】 三阳经经筋受阻，是该病的关键，面瘫的病变部位明显，属于经筋病范畴。《灵枢·经筋》记载着手足三阳之筋均上行于面，额为太阳所系；目下属阳明所主；耳前、耳后系少阳所过。遂根据《灵枢·经筋》篇“燔针劫刺，以痛为腧”的治疗原则创建经筋刺法治疗周围性面神经麻痹，多采取排刺及一针多向透刺等，该针法综合了《灵枢·官针》篇中的分刺、恢刺、合谷刺等，即“分刺者，刺分肉之间也”、“恢刺者，直刺傍之，举之前后，恢筋急”、“合谷刺者，左右鸡足，针于分肉之间”。

刺络法源于《灵枢·官针》经云：“络刺者，刺小络之血脉也，……始刺浅之，以逐邪气，而来血气”，刺络法即为络刺，刺小络之血脉，令血出邪尽，血气复行。配以拔罐，主要是以此控制出血量，使之达到血出邪尽，血气复行的治疗目的。三阳经经筋均上行于面，多结于頄（即颧部）、颔（即下颌）、颊等处。取颊、颧、额等处为刺络法的重点部位，配合经筋透刺、排刺法以疏导结聚，疏理经筋，散风祛邪。辅以散风活血的经穴，更加完善了该法的完整性和科学性。

【医案精选】 华某 女 55岁

患者左侧口㖞1周，2004年8月22日初诊

初诊：患者于8月15日晚洗浴后汗出较多，室外乘凉，入睡前自觉左耳后不适感，次日晨起左耳后跳痛，左口角麻木，漱口流涎，至中午左眼闭目露睛，左额纹消失，左侧鼻唇沟变浅，鼓腮漏气，就诊于某医院，诊断为：周围性面神经麻痹，予肌注维生素B_{12}及针刺治疗7天，病情未见缓解。查体：血压120/80mmHg，脉率76次/分，神清，无肢体功能障碍，左侧口眼㖞斜，左眼睑闭合不全，迎风流泪，结膜充血，左额纹消失，左侧鼻唇沟变浅，鼓腮漏气，不能做皱眉、吹哨、示齿等动作，左耳后疼痛，饮食正常，二便通畅，舌淡红，苔黄腻，脉滑。

选穴：以面部瘫痪肌群的经筋透刺和排刺为主，如：阳白四透、太阳透地仓、承浆透地仓、颊车地仓互透、颊肌排刺、瘫痪肌群围刺等。

操作：以瘫痪经筋透刺、排刺、围刺为主。阳白穴以四枚针分别向上星、头维、丝竹

空、攒竹方向透刺，进针1～1.5寸，施捻转平补平泻1分钟；攒竹透向睛明，进针0.5寸，手法同前，施术轻柔，以免皮下出血；丝竹空沿眉横刺，进针1.5寸，施术同前；四白、迎香分别透向睛明，进针1.5寸，施术同前；太阳向下穿颧弓透向地仓，进针2.5～3寸，施术同前；人中、承浆、颊车分别透向地仓，进针1.5～2寸，施术同前；沿颊车至地仓，下关至迎香每间隔1寸刺入1针，以进入皮内为度（浅刺），施捻转平补平泻，总计施术2分钟。以上针刺施术后留针20分钟。

复诊：采用上法治疗5天后，耳后疼痛好转，左眉微可上举，闭目露睛明显减轻，左侧鼻唇沟明显，鼓腮不漏气，继续治疗2月余，未遗留明显后遗症，痊愈出院。

第十四节 痹证（风湿性、类风湿关节炎）

痹证是中医内科学中常见的病证之一，是以关节疼痛为主的一组全身性病变症候群。其临床表现相当于西医学中的风湿性和类风湿关节炎。中医治疗该病历史悠久，历代文献中均有记载。仅《内经》中除《痹论》、《周痹》两篇为论述该病的专论之外，还有四十余篇涉及本证有关方面内容。中医学认为其病因病机主要是：风、寒、湿三气，侵及人体，留驻关节，阻遏经脉，致使气血郁滞，经脉不通，不通则痛。痹，有痹阻不通之意，痹证，泛指闭塞不通，气血凝滞一类的病证。据其病因的偏重，《内经》中将痹证的临床分为三大类。风邪重者，疼痛游走不定，名曰行痹；寒邪重者，疼痛痛处不移，名曰痛痹；湿邪重者，肢节沉重不举，名曰着痹。但外邪留驻，郁而不散，随阳化热，关节红肿，身热节痛者，又称热痹。西医学对此两种病变的病因病机认识尚不明了，一般认为与自身免疫系统异常有关。

【临床表现】 痹证的临床表现应以中医分类而分述。

1. 行痹　肢体关节疼痛，游走不定，发热恶风，苔薄白，脉浮。

2. 寒痹　肢体关节疼痛，痛甚而有定处，得热则减，遇寒尤甚，局部无红肿热痛，苔薄白，脉弦紧。

3. 着痹　肢体关节重着、酸楚，或有肿胀，痛有定处，沉重难支，肌肤麻木不仁，苔白腻，脉濡缓。

4. 热痹　肢体关节疼痛，局部灼热红肿，得冷则舒，疼痛拒按，可累及一个或多个关节，多兼有发热，恶风，口渴，烦闷，便燥，溲黄等全身症状。苔黄，舌红，脉滑数。

【鉴别诊断】 本章所述的痹证，主要相当于西医学中的风湿性和类风湿关节炎。还有诸多疾病可以发生关节疼痛等临床表现，不属本章论述范围，需逐一鉴别。

1. 风湿性关节炎　发病急，侵及大关节，可反复发作。多与上呼吸道链球菌感染有关，发病年龄多为青少年，血清抗链球菌溶血素“O”、抗链激酶和抗透明质酸酶均阳性。以多发性，游走性，大关节红肿热痛为特征，活动期过后，受累关节不遗留病理性损害，如治疗失宜，可累及心脏，引起风湿性心脏病。

2. 类风湿关节炎　起病慢，首侵小关节或脊柱，可造成关节变形，骨质损害，类风湿因子阳性。病情缠绵，病程迁延，易反复发作。可伴有消瘦，贫血等全身慢性消耗性症状。后期因关节变形僵硬，身体消耗，而生活不能自理。

3. 增生性关节炎　起病慢，好发年龄多在中年以上，受损关节以负重的膝、脊柱关节等较常见。疼痛在运动开始时最重，大多无全身性症状，无局部红肿现象。X线显示关节增生，关节腔隙病变。

4. 急性化脓性关节炎　起病急骤，关节痛甚，局部红肿热痛，关节运动受限，浮髌试验阳性，穿刺可抽出脓液，并伴有严重的感染性全身症状，如：高热，寒战，周围血象白细胞增多等。

5. 痛风病　起病急骤，多发生于中年以上的男性，常突然发生趾、跖、踝、膝等处的红肿疼痛，数小时内症状即可发展至高峰，疼痛剧烈，甚至不能触衣被，可伴有头痛、发热、白细胞增高等全身症状，血尿酸增高。痛风发作持续数天或数周，多数可自行缓解，受累关节可完全恢复，仅留下炎症区皮肤色泽的改变等痕迹。1年内可反复发作，一部分患者有越发越频的趋势，受累关节越来越多，引起慢性关节炎和关节畸形。

【治疗规范】

(一) 经穴刺法：适用于各种类型的痹证

1. 治则　疏经活络、行气活血、散风蠲痹。

2. 配方

主穴：风池、曲池、血海、合谷、太冲、华佗夹脊刺。

辅穴：热痹：大椎

下颌关节：下关　翳风　合谷

颈、胸椎关节：风池　完骨　天柱　华佗夹脊

腰椎关节：大肠俞　命门　八髎　委中

肩关节：肩髃　肩贞　肩中俞　肩外俞　臂臑　天宗透肩峰

肘关节：曲池　小海　肘髎　手三里

腕关节：外关　阳池　阳谷　阳溪　腕骨

掌指关节：八邪　合谷　后溪

骶髂关节：关元俞　小肠俞　白环俞　环跳　秩边

髋关节：环跳　阳陵泉　髋关节围刺

膝关节：鹤顶　犊鼻　膝眼　曲泉　委中

踝关节：解溪　商丘　丘墟　昆仑　太溪　申脉　照海

跖趾关节：公孙　太冲　足临泣　八风

3. 操作　风池向对侧眼角斜刺1.5寸，施捻转泻法1分钟；曲池　血海　合谷　太冲均直刺1～1.5寸，施捻转泻法每穴1分钟；华佗夹脊刺沿督脉旁开0.5寸棘突旁直刺1.5寸，施捻转平补平泻，针后加灸（温针灸）。大椎直刺0.5～1寸，施捻转泻法1分钟，不留针，针后行大椎穴刺络拔罐；大椎穴常规消毒，用三棱针点刺3～5点，加闪火罐，至出血5～10ml。下关闭口取穴，直刺1寸，翳风直刺1～1.5寸，施捻转平补平泻30秒；合谷直刺1寸，施捻转泻法1分钟，针后加灸（温针灸）。风池、华佗夹脊针法同主穴；完骨、天柱直刺1寸，施捻转泻法1分钟。大肠俞、命门、八髎分别直刺1.5～2寸，施提插捻转结合泻法30秒，针后加灸；委中俯卧位直刺0.5～1寸，施提插捻转结合泻法30秒。肩髃向臂斜刺1.5寸，肩贞、肩中俞、肩外俞、臂臑直刺1～1.5寸，施捻转

提插相结合泻法30秒，针后加灸；天宗透向肩峰平刺2～2.5寸，施捻转泻法30秒。曲池、手三里直刺1.5寸，施捻转提插相结合泻法30秒，针后加灸；小海、肘髎直刺0.5寸，施捻转提插相结合泻法30秒。外关直刺1寸，阳池、阳谷、阳溪、腕骨直刺0.5寸，施捻转泻法30秒，针后加灸。八邪向掌斜刺0.5～1寸，合谷直刺1.5寸，后溪直刺1寸，施捻转泻法30秒，针后加灸。关元俞、小肠俞、白环俞直刺1.5～2寸，施提插捻转泻法30秒，针后加灸；环跳、秩边直刺3～4寸，施提插泻法，针感放散至足为度。环跳针法同上；阳陵泉直刺1.5寸，施提插捻转泻法30秒，髋关节周围痛处围刺，针间距为1寸，针刺深度2寸，施捻转泻法30秒，针后加灸。鹤顶、犊鼻、膝眼向膝关节中部斜刺0.5～1.5寸，施捻转泻法30秒，针后加灸；曲泉、委中直刺0.5～1寸，施提插捻转相结合泻法30秒，不留针。解溪、商丘、丘墟、昆仑、太溪、申脉、照海直刺0.5～1寸，施捻转泻法30秒，针后选择性加灸。公孙、太冲、足临泣、八风直刺1寸，施捻转泻法30秒，针后加灸。

4. 疗程　每日针灸2次，上、下午各1次，30天为1个疗程。

（二）刺络法：适用于痛痹

1. 治则　化瘀通络、活血止痛、散风蠲痹。

2. 配方　关节附近疼痛明显的部位或压痛点

3. 操作　选择关节附近疼痛明显的部位或压痛点，常规消毒，用三棱针点刺3～5点，加用闪火罐，至出血3～5ml为度。

4. 疗程　每日1次或隔日1次，30天为1疗程。刺络法有明显的消肿止痛的疗效。

（三）耳穴法

1. 治则　疏经活血、蠲痹止痛。

2. 配方　神门、皮质下、相应关节点。

3. 操作　治疗前先行耳穴探测，寻找敏感点。直刺0.2～0.3寸，施捻转强刺激30秒，留针30分钟，每10分钟施手法1次。病情缓解后，改用耳压法治疗，以王不留行籽贴压耳穴敏感点，每天按压3～5次，每次每穴按揉30秒，24～48小时更换1次。

【配方理论】 痹证是临床比较常见的内科杂病，中药、针灸对该病的治疗均有较好的疗效。该病的病因主要是："风寒湿三气"；其病机主要是：外邪阻遏经络，气血运行不畅，不通则痛；治疗原则主要以通为主。针、灸、刺络三者各有所长，针刺以疏理经气，蠲痹止痛为主；灸疗以温散寒邪，通经活络为主；刺络以活血化瘀，逐邪散痹为主，所以三者并用疗效最佳。关于灸疗的应用，古医籍中记载：温灸法用于虚寒之证，实证、热症禁用。温灸法以艾绒为药，艾绒可走窜通经，其燃烧只是一种发挥作用的方式。因此，灸法是以通经活络为主要的功效。实验证明：局部灸疗之后，微循环明显改善，血液供应加快，相应的血中吞噬细胞增多。这些效应对于炎性改变的组织康复极为有利，是尽快消除炎性反应的有效措施。所以，临床中热痹也同样可以应用灸疗。在穴位配伍方面增加泻热的腧穴，加强泻法腧穴的手法力度，即可佐去灸法的温热之弊。我们在临床中应用温灸法治疗热痹，重泻合谷、太冲和大椎穴刺络拔罐，收到了非常理想的疗效。

【转归及预后】 痹证初起，病邪轻浅，如能及时治疗，可获痊愈。但对于病势较重，治疗不当者，可引起病邪深入，甚则引起内脏损伤。一般而言，实证者预后较好，顽痹、虚证者预后较差。

【预防与调护】 首先应注意防寒、防潮。特别对于工作环境寒冷潮湿者，应做好防范工作。另外，劳作出汗时勿当风寒，应换去潮湿衣物。平素应起居有时，勿过房劳，适当进行身体锻炼，增强体质。

【临证提要】 痹证为临床常见病，针灸治疗效果显著。但在临床治疗时，应分清虚实，因病因而分治，或祛风、除湿、散寒，或补益气血、疏经通络。

例1 李某 女 26岁 工人 入院日期 1981年6月29日 住院号 10627

主诉：发热，四肢关节疼痛40天。

病史：患者于5月中旬感冒发热，体温达38.9℃，伴四肢关节疼痛，周身无力，服羚羊感冒片、四环素等三日后，热渐退但四肢肌肉、关节仍疼。5月20日再次发热、恶寒，腰及四肢肌肉关节疼痛加剧，经注射庆大霉素、服用消炎药后症状减轻，但下肢肌肉关节疼痛较著，查血沉为50mm/第一小时。6月26日再次发热，症状加重，服APC等药无效，经门诊收住院治疗。

查体：全身情况尚佳，双颌下可触及黄豆大小淋巴结节，有压疼，左锁骨下淋巴结大如黄豆但无压疼，咽部充血，心、肺正常，四肢关节无红肿畸形，双下肢可见散在红斑，并有压痛。舌体胖淡，苔黄略腻，脉濡而寸浮。

印象：

(1) 中医：热痹。

(2) 西医：风湿性关节炎。

辨证：患者经常感冒为正气不足，腠理空虚之象，风寒湿邪入侵经络，气血痹阻，蕴郁发热，热积郁蒸故发热，经络不通，肌腠经筋气血失和故四肢关节疼痛，舌脉均为正虚被湿热所侵之象。

治则：清热宣痹，疏通经络。

选穴：曲池 大椎 合谷 后溪 足三里 阳陵泉 血海

操作：大椎令端坐低头取穴，直刺1.5寸，施捻转泻法；曲池、合谷、阳陵泉、血海均施提插泻法，使针感向远端放散；余穴平补平泻。

治疗经过：如上法针刺两天后，体温降至36.5℃，全身轻松，血沉56mm/第一小时。一周后关节疼痛减轻，未再发热。经治一个月后，肌肉关节疼痛消失，体温正常，无自觉症状，血沉12mm/第一小时。

例2 刘某 女 30岁 工人 入院日期 1981年2月11日 住院号 10031

主诉：腕踝关节疼痛2年。

病史：患者于1978年冬季夜间感受寒凉，晨起突然关节疼痛，腕踝关节肿胀，左侧较重，不能活动，某医院予中药治疗，症状无著变，化验血沉，抗“O”均正常，又经针灸治疗稍有缓解。1979年4月发现关节变形，腕踝关节疼痛剧烈，遇热则舒，休息痛减，与气候变化无关，经医学院一附院查类风湿因子（+），诊为类风湿关节炎，予中药及激素治疗，疼痛减轻，停药后又剧。以后又经蜂毒及瑞培林等药治疗疼痛不减，今由门诊收留住院。

查体：咽无红肿，心肺正常，脊柱无侧弯，第4腰椎左侧轻度压痛，腕关节、指关节、踝关节肿大变形，但不红不热，双膝关节有摩擦音，舌淡红，苔薄白，脉细数。

印象：

(1) 中医：痹证（历节风）。

(2) 西医：类风湿关节炎。

辨证：患者起居不慎，感受风寒之邪，闭阻经络，气滞血瘀，经气不通，故疼痛不已。气血壅滞故肿胀，病久筋骨失养，关节失柔，筋脉挛缩，骨质受损故关节变形。

治则：温经散寒，活血益肾。

选穴：肝俞 肾俞 膈俞 三阴交 风池 大杼 阳陵泉。

灸指、腕、踝关节，外关 阳池 腕骨 阳溪 大陵 解溪 商丘 丘墟 昆仑 申脉

操作：肝俞直刺，针1.5寸，施捻转补法，令针感向前放散；肾俞针1.5寸，施捻转补法；风池针1.5寸，令针感向后枕部放散，施捻转泻法；三阴交针1.5寸，施捻转补法；余穴均按常法平补平泻，针后加灸两壮或用艾条灸。

治疗经过：住院当日经两次治疗后，疼痛减轻，停用激素类药物，无反跳表现。15天后双踝关节肿胀消退，疼痛明显减轻。一个月后腕、踝关节肿胀消失，生活可自理。出院后继续来门诊隔日针灸一次，治疗20次巩固疗效后，未再复发。

第十五节 脉痹（雷诺综合征）

雷诺综合征是指肢体动脉和小动脉出现阵发性收缩状态，常于寒冷或情志刺激时发病。表现为肢体，尤其是手指呈现明显的苍白，发作缓解后转变为青紫，然后潮红。一般以上肢为主，女性居多。手指偶可坏疽。大多伴有结缔组织病，中医认为本病属“脉痹”的范畴，诱发因素与寒冷和情绪刺激有关。为寒湿之邪，客于经脉，气滞血凝，阳气不能通达四末，或肝郁气滞，抑郁不乐，以致条达失司，脉络痹阻，气血运行失调发为本病。《素问·举痛论》云：“寒气入经而稽迟，泣而不行，客于脉外而血少，客于脉中则血不通，故卒然而痛。”

【临床表现】

1. 20～40岁妇女多发，寒冷或情绪刺激后手指突发变白，继而发紫，从指尖开始向掌部扩散。

2. 局部有发凉、麻木或感觉减退，数分钟后变潮红、烧灼感、刺痛。

【鉴别诊断】

1. 手足发绀症　是自主神经紊乱所致的血管痉挛性疾病，无苍白、紫绀、潮红的阶段，与情绪激动和精神紧张无关。

2. 网状青斑　皮肤呈持续性网状或斑点状紫绀，多发于下肢，下垂较为明显。

3. 红斑性肢痛证　肢端对称、阵发性血管扩张，甚至灼热、下垂，直立时诱发。

4. 硬皮病　胶原结缔组织的增生和水肿，皮肤弹性纤维的断裂和水肿，皮肤发紧或僵硬感，皮肤活组织检查有助于鉴别。

5. 红斑性狼疮　有长期、反复、不规则的发热表现，关节酸痛、贫血、肾功能损害，周围血液或骨髓中可找到红斑狼疮细胞。

【治疗规范】

1. 治则 活血通脉、温经止痛。

2. 配方

(1) 上肢：内关、曲池、外关、合谷、八邪；

下肢：足三里、三阴交、绝骨、血海。

(2) 穴位注射法：①丹参注射液 2ml；②维生素 B_1 50～100mg；③当归注射液 2ml。取患肢 2 个穴位交替轮流注射上述的其中一种药物，每日 1 次，30 天为 1 疗程。

3. 操作

(1) 经穴刺法：内关、曲池、外关、合谷进针 1～1.5 寸，施提插捻转泻法 1 分钟。足三里进针 1.5 寸，施提插捻转补法 1 分钟；三阴交进针 1 寸，施提插捻转补法 1 分钟；绝骨、血海进针 1 寸左右，施提插捻转泻法 1 分钟。

(2) 穴位注射：选患肢的 2 个穴位交替轮流注射前述药液，每日 1 次，30 天 1 疗程。

4. 疗程

(1) 体针：15 天 1 疗程，需 2 个疗程。

(2) 穴位注射：30 天 1 疗程。

【配方理论】 本病属中医“痹证”，辨证重点在于分清寒、热、虚、实。寒者喜暖怕凉，手指皮色苍白或紫，苔白，脉细；热者指端肿胀潮红，指尖破溃，疼痛难忍，苔黄，脉细数；虚者病久，精神萎靡，乏力自汗，指端苍白充血，创面苍白，肉芽水肿经久不愈；实者指端感染，灼热作痛，昼夜难眠，指端肿胀溃破脓水多，苔黄燥，脉数。方中足三里、三阴交施用补法以温经止痛，其余穴位为局部取穴以活血通络，本病多与寒凉和情绪刺激有关，因此在治疗调护方面应注重调情志，防止感情冲动和其他精神因素的干扰，嘱患者戒烟酒的同时，注意保暖、御寒。

【预后及注意事项】 雷诺征的治疗效果和预后取决于原发病，由自身免疫性风湿引起的雷诺现象，一般预后较差。而主要由寒冷刺激和神经兴奋为主的因素作用下，肢端动脉痉挛和血流减少，经治疗预后较好，可以完全治愈。应避免情绪激动、寒冷刺激、戒烟，尽量减少发作。皮肤要保持清洁，避免创伤。室内保持温暖，定期消毒。若患处有溃疡或坏疽时，应注意皮肤的清洁，必要时配合药物熏洗和外敷。若兼见发热、恶寒、身痛等全身症状时，应及时控制感染和对症治疗。

【疗效分析】 我国从 20 世纪 70 年代开始就利用针灸治疗雷诺病，强调用艾灸或温针之法，温通经脉，临床疗效肯定。近年来陆续有多病例的临床观察资料出现，仍主张针刺与艾灸结合，以引导阳气，温通经脉，或指端放血，活血行气。操作时，特别重视气至病所。关于针灸治疗本病机制的报道，目前尚未见到，有待进一步的研究。

第十六节 臂厥、骭厥（多发性大动脉炎）

大动脉炎是常见的血管疾病，又称多发性大动脉炎或缩窄性大动脉炎。为主动脉及其分支的慢性，进行性，且常为闭塞性的非特异性炎变，造成狭窄或闭塞。因病变侵犯的位置不同，临床表现亦不同。其中以头和臂部动脉受累引起的上肢无脉症为常见。本病多见于女性青少年。本病在中医学属“臂厥、骭厥”范畴，多因血脉不通，血瘀为主要矛盾，但其本质为虚证，以肾阴虚为主，故遇寒则加剧。

【临床表现】

1. 全身症状　活动期有发热、全身不适、食欲不振、出汗。

2. 头臂动脉型　头晕、记忆力减退、上肢单侧或双侧乏力、发凉、酸痛、麻木等。

3. 胸、腹主动脉型　下肢无力、酸麻、易疲劳、跛行等。

4. 肾动脉型　持续顽固的高血压。

5. 混合型　此型较常见，为广泛、多发性病变。

【鉴别诊断】

1. 先天性动脉缩窄　多见于男性，常在动脉导管相接处形成局限缩窄，血管杂音限于心前区或背部。全身症状不明显。主动脉造影有助于鉴别诊断。

2. 动脉粥样硬化　也可引起上下肢动脉闭塞或狭窄，多见中年以上，伴有动脉粥样硬化的其他表现，血脂增高。

3. 血栓闭塞性脉管炎　多见于男性，以四肢末端血管及静脉内膜炎为主，常发生于肢端，剧痛、溃烂、游走性静脉炎。

【治疗规范】

1. 治则　益气养血、通痹复脉。

2. 配方

（1）取穴：上肢无脉：人迎斜刺，心肺经排刺。
　　　　　下肢无脉：胃脾经排刺。

（2）电针：选取上述穴位施手法后加电针治疗。

（3）耳针：交感、心、肝、肺、肾、皮质下、内分泌。

3. 操作

（1）体针：人迎直刺1～1.5寸，雀啄泻法1分钟；太渊直刺0.3寸，施捻转补法3分钟，心、肺经排刺，针距1～2寸，直刺1寸，施捻转补法，针感循经而行；脾、胃经排刺，针距1～2寸，直刺1寸，施捻转补法。以上诸穴施术后均留针20分钟。

（2）电针：选取上述穴位施手法治疗后选4～8个穴，加以电疗10分钟左右。

（3）耳针：交感、心、肝、肺、肾、皮质下、内分泌穴埋针，或用王不留行籽压法。每日1次。

4. 疗程　每日针刺2次，上、下午各1次，1月为1疗程。

【配方理论】　中医学认为本病属于手太阴肺经及手少阴心经是动病之“臂厥”（上肢无脉），及足阳明胃经是动病“骭厥”症（下肢无脉）。系因寒湿之邪侵袭经脉，致使经脉气血运行不畅，气虚血滞经脉失利，本经循行部位失其气血的温煦濡养而致。久之可累及内脏，出现心悸、气短、胸闷、眩晕证。方中人迎为主穴，取其足阳明胃经脉气所发之处，为阳明、少阳之会。阳明多气多血，针之调气血、通脉络；太渊为肺之原穴，又为脉会，补之可益气通脉，心肺二经排刺和脾胃经排刺以疏通经脉气血，气行血行，气血通畅，经脉通利，则阳气外达，邪以外泄；诸穴相配，使气血得复，病邪得除，经脉气血顺调，病安而愈。

【转归及预后】 针刺治疗臂厥病具有疏通经脉、复脉的作用，有独到之处。

1. 针刺时，应严格掌握手法操作要领，针感必须达到要求。

2. 早期发现，早期治疗，效果尤佳。

3. 如延误治疗，易影响心肺血管病变转化。

【预防与调护】 臂厥的病因与寒冷刺激及体质强弱有关。因此，避寒就温，免受风寒湿邪刺激是本病的关键。饮食应有规律，增加营养，加强身体锻炼，增强体质，促进气血流通，也是臂厥病调护的重点。

【临证提要】 针灸治疗臂厥有其独特疗效，具有疏通经脉，鼓动复脉作用。人迎穴为主穴，为足阳明脉气所发之处，以调气血，通经脉。采用小幅度高频率捻转补法，行针1～3 分钟。通过临床观察，我们认为针刺手法量学，对治疗本病的成功与否很重要。

【医案精选】 例 1 李某 女 28 岁 工人 住院日期 1983 年 5 月 9 日 住院号 13788

主诉：右缺盆痛、胸痛 10 年，两上肢酸软无力，双寸口无脉 4 年余

病史：患者 1976 年 5 月至 1978 年 12 月先后 10 次发作右缺盆痛、胸痛、低热、体温 37.3℃，由阵发性胀痛发展为持续性胀痛，逐渐加剧为刀割样或烧灼样痛，周身无力，双上肢酸楚，双侧血压 0/0mmHg，先后在第六医院、和平医院治疗，诊断为“大动脉炎”。至 1980 年底，右眼视物呈飞蝇或锯齿状闪光感，左目视物时出现叠影，经多处诊治无效，今来我科求治，收入住院。

查体：神清合作，发育中等，营养良好，双瞳孔等大等圆，光感存在，右锁骨宽度较左侧宽约 1 倍，左胸锁关节和胸骨均有压痛，双颞浅动脉、颈动脉、双腋下动脉、肱动脉搏动减弱，双桡动脉极微，颈部及三角区可闻吹风样杂音，肺动脉听诊区可闻第一心音增强，血压：上肢右 90/80mmHg（极微弱搏动三四次），左 0/0mmHg，下肢右 190/120mmHg，左 170/120mmHg。

印象：

(1) 中医：臂厥（脉痹）。

(2) 西医：缩窄性大动脉炎（无脉症）。

辨证：患者插队务农，居处寒湿，劳倦过度，气血内耗，外邪闭阻，心脉不周，胸阳不振，百脉不畅，发为臂厥。

治则：理气活血，疏通经络，宣痹通阳。

选穴：人迎 太渊 尺泽 少海 神门 曲池 风池 完骨 天柱

操作：人迎、太渊施捻转补法，尺泽、曲池、少海、神门捻转提插泻法，风池、完骨、天柱捻转补法。

治疗经过：采用本法治疗 5 次，左上肢血压 80/70mmHg 之间，可闻轻微搏动，治疗 20 天后，左上肢血压90/80mmHg，心悸减轻，双目视物闪光感消失，后巩固治疗 1 个月，左胸锁关节和胸骨均无压痛，双侧颞浅动脉、颈动脉、双腋下动脉，双桡动脉搏动对称，双上肢血压左侧 110/40mmHg，右侧 110/70mmHg，显效出院。

例 2 武某 女 30 岁 工人 入院日期 1976 年 3 月 13 日 住院号 18206

主诉：左上肢麻木无力伴桡动脉搏动微弱 6 年。

病史：1970年行阑尾手术，入院查体时，发现左上肢桡动脉搏动消失，血压测不到，当时无自觉症状，而后劳累时出现左侧肢体麻木无力，时有头晕心悸，左侧桡动脉搏动时隐时现，存在时触之极微。今来我科住院治疗。

查体：神清合作，营养发育欠佳，面色少华；颈外侧三角区未闻及血管杂音；心肺正常；肝脾不大；血压左上肢70/50mmHg（极微弱），右上肢90/50mmHg，左下肢170/110mmHg，右下肢170/110mmHg，左桡动脉搏动消失，左腋下动脉、肘动脉搏动存在，但较右侧明显减弱，双足背动脉，颞浅动脉搏动存在；四肢皮肤温度色泽无异常；左上肢麻木无力，时有头晕心悸，纳食好，夜寐欠安，二便自调，舌质淡红，苔薄白，右脉沉弱。

印象：

(1) 中医：臂厥（脉痹）。

(2) 西医：缩窄性大动脉炎（无脉症）。

辨证：气虚血瘀，经脉失利，心肺经脉闭阻，则发臂厥。

治则：益气养血，疏经通痹。

选穴：人迎　太渊　心俞　心经、肺经排刺　风池

操作：人迎以雀啄法直刺1～2寸，针感沿下齿上头，向后背、向前胸扩散，或触电感沿肩、上臂直达指端，而后施捻转补法3分钟；太渊直刺0.3寸，施捻转补法3分钟；心俞向椎体方向斜刺1.5寸，施捻转补法1分钟，针感沿肋达前胸；前臂心、肺经排刺，针距1～2寸，直刺1寸，施捻转补法，针感循经而行；风池向对眼斜刺1寸，施捻转补法1分钟，针感达巅。

治疗经过：上穴日针2次，2个月治疗，左侧桡动脉搏动完全恢复，左上肢血压90/50mmHg，自觉症状消失，追访4年未复发。

第十七节　面颊痛（三叉神经痛）

三叉神经痛是指一种原因未明的颜面部三叉神经分布区内反复发作的、短暂的、阵发性剧痛，又称痛性抽搐。本病分为原发性和继发性两种。后者是由肿瘤、血管畸形或动脉瘤、蛛网膜炎、多发性硬化等引起。原发性三叉神经痛的原因、病变部位及发病机制目前都还不是十分清楚，可能是由于神经冲动短路致癫痫样发作等原因引起。三叉神经痛中医又称“面颊痛”，认为是由于风寒或风热之邪侵袭阳明筋脉，气血运行不畅而致。

【临床表现】 多见于成年及老年，常在40～50岁以后发病，但很少超过70岁，女性多于男性，少数病例有家族史。大多为单侧，极少双侧。

临床症状基本上是疼痛。

疼痛的特征：突发的（发作前无先兆，如闪电式）、短暂的（历时数秒钟，最多不超过2分钟）、剧烈的（如电击样、针刺样、刀划样、撕裂样、烧灼样）疼痛，发作间歇期完全正常。

疼痛的部位：可以长期固定在三叉神经的某一支，而以第二、三支的发生率最高。第一支很少发生，仅占5%左右。亦可第二、三支同时受累。多为单侧，以面颊、上颌、下

颌及舌部最明显，尤以上唇外侧、鼻翼、颊部、口角、犬齿、舌等处最敏感，稍触动即可诱发，所以称为“触发点”或“扳机点”。严重者刷牙、洗脸、讲话、咀嚼、吞咽均可诱发，给生活带来严重的不便。

少数病人可以有痛性抽搐，疼痛发作时反射性面肌抽搐，口角牵向患侧，并有面部发红，眼结膜和鼻黏膜充血、流涕、流泪和流涎。

发作频度：早期的发作次数较少，可数日1次，大多数病情逐渐加重。疼痛发作频繁。甚至数分钟1次，病程可呈周期性发作，每次发作持续数周至数月，缓解期可数日至几年。以后再发，越到后期缓解期越短。不经过治疗很少自愈。

【鉴别诊断】

1. 继发性三叉神经痛　疼痛多为持续性，更为剧烈，神经系统检查有三叉神经损害的阳性体征。此外，还伴有其他脑神经损害的表现。最常见病因是肿瘤性病变。

2. 牙痛　多为持续性钝痛，疼痛局限于牙根部，在进食冷热性食物时疼痛加剧，牙有叩击痛。口腔科检查及X线照片可以鉴别。

3. 额窦或上颌窦炎　为持续性钝痛，局部有压痛，有脓性鼻涕，当脓性分泌物排泄（引流）后痛可减轻。外周血白细胞数可以增高。鼻窦X片、CT、MRI等可呈炎症改变。

4. 颞颌关节综合征　见于咀嚼进食时引起颞部和上颌部和颞颌关节的疼痛，检查颞颌关节有压痛，关节活动受限，是由于上下颌牙齿咬合不正所致。

5. 蝶腭神经痛　又称不典型面部神经痛或Sluder病，主要在下半面部的烧灼或钻样疼痛，可由牙部发出，放射至鼻、颧、上颌、眼眶甚至耳、枕、颈肩部。伴眶部压痛、病侧鼻黏膜充血、鼻塞、流泪。疼痛可阵发性或持续性，每次数分钟至几小时，反复发作。蝶腭神经节封闭有效。

6. 舌咽神经痛　疼痛位于舌根、软腭、扁桃体、咽部、外耳道等，常在进食时吞咽诱发，在咽、舌根、扁桃体窝等有疼痛触发点，这些部位喷涂局麻药可止痛。

【治疗规范】

1. 治则　活血化瘀、通络止痛。

2. 配方

主穴：下关、四白、风池、翳风。

辅穴：第一支痛加攒竹、太阳；
第二支痛加四白、颧髎；
第三支痛加颊车、迎香；

痛点刺络拔罐。

3. 操作　风池针患侧，针尖向舌根方向进针1.5寸，翳风张口取穴，向面颊方向沿皮刺1.5～2寸，捻转泻法1分钟，令面颊胀麻感。攒竹横刺1～1.5寸，直透鱼腰，捻转泻法1分钟，针感至眉弓、上额。下关直刺，1～1.5寸，捻转泻法1分钟，面部胀感。四白直刺1～1.5寸，直达眶下孔，捻转泻法，针感至面颊，每次选取痛点1～2个部位，用三棱针点刺3～5点，速用闪火罐法，令每个部位出血3～5ml，留罐时间5～10分钟。

4. 疗程　每日针刺2次，刺络拔罐每日1次，30天为1疗程。

【配方理论】　中医学虽无三叉神经痛之病名，但在历代文献中有“齿痛”、“颧骨痛”、

“面痛”、“偏头痛”等类似本病的论述。如清代陈士铎在《辨证录》中说：“人有患半边头风者，或痛在左或痛在右，百药治之罔效，此症得之郁气不宣，有加风邪袭之于少阳之经络，遂致中半边头痛也……大约遇顺境则痛轻，遇逆境则痛重，遇拂郁之事而更加之风寒之天则大痛而不能出乎……”。王清任在《医林改错·血府逐瘀汤所治之症目》中说：查患者头痛者，无表证、无里证、无气虚、痰饮等证，时犯时好，百方不效，用此方一剂愈等。不仅描述了本病的表现，而且指出治疗原则和方法。中医以为本病多为风寒或风热之邪袭于阳明、少阳经脉，致气血运行不畅，血气痹阻而致面痛。正如《张氏医通》云：“面痛……不能张口言语，手触之即痛，此是阳明经络受风毒，传入经络，血凝滞而不行。”

【转归及预后】 面痛是一个非常棘手的疾病，针刺与刺络拔罐配合治疗，具有较好的疗效，其转归如下：

1. 发病早期，邪浅病轻，经过治疗可望痊愈。

2. 迁延日久，邪深病重，缠绵难愈，针刺治疗可望好转，但疗程长。

3. 本证发作时痛势剧烈，痛如刀割，故影响人体正常的饮食起居，久则致气血逆乱，脏腑失调，变生他证。

【预防与调护】

1. 避免六淫侵袭及七情所伤。

2. 饮食宜忌辛辣刺激之物。

【临证提要】 面痛为临床常见病，疑难病，针灸与刺络拔罐相结合疗效肯定。但是，针刺手法是疗效的关键。以疏解三阳经脉、通络止痛为治则。

【医案精选】 周某　男　51岁　工人　入院日期　1981年10月8日　住院号　11001

主诉：右侧面部疼痛，间断发作2年，近1周加重。

病史：患者2年前因劳累，起居饮食失节而致右侧牙齿酸胀不适，于午餐时，突然右侧由牙槽处起始呈闪电样疼痛，放射至右侧面颊部，发作时疼痛剧烈，不能张口、洗脸。冷热刺激则诱发疼痛，每次发作约2～3分钟，严重时发作呈连续性。经口腔医院检查诊为“三叉神经痛”。经治疗疼痛减轻，发作次数减少，一般每月发作3～5次，发作时口服亚氨二苯乙酰等药物，即可缓解5～6小时。患者7天前因工作劳累，又复感外寒，再次引起疼痛发作，面颊部呈闪电样疼痛，去某医院就诊，仍诊为“三叉神经痛”，经治疗效果不佳，今日收入院。

查体：神清合作，痛苦面容，皮肤粗糙无光泽，颈部后正中线可见手术瘢痕长10cm，右下颌角处有压痛，咽红，扁桃体未见肿大；桶状胸，右侧肋缘隆起，两肺呼吸音清，心率80次/分；腹软，肝脾未触及；右侧面部痛觉减弱，生理反射均正常，病理反射未引出；舌质淡，苔白腻，脉濡。

印象：

（1）中医：面颊痛。

（2）西医：三叉神经痛。

辨证：患者素疾多病，正气已衰，气血不足，卫气不固，外邪乘虚而入，侵于皮毛，内入血脉，气血阻滞，经络不通，故面颊疼痛。

治则：疏风通络，活血化瘀。

选穴：四白　下关　合谷　地仓　颊车

操作：四白刺入眶下孔1.5寸，施捻转泻法；下关直刺1.5寸，令局部麻电感放散下齿糟；地仓进针0.5寸，颊车进针0.5寸，合谷直刺1寸，均用捻转之泻法。针刺后再进行刺络拔罐，以下关、巨髎穴为主，出血量约3～5ml，每日一次。

治疗经过：以上穴每日针2次，每次留针1小时，中间作手法2次。1周后右侧面部疼痛明显好转，以后间断发作，但持续时间短，经治疗3周后疼痛缓解，临床治愈。半年后追访，一直未发作。

第十八节　颈痛（颈椎病）

颈椎病是由于椎间盘退变，脊椎骨质增生以致造成脊髓和神经根受压的疾病。其致病原因是随着年龄的增长或长期被动体位使椎间盘髓核部分所含水分不断减少，由于脱水造成髓核弹力减低，收缩变小，同时环状纤维呈玻璃样变致其向外膨出并变得粗糙，于是在椎间盘与椎体之间发生摩擦，产生骨质增生。其次由于椎间盘退化造成椎间隙狭窄，因而出现神经根受压及缺血等改变。中医学认为：素体虚弱，阳气不足，腠理不固，风寒湿邪乘虚侵袭而致。

【临床表现】　颈部疼痛，活动受限，常累及肩背部并放射至上肢乃至手指。疼痛可为钝痛、烧灼痛或放射痛，疼痛也可深达肌肉、骨骼、关节等，后期可出现相应部位的感觉减退或消失，伴头晕。

【鉴别诊断】

1. 臂丛神经痛　臂丛的功能主要是支配上肢。患病时疼痛首先在臂和手，疼痛初期呈间歇性，但可迅速变为持续性而影响整个上肢，锁骨上窝及神经干，有压痛，牵引上肢向外后上方活动时疼痛加剧，而不同于颈椎病的颈部活动受限，也无头晕症状，臂丛神经损害多因感染、外伤所致，颈椎X线检查可协助鉴别。

2. 颈胸神经根炎　发病年龄往往较轻，常由病毒感染所致，发病前多有上呼吸道感染史，其主要症状为一侧或双侧颈、上胸、背、肩、臂部或肘、腕、指部放射性疼痛或麻木感。疼痛时轻时重，性质以酸痛、钝痛，也可为刀割样痛，患肢可有感觉减退、运动障碍、腱反射减弱或消失。而颈椎病发病于中年以上，有颈后痛和活动受限，而无颈神经根与椎动脉压迫症状，X线片有颈椎增生的改变。

【治疗规范】

1. 治则　活血通络、祛风止痛。

2. 配方

（1）经穴刺法：风池、完骨、天柱、颈椎夹脊刺。

（2）电针疗法：华佗夹脊穴，针后加电针。

3. 操作

（1）经穴刺法：风池直刺1.5寸；完骨、天柱均直刺1寸，三穴均施捻转补法1分钟；颈椎夹脊刺，斜刺进针0.5寸，施捻转补法1分钟。各穴均留针20分钟。

（2）电针疗法：颈椎夹脊刺得气后，选首尾两穴通脉冲电针，以患者可以耐受为度，治疗 3 分钟。

4. 疗程　每日针刺 2 次，20 天为 1 疗程。

【配方理论】　颈椎病多发于中老年人，中医学认为与肝肾亏损、气血不足、筋骨濡养失调、复感风寒湿邪有关。致使经气痹阻，血脉不和，引发颈项强痛。取风池、完骨、天柱施捻转补法，有补益脑髓之功效；颈椎夹脊刺（夹督脉）具有行气血、营阴阳、濡筋骨的作用。

【转归及预后】　颈椎为人体主要的关节部位。治疗延误将有如下转归。

1. 肝肾虚损严重，筋骨不得濡养，颈部关节活动受阻，并气血两虚，形体衰。

2. 治疗不当，气血瘀滞不除，则疼痛难愈。颈痛的治疗如果及时，一般预后较好。

【预防与调护】　颈痛与感受风寒湿之邪以及年老及长期伏案工作有关。因此注意避风，调整劳逸时间及养生是非常重要的。也是患者的调护重点。

【临证提要】　颈痛是临床较为常见的病种，也是针灸治疗效果显著的病种之一。尤其在缓解疼痛方面比较迅速。但是临床治疗颈痛应该详细审其病因，因因而治。颈痛的治疗应以疏通经络为主，辨清虚实，虚则补之，实是泻之。

【医案精选】　例 1　高某　男　51 岁　会计师　入院日期　1980 年 1 月 19 日　住院号　8332

主诉：左上肢麻木三个月，伴左侧头疼一个月。

病史：患者于 1976 年劳累后发现左上肢麻木，颈部活动受限。经某医院诊为颈椎增生并施手术治疗，此后经常因劳累诱发。1979 年 10 月上旬再次发作，右臂麻木、项强、头不能左右回顾，疼痛向左肩放射、夜不能寐而住某院，经 X 线诊断为“颈椎骨质增生，颈 5～6 椎间孔明显变小。”疗效不佳而于 12 月 4 日出院，病情逐渐发展，左上肢麻木，头不能向患侧回顾，弯腰尤甚，时而出现左偏头痛。1980 年 1 月来门诊，查脑血流图报告：“双枕-乳导联波幅均降低”收住院。

查体：患者面色黑暗，被动体位，咽部微红，心肺正常，腹中线有手术瘢痕约 10cm 长，肝于剑突下二指可及，有压痛，生理反射存在，病理反射未引出，舌红苔黄，脉弦滑。

印象：

（1）中医：湿痹，头痛。

（2）西医：颈椎综合征。

辨证：患者素体虚弱，阳气不足，腠理不固，风寒湿邪乘虚侵袭，痹阻手三阳经经脉，湿气偏盛，其性重浊，故肢体麻木难愈，疼痛而沉重。手三阳经皆上注于头，经气痹阻，窍络郁塞故头痛，舌脉均湿邪痹阻之象。

治则：宣痹化湿。

选穴：风池　颈椎夹脊刺　曲池　完骨

操作：端坐低头取风池，直刺 1.5 寸，施捻转泻法，令局部酸胀并向后枕扩散为度，完骨直刺 1 寸，施平补平泻捻转手法，二穴均做手法 1 分钟。曲池直刺 1.5 寸，手法同前，夹脊刺斜刺进针 0.5 寸，施捻转补法 1 分钟。

治疗经过：用上法治疗一周后，左上肢麻木减轻，至15天头已不痛，偶有头晕，左上肢麻木消失，出院继续门诊治疗，11次后诸症消失、痊愈。

例2　小池捻　男　49岁　日本商人　入院日期　2005年4月7日　住院号　F02273

主诉：颈部不适3月余，肩背疼痛3天。

病史：患者平素工作繁忙，3月前出差感寒后，自觉颈项部不适，沉重，活动欠灵活，3天前晨起颈项部不适加重，左侧肩胛、背部疼痛剧烈，就诊于当地医院予针刺、推拿、刮痧等治疗，未见明显好转，查颈椎MR示：颈椎病。今为进一步治疗收入我科。

查体：神清合作，发育正常，营养中等，皮肤巩膜无黄染，浅表淋巴结未触及，神经系统查体未见异常，无头痛头晕，语言清，颈项部不适，活动受限，左侧肩胛、背部疼痛剧烈，局部皮肤瘀紫，被动体位，不能平卧，四肢活动可，左上肢活动时不适感加重，颈抵抗（—），臂丛牵拉试验（+），血压130/90mmHg，脉率76次/分，舌暗红，苔白腻，脉弦。

印象：

（1）中医：痹证，湿痹。

（2）西医：颈椎关节病。

辨证：患者年近半百，肾气已衰，阳气不足，腠理不固，风寒湿邪乘虚侵袭，痹阻于手三阳经经脉，湿气偏盛，其性重着，故肢体沉重不适。

治则：宣痹化湿。

选穴：风池　完骨　颈椎　脊刺　曲池

操作：同上。

治疗经过：采用上法治疗3次，疼痛减轻，颈项部活动较前灵活，巩固治疗30天，活动自如，疼痛消失，临床治愈出院。

第十九节　脊痛（退行性脊柱炎）

退行性脊柱炎亦称脊椎骨性关节炎、肥大性脊椎炎、增生性脊椎炎等，是中年以后发生的一种慢性退行性病变。一般以负重和活动范围较大的关节（如颈椎和腰椎）常累及。退行性变发生于椎体、椎间盘和小关节。椎体边缘的唇形变或骨刺形成，是诊断名称的由来，也是诊断本病的标志。不同部位的骨刺，皆易发生于生理曲线的凹侧，脊椎曲线凹侧的椎体缘，由于杠杆作用，所受的压力较大，年龄愈大，椎体所受压迫和磨损的时间也较长，因而骨刺的形成亦较多，压力可能是引起骨刺的主要因素，骨刺则是椎体对于压力的反应，是骨组织对压力所产生出的代偿性产物，是一种对脊柱的保护性作用。中医学认为本症是因人过中年，肾气渐亏，复感风寒外邪，邪气留滞经络或复因伤力，气血瘀阻，血脉凝涩不得宣通所致。

【临床表现】 患者多在40岁以上，男性多于女性。早期症状是整个脊柱僵硬酸痛，尤以腰部或颈部为甚，不能久坐，久坐时必须频频更换体位。晨起症状较重，稍活动则症减，但活动稍久，尤其是在疲劳后，症状又加重。一般本症不会发展得很严重，亦不会造成严重的畸形，少数患者可有脊髓或脊神经根受压症状。

【鉴别诊断】 由于本病在颈部或腰部的脊柱部位会出现疼痛，故主要应与颈椎病或腰椎间盘突出症相鉴别。

1. 颈椎病　颈椎病是由于颈椎增生刺激或压迫颈神经根、颈部脊髓、椎动脉或交感神经而引起的综合症候群。轻者头、颈、肩臂麻木疼痛，重者可致肢体酸软无力，甚至大小便失禁、瘫痪。病变累及椎动脉及交感神经时，则可出现头晕、心慌等相应的临床表现。X线检查，可以发现大多数患者在正位片上有椎间隙变窄、钩椎关节增生等病变，侧位片上可见到颈椎生理前凸消失、变直或轻度成角反张，椎体排列异常，椎体和关节突向前滑脱，受累椎间隙变窄，相邻两椎体的前缘或后缘有唇样增生，项韧带钙化等；斜位片上可见到唇形骨刺伸入椎间孔，椎间孔前后径变窄等。

2. 腰椎间盘突出症　又名"腰椎间盘纤维环破裂症"，以腰椎4、5和腰椎5、骶椎1之间的椎间盘最易发生病变。临床表现为腰部疼痛，下肢放射痛，腰部活动障碍，脊柱侧弯，主观麻木感，患肢温度下降。

3. 类风湿关节炎　本病是一种病因尚未明确、具有关节炎变的慢性全身性疾病。早期有游走性的关节疼痛和功能障碍，晚期则关节僵硬和畸形，功能丧失，并有骨和骨骼肌的萎缩。患者以青壮年为多，女性为男性三倍，儿童和老年少见。

4. 强直性脊柱炎　最初病变是在骶髂关节，以后有骨凸炎及肋椎关节炎。脊柱的其他关节由下而上相继受累。正常脊柱的腰段弯曲消失，脊柱胸段弯曲则呈显著的后凸，胸廓也成扁平。又因各肋椎关节强硬，胸廓的扩张运动受限，肺活量显著减少。X线片可见关节面模糊不整，关节附近有骨质疏松，前后纵韧带及其他脊椎间的韧带钙化或骨化，使脊柱呈竹节样畸形。

【治疗规范】

1. 治则　祛瘀通络、通调督脉、膀胱经气。

2. 配方

(1) 刺络法：双侧环跳、大肠俞、委中、阳陵泉刺络拔罐。

(2) 经穴刺法：水沟、肾俞、大肠俞、腰阳关、委中、养老及阿是穴。

3. 操作

(1) 刺络法：每次取1～2穴，用三棱针点刺3～5点，取罐闪火法拔之，出血量5～10ml，留罐时间不得超过5分钟。

(2) 经穴刺法：人中施雀啄手法，以眼球流泪或湿润为度。腰阳关及阿是穴均用捻转提插泻法，施术1～3分钟。大肠俞深刺2～3寸，委中仰卧位，抬腿取穴，使触电感放射到足部，下肢抽动3次为度。养老捻转泻法。

4. 疗程

(1) 急性疼痛期：刺络法每日1次，经穴刺法每日2次，疗程一般为2～3个月。

(2) 稳定期：治疗同上，疗程稍延长。

【配方理论】 本证经脉辨证主要责之于足太阳膀胱经、足少阴肾经与督脉三经。肾俞、大肠俞、腰阳关为腧穴的近治作用，配膀胱经之合穴委中，以疏调督脉和膀胱经气，"腰背委中求"使其通则不痛。水沟有"全身止痛穴"之说，对强烈疼痛，重雀啄有迅速止痛之效。养老为手太阳小肠经之郄穴，郄治急性病，小肠经病候以痛为著，故取本经之郄治其急性疼痛。

第二十节　肩臂痛（臂丛神经痛）

肩臂痛是指整个上肢，即肩及腕以上部位发生疼痛的症状，属中医学“痹证”范畴。《灵枢·经脉》：“臑臂内前廉痛厥”，“肩前臑痛”，“肩臑肘臂外皆痛”等。其病机为经脉所过之处气血运行不畅，经气淤滞，脉络痹阻，不通则痛。治疗以祛邪、通络、止痛为主。西医学的臂丛神经痛相当于本证。西医学认为本病为颈胸神经根组成之臂丛及其周围神经干，由于不同原因损害所致上肢疼痛的总称。在诸神经痛中居第二位。臂丛神经痛多由邻近组织病变的刺激和本身炎症等原因所引起，颈椎关节病常为本病最常见的原因。由于骨质增生、椎间孔狭窄以及神经周围结缔组织增生纤维化，刺激或压迫神经根而引起疼痛、麻木、甚至运动功能受限。

【临床表现】 疼痛为最主要的自觉症状，疼痛可为自发性或于颈臂活动时出现，常以一侧颈根部向肩臂乃至手指放射。呈钝痛、刺痛或灼痛，一般夜间较明显，头颈部活动、咳嗽、打喷嚏或用力时疼痛加重。某些病程长者，可见肩臂部肌肉松弛、萎缩。

【鉴别诊断】

1. 肩周炎　疼痛以肩关节为主，昼轻夜重，但无针刺样或过电样串麻感，肩关节运动逐渐受限，肩关节活动到受限区域时出现疼痛。

2. 锁骨上肿物　因肺尖部原发肿瘤或转移瘤、锁骨上淋巴结节增生或浸润造成臂丛神经的压迫而产生疼痛、感觉障碍及肌肉萎缩等症状。锁骨上可触及肿物。

3. 风湿性关节炎　临床表现为关节部位的疼痛、活动受限、甚至关节红肿，没有肢体放射痛，可伴发热等症。实验室检查见血沉增快，抗“O”阳性。

【治疗规范】

1. 治则　行气散瘀、通经止痛。

2. 配方　极泉、臑俞、后溪、外关、肩外俞、肩中俞、天宗、曲垣、秉风、肩贞、痛点。

3. 操作　取患侧极泉直刺1～1.5寸，施提插泻法，使针感向手放散，手臂抽动3～5次为度；后溪直刺2寸，施提插泻法3分钟，使针感放散到手指，二穴均不留针；外关直刺1～1.5寸，施提插泻法1分钟；肩外俞、肩中俞均向棘突方向斜刺0.5～1寸；秉风、臑俞直刺0.5～1寸；肩贞直刺1～1.5寸，以上诸穴均施平补平泻手法1分钟，施术后均留针20分钟。然后自肩至手选取3～5个痛点，刺络拔罐，令出血量达5～10ml，留罐5分钟。

4. 疗程　每日治疗1次，10次为1个疗程。

【配方理论】 臂丛神经痛隶属中医学“痹证”范畴。病因病机为外邪侵袭手三阳经，经气闭阻，不通则痛。针刺治疗需辨明邪气客于手太阳经，证见“肩似拔，臑似折”“颈颔肩臑肘臂外后廉痛”。邪中于手阳明经则证见“肩前臑痛大指次指痛不用”。邪中于手少阳经则证见“肩臑肘臂外皆痛，小指次指不用”。可见臂丛神经痛属于经筋发病，多相当于经络病变中的手太阳小肠经的是动病。治疗取极泉，为心经要穴，针感放散，可疏通肩臂血脉，行气活血。后溪为手太阳经原穴，小肠经循臂、过肩、上项，为臂丛神经通路，有疏通经络、和气止痛之功。外关为上肢止痛要穴，疗效显著。“七星台”诸穴为治疗肩臂痛之验穴。痛点刺络拔罐直抵经络病所，祛菀陈挫，直折病邪，以缓急止痛。本疗法实施中务求针感到位，手法达到量学要求，使气至病所，经络得通，止痛乃效。

【转归及预后】

1. 本证初期邪浅，经针灸治疗可望治愈，预后较好。

2. 本证治疗若不得当常迁延缠绵难愈，预后不良，影响正常生活。

3. 本病在针灸治疗的基础上配合推拿手法治疗可提高疗效。

【预防与调护】 本病的发生或为感受风寒湿邪，或为外伤闪挫，因此生活起居中应注意避风寒，适当的功能锻炼，促进局部气血运行。

【临证提要】 肩臂痛是临床常见病，多发病，其治疗方法多种多样，然针灸疗效尤其显著。特别是针刺与刺络拔罐相结合止痛迅速，立竿见影。

【医案精选】 贺某　男　48岁　工人　入院日期　1981年11月28日　住院号　11222

主诉：右背部及右上肢疼痛18天。

病史：患者于本月10日中午与人打架后入睡，醒后自觉右肩胛骨内上角部位疼痛，因较轻未予注意。此后每于劳累及睡觉翻身时疼痛，呈酸痛，休息后即能缓解，仍未治疗，至13日发展为持续性隐痛，并有阵发性跳痛，4天后右上肢开始疼痛，难以忍受，伴有手指麻木。曾在市某医院拍颈椎片，无异常发现，给予天麻丸及针灸治疗，疼痛略有缓解，来住院治疗。

查体：神清，营养良好，右上肢可以抬举，脊柱无侧弯，颈椎、胸椎无明显压痛，右肩胛骨内上角部位压痛明显，冈上肌、大圆肌、肱二头肌、三角肌、骨间肌轻度萎缩，右上肢浅感觉减退，肌张力正常，肌力减弱，肱二、三头肌腱反射左正常，右减弱，病理反射末引出，舌质红苔薄黄，脉弦。

印象：

（1）中医：痹证（小肠经病）。

（2）西医：臂丛神经痛。

辨证：大怒伤肝，气滞血瘀，闭阻手太阳小肠经脉，不通则痛，故肩似拔，臑似折。

治则：理气活血，通经止痛。

选穴：肩外俞　肩中俞　天宗　曲垣　秉风　臑俞　肩贞　极泉　外关　支沟

操作：肩外俞、肩中俞均向棘突方向斜刺0.5～1寸，天宗直刺0.5寸，曲垣直刺或斜刺0.5～1寸，秉风、臑俞均直刺0.5～1寸，肩贞直刺1～1.5寸，以上均施平补平泻手法；极泉直刺1～1.5寸，令上肢触电感为度；外关为上肢止痛之要穴，直刺1～1.5寸，提插泻法；支沟直刺1～1.5寸，施捻转泻法。

治疗经过：上穴日针1次，右肩臂疼痛略减轻，浅感觉有所恢复，8次后浅感觉完全恢复，疼痛大减，10次后诸症消失，临床治愈。

第二十一节 肩凝症（肩关节周围炎）

肩凝症又称“冻结肩”，是由于感受风、寒、湿邪为主，造成肩关节周围疼痛，活动功能障碍的一种病症。本病多发生于50岁左右患者，故又有“五十肩”之称。西医学认为本病是多种原因所致的肩部肌肉、肌腱、滑囊和关节囊等软组织的无菌性炎症。日久造成肩关节周围疼痛，肩关节内外粘连，活动受限，故称之为“肩关节周围炎”，简称“肩周炎”。其发病多因营卫虚弱，筋骨衰颓，复因局部感受风寒，或劳累闪挫，或习惯偏侧而卧，筋脉受到长期压迫，遂致气血阻滞而成肩痛。肩痛日久，由于局部气血运动不畅，蕴郁而生湿热，以致患处发生轻度肿胀，甚则关节僵直，肘臂不能举动，故治疗以活血通络止痛为大法。

【临床表现】

1. 初期　肩部疼痛、活动不利，有僵硬感，疼痛可向颈、项及手放射，无感觉障碍。

2. 中期　肩关节功能活动受限，以外展、上举更为严重，不能完成梳头、脱衣、摸背动作。

3. 后期　病人出现肩部肌肉萎缩。X线检查轻度骨质疏松及肱骨头上移。

【鉴别诊断】

1. 肩关节脱臼　肩关节脱臼时外观呈方肩畸形，肩肿胀，失去膨隆丰满的外形。肘关节屈曲时，肘尖内收不能接近肋部，患侧上举不能搭在健侧背后（即搭肩试验阳性），并有明显外伤史。

2. 肱骨外髁颈骨折　局部肿胀并有青紫云斑，肩关节活动功能丧失，患肢较健侧短，其骨折处有压痛。在上臂做纵向叩击时，骨折处有锐痛。触摸时，在骨折处可有骨擦音，并有外伤史。

3. 颈椎综合征　主要为眩晕，颈项、肩背部疼痛如烧灼样刀割样，向枕部或上肢放射呈针刺样或过电样串麻感。查体：击顶试验阳性，臂丛神经牵拉试验阳性。

【治疗规范】

1. 治则　活血祛瘀、通络止痛。

2. 配方

（1）刺络法：取患侧肩髃、肩贞、臑俞、天宗、曲垣、肩外俞或以痛为腧刺络拔罐。

（2）经穴刺法：取患侧肩髃、肩贞、臑俞、天宗、秉风、曲垣、肩外俞、肩中俞、条口。

3. 操作

（1）刺络法：每次选取2～3个穴位或令患肩运动，在肩臂运动中取最痛点。常规消毒，以三棱针每处速刺3～5点，再用闪火法拔罐5～7分钟，令每罐出血5～10ml为宜，以上穴位交替使用。

（2）经穴刺法：先取条口穴进针2～2.5寸，向承山方向透刺，施捻转提插相结合的泻法1分钟，同时令患肩运动，活动范围由小到大，以患者能够耐受为度。然后，针其余诸穴，进针1寸，均施捻转提插泻法1分钟，令针感向四周传导，以上诸穴施术后均留针

20分钟。

4. 疗程　刺络法每日1次，经穴刺法每日2次，15天为1疗程。

【配方理论】 肩凝症以单侧或双侧肩关节酸重疼痛、运动受限为主证。本病属中医学“风寒湿痹”的范畴。风盛者多伤于筋，肩痛可牵扯项背手指；寒盛者多伤于骨，肩痛较剧，深按乃得，得热则舒；湿盛者多伤于肉，肩痛固定不移，局部肿胀拒按。三邪痹阻经络、气血凝滞不通则痛。方中条口透承山为治疗肩臂痛的经验穴，肩髃为手阳明经经穴，有祛风通络之功。肩贞至肩外俞七穴，为手太阳小肠经穴，又名“七星台”，对缓解肩胛部疼痛有特效。刺络拔罐意在祛其邪气瘀血，使经络气血运行通畅，达到祛瘀生新、行气活血、通络止痛的目的，瘀去络畅则疼痛自消。本配方所取腧穴均位于肩背部，其穴位深层有大圆肌、冈上肌、冈下肌、斜方肌、肩胛提肌、小菱形肌；分布着桡神经、腋神经、肩胛上神经、肩胛背神经。这些肌肉和神经有支配上臂外旋、内旋、外展、内收及肩臂上举的作用。通过针刺及刺络拔罐，促进筋肉内血液循环代谢，增加关节的血流，达到活血散瘀，消肿止痛的目的；另外，还可以缓解肌肉痉挛，从而改善肩关节的运动功能。

【转归及预后】

1. 本证初期邪浅，经针灸治疗可望治愈，预后较好。

2. 本证治疗若不得当常迁延缠绵难愈，预后不良，影响正常生活。

3. 本病在针灸治疗的基础上配合推拿手法治疗可提高疗效。

【预防与调护】 本病的发生或为感受风寒湿邪，或为外伤闪挫，因此生活起居中应注意避风寒，适当的功能锻炼，促进局部气血运行。

【临证提要】 肩臂痛是临床常见病，多发病，其治疗方法多种多样，然针灸疗效尤其显著。特别是针刺与刺络拔罐相结合止痛迅速，立竿见影。

【医案精选】 项某　女　54岁　工人　入院日期　1985年6月18日　住院号　18294

主诉：左肩臂疼6月余。

病史：患者于1月1日白天织毛衣时间较长，晚上睡觉时左肩臂疼痛剧烈，如针刺样，在本单位保健站治疗，口服“强的松”、“去痛片”，疼痛有所缓解，但每于过力则诱发疼痛，渐至活动受限，今来我科求治，收入住院。

查体：发育正常，营养中等，神疲乏力，右肩臂疼痛如刺，屈伸不利，后伸30°，外展45°活动受限，疼痛得热则舒，与气候变化无关，神经系统查体未见异常，心肺（—），肝脾正常，舌质淡红，苔薄白，脉弦细。

印象：

（1）中医：痹证。

（2）西医：肩关节周围炎。

辨证：患者年过五旬，气血不足，经脉空虚，过度劳累，耗伤气血，筋脉失养，又复令肩臂持续劳累，致气血闭阻不通，不通则痛，血瘀致痛，故其痛如刺。

治则：益气活血，疏通经络。

选穴：肩髃　臑俞　肩内陵　肩外陵　条口　最痛点刺络拔罐

操作：诸穴均用捻转提插相结合的泻法，针刺后，令患者运动，在肩臂运动中取最痛点，在常规消毒后以三棱针点刺3～5点，用大号玻璃罐拔之，出血量5～10ml为度。

治疗经过：采用本法，治疗即刻疼痛缓解，经一周治疗左上肢可后伸45°，上举90°，又复巩固治疗一周，临床治愈出院。

第二十二节　肘劳（肱骨外上髁炎）

肘劳，又称“网球肘”。临床表现为肘部外侧疼痛无力，不能提取重物；较重者，可反复发作，疼痛呈持续性，无力，甚至持物掉落，在前臂旋前伸肘时，疼痛加剧，且活动受限。本病大多发生在前臂旋前，腕关节主动背伸时的急性扭伤或慢性劳损。可由用力不当突然诱发，但多属于劳损性病变。本病好发于前臂劳动强度较大的中老年人，与职业有密切的关系。多见于木工、钳工、泥瓦工和网球运动员。中医学认为本病多由气血虚弱、血不荣筋、肌肉失去温煦、筋骨失去濡养，加之肘部过劳或用力不当，伤及肘部筋脉，筋脉损伤，气血凝滞而发病。治疗以活血化瘀、通络止痛为法。本病相当于西医学的肱骨外上髁炎。

【临床表现】 起病缓慢。初起劳累后偶感肘外侧疼痛，利用伸腕动作做端提物件时疼痛加剧，但利用屈腕动作做端提物件时则不痛。日久则加重，如提水、拧毛巾、扫地等动作均感疼痛乏力，疼痛甚至向上臂及前臂放射，呈持续性。重者肘关节僵硬、活动受限、无力，甚至持物坠落。压痛点在肱骨外上髁、桡骨小头以及腕伸肌的肌间沟。伸腕肌群阻抗试验阳性；伸腕肌群紧张试验阳性。X线检查多无病理改变，或偶有骨膜不规则和骨膜外有少量钙化点。

【鉴别诊断】

1. 肱骨内上髁炎　肘部疼痛部位在肘关节内侧肱骨内上髁，抗阻力屈腕时疼痛较明显，由屈肌群劳损引起。

2. 骨化性肌炎　肘关节疼痛部位比较广泛，并伴有功能障碍，X线示关节及关节周围有骨化物形成。

3. 尺骨鹰嘴滑囊炎　病变在尺骨鹰嘴，肿痛和压痛点在肘内侧，伸屈轻度受限。

4. 肘关节尺侧副韧带损伤　关节肿胀，内侧间隙压痛，伸肘、屈肘、外翻疼痛加重，X线检查见关节间隙增大。

【治疗规范】

1. 治则　舒筋活血、通络止痛。

2. 配方　曲池、肘髎、手三里、合谷、阿是穴。

3. 操作　诸穴新病宜浅刺，久病宜深刺。曲池、肘髎、手三里直刺0.5～1寸，施提插泻法，令局部酸胀或有麻电感向前臂放射；合谷直刺0.3～0.5寸，施提插泻法1分钟，令针感向上传导；阿是穴针刺可作多向透刺。可针刺与温灸并施。诸穴施术后均留针20分钟。对肘部痛甚者，可在痛点刺络拔罐，出血量5～10ml。

4. 疗程　每日治疗1次，10次为1疗程。

【配方理论】 肘劳属于中医学“伤筋”范畴。早在隋唐时期，伤筋即形成了独立的病证概念，并从整体观念出发，认为筋与骨骼、脏腑、经络、气血等密切相关。故筋虽伤于外，必内损气血经络而发病。其主要病因病机为肘关节长期劳作，以致劳伤气血，血不荣筋，筋骨失去濡养，风寒之邪乘虚侵袭所致。阳明为多气多血之经，又"主润宗筋"，对于劳损引起的肘关节痛，取手阳明大肠经曲池、肘髎、手三里、合谷，并配以温灸方法，旨在疏通经络气血，温经散寒止痛。阿是穴针灸并用，以疏风散寒、通络定痛，使筋脉通畅，气血调和，疼痛可除。在肘关节疼痛之处，采用刺络拔罐疗法，不论是新病、宿瘀，都能达到活血通络、祛瘀生新之效用。本疗法为治疗肘劳之效方。

【转归及预后】 肘关节是人体活动的重要部位，应积极早期进行治疗。否则可使病情加重，并因疼痛而影响功能活动乃至畸形。其转归大体如下：

1. 积极治疗可使病情很快好转，针刺效果满意。

2. 不能坚持治疗者，由于疼痛使活动受限而致关节僵硬乃至畸形。

针刺治疗肘痛有较好效果，一般预后较好。

【预防与调护】 肘痛的病因与长期劳作及寒邪侵袭有关。因此防止上肢固定姿势过长及避免寒邪侵袭是防止肘痛发生的关键。也是已患本病患者的调护重点。

【临证提要】 针刺治疗肘痛，效果可靠，但宜审证求因，辨证施治，方可取得满意疗效。

【医案精选】 例1　李某，男，42岁，主诉：右肘尖疼痛，一年余。

病史：患者平时不经常参加体力劳动，1年前由于搬东西不慎用力太过，随后出现右肘尖高骨处疼痛，并日趋加重，现在右臂连水瓶都不能提，曾在某医院治疗。检查：一般状况良好，右臂不能持重物，并有肿胀，局部压痛明显。苔薄白，脉沉弦。诊断：网球肘（肘痛）治则：舒筋通络，活血止痛。取穴：冲阳、阿是穴。操作：冲阳进针后要得气明显，行捻转手法，平补平泻；局部阿是穴以火针刺之，如是治疗3次即告痊愈。（《中国当代针灸名家医案》）

例2　张某，男61岁，右肘痛三个月，加重一周，每逢切肉，炒菜后，疼痛加剧，近一周已不能操刀，提水，劳累后跳痛，灼痛，向前臂桡侧放射。检查：右肘肱骨外上髁肿胀发热，局部压痛明显。诊断为肱骨外上髁炎。针刺：曲池、手三里、阿是穴，中等刺激，留针20分钟。起针后，用艾条温灸。隔日一次，5次痊愈。（《针灸临床实践》）

第二十三节　膝痛（膝关节骨关节炎）

骨关节炎系由于老年或其他原因引起的关节软骨的非炎症性退行性变，并在关节边缘有骨赘形成，临床可产生关节疼痛、活动受限和关节畸形等症状。膝关节骨关节炎多见于中老年女性，肥胖超负荷是致病主要原因。本病的病理基础是关节软骨的改变，一般认为由于软骨的磨损超过软骨的修复能力所致，常发生于负重关节，早期于光镜下可见软骨细胞减少，脂肪退行性变和胶原纤维的改变，其后在软骨表面可见多数软化灶，软骨失去光泽，颜色变黄，表面粗糙不平，进而出现裂隙，表面剥落糜烂，引起软骨下骨质暴露，脱落的小碎片可引起滑膜炎症。中医学认为本病是由于年老体虚，气血不足，或因感受寒湿之邪，经脉瘀阻，不能荣养关节所致。

【临床表现】 患者常诉关节有喀喇音，走路时感疼痛，休息后好转，久坐久站时觉关节僵硬，走动及放松肌肉可使僵硬感消失。症状时轻时重，甚至每天可有差别。关节肿大常由骨质增生，亦可由少量渗出液所致，急性肿胀提示关节腔内出血。病情进展时膝关节活动受限，可引起失用性肌萎缩，甚至发生膝外翻或内翻畸形。

【鉴别诊断】 引起膝关节疼痛的疾病很多，主要应与下列疾病相鉴别。

1. 类风湿关节炎　多发生于青年女性，常伴全身系统症状，以累及周身小关节为主，病后遗留关节畸形。同时本病可有活动期血沉加快，类风湿因子阳性。

2. 膝关节创伤性滑膜炎　由于暴力打击，跌仆创伤，扭伤、过度劳损等原因造成滑膜损伤，使之充血、渗出，产生大量积液。渗出的积液中可含有血浆，白细胞，吞噬细胞等。同时滑液积聚日久，纤维素沉着，如不及时消除可发生机化。膝关节疼痛，肿胀，压痛，滑膜有摩擦发涩的声响和局部温度增高，其疼痛特点为：膝关节主动极度伸直时，特别是抗阻力伸膝运动时，髌骨下部疼痛加剧，被动极度屈曲时，疼痛也明显加重。

【治疗规范】

1. 治则　行气活血、疏通经络。

2. 配方

(1) 耳针疗法：肝、肾。

(2) 经穴刺法：膝眼、鹤顶、阳陵泉、阴陵泉、膝阳关、梁丘。

3. 操作

(1) 耳针疗法：每穴进针后，施以捻转泻法，每隔10分钟施术1次，留针20分钟左右。

(2) 经穴刺法：膝眼稍向髌韧带内方斜刺0.5～1.2寸，施以捻转泻法1分钟；鹤顶直刺0.3～0.5寸，施以捻转泻法1分钟；阳陵泉直刺1寸，施以提插泻法1分钟；阴陵泉直刺1寸，施以提插泻法1分钟；膝阳关直刺0.8寸，施提插泻法1分钟；梁丘直刺1寸，施提插泻法1分钟。诸穴施术后留针20分钟。

4. 疗程

(1) 急性疼痛期：耳针疗法每日1次，经穴刺法每日2次，疗程一般为2～3个月。

(2) 稳定期：治疗以经穴刺法为主，每日2次，耳针疗法可每隔2～3天进行1次，疗程稍延长。

【配方理论】 中医学认为人体虽可分为脏腑经络、五官九窍、四肢百骸等器官和组织，但它们都是有机整体的一部分，就耳来说并不单纯是一个孤立的听觉器官，它和脏腑有着密切的关系，当脏腑肢体发生病变时，可于耳部相应区域找到压痛点，在此痛点予以针刺治疗，通过体表——内脏反射起到调整机体结构功能的作用。另外，肝主筋，肝与胆相表里，脾主四肢肌肉，阴、阳陵泉及膝阳关等穴即属于胆经和脾经腧穴，并配合膝关节局部相关穴位，共同达到疏筋通络止痛之效果。

【医案精选】 李某　女　49岁　服务员　入院日期　1982年5月7日　住院号　11893

主诉：膝关节肿痛近一周加重。

病史：左膝关节肿痛20余年，当时局部红而不热，行走困难，每因阴雨、过力而疼痛加剧，服强的松等药不效。后经某医院拍X线片，诊为增生性关节炎，予针灸、电疗、洗药及激素类治疗2年，病情渐缓解，时有轻度疼痛。一个月前浴后感寒，翌日即恶寒发热，体温达39.4℃，经某医院予APC及土霉素后，体温降至36.9℃，五天后左膝红肿疼痛，不能活动，再次拍片诊为增生性关节炎，服用强的松、瑞培林、消炎痛等药，疼痛不减并延及右膝，某医院建议行“髂骨脂肪松解术”，本人不接受而来门诊，即收入院治疗。

查体：形体肥胖，咽无充血，扁桃体不大，舌淡苔黄腻，心肺正常，肝于肋缘下一横指可及，双膝关节肿胀，左侧较重，右膝关节积液，双下肢未见红斑、结节。左脉沉细，右脉沉弦。

印象：

(1) 中医：痹证。

(2) 西医：增生性膝关节炎。

辨证：患者素体肥胖，气虚湿盛，病痹证日久不愈，湿性黏腻之故，浴后腠理空虚，风寒乘虚袭入经隧，阻于脉络，寒湿互结，阴气下沉，气血痹阻于足阳明经，发而为痹，关节疼痛不移为寒邪甚，肿胀为寒与内湿相持，遂酿成寒湿痹证。

治则：疏风散寒，祛湿通络。

选穴：委中　内外膝眼　阴陵泉　阴谷　曲泉　局部梅花针排刺

操作：阴谷、曲泉直刺1寸，施捻转补法。委中俯卧位直刺1.5寸，内外膝眼均对刺1寸。

治疗经过：每日如上法针2次，4天后静止时已不疼，经搀扶可短距离行走。3周后双膝关节疼痛消失，肿胀消散，屈伸灵活，独立行走自如。

第二十四节　腰　痛

一、急性腰扭伤

在腰部活动中突然超出腰部正常活动范围，而造成腰部剧烈疼痛、活动受限者多为急性腰扭伤。本病有明显的外伤史，或在运动中感到腰部有“咯答”声响，即产生腰部一侧或两侧剧烈疼痛，活动受限。本病主要是由于活动时超过了腰部正常的活动范围造成经筋、筋膜的损伤所致。本病应包括肌肉韧带以及筋膜牵拉伤或撕裂伤，多在弯腰屈髋伸膝姿势下，或搬运，或抬起重物扭伤骶棘肌和腰棘间韧带。因此，本病临床常见于建筑、搬运、铸造工人和长期从事弯腰工作，平素缺乏体育锻炼的人，或剧烈超常的运动也可造成本病。所以，在运动员中也多发此病。20～40岁者发病率为50%以上，儿童及老人少见。腰部脊柱承担着人体二分之一以上的重量，从事着复杂的运动，是日常生活和劳动中活动最多，最易受损伤部位之一。针刺治疗对本证有较好的疗效，能起到行气血、通经络、迅速止痛的作用，使受伤的筋肉功能恢复正常。

【临床表现】 活动中突然发生腰部一侧或两侧剧烈疼痛，活动受限。深呼吸、咳嗽后疼痛加重，并常伴有牵掣性下肢痛，牵掣的部位多为臀部、大腿后部。患者常为痛苦面容，病情严重者头面汗出，不能站立。舌淡红，苔薄白，脉弦或紧。查体所见，损伤肌群常伴有比较明显的拘挛、压痛、叩击痛。

【鉴别诊断】

1. 关节突骨折、横突骨折、腰椎椎体压缩骨折。以上诸病，虽都有明显外伤史，而引起腰部剧烈疼痛，但通过X线片检查，即可以显示上述病理改变。

2. 棘上韧带、棘间韧带断裂。此二者都有明显外伤史，而引起腰部剧烈疼痛，拍X线片检查，即可显示棘间隙加宽。

3. 腰椎间盘突出症　（见本书腰痛2）

【治疗规范】

1. 治则　行气活血、通络止痛。

2. 配方

（1）刺络法：对于急性腰扭伤患者可采取委中刺血和攒竹放血的刺络疗法，效果明显；还可在损伤肌群，或明显压痛点部位刺络，在缓解疼痛方面疗效卓著。

（2）阻力针法：腰部压痛点。

（3）经穴刺法：以局部腧穴和循经取穴为主，采用后溪、委中、大肠俞、肾俞。疼痛甚者，取内关人中。

（4）手针刺法：手针腰腿点。

3. 操作

（1）刺络法：委中刺血：患者直立，挺直膝关节、足跟用力着地，两手扶于桌上，术者左手张开，用四指握于患者膝部，拇指压于腘窝静脉下方2～3cm处，右手以三棱针点刺放血，出血2～3ml为度；用消毒干棉球压迫止血。攒竹用较粗毫针刺入0.3寸，不留针，出针后以手指捏挤出血1～2滴；腰部最明显的压痛点处，常规皮肤消毒后，用三棱针点刺3～5点，加用闪火罐，出血3～5ml为度。

（2）阻力针法：令患者活动腰部，寻找最痛苦的体态和腰部最明显的压痛点。保持最痛苦体态，在最明显的压痛点部位直刺0.5～1寸，施雀啄泻法，施术同时，令患者进行腰部活动，直至在活动中疼痛缓解为度。

（3）经穴刺法：后溪直刺1寸，施用捻转泻法，并令其进行腰部活动，至腰部疼痛缓解为度；委中俯卧位直刺1寸，施用捻转泻法1分钟；腰痛牵及腿者，委中仰卧直腿曲髋直刺1寸，施提插泻法，令疼痛下肢抽动三次为度；大肠俞直刺2～2.5寸，施提插泻法针感放散至足；肾俞直刺1～1.5寸，施捻转平补平泻1分钟；以上诸穴均不留针。如扭伤时间短，患侧运动功能受限，宜针刺扭伤对侧的相应腧穴，针刺得气后，让患者活动扭伤部位，直至疼痛明显减轻。急性扭伤早期，腰痛严重，坐卧不宁，可取内关直刺1寸，施捻转提插相结合泻法1分钟；人中向鼻中隔方向斜刺0.3寸，施雀啄泻法，至眼球湿润或流泪为度。

（4）手针刺法：腰腿点为第四、五掌骨和二、三掌骨间下1/3处，取扭伤同侧手穴，直刺0.5寸，施雀啄泻法，随针刺施术进行腰部活动，至疼痛明显减轻为度，往往立竿见影。

4. 疗程　每日针刺2次，10天为1疗程，疼痛严重时可随时针刺，每日可达数次。针刺镇痛效果非常显著。

【配方理论】 腰部脊柱承担着人体1/2以上的重量，从事着复杂的运动，是日常生活和劳动中活动最多、最易损伤的部位之一。临床以循经近刺和远刺相结合的原则选穴，以达行气血、通经止痛的目的。“腰背委中求”采用缪刺法、即左病针右，右病针左，针与患部相应的腧穴或压痛点，同样可以达到通经止痛、恢复运动功能的作用。

二、腰椎间盘脱出症

腰椎间盘脱出症是以腰腿痛为主证的常见的骨伤科疾患之一。好发于20～50岁的青壮年，男多于女。本病属于中医“腰腿痛”的范畴。

本病多有不同程度的外伤史，成年人随着年龄的增加，肝肾亏虚、气血失养，以及不断遭受挤压、牵引和扭转等外力作用，使椎间盘逐渐变性，弹性减少，在外力的作用下，容易发生纤维环破裂和髓核向后外侧突出，少数患者腰部感受风寒后，引起腰肌肌肉痉挛，椎间盘内压升高，促使已有退行性变的椎间盘脱出。由于腰椎的负重量及活动度较胸椎为大，尤以腰4、5及骶1椎是全身应力的中点，负重及活动度更大，故最易引起腰椎间盘脱出症，若脱出椎管内的髓核或纤维环破裂片未压迫神经根时，只有后纵韧带受刺激，则以腰痛为主；若髓核向后外侧脱出，可引起单侧腰腿痛；若伴有后纵韧带完全破裂，髓核若向椎管中心突出，可引起马尾神经受压，出现马鞍区麻痹和大小便功能障碍；少数患者纤维环破裂口大而后纵韧带未破裂者，髓核可因体位不同而左右移动，造成两侧下肢交替性疼痛，此病往往伴有不同程度的感觉障碍，应引起医者的注意。

【临床表现】 本病的临床表现较为复杂，可因髓核脱出不同的方向和部位而引起不同的症状。主要表现为腰腿痛、麻木、下肢放射痛多放射至大腿后侧、小腿外侧、足跟部或足跟外侧，多为一侧腰腿串痛，若椎间盘脱出较大或位于椎管中央时，可为双侧下肢疼痛或麻木、咳嗽、喷嚏，用力排便时均可使神经根受压更加紧张而加重症状，步行、弯腰、屈颈、伸膝坐起、挺腹时疼痛加剧，腰部活动受限，腰椎姿势异常，跛行，重则不能翻身，屈髋、屈膝卧床休息时疼痛减轻。病程日久，可有患肢肌肉萎缩，下肢放射痛部位感觉麻木，另外有的病人便后有腻而不净之感。

【鉴别诊断】 腰椎间盘脱出症，根据典型的症状和体征，基本可以确诊。但临床上应注意与下列腰部疾病相鉴别：

1. 急性腰肌筋膜、韧带扭伤和小关节滑膜嵌顿症　这些病都有腰痛剧烈，活动受限以及腰肌痉挛等，同时可有臀及下肢牵扯性疼痛，这种牵扯性疼痛与腰椎间盘脱出的坐骨神经痛有实质不同。椎间盘脱出是因突出物直接压迫神经根而引起的根性神经痛，具有典型阳性体征。而本病是因分布于腰部软组织的神经与坐骨神经有牵连关系，故引起的是牵扯性疼痛，临床上缺乏阳性体征，直腿抬高试验阳性，无感觉和反射改变，局部压痛点封闭可使疼痛消失。

2. 慢性腰肌劳损　该病病程较长，症状较轻，压痛点广泛，腰痛与劳累、休息、风寒湿关系密切，可有骶棘肌板硬和下肢放射性疼痛，经休息、理疗、推拿可以治愈。

3. 腰椎结核　也可产生腰痛和坐骨神经痛，特别是腰椎后缘和关节突结核，干酪样物可以突向椎管或直接压迫神经根。有时难以鉴别，但结核一般有午后低热，腰部强直，体重逐渐减轻，乏力，血沉加快，肺部多有原发性病变。腰椎拍片可以发现间隙变窄，椎管边缘模糊不清，有骨质破坏，寒性脓肿，也可发现腰椎小关节破坏。

4. 腰椎管狭窄症　本病可引起神经根压迫症状，表现为马尾神经间歇性跛行，站立行走时症状加重；卧床、下蹲时症状减轻。X线拍片可发现：椎板间隙减小，关节突肥大而靠近中线，椎管的矢状径和冠状径缩短，必要时行椎管内造影，CT和磁共振常可明确诊断。

5. 增生性脊柱炎　（见本书腰痛）

6. 强直性脊柱炎　有受寒湿病史，腰背及骶髂关节疼痛，脊柱强硬，脊柱各面活动受限制，症状与天气变化有关系，X线拍片，早期骶髂关节和小关节模糊，后期脊柱可呈竹节样改变。

7. 梨状肌综合征　本病主要由于梨状肌损伤所致该肌的痉挛、充血和水肿等，压迫坐骨神经，或由坐骨神经在解剖上的变异而引起，但患者无腰痛或腰部阳性体征。主要在梨状肌局部有明显压痛或放射痛，而且可扪及该肌肿胀和痉挛。局部封闭后，症状和体征立即减轻或消失。

8. 坐骨神经炎　本病与风、寒、湿及药物有关，无外伤劳损病史，呈持续性腰痛，夜间加重。腰部检查无阳性体征。活动和卧床休息后疼痛无变化。

9. 妇科及泌尿系统疾患　腰骶部疼痛，常与下腹部疼痛同时存在，并与月经期有明显关系。泌尿系统疾患伴有尿频、尿急、尿血、脓尿或发热，肾区叩击痛，X线检查多无异常发现，但B超检查及化验则可明确诊断。

【治疗规范】

1. 治则　活血化瘀、舒经活络、消肿止痛。

2. 配方

（1）刺络法：因此病从经络循行部位来看，多累及督脉、足太阳膀胱经和足少阳胆经，又与肾脏关系密切。因此多采用以上经络之穴位，还可采用两侧膀胱经夹脊排刺，或刺络拔罐疗法，均可获得较好疗效。

（2）经穴刺法：取患侧阿是穴、环跳、殷门、阳陵泉、足三里、委中、承山、悬钟等。

3. 操作

（1）刺络法：患者采取俯卧位，沿两侧膀胱经施刺络法，对于腰部重点疼痛部位，用三棱针点刺3～5点，加用闪火罐，每罐出血3～5ml。

（2）经穴刺法：患者仍是俯卧位，取患侧阿是穴、环跳、殷门、阳陵泉、足三里、委中、承山、悬钟等，用捻转泻法，每穴1分钟，寒痛者加用温针灸；还可选用10%葡萄糖注射液10ml或当归、红花、川芎注射液10ml，在骶髂关节臀部痛点、承山穴周围等疼痛明显处穴位注射，每周1～2次。

4. 疗程

（1）刺络法：每日1次，部位交替使用，10天为1疗程。

（2）经穴刺法：每日针刺2次，10次为1疗程。

【配方理论】《灵枢·本脏》曰："经脉者，所以行气血而营阴阳，濡筋骨利关节者也，"因此，在针灸配方选穴上，选择与腰椎间盘脱出症有关的循行经脉而取穴，有着深刻的意义。在治疗本病中，因“腰痛拘急，牵引腿还”（《医学心悟》），所以，对于双侧下肢穴位的选取和刺法仍不容忽视，特别对于久病的腰椎间盘脱出症患者，宜采用补法施刺，促使血液循环和下肢萎缩的肌肉恢复，连同腰背部所选穴位，共施针法，以达舒筋活络、活血化瘀、消肿止痛之效，还可在针后配合理疗、推拿按摩等治法，取效更快，以使患者更快康复。

【医案精选】 梁某　男　45岁　教师　入院日期　1980年10月29日　住院号　9608

主诉：腰腿痛20天。

病史：患者有腰痛史10余年，22天前因搬重物滑倒，扭伤腰部引起腰痛，平卧及活动疼剧，影响睡眠，经某院拍X线片，诊为腰椎增生，施按摩，服药均无效，来门诊，收入住院。

查体：腰部外观无红肿，腰椎4～5间压痛明显，叩击时牵引骶椎疼痛，右坐骨神经通路压痛，大腿前侧及胫前肌痛，右腿直腿抬高25°，分髋试验（一），生理反射无异常，病理反射未引出。拍腰椎正、侧位X线片示：“腰椎侧弯，凸面向右，生理前突变直，4～5椎体间隙变窄，3～5椎体前上缘均有唇状增生。”

印象：

（1）中医：痹证。

（2）西医：腰椎间盘脱出，继发坐骨神经痛。

辨证：患者肾气不足，因劳致伤，损及腰部经络，气血瘀阻，经气不畅，痹而作痛。

治则：行气活血，通经益肾。

选穴：肾俞　大肠俞　腰椎夹脊　环跳　阳陵泉　委中

操作：肾俞直刺1.5寸，稍偏向内侧，施捻转补法1分钟，大肠俞直刺2.5寸，施提插泻法，环跳直刺2.5寸，阳陵泉直刺2寸，令麻电感窜至足趾3次为度，委中仰卧位抬腿取穴，施提插泻法，令麻电感放散至足趾3次为度。

治疗经过：经3次治疗后，疼痛减轻，右腿抬高40°，后因阴天疼痛加重，至11天腰腿疼痛消失，患腿可抬高70°，并可行走。继针5日后患腿功能基本恢复，唯腰部不自如，不能久立久行，症属肝肾不足，予治本之法针肝俞、肾俞、大杼、阳陵泉及腰部排刺，诸穴均施补法，15次后症状消失，临床治愈。

三、增生性脊柱炎

腰背痛是临床常见的一个症状，不但在内科、外科常见，骨伤科、神经科、妇科也时常遇到，此症状往往呈慢性过程，严重影响患者的工作、生活，应当引起医者的注意。

凡在中年以上（重体力劳动者或运动员可以较早发病），一般状况良好，出现慢性腰背痛者，应首先考虑增生性脊柱炎，本病以腰椎发病率最高，其次为胸椎和颈椎，早期往往缺乏症状易于忽视，起病十分缓慢，腰背疼痛一般不甚严重，每因外伤、某些体位、受凉等因素而加剧，经长时间休息后或关节不活动（在夜间或凌晨时）疼痛较明显，常并发一侧或双侧神经根激惹症状。中医学认为：腰为肾之府，督脉并于脊里，肾附其两旁，膀胱经挟脊络肾，故腰痛与肾和膀胱经的关系最为密切，中老年肾气虚惫，精血不足，筋骨缺乏充分濡养，以致筋骨衰颓而作痛，针刺治疗可以补肾强壮筋骨，缓解腰背部紧张肌肉，缓解疼痛，使患者尽快康复。

【临床表现】 起病缓慢，腰痛不甚严重，受凉、外伤等诱因可使疼痛加剧，常并发一侧或双侧神经根激惹症状，神经根痛沿脊神经后根分布区域放射，脊柱活动引起疼痛及活动受限。无全身症状和肌肉萎缩，血沉正常，X线特征，脊椎边缘唇状增生或骨刺形成，脊椎小关节边缘锐利，关节面骨质致密，关节间隙变窄。

【鉴别诊断】

1. 类风湿性脊椎炎　该病与增生性脊柱炎极为相似，应注意鉴别。本病多发于20～30岁，病变主要发生在骶髂、脊椎小关节，引起周围韧带钙化，整个脊柱均可受累，故又称强直性脊椎炎，病者全身症状如消瘦、贫血、乏力十分显著，伴有四肢关节病变，X线表现脊椎小关节腔狭窄，模糊不清，骨质普遍疏松，纵韧带钙化，呈竹节样改变。

2. 结核性脊椎炎　结核性脊椎炎年轻人多见，有不同程度的全身中毒症状，如微热、消瘦、疲乏等。血沉增快，X线表现，椎体边缘模糊，邻近椎体骨质疏松，骨质破坏，空洞形成，脊椎椎体呈楔形，两个椎体互相融合。

3. 脊椎肿瘤　脊椎肿瘤多数是转移癌，最常见是前列腺癌，其次甲状腺癌，脊椎转移瘤首先表现的是顽固性腰背痛和放射性神经根痛，疼痛特点是剧烈而呈持续性，休息、药物、理疗等都不能使疼痛缓解，最重要的诊断方法为X线摄片检查，早期有骨质疏松的表现，晚期出现骨质破坏。

4. 脊椎骨折　脊椎骨折多为青壮年的体力劳动者，常因由高空跌下、足部或臀部首先着地，脊椎突然过度前屈，而发生脊椎压缩性楔形骨折，X线检查是诊断本病的可靠方法。

5. 腰椎间盘突出　本病主要为腰腿痛、麻木、下肢放射性疼痛多放射至大腿后侧、小腿外侧，足跟部或足跟外侧，多为一侧腰腿窜痛，若椎间盘突出较大或位于椎管中央时，可为双侧下肢疼痛或麻木、咳嗽、喷嚏、用力排便时，均可使神经根受压更加紧张而加重症状，步行、弯腰、屈颈、伸膝起坐、挺腹时疼痛加剧，腰部活动受限，腰椎姿势异常，跛行，重则不能翻身，屈髋、屈膝卧床休息时疼痛减轻。病程日久，可有患肢肌肉萎缩，下肢放射痛部位感觉麻木，另外有的病人便后有腻而不净之感。一般骨科常规检查及X线检查，特殊检查如CT扫描、磁共振只在个别诊断困难的情况下进行，一般不主张常规应用。

【治疗规范】

1. 治则　滋补肝肾、舒筋活络、强壮筋骨。

2. 配方

(1) 刺络法：可采用沿膀胱经两侧夹脊刺络法，重点在疼痛部位施强刺激。

(2) 经穴刺法：以局部腧穴和阿是穴为主，重点取大肠俞、肾俞、委中、足三里、三阴交等穴。

3. 操作

(1) 刺络法：患者采取俯卧位，沿两侧膀胱经施刺络法，对于重点疼痛部位，可用三棱针挑刺3～5点，速用闪火拔罐，令出血2～3ml为宜。

（2）经穴刺法：针施补法，久病针后加灸。患者仍采用俯卧位，以背部俞穴和背部阿是穴为主，可配合取足三里、三阴交、委中等下肢穴位，可采用补法施针，针后留针30～40 分钟。对于背部阿是穴可采取强刺激手法，以期迅速缓解患者病痛。还可于腰背肌肉紧张处施排刺，每隔 1～2 寸选择一腧穴针刺，针刺手法同上。

4. 疗程

（1）刺络法：每日或隔日 1 次，15 天为 1 疗程。

（2）经穴刺法：每日针刺 2 次，15 天为 1 疗程。

【配方理论】《仁斋直指附遗方》云：“腰者，肾之外候一身所恃，以转移关辟者也。盖诸经皆贯于肾而络于腰脊，肾气一虚，凡冲风受湿伤冷，蓄热血沥，气滞水积，堕伤与夫失志作劳种种，腰疼叠见而层出矣。”此文充分说明了肾虚与腰痛的关系。因此在针灸配方中，所强调的选择肾与膀胱经的穴位，有其积极的意义。加之“肾主腰脚”，因此在治疗此类疾病中，往往加取下肢的穴位，尤以委中为必取穴位。综上所述，循经取穴和下肢远刺取穴（上病下取）相结合，以达行气血、通经络、补肝肾、止痛的目的，对于恢复患者的腰背部功能，缓解患者的腰背部肌肉紧张，将起到积极的作用。

四、腰肌劳损

腰肌劳损可为急性腰扭伤后治疗不彻底所致的后遗症，也可因持续弯腰劳动引起腰部经筋、筋膜的慢性损伤所致。临床特点为慢性、间歇性或持续性腰肌周围酸痛，劳累时疼痛加重，休息后好转，疼痛不剧烈，但可持续数月或数年之久。本病多见于青壮年，无明显外伤史，常与职业和工作环境有一定关系，缓慢发病，腰部酸痛，病程缠绵，阴雨天或劳动之后，酸痛常常加重。中医学又称“腰脊痛”，多因寒湿之邪，客于经络，气血阻滞，负重闪挫，弯腰劳作过累，气血运行不利，老年肾气虚惫，筋骨缺乏充分濡养所致。现代医学的“棘间韧带劳损”、“棘上韧带劳损”、“腰臀皮神经粘连”、“腰脊肌筋膜炎”等，均包括在此病范畴。

【临床表现】 起病缓慢，腰肾部酸痛或胀痛，时轻时重，经常反复发作，休息则轻，劳累后加重，经常改变体位症状稍减；腰部劳损与寒湿并病者，常与天气变化有关，喜暖畏寒，阴雨天气及潮湿环境或感受风寒，疼痛如折，姿势微伛，不能直立，活动不利；肝肾亏虚之人则腰痛持续不愈，晨起俯仰欠利，稍作活动后腰部症状好转，舌淡脉沉细或濡细。临床检查可见腰部功能活动范围尚可，有的患者一侧或双侧腰部肌肉触之板滞，局部压痛，拍 X 线片显示轻度骨质增生、骨质疏松，少数患者在腰骶椎可有先天性变异。

【鉴别诊断】

1. 纤维组织炎　主要为肌膜、肌腱、韧带和脂肪组织内的纤维组织病变，病因未明，寒冷，过度疲劳，精神创伤可诱发，起病可缓可急，好发部位为腰背、颈、肩和胸部。病变在腰部可产生腰背痛，腰部僵硬感，弯腰困难，本病常于清晨时发生，活动后，热敷或服用止痛药后，疼痛明显减轻或消失。

2. 结核性脊椎炎　本病腰痛轻微起病缓慢，疗程较长，有微热、盗汗消瘦等结核中毒症状，血沉增快。X 线表现：椎体边缘模糊，邻近椎体骨质疏松，骨质破坏，空洞形成，脊椎椎体呈楔形，两个椎体互相融合。

3. 脊椎肿瘤　脊椎肿瘤多数是转移瘤，主要表现为顽固性腰背痛和放射性神经根痛，疼痛特点是剧烈而呈持续性，休息、药物、理疗都不能使疼痛缓解，最重要的诊断方法为X线片检查，早期有骨质疏松的表现，晚期出现骨质破坏。

4. 妇科疾病　妇科病证是女性腰骶部酸痛的常见原因，其主要特点是腰骶部疼痛并伴有下腹重坠感和压痛，除子宫后倾后屈者外，往往有月经不调、白带增多和不孕的表现，腰部运动不受限，妇科检查可发现阳性体征。

5. 脊椎骨折　此病有明显外伤史，拍X线片可显示脊椎骨折。

【治疗规范】

1. 治则　舒筋活血、通经活络、祛寒止痛。

2. 配方

（1）刺络法：对于腰肌劳损患者，可采用沿膀胱经两侧取穴法，或刺络拔罐法治疗。效果明显。

（2）经穴刺法：以局部腧穴和阿是穴为主，重点采用肾俞、关元俞、膀胱俞等。

3. 操作

（1）刺络法：沿膀胱经两侧，选取1～2个腧穴，特别在重点疼痛部位，施刺络拔罐法，以三棱针挑刺3～5点，速用闪火拔罐，令出血3～5ml，留罐时间5～10分钟。如患者寒邪较重，可单独应用拔罐或走罐疗法，效果更佳。

（2）经穴刺法：针施补法，久病针后加灸。取穴肾俞、关元俞、膀胱俞，浅进针得气后留针30～40分钟。针后嘱患者卧床休息，避寒凉。

4. 疗程

（1）刺络法：每日或隔日1次，15天为1疗程。

（2）经穴刺法：每日针刺2次，15天为1疗程。

【配方理论】　不论刺络疗法及经穴刺法，所取穴位均在膀胱经上，因肾与膀胱相表里，以达到补益肾气、通经活络止痛作用。另外，针刺及拔罐疗法在腰背部可以达到缓解腰肌及腰部酸痛的目的。此乃表里配穴法在临床应用的一个典型范例。

第二十五节　腰腿痛（坐骨神经痛）

坐骨神经痛分为根性坐骨神经痛和干性坐骨神经痛两种，本节主要介绍根性坐骨神经痛的针灸配方。坐骨神经痛中医称之为“腰腿痛”，对于该病的病因病机，中医学认为：多由风寒湿邪流注经络，阻滞经脉，致气血运行不畅所致。西医学认为：该病由于坐骨神经根部遭受邻近组织病变的累及而引起。如腰椎间盘脱出症、椎管内肿瘤、腰椎关节病等，其病理改变以椎间孔区神经根受压迫、缺血、缺氧、神经根水肿为主。针刺治疗在促进局部血液循环、改善局部供氧、加速神经根水肿吸收方面效果显著。故针刺是治疗根性坐骨神经痛的有效方法之一。尤其在急性期内，在治疗根性坐骨神经痛过程中，注重经气闭阻而致病的理论，采取针刺配合刺络拔罐的方法，临床收到了较为理想的疗效。

【临床表现】　多急性或亚急性起病。开始常有腰部酸痛，疼痛自腰部向一侧臀部及大腿后侧、腘窝、小腿外侧和足部放射，呈烧灼样或刀割样疼痛，夜间更甚。咳嗽喷嚏、用力排便时疼痛加剧。患者常取特殊的减痛姿势，日久造成脊柱侧弯，多弯向患侧。病变水平的腰椎棘突或横突常有压痛，布氏征（+），拉塞格氏征（+）。

【鉴别诊断】 根性坐骨神经痛是坐骨神经痛的一种，有很多疾病均以坐骨神经痛为其特有的症状，因此有必要进行认真的鉴别诊断。

1. 骶髂关节炎或髋关节炎　多为亚急性或慢性起病，疼痛部位主要沿坐骨神经通路，腰部不适不明显，坐骨孔点、转子点、腘点压痛明显，感觉障碍明显，踝反射常减弱或消失，肌肉松弛，轻微肌萎缩等均可与本病鉴别。

2. 妊娠子宫压迫　多由妊娠月份增加，子宫压迫坐骨神经所致，特点是随着子宫增大，疼痛逐渐明显，其鉴别主要依据病史。

3. 糖尿病　由糖尿病引起的神经根病变，症状与本病相似，早期以感觉障碍为主，如严格控制糖尿病平均7个月以上，大多病情好转甚可恢复，其鉴别主要为糖尿病病史在先，周围神经损害在后。

【治疗规范】

1. 治则　活血止痛、疏通经络。

2. 配方

（1）刺络法：分别于疼痛侧太阳经、少阳经经络所过之处的大肠俞、环跳、风市、承山等部位刺络拔罐。

（2）针刺法：大肠俞、环跳、委中、阳陵泉、风市、飞扬、昆仑、承山，肾虚者加刺肾俞、太溪，血瘀者加刺血海、膈俞，风寒者加刺风池。

（3）电针法：上述针刺穴位，每次选取2～4个穴位，电脉冲刺激。

（4）艾针法：穴位同上，每次选疼痛明显处穴位针后针柄加灸。

（5）针对原发病灶的治疗：根据不同的原发病灶，应采取不同的治疗手段，如腰间盘脱出症需配合牵引和推拿治疗，椎管内肿瘤需手术治疗，原发病灶得以控制，针刺方能显效。

3. 操作

（1）刺络法：每次选取2～4个部位，用三棱针点刺3～5点，取大号玻璃罐闪火法拔之，令每个部位出血3～5ml，留罐时间为5～10分钟，用于疼痛急性发作，有缓急镇痛之效。

（2）针刺法：大肠俞俯卧位，针刺深度2～2.5寸，提插泻法1分钟，以麻电感到达足趾为度；委中仰卧位，抬腿取穴，深度0.5～1寸，提插泻法1分钟，以下肢抽动为度；昆仑、承山直刺1～1.5寸，施捻转泻法1分钟，风市、阳陵泉、飞扬直刺1～1.5寸，施提插泻法1分钟，针感均要求到达足趾，以上针刺施术后留针20分钟。

（3）电针法：针刺得气后，每次取2～4个穴位加脉冲电针，每次20分钟，用于疼痛急性发作，有迅速止痛之效。

（4）艾针法：每次取疼痛处2～4个穴位，针后加以1寸艾炷置针柄上灸之，燃尽为度。有较好的温经散寒之功效。

4. 疗程

（1）急性期（发病10天以内）：刺络每日1次，其他针法每日2次，15天以内不可间断治疗。15 天后视病情可改为刺络隔日 1 次，其他针法每日 1 次，急性期疗程为 1 个月。

（2）稳定期（发病 10～45 天）：刺络隔日 1 次，其他针法每日 1 次，疗程 1～3 个月。

（3）后遗症（发病超过 45 天）：刺络隔日 1 次，连续 15 次，其他针法每日 1 次，疗程延长，预后不可估计。

【配方理论】 腰腿痛又称坐骨神经痛，中医学属“坐臀风”、“痹证”范畴，是临床多发病种之一。该病源于《金匮要略》有“肾着”的记载，其特点为“腰以下冷痛，腰重如带五千钱”。《素问·举通论》曰：“寒气客于脉外则脉寒，脉寒则缩倦，缩倦则脉绌急，绌急则外引小络，故卒然而痛”。《灵枢·经脉》云：“腰似折，髀不可以曲，腘如结，腨如裂……”“腰、尻、腘、腨、脚皆痛”。坐骨神经痛是针灸的最佳适应证。我们通过多年的临床及实验研究认为：针刺治疗该病的作用在于能够改善局部微循环，改变受压神经根的缺血缺氧及水肿状态，而达到缓解疾病的目的；另一方面在于调整了丘脑和内侧丘脑非特异投射系统，激活内啡肽物质和抑制了大脑皮层对体感皮层的疼痛反应，而出现镇痛效果。

坐骨神经痛系属膀胱和胆经发病。太阳和少阳经脉受阻是该病的关键，治疗当以疏导经气为主，根据循经取穴法，宗“经脉所过，主治所宜”之理，选用大肠俞、环跳、委中、阳陵泉等穴可以疏通太阳、少阳经脉，驱邪外出，通经活络，故临床疗效显著。针后加灸加电针，能增加温通和疏通之力，以增加疗效。

刺络法源于《灵枢·官针》：“络刺者，刺小络之血脉也……始刺浅之，以逐邪而来血气”。刺络法即为络刺，刺小络之血脉，令血出邪尽，血气复行。配以拔罐，主要是以此控制出血量，使之达到血出邪尽、血气复行，祛瘀止痛的治疗目的。

【转归及预后】 腰痛一证，外感内伤皆可产生，其病理变化常表现出以肾虚为本，感受外邪，跌仆闪挫为标的特点，因此治疗常祛邪、扶正并举，以达到扶正祛邪的目的，其转归如下：

1. 急性腰痛多因感受外邪或跌仆闪挫引起，属实证，经治疗立竿见影，疗效显著，预后较佳。

2. 腰痛日久，虚实夹杂，治疗棘手，常反复发作，缠绵难愈，耗伤气血，损及肾脏。

【预防与调护】

1. 本病的预防，应多进行以腰部运动为主的医疗体育活动，防止受凉及坐卧冷湿之地，避免劳欲太过。

2. 腰痛发作时患者多精神紧张、烦躁，故宜安慰患者安心静养，适度的活动，积极配合治疗。

3. 腰及疼痛肢体应注意保暖，以免因感寒而加重气血凝滞，使疼痛加剧。

【临证提要】 腰腿痛为临床常见症，常反复发作，治疗不当常迁延为慢性疾患。其疗效取决于针刺手法量学的要求，急性腰痛常获针到痛除之奇效。

【医案精选】 杨某 男 38 岁 工人 入院日期 1981 年 11 月 3 日 住院号 11105

主诉：左侧腰腿痛 4 个月，近一周加重。

病史：患者于今年6月因在外露宿，而感受风寒，自觉左侧腰至膝部窜痛。在厂保健站就医，予消炎痛等药，服后症状未见缓解，尚可坚持工作，但不能久坐。8月24日出现左侧大腿后及小腿外侧呈针刺样剧痛，即来求治于针灸治疗，一个月后症状无明显好转。9月底去某医院诊治，拍腰椎片及化验血沉均正常，经服用天麻九、中药及按摩治疗均无效。4个月来，左侧腰腿疼痛不减，每于天气变化或劳累后加重。11月初，患者再次来就医时，经针灸门诊收住院。

查体：精神不振，面色少华，两目有神，被动体位，行走时以健侧持重，腰痛不得辗转，左腰、臀、腘、踝点均有压痛，无肌肉萎缩，拉塞格征左（+），西卡试验左（+），直腿抬高左（+），分髋试验（+）。舌苔白腻，脉弦紧。

印象：

（1）中医：痹证（痛痹）。

（2）西医：坐骨神经痛。

辨证：患者由于露宿在外，而感受风寒湿之邪，邪气侵袭，首犯太阳，致经络气血阻塞不通，发为本病。因风为阳邪，其性主动，善行而数变，故初期有腰腿窜痛，寒性凝滞而稽迟，经云："痛者寒气多也，有寒则痛也。"故不通则痛；湿为阴邪，其性重浊，著而不移，阻碍气机故绵绵不愈。经云："风寒湿三气杂至，合而为痹也……"证见"腰似折，髀不可以曲，腘如结，腨如裂……""腰、尻、腘、腨、脚皆痛"等证。

治则：疏通经络，散寒止痛。

选穴：大肠俞　环跳　委中　阳陵泉　昆仑（针后加灸）　秩边

操作：大肠俞在第4腰椎棘突旁开1.5寸处取穴，略向内斜刺2.5寸，施提插泻法，令麻电感下窜至足尖为度。秩边在第4骶椎旁开3寸处取穴，直刺3寸，施提插泻法，令麻电感下窜至足底。环跳侧卧屈腿，股骨大转子最高点与骶骨裂孔连线外1/3与内2/3交界处取穴，针2.5寸，施提插泻法，针感同大肠俞。委中仰卧抬腿取穴，进针1.5寸，施提插泻法，令麻电感窜至足，使下肢连续抽动3次为度。阳陵泉直刺2寸，施提插泻法，酸胀感向下放散至足跟。昆仑直刺透太溪方向，进针1.5寸，施捻转补法，令局部酸胀感向小趾放散为度，并可针后加灸。

治疗经过：每日治疗2次，不行针。一周后左侧腰、臀、腿疼痛明显减轻。二周后行走时，左侧腰腿稍感疼痛，休息时疼痛消失。三周后腰腿疼完全消失，可直腿抬高85°，痊愈出院。

第二十六节　呃逆（膈肌痉挛）

呃逆乃多种病因所引起的一种临床症状，以气逆上冲、喉间呃呃连声，声短而频，令人不能自制为主。中医认为，凡杂证之呃，虽有气逆，有因于寒，因于热，因于食滞，因于气滞，实者多气疾火郁；虚者有脾肾阳虚与胃阴不足之别。此种现象，一种是非特异症状，常为生理性的，另一种若在某些疾病中，如中枢神经消化道疾病，心、肺、肝、肾功能衰竭等伴发的呃逆，提示预后不良。呃逆一证虽非大病，一旦举发，频频不止，令人叫苦不迭。针灸在治疗该病上有可靠的疗效。重在以醒脑调神之法，关键在于手法以及施术的量学要求，止呃尤佳。

【临床表现】 主要表现为喉间呃逆连声，声音短促，频频发出，病人不能自制。临床上以偶然发生者居多，也有屡屡发生，持续时间较长者。伴有胸膈痞闷，脘中不适，情绪不安等。

【鉴别诊断】 呃逆有偶发，亦有持续发生的。持续发生并伴有心、脑、肺、肾病变者应注意加以鉴别。并应认真与干呕嗳气等病鉴别。

1. 干呕 与呃逆同属胃气上逆的表现，干呕属于有声无物的呕吐，乃胃气上逆，冲咽而出，发出呕吐之声。

2. 嗳气 乃胃气阻滞，气逆于上，冲咽而出，发出沉缓的嗳气声，多伴有酸腐气味，食后多发。

3. 持续顽固性呃逆 伴有便血、呕血及神志不清者当属脑病所发，非简单的呃逆一症。

【治疗规范】

1. 治则 降逆止呃、宽胸利膈。

2. 配方

(1) 经穴刺法：内关、膈俞、内庭、太冲、中脘。

(2) 温灸法：膈俞麦粒灸。

(3) 刺络法：双膈俞穴刺络拔罐。

(4) 点刺法：咽后壁点刺。

3. 操作

(1) 经穴刺法：双内关为远道取穴，针 1 寸左右，施捻转泻法，运针 1～3 分钟；双侧内庭穴，进针 1 寸左右，手法同内关穴；膈俞穴取双侧向脊柱斜刺 1.5 寸，使针感沿胁肋向前胸感传，予捻转泻法施术 1～3 分钟；太冲穴取双侧进针 1 寸左右，施捻转泻法，运针 1～3 分钟；中脘穴直刺 2 寸，用呼吸补泻之补法，运针 1～3 分钟，使针感向腹四周放射。

(2) 温灸法：寒邪内袭呃逆顽固者，可在膈俞穴加麦粒灸 2～3 壮。

(3) 刺络法：双侧膈俞穴的位置用三棱针点刺 3～5 点，速用闪火拔罐法，观察其出血情况，令每个部位出血 3～5ml，留罐时间不得超过 5 分钟。

(4) 点刺法：用长 3 寸的芒针在咽后壁点刺 3～5 点，令咽后壁充血红润，并放血 2ml 左右。

4. 疗程

(1) 经穴刺法：每日 2 次，上、下午各 1 次，15 天为 1 疗程。

(2) 灸法：每日 2 次，上、下午各 1 次，15 天为 1 疗程。

(3) 刺络法：每日或隔日 1 次，15 天为 1 疗程。

(4) 点刺法：每日 1 次，15 天为 1 疗程。

【配方理论】 呃逆俗语称“打嗝”，金元之前的医籍中，呃逆与“哕”同义，治疗当辨证准确，选穴取方应与之相符。内关为宽胸利膈、降逆止呃之要穴；膈俞相辅效专力宏，再根据辨证分型增加适当穴位，或疏肝理气加太冲穴，或温中散寒应用膈俞麦粒灸，或温补脾肾加中脘穴，使气逆平息。顽固性呃逆取内关、人中二穴，以醒脑调神为主，止呃尤佳。刺络疗法源于《灵枢·官针》经云："刺络者，刺小络之血脉也，……始刺浅之，以逐邪而来血气"。刺络法即为络刺，配以拔罐，使之血出邪尽，气行呃止。然取穴虽精，关键在手法以及施术的量学要求。对危重患者如脑血管病患者出现的呃逆不止，呕血、便血，治其必求其病因，免贻误之虞。

【转归及预后】 脾胃为气血生化之源，后天之本，在人体中占有重要位置，如脾胃有病可影响其他脏腑，其他脏腑有病也可影响到脾胃，如脾病日久不愈，常可造成其他脏腑损害，其转归大体如下：

1. 胃失和降，肝失条达，胃气上逆而致土壅木滞，肝气不畅，克犯脾胃则可出现肝郁气滞之证。

2. 胃为水谷之海，后天之本，如呃逆不止，为土败胃绝，多预示病情危重，预后不良。

呃逆初期针刺治疗须及时，效果尤佳，虚证呃逆，疗程较长，但辨证治疗正确，多数预后较好，如久病重病之后，出现呃逆不止，预后不好。

【预防与调护】 呃逆的病因与饮食不节，情志失调有关，还与正气不足有联系，因此饮食方面必须注意适量，精神保持舒畅调达，勿急勿躁。避免寒冷刺激也是本病患者的调护重点。

【临证提要】 呃逆一证，虽为小恙，但一旦发作，则频频不止，令人痛苦。针灸治疗方可奏效。但必须要辨证准确，选穴处方与症状相符。顽固性呃逆取人中，内关以达醒脑调神止呃之功。针灸治疗的关键在于手法及施术量学的要求。对危重患者伴呃逆不止者，乃元气将败，治病必求其因，以免延误病情。

【医案精选】 例1 张某 男 56岁 工人 入院日期 1982年3月12日 住院号 11643

主诉：间断呃逆13天，持续加重2天。

病史：患者原有呃逆史，经服柿蒂一度未发。自1981年无任何诱因呃逆呈间断发作，经针刺治疗即能缓解。1982年2月28日，患者情绪波动，是晚饮酒发现不洁之物，当时恶心欲吐，欲饮冷水相约，但呃逆遂发，时作时止，伴胸闷、心烦，保健站医生针刺治疗，亦未得解，并觉咽部堵闷，声音嘶哑，纳呆，睡眠欠佳，无饮水咳呛及噎食现象。呃逆频发，患者苦不堪言，卧位呃逆加剧，熟睡后呃止。3月9日呃逆呈持续性发作，曾去某医院诊治，经肝功能、食道钡餐等检查，未发现异常，药物及针刺治疗，呃逆仍未缓解，3月12日来我科门诊收住院治疗。

查体：神清合作，营养良好，两目有神，瞳孔等大等圆，光反射存在，皮肤及巩膜无黄染，咽红，扁桃体无肿大，颈软，甲状腺不大，气管居中，颈静脉无怒张，颈内动脉搏动对称，胸廓无畸形，心肺正常。腹软，下腹剑突下轻度压痛，肝脾未触及，肠鸣音正常，两下肢无指凹性浮肿，四肢脊柱未见异常，生理反射存在，病理反射未引出，苔白脉沉弦。

印象：

(1) 中医：呃逆。

(2) 西医：膈肌痉挛。

辨证：患者饮食不节，冷热兼杂，寒邪深入胃肠，停滞于胃，胃阳被遏，中冲失和，胃气上冲致呃逆。

治则：温中散寒，降逆止呃。

选穴：内关 腹通谷 膈俞

操作：内关直刺1寸左右，使酸胀感向腕部放射，用捻转泻法施术1～3分钟；腹通谷直刺2寸，使上腹部重胀，用呼吸补泻之泻法，施术1～3分钟；膈俞针向脊柱斜刺1.5寸，使针感沿胁肋向前胸感传，予捻转泻法施术1～3分钟，寒邪内袭呃逆顽固，可在膈俞穴加麦粒灸2～3壮，可获奇效。

治疗经过：经过1次治疗，呃逆即止，住院期间又发作1次，随针随止，共观察15天，呃逆未再出现。

例2 杨某 男 49岁 干部 入院日期 1981年6月11日 住院号 10545

主诉：阵发性呃逆20天。

病史：患者一年前曾有呃逆史，经服中药、针灸等治疗，呃逆止发。20天前其次子患糖尿病住院，患者日夜守护，睡眠不足，饮食不节，呃逆遂发，呈阵发出现，发时频频，伴短气乏力，脘腹胀满，胃纳欠佳，呕吐涎沫，口粘，喜热畏寒，小便清长，便溏每日一行，20天来经多方治疗，未得缓解，今来门诊收住院治疗。

查体：神清合作，营养欠佳，慢性病容，皮肤及巩膜无黄染，瞳孔等大等圆，对光反射存在，咽微红，扁桃体无肿大，颈软，气管居中，甲状腺不大，表浅淋巴结未触及，胸廓对称，两肺呼吸音清晰，心音有力规整，腹平软，无压痛，肝脾未触及，肠鸣音正常，四肢及脊柱无畸形，生理反射存在，病理反射未引出，舌淡苔白腻，脉弦细无力。

印象：

(1) 中医：呃逆。

(2) 西医：膈肌痉挛。

辨证：患者忧子染疾，脾胃受伤，加之饮食不节，劳倦内伤，脾失健运，水湿内聚，脘腹胀满，气逆于下，直冲于上，出口作声而呃，舌脉均符脾阳不足之象。

治则：健脾利湿，降逆止呃。

选穴：内关 足三里 膈俞 肾俞 中脘

操作：足三里直刺2寸，采用捻转补法施术1～3分钟，中脘直刺2寸，用呼吸补泻之补法，运针1～3分钟使针感向腹四周放散，肾俞针向脊柱方向斜刺，进针1.5寸，施捻转补法，施手法1～3分钟；余穴操作同前。

治疗经过：经1次治疗呃逆明显减轻，间隔时间延长，2次后脘闷消失，呃逆偶见。治疗第5天呃止，饮食、二便正常，又过2天未再复发遂痊愈出院。屡呃者脾肾元气大有亏虚，故治疗中加肾俞是必需的。

第二十七节 呕吐、恶心（胃肠功能紊乱）

胃肠功能紊乱又称胃肠神经官能症。常为功能性疾病，主要表现为胃肠分泌及运动功能紊乱。中医学认为此病应归属为“呕吐、恶心”、“腹胀”的范围。多因外邪侵袭，饮食不节，情志不和，脾胃虚弱而致脾失健运，胃气下降，食停难化，上逆而发为呕吐。现代医学认为是一组胃肠综合征的总称，多有精神因素的背景，以胃肠道功能紊乱为主，而在病理解剖方面无器质性病变基础，因此也不包括其他系统疾病引起的胃肠功能紊乱。此病相当常见，除有胃肠道涉及进食和排泄等方面的不正常外，也常伴有失眠、焦虑、注意力涣散、健忘、神经过敏、头痛等其他功能性症状。

【临床表现】 神经性呕吐、恶心，呕吐量不大，吐后即可进食，不影响食欲与食量，可伴有癔症特征，如夸张、易受暗示，突然发作，间歇期完全正常，常多有精神因素引起，青年女性多见。

【鉴别诊断】 在治疗此病之前，必须排除器质性疾病。

1. 慢性胃炎　胃痛、恶心、呕吐等症，查胃镜可见黏膜充血，水肿，可有局限性糜烂和出血点。

2. 妊娠呕吐　女性闭经史，B 超及尿妊娠试验可提示早孕。

3. 尿毒症　除恶心呕吐外，周身浮肿，血清提示肌酐、尿素氮增高。

4. 颅内占位性病变　除恶心、呕吐外，头痛明显，头 CT 可见颅内占位性病变。

【治疗规范】

1. 治则　调神理气、和胃止呕。

2. 配方　内关、足三里、天枢、上巨虚。

3. 操作　内关取双侧，直刺 1 寸左右，采用捻转提插泻法，施术 1 分钟；使针感传到指端，足三里取双侧，直刺 2 寸，用捻转补法，施手法 1 分钟；上巨虚直刺 2 寸，用提插泻法，施术 1 分钟；天枢可用呼吸补泻之泻法，直刺 2 寸左右，施手法 1 分钟。

4. 疗程　15 天为 1 疗程，每日针刺 2 次，上、下午各 1 次，共治疗 2 个疗程。

【配方理论】 本病在中医辨证中常考虑为食滞、气虚、血瘀、痰积等证型，在针刺治疗时应审病求因，灵活运用，因人而异。针刺治疗的同时也应尊重现代医学认为本病无器质性病理改变的观念，在选穴时，既注重辨证施治，又从调神的角度加以配方，标本兼顾，方能奏效。因而在治疗时，皆取内关穴以调神，使之功能活动趋于正常。而足三里又为强身之要穴，在调整胃肠功能方面是针灸界公认的。根据病人的舌、脉选取脾、胃、大肠之合穴，下合穴，或俞募相配，共达调神理气、和胃止呕之功效。

【转归及预后】 脾与胃互为表里，为气血生化之源，后天之本。脾胃有病，如治疗不及时，可向其他脏腑演变，其转归如下：

1. 脾主运化水湿，脾虚失于健运，水谷转输无力，升降失司，故作呕。所以，本病多与湿有关。

2. 脾胃虚弱，耗伤中气，生化无源，精血无以生，而致形体衰弱。

3. 肝失条达，横逆犯胃，胃气上逆而致呕。

针灸治疗各种原因引起的呕吐，均有一定疗效，尤其对急性呕吐者收效较快。

【预防与调护】 呕吐患者饮食应易消化，清淡食物，少食多餐，注意精神调摄，心情应舒畅，在饮食，精神调养同时，还应注意养生，多做户外活动，增加抵抗力，防御邪气入侵。

【临证提要】 呕吐为内科常见病之一，针灸治疗呕吐均有一定疗效，尤其是急性呕吐收效较快，临床治疗中必须要审证求因。呕吐的治疗以和胃降逆止呕为大法，但具体情况具体运用。对于邪实所致者，针刺以泻法为主，重在祛邪，达到邪去正安。对于正虚者，宜补法，扶正为主。临床辨证论治尤为重要。

第二十八节　腹胀（胃下垂）

胃下垂多表现于剑突下胀痛，胁满胸闷、腹胀、腹坠，本病多因腹壁的紧张度降低，腹壁脂肪缺乏和肌肉松弛，腹压减低所引起。平素体弱者，体质素胖而骤瘦者，生育过多的妇女易患此病。本病属中医学“腹胀”的范围。病机大多为脾失健运，脾胃升降失司，中气下陷或因肝气横逆犯胃，肝木克脾土，损伤脾胃，胃失和调及久病不愈，耗伤正气，中阳不振，气机升降功能异常等所致。X线检查胃下极在髂嵴连线以下超过5cm者。根据中医学理论，采用升举中气，健脾和胃的方法治疗本病，并在治疗中需患者密切配合，坚持治疗，加强腹肌锻炼，可获得满意疗效。

【临床表现】

1. 食欲不振、食后胃脘胀满、呕吐、嗳气、腹胀、腹坠、冷酸、乏力。
2. 发病常与情志不适、饮食不节、劳累、受寒等因素有关。
3. 起病缓慢，可反复发作。
4. X线检查胃下极在髂嵴连线以下超过5cm者。

【鉴别诊断】

1. 慢性胃炎　主要表现食后饱胀、上腹部钝痛，胃液分析空腹胃液中黏液含量增多。
2. 胃黏膜脱垂症　无周期性、节律性胃痛，无胃病发炎史、消化道出血或幽门梗阻症状。X线钡餐检查球部呈“蕈状”或“降落伞状”变形，胃黏膜向球部突出。
3. 胃十二指肠球部溃疡　有节律性疼痛，上腹部压痛，X线检查可发现溃疡龛影。
4. 胃癌　上腹部疼痛，进行性体重减轻、贫血、黑便，X线检查为癌性龛影。

【治疗规范】

1. 治则　升举中气、健脾和胃。
2. 配方

（1）针刺：分两组

第一组：足三里、中脘、左梁门、左天枢、气海或关元。

第二组：华佗夹脊刺（第9～12胸椎）

（2）耳针：选胃、脾、交感、神门、皮质下。

3. 操作

（1）针刺：上午先取足三里，后依次取中脘、左梁门、左天枢、气海或关元；下午取第二组穴。

足三里直刺2寸，施捻转提插补法，令酸胀感向四周扩散为度；左梁门及左天枢向气海、关元方向斜刺，针3～4寸，施捻转补法，令患者自觉胃有收缩感为宜；气海或关元直刺2寸，施捻转提插之补法，令酸胀感向全腹放射为度。华佗夹脊刺，均直刺微微偏内侧，针2寸，捻转补法，令酸胀感向前腹部放散为度。

(2) 耳针：选胃、脾、交感、神门，皮质下取2～3穴，留针20～30分钟，或埋针24小时更换1次。

4. 疗程

(1) 针刺：每日2次，二组穴上下午交替使用，每20天为1疗程，共治疗2个疗程。

(2) 耳针：每24小时重新埋针1次，45天为1疗程。

【配方理论】 本病属中医学“胃脘痛”、“腹胀”、“呕吐”范围，多由脾胃虚弱、中气下陷所致，我们经过多年的临床及研究认为：针刺（经上述方法治疗）治疗胃下垂后，X线检查胃大弯水平恢复至髂嵴线下不足3cm，临床症状消失。方中足三里为胃经的合穴，合治内腑；中脘为胃之募穴，募治本腑，二穴可健运脾胃，补益中气。关元、气海为元气之根，故可培元固本，升阳举陷，华佗夹脊刺可统调全身之阳，以固中州。在治疗中患者密切配合，加强腹肌锻炼，可缩短疗程，提高疗效。

【转归及预后】 由于腹胀各型，证情轻重不等，因而预后情况不一样。热结一型，起病较急，病情较重，如能及时正确施治，可以胀除病愈，否则气滞血瘀，凝结不通，也可能导致病势严重，甚至出现厥脱死亡；脾虚型腹胀虽然胀满程度较轻，但由于病情迁延，正气已虚，因而恢复也较慢，耐心调治，一般也可渐愈；其他各型腹胀治疗较易，预后良好。

【预防与调护】 本病关键是气机阻滞，郁而发胀，所以应使患者心情平静，避免各种精神刺激，以利气机调畅；同时饮食宜细软，易消化，少食或暂时禁食，以减少有形之物阻于胃肠，使腹胀易于恢复；热结型患者还应卧床休息，密切注意病情变化，以便及时采取相应处理措施。

【临证提要】 腹胀是临床较为常见病种，也是针灸效果显著的病种之一。尤其在缓解胀满方面，可以说收效迅速。但临证中治疗胃脘痛应该细审其病因，因因而治。腹胀的治疗应以疏调理气为主，实者泻之；虚者补之；滞者导之；瘀者除之；寒者散之；热者清之；辨清虚实寒热，针到胀止，效如桴鼓。

【医案精选】 例1　宋某　男　25岁　工人　入院日期　1982年5月7日　住院号　11889

主诉：脘腹疼痛胀满2年余。

病史：患者两年前劳累后饮酒过量，胃脘及腹部疼痛，随即呕吐，呕吐物为食物。当时到某医院就诊，诊为“胃下垂”，未作治疗，只从饮食上调理，疼痛有所减轻，脘腹仍有胀满感觉，饮食量较前减少，每天进食1斤左右。一年半前到某医院就诊，复查上消化道造影仍为胃下垂，只服5剂中药，症状无变化，又肌注胎盘组织液30g，用后症状仍无变化，近1年来每天进食1.5斤左右，进食后胃脘及腹部疼痛胀满，需头低脚高位半小时方能缓解，偶有呕吐，大便秘结，今来治疗。

查体：神清合作，双目有神，面色微黄，营养发育尚可，毛发分布均匀，皮肤及巩膜无黄染，无出血，颌下淋巴结如蚕豆大小，无压痛，其他部位表浅淋巴结肿大无压痛，头颅正常，颈软，甲状腺不大，气管居中，胸廓对称，心音有力、律齐，心率64次/分，未闻及明显病理性杂音，心界不大，两肺呼吸音清晰，腹平软，肝脾未触及，下腹部有压痛，无反跳痛，腹主动脉搏动增强，肠鸣音亢进，四肢脊柱无畸形，生理反射存在，病理反射未引出，舌质淡，边有齿痕，舌苔薄白。

印象：

（1）中医：胃脘痛（中气下陷）。

（2）西医：胃下垂。

辨证：患者嗜食生冷，饥饱无常，伤及脾胃，脾失健运，胃失和降，以致谷食不能消化饮食停留，故出现食后胃脘胀满，终至尽吐而出，吐出宿食即觉舒适，由于久吐伤气，食物又不能生化精微，以致神疲乏力，日久中焦虚弱中气下陷，舌淡苔薄白，脉象迟之症。

治则：升提中气，健脾和胃。

选穴：中脘 左梁门 左天枢 关元 足三里 肝俞至三焦俞夹脊刺

操作：足三里直刺2寸，施捻转提插补法，令酸胀感向四周扩散为度；左梁门及左天枢向气海、关元方向斜刺，针3～4寸，施捻转补法，令患者自觉胃有收缩感为宜；气海或关元直刺2寸，施捻转提插之补法，令酸胀感向全腹放散为度，针后灸三壮。华佗夹脊刺，均直刺，微偏内侧，针2寸，捻转补法，令酸胀感向前腹放散为度。

治疗经过：经一周治疗患者饭后腹胀减轻，10天后腹痛及腹胀症状消失，饭后不需卧床休息，无明显不适，每日进食约1.5斤，二便正常，以后又治疗3天，以维持疗效，痊愈出院。

例2 勾某 男 50岁 干部 入院日期 1981年1月6日 住院号 9895

主诉：腹胀、嗳气、反酸8年，近3年加重。

病史：患者自1972年开始，经常腹部胀满，不能饱食，且嗳气频繁，反酸水，每于饭后2小时症状明显，喜暖、喜按，曾经多处中医诊断，按“脾胃虚弱”给予治疗。八年来未间断中药治疗，症状不见好转，体质逐渐消瘦，大便时而溏泄，时而干燥，每日进食250～300g，腹胀坠感明显，得热则舒。自1977年自感症状加重，尤以夜间为甚，有时因嗳气，反酸而致夜不能寐，腹胀坠感无时不有，但此期间未做过任何西医检查及治疗。于今日上午来我科门诊收入院。

查体：患者神清合作，体质消瘦，慢性病容，面色白而无华，两目有神，双瞳孔等大等圆，光反射存在，脑神经检查正常，胸廓对称，心界不大，心音尚有力，第一心音增强，律整，未闻及病理杂音，两肺呼吸音清晰，腹软，轻度舟状腹，未扪及癥瘕痞块，肝脾未触及，可扪及腹主动脉搏动，无震水音，肠鸣音活跃，腹壁反射减弱，四肢运动自如，皮肤无光泽，无水肿，脉弦细，舌质淡边有瘀斑，苔薄白。

印象：

（1）中医：胃脘痛（中气下陷）。

（2）西医：胃下垂。

辨证：患者因工作奔波忙碌，饮食不节，冷热无常，日久脾胃升降失常，运化失司，水谷精微不能输布濡养，致使中气不足，下陷而发为腹胀，“脾主升，胃主降”，胃气上逆，故见嗳气、反酸、脾胃运化不利、传导失常，故见大便干燥。

治则：补中益气，升阳举陷。

中脘　左梁门　左天枢　关元　足三里　脾俞　胃俞　三焦俞夹脊刺

操作：同上。

治疗经过：每日针2次，经3天治疗后患者自觉症状明显减轻。经一周治疗后患者胃脘部已不觉不舒，饮食尚好，大便正常，又经一周稳定治疗后患者面色红润，无其他不适。

第二十九节　胃脘痛（慢性胃炎）

慢性胃炎，包括浅表性胃炎、萎缩性胃炎、肥厚性胃炎，本节着重介绍慢性胃炎所引起的胃脘痛的针灸治疗配方。中医与现代医学对病因基本上认识是一致的。中医学认为，本病是由饮食伤胃，肝气犯胃，脾胃虚弱所致。而现代医学则认为是多种原因，如长期进食刺激性饮食、药物，口咽部慢性炎症等；高级神经功能紊乱时，对胃神经的反向性调节可以减退使胃黏膜的保护功能低下及营养障碍，导致慢性炎症；还有就是由于胆汁反流而引起胃黏膜屏障破坏；再有就是免疫因素，它可能是萎缩性胃炎的重要原因。其病理表现为：浅表性胃炎以胃黏膜充血、水肿并伴有渗出、糜烂或渗出为特征；萎缩性胃炎则以胃黏膜呈暗灰色，黏膜变薄，黏膜下静脉清晰可见为特点；肥厚性胃炎则以胃黏膜粗糙、肥厚、充血、水肿及渗出为主要病理改变。治疗上应以任脉、胃经及背俞穴、华佗夹脊刺为治疗原则。

【临床表现】　本病在临床上缺乏特异性症状，一般的常见症状为进食后上腹疼痛，除疼痛外可能伴有食欲不振、恶心、腹胀及嗳气，慢性萎缩性胃炎除上述症状外，可伴有疲乏、消瘦、贫血、腹泻、舌淡、指甲脆弱等。慢性肥厚性胃炎则可有类似消化性溃疡病的临床特点，可以合并上消化道出血。

【鉴别诊断】　慢性胃炎的症状与其他疾病常有类似之处，如消化性溃疡、胃癌及胃肠神经官能症，在临床上为避免发生误治，应做好鉴别。

1. 消化性溃疡　此病的症状与慢性肥厚性胃炎相似，均为进食后疼痛。但消化性溃疡疼痛有一定周期的节律性，且通过胃镜和X线也可将二者区别。

2. 胃癌　胃窦部发生炎症时幽门区狭窄，于X线检查易被误认为胃窦癌，必须根据胃镜及胃黏膜活检进行鉴别；萎缩性胃炎时常伴有消瘦、食欲低下、贫血及胃酸缺乏等与胃癌的表现相似，也必须依靠X线及胃镜检查相鉴别。

3. 胃肠神经官能症　慢性胃炎如伴有神经官能症时，极难与胃肠神经官能症相区别，亦需通过胃镜及胃黏膜活检来鉴别。结果如为胃肠神经官能症，胃镜及胃黏膜活检均无病理改变。

【治疗规范】

1. 治则　健脾养胃、化瘀止痛。

2. 配方

第一组：足三里、左梁门、左天枢、关元、中脘、血海；

第二组：膈俞、肝俞、胆俞、脾俞、胃俞、夹脊刺。

3. 操作　足三里直刺2寸，施捻转提插补法，令酸胀感向四周扩散为度。左侧梁丘、天枢向关元方向斜刺，针3～4寸，施捻转补法，令酸胀感向全腹放射为度。令患者自觉有收缩感为宜。关元直刺2寸，施提插捻转补法，令针感向腹四周放射，针后灸3壮。血海直刺1～1.5寸，提插捻转泻法，背俞穴斜刺0.5～0.8寸，捻转以平补平泻，夹脊刺均直刺微偏内侧，捻转补法，针2寸，令酸胀感向前腹放散为度。

4. 疗程 每日针刺2次，2组穴上、下午各针1组，10天为1疗程，连续治疗3～5个疗程。

【配方理论】 本病为慢性病，亦属胃脘痛范畴。且病程较长，在胃肠病中较为多见。主要因饮食伤胃，心情不舒，脾胃虚弱所致。正如《素问·痹论》曰："饮食自倍，肠胃乃伤。"或五味过极，辛辣无度，肥厚味腻，饮酒如浆，则蕴湿生热，伤脾碍胃，气机壅滞，脘闷胀痛。正如《沈氏尊生书·胃痛》曰："胃痛，邪干胃脘痛病也。……唯肝气相乘为尤甚以木归暴，且正克血。"本病早期为实证，日久则损伤脾胃，多为虚证。

治疗本病应以健脾养胃，化瘀止痛为主。方中足三里为胃经之合穴，合治内腑；中脘为胃之募穴，募治本腑，针刺以中脘、足三里健运脾胃，补益中气。关元为元气之根，故可培土固本。血海、膈俞活血止血，祛腐生新，并配合背俞穴肝、胆、脾、胃俞以调整气机，华佗夹脊统调全身之元阳，以固中焦。

本病临床针灸治疗效果较好，但病程较长，常反复发作，如不加强护理，多方注意，很难痊愈。

【转归及预后】 脾胃为后天之本，生化之源，在人体中占有极为重要的地位。治疗延误将造成机体五脏六腑的损害。其转归大体如下：

1. 脾胃俱虚，生化无源，精血无以生，气血两虚，形体衰。
2. 胃不和，则卧不安，由于胃脘痛而造成夜寐不安。
3. 胃脘急痛，气机壅滞，气冲心神，可出现昏厥。

胃脘痛的治疗如果及时，一般预后较好。即使脾胃虚寒，缠绵不休，针灸缓解疼痛，控制发展，也有很好的作用。

【预防与调护】 胃脘痛的病因与饮食、情志有关，还与寒凉刺激有关。因此，饮食规律，情志平和，避免寒凉是预防胃脘痛的关键。也是此类患者的调护重点。

【临证提要】 胃脘痛是临床较为常见病种，也是针灸治疗效果显著的病种之一。尤其在缓解疼痛方面，可说收效迅速。但是，临床中治疗胃脘痛应该详细审其病因，因因而治。胃脘痛的治疗应以疏调理气为主，实者泻之；虚者补之；滞者导之；瘀者除之；寒者散之；热者清之；阳者升之，浊者降之。辨清虚实寒热；划分清阳浊阴。针到痛止，效如桴鼓。

【医案精选】 例1 施某，女，29岁，胃脘痛两月余，时轻时重，胸闷，易怒，两胁作痛，纳少，二便正常，舌苔白，脉滑数。证为肝气犯胃，木克脾土。治则：疏肝理气，健脾和胃。取穴：中脘、内关、足三里、合谷、太冲，留针40分钟，用泻法，共针3次而愈。(《针灸临证指南》)

例2 刘某，男，38岁，胃痛史近六年，受寒、疲劳、饮食不节、情志不和时易发作。两天前胃痛急性发作，疼痛剧烈，背肌拘急。服药治疗，效果不显。诊见苔薄白，脉弦紧。证属寒邪犯胃，取穴中脘、内关、足三里，用徐疾结合捻转之泻法，轮流持续运针

3分钟左右，胃痛缓解。改间歇行针法，同时用艾条温灸中脘。疼痛完全停止后，继续留针，温灸15分钟后停灸起针。再针胃俞，用平补平泻，得气后1分钟出针，再拔罐10分钟。用上法，每日针1次，4次后胃痛消失，以后用治本的方法巩固。（《针灸临证指南》）

第三十节 胁肋痛（胆囊炎、胆石症）

胁痛是指一侧或两侧胁肋疼痛而言。《灵枢·五邪》指出："邪在肝，则两胁中痛。"肝脉布两胁，肝与胆相表里，说明胁痛之形成与肝胆疼痛甚为密切。本病常见于现代医学中的胆囊炎、胆石症。多见肥胖女性，是由于细菌的侵袭或胆石的阻塞而引起的胆囊炎及胆石症的胁肋部疼痛。中医认为多因饮食不节，恣食油腻或肝胆失于疏泄，气机不畅所致。针刺治疗胆囊炎、胆结石对于止痛及排石均有一定的疗效。临床研究发现胆俞、日月等穴均有明显的止痛及排石作用，并在X线屏幕下观察胆囊的变化，发现针刺后胆囊由原来的梨形变细拉长，呈现哑铃型变化，胆囊体积缩小1/3～1/2。由此制定了针刺的治疗方案，临床效果颇佳。

【临床表现】

1. 其临床表现取决于结石是否引起胆道感染、梗阻及其梗阻的部位和程度。
2. 胆绞痛或右腹疼痛，伴恶心呕吐，胁肋部胀满不舒。
3. 发热，黄疸。

【鉴别诊断】

1. 肾结石 下腹部疼痛，伴血尿。
2. 胆道蛔虫 右上腹疼痛，有钻顶感，可突然发生疼痛，也可突然痛止。
3. 急性胰腺炎 胃脘部束带状疼痛，发热，血尿，淀粉酶增高。
4. 急性心梗 胸腹部疼痛外，有胸部压榨感，同时伴有心电图的异常变化。

【治疗规范】

1. 治则 疏肝利胆、理气止痛。
2. 配方 膈俞、胆俞、日月、阳陵泉、中脘。
3. 操作 膈俞、胆俞针右侧，向脊柱方向斜刺1～1.5寸，捻转泻法，施手法1分钟，令针感沿背部向右胁肋部感传；日月针右侧，沿肋骨斜刺1～1.5寸，以雀啄泻法，施术1分钟，使针感抵右上腹；阳陵泉针双侧，直刺2～3寸，捻转泻法，使针感沿经上传，做手法1分钟；中脘穴用呼吸补泻手法的泻法，直刺2～3寸，施术1分钟。
4. 疗程 每日针刺2次，上、下午各1次，15天为1疗程，共治疗2个疗程。

【配方理论】 本病属中医的"胁痛"范畴，肝居胁下，肝与胆相附，胁肋为两经循行所过，故胁痛多责之肝胆。正如《内经》中记载："邪在肝，则两胁中痛""邪客于足少阳之络，胁痛不得息。"所以胁痛之证，当以气血为主，疼痛多为气郁，刺痛及血络也。多因情志不舒、肝气郁结，脾失健运，湿邪内蕴，热侵肝胆等致疏泄失职，肝胆经脉被阻，经气运行不畅，肝火盛，胆气实，流于胁肋间而作痛。我们临床上所见的胁痛多为实证。

通过大量的临床实践表明，以疏肝利胆，通经止痛为大法，在选穴配方上各有所主，胆俞、膈俞重在止痛，日月、阳陵泉、中脘专利排石。日月为胆的募穴，阳陵泉为下合穴，合治腑病，胆俞、日月为输募配穴法调治本脏腑，中脘可通调肝脾行气止痛。在急性胆绞痛发作时，经针刺治疗可迅速缓解疼痛，属简便的首选治疗。

【转归与预后】 肝胆在人体生理过程中占有极为重要的地位，失治或误治将造成不可挽回的损害，其转归大体如下：

1. 肝胆气滞日久，可形成胁下痞块，造成积聚。

2. 肝胆湿热煎熬，结成砂石和胆道蛔虫而致胁痛剧烈者，要采取其他必要的治疗方法。

胁痛若治疗及时，一般预后良好，针灸可缓解疼痛，控制发展，对本病有很好的疗效。

【预防与调护】 胁痛的病因与情志、饮食等有关。因此，饮食有律，情志平和是预防本病的关键。

【临证提要】 胁痛为临床常见病种，也是针灸治疗效果显著的病种之一。尤其在迅速止痛方面，可收效迅速。但是，临床治疗本病应详审病因，辨证施治，胁痛的治疗以疏肝理气为主，实则泻之，虚则补之，瘀则除之，热则清之，针到痛止，效如桴鼓。

【医案精选】 例1　王某　女　55岁　工人　入院日期　1981年7月24日　住院号　10730

主诉：右上腹阵发性疼痛伴恶心5天。

病史：患者于1981年3月曾因右上腹阵发性绞痛伴心前区不适，头晕，腹胀住院治疗，住院期间行胆囊造影，确诊为“慢性胆囊炎”，“多发性泥沙样胆囊结石”，经针刺治疗症状明显减轻，并从粪便中排出大量泥沙样结石，遂回家休养。7月19日右上腹疼痛难忍，呈阵发性绞痛，持续加重，痛彻右肩背，伴恶心欲吐，痛甚汗出，四肢不温，不思饮食。无发热，黄疸，来门诊行针刺治疗，针后疼痛缓解，过后腹痛又复出现，口服解痉药，疼痛不减，多次来门诊要求针灸止痛。7月24日右上腹胀痛拒按，干呕，四肢乏力，头晕再来门诊时，收住院治疗。

查体：体温36.3℃；脉搏76次/分；血压150/100mmHg；神清精神弱，体胖，面色萎黄，痛苦病容，瞳孔等大等圆，光反射对称，皮肤及巩膜未见黄染，咽红，颈软，气管居中，表浅淋巴结未触及；胸廓对称，心音有力规整，两肺呼吸音清，腹软，皮下脂肪丰满，右上腹及剑突下有压痛，右侧背部有沉重感，肝脾未触及，墨菲征（—），肠鸣音稍活跃，舌质淡，苔黄腻，脉沉细。

印象：

（1）中医：胁痛。

（2）西医：胆结石。

辨证：患者情志不舒，肝失条达，疏泄失职，肝气郁结，气机郁阻胁络，胁痛乃发。正如《杂病源流犀烛》云：“胠胁肋痛，肝经病也，盖肝与胆二经之脉，布胁肋，肝火盛，木气实，故流于胠肋间而作痛。”

治则：疏肝利胆，通经止痛。

选穴：膈俞　胆俞　日月　阳陵泉　中脘　丰隆　内关　公孙

操作：膈俞，胆俞针右侧，向脊柱方向斜刺1～1.5寸，予捻转泻法，施手法1分钟，针感沿背部向右胁肋部感传；日月针右侧，沿肋骨斜刺 1.5 寸，以雀啄泻法，施术 1 分钟，使针感抵右上腹；阳陵泉针双侧，直刺 2～3 寸，予捻转泻法，使针感沿经上传，做手法 1 分钟；丰隆针双侧，直刺 2 寸左右，施捻转泻法以局部酸胀为度；公孙、内关行常规操作，施泻法 1 分钟，以局部酸胀为度；中脘用呼吸补泻之泻法，直刺 2～3 寸，施术 1 分钟。

治疗经过：止痛取膈俞、胆俞二穴，治疗 1 次腹痛大减，排石则取日月、阳陵泉、中脘，腹胀加用丰隆，恶心配内关、公孙，经 1 周治疗，腹痛未再出现，筛洗大便发现大量泥沙样结石排出，而后病情稳定，共治疗 2 周出院回家休养。

例 2　潘某　男　40 岁　干部　入院日期　1980 年 11 月 12 日　住院号　11483

主诉：右上腹疼痛向肩背放射 2 天。

病史：患者平素喜食肥甘之品，11 月 10 日不明原因突然出现右上腹阵发性疼痛，并向肩背部放射，伴发热寒战，恶心呕吐，不思饮食，曾去某医院诊治，做胆囊造影确诊为“胆囊炎”，“胆石症”，并建议患者手术治疗，患者愿保守治疗，遂来我科门诊并收入院。

查体：体温 37.3℃；脉搏 88 次/分；血压 140/85mmHg；神清合作，急性病容，面色微红，体形胖盛；巩膜及皮肤未见黄疸，咽稍充血，扁桃体不大，未触及表浅淋巴结；心音有力，律齐，未闻杂音，两肺呼吸音清；腹膨隆，皮下脂肪丰满，右上腹明显压痛，且有反跳痛，肝脏触诊不满意，脾未触及，肠鸣稍活跃；生理反射存在，病理反射未引出，舌质淡，苔薄黄，脉弦数。化验室检查：血常规：白细胞 17000/立方毫米，嗜中性白细胞 75%；尿三胆：阴性。心电图检查：大致正常心电图。

印象：

(1) 中医：胁痛。

(2) 西医：急性胆囊炎，胆石症。

辨证：患者久食肥甘厚味，中焦湿热内阻，肝胆被扰，肝火盛，木气实，故见胁肋作痛。

选穴：膈俞　胆俞　日月　阳陵泉　中脘　丰隆　内关　公孙

操作：同前。

治疗经过：上穴日针 1 次，治疗 2 日后胁痛止，第 3 日烧退，并有结石由粪便排出，量多均为白色，褐色细小结石，治疗 2 周，患者痊愈出院，一年后追访患者未再复发。

第三十一节　食积（消化不良）

食积是由乳食喂养不当所致食积胃脘，脾胃运化失调引起的一种病证。食积又称积、积滞。本病现代医学称消化不良。中医学认为，乳食内伤，脾受寒凉；或小儿素禀脾胃不足、病后体虚，脾胃功能未复，运化无权，致乳食停滞不化，气滞不行。现代医学认为：小儿愈小，生长发育愈快，新陈代谢愈旺盛，能量与蛋白质等营养物质及水的需要量也愈多，但消化潜力却有限，若喂养不当，容易发生消化功能紊乱，同时亦与小儿消化系统解剖生理特点有关。故本病在临床上各年龄小儿均可罹患，但以婴幼儿时期为多见。针刺治疗该病，有明显调补脾胃、消积导滞之功效。因此，针灸是治疗食积较为有效的治疗方法之一。

【临床表现】 不思饮食，脘腹胀满疼痛，呕吐酸馊，大便溏泄或臭如败卵或秘结不通。时伴烦躁不安，夜间啼哭不宁或有发热等症，多有伤乳、伤食病史。实验室检查：大便常规为不消化食物残渣或脂肪球。

【临床诊断】 本病应与小儿疳症及厌食相鉴别。

1. 疳症　相当于现代医学所称小儿营养不良及多种维生素缺乏症。疳症是由喂养不当或多种疾病的影响，导致脾胃功能严重受损，气液耗伤而出现的慢性病证。以形体消瘦，面黄发枯，精神萎靡或烦躁，饮食异常为特征。

2. 厌食　也称食积不振，亦属小儿常见的脾胃病证。由于喂养不当，脾胃运化功能失调所致，主要症状为：长期食欲不振，无明显消瘦，精神状态尚好，一般病在脾胃，不涉及他脏，预后良好。

【治疗规范】

1. 治则　消积化滞、调补脾胃。

2. 配方

(1) 经穴刺法：

主穴：足三里、中脘、建里、气海。

配穴：脾俞、胃俞、公孙。

(2) 经外奇穴刺法：取四缝穴。

(3) 耳压治法：脾、胃、肝、小肠、心、交感。

(4) 其他治疗：部分患者食积常在呼吸道、消化道感染病变中合并出现，因此，此类食积患者的治疗应先予对症治疗，待感染控制后，针刺治疗本证方能获效。

3. 操作

(1) 经穴刺法：足三里直刺1寸，施捻转补法20秒；中脘、建里、气海直刺1寸，施呼吸平补平泻20秒；公孙直刺0.5寸，施捻转平补平泻20秒；诸穴施术后不留针。脾俞、胃俞向脊柱正中或向下斜刺0.5～0.8寸，施捻转补法20秒，不留针。

(2) 经外奇穴刺法：四缝穴常规皮肤消毒后，以三棱针或粗毫针直刺约1～2分深，刺后挤出黄白色透明样黏液或出血为度。

(3) 耳压法：采用王不留行籽贴压耳穴，用0.4mm×0.4mm医用胶布贴敷固定。每次选穴2～3对，每日按压贴敷耳穴3～4次，每次按压2分钟左右，两耳腧穴交替贴压。

4. 疗程

(1) 针刺法：每日1次或隔日1次，10次为1疗程。

(2) 经外奇穴刺法：隔日1次，7次为1疗程。

(3) 耳压法：每隔1～2天更换1次，10次为1疗程。

【配方理论】 食积相当于现代医学的消化不良。中医学曾对该病有所记载：《诸病源候论·小儿杂病诸候》记载的“食不消候”、“伤饱候”等概括本病为乳食喂养不当，停积脾胃而引起的脾胃疾患。我们通过多年的临床研究认为，针刺治疗本证，具有健脾消积之功效。

有关食积的病理变化，不外乎脾胃运化失常所致。脾胃功能旺盛，则食积得以化除。

生化之源得以恢复，故取足三里为足阳明经之合穴，健脾益气，为治脾胃疾患之要穴；建里、气海具有理气化滞之效，以解脾胃之郁滞；公孙为脾经之络穴，别走胃经，有健脾和胃之效。脾俞、胃俞、中脘为脾胃经之俞募穴，俞募相配以健脾助运、益气养胃，诸穴合用，共奏消积导滞，调补脾胃之效。四缝穴是经外奇穴，可以通畅百脉，调和脏腑。据报道，针刺四缝穴可使肠中胰蛋白酶、胰淀粉酶和胰脂肪酶的含量（消化强度）增加。

第三十二节 泄 泻

一、急性痢疾

本病为常见的肠道传染病，多发生于夏、秋两季。以腹痛、里急后重，痢下赤白脓血为主症。古代文献将本病之传染性强而病情危重者称为“时疫痢”和“疫毒痢”。临床一般分为湿热痢、寒湿痢、噤口痢及休息痢等。现代医学认为此病是由痢疾杆菌引起的常见的急性肠道传染病，以结肠化脓性炎症为主要病变，有全身中毒症状：腹痛、腹泻、里急后重、排脓血便等临床表现。治疗痢疾的原则可概括为：“初痢宜通，久痢宜止，通以清热利湿为先，止以培固脾土为本；将通腑除滞贯彻始终。”由此制定出一套完整的治疗本病的针刺方法，疗效迅速，没有副作用，它通过调动机体的防卫功能，达祛病除邪作用。

【临床表现】

1. 普通型　起病急骤，畏寒，伴高热，继以腹痛、腹泻和里急后重，每天排便 10～20 次，呈脓血便，量少，左下腹压痛伴肠鸣音亢进。一般 1～2 周内逐渐恢复或转为慢性。

2. 轻型　全身毒血症状和肠道表现均较轻，腹痛不著，腹泻次数每日不超过 10 次，大便呈糊状或水样，含少量黏液，里急后重感也不明显，可有呕吐，病程 3～6 天，易误为肠炎或结肠炎。

3. 中毒型　多见于 2～7 岁体质较好的儿童，起病急骤，病初即可有高热，精神萎靡，面色青灰，四肢厥冷，呼吸微弱，神志不清。采集大便检查可见粘脓便，镜下可见大量脓细胞和红细胞。

【鉴别诊断】

1. 阿米巴痢疾　起病一般缓慢，少有毒血症的表现，里急后重感较轻，大便次数亦较少，腹痛多在右侧，典型者粪便呈果酱样，有腐臭，镜检仅见少许的白细胞，红细胞凝聚成团，常有夏科—凡登结晶体，可找到阿米巴滋养体，乙状结肠镜检查，见黏膜大多正常，本病易多见肝脂胖。

2. 流行性乙型肝炎　本病表现和流行季节与菌痢（重型或中毒型）相似，后者发病更急，进展迅猛，且易并发休克，可以盐水灌肠并镜检及细菌培养。

【治疗规范】

1. 治则　清热解表、通腑利湿。

2. 配方　上巨虚、天枢、曲池、内关、足三里、关元、脾俞。

3. 操作　上巨虚直刺 1 寸，使针感向小腿放射，施捻转提插的泻法；天枢穴直刺 1

寸，使针感向小腹部放射，施呼吸补泻的泻法；曲池、内关直刺1寸，令酸胀感向前臂感传，提插捻转的泻法，均施手法1分钟。足三里、关元采用平补平泻的捻转手法，施手法1分钟。

4. 疗程　每日针刺2次，10次为1疗程。

【配方理论】　古人对痢疾早有认识，如“肠癖下脓血”，“下利便脓血”。《诸病源候论》中有：“赤白痢”，“脓血痢”之谓。《济生方》曰：“今之所谓痢者，古所谓滞下也。”现统称“痢疾”。患者以发热、腹痛、里急后重、便脓血为主证。倘若病人正气不足加之失治、误治可迁延成慢性过程，形成“久痢”、“休息痢”。治应清热解毒，通腑利湿，并根据中医辨证施治原则，根据急缓虚实，当泻则泻，当补则补，调其虚实，顾其标本，以变达常。方中上巨虚、曲池、天枢为其主穴，主治肠腑之病，以达清热除湿之功；关元为小肠募穴，可疏调脾胃；中冲要道得展，后天之水得以充实，气血生化之源盈满，正气存内，邪气自退。

【医案精选】　肖某　男　4岁　稚儿　入院日期　1981年8月21日　住院号　10809

主诉：阵发性腹痛，伴呕吐、腹泻4天。

病史：患儿于8月18日午后突然高热40.5℃，无汗、腹部不适，先后呕吐6次，为水和食物，腹泻3天，呈稀水样便，未见脓血，在家用退热药，体温不降，遂去儿童医院急诊，经肛门采便化验，诊为“菌痢”，予静脉输入氢化可的松，四环素等，次日烧退带药回家。19日中午体温复升至39℃以上，腹痛即泻，水样便含杂黏液，又来输液观察，其间腹痛阵阵加剧，患儿哭闹不休，腹泻不止，一天最多达20余次，体温一直持续在39℃以上，后予氢化可的松，阿托品，四环素等治疗，症状稍有缓解，于8月21日收入病房治疗。

查体：体温38.2℃；脉搏100次/分；血压90/60mmHg，患儿神清，精神弱。发育中等，营养欠佳，眼眶凹陷，皮肤皱折，弹性差，咽无红肿，表浅淋巴结未触及，颈软，两肺未见异常，心律规整，心音有力，腹略凹软，无明显压痛，肝脾未触及，肠鸣音活跃，肛门红赤，舌红苔薄黄，脉细数。化验室检查：血常规：白细胞13400/立方毫米，中性80%，淋巴20%；便常规：红细胞10～15/HP，脓球满视野。

印象：

（1）中医：痢疾。

（2）西医：细菌性痢疾。

辨证：时值长夏，暑湿盛极，稚体受邪，脾胃受伤，湿热之邪，壅滞肠道，气机阻滞，里急腹痛欲便，湿热熏蒸故见高热，暑湿秽浊郁遏冲和要道，脾胃升降失常而呕，湿热下迫大肠而泻。

治则：清热解毒，通腑利湿。

选穴：上巨虚　天枢　曲池　内关　足三里　关元

操作：上巨虚直刺1寸，使针感向小腿放射；天枢直刺1寸，针感向小腹放散；曲池、内关直刺1寸，令酸胀感向前臂感传，以上诸穴均采用捻转提插之泻法，施手法1分钟。足三里、关元采用平补平泻的捻转手法，施术1分钟即可。

治疗经过：入院后予支持疗法，解决患儿之脱水状况，未使用抗菌药物。运用上穴治疗1次，腹痛，里急后重消失，治疗2天大便减为每日2～3次，精神好，食欲大振，体温已接近正常水平。后又治疗5次，以巩固疗效。

二、急性胃肠炎

急性胃肠炎多发于夏秋两季，如以呕吐、胃痛为主者为急性胃炎；以腹泻、脐周疼痛为主者为急性肠炎；吐泻均明显者为急性胃肠炎。在中医学中属“吐泻、腹痛、霍乱”的范围。多因饮食不节（洁），暴饮暴食，加之感受寒湿或因热贪凉，重湿内蕴，以致胃肠运化功能失调，水系清浊不分，而呕吐泄泻之证。现代医学认为是由于细菌感染而致的炎症性水泻。从中医角度认识泄泻，古医籍中名目繁多，分类不一。张景岳云：“泄泻之本，无不由脾胃”、“久泻无火，多因脾胃之虚空也。”《难经》则以脏腑主病，分胃泻，小肠泻，大肠泻等。后世医家从内伤分型，如脾虚腹泻、肝脾不和腹泻、食积腹泻等。

【临床表现】 起病急，以大便清稀为临床指征，或大便次数增多，粪质清稀或便次不多，但粪质清稀，甚如水状；或大便稀薄，完谷不化。常兼有脘腹不适，食少纳呆，甚至出现腹痛，腹部下坠感。

【鉴别诊断】

1. 急性痢疾　流行季节有腹痛，脓血样大便，灼热，里急后重明显，甚至神志不清，粪便镜检可见大量的脓细胞和红细胞。

2. 阿米巴痢疾　里急后重，粪便呈现果酱样，粪便检查可见阿米巴滋养体。

3. 流行性乙型脑炎　发病急，除有高热、腹泻、呕吐外，头痛明显，易并发休克。

4. 急性阑尾炎　呕吐泄泻明显，右下腹压痛明显，发热，粪便检查阴性。

【治疗规范】

1. 治则　健脾和中、除湿理肠。

2. 配方

（1）经穴刺法：上巨虚、天枢、关元、梁门、足三里、脾俞、胃俞。

（2）温针法：关元、足三里、肾俞，分别针后加灸或直接灸。

3. 操作

（1）经穴刺法：上巨虚直刺1.5寸，针感沿经下行，施捻转泻法1分钟；天枢直刺1.5寸，施提插泻法局部酸胀为度；关元直刺2寸，梁门直刺1.5寸，采用呼吸补泻之补法，令酸胀感由局部向四周放散，施手法1分钟；足三里针2寸，令针感沿经上传，施捻转补法，做手法1分钟；脾俞、胃俞均取双侧，向脊柱方向斜刺进针1～1.5寸，施捻转补法，手法实施1分钟。

（2）温针法：关元、足三里、肾俞，对于重湿型泄泻在针刺手法实施后加上艾灸或直接用艾条灸上述穴位以局部皮肤潮红为度。

4. 疗程　每日针刺2次，上、下午各1次，7天为1疗程，一般1疗程后巩固治疗再需1疗程。

【配方理论】 从中医角度认识腹泻又称泄泻，古医籍中名目繁多，分类不一。湿为泄泻的主要因素。即脾虚湿盛为其发病关键。古今在治疗中以运脾化湿为原则，体虚者兼以温肾补脾，配方中应用天枢取其为大肠募穴之特性，意在调整脾胃，加之与脾俞、胃俞相配为俞募配穴法，可达通调胃肠之功。上巨虚为手阳明之下合穴，合治腑病。重湿盛者以足三里、关元、肾俞行温针灸意达温补脾肾，祛湿止泄之功。《医学中读》谈到泄泻治法有九种，其中之一为祛湿。

【医案精选】 梁某 男 64岁 干部 入院日期 1981年6月30日 住院号 10635

主诉：腹痛，腹泻伴呕吐36小时。

病史：患者28日晚饮食油腻，夜寐偶感寒凉之邪，6月29日晨5时突然腹痛而后腹泻水样便，量多。自服藿香正气水2瓶，症状未见缓解。24小时先后腹泻10次之多，仍为水样便，每次量多，于晚上5时自服痢特灵2片，服后症状缓解，于晚11时30分病情加重，主诉头晕、腹痛，先后腹泻两次水样便，身热，自行处理予安痛定、庆大霉素肌内注射，经治疗后至今晨8点腹痛、腹泻减轻。同时复查血压200/100mmHg，予利血平1mg肌内注射。于午后1时患者腹痛腹泻加重，呻吟不止，先后腹泻3次，为水样便，同时呕吐4次为食物，静脉补液，经治疗病情稍有缓解，收入院。

现症：胃脘及腹部疼痛，便泻稀水，恶心呕吐，发热恶风寒，腹疼按之不减，得温则舒，舌苔白腻，脉弦缓。

查体：神清合作，发育中等，营养欠佳，体瘦，自动体位，双瞳孔等大等圆，光反射存在，颈软，皮肤及巩膜无黄染，双颈内动脉搏动对称，表浅淋巴结未触及，咽无红肿，扁桃体无肿大，气管居中，胸廓对称，心界不大，心率80次/分，律整，两肺呼吸稍粗，腹平软，无压痛、反跳痛，肠鸣音亢进，肝脾未触及，舌红苔白微腻，脉弦滑。查便常规为黏液样便，白细胞10～12。血常规：白细胞9200/立方毫米，中性75%。

印象：

（1）中医：泄泻、呕吐。

（2）西医：急性胃肠炎。

辨证：患者年事已高，恣食肥甘，又贪凉近冷，克伤脾胃之阳气，胃气受损不能下降，逆上而作恶心、呕吐，脾气受损升清之气失常，下行则腹泻，中焦之气机不畅，水谷不能分别清浊，气血逆乱，故胃脘及腹部疼痛，且呈稀水便，泄泻频作伤及胃阳故喜暖，拒按为实邪未解。

治则：和胃降逆，理气导滞。

选穴：曲池 风池 足三里 中脘 脾俞 公孙 内关

操作：曲池屈肘直刺1.5寸，令酸胀感向手腕放散；风池直刺1寸，令局部酸胀为度；内关直刺1.5寸，令酸胀感向腕关节放散；公孙直刺0.5寸，令局部酸胀，诸穴均施捻转提插之泻法。脾俞直刺，微斜向横突，施捻转补法，令麻电感向前放射；中脘直刺2寸，二穴均施捻转提插之补法。

治疗经过：经2天治疗后患者已不呕吐，腹痛减轻，大便为水样便，血常规正常，体温37.2℃，4天后，患者自觉腹痛消失，精神较好。查便常规白细胞1～2，红细胞0～1，潜血微显，第五天大便一次为黏液，便常规报告为不消化样便，一周后大便已成形，便常规正常，腹未痛，体温正常，其余无不适。

三、慢性结肠炎

慢性结肠炎是一种原因不明的结肠炎，病变主要限于结肠的黏膜，且以溃疡为主，多累及直肠和远端结肠，但可向近端扩展，以至遍及整个结肠。本病可见于任何年龄，但以青壮年最多见，男性多于女性。中医认为本病多因精神刺激和饮食不节所致，后世医家从内伤分型如脾虚腹泻、肾虚腹泻、肝脾不和腹泻、食积腹泻等。慢性腹泻可反复发作，有的随个人体质、季节、地域不同，又有各自不同的兼证。现代医学认为本病可能与免疫、遗传、感染、精神因素等有关，亦有因过敏所引起。目前大多数学者认为，自身免疫机制的参与、遗传因素作为背景，至于其他因素则为诱发因素而已。

【临床表现】

1. 血性腹泻　粪中含血、脓和黏液，2～4 次/日。

2. 腹痛　呈阵发性痉挛性绞痛，排便后疼痛可缓解。

3. 伴有上腹部饱胀不适，恶心、呕吐等。

4. 厌食，体重下降，可有发热。

【鉴别诊断】

1. 慢性细菌性痢疾　有明确的细菌性痢疾史，从粪便、直肠或内窥镜检查时所反馈的渗出物进行培养，可分离出痢疾杆菌。

2. 慢性阿米巴肠病　以近端结肠为主，溃疡的边缘为潜行性，介于溃疡之间的结肠黏膜正常，粪便中可找到该组织阿米巴包囊或滋养体。

3. 血吸虫病　有与流行疫水接触史，粪便可见血吸虫卵或孵化生蚴阳性，肝脾肿大。

4. 结肠癌　直肠指诊和内窥镜检查可见癌肿。

【配穴原则】

1. 治则　健脾和胃、除湿理肠。

2. 配方

（1）取穴：上巨虚、天枢、关元、梁门、足三里、三阴交、脾俞、胃俞。

（2）灸法：足三里、关元、天枢麦粒灸。

（3）拔火罐：天枢、关元、足三里、大肠俞、小肠俞，本法通用于各型泄泻。

（4）耳针：选大肠、小肠、下脚端，肺、脾中的 2～3 穴捻转中强刺激。

3. 操作

（1）经穴刺法：梁门直刺 1.5 寸，关元直刺 2 寸，令酸胀感由局部向四周放射，采用呼吸补泻之补法，施手法 1 分钟；足三里针 2 寸，令针感沿经上传，三阴交针 1.5 寸，二穴施捻转补法，做手法 1 分钟；天枢直刺 1.5 寸，施提插泻法局部酸胀为度；上巨虚直刺 1.5 寸，针感沿经下传，施捻转泻法 1 分钟；脾俞、胃俞向脊柱方向斜刺 1 寸，施捻转补法 1 分钟。

（2）灸法：足三里、关元、天枢穴用艾条温灸，每对穴各灸 2 分钟，以局部皮肤潮红为度。

（3）拔火罐：天枢、关元、足三里、大肠俞、小肠俞，用不同口径的罐施拔罐法，时间为 10 分钟。

（4）耳针：选大肠、小肠、下脚端，肺、脾中的2～3个穴施中、强度刺激，留针20～30分钟。

4. 疗程　每日2次，上、下午各1次，10次为1疗程。

【配方理论】 天枢为大肠募穴，上巨虚为手阳明下合穴，可达通调胃肠气机之功。脾俞、胃俞调补中气，以资生化之源；关元、足三里针刺或灸，培补肾中之阳，以化病滞。虚重者灸疗取其温养脾肾、熟腐水谷之功，属治本之法。

【转归及预后】 脾主运化，人体的营养精微，有赖于脾的运化输布，肠有分清别浊的功能，若出现障碍则肌肉四肢得不到应有的营养，因此应及时治疗若延误则可能出现：

1. 脾肾阳虚，形寒肢冷，面色㿠白，形体衰。

2. 脾胃不和，胃失受纳，胃脘痛。

泄泻的治疗，一般疗效较好，但应及时施治，防止急性转为慢性。

【预防与调护】 泄泻的预防应注意饮食卫生，并养成饭前便后洗手的习惯，其调护应注意忌食生冷或刺激性食物，进食宜稀软。

【临证提要】 泄泻是临床常见病种，针灸对其有一定的临床疗效。尤其在缓解疼痛方面，收效迅速。但是，临床治疗应详细审其病因。泄泻的治疗应以健脾利湿为主，寒者温之，热者清之，虚者补之，实者泻之，辨清寒热虚实，针到泄止。

【医案精选】 张某　女　43岁　工人　就诊日期　1988年3月2日　门诊号　50012

主诉：大便溏泻偶伴腹痛14年，近两月加重。

病史：14年前因忧思劳累，饮食不节出现食后腹痛，大便溏泻，尤以进食油腻为甚，有时大便一日数行，食欲不振，2月前，偶食油腻，旧症又发，多处医治无效，来我科求治。

查体：形体消瘦，呈疲倦面容，查右下腹有压痛，腹胀，便常规未见红、白细胞。舌红苔白微腻，脉沉细。下消造影："慢性结肠炎"。

印象：

（1）中医：泄泻。

（2）西医：慢性结肠炎。

辨证：饮食不节，脾失运化，大肠传导失司，发为泻泄便溏。

治则：健脾利湿，疏利传导。

选穴：天枢　大横　水道　归来　外水道　外归来　曲池　上巨虚　内关　人中

操作：天枢取双侧，呼吸泻法；大横、水道、归来、外水道、外归来均取左侧，捻转泻法；曲池，提插捻转泻法；上巨虚提插补法；天枢针而灸之。内关捻转提插泻法，人中施雀啄手法。

治疗经过：采用上法治疗1周，腹痛消失，3周后，大便成形，4周后，大便由饭后即排改为日1行，6周后，食欲正常，经两个月治疗，消化功能正常，体重由43公斤增至58公斤，可小量进食油腻而大便正常。

【临证提要】 泄泻是临床常见病种，针灸对其有一定的临床疗效。尤其在缓解疼痛方面，收效迅速。但是，临床治疗应详细审其病因。泄泻的治疗应以健脾利湿为主，寒者温之，热者清之，虚者补之，实者泻之，辨清寒热虚实，针到泄止。

第三十三节　便秘（习惯性便秘）

便秘是指大便涩滞秘结不通而言。通常分为器质性和功能性二种，本节主要介绍习惯性便秘、老年性便秘、体虚性便秘。中医和西医对本病病因的认识比较接近。中医学认为：本病多由脾胃失运和大肠传导失司所致，并与饮食劳倦、年老津衰、久病体弱等多种因素有关。现代医学认为：本病常继发于不良的饮食习惯，生活习惯。由腹肌、肛提肌及肠壁平滑肌收缩力减弱造成。针刺治疗在促进肠蠕动，增加直肠收缩力方面效果卓著。因此，针刺是治疗便秘的有效方法之一。

【临床表现】 粪便干结，排便费力，或无力排出，甚至粪便呈羊粪状。由于用力排出坚硬的粪块，可引起肛门疼痛、肛裂，甚至诱发痔疮，常伴有腹痛腹胀，恶心，食欲减退，疲乏无力。

【鉴别诊断】 习惯性、体虚性、老年性便秘是便秘中较常见的几种类型，还有一些疾病也可以出现便秘的特有症状，在此应进行认真鉴别。

1. 直肠和肛门的病变　其排便困难是由于直肠炎、痔疮、肛裂、肛周脓肿引起肛门疼痛和痉挛造成，应以资鉴别。

2. 结肠病变　由于结肠的良、恶性肿瘤、肠梗阻、肠粘连、先天性巨结肠症等影响了粪便的推进机制而造成的便秘，应与本病鉴别。

3. 内分泌、代谢障碍性疾病　甲状旁腺功能亢进时，肠肌松弛，张力减低；甲状腺功能减退时，肠动力减弱，尿崩症伴失水，糖尿病并发神经病变时均可出现便秘。如便秘症状发生于上述疾病之后，则应诊断为上述相应疾病。

4. 神经系统疾病，如截瘫、多发性神经根炎等累及支配肠的神经时可发生便秘。注意其特殊的原发病，将不难与本节介绍的几种便秘相鉴别。

【治疗规范】

1. 治则　疏通脾胃、通便导滞。

2. 配方

（1）针刺：丰隆、左水道、左归来、左外水道、左外归来。

腹中冷痛，大便艰涩不易排出，加刺气海、关元、针后加灸。有便意努责乏力加刺脾俞、胃俞、足三里。腹胀、便秘口干者加刺合谷、天枢、内庭。

（2）耳针：取穴：大肠、直肠下段、交感、小肠、神门。

（3）温灸：对老年、体虚便秘者可温灸神厥、气海、关元，以助阳导滞。

3. 操作

（1）针刺：先针双侧丰隆穴，进针 1～1.5 寸，施捻转泻法 1 分钟。左水道、左归来及左外水道、左外归来均直刺 1～1.5 寸，施捻转泻法 1 分钟，留针 20 分钟。

（2）耳针；强刺激留针 1～2 小时，留针期间捻转 2 次。

（3）温灸：气海、关元针后加灸，以提插补法针刺得气后，用 1 寸艾炷置针柄上灸之，燃尽为度，神厥灸而不针，医生持艾炷温灸 15～20 分钟。

4. 疗程　针灸每日 2 次，耳针每日 1 次，以上各型便秘疗程均为 1 个月。

【配方理论】 便秘属中医学“脾约”、“大便难”范畴，是临床较多见病种之一。该病源于《金匮要略·五脏风寒积聚》：“趺阳脉浮而涩，浮则胃气强，涩则小便数，浮涩相搏，大便则坚，其脾为约……”究其病机《景岳全书·秘结》云：“秘结一证，在古方书有虚秘、风秘、气秘、热秘、寒秘、湿秘等说。而东垣又有热燥、风燥、阳结、阴结之说，此其主名太烦，又无确据，不得其委，而徒滋疑惑，无不为将证之害也，不知此证之当辨者，则曰阴结、阳结而尽之矣。”根据“阴结”、“阳结”这个总病机，我们通过多年的临床研究认为：针刺能通过调整阴阳来通便开结，具体表现在针刺能明显增加肠蠕动，增强大脑皮层和腰骶部脊髓内低级中枢对排便反射的调节，提高腹肌、肛提结肠平滑肌的紧张性，而逐渐改善胃肠道平滑肌的运动障碍，以达到加速肠内废物的排泄作用。

该病的关键在于腑气不通，传导失司，治疗当责之于足阳明胃、足太阴脾与足少阴肾。《灵枢·杂病》：“腹满、食不化、腹不化，腹响响然，不能大便，取足太阳”，“腹满，大便不利，腹大，亦在走胸嗌，喘息喝喝然，取足少阴。”本法中的丰隆、为胃之络穴，别走太阴，能调节脾胃功能，水道、归来、外水道、外归来，为脾胃经脉所过，有调节脾胃、宣通三焦气机之功能。三焦通利，脾胃运化功能正常，则大肠腑气通调，便结自解。故可用于各证型之便秘。配以气海、关元针而灸之，可助阳导滞，温煦下焦以散凝结，使“肾阳复振，秘结自通。”

第三十四节 瘛疭

一、舞蹈病

舞蹈病分为原发性舞蹈病和继发性舞蹈病两个类型。本节将介绍原发性舞蹈病的针刺配方。原发性舞蹈病中医称之为瘛疭。中医学认为：本病主要由于先天之气不足，后天将宜失度，以致脾、肾两亏，精、气、血化生之源不足，肝不藏血，筋脉失去濡养而致病。因肝虚内风宜动，每于外感风邪侵入、发热时，常内外风合而发病。本病除与肝脏功能失调有关外，还与脑心有密切关系。脑为元神之府，心主神明。表现为神不守舍，神明失用。现代医学认为：本病与风湿病有关，是风湿热的一种表现，其主要病理改变为基底节、大脑皮质、脑干和小脑等处出现散在的动脉炎和神经细胞变性。这种病理改变可能与纹状体、多巴胺功能亢进有关。针刺治疗可调节脑血管及脑神经、改善脑部血液循环，以改善动脉炎症及神经细胞变性状况。

【临床表现】 内外相感、肝风内动：肢体不规则的舞蹈样动作，头动项摇，或皱额，口歪，泛眼，吐舌，情绪波动时加重，睡眠时消失，情绪不稳，可有狂躁、幻觉等或发热，舌红，脉数。

阴血不足、血虚生风：平素气血不足，渐发头动项摇，或挤眉弄眼，噘嘴弄舌，或四肢不自主舞动，心悸失眠，烦躁不安，神疲纳少，口干津少，舌淡，脉细。

【鉴别诊断】 舞蹈病作为一种症状出现于临床。但一些其他疾病也时而出现类似舞蹈样症状，因此，在治疗舞蹈病患者时应认真进行鉴别诊断。

1. 抽动秽语综合征　多见儿童，表现为持久性多发性面、躯干、四肢的抽动和发出如狗犬、猪嚎的怪声，或模仿他人的语言或动作等行为。

2. 药物诱发的多动症　亦可出现舞蹈样动作，在服用强安定剂特别是酚噻嗪类，或丁酰本类后发生。有在服药后即时发生和服药或停药后发生之分，凭有服药史可鉴别。

3. 脑血管性舞蹈症　一些老年脑血管病中，常出现半身舞蹈样动作，多因为苍白球、纹状体、尾状核变性而发生。可做头颅CT进行诊断。

4. 妊娠舞蹈病　妊娠舞蹈病的临床表现与较重型舞蹈病类似，多见于年轻的初产妇，而且多半是在妊娠期的前半期发病。舞蹈症可于妊娠中期或分娩后自行停止，也可于人工流产后立即停止。因此，妊娠是最好的鉴别点。

5. Huntington氏舞蹈病　属于常染色体显性遗传病变，病人的发病年龄多在30～45岁以后，少数发生在儿童期。舞蹈动作较缓慢，早期即有智能减退，并呈进行性痴呆。患者常有明显家族史。脑造影可见双侧的侧脑室呈均匀性扩大，显示有普遍脑萎缩。病程为进行性发展，少有缓解。

6. 习惯性抽搐　是颜面部或颈、肩等处有些肌群急促的、刻板式的抽动，属于功能性，有时颇难与舞蹈病相鉴别。两者的区别在于习惯性抽搐常局限于同一肌肉或同一肌群的抽动，短时间内可加以控制，注意时或情绪紧张时可增剧，症状为长年累月，少有缓解或发展，肌张力通常无改变，少有精神障碍。

【针刺配方】

1. 治则　总则：醒脑安神。内外相感、肝风内动：平肝熄风；阴血不足、血虚生风：养血熄风。

2. 配方

（1）经穴刺法

主穴：内关、人中、风府、后溪、申脉。

配穴：

内外相感、肝风内动：风池、合谷、太冲。

阴血不足、血虚生风：足三里、复溜、脾俞、胃俞。

（2）耳针疗法：脑点、神门、手、胫、口、躯干。

（3）头针疗法：舞蹈震颤控制区。

（4）电针疗法：风池、曲池、合谷、太冲、足三里。

3. 操作

（1）经穴刺法：先令患者坐位，垂头取风府穴，直刺约1寸，施雀啄手法，当电击感达全头或上肢后即刻出针；复令患者仰卧，直刺双侧内关穴，施捻转提插泻法；人中穴针尖刺向鼻中隔，施雀啄手法，以眼球湿润为度；后溪、申脉穴直刺，施捻转、提插泻法。

内外相感、肝风内动：风池穴向对侧眼球斜刺，进针1寸，施捻转补法1分钟；太冲、合谷穴直刺0.5寸，施捻转泻法。

阴血不足、血虚生风：足三里穴直刺1～1.5寸，施捻转补法；复溜穴直刺1寸，施捻转补法；脾俞、胃俞均向脊柱方向斜刺施捻转补法。

（2）耳针疗法：王不留行籽以胶布粘贴于所选穴上，每日按压2～3次。

（3）头针疗法：一侧症状者针刺健侧，双侧症状者针刺两侧，每日1次。

（4）电针疗法：各穴在进针得气后接脉冲电，频率以患者可耐受为度，10～15分钟，每日1次。

4. 疗程

（1）急性期：经穴刺法，每日2次；耳针疗法隔日1次；头针、电针每日1次。15天后视其症状改善程度，经穴刺法每日1次；耳针每周2次；其他刺法隔日1次。

（2）稳定期：经穴刺法每日1次，耳针、头针电针隔日1次，疗程一般为1个月。

（3）后遗症期：（45天以上）治疗方法同症状改善后的治疗，但疗程长，预后不可估测。

【配方理论】 舞蹈病，中医学归属于瘛疭范畴，是临床常见病之一。古代有很多记载。《温病条辨·痉病瘛病总论》："瘛者，蠕动引缩之谓，后人所谓抽挛、抽搦、古代所谓瘛也。……"《张氏医通》："瘛者，筋脉拘急也，疭者，筋脉弛纵也，俗谓之搐。"后又有一些医家多有论述，如《温病条辨白话解》"瘛者，蠕动引缩之谓，后人所谓抽挛抽搦，古人所谓瘛也。"我们通过多年的临床治疗及研究认为：舞蹈病是针刺治疗较好的适应证之一。舞蹈病的发生与筋膜不能直接受肝之阴血滋养有关。当肝之阴血不足，经脉筋骨失养，可致筋脉及关节运动失常。另外感受热邪，同气相感，引动肝风，上扰神明，可引起肢体不规则舞蹈样动作。关于针刺治疗舞蹈病早于《针灸大成》等书中就有记载，如"眼睑瞤动，头维、攒竹。"等。但治疗应注重醒神开窍，因此在前人平肝熄风、养血熄风的基础上制定了以醒脑为主的治疗原则。以内关、人中作为主穴，取得了很好的效果，更加完善了该法的完整性和科学性。

【医案精选】 张某　男　60岁　农民　入院日期　1981年10月19日　住院号　11054

主诉：右上下肢舞动1个月，近半月加重。

病史：患者于9月19日在田间劳动时，突觉头晕，视物模糊，右上肢不自主动作不能控制，约3分钟后缓解。9月24日，29日相继又出现上述症状，即到县医院就医，未予确诊。以后右上肢舞动频繁出现，发展至右下肢亦有不自主动作，睡眠时消失，且记忆力减退。于10月5日来门诊，经10次针灸治疗，患者不自主动作稍有减轻，每一次舞蹈动作间隔时间延长，于10月19日收入住院。

查体：精神好，形体胖盛，面色红润，两目少神，右上下肢舞蹈样不自主动作，以上肢明显，记忆力减退，语言謇涩，舌质红，苔薄黄，脉弦。脑神经（－），四肢肌张力偏高，生理反射存在，病理反射未引出，指鼻试验右侧不准确，心肺（－），肝脾未触及，血压160/100mmHg。

印象：

（1）中医：瘈疭。

（2）西医：老年性舞蹈病。

辨证：患者平素性情郁闷，喜食肥甘之品，久则湿聚生痰。肝为刚脏，喜调达而恶抑郁，情志不舒，郁结化火，火动则阳失潜藏，阳亢则风自内生，风火相煽，挟痰上冲于脑，扰乱清空则头晕，目不明，走窜经络则肢体舞动。舌红，苔薄黄，脉弦为阴虚阳亢之象。

治则：平肝熄风，涤痰通络。

选穴：风池 百会 太冲 合谷 丰隆 风府

操作：风池直刺1.5寸，施捻转补法，行手法1分钟；百会平刺0.5寸，施捻转平补平泻法；太冲直刺1寸，施捻转泻法；合谷直刺1寸，施捻转泻法；丰隆直刺1.5寸，施捻转泻法；风府针向下颌方向斜刺2.5寸，施雀啄泻法，以放电感传向一侧或四肢为度。

治疗经过：上穴日针1次，11次治疗后右下肢恢复正常，右上肢不自主动作次数减少，19次后症状完全控制，继续巩固治疗2周，不自主动作完全消失，痊愈出院。

二、震颤麻痹

震颤麻痹又称帕金森病，是发生于中枢神经系统的疾病，分原发性震颤麻痹和继发性震颤麻痹两类。本节将介绍震颤麻痹的针刺配方。震颤麻痹中医称之为“瘛疭”。中医学认为：肝肾阴虚等原因引起肝风内动而致；现代医学认为：与黑质和黑质纹状体通路的变性有关。其病理改变为，在病人黑质严重破坏，不能制造DA时，此通路的神经纤维也变性，导致神经末梢处DA的不足，这一纹状体抑制性神经递质与纹状体兴奋神经递质的乙酰胆碱失去平衡状态，就出现了震颤麻痹症状。而针灸治疗震颤麻痹，可能有改变神经递质变化的作用，而治疗效果显著。因此针刺治疗震颤麻痹是有效方法之一。在治疗震颤麻痹的过程中，注重了肝风内动而致发病，且心主神志，为五脏六腑之大主的理论，制定了以醒脑开窍、熄风为主的针刺治疗方案，临床收到了较好的治疗效果。

【临床表现】 本病主要症状为肢体震颤，齿轮样强直，手呈搓丸样动作，表情呆板等。中医根据兼有症状不同分为四型。

1. 肝风内动 眩晕欲仆，头摇，项强肢颤，语言謇涩，手足麻木，步态不稳，舌红苔白，或腻，脉弦有力。

2. 痰热动风 形体丰腴，神呆懒动，胸脘痞闷，头晕项强，肢体颤动，舌红，苔黄腻或白腻，脉弦滑或数。

3. 肾阴不足 形体消瘦，头晕耳鸣，失眠多梦，盗汗，急躁易怒，腰膝酸软，肢体麻木，项背拘急，头项摇动，肢颤日久不愈，步行不稳，动作迟缓，舌暗红，少苔，脉弦细。

4. 气血两虚 肢体震颤，久不得解，程度或轻或重，面色不华，神呆懒言，心悸失眠，肢软无力，颈项拘强，头晕自汗，步态不稳，舌淡伴齿痕，苔薄白，脉沉细无力。

【鉴别诊断】 震颤麻痹是以肢体震颤为主要症状的疾病，但有很多疾病均可以出现类似震颤麻痹的症状，因此在治疗震颤麻痹患者时应认真进行鉴别诊断。

1. 精神性震颤 特点是震颤的节律性不明显，时轻时重，时而较粗大，时而较细微，病人在注意时震颤常加重，用暗示方法也可使震颤减轻或加剧，通常无肌张力改变和运动减少的特点，也不具有震颤麻痹面容和姿态。

2. 老年性震颤 是细微的震颤，初期只有在运动时出现震颤，以后在静止时也有出现，病人并无肌张力增强和运动减少的特点。

3. 家族性震颤 （遗传性震颤、原发性震颤）是常染色体显性遗传病，常发生于一个家族的几代成员中，震颤是本病的唯一症状，其速度快于帕金森氏病震颤，大多在25岁前发作，震颤在一生中均存在。无肌强直和特殊姿态、运动减少等症状。

4. 甲状腺功能亢进性震颤　震颤通常很微细，多局限于手指，两手平伸或用力时才明显，由于病人有甲状腺功能亢进症等其他病症，故易与震颤麻痹相鉴别。

5. 脑炎后震颤麻痹综合征　首先有脑炎病史，常见动眼危象，皮脂溢出及流涎增多。见于腔隙状态的血管性震颤麻痹综合征，是由纹状体的腔隙中风引起，以步态障碍为突出，可有痴呆和锥体束征，而震颤、运动徐缓少见，可由 MRI 或 CT 扫描确诊。

6. 多系统变性　由多系统变性引起的帕金森叠加综合征、不自主运动、眼球运动障碍、直立性低血压、运动神经元病及痴呆等方面的表现。

7. 中毒性　一氧化碳中毒、酒精中毒、安定剂过量等均可引起震颤，表现为记忆力减退、定向力丧失或减弱、智力衰退、痴呆等。部分因药物中毒造成震颤的病人在停药后症状可缓解。

8. 动脉硬化性：多起自一侧。病人常伴有大脑皮质供血不足的表现，如头晕、睡眠障碍、记忆力锐减等症状，并可有单侧或双侧的锥体束征、假性延髓麻痹等现象。

【针刺配方】

1. 治则　以"醒脑开窍"为主。肝风内动：平肝潜阳、熄风通络。痰热动风：清热化痰、熄风止颤。肝肾阴虚：滋补肝肾、育阴熄风。气血两虚：益气养血、熄风活络。

2. 配方

(1) 经穴刺法

主穴：内关、人中、风池、太冲、百会。

辅穴：

肝风内动：风府、合谷；

痰热动风：合谷、丰隆、中脘；

肾阴不足：复溜、后溪、三阴交；

气血两虚：足三里、三阴交、血海；

(2) 头针疗法：取前神聪到悬厘连线，此线称顶颞前斜线，此线上 1/5 段主治下肢震颤，中 2/5 段主治上肢震颤，下 2/5 主治头摇、嘴震颤。一侧震颤针对侧顶颞前斜线，双侧震颤针双侧顶颞前斜线。

(3) 电针疗法：百会、悬厘。

3. 操作

(1) 经穴刺法：内关穴，直刺 0.5～1 寸，施捻转泻法 1 分钟。人中穴，施雀啄手法，至眼球湿润或流泪；风池穴向对侧眼球方向斜刺，进针 1～1.5 寸，施捻转泻法；太冲穴，直刺 0.5～1 寸，施捻转泻法；百会穴，向后沿皮刺一寸，施捻转平补平泻法，令局部酸麻胀感。

风府穴，直刺 1～1.5 寸，施捻转泻法，令针感向局部或四肢放射；合谷穴，直刺 0.5～1 寸，提插泻法，令针感向手指传导；丰隆穴，直刺 1～1.5 寸，施提插泻法；中脘穴，直刺 1～1.5 寸，施捻转泻法；三阴交穴，直刺 1～1.5 寸，施提插补法；复溜穴，直刺 1～1.5 寸，提插补法；太溪穴，直刺 1 寸，施捻转补法；足三里穴，直刺 1～1.5 寸，施捻转补法；血海穴，直刺 1～1.5 寸，施捻转补法。

（2）头针疗法：一般斜刺进针，进针深度为0.5～1寸，进针后捻转3～5分钟，留针5分钟，再捻转、再留针，反复3次，即可出针。

（3）电针疗法：进针后稍捻转，得气后连接电极，刺激强度以病人感觉适宜为度，通电20～30分钟。

4. 疗程

（1）初期：经穴刺法，每日2次；其他刺法每日1次；2周内应不间断治疗。2周后视其症状可改为经穴刺法每日1次，其他刺法每日1次，或隔日1次。初期疗程一般为1个月。

（2）稳定期：经穴刺法每日1次；其他刺法隔日交替使用，疗程2～3个月。

（3）后遗症期：经穴刺法每日1次，但疗程延长，预后较前2期差。

【配方理论】 震颤麻痹在中医学中归属于“瘛疭”范畴，是临床常见病种之一。该病源于《黄帝内经》。经曰：“诸风掉眩，皆属于肝”。《张氏医通·卷六》“有头动而手足不动者，盖木生风生火，上冲于头，故为颤振，若散于四末，则手足动而头不动也。”《医宗·己任篇》“大抵气血俱虚，不能荣养筋骨，故为之振摇，而不能主持也。”震颤麻痹是针灸治疗效果较好的病证。我们通过多年的临床及研究，认为针刺治疗震颤麻痹可明显改善症状，针刺可能有控制神经变性的作用，促进血液循环，改变病理状态。震颤麻痹与肝肾有关，尤其与肝的关系更为密切，大部分病人因肝肾阴虚，不能滋养肝木、血虚生风，风盛则动，而震颤不已。另外，“脑为元神之府”为五脏六腑之大主，脑神不足，调控失司，神不导气，震颤不得自控。针刺治疗震颤麻痹在古代有很多记载，如《普济方》“曲池……主手不得举，瘛疭癫疾”。

三、小儿多动症

小儿多动症是以患儿注意力不集中，精力涣散、多动、冲动、任性、肢体无规则不自主活动过多为主要表现的疾病。又称脑功能轻微失调及注意缺损障碍。中医称之为“瘛疭”。本节将介绍小儿多动症的针灸配方。中医学认为，本病的发生是先天禀赋不足，肾髓亏虚使精血更感不足，神气怯弱，阴不配阳而致；现代医学则认为，到目前为止，该病的病因尚不明了，很可能是有多种原因引起的综合征，而遗传因素起主要作用。其病理改变可能由于中枢神经的神经递质缺乏，导致患儿的大脑皮质控制能力减退所引起。针刺治疗可以调理神志，补益肾精，调理阴阳平衡。因此，针刺是治疗小儿多动症的有效方法之一。尤其在发病初期接受治疗，效果更佳。

【临床表现】 好动、肌肉运动过多、注意力不集中、冲动、任性、躁动不安、甚至造成学习困难，夜寐不宁、盗汗、易醒、小便频数、舌红、苔薄白、脉沉细、或指纹淡紫。

【鉴别诊断】

1. 小儿抽动症　以瞬目、一侧面部抽搐，张口鼻煽，鼻音说话，多作咀嚼声，点头或摇头，抬肩甚至舞蹈样动作，但通过分散注意力可消除这些表现，也不伴智力障碍。

2. 舞蹈病　表现为肢体不规则的舞蹈样动作并伴有挤眉弄眼、撅嘴弄舌等动作，但通过有无风湿病史可鉴别。

【治疗规范】

1. 治则　滋肾填精、醒神调督。

2. 配方　内关、人中、印堂、上星透百会、足三里、太溪。

3. 操作　内关直刺0.5～1寸，施捻转提插相结合泻法，令针感向中指放散；人中向鼻中隔下斜刺0.3寸，施雀啄手法；印堂刺向鼻根0.5寸，施雀啄手法；上星向后沿皮刺透向百会，均施捻转补法；足三里直刺0.5～1寸，施提插补法，令针感向下放散。太溪向外踝方向斜刺0.3～0.5寸，施捻转补法。均留针20分钟。

4. 疗程

(1) 发病初期：经穴刺法，每日1～2次；其他疗法隔日1次，2周内不可间断治疗。于2周后视其症状改善情况，可改为经穴刺法每日或隔日1次；其他刺法每周2～3次。一般疗程为1个月。

(2) 稳定期：经穴刺法，每日或隔日1次；其他刺法每周2～3次。应巩固治疗1个月。

【配方理论】　小儿多动症，中医学归属于“瘛疭”范畴内，系由小儿先天禀赋不足，后天失养以及不内外因伤及脑络而致元神失养，阴阳失调。对此，中医学早有记载。《素问·生气通天论》曰：“阴平阳秘，精神乃治。若阴阳失调，则形病用神或形神并病”说明小儿多动症即是这种身心疾病。《温病条辨·解儿难》曰：“惊恐内迫五志，动极皆阳。”都说明了阴阳失调是小儿多动症的病理机制。针刺是治疗小儿多动症的有效方法之一。通过多年的临床实践及研究，就小儿多动症而言，先天不足，阴阳失调是其主要发病原因。肾为先天之本，主骨生髓，“诸髓者皆属于脑”。因肾气不足，髓海空虚，导致元神失养，督脉失调；因四肢为诸阳之末，故神妄气乱而多动。所以，治疗小儿多动症以调神滋肾为主要治疗原则，使用内关、人中、印堂等调神穴位，提高了疗效。

【医案精选】　王某　男　9岁　学生　初诊日期　2003年7月21日　门诊号　60858

主诉：颈、头、面颌不自主乱动，恙延1年。

病史：患者1年前出现颈、头、面颌不自主乱动，注意力不集中，未予以重视，至今病情有所加重，患者表现冲动、任性、躁动不安、甚至造成学习困难，故来就诊，现患者颈、头、面颌不自主乱动，注意力不集中，夜寐不宁，易醒，二便尚可，饮食正常。

查体：患者发育正常，神经系统检查未见异常。舌边尖红，苔薄白，指纹淡紫，脉弦数。

印象：

(1) 中医：瘛疭（心肝郁热型）。

(2) 西医：小儿多动症。

辨证：患者先天禀赋不足，后天失养以及不内外因伤及脑络而致元神失养，阴阳失调。肾水不能滋养肝木，肝火上炎，心肝郁热，热扰神明，而致颈、头、面颌不自主乱动，注意力不集中，夜寐不宁。

治则：清心泻热，滋肾养肝。

选穴：中冲　合谷　太冲　印堂　上星透百会　足三里　太溪

操作：中冲点刺放血，隔日1次；合谷、太冲均直刺0.5～0.8寸，捻转泻法；印堂刺向鼻根 0.5 寸，施雀啄手法；上星向后沿皮刺，透向百会，均施捻转补法；足三里直刺 0.5～1 寸，施提插补法，令针感向下放散；太溪向外踝方向斜刺 0.3～0.5 寸，施捻转补法。均留针 20 分钟。隔日 1 次，2 周为 1 疗程。

治疗经过：经过 2 个疗程的治疗，患者颈、头、面颌不自主乱动明显减轻，注意力较为集中，夜寐安宁。继续巩固治疗 10 次，患者症状基本消失，可以集中精神学习。

四、小儿抽动症

小儿抽动症是一种神经系统疾病，以头面部、肢体或躯干部的肌肉抽动和发声为主要特征，本病属中医"瘛疭"、"搐搦"范畴，中医学认为：因精神刺激、情志抑郁而使肝失疏泄，气机不畅，形成肝气郁结，郁而化火，肝火内耗肝阴，阴不制阳而风气内动，出现肝风内动之症，其病机为肝脏阴阳气血失调。现代医学认为：本病病因尚不清楚，有认为本病与遗传及多巴胺系统受损有关，各种病因造成的基底节病变及抗精神病药物也可引起，精神刺激常为其诱因。小儿抽动症的精神因素是其发病的关键，针刺调神的应用在该病治疗中起到了极其重要的作用。因此，确定小儿抽动症的针刺治疗大法为：醒神抑志、平肝熄风、镇静开窍。

【临床表现】 基本形式是一群或数群肌肉的小抽动，常表现为点头、摇头、伸颈、眨眼、咧嘴、鬼脸、弄舌、摆臂、扬手、握拳、捶胸、屈腿、蹬足等，常伴心烦、易怒、易惊、发出异常声音或秽亵言语等。

【鉴别诊断】 本病发病年龄为 2～13 岁，诊断以病史及临床表现为主，应考虑与其他以不自主动作为主要表现的一些疾病相鉴别。

1. 小舞蹈病　以 6 岁以上的儿童多见，与风湿热有关。表现为四肢较大幅度、无目的、不规则的舞蹈样动作，并见挤眉、弄眼、构音不清等现象，情绪激动时更甚，常严重影响日常生活。伴肌力及肌张力减低，并可有风湿热的其他症状。

2. 肌阵挛　是一块或一组肌肉的突然痉挛性抽动，可表现为：突然的前倾或后倒，肢体或屈或伸，可以是癫痫所特有的症状，也可以是脑-脊髓器质性疾病的一个症状。

【治疗规范】

1. 治则　醒神抑志、平肝熄风、化痰开窍。

2. 配方

(1) 经穴刺法：

主穴：水沟、百会、大椎，双侧神门、肝俞、风池、合谷、太冲。

辅穴：病程较长，心脾两虚者，加脾俞、心俞、内关、足三里以健脾养心。

(2) 小儿抽动症的治疗：小儿抽动症的治疗应配合心理疗法，治疗期间要对患儿进行必要的心理疏导，鼓励患儿树立战胜疾病的信心。

3. 操作　水沟向鼻中隔斜刺 0.3 寸，施雀啄泻法，至眼球湿润或流泪；百会沿皮平刺 1 寸，施捻转平补平泻 30 秒；大椎直刺 0.5～1 寸，施捻转泻法 30 秒；神门直刺 0.3 寸，施捻转平补平泻 30 秒；肝俞向脊柱正中斜刺 1～1.5 寸，施捻转泻法 30 秒；风池向对侧眼角斜刺 1～1.5 寸，施捻转平补平泻 1 分钟；合谷、太冲直刺 1～1.5 寸，施捻转泻法 1 分钟；脾俞、心俞向脊柱正中斜刺 1～1.5 寸，施捻转补法 30 秒；内关直刺 1 寸，足三里直刺 1.5 寸，施捻转补法 1 分钟，诸穴针刺施术后留针 20 分钟。

4. 疗程 每日或隔日 1 次，10 次为 1 疗程。

【配方理论】 小儿抽动症在临床上根据其发病持续时间、内容、数量等进行症状分类，可分为一过性抽动、慢性运动性抽动、抽动-秽语综合征（亦称 Tourette 综合征）及非特定抽动症。中医学归属“瘛疭”、“搐搦”、等病症范畴。《张氏医通·瘛疭》篇说：“瘛者，筋脉拘急也；疭者，俗谓之抽”。该病究其病理变化乃为心神驿动，肝风内起。肝为风木之脏，以阴为体，以气为用，体阴而用阳。因精神刺激，情志抑郁而使肝失疏泄，气机不畅，形成肝气郁结，郁而化火，火耗肝阴，阴不制阳，阳化风动，出现肝风内动，以针灸治疗该病，重在醒神抑志，疏理肝气，熄风化痰，镇静开窍。水沟为醒神抑志之要穴；百会、大椎同属督脉，为诸阳之会，取之以统摄阳气，潜阳熄风；配合神门安神抑志；肝俞以疏理肝气；风池疏泄肝阳，祛风止抽；合谷、太冲名曰四关，合谷手阳明经之原穴，为阳中之阳，位上主气。太冲足厥阴经之原穴，为阴中之阴，位下主血。刺之，平衡阴阳，调和气血，平肝熄风。诸穴合用以达：醒神抑志，平肝熄风，镇静止抽之功。临床应用确实收到了理想的疗效，是小儿抽动症有效的治疗手段之一。

【医案精选】 刘某 男 12 岁 学生 初诊日期 2004 年 3 月 30 日 门诊号 70988

主诉：周身不自主活动三年，近日加重。

病史：患者 8 个月大时有跌仆史（枕部着地），三年前出现不自主挤眉弄眼，并逐渐出现晃头，口中怪叫之症。一年前又出现双手不自主舞动，受刺激后诸症加重，平素善恐易惊，曾诊于附近卫生院，服用中药至今，疗效不显。两个月前患者在仁爱医院注射脑蛋白，诸症减轻，停药后病情反复。

查体：患者神清，精神可，语言清楚，反应灵敏，问答切题，周身不自主活动，未闻及异常气味，神经系统检查未见异常。舌红苔白，脉弦细。颅脑 CT 检查未见异常。

印象：

（1）中医：瘈疭（脾肾两虚）。

（2）西医：小儿抽动症。

辨证：患者 8 个月大时有跌仆史，脑部受伤，肾气不足；复因精神刺激、情志抑郁而使肝失疏泄，气机不畅，形成肝气郁结，郁而化火，肝火内耗，阴不制阳而风气内动，出现肝风内动之症，故而出现不自主舞动，受刺激后诸症加重，平素善恐易惊。

治则：滋补肝肾，疏肝解郁。

选穴：人中 内关 印堂 四神聪 肝俞 肾俞 风池 合谷 太冲 申脉 足三里 三阴交

操作：人中向鼻中隔斜刺 0.3 寸，施雀啄泻法，至眼球湿润或流泪；内关直刺 1 寸，提插捻转泻法；印堂顺经刺 0.5 寸，捻转泻法；四神聪沿皮平刺 1 寸，施捻转平补平泻 30 秒；肝俞、肾俞向脊柱正中斜刺 1～1.5 寸，施捻转泻法 30 秒；风池向对侧眼角斜刺 1～1.5 寸，施捻转平补平泻 1 分钟；合谷、太冲直刺 1～1.5 寸，施捻转泻法 1 分钟；申脉直刺 0.5 寸，足三里直刺 1.5 寸，三阴交直刺 1 寸，施捻转补法 1 分钟，诸穴针刺施术后留针 20 分钟。

治疗经过：治疗10次后，患者症状减轻，不自主活动次数减少，发作时间缩短。治疗20次后，患者能自觉控制行动，口中无异常声音，基本痊愈。

第三十五节 痉证（一氧化碳中毒后遗症）

一氧化碳中毒后遗症，中医称之为痉证。中医理论与现代医学理论对该病病因的认识基本一致。本节将介绍一氧化碳中毒后遗症的针灸治疗配方。中医学认为，疫毒之气自鼻直驱入肺，肺朝百脉，则毒遍全身。此气峻烈，最易耗气血，伤元神，损其阴而劫其精血。现代医学认为：本病是因大量吸入一氧化碳气体所引起。病理改变为：当一氧化碳进入人体后，与血红蛋白亲和，形成碳氧血红蛋白，使其不能携氧而造成组织缺氧。由于中枢神经系统对缺氧最敏感，所以在中毒后首先受累，并可导致脑水肿，脑血液循环障碍，血栓形成，缺血软化、广泛的脱髓鞘变等病理改变。针刺治疗一氧化碳中毒，无论在急性期和后遗症期内，均是最有效的治疗方法之一。

【临床表现】

1. 轻度中毒　头晕、头痛、恶心、呕吐、神疲、肢软、脉迟缓或虚数。

2. 重度中毒　神志昏迷、口噤、目合、瞳孔缩小或散大、呼吸微弱欲绝、二便失禁、四肢厥逆、脉微细。

【鉴别诊断】

1. 脑出血　几乎都是在清醒、活动时发病。可能有情绪激动、费劲用力的诱因。出血严重的病人发生头痛、呕吐后，短时间内进入昏迷。因此，常易与重度一氧化碳中毒相混淆，可根据有无一氧化碳环境进行鉴别。

2. 头痛　头痛常易与轻度一氧化碳中毒出现的头痛症状类似，但头痛常有外伤、高血压、发热、家族、眼疾等原因。另外，可根据室内环境加以鉴别。

3. 药物中毒　药物中毒后常有头痛、头晕、恶心、呕吐、反应迟钝、沉睡或昏迷状态，但应有服用药物史，因此仍可进行区别。

【治疗规范】

1. 治则

轻度中毒：调神、清脑、解毒。

重度中毒：醒脑开窍、解毒苏厥。

2. 配方

（1）经穴刺法

轻度中毒：①素髎、印堂、上星透百会、内关。②风池、太阳、中脘、天枢。

重度中毒：①内关、人中、十二井穴。②素髎、神阙、气海。

（2）刺络疗法：十宣、曲泽。

（3）头针疗法：精神情感区

3. 操作

（1）经穴刺法：素髎针尖向上斜刺，施雀啄手法，至眼球充满泪水为度；印堂向鼻根部斜刺0.5寸，施雀啄法；上星透百会平刺，2.5～3寸，施捻转泻法；内关直刺0.5～1

寸，施捻转提插泻法。风池向对侧眼角斜刺、太阳向下斜刺，施捻转泻法；中脘直刺1～1.5寸，施呼吸泻法。天枢直刺1～1.5寸，施提插泻法。内关刺法同上；人中针尖刺向鼻中隔，施雀啄法至眼球湿润或流泪。十二井穴点刺放血。素髎穴刺法同上。气舍穴斜刺0.5寸，施捻转泻法，可持续捻转1～3分钟。百会、神阙、气海可用大艾炷直接灸至苏醒为度。

(2) 刺络疗法：先刺十宣穴放血，可用三棱针或注射器针头刺入，放血10滴，一般刺一侧，较重者刺双侧。

(3) 头针疗法：用直径0.3mm的毫针，快速刺入皮下，针体沿肌层向后进针1寸左右，捻转针柄后接通电针仪，电流强度以患者最大耐受力为度，每次20分钟。

4. 疗程

(1) 急性期：(发病3天～1周内) 经穴刺法每日2次，其他刺法每日1次，15天内不可间断治疗。15天后视其症状可改为经穴刺法每日1次；其他刺法隔日1次。急性期重症者疗程一般为2～2.5个月。

(2) 稳定期：(发病1周～2个月) 经穴刺法，每日1次；其他刺法隔日1次。疗程一般需要1～3个月。

(3) 后遗症期：(发病超过2个月以上) 经穴刺法每日1次；其他刺法隔日1次，疗程将延长，预后不可估计。

【配方理论】 一氧化碳中毒后遗症，中医学归属于“痉证”范畴之内，是临床初春及冬季较为常见病种之一。一氧化碳中毒是针灸治疗较好的病证。本病是因口鼻吸入疫毒之气，毒邪内攻，致气血逆乱，心窍被蒙气机升降失调，浊气上逆，上扰神明而致，故治疗应以醒神开窍为主，方中选用心包经之络穴内关、督脉的人中，有良好的醒神开窍的作用，配用督脉阳维之会风府，共同起到通脑窍，醒元神，利机关通经络之效，共为治疗本病的主穴。

我们通过多年的临床实践研究认为：针刺治疗一氧化碳中毒，可醒神开窍、解毒，增加一氧化碳中毒的治愈率，并可防止假愈期后迟发性脑病的发生。

【转归及预后】 痉病如能预防，可减轻发病程度，降低病残率。若治疗不当，热毒内陷，则痉厥并见，危及生命。

【预防与调护】 减少发病诱因，避免精神刺激。少嗜食肥甘，以免蕴湿成痰，化热成风。

【临证提要】 针刺治疗痉证有一定效果，尤其是即时效应更佳。临证时须详审其因，辨证论治，方可收到满意疗效。

【医案精选】 黄某　男　78岁　退休　入院日期　2004年2月25日　住院号　F07018

主诉：四肢拘挛1月。

病史：患者1月28日晚使用煤火不慎，次日晨起家属发现其神昏，二便失禁，急送某医院，诊为一氧化碳中毒，静点液体（不详）及高压氧治疗，病情稳定后转往二七二医院住院治疗，经高压氧治疗10天神志转清，可回答问题，行动自如，停止治疗后3天患者神志恍惚，四肢呈拘挛状，继续予高压氧治疗，病情未见好转，为进一步治疗，于今日收入我科。

查体：血压130/80mmHg，脉率80次/分，目睁少意识，表情淡漠，脑神经检查未见阳性体征，双肺呼吸音粗，肝脾未及，失语，喉中有痰，查体不合作，双瞳孔等大，右：左约2.5：2.5mm，光反射存在，四肢拘挛，肌张力高，肌肉萎缩，无自主运动，肌力0级，腱反射（＋＋＋），病理反射未引出，二便失禁，舌红少苔，脉沉细。

印象：

（1）中医：痉症，失语。

（2）西医：一氧化碳中毒后遗症。

辨证：毒邪内攻，心窍被蒙，血脉郁滞，经络受阻，毒热内蕴，耗气伤阴，肝失所养，阳亢生风，发为痉症。

治则：醒神开窍，熄风通络。

选穴：（1）主穴：内关　人中　风府

（2）辅穴：百会　四神聪　合谷　太冲　阳陵泉　关元

操作：内关直刺1.5寸，施捻转提插复式泻法1分钟；人中向鼻中隔斜刺5分，采用雀啄泻法，以眼球湿润或流泪为度；风府低头进针，针向喉结，用提插手法，至全身或一侧肢体抖动为度，立即出针；百会、四神聪向后斜刺，与头皮成60度，进针0.5寸，施平补平泻法1分钟；合谷、太冲直刺1寸，施捻转泻法1分钟；阳陵泉直刺2寸，施捻转泻法1分钟；关元直刺2寸，施呼吸补法，针感向会阴部放射，施手法1分钟。

治疗经过：患者入院后症状加重，出现肺感染、消化道出血、心衰、低蛋白血症、电解质紊乱等并发症，予下病危及对症治疗，采用上述方法治疗，渐趋稳定，2月后神志转清，可回答简单问题，肢体运动功能好转，肌力Ⅱ～Ⅲ级，巩固治疗7个月，四肢肌力Ⅳ级，可短距离缓慢行走，反应较前灵敏，应答切题，痊愈出院。颅脑MR示：双侧大脑半球脑白质区弥漫性异常信号影，考虑CO中毒后改变。

第三十六节　痫证（癫痫）

癫痫病，可分为症状性癫痫和原发性癫痫。本节主要介绍原发性癫痫的针灸配方。中医学称之为痫证，并认为：是于胎儿时期由暴惊卒恐，胎元受损，或由心血肾精亏耗甚极，或因督脉为病致痰气交阻，冲逆闭窍而发病。现代医学认为：与遗传或分娩时胎儿头颅受产道挤压而致。其病理改变为脑内抑制性机制尤其是γ-氨基丁酸（GABA）突触抑制减弱，兴奋性突触机制增强，内源性神经元暴发放电等原因使大脑灰质突然发生过量放电引起阵发性短暂的脑功能失调。针刺治疗可调节大脑皮质功能，减少大脑发生过量放电，减少癫痫症状发生。因此针刺是治疗原发性癫痫的最有效疗法之一。尤其在发作时能即刻收到满意疗效。

【临床表现】 突然昏仆、神志丧失、口吐涎沫、口噤牙紧、两目上视、手足抽搐、角弓反张、口中如作猪羊牲畜叫声，并呕吐或二便失禁；苏醒后遗留面色苍白、精神疲倦、头痛眩晕、周身酸楚等症。

【鉴别诊断】 原发性癫痫是癫痫症状发作的一种。但有很多疾病均可以出现类似癫痫的症状，因此在治疗癫痫患者时应认真进行鉴别诊断。

1. 晕厥　晕厥病人偶尔也伴有阵挛或短暂全身强直—阵挛性发作，但其开始的意识丧失，总有一明确的非癫痫情况，如患者因全脑短暂缺血引起意识丧失和跌倒，但起病和恢复较慢，大多有一定的原因，（疼痛刺激、排尿、见血等）。

2. 假发作或癔症发作　少数人的发作多有一定的情绪因素，多在他人在场情况下发作，常有夸张色彩，哭叫、挥臂踢腿、逐渐跌倒而不致伤。面色正常，无咬舌、血沫，发作时间相当长，经抚慰或暗示治疗后好转。

3. 偏头痛　部分偏头痛病人有时出现视觉先兆，偏侧感觉异常或失语，应与部分性发作相鉴别，偏头痛的神经症状发展更为缓慢。

4. 脑卒中癫痫样发作　一部分脑卒中病人，首先表现为癫痫症状发作，多数病人不伴有瞳孔散大，因脑血管的梗死而致脑过度放电所致突然发作性脑功能异常引起癫痫发作，多呈持续性发作，查头颅 CT 有梗死灶，有的病人伴有一侧肢体功能障碍。

【治疗规范】

1. 治则

（1）发作期

重症：开窍定痫；

轻症：安神熄风。

（2）缓解期

肝火痰热型：清肝泻火、豁痰开窍。

脾胃虚弱型：健脾益气、和胃化痰。

肝肾阴虚型：滋补肝肾、潜阳安神。

2. 配方

（1）经穴刺法

1）发作期

重症：①内关、人中、风府、大椎、后溪、申脉。②长强、鸠尾、阳陵泉、筋缩。③头维透率谷、百会透强间。

轻症：①上星透百会、四神聪、风池、合谷、太冲。②头维透强间。

2）缓解期

肝火痰热：本神、丰隆、行间。

脾胃虚弱：中脘、天枢、丰隆、足三里、脾俞、胃俞。

肝肾阴虚：肝俞、肾俞、复溜、风池、完骨、天柱、四神聪。

（2）头针疗法：运动区、感觉区。

（3）穴位埋线法：大椎、哑门、神门、翳明。

（4）挑治疗法：长强上 5 分、1 寸、1.5 寸处 3 穴。

（5）耳针疗法：心、胃、脑点、额、神门、脑干、皮质下、枕。

3. 操作

（1）经穴刺法

1）发作期

重症：内关穴施捻转提插相结合的泻法1分钟；人中穴施雀啄法，刺向鼻中隔，以眼球充满泪水为度；风府穴，垂头取穴，进针2～2.5寸，施震颤进针，雀啄法，以电击感到达全头为度；大椎穴，捻转提插泻法；后溪、申脉穴，均施捻转提插泻法；长强穴，膝胸位取穴，进针1.5～2寸，捻转泻法；鸠尾穴，令患者两臂上举后取穴，进针1.5～2寸，提插泻法；阳陵泉穴，捻转提插泻法；筋缩穴，施提插泻法；头维穴进针2.5～3寸，透向率谷，百会穴，进针2.5～3寸，透向强间穴，均施捻转泻法，加脉冲电10分钟。

轻症：上星穴平刺进针3寸，透向百会穴，施捻转泻法；四神聪穴斜刺，捻转泻法；风池穴向对侧眼球方向斜刺，施捻转补法；合谷穴施捻转泻法；太冲穴施呼吸泻法；头维透率谷、百会透强间操作同前。

2）缓解期

肝火痰热：本神穴平刺，施捻转泻法；丰隆穴直刺，施捻转泻法；行间穴直刺，施呼吸泻法。

脾胃虚弱：中脘穴直刺，施呼吸补法；天枢穴直刺，施捻转泻法；丰隆穴直刺，施捻转提插相结合的泻法；足三里穴直刺，施捻转补法；脾俞、胃俞向脊柱方向斜刺，施平补平泻法。

肝肾阴虚：肝俞、肾俞穴向脊柱方向斜刺，施平补平泻法；复溜穴直刺，施捻转补法；风池穴向对侧眼球斜刺，施捻转补法；完骨、天柱穴直刺，施捻转补法；四神聪穴斜刺，施平补平泻法。

（2）头针刺法：平刺，每穴捻转1～3分钟。多用于发作期。

（3）穴位埋线疗法：每次取2～3个穴，按常规消毒法埋入羊肠线，20日埋1次。用于癫痫轻证。

（4）挑治疗法：在严格消毒下无菌操作，挑皮下组织，每周挑治1刺，3次为1疗程。用于发作期和缓解期。

（5）耳针疗法：强刺激，每次选2～3穴，留针30分钟，间歇捻转，隔日1次，10次为1疗程。用于癫痫轻症患者。

4. 疗程

（1）发作期：经穴刺法每日2次，其他刺法每日1次，1周后可视其症状改为经穴刺法每日1次，其他刺法隔日1次。发作期疗程一般为2周。

（2）稳定期：经穴刺法可每日或隔日1次，其他疗法隔日1次，稳定期疗程一般3个月。

【配方理论】 癫痫病中医学归属于“痫证”、“羊痫风”范畴之内，是临床多发病种之一。该病源于《素问·奇病论》经曰：“病名为胎病，此得之在母腹中时，其母有所大惊，气上而不下，经气并居，故令子发为癫疾也。”《千金要方》中指出：“小少所以有痫病及痓病者，皆由脏气不平故也。新生既痫者，是其五脏不收敛，气血不聚，五脏不流，骨怯不成，多不全育。”中医学认为肝藏魂，主情志，司疏泄藏血荣筋，肝失条达则魂无所舍，筋无所荣，神魂逆乱，筋脉痉强，发为癫痫。另外，从临床症状看，主要以神志丧失为主，轻者表现为短暂的意识丧失，重则昏仆不省人事。中医认为：人的精神活动除与肝脏有关外还与心、脑、肾有密切关系。“头者精明之府”、“脑为元神之府”、“心者五脏六腑之大主，精神之所舍。”说明心脑共司人体的精神活动，而精神意识活动又依赖心血旺盛和肾精充盈作为物质基础，肾虚则髓海不足，脑失所养，而致志乱神迷。因此在治疗中注重肝风内动与其他脏腑尤其与心、脑的密切关系，在平肝熄风的基础上使用了醒脑开窍法的治疗原则，使疗效有了更大范围的提高。

【转归及预后】 癫痫患者发作期精神昏聩，意识丧失，病久思维运动均受到不同程度的损害。早期治疗是很主要的，如治疗延误将造成脏腑受损，其转归大体如下：

1. 痫证初起正气未衰，痰浊不甚，故发作持续时间短，间歇长。

2. 痫证反复发作，正气渐衰，痰浊伏留，愈发愈频，使正气虽衰，其病必日渐沉重难愈。

针灸治疗痫证临床效果较好，早期治疗是很主要的，预后较好。如痫病日久，较难治愈。

【预防与调护】 痫证的病因与先天因素，脏腑失和有关。因此，间歇期是治疗的关键。病程分析，间歇期长于发作期，应扶正治本。调节情志，保持心情舒畅是很主要的，这点也正是患者及家属每易忽略之处。因此，调节情志，保持心情舒畅，合理饮食是痫证患者的调护重点。

【临证提要】 痫证临床较多见，针灸治疗痫证效果较好，临床经验表明，各穴的进针深浅，方向手法及施术时间，与疗效关系极为密切，要严格按操作要求去做，否则事倍功半。治疗痫病的关键在于病因可否去除。

【医案精选】 例1 刘某 男 31岁 工人 入院日期 1978年6月21日 住院号 9873

主诉：间断“抽风”2年余。

病史：4年前因车祸撞伤头部，当即昏迷，在某院诊断“脑挫裂伤”，经抢救，转危为安，但遗留头痛、头晕，记忆力减退等症。1976年3月21日夜间刚入睡，突然抽搐，口吐白沫，昏不知人，两目上吊，尿床。约3分钟后抽搐缓解，醒后觉四肢酸懒乏力，头痛。经某院神经科脑电图检查：可见各导均为9.5～10.5周/秒 α 节律，并夹杂4～6周/秒，电压50微伏的 θ 波，过度换气后，各区出现阵发性5～6周/秒，电压80～120微伏的 θ 活动，可持续4～6秒，HV终末出现每秒20～30次棘慢综合波，持续3～5秒。脑电图报告：不正常，支持癫痫。服苯妥英钠及中药后效果不显，每1个月左右发作1次，劳累及情绪波动为诱因，多在夜眠时发作，近日因丧母，心情沉闷发作较频，约10余天发作1次，特来我门诊就医，并收入院。

查体：精神好，面色苍白，两目失神，语言清楚，四肢正常，舌质淡，苔白微腻，脉细弦，神经系统检查未发现阳性体征。

印象：

（1）中医：痫证。

（2）西医：症状性癫痫（脑外伤）。

辨证：偶因车祸，大惊卒恐，惊则气下，恐则气乱，气郁化火，炼液成痰，痰随火升，上扰神明，心神被蒙，则突然昏倒，口吐白沫，四肢抽搐，全然不知。

治则：调理气机，清热涤痰。

选穴：长强 大椎 风府 内关 人中 申脉 后溪

操作：长强俯卧膝胸位取穴，针尖沿尾骨尖与肛门之中点直刺1寸，施捻转泻法，以酸胀感扩散到肛门为度；大椎坐位低头取穴，针尖微向上斜刺2.5寸，施提插泻法，以过电感放射至肢体为度，不留针；风府在项后两筋间，入发际1寸处取穴，进针2.5～3寸，施雀啄泻法，以出现一侧肢体或四肢触电样感为度，不留针；内关直刺1寸，施捻转提插泻法；人中斜刺0.5寸，施雀啄泻法，以眼球湿润为度；后溪直刺1寸；申脉直刺1寸，均施捻转平补平泻法。

治疗经过：上述穴位每日针一次，连续针30次，抽搐一直未复发，继针1个月后，休息一周，停针第四天，又发作1次，又连续治疗2个月后改隔日1次，发作基本被控制，复查脑电图，可见各区少量散在5～6周/秒，电压100微伏左右的θ波，因调往外地工作，不能继续治疗，欲中药配制蜜丸，以巩固疗效。

例2 王某 女 22岁 工人 初诊日期 2003年2月14日 门诊号 56844

主诉：抽搐后视物不清，四肢不自主抽动近1个月。

病史：患者于2003年1月18日工作中，突然昏倒，不省人事，四肢抽搐，口吐白沫，至河东第三医院抢救治疗60小时后苏醒，查脑电图可见异常脑电波，查头颅CT未见异常，考虑“甲亢危象”。后至某医院诊治考虑“癫痫”。现患者神清，视物模糊，四肢时有不自主抽动，头面部麻木，四肢麻木。

查体：神清，精神弱，视物模糊，有复视，头面五官对称，心肺（—），心率：76次/分，律齐。四肢活动正常。生理反射存在，病理反射未引出。

印象：

（1）中医：痫证。

（2）西医：癫痫。

辨证：患者先天禀赋不足，后天失养，脾胃虚弱，血虚精乏，脑髓失充，神无所归，故而不省人事，抽搐，醒后血不上荣，出现视物不清，头面麻木，四肢麻木等症。

治则：开窍定痫，健脾益气，补益脑髓。

选穴：上星 百会 四神聪 风池 完骨 天柱 后溪 申脉 足三里 三阴交

操作：上星平刺0.5～1寸，施平补平泻手法1分钟；余穴操作同前。

治疗经过：上述穴位每日针1次，治疗5次后，患者视物较前清晰，头面、四肢仍有麻木，四肢不自主活动减轻；继续针刺7次后，视物清晰，无复视，麻木减轻，四肢不自主抽动可以控制；又治疗15次，其治疗为隔日1次，临床症状消失，半年后随访，癫痫未再复发。

第三十七节 百合病（癔症）

百合病是一种心肺阴虚，心神不宁等虚热型症候群，相当于现代医学的癔症范畴。百合病病名出自《金匮要略》，历代医家有各种不同的解释：《诸病源候论》认为，百合病是百脉一宗悉致其病，不限于某一固定经络的病变。《金匮要略·方论本义》认为，因用百合为主的药治疗本病有效，故名；又说：肺朝百脉，百合病即肺病。《金匮要略·浅注补正》也认为百合病是邪热伤肺证。《张氏医通》认为，百合病即痿证之暴者，伤寒后得此为百合，肺病日久而得者为痿。《医垒元戎》则认为，百合病即《素问·平人气象论》指肢体困倦，少气懒言，消瘦烦疼等证。近似于癔症性症状：癔症性发痉，癔症性郁证，癔症性失语，癔症性吞咽不利，癔症性晕厥，癔症性呕吐。

【临床表现】

1. 癔症性发痉　阵发性四肢抽搐、角弓反张、双目紧闭。

2. 癔症性郁证　素精神不爽、情怀郁闭、常在精神刺激后出现心悸、乏力、头晕、耳鸣等郁证表现。

3. 癔症性失语　素情绪不畅、受外界刺激后突发失语。

4. 癔症性吞咽不利　情志刺激后突发咽喉堵闷，进食、呼吸均不利，咳唾不出。

5. 癔症性昏厥　情志刺激后突发昏倒、双目直视、无抽搐及二便失禁。

6. 癔症性呕吐　精神刺激后反复发作呕吐、不进饮食、神疲乏力。

【鉴别诊断】 以上疾病均系精神刺激后发作，且查体发现无病理反射，无感觉运动障碍，经理化检查无阳性发现，故可与器质性疾病鉴别。

【治疗规范】

1. 治则　醒脑开窍、镇肝熄风。

2. 配方

主穴：内关、人中、风府。

辅穴：癔症性发痉：百会、阳陵泉、太冲；
癔症性郁证：百会、四神聪；
癔症性吞咽不利：天突；
癔症性晕厥：合谷、太冲；
癔症性呕吐：天突、中脘。

3. 操作　风府穴坐位低头取穴，针尖对结喉方向进针1.5～2寸，轻提插泻法，以针感向全身放射为度，不留针；内关，针1～1.5寸，施捻转提插泻法，针感放射到肘和手指；人中向鼻中隔下斜刺，针2～3分深，然后向同方向捻转3～4圈，再做雀啄手法，每次约15秒钟；天突向下进针，与胸骨柄相平行，针1.5寸深，施捻转平补平泻手法；合谷、太冲进针1寸，均施捻转泻法1分钟；中脘直刺2～3寸，施捻转泻法1～2分钟，不留针。

4. 疗程　急性发作时针1次，均可取得满意疗效，而后，每日针2次，1～2周为1疗程。

【配方理论】 本组疾病从病机上讲，不外心神失宣，机变不行而致。中医学视神志所伤为重要内因。各种精神活动都和心神密切相关，同时也都必然会影响躯体的各种功能。因本病症状繁杂，临床辨证类型较多，故历代治疗立法各异。我们认为本病病机关键在于心窍闭阻、心神郁逆，治疗当以醒脑开窍为主则。以人中、内关为主穴，辅以对症选穴，疗效尤佳。应当强调，本病虽常见，但须排除相关的各种器质性疾患，防止误诊。

【转归及预后】 本病针灸治疗优于用药，一般患者经针刺治疗后预后较好，多能治愈，且不留后遗症。若对病人加以开导，使其心胸舒畅，解除顾虑，建立治愈的信心则能较快治愈疾病。

1. 针灸治疗本病，强调首次治疗效果，一般可收到针到病除的效果。

2. 改善环境条件，注意精神调节，利于病情的恢复。若遇精神刺激或思虑过度，情绪激动均可诱发本病。

3. 百合病属精神情志失常疾患，其发展变化及预后转归因人因病而异，由热病伤阴所致者，经治疗多预后较好；而由情志所伤者，往往缠绵难愈，或时发时止，极难根治。

【预防与调护】 百合病的病因多由七情内伤，气郁化火或汗、吐、下法，使病情复杂，耗精伤神及外感热病后期，病愈体虚，津血未充，气阴未复，因此在预防上应当注意保持良好的情绪，增强体质，注意阴阳平衡及饮食调摄。

【医案精选】 例1　李某　女　32岁　职员　初诊日期　2003年1月14日　门诊号　56044

主诉：胸堵闷2年之久。

病史：患者2年前因生气后感到胸闷气短不舒，夜寐欠安，纳少、乏力，曾服用药物疗效不显，今日来我科就诊。现症胸闷咽堵如物，吐之不出；夜寐欠安，纳少、乏力。

查体：神清合作，发育正常，语言清晰，未闻及异常气味，心肺（—），心率：75次/分，律齐。神经系统检查正常。

印象：

（1）中医：百合病（梅核气）。

（2）西医：癔症。

辨证：患者因情志不舒，导致气机不利，痰气交阻，心窍闭阻，心神郁逆，故而感到胸闷气短，咽堵如物。胃失和降，故而纳少、乏力，夜寐欠安。

治则：醒脑开窍，疏肝理气。

选穴：印堂　上星　百会　四神聪　风池　完骨　天柱　合谷　太冲　太阳　天突　廉泉

操作：印堂横刺0.3寸，施雀啄手法1分钟；上星平刺0.5～1寸，施平补平泻手法1分钟；百会斜刺0.3～0.5寸，施平补平泻手法1分钟；四神聪直刺0.3～0.5寸，施捻转补法0.5分钟；风池直刺0.5～1寸，施捻转补法1分钟；天柱、完骨直刺1～1.5寸，施捻转补法1分钟；合谷、太冲直刺0.5～1寸，施呼吸泻法1分钟；太阳进针0.5寸，捻转泻法；天突向下进针，与胸骨柄相平行，进针1.5寸深，施捻转平补平泻手法；廉泉直刺进针1寸，施提插泻法1分钟，留针20分钟。

治疗经过：针上穴3次后，患者胸堵闷感明显减轻，继针2次，食欲好转，周身有力，共治疗7次，霍然而愈。

例2　阎某　女　42岁　工人　入院日期　1982年2月19日　住院号　11543

主诉：心悸，足痿无力12天。

病史：患者素常精神不爽，情怀郁闷，1981年5月份自觉心前区不适，阵发性疼痛并向背部放射，当即去卫生院就诊，查心电图正常，后缓解。1981年6月13日来心脏科门诊治疗，服中药后心悸、头晕，心前区疼痛等消失。1982年2月12日患者胞弟因煤气中毒死亡，患者遭受精神刺激后，双下肢即痿软无力，不能行走，心中憺憺大动，周身乏力。自服硝酸甘油30分钟后，症状缓解。2月17日再次发作，头晕，耳鸣，视物模糊，心前区阵发性疼痛，来门诊后收住院。

查体：神清合作，瞳孔正常，眼球转动灵活，视野无缺失，颈内动脉搏动对称，心音有力，律整，心界不大，心电图正常，双下肢可抬高90度，但动作迟缓，肌张力正常，深浅感觉正常。膝腱反射及跟腱反射正常，未引出病理反射。舌苔黄，脉弦数。

印象：

（1）中医：百合病。

（2）西医：癔症。

辨证：患者平素情志不舒，气机不利，肝失条达，郁久生热，热扰神明，神不守舍故心悸不宁，窍络闭塞，经气不畅故肢软无力，风火扰动清空故头晕，耳鸣、视物不清。舌脉皆肝郁有热之象。

治则：开窍醒神，舒肝解郁。

选穴：内关　人中　百会　四神聪　委中　三阴交

操作：同前。

治疗经过：首次治疗后即觉诸症减轻，每日针刺2次，1周后双目视物清楚，双下肢行走有力，诸症消失，无任何不适，痊愈出院。

第三十八节　不寐（神经衰弱）

不寐是指经常不能获得正常的睡眠而言，轻者入眠艰难，时寐时醒，重者彻夜不眠。现代医学称之为神经衰弱。中医学与现代医学对该病的病因认识比较接近，中医学认为：本病多因思虑忧愁，操劳太过，损伤心脾，气血虚弱，心神失养所致。现代医学认为，多种致病因素相互作用，使大脑功能活动紧张程度超过大脑皮层神经细胞的耐受性时，而导致本病。

【临床表现】 睡眠障碍，表现为入睡困难、睡眠浮浅、多噩梦、易惊睡；或醒后不能再入睡；伴精神易兴奋、易疲劳、紧张性疼痛，多为头痛和自主神经功能紊乱症状，如头昏心悸、胸闷等。

【鉴别诊断】 由于神经衰弱的症状可见于多种疾病，鉴别诊断非常重要，应认真进行鉴别诊断。

1. 躯体和脑器质性疾病　躯体的慢性感染，慢性中毒，脑的动脉硬化，颅内感染，颅内损伤，颅内占位病变等，都常见类似神经衰弱症状。如果神经衰弱症状发生于上述疾病之后，则应诊断为上述相应的躯体或脑器质性疾病，这是此类疾病鉴别诊断的关键。

2. 精神分裂症　精神分裂症早期和缓解期，可出现神经衰弱症状，但患者对其疾病抱无所谓态度，无迫切求治要求，并有相应的精神病症状，可资鉴别。

3. 抑郁症　鉴别诊断常很困难，特别是轻度抑郁症患者，常被误诊为神经衰弱。两类症状类似，如忽视检查患者抑郁情绪，往往导致误诊。因此，临床上诊断神经衰弱时，必须排除抑郁症。抑郁症患者特点为：情绪低落，愉快兴趣感丧失，自责自罪，常萌生消极自杀的意念，若能深入了解，则不难做出鉴别。

4. 其他神经症　神经衰弱症状也常见于焦虑症，抑郁症，若患者有这类疾病的典型症状，按等级鉴别诊断的原则，应首先诊断为其他类别的神经症。

5. 慢性疲劳综合征　这是一组新近提出的以疲劳为主要表现的，不能休息解决的病程持续半年以上的综合征，睡眠障碍与本病相同。由于有低热咽喉痛，淋巴结增大等客观体征，因而有助于与神经衰弱鉴别。

【治疗规范】

1. 治则　安神、镇静、宁心。

2. 配方

（1）针刺

主穴：神门、三阴交、安眠。

配穴：心肝火旺加刺行间、风池、阳陵泉；
脾胃失和加刺脾俞、足三里；
心肾不交加刺肾俞、太溪；
气血两虚加刺脾俞、肾俞、足三里。

（2）耳针耳压

取穴：心、肾、脑、皮质下、神门、枕。

3. 操作

（1）针刺：神门直刺0.3～0.5寸，施捻转补法1分钟；三阴交、安眠直刺0.8～1寸，施捻转补法1分钟；足三里、太溪、脾俞、肾俞直刺0.5～0.8寸，施捻转补法；风池向印堂方向刺0.8～1寸，施捻转提插泻法；行间、阳陵泉直刺0.5～1寸，施捻转提插泻法。以上针刺施术后留针20分钟。

（2）耳针耳压：每次取3～4穴，交替使用。

耳针：探准穴位，消毒后，用0.5～1寸毫针进针1分钟，略捻转几次留针15～30分钟。每日治疗1次。

耳压：用王不留行籽，胶布固定耳穴，每日睡前自行指压贴药处2～3分钟，每隔1天更换1次。

4. 疗程

（1）针刺治疗：15天以内每日针刺2次，15天以后每日1次，15～30天为1疗程。

（2）耳针治疗：每日1次，15天为1疗程，耳压治疗隔日更换1次，3～6次为1疗程。

【配方理论】　不寐又名“目不瞑”、“不得卧”、“不能眠”等。是临床常见病种之一。历代医学著作对本病均有论述。《灵枢·大惑论》说：“卫气不得入于阴，常留于阳，留于阳则阳气劳，阳气劳则阳跻，不得入阴则阴气虚，故目不得瞑矣”。《针灸甲乙经》云：“胃不和，则卧不安，此之谓也。……惊不得卧，善断水气上下五脏，游气也，三阴交主之。不得卧，浮郄主之”。我们通过多年的临床研究认为：针刺治疗不寐能加强大脑皮质的兴奋和抑制过程，调整中缝核5-羟色胺递质系统，引起运动从属时值增大即大脑皮质抑制过程加深，恢复大脑皮质神经过程的平衡，从而改善睡眠。

不寐系情志内伤，多脏受累所致，病机的关键在于心神被扰或心神失养。治疗当以宁心安神镇静为主，以神门、三阴交、安眠为主穴。神门为手少阴心经之原穴，功可宁神安寐，三阴交为肝脾肾三经之交，可培气血生化之源，育阴除烦，加刺治疗不寐的经验效穴安眠旨在疏调脏腑，宁心安神，本法主辅相配得当，以交通心脾，心肾为所长，故收良效。

【医案精选】 例1　于某　女　38岁　工人　入院日期　1980年10月12日　住院号　11660

主诉：失眠2个月。

病史：患者因2次流产后，周身无力，经常失眠，近2个月失眠症状加重，伴心悸不宁，头昏头沉，不思饮食，健忘，今日住院治疗。

查体：神清，形体消瘦，面色少华，言语低微，心肺（—），神经系统检查无阳性体征，舌质淡，苔薄白，脉细弱。

印象：

（1）中医：不寐。

（2）西医：神经衰弱。

辨证：患者因流产后，气血亏损，脾气虚弱，气血生化之源不足，血不养心，以致心神不安，而成不寐。

治则：补益心脾，镇静安神。

选穴：神门　三阴交　脾俞　心俞　足三里　印堂

操作：神门进针0.5寸，三阴交直刺1寸，均用捻转之补法；脾俞，心俞均向棘突方向斜刺，进针1.5寸，施捻转之补法；足三里进针2寸，施捻转之补法；印堂进针0.5寸，施提插之泻法。

治疗经过：上穴每日针1次，3次后明显好转，5次后睡眠基本正常，夜间睡眠7～8小时。

例2　刘某　男　20岁　学生　入院日期　1979年4月17日　住院号　1746

主诉：失眠、头胀痛3个月。

病史：患者3个月前因与同学吵架，后出现失眠，头胀痛，烦躁易怒，记忆力减退，口苦，胸胁满闷，经在某医院治疗，效果不显著，今日住院治疗。

查体：发育正常，营养中等，思维正常，心、肺（—），血压120/80mmHg，神经系统检查无阳性体征，舌质红，苔薄黄，脉细数。

印象：

（1）中医：不寐。

（2）西医：神经衰弱。

辨证：患者因恼怒伤肝，肝气失其条达之职，郁久化火，火热上炎，扰乱神明，心神不安，故睡卧不宁，肝胆气郁则烦躁易怒，胁肋胀满，气郁化火则口苦。

治则：清泻肝胆，宁心安神。

选穴：神门　合谷　太冲　胆俞　肝俞　三阴交

操作：合谷、太冲直刺1.5寸，施捻转之泻法，胆俞、肝俞向棘突方向斜刺，进针1.5寸，施捻转之泻法，余穴同前。

治疗经过：上穴每日针 1 次，2 次后头胀痛症状消失，睡眠好转。4 次后诸症消失，正常入睡。

第三十九节　脏躁（更年期综合征）

更年期综合征是由育龄过渡到失去生殖功能的时期，由于丧失卵巢功能而引起的自主神经功能紊乱的一组症候群。更年期综合征，中医称之为“脏躁”。本节将介绍针刺治疗更年期综合征的配方。对该病病因的认识，中医与现代医学比较接近。中医学认为，经断前后，肾气渐衰，天癸将竭，冲任虚衰，脏腑功能失调，机体阴阳失于平衡协调而致。现代医学认为与经绝期卵巢衰退有关。其病理改变为，此时卵泡分泌雄激素和孕激素减少，对下丘脑垂体的负反馈作用减弱而出现下丘脑与垂体的功能亢进。针刺治疗可调节自主神经功能及大脑皮层及皮层下中枢功能失调，使患者的症状得到控制，顺利度过更年期，卓有成效。因此，针刺是治疗更年期综合征最有效的方法之一。

【临床表现】 主要症状有月经失调、精神变异、神志不宁、烦躁易怒、身面浮肿、纳呆等。中医根据并发症状的特点分为肾阴不足和肾阳虚衰两种类型。

肾阴不足：头晕耳鸣、潮热汗出、五心烦热、腰膝酸痛、月经先期而至，或先后不定，经色鲜红、口舌干燥，溲黄便结，舌红少苔，脉细而数。

肾阳虚衰：面色晦暗、精神萎靡、形寒肢冷、腰膝冷痛、纳呆腹胀、大便溏薄、经行量多或崩漏暴下、舌淡胖嫩、边有齿痕、脉沉细无力。

【鉴别诊断】 更年期综合征是以自主神经功能紊乱而引起的一组症候群，发生于 50 岁左右的人群，但某些疾病也常以类似自主神经功能紊乱的症状出现。因此，在治疗更年期综合征患者的时候应认真地进行鉴别诊断。

1. 精神分裂症　精神分裂症早期，尤为单纯型，往往有神经衰弱综合征。但患者对其疾病常抱无所谓的态度，无迫切求治要求，诉述常不主动。进一步了解发现已有显著性格改变，行为怪僻，情感淡漠。还有些精神分裂症患者后来出现联想障碍、幻觉或妄想。

2. 神经衰弱　以神经衰弱综合征为主要表现的病人，经过问病史和检查排除躯体疾病、脑器质疾病以及排除抑郁症和焦虑症后，病人又有用脑后出现持续的令人烦恼的渐增性疲劳；或在轻度活动后出现持续的或令人烦恼的身体无力或筋疲力尽感，并伴不快的躯体感觉（如肌肉酸痛）和不能松弛，则可诊断为神经衰弱。

3. 癔症　癔症通常是由精神刺激或不良暗示引起的一类神经精神障碍。多数突然发病，表现为短暂的精神失常或感觉、运动障碍，但无器质性病变基础。这些症状可在暗示影响下产生，亦可在暗示影响下改变或消失。

【治疗规范】

1. 治则

肾阴不足：滋补肝肾、平肝潜阳、交通心肾。

肾阳虚衰：温肾壮阳、补肾健脾。

2. 配方

（1）经穴刺法

肾阳不足：肾俞、心俞、太溪、三阴交、太冲。

肾阳虚衰：关元、肾俞、脾俞、章门、足三里。

(2) 耳针疗法：内分泌、卵巢、神门、交感、皮质下、心、肝、脾。

3. 操作

(1) 经穴刺法

肾阴不足：心俞，针尖向脊柱方向斜刺，进针0.5～1寸，施捻转补法；肾俞，直刺1寸，施捻转补法；太溪直刺1寸，施提插补法；三阴交直刺1寸，施捻转或提插补法。太冲直刺0.5寸，施平补平泻法。

肾阳虚衰：关元直刺或向下斜刺1～2寸，令针感传至会阴部；脾俞、肾俞向脊柱方向斜刺0.5～1寸，施捻转补法；章门斜刺0.5～0.8寸，施捻转补法，不宜直刺、深刺，以免伤及内脏器官；足三里直刺1～1.5寸，施捻转补法。

(2) 耳针疗法：每次选3～4穴，中等刺激，隔日针1次。或以王不留行籽贴于橡皮膏上，粘贴在耳穴上，每日自行按压3次，每穴按压1分钟。

4. 疗程

(1) 发病初期，经穴刺法每日1～2次，耳针疗法隔日1次。2周后可视其症状改善程度，改为经穴刺法每日1次或隔日1次；耳针疗法每周2～3次。

(2) 病情稳定后仍应坚持1个月的巩固治疗，经穴刺法隔日1次或每周2次，耳针刺法每周2次。

【配方理论】 更年期综合征在中医学中属于“脏躁”范畴，是临床常见病种之一。《素问·上古天真论》曰：“七七任脉虚，太冲脉衰少，天癸竭，地道不通，故形坏而无子。”《金匮·妇人杂病》说“妇人藏躁，喜悲伤欲哭，如神灵所作，数欠伸……”指出“脏躁”多发于女性，以“喜悲伤”为主要症状。本病的病因比较复杂，症状变化也较多。后世医家亦多有论及。如《医宗金鉴》认为，“脏，心脏也。心静则神藏。若为七情所伤，则心不得静，而神躁扰不宁也。故喜悲伤欲哭，是神不能主情也；象如神灵所凭，是心不能神明也”。在这里，将“脏躁”的“脏”表示为心脏。由此可以看出，古代医家认为本病是因忧伤恼怒，情志异常所造成。由于思虑过度，损伤人的心脾，从而导致精血内亏不能濡养五脏，造成阴阳失调，浮火妄动，上扰心神。此外，《医学纲目》中也有“妇人天癸已过期，经脉不匀，或三、四月不行，或一月再至，腰酸疼痛。”的记载。这些论述都指出本病的病因病机及临床表现。

“脏躁”病的主要病因病机是冲任空虚，肾精肾气衰弱，素禀阴虚之体，或有亡血失血之人，至更年期即会出现某些肾精亏虚、肾水不足的症状。肾为癸水，肝属乙木，心为君火。肾水亏虚则不能滋养肝木和制约心火，因而出现一系列水亏火旺的症候。而素禀阳虚之体，至更年期常会出现肾气渐虚等一系列命门火衰及脾肾阳虚的表现。治疗本病应从调理阴阳入手，以“益火之源以消阴翳”“壮水之主以制阳光”作为治疗本病的原则。故配方中的穴位以调理肾阴肾阳为主，收到了比较理想的效果。

【转归及预后】 针灸对制止脏躁发作及防止复发效果均较好。但一般疗程较长，应嘱患者坚持治疗。

【预防与调护】 患者应注意情志调养，避免精神刺激。若能配合心理治疗，则取效尤佳。

【临证提要】 本病为情志改变性疾病，临床治疗以醒神开窍为主，并宜根据不同类型，分别配合以养心补血、滋阴降火或疏肝解郁等法。

【医案精选】 例1 王某 女 46岁 干部 入院日期 1984年6月4日 住院号 16217

主诉：心悸、胸疼4个月，胃胀半月余。

病史：1984年1月22日站起时突觉左侧肢体麻木、无力、舌强、口角流涎、头昏心悸、汗出、手凉，几分钟后自行缓解，晚间上述症状复现，去辽宁省阜新市中医院就诊，诊断"更年期综合征"。三月中旬，血压突然升高220/140mmHg，住院治疗，经中西药物降压，效果不明显，经常出现心悸、气短、胸疼、汗出、手足颤抖、肢体发凉等症，半月前出现胃胀疼、口渴，大便时干时溏。今来我科求治，收入住院。

查体：神清合作，发育正常，营养中等，自动体位，神经系统查体未见异常，右瞳孔外侧可见绿豆大小角膜云翳，心肺（一），肝脾正常。心电图：大致正常，血压190/110mmHg，体温36.2℃，舌紫暗，黄白腻，脉沉细，经水已断。

印象：

（1）中医：脏躁。

（2）西医：更年期综合征。

辨证：患者素体虚弱，生化之源不足，未至七七，天癸已竭，阴血不足，心失所养，故心悸气短汗出，脾失健运，故大便时干时溏，肝气郁结，横逆犯胃，故胃胀胸痛。

治则：调理脏腑，平衡阴阳。

选穴：

（1）内关 人中 百会 四神聪 外关 合谷 太冲 天枢 足三里

（2）华佗夹脊刺

操作：内关捻转提插泻法，人中施雀啄手法，以眼球充满泪水为度，百会、四神聪捻转补法，合谷、太冲呼吸泻法，天枢呼吸泻法，外关提插泻法，足三里捻转补法。

治疗经过：采用上法6次后，患者主诉头晕明显减轻，嗳气呃逆减轻，食欲增加，未发心悸、汗出、手凉之症，10次治疗后，自觉诸症悉除，胃脘无不适，饮食二便睡眠正常，临床治愈出院。

例2 孙某 女 60岁 退休 初诊日期 2004年2月9日 门诊号 69278

主诉：失眠1月。

病史：患者1月前因左下腹烧灼感就诊于我市某医院，经B超检查示：输卵管增粗，予以输液治疗，四天后患者出现失眠，彻夜不寐，并伴有烦躁、多汗、头痛，纳呆，经多种中西医治疗无效。患者于58岁绝经。

查体：神清合作，形体适中，面色晦暗，心律齐，心率78次/分，神经系统检查无阳性体征，舌红少苔，脉沉细、弦数。

印象：

（1）中医：脏躁（肾阴不足）。

（2）西医：更年期综合征。

辨证：患者年过半百，绝经前后，肾气已衰，天癸已竭，冲任虚衰，肾阴亏虚而致失眠、烦躁、多汗，血不上荣而致头痛，脾胃虚弱，故而纳呆，面色晦暗，阴虚火旺，故舌红少苔，脉沉细、弦数。

治则：滋阴补肾，清心降火。

选穴：肾俞　心俞　太溪　三阴交　太冲　百会　四神聪　足三里

操作：同前，每日针刺1次，12次为1疗程。

治疗经过：在针灸治疗的同时，配合中药汤剂以滋阴补肾安神清虚热。经过1个疗程的治疗，患者情绪稳定，头痛消失，食欲好转，睡眠时间较前延长，但易醒。又经过10次治疗后，患者可以安然入睡，醒后无疲乏感，纳可，出汗正常，无烦躁，临床治愈。

第四十节　癫狂（狂躁性精神分裂症）

癫与狂都是精神失常的疾患。癫证以沉默痴呆，语无伦次，静而多喜为特征；狂证以喧扰不宁，躁妄打骂，动而多怒为特征。因二者在症状上不能截然分开，又能相互转化，故癫狂并称。中医学认为“心火旺，肾阳衰，乃失志而狂越”。“癫属阴，狂属阳，……大率多因痰结于心胸间”，并提出了癫狂与“痰”有密切关系的理论。西医旧称精神分裂症，为早发痴呆，是精神疾病中最常见和最重要的疾病之一。病因未明，多起病于青壮年期，常有感知、思维、情志、行为等多方面的障碍和精神活动的不协调，一般没有意识障碍和智能障碍，病情多迁延。其治疗方面分为药物治疗、心理治疗及其他治疗包括胰岛素昏迷治疗、电休克治疗、精神外科。我国在60和70年代曾广泛试用中药针灸治疗精神病，避免了以上疗法所带来的副作用及危险性。

【临床表现】联想障碍；特征性妄想；情志淡漠；倒错或痴笑；特征性幻听；意志减退；被动体验；思维插入被夺或中断。

【鉴别诊断】

1. 谵妄综合征　是一组表现为广泛的认知障碍，尤以意识障碍为主要特征的综合征。常因脑部弥漫、暂时的中毒感染或代谢紊乱等所引起。因此它往往发生于急性起病、病程短暂、病变发展迅速的中毒感染、脑外伤等病变，故又称急性脑病综合征。

2. 躁狂症　该病的核心症状是情绪高涨，还常伴有思维敏捷和言语动作增多，除非是极端严重的患者，一般的躁狂症状都可以视为正常精神活动的量的过度，与精神分裂症的质的变化不同。幻觉妄想很少见。但患者由于自负，有时可有夸大妄想的色彩；有时由于其多管闲事或轻率任性的行为受到阻挠，会产生一过性的“被迫害妄想”，这些症状常随情感症状的消失而消失。

3. 神经衰弱　本病患者以脑功能衰弱症状为主要临床表现，且有易兴奋、易疲劳、情绪症状、紧张性疼痛和睡眠障碍这五类症状中的任何三项；对工作、学习和社会交往造成了不良影响；病程在3个月以上；排除了躯体疾病或脑器质性疾病，其他神经症和精神病，便可以为神经衰弱。

【治疗规范】

1. 治则　理气化痰、养血宁心。

2. 配方 心俞、肝俞、脾俞、巨阙、神门、太冲、丰隆、内关、中脘、三阴交。

3. 操作 以上诸穴，背俞穴多采用捻转补法，巨阙、中脘二穴用呼吸泻法；神门、内关可用平补平泻法；丰隆用捻转提插泻法；太冲可施泻法或平补平泻法，每次治疗留针20分钟；

4. 疗程 每日1次，15次为1疗程。

【配方理论】 癫证以沉默痴呆，语无伦次，静而多喜为特征。中医学认为癫证与痰密切相关，“多因痰结心胸间”。故治疗上以理气化痰，养血宁心为原则。选穴上以肝俞、太冲理气解郁；脾俞、丰隆健脾化痰；心俞、神门养血宁心。内关开窍，心俞、巨阙为心经俞募配穴法，益气养血，调理阴阳，中脘、三阴交和胃健脾，益气养阴。诸穴合用，共奏理气化痰，养血宁心，调和阴阳而止癫之功效。

附：狂证

【治疗规范】

1. 治则 泻火涤痰、醒神开窍。

2. 配方 人中、风府、少商、大陵、曲池、丰隆、隐白、少冲、内关、神门、百会、合谷透劳宫、太冲透涌泉、少商、商阳、大敦、中冲、至阳。

3. 操作 以上诸穴，十二井穴或毫针刺或三棱针点刺放血均可，水沟以毫针进0.5寸，行雀啄泻法，其余均用提插捻转泻法。

4. 疗程 每日针1次，15次为1疗程。

【配方理论】 狂证以喧扰不宁，躁妄打骂，动而多怒为特征。中医学认为“心火旺肾阴衰乃失志而狂越”提出狂证与痰密切相关。故临床治疗本证以泻火涤痰，醒神开窍为原则。井主心下满，是言邪盛于脏，五脏失和，神明错乱，故心及心包痰火所侵，刺十二井穴 泻火清心。脑为髓海，元神之府，其腧上在于其盖，下在风府，故百会合风府配合水沟醒神开窍。双合谷配双太冲为双四关穴，以“四关”透四心，实可通关开窍，清心醒神。

【转归及预后】 针灸治疗癫狂疗效较好，如不能及时治疗病情可加重，伤及五脏；日久癫证可转为狂证，狂证亦可转为癫证。

【预防与调护】 癫狂证的病因与情志刺激有密切关系，因此调情志，减少各种精神刺激是预防癫狂的关键。

【临证提要】 癫狂是临床上较为常见的病种，也是针灸疗效显著的病种之一。尤其在调神方面，收效迅速。但临床治疗应审其病因，辨虚实，治疗上实则泻之，虚则补之。本病治疗重点：“治在肝心，重在祛痰”的治疗原则。疏肝之法包括：①舒肝解郁，常用内关、太冲、期门、阳陵泉等穴。②清肝泻火，常用肝俞、太冲、阳陵泉、胆俞等穴。③平肝潜阳，常用太冲、阳辅、风池等穴。④柔肝养阴，常用三阴交、太冲、太溪、风池等穴。

治心之法包括：①宁心安神，常用大陵、神门、巨阙、心俞等穴。②开窍醒神，常用人中、内关、神门等穴。

祛痰之法遵《内经》:“其高者因而越之，其下者引而竭之，中满者泻之于内”的原则。

上述几法，孰先孰后，孰轻孰重，临床当观其脉证，灵活配佐。

【医案精选】 例1　张某　男　24岁　工人　初诊日期　1981年4月27日

主诉：（代述）语言错乱，躁动，哭笑无常半年。

病史：患者平素性情暴躁，易恼怒，半年前因工作调动不顺利，越发脾气暴躁，常无缘无故与人吵闹，甚则怒骂叫吼，毁物殴人，伴有头晕，耳鸣，失眠，便秘，口苦等，某精神病院诊为“精神分裂症”，予氯丙嗪等药治疗后情绪略能安稳，以后患者拒绝服药，特来我门诊接受针灸治疗。

查体：精神兴奋，表情无常，易激怒，两目无神，眼底视盘边缘清，无渗出、出血，四肢生理反射存在，病理反射未引出，无眼颤，血压120/80mmHg，舌苔黄腻，脉弦数。

印象：

（1）中医：癫狂。

（2）西医：精神分裂症。

辨证：因情志内伤，致肝气郁滞，气郁化火，灼津为痰，痰火搏结，上扰神明，心神被蒙则烦躁，吵闹不休，神不守舍则语言错乱，哭笑无常，肝火冲逆上扰清窍则头晕，耳鸣，口苦。苔黄腻，脉弦数为痰火内盛之象。

治则：清肝泻火，宁心安神，兼以祛痰。

选穴：肝俞　太冲　阳陵泉　大陵　巨阙　神门　心俞　丰隆

操作：肝俞斜向横突，进针1.5寸，施捻转泻法，令麻电感向前胸放散为度；心俞同肝俞；太冲直刺1寸；阳陵泉直刺1.5寸；大陵直刺1寸；神门直刺0.5寸；丰隆直刺1.5寸，均施捻转提插泻法，令局部酸胀并向四周放散为度。

治疗经过：每日针刺1次，4次后情志可安稳，数天未与人吵闹，耳鸣消失，舌苔微黄，脉滑微弦，提示肝火势减，肝阴受损，在原选穴方中加柔肝养阴之穴，补三阴交、太溪，继针6次，诸症消失，精神正常，一切恢复常态。

例2　李某　女　30岁　工人　初诊日期　2003年7月19日　门诊号　62334

主诉：失眠、语言混乱间断发作2年余，近日加重。

病史：患者于2年前，与人争吵后失眠，躁动不安，语言混乱。曾在精神病医院诊断为精神分裂症，并住院治疗后症状好转，但于2周前，患者因心情不畅，出现失眠，语言混乱，今来诊治。

查体：患者精神恍惚，双目无神，心肺（—），心律齐，心率：80次/分，血压：120/90mmHg，四肢活动可，生理反射存在，病理反射未引出。

印象：

（1）中医：癫狂。

（2）西医：精神分裂症。

辨证：患者因恼怒伤肝，肝气不舒，失于条达，气郁痰凝，心火扰动。故而心失神明之主，出现语言混乱，躁动不安等症；神明被扰，故而失眠。

治则：醒神开窍，祛痰泻火。

选穴：内关　人中　百会　四神聪　合谷　太冲　丰隆

操作：人中直刺0.3寸，施雀啄泻法，令其眼球湿润或流泪为度；内关直刺1寸，施提插捻转泻法，令酸胀感向下传导为度；百会、四神聪向后斜刺0.5寸，捻转泻法；合谷、太冲提插捻转泻法1分钟；丰隆用捻转泻法1分钟。每日针1次，15次为1个疗程。

治疗经过：治疗1个疗程后，患者失眠好转，偶有语言混乱，躁扰不宁发作；休息5天后，继续第二个疗程治疗后，患者情绪稳定，语言清晰流利，思维正常；继续巩固治疗5次后，患者基本恢复正常。

第四十一节　郁证（抑郁性精神分裂症）

抑郁症是由于情志不舒，气机郁滞所引起的一类病证。主要表现为心情抑郁，情绪不宁，胁肋胀痛，或易怒善哭，以及咽中如有异物梗阻，失眠等各种复杂症状。中医学认为："气血冲和，万病不生，一有情郁，百病生焉，故人身诸病，多生于郁"。西医将该病归属于情感障碍，目前治疗以三环类抗抑郁药为首选药，但有许多副作用，本文介绍以针刺治疗为主，临床收到理想的疗效。

【临床表现】 以情绪低落为主要特征，症状持续至少两周，而且至少具有下列九项表现的四项：兴趣丧失，精力减退，行为迟钝，自轻自责，思维缓慢，消极自杀，睡眠障碍，食欲不振，性欲减退。

【鉴别诊断】 抑郁症最重要的是与精神分裂症鉴别，因为二者都属于原因未明的精神病，症状有时也有交叉，因此对某些不典型的病例，诊断分歧较大，当两者可能都不能排除时，诊断仍采取"舍轻取重"的原则。

【治疗规范】

1. 治则　疏调气机、醒神开窍、补血安神。

2. 配方　内关、人中、太冲、心俞、肝俞、脾俞、膈俞、百会、四神聪、足三里、三阴交。

3. 操作　内关捻转提插泻法，进针0.5寸；人中进针0.2～0.3寸，雀啄泻法；太冲，捻转泻法，进针0.5寸；足三里、三阴交捻转补法，进针1寸；四神聪进针0.3寸，平补平泻法；心、膈、肝、脾俞捻转补法，进针0.5～1寸。

4. 疗程　每日针1次，15天为1疗程。

【配方理论】 中医学认为"郁病虽多，皆因气不周流，法当顺气为始"、"凡郁病必先气病，气得流通，郁于何有?"因此疏通气机为郁证总的治则。内关为心包经之络穴，可振奋心阳，人中为督脉，手足阳明之会穴，为人体阳经之总汇，又为诸阳之首，二穴合用可振奋人体阳气，以达醒神之功；足三里为阳明经下合穴，阳明经为多气多血之经，针之可补血安神；百会、四神聪亦可升提阳气、镇静安神；太冲为肝经原穴，可疏理气机，心俞、肝俞、脾俞、膈俞为背俞穴，针之亦可养心补血。诸穴相配以达治疗目的。

【转归及预后】 郁证初起患者，可只出现较轻的症状，但往往具有波动性，症状并不固定，若致病原因能及时解除，症状常可减轻或消失。若病程较长，情志致病因素不除者，则症状往往逐渐增多加重，此时患者常产生对疾病的紧张，恐惧，对治疗丧失信心，这些因素又会促使病情进一步加重，而使症状愈加严重和复杂，可持续多年不愈。

郁证患者的预后一般均良好。

【预防与调护】 除针灸治疗外，对患者进行精神治疗十分重要，使患者树立正确的人生观，避免情志过极，合理安排脑力及体力劳动，适当参加体育锻炼。

宜慎起居，饮食宜规律，保持心情舒畅。

【临证提要】 郁证是临床较为常见的病种，也是针灸治疗效果显著的病种之一。尤其在调神方面，收效迅速。但临床上治疗应审其病因，辨虚实，实则泻之，虚则补之。

【医案精选】 彭某 男 47岁 干部 初诊日期 2003年2月24日 门诊号 57074

主诉：失眠、情绪低落半年余。

病史：半年前患者因情绪刺激出现失眠、心烦、情绪低落、乏力、纳呆等症，今日来诊治。

查体：患者神清，精神弱，情绪低落。五官对称，颈软，胸廓对称无畸形。语言清，心肺（一），心率：80次/分，血压：120/82mmHg。四肢活动灵活，生理反射存在，病理反射未引出。

印象：

（1）中医：郁证。

（2）西医：抑郁症。

辨证：患者因情志不舒，肝气郁滞，气机不畅，故而出现情绪低落；肝血不足，虚火扰心，故而失眠、心烦，脾肾不足，故乏力、纳呆、紧张恐惧等。

治则：疏调气机，补血安神，补脾益肾。

选穴：印堂 上星 太冲 心俞 肝俞 脾俞 间使 百会 四神聪 足三里 三阴交

操作：间使直刺0.5寸，捻转泻法；印堂向鼻根斜刺0.3寸，施雀啄平补平泻法；上星向上斜刺0.5寸，捻转泻法，余穴操作同前；留针20分钟。

治疗经过：针刺治疗7天后，患者开始对生活表示有兴趣，纳食好转，夜寐安；又经过5次治疗后，患者情绪稳定，精神好，行动有力；继续针刺5次后，患者精神乐观，纳可，寐安，无紧张恐惧，二便调。临床治愈。

第四十二节 癔症性瘫痪

癔症性瘫痪属于中医学百合病范畴。中医学认为，神志内伤为重要内因。各种精神活动都和心神密切相关，同时必然影响躯体的各运动功能。《内经》：“心者，生之本，神之变也。”现代医学认为系由精神刺激或不良暗示引起的一类神经精神疾患。

【临床表现】 癔症性瘫痪以单瘫和截瘫多见，除少数因长期不动而致失用性萎缩外，无明显肌肉萎缩，电刺激反应正常，无二便失控。

【鉴别诊断】 本病发作时，检查瘫肢腱反射正常，肌张力正常，无锥体束征，故不难与截瘫鉴别。

【治疗规范】

1. 治则 醒脑开窍、滋补肝肾、疏通经络。

2. 配方 取穴：内关、人中、风府、上星、委中、三阴交。

3. 操作　风府穴坐位低头取穴，针尖向结喉方向进针1.5～2寸，轻提插泻法，以针感向全身放窜为度，不留针；人中向鼻中隔下斜刺针2～3分深，然后向同一方向捻转3～4圈，再做雀啄手法，每次约15分钟；内关针1～1.5寸，施捻转提插之泻法，针感放散到肘和手指；委中提插泻法，以肢体抽动3次为度；上星进针0.5～1寸，提插泻法；三阴交沿胫骨后缘与皮肤呈45°斜刺，提插泻法，以肢体抽动3次为度。

4. 疗程　急性发作经1次治疗后，一般患者瘫痪可缓解，再治疗1周为1疗程。病程较长的患者见肢体肌肉萎缩，除采用针灸治疗外，应配合电脉冲刺激及按摩治疗，45天为1疗程，需2～3个疗程。

【配穴理论】　中医学认为，癔症性瘫痪从病机上讲，不外心神失宣，机变不行而致。《内经》中记载："心者，五脏六腑之主也，故悲哀愁忧则心动，心动则五脏六腑皆采。"治疗以醒脑开窍为主则，以人中、内关为主穴，辅以对症选穴，疗效尤佳。

人中为督脉之会，督脉为阳脉之海，主一身阳气，人体正常活动全赖阳气维持。针人中有清心益脑、通阳疏气、调理神机之功。风府穴为督脉和膀胱经阳维脉之会，通脑府、开机窍、通达阳气，故在取人中不宜或效微时选用。内关为手厥阴之络，有宽胸理气、开郁调神之效，或三穴合用，有开窍醒神，健脑益智，通调机体内外之作用。三阴交为足太阴、少阴、厥阴之会，针用补法，达滋补肝肾之功效。委中为足太阳膀胱经所入为合，经气充盈，由此汇合入脏腑，针委中疏经通络。

【病案精选】　例1　李某　女49岁　服务员　入院日期　1982年2月16日　住院号　11503

主诉：双下肢瘫痪37天。

病史：患者因工作与同事争吵后，于1982年1月1日当天出现哭笑无常，神志混乱，双下肢瘫痪，不能行走，不能翻身。被人急忙送往友谊医院就诊，考虑"癔症"，用药不详。回家后又请私人医生出诊，予针刺及中药治疗18天无明显疗效，于1月19日由救护车送来天津治疗，经我门诊收入住院。

查体：神清合作，瞳孔等大等圆，光反射正常。心肺正常，脊柱无侧弯及压痛。双下肢无浮肿及关节畸形，不能抬举，不能站立及步行，但卧位时可屈伸活动。右膝以下感觉失常，触觉减弱，余无异常。双膝腱反射活跃对称，未引出病理反射。舌略红，苔腻，脉弦细。

印象：

(1) 中医：百合病。

(2) 西医：癔症性瘫痪。

辨证：患者素性抑郁，多疑善感，致使肝气郁结，久则化热，热盛则阴伤，故舌红，脉见弦细，今遇恼怒，肝火更盛则郁闭清窍，心阴不足又被热所扰，故失主宰，统率不行而致肢痹不仁，肢痿不用。

治则：疏肝解郁，开窍醒脑。

选穴：风府　内关　人中　上星　委中　三阴交

操作：同前。

治疗经过：经1次治疗后，患者感双下肢屈伸有力，精神舒畅，言语主动。经3次治疗后，下肢有力行走自如，1周后痊愈出院。

例2　张某　女　34岁　农民　入院日期　1975年11月4日　住院号　17654

主诉：左侧肢体瘫痪18天。

病史：患者于1975年10月14日晚8点突觉头晕，而后摔倒，头部未受伤但不省人事，四肢僵硬，手足抽搐，当即被送往当地人民医院抢救，考虑左偏瘫原因待查，病毒性肝炎，经输液，抗生素等治疗后苏醒。唯左半身不能运动，于10月28日日来我市某医院脑病科治疗，诊为"癔症性瘫痪"。

查体：神清，瞳孔等大等圆，脑神经无异常，左前臂可屈，左腿直腿抬高15度，左肢部分触觉消失，肤温正常，肌力不准确，肌容量正常，生理反射存在，病理反射未引出，舌质暗红，脉弦细。

印象：

（1）中医：百合病。

（2）西医：癔症性瘫痪。

辨证：患者突受外惊，因猝然跌仆而气机逆乱，阴阳一时不相顺接故不醒昏厥，心神迷乱，阴阳失统，神明不治则官窍失约不用，故苏醒后肢体不用，痹而不仁。

治则：醒神开窍，通络养心。

选穴：内关　人中　三阴交　环跳　委中

操作：同前。

治疗经过：针1次后，患者左上肢即能抬举，下午即可穿衣服，针4次后可行走，肢体有力，活动自如，择期出院。

第四十三节　癔症性抽搐

癔症中医学癔症性抽搐属于中医学百合病的范畴。中医学认为：神志所伤为重要内因，各种精神活动都和心神密切相关，同时必然影响躯体的各种功能。《内经》："心者，生之本，神之变也。"现代医学指由精神刺激或不良暗示引起的一类神经疾患。

【临床表现】 发作时突然倒地，屏气或过度喘气，双目紧闭，面色潮红，全身僵直或四肢不规则舞动，维持几分钟至几十分钟不等。无二便失控。

【鉴别诊断】 本病发作形式特殊，发作时意识并不丧失，检查时发现眼球活动良好或似故意逃避，肌腱反射正常，无病理反射，故不难与癫痫大发作鉴别。

【治疗规范】

1. 治则　醒脑开窍、镇肝熄风。

2. 配方　取穴：内关、人中、风池、太冲、百会、阳陵泉、风府。

3. 操作　风府穴坐位低头取穴，针尖向结喉方向进针1.5～2寸，轻提插泻法，以针感向全身放窜为度，不留针；内关针1～1.5寸，施捻转提插之泻法，针感放散到肘和手指；人中向鼻中隔下斜刺，针2～3分深，然后向同一方向捻转3～4圈，再做雀啄手法，每次约15秒钟；余穴均施捻转之泻法。

4. 疗程　在急性发作期每日针2次，待症状减轻后继续施上述手法直至症状消失。

【配方理论】 癔症性抽搐多发于青中年女性。现代医学认为，与皮层功能衰弱有关。常发生于神经类型属于抑制性的人。多数在精神创伤下，皮层和皮层下部位相互关系发生功能障碍，使后者处于优势而发病。中医学认为，从病机上讲不外心神失宣，机变不行而致。如《内经》中记载："心者，五脏六腑之主也，故悲哀愁忧则心动，心动则五脏六腑皆采。"治疗当以醒脑开窍为主则，以人中、内关为主穴，辅以对症选穴，疗效尤佳，往往可收桴鼓之效。

人中为督脉之会穴，督脉为阳经之海，主一身阳气，人体正常活动全赖阳气维持。针人中有清心益脑、通阳疏气、调理神机之功。风府穴为督脉和膀胱、阳维脉之会，通脑府、开机窍、透达阳气，故在取人中不宜或效微时选用。内关为手厥阴之络，有宽胸利气、开郁调神之效。故三穴合用，有开窍醒神，健脑益短路，通调机体内外之作用。针风池、太冲有镇肝熄风之效，阳陵泉达舒筋通络之功。因此该法对癔症性抽搐可获得较为满意的疗效。

【病案精选】 张某　女　39岁　技术员　入院日期　1981年12月21日　住院号　11303

主诉：肢体发作性抽搐10个月，近一个月加重。

病史：患者于1981年2月23日路遇坏人，受惊吓翌日清晨即出现抽搐。抽搐之前觉头痛，视物模糊，心中憋气，常叹息，虚汗出。发作时双目向右注视，口角向左歪，意识清楚，无咬舌及吐涎，无二便失禁，双下肢伸直，双上肢屈曲，振挛。持续2～3分钟后自行缓解，虽经治疗，抽搐仍不止，约隔半日即发作1次。4月20日曾查脑电图，结果正常。4月18日复经某医院脑病科检查，诊断为神经官能症，给予安定、谷维素、谷氨酸等药物，经半年治疗，抽搐次数减少。发病多与情绪波动，经期有关。12月18日来我科门诊，查脑电图未发现异常，当时发作抽搐，经针刺内关、人中后缓解，遂收入病房。

查体：神清合体，发育正常，营养良好，瞳孔正常，心肺（一），四肢脊柱正常，生理反射存在，病理反射未引出。舌质淡，脉弦细。

印象：

（1）中医：百合病。

（2）西医：癔症性抽搐。

辨证：患者突受惊恐，惊则气乱，胆气逆乱，疏泄失职，胆为中正之官，胆气不升诸阳气不得宣发，阳郁欲伸故时作抽搐。遇情志刺激，肝气横逆则抽搐发作，行经之期，因肝藏血，体阴而用阳，故肝气升腾而诱发抽搐。

治则：醒脑开窍，疏肝理气。

选穴：风府　印堂　极泉　后溪　申脉

操作：后溪、申脉均施捻转泻法，做手法约1分钟。余穴同前，诸穴留针30分钟。

治疗经过：经上法治疗8次后，抽搐次数减少，发作转轻，唯右侧肢体乏力，夜寐梦多。治疗23次后，抽搐停止，肢健有力，诸症消失出院。

第四十四节　阳痿（性功能障碍）

阳痿是性功能障碍的一种，可分为原发性和继发性两类，按病因又分为功能性和器质性两类。本节主要介绍功能性阳痿，即性神经衰弱所致阳痿的针灸配方。功能性阳痿是指非器质性原因所致大脑皮质对性兴奋的抑制作用加强和脊髓勃起中枢兴奋性减退所致的阳痿。中医称本病为“筋痿”、“阴痿”、“阴器不用”等。中医学认为本病的形成与肾、肝、脾三脏功能失调有重要关系，主要以肾虚、宗筋失养为发病之关键。现代医学认为由于长期的精神紧张，致使大脑皮质对性兴奋的抑制作用加强，或神经系统经常处于高度兴奋状态而致衰竭，脊髓勃起中枢兴奋性减退，在一般刺激下，阴茎动脉血管不能扩张而致阳痿。针刺治疗功能性阳痿，是临床行之有效的疗法之一，治疗主要在于疏导气机，滋养肾阴，舒筋通络。在治疗阳痿病的过程中，十分重视精神因素在发病中的作用，性神经衰弱是其病机关键，亦即中医神气之说，故采用滋补肝肾的同时，注重调神安志，疏导气机，取得较好疗效。

【临床表现】 阳痿是指男子在有性欲和性兴奋的状态下，阴茎不能勃起，或阴茎虽能勃起，但勃而不坚，或坚而不久，以致不能插入阴道完成正常性交的一种病症。

【鉴别诊断】 性神经衰弱导致的阳痿，是阳痿病中常见的一种，占所有阳痿病例的85％～90％。临床上亦有器质性原因所致者，如内分泌代谢性疾病、血管性原因、生殖器官的疾病、手术创伤及药物所致者，因此在临床上应注意鉴别。

1. 糖尿病 糖尿病的神经病变造成支配会阴部的副交感神经受损而致阳痿；动脉血管的狭窄，影响了性兴奋时阴茎的血液供应；限制饮食，依赖药物，体力减退等造成严重的精神负担而影响性功能。糖尿病患者的阳痿常常伴有性欲减退，且有糖尿病的其他系统表现。

2. 血管性疾病 腹主动脉血管狭窄、腹主动脉瘤、动脉硬化等，使供应阴茎的动脉狭窄，致阴茎供血不足；或阴茎海绵体与龟头之间的瘘管，白膜的静脉畸形使静脉引流障碍；阴茎内血管的动、静脉瘘等使海绵体不能充盈。这些因素可致勃起的启动和维持障碍而发生阳痿，这类患者往往伴有全身性动脉硬化的其他表现。

3. 外伤与手术 如脑外伤、脊椎骨折截瘫、骨盆骨折、阴茎损伤等，膀胱或前列腺手术、直肠手术等。这些创伤与手术可损伤支配性活动的神经与血管功能，使勃起功能发生障碍，其主要鉴别在于有创伤及手术史。

4. 生殖器官局部病变 阴茎畸形、尿道上裂或下裂、鞘膜积液、精囊炎、重度精索静脉曲张、严重包茎等。这些疾病可因生殖器官的解剖异常以及心理上的原因使性功能受到影响，这类疾病都可通过生殖器官的检查，即可明确诊断。

5. 神经系统疾病及精神障碍 如多发性硬化症、颅内损伤综合征、脊髓损伤、脊髓肿瘤、腰椎间盘突出症、重症肌无力、交感神经切除术等，使传导兴奋的神经发生障碍而致阳痿。此外抑郁症、躁狂症、精神分裂症等精神疾病亦可致阳痿发生。

6. 药物 患者有其他系统疾病，曾分别服用过抗高血压药、利尿药、镇静药、抗精神病等药，而导致阳痿。此外酗酒、吸毒也可导致阳痿发生。

【治疗规范】

1. 治则 以调神益志、益肾培元、振阳起痿为主，根据临床表现辨证分为四型：

命门火衰：温补下元。

心脾受损：补益心脾。

七情所伤：益肾疏肝、宁心安神。

湿热下注：清利湿热。

2. 配方

(1) 经穴刺法

主穴：中极、关元、命门、神庭、印堂。

辅穴：

命门火衰：主穴加灸；肾俞、太溪、三阴交。

心脾受损：脾俞、足三里、神门。

七情所伤：志室、肝俞、太溪、阳陵泉、心俞、神门。

湿热下注：肾俞、足三里、三阴交、膀胱俞、丰隆。

(2) 耳针疗法：取精宫、外生殖器、睾丸、内分泌、皮质下、命门。

(3) 电针疗法：取中极、次髎、命门、肾俞、太溪。

(4) 穴位注射疗法：取中极、关元、肾俞、三阴交。

(5) 穴位敷贴疗法：药物：乌附子 15g、阿片 1.5g、穿山甲 3g、土硫磺 6g、元虫 0.3g，敷贴神阙、曲骨。

3. 操作

(1) 经穴刺法

主穴：中极、关元直刺 1.5 寸，命门直刺 1 寸，得气后施捻转补法 1 分钟。关元针感达前阴。命门针感传至尾骶或会阴部，神庭沿皮斜刺 0.5 寸，施捻转平补平泻 30 秒；印堂向鼻根斜刺 0.3 寸，施雀啄平补平泻 30 秒；留针 20 分钟。

辅穴：

命门火衰：主穴均加灸。肾俞直刺 1.5 寸，太溪直刺 0.8 寸，三阴交直刺 1.5 寸，施捻转补法 1 分钟，留针 20 分钟。

心脾受损：脾俞直刺 1 寸，足三里直刺 1.5 寸，神门直刺 0.5 寸，施捻转平补平泻 1 分钟，留针 20 分钟。

七情所伤：志室、心俞直刺 1 寸，施捻转补法 1 分钟；肝俞直刺 1 寸，阳陵泉直刺 1.5 寸，施捻转平补平泻 1 分钟；太溪直刺 0.8 寸，神门直刺 0.5 寸，施捻转补法 1 分钟；留针 20 分钟。

湿热下注：肾俞、膀胱俞直刺 1 寸，施捻转补法 1 分钟；足三里、三阴交直刺 1.5 寸，施捻转平补平泻 1 分钟；丰隆直刺 1.5 寸，用捻转泻法 1 分钟。

(2) 耳针疗法：每次选用 2～3 穴，中等刺激，留针 15 分钟。

(3) 电针疗法：中极直刺 1.5 寸，施捻转补法，使针感传至前阴，2～3 分钟后出针。次髎直刺 3～4 寸，施提插补法 1 分钟，针感传至前阴或会阴部；余穴用捻转平补平泻，使针感向远处扩散，然后加电刺激，电极接同侧肾俞、次髎二穴，刺激量由小到大，至病人能耐受时为止，留针 20 分钟。

(4) 穴位注射疗法：维生素 B_1 1ml 或丙酸睾丸素 5mg。每次选 1～2 穴，每穴以注射针刺，得气后推入维生素 B_1 0.5ml 或丙酸睾丸素 2.5mg。

(5) 穴位敷贴疗法：制法：先将乌附子挖去内部成一空壳，将挖出的附子末和其他三位药混合粉碎为末，过筛，填入附子壳内，用好酒250ml，放锅内入附子加热，用文武火煎熬至酒干，将附子取出，和元虫混合，捣融如膏。取药膏如黄豆大一块，放穴位上，上盖纱布，胶布固定。

4. 疗程

（1）经穴刺法，每日1次，10天为疗程，连续治疗3～5疗程。

（2）耳针疗法，每日或隔日1次，或作耳穴皮内埋针，隔日更换1次。

（3）电针疗法，每日1次，10天为疗程，连续治疗3～5疗程。

（4）穴位注射疗法，每周注射2～3次，4周为1疗程。

（5）穴位敷贴疗法，每3日更换1次，10次为1疗程。

【配方理论】 阳痿即中医学所称“阴萎”、“筋萎”，是男科性功能障碍的常见病之一，大多数为功能性，多由大脑皮质或脊髓中枢功能紊乱，性神经衰弱所致。针灸对精神性阳痿有确实的疗效。从文献报道资料看，有效率达90%以上，临床研究证实：针灸可以调节大脑皮质或脊髓中枢的功能，调节性神经功能，提高性神经的兴奋性，改善性神经的抑制状态。

中医学辨证论治大法，针对其病因病机，在采用益肾培元的同时，调神安志，疏导气机，并授以必要的常识，配合心理治疗。在治疗中因人而异地进行心理调整，解除患者焦虑情绪，消除恐惧心理，使之与医生密切合作，这是治疗成功的前提。针灸配穴中取命门、关元、中极以温补肾阳，培元固本，使元气得充，肾气壮盛；心俞、神门可调神导气，令气易行，以意通经，此本于“凡刺之法，先醒其神”之理。三阴交为三阴经之会穴，可滋阴补肾，益肾填精。在施用针法时更注重针感传导及手法量化指标，在针刺关元、中极等穴时，应重视针刺手法的运用，使针感沿着经脉的循行路线达前阴、阴茎、龟头部，是获取疗效的关键。因此，针灸治疗性神经衰弱所致阳痿有其独到之处。

【医案精选】 黄某　男　31岁　工人　初诊日期　1981年8月4日

主诉：阳痿1年。

病史：患者婚后房事不节，欲纵过度，则经常腰酸乏力，四肢发凉，致阳痿，不能同房，自服大量补肾药物未见显效，使患者紧张不安，疑虑重重，每因同房时，阴茎不能勃起而失败，特来我门诊求治，接受针灸治疗。

查体：精神尚好，面色萎黄，时有心悸，失眠，腰酸乏力，舌质淡，苔薄白，脉沉细。心肺正常，肝脾未触及，前列腺检查正常。

印象：

（1）中医：阳痿。

（2）西医：性神经衰弱。

辨证：患者因房事不节，放纵无度而致肾阳不足，肾之精气衰退，表现出腰膝酸软，神疲乏力，肢冷，阳痿不举。日久用心过度，积虑成疾，暗耗心脾，乃至心脾气血虚弱，证见心悸、失眠，忧虑重重，怵惕不安。

治则：调神安志，温补肾阳。

选穴：内关　人中　中极　三阴交　秩边透水道

操作：内关直刺1寸，施提插捻转泻法；人中斜刺3分，施雀啄泻法，令眼球湿润为度。余穴同前。

治疗经过：上穴日针1次，5次治疗阴茎即能勃起，但不能持久，继针4次后，阴茎勃起坚而有力，性交成功。改隔日1次，7次巩固治疗痊愈。

第四十五节 早泄（性功能障碍）

早泄是男性性功能障碍最常见的一个症状。其发病与年龄无明显关系，成年男性均可发生本病证。目前认为本病的发生大多数为精神因素所致，少数为器质性因素引发。本节主要介绍功能性，即精神心理因素所致者。由于精神心理因素导致射精反射失控，性交时间缩短导致早泄。中医将本病归为“鸡精”病范畴。中医学认为本病的形成主要为心、肝、肾功能失调所致，与先天不足，房事不节，情志所伤，湿热流注诸因素有关。现代医学关于本病的形成原因，目前还不十分明确，一般认为早泄患者大多数有共同的病史，即初次性交或手淫是在极其紧张、恐惧的环境下进行的，结果建立了快速射精的习惯。以后即使在较为松弛的环境中也改变不了快速射精的习惯。针刺治疗本病主要在于补肾摄精，清利湿热。

【临床表现】 早泄是指男女性交时，男子的阴茎尚未与女方接触；或刚接触女方外阴或阴道口；或阴茎虽进入阴道，但在很短时间内即发生射精，随后阴茎痿软，不能正常维持性生活的一种病证。

【鉴别诊断】

1. 遗精　遗精是在没有性交、手淫或其他性刺激的情况下射精，其有生理性与病理性之分。临床有时早泄与遗精并见。

2. 精浊　尿道口常有薄水样分泌物或较厚的乳白色分泌黏液，尤以清晨明显；大便时，尿道口有白色黏液流出，此多见于慢性前列腺炎，往往同时伴有排尿异常及局部症状，放射痛及性功能障碍等。

3. 注意精神性早泄与器质性早泄的鉴别　精神性早泄的首次性交或手淫常在仓促中完成，后者无特殊；对性的认识前者有错误的理解，后者基本正常；心理状态上前者往往有恐惧、焦虑、自卑等，后者基本正常；早泄发生的特点，前者时轻时重，随情绪及体力状态而有所变化，而后者病情逐渐加重，或从未有过正常的性生活。

【治疗规范】

1. 治则　以益肾固精、调神止泄为主。根据临床表现辨证分为四型。

肾气不固：培补肾气。

阴虚火旺：滋阴降火。

心脾两虚：补益心脾。

肝经湿热：清肝利湿。

2. 配方

(1) 经穴刺法

主穴：肾俞、关元、中极、上星、印堂。

辅穴：

肾气不固：命门、太溪、三阴交。

阴虚火旺：复溜、太溪、三阴交。

心脾两虚：心俞、脾俞、足三里、神门。

肝经湿热：三阴交、阴陵泉、丰隆、太冲。

（2）耳针疗法：取穴肾、精宫、神门、内分泌等。

（3）穴位注射疗法：取穴关元、中极。

（4）按摩疗法：取穴关元、气海、中极、肾俞。

3. 操作

（1）经穴刺法

主穴：肾俞直刺1.5寸，施捻转补法1分钟，不留针；关元直刺1.5寸，中极直刺1.5寸，施捻转补法1分钟，针感向阴部放散；上星沿皮斜刺1寸，施捻转平补平泻30秒；印堂向鼻根斜刺0.3寸，施雀啄泻法30秒，诸穴留针20分钟。

辅穴：

肾气不固：命门直刺1寸，施捻转补法1分钟，不留针；太溪直刺0.8寸，三阴交直刺1.5寸，施捻转补法1分钟，加灸，或独用灸法。诸穴留针20分钟。

阴虚火旺：复溜直刺0.8寸，太溪直刺0.8寸，三阴交直刺1.5寸，施捻转补法1分钟；留针20分钟。

心脾两虚：心俞直刺1寸，脾俞直刺1.5寸，足三里直刺1.5寸，神门直刺0.5寸，施捻转补法1分钟，留针20分钟。

肝经湿热：三阴交、阴陵泉直刺1.5寸，施捻转平补平泻1分钟；丰隆直刺1.5寸，太冲直刺1寸，施捻转泻法1分钟；留针20分钟。

（2）耳针疗法，每次选穴2～3穴，用皮内针埋藏，或王不留行子贴压，每天按压贴压耳穴3次，每次每穴按揉30秒。

（3）穴位注射疗法，用维生素B_1 50mg或黄芪当归注射液2mg。

（4）按摩疗法，患者每晚临睡前用手指按压关元、气海、中极、肾俞等穴，并用双手依次揉按足内、外踝下后方、足心涌泉及大拇趾，亦可按顺时针方向旋转两足大拇趾各10次。或用按摩器，或自身按摩阴茎，每次30分钟。

4. 疗程

（1）经穴刺法，每日1次，10天为1疗程，连续治疗3～5个疗程。

（2）耳针疗法，每日针1次或以王不留行子贴压，3～5天更换1次，10次为1疗程。

（3）穴位注射疗法，隔日1次，10次为1疗程。

【配方理论】 早泄即性交时男子阴茎尚未进入女性阴道，即已经射精；或刚刚性交便发生射精。《沈氏尊生书》曰："未交即泄，或乍交即泄。"即为此意。早泄在一定时间内表现为勃起迅速，射精过早、过快，因而影响性生活，影响男女双方的性满足，有的影响生育，如果长时间得不到正确治疗，可导致阳痿。本病的发病机制多由疏泄失常，约束无能；或肾虚封藏失职，固摄无权所致，临床以肝经湿热、阴虚火旺、肾气不固、心脾虚损为常见。西医认为早泄的发生，主要与精神因素有关，如精神过度紧张，情绪过分激动，恐惧性交不能成功及身体疲劳、精力不足，或长期手淫，引起神经衰弱等，而针刺治疗本病有其明显优势，针刺不仅补肾固精，滋阴清热、补益心脾，清利湿热，而且可以调神定志，疏导气机，调节性神经功能，改善不良情绪，减轻心理压力，使性功能恢复正常，提高性生活质量。

第四十六节　石淋、血淋（肾结石）

肾和输尿管结石是常见的疾病，任何年龄均可发生，但多在20～50岁之间发病，男性多于女性。多出现突发性肾区绞痛，在疼痛发作期间或发作后出现不同程度的血尿。中医学将其归属于“淋病”范畴，并有石淋、血淋之分。一般以尿中有砂石、尿道刺痛窘迫者为石淋；以尿色紫红、甚至夹有血块，疼痛加剧者为血淋。本症病在膀胱与肾，且与肝脾有关。多因湿热蕴结下焦，膀胱气化不利而致。病初多为实证，若病延日久，热郁伤阴，湿遏阳气；或阴伤及气，可导致脾肾两虚，膀胱气化无权则病证从实转虚，而见虚实夹杂。针刺治疗本症，可促进局部血液循环，缓解平滑肌、括约肌痉挛，有利于结石下移，排出体外。因此，这种治疗方法对减轻患者的痛苦，消除患者的症状有着较为积极的治疗意义，较之其他治疗方法，方便、快捷、有效，不失为治疗泌尿系结石首选的重要治疗方法之一。

【临床表现】 突发性肾区绞痛，呈刀割样痛，从腰部开始，沿输尿管向下放射至膀胱，痛呈阵发性，一般持续数分钟，亦可长达数小时，并有恶心、呕吐，有时病人面色苍白，大汗淋漓，呈虚脱状态，疼痛发作期间或发作后出现不同程度的血尿，排尿常因有砂石而中断，变换体位后排尿能畅通。舌红，苔薄黄，脉弦或弦数。

【鉴别诊断】 临床上导致腰痛的疾病很多，但肾结石所致的腰痛应注意与以下疾病相鉴别：

1. 急性或慢性肾炎　急性或慢性肾炎发作时均可以出现血尿，重者呈肉眼血尿，但无典型肾区绞痛，尿液中除红细胞外，还有蛋白质、白细胞和各种管型。并应根据病程的长短区分出急性或慢性肾炎。

2. 肾结核　少数无痛性血尿的肾结石须与肾结核相区别。二者虽只一字之差，但从症状、治法上却差之千里，特别应提起医者注意。

肾结核发病过程比较缓慢，早期常无特殊不适，只在尿常规检查时发现异常，多呈“终末血尿”，少数患者可呈大量全程血尿，血尿和尿频对本病的诊断相当重要，同时伴有不同程度的全身性中毒症状，如微热、盗汗、贫血等。

3. 肾肿瘤　少数无痛性血尿的肾结石须与肾肿瘤相区别，肾肿瘤临床上比较少见，40～60岁发病率最高，早期无特殊症状，典型症状为血尿、腰痛与腰部肿块三大主证，常以血尿为首发症状，腰痛多为持续性钝痛，有时可因血块通过输尿管引起剧烈的肾绞痛，注意与肾、输尿管结石相区别。

4. 运动后血尿　有时健康的运动员，在剧烈运动后可以出现血尿，特点为经休息后肉眼血尿很快转为镜下血尿和恢复正常，除血尿外自觉良好，无肾脏疾病的表现。

5. 急性阑尾炎、胆石症　有时不典型的右侧肾、输尿管结石的临床表现与胆石症和急性阑尾炎相似，甚至误诊，在临床上应仔细加以区分，以明确诊断，对证治疗。

【治疗规范】

1. 治则　通淋排石、实则清利、虚则补益。

2. 配方　以足太阳膀胱经和足阳明胃经及背俞穴为主。重点取膀胱俞、肾俞、三焦俞、次髎、中极、秩边透水道等。

3. 操作　患者采取俯卧位，医者对膀胱俞、肾俞、三焦俞、次髎采取直刺针法，提插泻法。中极直刺1寸，提插泻法，令触电感达到前阴。秩边透水道，侧卧位进针3～4寸，令触电感到达前阴。留针30～40分钟，观察排石。

4. 疗程　每日针刺2次，10次为1疗程；肾绞痛发作时，随时针刺，该组腧穴有很好的镇痛、排石的疗效。

【配方理论】膀胱俞配中极为俞募配穴法，治疗膀胱本腑疾病。肾俞、次髎、三焦俞通利水道，秩边透水道通淋排石。

尿路中段结石，针肾俞、三焦俞、京门、天枢、气海均施提插泻法。尿路中下段结石针肾俞、次髎、膀胱俞、中极、水道均施提插泻法。结石导致腹部急痛者，水沟用重雀啄手法，至眼睛流泪为度。

【医案精选】张某，男，39岁。2004年4月25日初诊。

患者阵发性右腰腹绞疼病史半年，加重1个月。

初诊：患者平素喜食肥甘之品。半年前突然出现右腰腹绞痛，并向少腹、阴茎放射，经X线检查显示：右肾区有2处1cm×0.6cm的结石阴影，曾住某院中西药治疗，效果不显，且疼痛时轻时重，发作较频繁，特来我科就医。现精神弱，面容痛苦，面色皖白，舌质淡，苔白微腻，脉沉细。心肺正常，肝脾未触及，腹部微膨，轻度胀气，右上腹及中腹部有轻度压痛，右肾区有轻叩痛，血压130/80mmHg。尿常规：蛋白（+），红细胞（+），白细胞（+）。血常规：白细胞10200/mm^3，嗜中性75%。X线结果：右肾区有两处1cm×0.6cm结石阴影。患者平素喜食肥甘，酿湿生热，病延日久湿热注于下焦，膀胱气化不利，清浊不分，熬煎成石，故见小便艰涩疼痛，腹痛，舌淡苔白微腻，脉沉细。

治法：清利湿热，通淋化石。

处方：中极、膀胱俞、关元、京门、局部围刺。

操作：中极直刺1.5寸，施捻转泻法，令麻电感向会阴放散；京门直刺1.5寸，施捻转平补平泻法，局部酸胀为度；关元直刺2寸，施呼吸泻法，令酸胀感向少腹部放散；膀胱俞直刺1.5寸，施捻转提插泻法，令过电感向前腹部放散；局部围刺沿输尿管及结石部位围刺5～6针，均直刺1寸，施捻转平补平泻法。

治疗经过：上穴日针1次，留针1小时，中间做手法2次，经4次治疗疼痛减轻，发作次数亦减少，7次后复查X线显示：结石移位至输尿管中上1/3处。11次治疗疼痛基本消失，改隔日针1次，7次后尿中排出结石2块，直径约0.4cm×0.8cm，表现凹凸不平，不光泽而质脆，为巩固疗效，继针3次，诸证消失，血尿常规复查均正常，X线未见结石阴影，临床治愈。

第四十七节　遗尿（夜尿症、神经性尿失禁、尿崩症）

遗尿又称“遗溺”，包括现代医学的夜尿证，神经性尿失禁，尿崩症等。本节我们将分别介绍各自的临床症状、针灸配方。关于本病的成因，中医学认为：与先天不足、脏腑功能失调，尤其是肺、脾、肾功能失调有关。现代医学认为：夜尿症是由于神经系统发育不全或排尿训练不够，条件反射不完善所致，多为功能性改变。神经性尿失禁，是由于逼尿肌强直性痉挛，膀胱内压超过括约肌收缩所致，多见于脑血管病和脊髓损伤。尿崩症是由于抗利尿激素分泌不足或肾脏对血管加压素反应缺陷而引起的以多尿、低比重尿为特征的一组症候群。针刺在促进神经系统发育、缓解逼尿肌强直性痉挛方面效果显著，能够从根本上调整脏腑功能，促进排尿功能的恢复。

【临床表现】

夜尿症：三岁以上儿童，入睡后不自主地排尿于床上，醒时能控制排尿。

神经性尿失禁：不自主地经常性滴尿，多继发于脊髓排尿中枢以上部位的中枢神经病变，如会阴部感觉减退，肛门括约肌松弛，反射性膀胱海绵体肌反射亢进。

尿崩症：多尿、烦渴、多饮、低比重尿和低渗尿、夜尿显著，尿量比较固定＞4L/d。

【鉴别诊断】

1. 夜尿症与尿失禁的鉴别关键在于，尿失禁的尿液失去控制，与睡眠无关。

2. 原发性多饮有时很难与尿崩症相鉴别。由于长期大量饮水，导致低渗性多尿与尿崩混淆，不同点在于原发性多饮常无夜间多尿，可资鉴别。

【治疗规范】

1. 治则 益肾固摄。

2. 配方 肾俞、膀胱俞、关元、中极、百会、三阴交。脑血管病所致神经性尿失禁加刺内关、人中、以醒脑开窍。脊髓损伤所致神经性尿失禁加刺华佗夹脊穴。

3. 操作 肾俞、膀胱俞直刺1～1.5寸，施捻转补法1分钟；关元、中极直刺1～1.5寸，施呼吸补法1分钟，令酸胀感放射至前阴，针后加灸；三阴交直刺1寸，百会斜刺0.5寸，施捻转补法1分钟，留针20分钟；内关直刺1寸，提插捻转泻法1分钟；人中：雀啄泻法，眼球湿润为度；华佗夹脊刺在棘突旁开5分处进针1～1.5寸，施平补平泻手法。

4. 疗程 1个月为1个疗程，一般治疗1～2个疗程。

【配方理论】 中医学对本病早有记载，如《内经·宣明五气论》："膀胱不约为遗尿"，"肝所生病者遗尿"。以后，《诸病源候论》对此又进行了较详细的阐述："遗尿者，此由膀胱虚冷、不能约水故也。膀胱为足太阳，肾为足少阴，二经为表里。肾主水，肾气不通于阴，小便者水液会余也，膀胱为津液之腑，腑既虚冷阳气衰弱，不能约于水，故令遗尿也"。明张仲景则明确指出："日睡中遗阴者，此下元虚寒，所以不固"。

本病的发生多与脾、肾、膀胱的功能失调有关，在八纲辨证多属虚寒性病变。故在治疗中提出：温补脾肾，益气固摄的原则。在针刺手法上掌握以"温补"为主，根据"任为阴脉之海，总任一身之阴"的理论，主要选用任脉和三阴经的穴位，以补元气、培肾气、益脾气，使三焦气化通调膀胱功能恢复，以达到控制尿液，约束有权的效果。

【医案精选】 刁某 女 8岁 学生 初诊日期 1981年3月1日。

主诉：经常尿床6年余。

病史：自幼夜间梦中遗尿，每夜1次，熟睡难醒。冬天尤甚，为此晚上家长不让孩子饮水，但仍不能控制尿床，曾服用中西药无显效，故来我门诊就医。

查体：精神好，面色㿠白，两目有神，舌质淡，苔薄白，脉沉细，心肺正常，肝脾未触及，体温 36.9℃。

印象：

(1) 中医：遗尿。

(2) 西医：夜尿症。

辨证：患者幼稚之年，禀赋素弱，任督未充，又因夜卧失慎，踢被蹬褥，足心受寒，致肾阳不足，下元虚寒，使闭藏失职，膀胱约束无权，则小便自遗而不知，舌质淡，苔薄白，脉沉细为气血虚弱之象。

治则：温肾固摄，通调任督。

选穴：关元　百会　三阴交　肾俞

操作：关元直刺 1.5 寸，施呼吸补法，令酸胀感放散至前阴部，针后加灸；百会斜刺 0.5 寸，施捻转平补平泻法；三阴交直刺 1.5 寸，施捻转提插补法，令酸胀感向足部放散或沿经脉上行；肾俞直刺 1.5～2.5 寸，施捻转补法，令酸胀感向腹部放散。诸穴均施手法 1 分钟。

治疗经过：上穴日针 1 次，2 次治疗，尿床次数减少，5 次治疗已不尿床，继针 7 次以巩固疗效，遗尿痊愈，半年后追访，一直未复发。

第四十八节　淋证（泌尿系感染、泌尿系结石、前列腺病变）

凡小便频数短涩淋漓，小腹尿道刺痛或胀痛，称为淋证。根据症状的不同，一般分为热淋、石淋、气淋、血淋、膏淋五种，相当于现代医学的泌尿系感染、泌尿系结石、肿瘤、结核、前列腺疾患及乳糜尿等病种。本节我们主要介绍泌尿系感染，泌尿系结石，前列腺病变的针灸配方。关于本病的成因，中西医的认识比较接近。中医学认为：外感湿热或脾湿郁热下注，湿热蕴结，均可致本病。现代医学认为：与泌尿系炎症或机械性刺激，造成泌尿系黏膜的直接损伤有关。针刺治疗本病具有迅速止痛、消炎、排石、止血、止淋的良好疗效。

【临床表现】

1. 泌尿系感染　小便频急不爽，量少，色黄混浊，尿路灼热刺痛，小腹坠胀疼痛或腰痛，或伴有恶寒发热。

2. 泌尿系结石　小腹及尿道胀痛刺痛，排尿常因有砂石而中断，变换体位常能畅通。尿色多无变化，如因感染或砂石刺伤络脉，则尿中带血。

3. 前列腺病变　小腹及会阴部痛胀不适，排尿乏力，小便断续甚则点滴而下，尿意频频，腰酸神疲。

【鉴别诊断】 尿频、尿急、排尿痛是淋证的特有症状，但各疾病间又有其各自的特殊症状，因此临床上应认真加以鉴别。

1. 肾结核　尿频、尿急、尿痛、血尿、腰痛、发热等症状与泌尿系感染相同，其主要鉴别点在于，肾部 X 线可见结核病灶，尿结核培养及尿 PCR 检测常为阳性。

2. 慢性肾小球肾炎 如有浮肿、大量蛋白尿则鉴别不难。但泌尿系感染的肾盂肾炎尿蛋白量一般在1～2g/d以下，若大于3g则多数肾小球病变。但本病与隐匿性肾炎较难鉴别，后者尿常规中有较多红细胞，而泌尿系感染则以白细胞为主。

3. 前列腺炎 50岁以上的男性因有前列腺增生，肥大，易得此病。急性前列腺炎恶寒发热伴腰及会阴部疼痛，尿频、尿痛，尿液检查有脓细胞，与急性泌尿系感染易相混淆，其鉴别点在于B超显示的前列腺改变和前列腺液检查白细胞数>10个/HP。

4. 泌尿系肿瘤 其特点是无痛性血尿，无明显尿频、尿急症状。其诊断主要依靠影像学检查，如腹部X线平片，泌尿系统B超，CT或磁共振，膀胱镜和尿液细胞学检查也可资鉴别诊断。

【治疗规范】

1. 治则

疏利膀胱、通淋止痛。

2. 配方

(1) 针刺法：

膀胱俞、肾俞、三焦俞、次髎、中极、秩边透水道。

发热加刺合谷、外关；结石加刺委阳、然谷；尿血加刺血海、三阴交；排尿困难加刺气海、关元，可针后加灸。

(2) 电针法：于上述针刺穴位中每次选取2个穴位，进行电脉冲刺激。

(3) 耳针法：膀胱、肾、交感、枕、肾上腺。

3. 操作

(1) 针刺法：膀胱俞、肾俞、三焦俞、次髎、俯卧位直刺，提插泻法；中极、提插泻法，令麻电感达前阴。秩边透水道：侧卧位进针3～4寸，令麻电感到达前阴。

(2) 电针法：每次选取2个穴位，用脉冲电针仪通电10分钟，止痛效果好。

(3) 耳针法：用0.5～1寸毫针强刺激，每次2～4穴，留针20～30分钟，对于疼痛明显者有速效。疼痛缓解后可改用王不留行子穴位按压。

4. 疗程

针刺、电针每日2次；耳针每日1次；15天为1疗程。

症状改善后，针刺、电针可每日1次；耳针或耳压隔日1次，连续治疗1个月。

【配方理论】 淋证是临床多发病种之一，该病源于《金匮要略·消渴小便不利淋症》篇云："淋之为病，小便如粟状，小腹弦急，痛引脐中"。生动地描述了淋病的特征。就其病机《金匮要略·五脏内塞积聚病脉证》篇说："热在下焦者，则溺尿血，亦令淋泌不通"。淋证的治法古有忌补之说，如《证治汇补》就有"气得补而愈胀，气得补而愈涩，热得补而愈盛"之戒。但本病初起多为实热，治宜通利，忌用补法；后期多虚或虚中挟实，治宜兼用补法；若脾虚气陷应补脾益气，肾虚元衰当补肾固气，切忌大利大下。通利可局部取穴为主，配合俞募穴中极、膀胱俞，以达利尿、排石、定痛、清淋之功。益气固元可用关元，针后加灸以振奋元阳，助气化利排石。总之本证病程有长有短，体质有强有弱，或泻或补，或攻补兼施，须因人而异，因证而异灵活加减，方能获效。

多年的临床研究，为我们针刺治疗淋证提供了理论依据。研究发现针刺能快速解除输尿管痉挛，而缓解疼痛，能使输尿管蠕动波幅增大，随着针刺强度的增加，输尿管蠕动波幅再度增大，尿流量亦随之增多，从而达到止痛、利尿、排石作用。

【临证提要】 泌尿系感染多系大肠杆菌侵犯尿路引起尿道、膀胱，输尿管，肾盂和肾脏发炎所致。

中医学将本病归属于“淋病”范畴，多为肾虚湿热蕴于下焦，膀胱气化失常为主要原因，故选肾俞调解肾气，通利水道；太溪益肾水而通其源；中极以疏理膀胱气机；三阴交为足三阴经交会穴，配合诸穴，共奏理三焦、利湿、通淋之功。

【医案精选】 例1 张某 男 18岁 学生 入院日期 1982年1月29日 住院号 11459

主诉：发热、尿痛、尿频、尿急6天。

病史：患者于1982年1月6日患感冒，发热，当晚即感尿痛、尿频、尿急，在卫生院予庆大霉素、四环素等药物治疗，3天后好转。于1月23日再次出现尿痛，呈烧灼样刺痛。次日到某医院就医，诊断“膀胱炎”，仍予庆大霉素治疗，症状无好转，小便呈赤黄色，尿痛，尿急，身热，体温37.8℃，小腹疼痛，大便不爽。

查体：精神弱，面色萎黄，舌质红，苔黄微腻，脉滑数。体温37.5℃，咽无红肿，心肺正常，肝脾未触及，腹软，无压痛，肾区无叩击痛。尿常规：蛋白（一），红细胞10～20。尿胆原（＋），胆红素（一），酮体（一）。血常规：白细胞：14500/立方毫米。

印象：

(1) 中医：淋证。

(2) 西医：泌尿系感染。

辨证：平素喜食肥甘之品，致湿邪内生，蕴久化热，湿热下注膀胱，膀胱气化不利，热伤血络，血热妄行故小便涩痛而赤，舌红苔黄微腻，脉滑数为下焦湿热之象。

治则：清热祛湿，通利膀胱。

选穴：中极 三阴交 内关 太溪 归来 肾俞

操作：中极直刺3寸，施捻转泻法，令过电感放散至会阴部或尿道；三阴交直刺1.5寸，施捻转平补平泻法，局部酸胀为度；归来直刺1.5寸，施捻转泻法，局部酸胀为度；肾俞直刺2寸，施提插捻转平补平泻法；太溪直刺1寸，施捻转补法；内关直刺1寸，施平补平泻法，均局部酸胀为度。

治疗经过：上穴日针1次，1次治疗已无尿急现象，夜间小便2次均无疼痛。5次治疗后热退身凉，尿痛，尿频，尿急症状消失，大便通畅。尿常规：正常。一周后出院，告愈。

例2 石某 男 28岁 工人 入院日期 1981年5月6日 住院号 10379

主诉：尿痛，尿频，尿急1天。

病史：患者于5月5日晚，自觉左腹疼痛，自行按摩后疼痛加剧，汗出，呃逆，呕吐，随即尿急，尿痛，呕吐物为食物，急来就诊，拍腹平片未见异常，并留院观察，5月6日收住院治疗。

查体：精神弱，痛苦面容，舌红苔薄黄，脉弦，心肺正常，肝脾未触及，腹肌紧张，拒按，少腹有压痛，肠鸣存在。尿常规报告：蛋白（±），沉淀白细胞3～5，红细胞7～

10，血常规：白细胞15100/立方毫米。

印象：

（1）中医：淋证。

（2）西医：急性泌尿系感染。

辨证：少壮气盛且多食肥甘，酿成湿热，注于下焦，致肾气不充，固摄无权，膀胱郁热不清，气机失于宣化，开阖无度，则小溲蓄于膀胱，腐败成疾而见腹痛，尿痛，尿急，舌红苔薄黄，脉弦为湿热内蕴之象。

治则：清热利湿，疏理气机。

选穴：中极　太溪　三阴交　肾俞

操作：同前。

治疗经过：上穴日针1次，经1次治疗，腹痛明显减轻，3次治疗尿痛，尿急症状消失，继针3次以巩固疗效，排尿正常，腹痛消失，复查尿常规、血常规均正常。

第四十九节　癃闭（神经性尿潴留）

癃者小便不利，闭者小便不通、点滴难下，总称“癃闭”。属现代医学尿潴留范畴。多因中枢神经疾患、周围神经损伤、尿道、前列腺或肛门周围疾患、癔症、结石引起的神经性、反射性、机械性尿潴留。本节主要介绍神经性尿潴留的针灸配方。对于该病的病因，中医学认为：多由肾气虚损、真阳下竭、命火不足，气化不利或瘀血气结，致水道闭遏不通。现代医学认为：与中枢和周围神经系统损伤后，膀胱—尿道神经调节功能失调有关。针刺能够兴奋排尿中枢，而调节膀胱的排尿功能，故临床疗效显著。

【临床表现】　尿液充胀膀胱不得畅利排出，使小腹胀大，膀胱急痛，尿意急迫，坐卧不宁，寝食不安。既往排尿正常，无排尿困难的病史。

【鉴别诊断】　神经性尿潴留是尿潴留中的一种，临床上应与其他原因导致的尿潴留认真鉴别。

1. 无尿（尿闭）不能排出尿液，似与尿潴留相似。但有急性创伤、灼伤、大手术、大出血、严重感染、各种休克病史，尿量减少在50ml/日以下，膀胱空虚。

2. 前列腺增生　肿大的前列腺可使后尿道弯曲、受压而引起尿潴留。但其特点是多发于50岁以上的男性，症状缓慢出现，B超显示前列腺体明显增大，可资鉴别。

3. 膀胱或尿道肿瘤　肿瘤较大者或肿瘤坏死组织脱落均可发生排尿困难，尿潴留。与本病的鉴别点在于：无痛血尿，缓慢形成，尿液迟落，细胞学检查可发现癌细胞，尿道镜检查可以见到肿瘤组织。

4. 膀胱结石　当结石长期梗阻膀胱出口时，可引起排尿困难，尿潴留。其典型症状是：排尿时尿流突然中断，尿道剧痛，腹平片可显示结石阴影。

【治疗规范】

1. 治则　调神通闭、利尿。

2. 配方　内关、人中、秩边透水道、中极、归来、关元。脾肾阳虚者加刺肾俞、脾俞、三阴交；膀胱积热加刺阴陵泉、膀胱俞、复溜。横贯性脊髓损伤或不完全脊髓损伤，在损伤平面上一个椎体行夹脊刺、八髎。

3. 操作　内关直刺，捻转提插泻法，施术 1 分钟；人中，针尖方向刺向鼻中隔，施雀啄手法，以眼球湿润为度；秩边透水道，令患者侧卧位，双腿屈膝，以 6 寸针向秩边进针，迅速的提插泻法透向水道，至麻电感达到前阴及肛门会阴为度；中极、归来，令患者仰卧位，均直刺，提插泻法，令针感向前阴部放射；关元直刺，针后加灸，以提插补法得气后，用 1 寸艾炷置针柄上做温针灸，燃尽为度。

4. 疗程　每日针刺 1 次，10 次为 1 疗程。

【配方理论】 癃闭又称尿潴留，该病源于《素问·宣明五气》经曰："膀胱不利为癃，不约为遗溺"。《灵枢·本输》曰："实则闭癃，虚则遗溺，遗溺则补之，闭癃则泻之"。关于本病病机，古人多责于膀胱，认为："膀胱者，州都之官，津液藏焉，气化则能出矣"。膀胱气化不利，则小便不能排出。故治疗上多以通为主。多年的临床研究认为，针刺治疗癃闭的通利作用表现在：①针刺能够直接引起膀胱收缩并增加收缩力；②针刺对下丘脑后部及延髓网状结构排尿中枢有一定的影响，可引起下丘脑后部及延髓网状结构单位放电频率增加，随后发生膀胱反应，表明针效是通过排尿中枢而实现的；③针刺对脑桥排尿中枢的影响，针刺可使脑桥排尿中枢单位放电和膀胱压力增加，通过兴奋脑桥排尿中枢来调节膀胱的功能。

对本病的治疗，应强调对病机的认识，不能仅仅着眼于膀胱，而是要从整体出发，从对本病起主导作用的因素出发，神不导气是本病的关键。神者，五脏六腑之大主，治癃闭当首先调神，立意在于使元神之府——脑或脊髓指挥排尿的功能恢复正常运转，主明则下安矣。故首取内关、人中以醒脑调神。秩边透水道，取膀胱经腧穴以治本脏腑；中极、归来分别为任脉与足阳明胃经之穴，以建中舟，利水，通便；关元为人身元气之根，补元气、助气化、利小便，九穴合用，标本兼治，疗效立竿见影。实践证明，针刺是治疗癃闭的快捷有效方法。

【医案精选】 例 1　杨某　男　58 岁　教师　初诊日期　1980 年 6 月 1 日

主诉：小便不通 3 天。

病史：患者有喘息性支气管炎 8 年余，经常服用激素类及抗生素等药，病情发作随气候变化而时轻时重，三天前突然小便不通，少腹膨胀，伴咳嗽气急。经按摩、针刺无效，某院准备行导尿术，患者执意不肯，特请我科会诊。

查体：抬入诊室，痛苦面容，呻吟不止，面色无华，呼吸气粗，舌质淡，苔薄白，脉弦滑，心脏正常，双肺呼吸音粗，可闻及干鸣音，肝脾未触及，腹膨癃，轻度压痛，膀胱充盈，前列腺触诊明显增大，表面光滑，质硬，血常规：白细胞 9200/立方毫米。

印象：

（1）中医：癃闭，哮喘。

（2）西医：前列腺肥大，支气管哮喘。

辨证：患者宿疾喘咳，日久不愈乃伤肺气，肺主宣降，为水之上源，肺气失肃，水道通调不利，治节无权致膀胱气化失调则出现小便不通。

治则：宣通肺气，通利水道。

选穴：列缺　尺泽　天突　丰隆　中极　膀胱俞

操作：列缺向肘斜刺1寸，尺泽直刺1寸均施提插捻转补法，令酸胀或放电感时向肘、臂放散为度；天突先直刺进针0.3寸，改向下沿胸骨后缘直刺1.5寸，施捻转泻法，令咽部胀感；丰隆直刺1.5寸，施平补平泻法；中极直刺1.5寸，施捻转泻法，令酸麻感向会阴部放散为度；膀胱俞直刺1.5寸，施提插捻转泻法。

治疗经过：上穴针后，留针40分钟，其间作手法1次，1次治疗咳喘大减，起针20分钟小便排出，癃闭解除，巩固治疗5次诸症基本消失。

例2　钱某　男　63岁　工人　初诊日期　1981年7月4日

主诉：小便困难3天。

病史：平素胃脘不适，纳呆，乏力，某院曾诊断“胃黏膜脱垂”。近三天来突然小便困难，点滴而出，伴小腹坠胀，牵及腰府，经服中西药效果不显，特请针灸治疗。

查体：精神疲惫，痛苦面容，舌质淡，苔薄白，脉沉细，心肺正常，肝脾未触及，少腹膨隆，稍有压痛，指检前列腺肥大。

印象：

(1) 中医：癃闭。

(2) 西医：前列腺肥大。

辨证：患者平日纳呆，乏力因脾气素虚而耗伤中气，中气不足脾运不健，清阳不升，浊阴不降，气虚乏力则无力排尿，故小便不通，舌质淡，苔薄白，脉沉细为气虚之象。

治则：补中益气，通利小便。

选穴：中脘　脾俞　足三里　中极

操作：中脘直刺2寸，足三里直刺2寸，均施捻转提插之补法，令酸胀感向四周扩散，余穴同前。

治疗经过：上穴日针1次，留针1小时，其间行手法2次，1次针后小便出，但不畅。3次后小便正常，改隔日1次，继针5次，胃部舒适，食欲增加，精神振奋，告临床治愈。

第五十节　男性不育（精子异常）

凡生育年龄的夫妇，婚后同居2年以上，未采取避孕措施而未受孕，其原因属于男方者，称男性不育症。男性不育症可分为绝对不育症和相对不育症，绝对不育症指有先天或后天解剖生理缺陷；相对不育症指因某种原因使男性生育能力降低，致使女方不能受孕，但仍有受孕的可能。精子的质或量的异常是导致男性相对不育证的重要原因。

据统计，男性不育症占所有不孕症的35%～50%。

【临床表现】 婚后同居2年以上，未采取避孕措施而未受孕，其原因属于男方者即为男性不育症，经精液检查（宜停止性生活5～7天，再行检查），出现阳性者即为本病。其阳性表现为：

1. 无精子　经三次以上检查均未发现精子。

2. 精子稀少　经多次检查精子数均在0.6亿/CC以下。

3. 精液不液化　正常精液排出体外30分钟左右液化，若排出1小时不液化即属病态。

4. 死精子过多 死精子超过40%。

5. 精液量少 每次排精量若小于2CC，则不足以稀释阴道的酸性分泌物，可影响生育。

【鉴别诊断】

1. 男性绝对不育症 男科检查发现患者的睾丸、附睾、输精管及外生殖器有先天异常，或后天不可弥补的器质性改变，中医称作“五不男”即为绝对不育症。

2. 可治疗的器质性不育症 如阴囊内有精索静脉曲张及鞘膜积液。或指肛检查前列腺有急慢性炎症为可治疗的器质性不育症。与本节所论病因病机不同，治疗方法亦异，须注意鉴别。

【治疗规范】

1. 治则 补肾壮阳、或滋养肾阴、或补益气血。

2. 配方

（1）补肾壮阳法：命门、关元、大赫、气海、足三里。治疗肾阳虚惫所致不育症、兼腰膝酸软、性欲低下、阳痿早泄、遗精尿频、头晕目眩、精液稀少、精子量少、活动力差，并兼见面色㿠白、畏寒肢冷、舌淡苔白、脉沉迟。

（2）滋养肾阴法：肾俞、关元、气海、精宫、三阴交、太溪。治疗肾阴虚损所致精子量少、活动力差、精液黏稠、不育、兼腰膝酸软、五心烦热、虚烦不眠、舌红少苔、脉细数。

（3）补益气血法：关元、气海、脾俞、胃俞、肾俞、足三里、三阴交。治疗气血亏虚所致面色萎黄、少气懒言、形体衰弱、心悸失眠、头目眩晕、纳呆便溏、精液量少、精子不足、活动力差、舌淡苔薄、脉沉细无力。

3. 操作

（1）补肾壮阳法：命门直刺进针1～2寸，施提插补法1分钟；关元，大赫，气海，均为腹部穴，进针1～2寸；足三里直刺，进针1.5～2寸，施捻转补法1～2分钟。

（2）滋养肾阴法：肾俞向脊柱方向斜刺，进针1～2寸，施捻转补法1分钟；关元、气海均直刺，进针约1.5寸，施提插补法1分钟；精宫直刺进针2寸，施提插补法1分钟；三阴交、太溪均直刺，三阴交进针1寸，太溪进针0.5寸，均施捻转补法1分钟。

（3）补益气血法：关元、气海刺法同前；脾俞、胃俞、肾俞均向脊柱方向斜刺，进针约1.5寸，施捻转补法1分钟；足三里、三阴交均直刺，进针约1～2寸，施捻转补法1分钟。

4. 疗程 每日针刺1次，10次为1疗程，一般治疗2～3个疗程。

【配方理论】 西医将男性不育症按病因归纳为三类，即性功能障碍，精液异常，先、后天器质性病变等。其中以性功能障碍和精液异常所致的男性不育症最多。故针灸所治的男性不育症多指性功能障碍及精液异常而言。中医治疗该病宜据具体情况辨证选穴，以虚证为主，一般可分为肾阳虚、肾阴虚、气血不足。肾之阴阳不足，故取命门、肾俞、关元、气海、精宫、大赫、三阴交、太溪等穴补养肾之阴阳。若气血不足，体质虚弱，后天之气亦虚者，宜取关元、气海、脾俞、胃俞、肾俞、足三里、三阴交等穴先后天同补。

第五十一节 中枢性呼吸衰竭

中枢性呼吸衰竭指因颅脑疾患或对中枢神经有影响的疾病或药物中毒等，致呼吸中枢功能障碍发生的呼吸衰竭。中医学属中风“脱症”范畴，病属气脱元阳。西医学认为其致病原因多为感染如脑炎、脑膜炎等，颅脑非感染性疾病如脑血管意外、颅脑外伤、脑瘤等可致脑水肿和脑疝的疾病。这些疾病，不同程度地损害了中脑、脑桥、延髓等部位，从而出现呼吸衰竭的危象。

【临床表现】 神志障碍，肢体运动功能障碍，呼吸频率的改变及呼吸节律不规则。

【鉴别诊断】 由于原发病变损害的部位不同，因此其呼吸衰竭的表现形式也各不相同。

1. 干上型 系大脑和皮质—脑干束的弥漫性损害，使大脑对延髓呼吸调节功能发生障碍所致。因此临床上可出现各种类型的呼吸，但早期表现为均匀稍深大的过度通气后出现呼吸暂停，呈周而复始地发作，或出现潮式呼吸，此为通气量逐渐增大达到顶峰后又渐次降低，继而出现呼吸暂停。

2. 脑干型 为病变直接侵犯脑干，尤其延髓所致，使呼吸中枢受累，而出现过度呼吸、密集性呼吸、抽泣式呼吸且呼吸道分泌物一般较多。

3. 脑疝型 以呼吸多较深而慢继之呼吸骤停为特点或出现脑干型呼吸特点，并伴有一侧瞳孔的改变。

【治疗规范】

1. 治则 补气固脱。

2. 配方 气舍、内关、人中。

3. 操作 气舍取双侧，针 1～1.5 寸，施捻转补法，（连续做手法 3 分钟，5～20 分钟针刺 1 次）；内关取双侧直刺 1 寸，施捻转提插泻法 1 分钟；人中进针 0.1 寸，采用雀啄泻法，以眼球湿润或流泪为度。

【配方理论】 脑卒中的急性期，常因并发中枢性呼吸衰竭而导致患者死亡。针刺内关，人中治疗原发病，而气舍为气之所舍与气冲相应，是肺张气足之标界，其位置恰在膈神经上，刺后有增加肺之呼吸动度与提高肺活量之效，从而达到补气固脱的作用。

【临证提要】 脑卒中的急性期，常因并发中枢性呼吸衰竭而导致患者死亡，中医学将其归为中风“脱证”范畴，证属气脱亡阳。目前中、西药抢救效果甚微，而自 1985 年始运用针灸抢救此种病人，初获疗效。

所取之气舍穴，为气之所舍，与气冲相应，是肺张气足之标界。其位置恰在膈神经上，刺后有增加肺之呼吸动度与提高肺活量之效，临床观察到有“恢复自主呼吸”的作用，是抢救中枢性呼吸衰竭的首要穴位。

【病案精选】 高某 男 67 岁 工程师 入院日期 1987 年 2 月 24 日 住院号 21765

主诉（家属代述）：脑出血 8 天。

病史：患者于 1986 年 12 月 30 日，因右半身不遂伴语言謇涩 1 天，住观察室观察。1

月6日并发脑出血，经降颅压等治疗，病情趋于稳定。2月14日转入病房，行针灸等治疗。21日晚10时，精神委顿，出现上消化道出血，22日凌晨伴发出血性休克，经予输血、升压等治疗脱险。上午8时进入昏迷状态，经脱水、升压等多方抢救至24日，病情急剧变化，呼吸50次/分，血压65/30mmHg，心率128次/分，考虑脑出血、中枢性呼吸衰竭、肺感染、贫血等，急予对症治疗和心电监护。27日出现潮式呼吸及呼吸暂停，最长呼吸间歇达25秒，继用中枢兴奋剂等维持。28日上午8时10分，呼吸完全停止，全身大汗，面色紫绀不明显，四肢厥冷，但心搏未停，血压50/30mmHg，进行紧急抢救，急行人工呼吸，并予洛贝林、碳酸氢钠、阿托品等药，未出现自主呼吸，故考虑求助于针灸。

印象：

(1) 中医：脱证（气脱，亡阳）。

(2) 西医：中枢性呼吸衰竭。

辨证：患者再发中风，阴阳叛离，虚阳散越，神失其位故昏不识人，阳虚不温，气虚不摄故呼吸微弱，良久一息，终于呼吸停止，四肢逆冷，汗出如油皆气脱亡阳亡阴之候也。

治则：补气固脱。

选穴：气舍（酌情配人中、足三里）

操作：气舍取双侧，针1～1.5寸深，施捻转补法，连续做手法至出现自主呼吸为止，然后间断运针，隔5～20分钟1次，每次3分钟。

治疗经过：8时10分开始针刺双气舍穴及足三里，均施捻转补法3分钟后，出现自主呼吸，每分钟约4～6次，继续间断运针，呼吸频率渐加快。约12时，自主呼吸完全恢复正常，抢救成功。以后对中风及其他并发症，对症治疗后，病情平稳，出院疗养。

第二章

外科疾病

第一节　腹胀（肠梗阻）

肠梗阻是临床常见的急腹症。是由多种不同疾病，引起的肠道不同部位的阻塞和阻塞后引起的肠管膨胀，造成液体和电解质丧失，以及腹腔感染和全身毒血症等一系列全身性病理改变。中医学将此病归为“腹胀”、“关格”、“肠结”等范畴，病因多由于饮食不节或暴饮暴食、食物积滞于肠、阻塞肠道、腑气不通或热结于肠；热久伤津、燥屎内结、阻于肠道、肠管气机痞塞；血行瘀结、通降下行功能失常、清浊不分、滞塞上逆而发病。

【临床表现】 腹痛、呕吐、腹胀为该病的主要临床表现。腹痛特点以脐周阵发性绞痛或窜痛，腹痛发作时伴有肠鸣或气过水声，有时腹壁可见肠型和肠蠕动波；反射性呕吐，梗阻部位愈高，呕吐出现的愈早、愈频繁；腹胀，腹周膨隆显著。梗阻发生后，患者排气排便消失，高位梗阻早期可有少量排便。腹部听诊对诊断有很大帮助；腹平片可见肠腔积气，积液。舌红，苔黄腻或垢，脉弦滑或紧。

【鉴别诊断】 本病为外科急腹症，有很多疾病均以腹痛为主要症状，因此，应认真进行疾病鉴别诊断。

1. 急性肠胃炎　有饮食不洁史，有腹痛、呕吐或腹泻，腹痛可为阵发性绞痛，亦可有肠鸣音活跃，肠蠕动增强。主要鉴别点：病史为饮食不洁，可见腹痛、呕吐，但无腹胀、便闭，腹平片检查无积液或积气。

2. 急性胆囊炎、胆绞痛　有反复发作史，腹痛为阵发性绞痛，主要鉴别点：疼痛以右上腹为主，向右肩部放射，呕吐但无明显腹胀，无肠鸣音亢进，B超检查为主要依据。

3. 肾绞痛　发病急骤，腹痛。主要鉴别点：腰部绞痛牵制于腹，大多向生殖器或大腿部放射，肉眼血尿，X线检查可在肾区发现密度增高影像，但无肠管扩张和液平面，B超检查可见肾结石影像或肾盂、输尿管扩张。

4. 胃十二指肠溃疡穿孔　起病突然，上腹部剧烈疼痛，很快涉及全腹。主要鉴别点：多有典型溃疡病史，腹肌紧张，腹部压痛，反跳痛，肠鸣音消失，X线可见膈下游离气体和腹腔积液，B超检查腹腔液性暗区，无肠管扩张。

【治疗规范】

1. 治则　开闭止痛、通利腑气。

2. 配方

（1）经穴刺法

①大肠俞、小肠俞、天枢、关元、足三里、上巨虚。

②水道（左）、归来（左）、外水道（左）、外归来（左）、丰隆、蛔虫扰动加四缝、

中脘。

（2）穴位注射：新斯的明注射足三里。

（3）电针：大肠俞、小肠俞、上巨虚、丰隆。

（4）耳针：神门、交感、枕、便秘点、大肠、小肠、胃。

3. 操作

（1）经穴刺法：大肠俞、小肠俞直刺 2 寸，施提插捻转泻法，针感达于骶部；天枢、关元直刺 2 寸，施捻转泻法，针感达于小腹部；曲池、上巨虚直刺 1.5～2 寸，施提插捻转泻法 1 分钟；水道、归来、外水道、外归来，直刺进针 2.5 寸，呼吸泻法 1 分钟；丰隆直刺 2 寸，施提插捻转泻法 1 分钟；四缝用三棱针点刺挤出白色黏液，不留针。其他穴位留针 30 分钟。每隔 10 分钟施手法 1 次，每次 5 分钟。

（2）穴位注射：新斯的明 0.5mg，分注于两侧足三里穴内，适用于肠麻痹患者。

（3）电针：同侧大肠俞和小肠俞，上巨虚和丰隆应用疏密波或断续波电针刺激，电流量为强刺激，以病人能耐受为度，每次 30～60 分钟，以达到腹痛、腹胀缓解。

（4）耳针疗法：先施耳穴探察，选反应明显的穴 2～3 个，给予强刺激，留针 20 分钟，每 10 分钟捻转一次，症状缓解后改用耳穴贴压法。

4. 疗程　每天针刺 2 次，配合电针、耳针，穴位注射每日 1 次，7 天为 1 疗程；病情稳定后，诸治疗改为每日 1 次，耳针改用耳穴贴压法，隔日更换 1 次，直至完全康复。

【配方理论】 肠梗阻为外科常见病，隶属于中医学“腹胀”、“肠结”、“关格”范畴，该病源于《内经》经曰：“饮食不下，膈塞不通，邪在胃脘”。明代《医贯》曰：“关者下不得出也，格者上不得入也”。我们通过多年临床实践认为：针刺治疗肠梗阻，可以增强胃肠蠕动功能，改善肠道血液运行，促进胃肠道吸收功能，针刺对肠梗阻止痛效果较好，针刺可以迅速达到排便排气。

急性肠梗阻病变主要在大肠、小肠，故取大肠俞、小肠俞、天枢、关元为俞募配穴法，以通利腑气；足三里为胃经下合穴，可加强胃肠功能，以达行气、活血、止痛；上巨虚为大肠经合穴，合治内腑；中脘为腑之会穴，以达祛食滞，通腑气；治疗肠梗阻应严格掌握适应证。机械性、动力性、单纯性肠梗阻均为针刺治疗范围，治疗中必须分清轻重缓急，严格按照手法量学要求施术。对病情变化者，不能采取保守治疗的，应尽快手术治疗，以免贻误病机。

【转归及预后】 由于腹胀各型，证情轻重不等，因而预后情况不一样。热结一型，起病较急，病情较重，如能及时正确施治，可以胀除病愈，否则气滞血瘀，凝结不通，也可能导致病势严重，甚至出现厥脱死亡；脾虚型腹胀虽然胀满程度较轻，但由于病情迁延，正气已虚，因而恢复也较慢，假以时日，耐心调治，一般也可渐愈；其他各型腹胀治疗较易，预后良好。

【预防与调护】 本病关键是气机阻滞，郁而发胀，所以应使患者心情平静，避免各种精神刺激，以利气机调畅；同时饮食宜细软，易消化，少食或暂时禁食，以减少有形之物阻于胃肠，使腹胀易于恢复；热结型患者还应卧床休息，密切注意病情变化，以便及时采取相应处理措施。

【临证提要】 腹胀是临床较为常见病种，也是针灸效果显著的病种之一。尤其在缓解胀满方面，可说收效迅速。但临证中治疗腹胀应该细审其病因，因因而治，以疏调理气为主，实者泻之；虚者补之；滞者导之；瘀者除之；寒者散之；热者清之；辨清虚实寒热，针到胀止，效如桴鼓。

第二节 肠痈（阑尾炎）

阑尾炎是外科常见病，在急腹症中占首位，主要是由于阑尾管腔阻塞和细菌感染引起的急性右下腹疼痛为主的疾病。中医学称为“肠痈”；为肠腑内外发生痈肿之疾患，病因多由饮食不节，劳伤过度或湿热郁结，气血凝滞肠间形成肠痈，大肠为传导之官，故以通为顺。若因恣食生冷，聚湿生热，壅塞肠道或因暴饮暴食，食后作剧烈运动伤及肠络，致血瘀停聚化热，积而成痈。针刺治疗急性阑尾炎，应严格掌握适应证，急性单纯性阑尾炎，化脓性阑尾炎初起，急性阑尾炎穿孔已形成包块均为针刺治疗之列，治疗过程中要密切观察病情，特别注意特定穴配伍治疗，临床收到较好疗效。

【临床表现】

1. 瘀滞期（初期） 腹痛出现于上腹或脐周围数小时至一、二天转于右下腹，呈持续性钝痛或胀痛，可有阵发性加剧，右下腹阑尾点有局限性压痛或轻度拒按，脘腹胀闷，嗳气纳呆，恶心欲吐，大便正常或秘结，舌苔白腻，脉弦滑。

2. 蕴热期（酿脓期） 若病情发展，腹痛加剧，右下腹明显压痛，反跳痛，右下腹可扪及包块，壮热不退，恶心呕吐，纳呆，便秘或腹泻，小便短赤，舌苔厚腻而黄，脉洪数。

3. 毒热期（溃脓期） 脓或不能局限者，腹痛从右下腹扩展到全腹，全腹压痛、反跳痛，腹胀、恶心呕吐，大便秘结，尿痛，舌红苔黄糙，脉洪数或弦数。

【鉴别诊断】 有很多疾病出现腹部疼痛为主要症状，因此，应与输尿管结石，胰腺炎，胆囊炎，急性出血性坏死性肠炎等区别。

1. 急性出血性坏死性肠炎 起病多急骤，腹痛为首发症状者约占90%，脐周或中上腹阵发性绞痛，其后可转为全腹持续性疼痛，腹膜刺激征。主要鉴别点：腹痛伴有腹泻，每日数次至数十次，或果酱色便，肠鸣音亢进或减弱。

2. 急性胰腺炎 起病突然，常于饱餐和饮酒后发病，腹痛位于左上腹、中上腹或右上腹。主要鉴别：疼痛位于左上腹，并向腰部放射，恶心呕吐。实验室检查：血尿淀粉酶升高，舌红苔黄，厚腻，脉滑数。

3. 右侧输尿管结石 结石在输尿管内下降时可引起绞痛，输尿管上段的结石疼痛常位于脊肋角，腰部或腹部，输尿管中段或下段结石沿输尿管常向下放射。主要鉴别是：下腹部疼痛伴尿频、尿急、尿痛，排尿困难，肉眼血尿，泌尿系X线检查是最主要的诊断方法。

4. 急性胆囊炎 多发于饱餐或进食油腻后，开始疼痛主要位于上腹部逐渐转至右上腹，主要鉴别：右上腹疼痛可放射至右肩胛下角，胆囊区压痛明显，恶心、呕吐，大便秘结或呈灰白色，舌苔黄腻，脉弦滑数，胆囊B超对此病诊断意义大。

【治疗规范】

（一）瘀滞期（初期）

1. 治则 通腑、清热、导滞。

2. 配方

（1）经穴刺法：上巨虚、曲池、天枢、足三里、内关、中脘、合谷、丰隆、腹部压痛点。

（2）电针：足三里、阑尾穴、阿是穴。

3. 操作

（1）经穴刺法：上巨虚为大肠经下合穴，曲池为大肠经合穴，合治内腑，上巨虚，曲池直刺进针1.5～2寸，施提插捻转之泻法，施手法20分钟，留针1小时，每20分钟施手法一次；天枢为大肠的募穴，用30号毫针深刺2～2.5寸，捻转泻法；足三里、内关施捻转提插泻法；丰隆、合谷施捻转泻法。中脘进针2寸，呼吸泻法。腹部压痛点，进针1.5～2寸，施呼吸泻法。

（2）电针：每次选一对穴，进针得气后分别接电针仪正负极，用可调波，强度以能耐受为度，每次20～30分钟。

（二）蕴热期（酿脓期）

1. 治则　通腑、清热、散瘀。

2. 配方

（1）经穴刺法：上巨虚、天枢、曲池、大椎、内庭、丰隆、腹部压痛点。

（2）刺络法：大椎

3. 操作

（1）经穴刺法：上巨虚、天枢、曲池、丰隆、同上述。内庭为足阳明荥穴，进针1寸，施呼吸泻法。

（2）刺络法：大椎穴常规消毒后，用三棱针点刺3～5点，加拔火罐，出血量5～10ml。

（三）毒热期（溃脓期）

1. 治则　清热解毒、行气化瘀。

2. 配方

（1）经穴刺法：上巨虚、曲池、天枢、人中、支沟、阴陵泉、腹部压痛点。

（2）芒针疗法：阑尾穴、天枢、气海。

3. 操作

（1）经穴刺法：上巨虚、曲池、天枢同上述。人中用重雀啄手法，以眼球充满泪水为度；支沟、阴陵泉施提插泻法，行针20分钟，每5分钟施手法1次。

（2）芒针疗法：阑尾穴在右侧的足三里和上巨虚之间，以压痛点为准，强刺激捻转，留针20分钟。

4. 疗程

（1）急性期（发病7天之内）：针刺每日2次，疼痛剧烈时可再加1次针刺，配合电针、芒针，治疗不可间断，手法量学必须达到要求。

（2）稳定期（发病2～4周）：针刺治疗每日1～2次。

【配方理论】 中医学将阑尾炎归属于肠痈范畴，是外科急腹症之一。《金匮要略》云："肠痈之为病，其身甲错，腹皮急，按之濡，如肿状，腹无积聚，身无热，脉数，此为肠内有痈脓"。后世医家结合临床，从病因病机，成脓后病理机转，以及治疗法则，选方用药，将本病分为大肠痈，小肠痈，我们认为急性阑尾炎从属大肠痈范畴。

临床将此病分三期治疗，并特别强调特定穴的使用，足三里为阳明经合穴，上巨虚为大肠经合穴，合治内腑达运气止痛之效，腹部压痛点具有以痛为腧的作用，内庭、曲池、一荥一合，可清肠胃积热，消痈化坚。针刺治疗急性阑尾炎，应严格掌握适应证。治疗过程中必须密切观察病情变化，注意疾病转归，既不能放弃治疗法则，也不贻误病情，针刺治疗过程中，要按3. 操作要领实施。针刺治疗急性阑尾炎具有止痛快、控制炎症、免受手术之苦等优点。通过临床研究证实针灸可改善阑尾的血液供应，增强机体的免疫功能，从而促使炎症吸收。针灸对治疗单纯性阑尾炎疗效较好，若症状严重，白细胞总数在2万左右，则应考虑有阑尾穿孔的可能，应转外科手术处理。

【转归与预后】 针刺治疗肠痈有一定疗效，如肠痈不及时治疗病情多会加重，甚至危及生命，故临床上多配用中药同时治疗。日久不愈而未加重者可转成脾胃虚弱之症。

【预防与调护】 注意调饮食，适寒温，不要饭后剧烈运动，避免情志刺激以预防本病的发生。

【临证提要】 肠痈是临床常见病种，针灸治疗有一定疗效。但应辨其轻重缓急，治疗上实则泻之，虚则补之，滞者导之，热则清之。并可结合药物等其他疗法。

第三节　乳痈（急性乳腺炎）

急性乳腺炎中医称之为“乳痈”，中医学与现代医学对本病因认识较相似，中医认为：由于乳房不清洁，毒邪外侵，邪毒由乳络进入乳房，乳汁壅滞，乳络不畅，乳管阻塞，乳汁郁阻于乳络，郁久化热而发乳痈。现代医学认为：急性乳腺炎由于乳房不清洁，乳头被婴儿咬破，以及乳腺管阻塞，排乳不畅，细菌入侵乳管，而后进入乳腺小叶，停留在瘀积的乳汁中繁殖，乳腺组织受到破坏。针刺治疗在祛除毒邪，消炎止痛，清热排脓方面效果佳。因此，针刺是治疗急性乳腺炎的有效方法之一。

【临床表现】 患者乳房肿胀疼痛，皮肤发红，皮温增高，排乳不畅，局部压痛，患处腋窝淋巴结常肿大，全身不适，可出现发热，寒战等中毒反应，患者乳房肿块增大，焮红疼痛，时时跳痛，舌红苔黄腻，脉弦滑而数。

【鉴别诊断】 有很多疾病可以乳腺疼痛为其症状，因此，本病应与乳房结核与炎性乳癌等病进行鉴别诊断。

1. 乳房结核　是结核杆菌侵犯乳腺组织而引起乳房部分硬化，可使乳房发生严重变形及乳头内缩，以妊娠期和哺乳期发病率较高，乳房结核大多系结核杆菌血源性传播，原发病灶多为肺或肠系膜淋巴结核。疼痛不重，局部不红，午后低热，结核菌素试验阳性，活组织检查有助于诊断。

2. 乳房纤维腺瘤　是一种生于乳房的良性肿瘤，主要鉴别点是发病年龄在30岁左右，青年妇女多见，多为单侧乳房内出现单个无痛性肿块，少数有局部微刺痛，病程一般发展缓慢，不溃破质坚韧，肿物表面色正常，多无压痛，无发热、寒战等全身中毒反应。

3. 炎性乳癌　多发生于年轻妇女，尤其在妊娠期或哺乳期，由于癌细胞侵袭乳房，因而引起局部炎症，主要鉴别点是常伴有皮肤红肿，局部温度增高，水肿等改变，同时腋下淋巴结肿大，发展快，预后差。

【治疗规范】

1. 治则　清泻肝胃郁热、疏通经络。

2. 配方

（1）经穴刺法：取肩井、膻中、乳根、少泽、足三里、合谷、足临泣、外关。

（2）火针排脓法：取患乳肿之低位，用火针穿刺排脓。

3. 操作

（1）经穴刺法：肩井针尖向后斜刺1寸，捻转泻法1分钟，膻中向下斜刺，先向下刺1～1.5寸，捻转泻法，然后左右侧施捻转泻法，共计1分钟；乳根向下斜刺5～8分，捻转泻法1分钟，少泽直刺2～3分，捻转泻法，出针时挤压针孔，放血2滴；合谷直刺1寸，捻转泻法1分钟；外关直刺0.8～1寸，捻转泻法1分钟，足三里直刺1～1.5寸，捻转泻法1分钟，足临泣直刺0.5～0.8寸，捻转泻法1分钟；以上针刺施术后，留针20分钟。

（2）火针排脓法：取患乳脓肿之低位，局部皮肤酒精消毒后用2%普鲁卡因注射液局部麻醉，取三棱针用酒精灯烧红或使用电火针治疗仪接通电流，针头烧红后，迅速刺入脓腔，缓慢稍加转动退出，脓液随之而出，轻按患乳，排净脓汁，外盖敷料，每日排脓汁，更换敷料一次，直至伤口愈合。

4. 疗程

（1）急性期（发病7天之内）针刺每日2次，2周之内不可间断治疗，2周后可针刺每日1次，乳腺炎晚期或为脓肿者，可使用火针排脓法，1周2次，预后较好。

（2）稳定期（发病1～3周）治疗同急性期，以针刺治疗为主，无脓肿者不使用火针排脓法，疗程延长。

【配方理论】 乳痈相当于现代医学的急性乳腺炎，是外科常见病之一。该病源于《外科证治全书》曰："所乳之子，口气焮热，含乳而肿，热气鼻风吹入乳孔，气递乳凝，遂致结肿"。我们通过临床研究认为，针刺治疗急性乳腺炎，可明显促使炎症消散，祛除毒邪，加速脓液排出。

乳腺炎是由于乳汁淤滞，乳络不畅，乳管阻塞，败乳蓄积，化热而成痈肿，或因情志不畅，肝气不舒，气机失于疏泄，邪热蕴蒸阳明，胃热壅滞，以致经络阻塞，气血瘀滞而成乳痈。治疗时可以病症的初、中、后期，选择散解、透脓、调理气血之大法。足阳明胃经过乳头、乳根，乳房位于肝胃经分野，故取厥阴、阳明之穴，消肿散结，调理气血；乳痈后期残余毒热，深入血络，故宜清解阳明，疏达脉络，使余邪得散，故取邻近患部腧穴为主。

治疗急性乳腺炎，使用火针治疗，疗效较为理想。火针源于《灵枢·官针》中记有："焠火卒刺者，刺燔针则取痹也"。火针引流古称燔针焠刺，是用来取脓，代替开刀的一种方法，使用火针治疗急性乳腺炎，病人痛苦小，疗程缩短，疗效良好，操作简便。火针方法创口小，不易闭塞，所以排脓是通畅的。火针疗法，关键在于引流口通畅。所以，在临床上火针疗法是治疗乳痈的常用有效方法。

【转归及预后】

1. 针灸对于本证早期，尚未破溃者有良好效果。已溃破者配合药物外治可提高疗效。

2. 如合并全身症状较重，出现高热、谵语等症，应采用综合治疗为佳。

【预防与调护】

1. 哺乳期患者应注意乳头清洁，发病期停止喂养，应及时吸乳，防止乳汁积聚。并注意保持精神愉快。

2. 患者饮食以清淡为宜，忌食辛辣、肥甘厚味、鱼腥发物等；溃后疮口久不愈合者，宜适当增加营养食物。

3. 注意休息，病情较重者应卧床休息。以三角巾或胸罩托起患乳。

4. 一般不要轻易断奶，更不要发现乳房结块就动员病人停止哺乳，应鼓励患者继续哺乳，否则会影响乳房泌乳功能，更可使乳汁淤积加重，导致新的感染发生。

【临证提要】 乳痈为外科常见病，针灸治疗在早、中期疗效较好。对于脓已成而未溃者火针疗法立竿见影。因此审其病因，辨明病机，视病情不同阶段施以不同治疗，可获事半功倍之效。综观乳痈的治疗，关键在于清热、解郁、散结。

第四节 红丝疔（急性淋巴管炎）

急性淋巴管炎，中医称之为“红丝疔”、“红丝疮”。本病所发是由于内有火毒凝聚，外有手足部疔疮，脚湿气糜烂，致使湿热与火毒之邪搏结于肌肤而发。或由于外伤，皮肤破损，感染毒邪，热毒郁于肌肤，客于脉络，向上走窜而成疔。现代医学认为：淋巴管炎是由链球菌、葡萄球菌或其他类球菌、杆菌感染造成淋巴管炎性改变。细菌感染的途径是由皮肤部位各种伤口、溃疡，以及非目力所能见的皮肤裂口，侵入淋巴系统，炎症沿淋巴管向近端蔓延，皮肤可出现纵行红线，硬而压痛。针刺治疗在于清热解毒、活血化瘀。治疗此病应鉴别火毒在经在腑，在表在里，以确定各期的治则，本病多属实证，针刺多用泻法，临床上除了经穴刺法外，配合刺络放血拔罐法，收到良好效果。

【临床表现】 分为二期

1. 火毒在经　多发生于肌肤之中，在原发病位处红肿热痛，继之有红丝迅速呈现向心性蔓延，常在肘、腋或股内侧有硬结，按之而痛。多伴有周身不适，发热、恶寒、舌红、脉数。

2. 热毒攻里　红丝色深红而粗，内陷肉腠或沿经有条索硬结，按之剧痛。伴壮热、头痛，甚则神昏谵语。舌红绛苔黄脉数。

【鉴别诊断】 本病应与丹毒、血栓性浅静脉炎、蜂窝织炎进行鉴别诊断及治疗。

1. 丹毒　系急性进行性的皮肤和黏膜炎症。好发于下肢和面部，临床鉴别：本病起病急，局部皮肤出现红、肿、热、痛，高热寒战，全身不适。继而在皮肤上出现界限分明的小片红斑样或红色区，蔓延成片，焮热疼痛，压之褪色，放手后又复原状，舌红、脉数。

2. 血栓性浅静脉炎　多发于胸壁、四肢及颈部表浅静脉，临床鉴别点：本病沿病变浅静脉及周围组织红、肿、热、痛，呈现条索状上下蔓延。红、肿、热、痛消退时，病变静脉皮肤呈现浅褐色和无痛性条索状物。常有外伤感染，静脉给药等病史。

3. 蜂窝织炎　多发于皮肤的感染，临床鉴别：局部无明显红肿，剧痛，并向四周迅速扩大，病变区与正常皮肤无明显分界，局部水肿、深部压痛。伴高热、寒战。

【治疗规范】

（一）治则

1. 火热在经　清热解毒、凉血行疔。

2. 热毒攻里　清热凉血、解毒开窍。

（二）配方

1. 火热在经

(1) 经穴刺法：灵台、身柱、郄门、委中、曲池、合谷。

（2）放血法：委中、曲泽。

2. 热毒攻里

（1）经穴刺法：灵台、身柱、郄门、曲池、尺泽、十宣。

（2）刺络拔罐法：大椎，红丝沿线的起始点，淋巴管炎所属经脉的郄穴或井穴。

（3）挑刺疗法：沿红丝行走路径。

（三）操作

1. 经穴刺法　灵台属督脉，取穴时俯伏坐位，直刺 0.5～0.8 寸，捻转泻法 1 分钟，是治疗疔疮的有效经验穴；身柱刺法同灵台。郄门直刺 0.8～1 寸，捻转泻法 1 分钟；合谷直刺 1 寸，捻转泻法 1 分钟；曲池直刺 1 寸，提插泻法 1 分钟，留针 20 分钟；尺泽直刺 1 寸，提插泻法。红丝两旁排刺，平补平泻法。

2. 放血法　委中、曲泽三棱针点刺放血 1～2 滴即可。

3. 刺络拔罐法　大椎，三棱针刺达皮下 3～4 处后拔罐，放血 3～5ml。淋巴管炎所过所属经脉的郄穴或井穴常规消毒后，刺其出血，后加拔罐。放血 1～2ml；红丝沿线的起始点，点刺放血拔罐。

4. 挑刺疗法　患部消毒，先以三棱针或粗毫针，于红丝尽处刺之，微令出血，继沿红丝行走路径，寸寸挑断，亦微令出血，泻其毒气，然后外敷金黄膏等清热解毒，消肿止痛类药膏。

（四）疗程

1. 急性期（发病 3～7 天之内）：每日针刺 2 次，不间断治疗，刺络放血拔罐法，每周 3 次。

2. 稳定期（发病 1～3 周）：治疗同急性期，以针刺治疗为主。

【配方理论】　红丝疗相当于现代医学的急性淋巴管炎，是外科病之一。中医学对此病早有论述。《济生方·疔肿论治》有红丝疮证及疔疮之类，其疮生手足间……即有一条红丝……，其红丝或生三、二条者，治法以针横断红丝所至之处，刺之止使出血……。我们通过临床观察，病人经过针刺及刺络拔罐疗法、挑刺法，疗效较为理想，尤其对初期轻症者可以起明显的消炎止痛作用。

此病主要由于火毒之邪，走于经络，气血凝滞而成，病因多是由于邪毒走散，流注经络发为疔疮，或因皮肤破伤、感染邪热毒气或因情志抑郁，心火内盛，血气逆行而生。本病多属于突发证，治疗宜清热解毒，活血化瘀。治疗除经穴刺法外，治疗红丝疗要配以刺络拔罐法，刺络法源于《灵枢·官针》曰：“络刺者，刺小络之血脉也，……始刺浅之，以逐邪而来血气”。刺络法配合拔火罐，可以达到血出邪消，血气复行。根据菀陈则除之的治疗原则采用局部排刺放血。

【转归及预后】　红丝疗若失治，会出现严重的走黄后果，若能及时阻止其发展，治疗其原发病变，预后较好。尤其是应用三棱针点刺放血疗法，可泻其毒气，阻止其发展，效果较好。

【预防与调护】　平素应少食辛辣之品，以预防血热；对于已发的疔疮等疾患应及时治疗，以免出现红丝疗，患病期间禁食海鲜及羊肉等发物之品。

【临证提要】　针刺治疗红丝疗有非常显著的疗效，常采用三棱针排刺放血，尽泻其毒。红丝疗是由于皮肤破损，感染毒气等，以致毒流经脉，向上走窜而继发。三棱针放血具有活血通经，泻热解毒之功。

第五节 丹毒（网状淋巴管炎）

丹毒，因其特点是患部皮肤或黏膜发红，状如涂丹之色而得名。大多是由乙型溶血性链球菌侵犯皮肤和黏膜的网状淋巴管及周围软组织所致急性炎症性皮肤病。主要表现为皮肤突然变赤，色如涂丹，焮热疼痛，伴发热、恶寒等全身症状。由于发生部位不同，名称各异，如生于面部，称之为“抱头火丹”；生于胁下、腰髋部，称之为“内发火丹”；生于两腿部，称之为“腿游风”；生于胫踝部，称之为“流火”；游行于周身的称之为“赤游丹毒”等等。此症最早记载见于《素问·至真要大论》称为“丹熛疮疡”。孙思邈《千金方》称为“天火”。《外科大成》中说：“丹毒者为肌表突然变色，如丹涂之状也。”中医学对本病的病因、辨证、诊断与治疗都有较明确的认识和详细的论述。宋代《圣济总录》论曰：“热毒之气爆发于皮肤间，不得外泄，则蓄热为丹毒。”《医宗金鉴·外科心法要诀》中云：“丹名虽多，其理则一也……。诸丹毒总属心火、三焦风邪而成，如色赤而干，发热作痒，形如云片者，即名赤游丹，属血分有火而受风也……”

【临床表现】 本病常发于春秋两季，潜伏期为2～5天，发病前数小时常有周身不适感、畏寒、头痛、口渴、关节疼痛等症，在发作时体温可突然升高（39～41℃），严重者可有惊厥、呕吐、谵妄等，皮肤症状开始出现局部红、肿、热、痛，逐渐呈大片猩红色皮肤损害，接之褪色，与正常皮肤界限清楚。向外蔓延时皮疹中央的红色逐渐消退，成棕黄色，并有轻度脱屑，有些患者受累的皮肤可发生含有浆液或脓性分泌物的水疱。严重者可迅速发生坏疽成为坏疽性丹毒。丹毒最常发部位小腿、面部、头皮和小儿的腹部等处。

【鉴别诊断】 根据丹毒的发病特点及表现，临床诊断并不难，但需与下列疾病相鉴别：

1. 接触性皮炎　有接触刺激物史而发生的皮肤炎性反应。临床特点为：接触部位出现边缘鲜明的皮损，轻者为水肿性红斑，重者有丘疹、水疱，甚至大疱。接触物较多见药物、植物类、动物皮毛、化妆品中含的香料、染料、人造纤维等。与丹毒的鉴别要点：病因常由接触外界刺激物所引起，无球菌感染史针对性发作，无潜伏期，如能及早祛除病因，正确处理，轻者可不医自愈，重者及时治疗亦不会延长病程及演变其他皮肤病。发病部位常为暴露或接触部位，皮肤损害程度与接触物的性质、浓度、时间久暂等有关，皮肤损害边缘鲜明，隔离刺激物则不再复发。

2. 蜂窝织炎　通常认为与链球菌感染有关，但葡萄球菌、流感杆菌、大肠杆菌、厌氧杆菌亦可致病，该病是一种疏松结缔组织炎症，可发生在正常皮肤，也可继发于创伤和溃疡之后。临床特点为：感染局部红、肿、热、痛，皮损色暗红，边界局限而不清楚，可沿创伤或溃疡扩散。若病变部位较浅，且组织较疏松的损害，肿胀明显而疼痛较轻。若病变部位较深，组织致密的损害则肿胀不明显而疼痛剧烈。

3. 类丹毒　类丹毒是由猪丹毒杆菌感染引起，多发生于接触鱼肉的手部引起类似丹毒的损害，其特点以青壮年男性为多见，手指有刺伤史，皮损微高而边缘清楚，中央区为褪色的紫红色斑片，局部肿胀，活动受限，常伴有低热或指关节活动障碍，各例出现败血症型红色盘型红斑或紫癜样皮疹，需根据临床症状及血培养确定诊断。

4. 癣菌疹　由皮肤癣菌感染引起的癣菌疹，其特点：急性发作，可见发热、全身不适、厌食、全身淋巴肿大、脾肿大等症，临床分型丹毒样型为其鉴别诊断的要点。该型发生于原发足癣病灶同侧下肢，常伴寒战、高热（达40℃），皮损为鲜红色急性红斑，边缘鲜明，比较规则，呈掌心大小多片缠连，从小腿上部发展至上股部，肿硬不著，亦无痛感。

【治疗规范】

1. 治则　清热解毒、活血通络、祛瘀生新。

2. 配方

（1）刺络法：局部刺络。分别按其发病部位，进行皮损部位中央与周围交替刺络拔罐。

（2）经穴刺法：大椎、双侧曲池；若丹毒生于面部，取双侧风池、中渚、外关；若生于胁下、腰胯部，取双侧支沟、血海、委中；若生于胫踝部，取双侧丰隆、太冲。

3. 操作

（1）刺络法：局部常规消毒，在中央部或周围部用三棱针点刺3～5点，加用闪火罐，令其出血4～5ml，以出血见赤为度，留罐时间不宜过长，5～8分钟即可。

（2）经穴刺法：大椎直刺1寸，施捻转提插泻法1分钟；风池向对侧眼球方向水平直刺1～1.5寸，施捻转平补平泻法1分钟；中渚直刺0.5～1寸，施捻转泻法1分钟；外关直刺1～1.5寸，施提插捻转泻法1分钟；支沟、血海均直刺1～1.5寸，施捻转提插泻法1分钟；委中可点刺放血，用三棱针在委中处点刺，医者以手加压放血，令出血2～4ml；丰隆直刺1～1.5寸，施捻转泻法1分钟。诸穴针刺施术后，均留针20分钟。

4. 疗程

（1）刺络法：每日或隔日1次，更换刺络部位。1周为1疗程。

（2）经穴刺法：每日2次，10天为1疗程。

【配方理论】　丹毒，中医学根据不同的发病部位，称之为“抱头火丹”、“内发火丹”、“流火”等，是临床较常见病之一，现代医学把它归属皮肤学科。历经多年针灸治疗该病，我们积累出临床行之有效的治疗手段——刺络疗法。丹毒是火热毒邪郁于血分，发于肌肤而成，临床上大多是营卫失调、气血凝滞、毒邪壅聚、蒸腾于外的表现，抓住火热毒邪和气血郁滞的关键，以清热解毒、活血通络、祛瘀生新为治疗原则，运用刺络疗法及针灸配伍相结合，以达到血去邪出，祛瘀生新之目的。正如《灵枢·官针》所云：“络刺者，刺小络之血脉也，……始刺浅之，以逐邪而来血气。”《灵枢·小针解》篇云：“满则泄诸，气口盛当泻也，菀陈则除之，去血脉也。”

治疗丹毒重在泻血去邪，疏经祛风，务求其尽，控制出血量是一关键，若单纯刺络不用加压拔火罐，往往瘀血留驻不消，贼邪伏而不退，以致“在浅不疗，遂生大病。”而刺络拔罐正是泻瘀血邪气，固守经隧的最佳方法，以“菀陈者除之”为原则告诫医者：“视其血络，刺出其血，无恶血得入于经，以成其疾”。

【转归及预后】　本病系火毒侵袭所致，故治疗延误可造成严重后果，其转归为丹毒毒邪内攻，邪入营血出现壮热烦躁，神昏谵语，恶心呕吐等邪入心包之危候。如治疗及时，一般预后较好。

【预防与调护】　丹毒的病因与机体内热及破损染毒有关，因此应少食辛辣之品，注意破损部位的卫生及护理。

【临证提要】　丹毒是临床常见的外科病种，针灸疗效较好。本病治疗根据“盛则泻之”、“菀陈则除之”的原则，多取手足阳明经及膀胱经穴，并予局部点刺出血，以热毒得除，常会收得良好的疗效。

第六节 牛皮癣（神经性皮炎）

神经性皮炎是一种最常见的神经功能障碍性皮肤病之一，又称为慢性单纯苔藓。以皮肤表面粗糙、纹理加深、瘙痒剧烈为其特点。多发于颈、肘、膝及尾骶等处。其发病与神经精神因素有重要关系。临床多数患者伴有头晕、失眠和烦躁易怒等神经衰弱的症状，而此神经衰弱的症状好转，神经性皮炎的症状有可能减轻。有些患者则有长期消化不良、胃肠功能紊乱的症状。另外内分泌的异常和感染性病灶的存在也可能成为发病因素。也有学者认为脊椎病变，致使相应的脊神经营养功能发生某些障碍，而造成其所支配的皮肤发生神经营养功能紊乱也易出现此症。中医学根据其症状如牛颈之皮，厚而且坚，称之为“牛皮癣”；根据其发病病程缓慢称之为“顽癣”；根据其好发颈项部称之为“摄颈疮”。《外科正宗》云：“牛皮癣如牛项之皮，顽硬且坚，抓之如朽木。”《诸病源候论》云：“牛癣，其状皮厚，抓之韧强而痒是也。”中医学认为发病主要由于七情内伤，耗伤阴液，营血不足，生风化燥，肌肤失养或外受风邪侵扰，以致营血失和，经脉失疏所致。采用针灸治疗在于平衡阴阳，调神养血，祛风止痒。

【临床表现】 本病好发于颈、肩、背、肘、膝和尾骶以及四肢的伸侧，往往呈对称性发病，瘙痒剧烈。多发于青壮年，老人和儿童则很少发病，病程缓慢，且易复发。

1. 局限型　初起局部皮肤瘙痒，由于搔抓或长期摩擦，出现聚集的扁平丘疹，干燥而硬实，皮色正常或呈淡褐色。日久皮疹可融合成片，皮肤增厚，纹理粗糙或加深，呈席纹状或苔藓样，有细薄的鳞屑，伴有抓痕和血痂，斑片的界限清晰，范围可大可小。

2. 播散型　皮疹泛发多处，既可有淡红色扁平丘疹，也可有大小不等的苔藓样斑片，有些皮损呈条索状排列，自觉瘙痒无度，晚间尤甚。患者常因剧烈瘙痒影响睡眠而烦躁不安。

【鉴别诊断】 根据本病皮损好发于颈、肩、肘、膝、尾骶以及四肢伸侧的部位，典型的扁平丘疹及苔藓样改变的皮疹，剧烈瘙痒的症状不难诊断，临床主要与下列病症加以鉴别：

1. 慢性湿疹　由各种内外因素如过敏体质和外在的物理化学性刺激引起的慢性皮肤病。常有皮疹发红、渗出较多等急性湿疹的病史。发病常呈对称性，可以发生在身体的任何部位。皮疹的损害多种多样，如斑丘疹、鳞屑、浸润、水疱、肥厚、色素沉着等，且呈慢性损害。

2. 扁平苔藓　典型的损害为暗红色或紫红色的扁平多角形发亮的丘疹，丘疹表面有一层光滑发亮的蜡样薄膜，并有细的白色条纹，搔抓后可出现条状损害，由远端向近心发展。损害常见于皮肤，也可见于黏膜部位。病理检查可有特异性诊断价值。

3. 原发性皮肤淀粉样变　皮肤损害好发于两小腿的伸侧及颈背部。皮疹为绿豆大小，可密集成片形成边界清楚的隆起性斑块，表面粗糙不平成疣状。常见于中年以上男性，皮疹剧痒，组织病理切片有特异性。

4. 异位性皮炎　皮疹表现多种多样，丘疹、水疱、干燥、肥厚可同时出现，且有年龄阶段性的皮疹表现和好发部位。如婴儿期多发于两颊和额部，儿童期多发于肘窝、腘窝，青少年和成人则范围广泛、反复发作、经久不愈。患者常为先天过敏体质，家族中常有哮喘、荨麻疹、过敏性鼻炎病史。由此可见本病的发生与遗传和免疫等有关。

【治疗规范】

1. 治则 平衡阴阳、调神养血、祛风止痒。

2. 配方

(1) 刺络法：用皮肤针移动叩刺皮疹局部，或用皮肤针沿华佗夹脊叩击。

(2) 经筋刺法：对局限性皮损可用毫针围刺。

(3) 经穴刺法

风热袭表：大椎、曲池、列缺、合谷。

情志内伤：神门、四神聪、上星、百会。

血虚生风：血海、三阴交、足三里、风市。

3. 操作

(1) 刺络法：用皮肤针叩刺皮疹局部，采用移动叩刺法。视其皮疹损害程度而定轻重。皮疹越肥厚者，叩刺越应加重，以局部皮疹轻度出血为度；用皮肤针沿夹脊穴依次叩刺，以皮肤潮红为度。

(2) 经筋刺法：用毫针将局限皮疹围刺。

(3) 经穴刺法：大椎向上斜刺 0.5 寸，不施手法；曲池直刺 1～1.5 寸，施捻转泻法 1 分钟；列缺向肘部斜刺 1 寸，施捻转泻法 1 分钟；合谷直刺 1 寸，施提插泻法 1 分钟；神门直刺 0.5 寸，施捻转补法 0.5 分钟；四神聪、上星、百会：沿头皮向后斜刺 0.5 寸，施捻转手法平补平泻 1 分钟；血海直刺 1～1.5 寸，施捻转补法 1 分钟；三阴交直刺 1～1.5 寸，施捻转泻法 1 分钟；足三里直刺 1～2 寸，施捻转补法 1 分钟；风市直刺 1～1.5 寸，施捻转补法 1 分钟。

4. 疗程

(1) 刺络法：隔日 1 次，10 次为 1 个疗程。两种方法可交替使用，即 1 个疗程叩刺局部，1 个疗程华佗夹脊叩刺。

(2) 经筋刺法：每日 1 次，10 次为 1 个疗程。停 1 周后再进行下 1 个疗程。

(3) 经穴刺法：每日 1 次，10 次为 1 个疗程。停 1 周后再进行下 1 个疗程。

【配方理论】 情绪波动、精神抑郁或长期处于紧张状态、性情急躁，这些情志变化最易内伤气血，化热生火，热伏营血则血热，日久耗伤阴液生风化燥。肌肤失去润养则皮肤干燥、粗糙，瘙痒无度。因此情志内伤、营血失和、经脉失疏是本病的内因，也是发病的关键。风邪侵扰蕴于肌肤是本病的外因。《灵枢·本脏》云："血和则经脉流行"。针刺的治疗在于改善局部血液循环，疏通经络，调和气血，养心调神。气血和则经脉通，血随气行内养脏腑、外荣肌肤以达到神清痒止。所取大椎穴有调阴阳、和气血、泻风热之功；列缺为肺之络穴，交会任脉；合谷为手阳明经所过，有散风泻热之效，风去则痒止；神门镇静而安神，配四神聪以清脑定志；百会为督脉与足太阳经交会穴，配上星以安神定志而止痒；风市亦可祛风止痒。诸穴合用可祛风止痒，调神安志，养其阴，润其肤而使疾病得愈。

第七节 瘾疹（荨麻疹）

荨麻疹是一种常见的皮肤病，是由于各种原因引起的皮肤黏膜、血管扩张及渗透性增加而发生的暂时性局部水肿性损害。以皮肤出现鲜红色或苍白色风团、时隐时现、瘙痒无度，消退后不留痕迹为特点。本病发病因素比较复杂，如药物，尤其是青霉素类，磺胺类等，如食物，主要是动物蛋白，鱼、虾、蟹或食物添加剂等，慢性感染如咽炎、中耳炎、肠炎等也可成为发病的原因，精神紧张、内分泌的改变也可发生荨麻疹。

其发病的机制有变态反应和非变态反应两种。主要表现为真皮水肿，皮肤毛细血管及血管扩张充血。中医学称为“培瘤”等。认为本病的发生总由禀赋不耐，素体虚弱，卫外不固，外受虚邪贼风侵袭而致，或因食物、药物七情变化、病灶感染导致营卫失和，内不得疏，外不得泄，郁于皮毛腠理而发。针灸治疗在于清热疏风、卫外固表，提高自身免疫力，是治疗本病很好的方法之一，尤其对于慢性、顽固性荨麻疹疗效显著。

【临床表现】 皮肤常有瘙痒，迅速出现风团，呈鲜红、淡红色或苍白色，形态大小不等。有时风团表面可出现水疱，风团可以互相融合成片。数分钟或数小时后消退，消退后不留痕迹。也有少数人数天后消失，也可反复发作。皮疹可局限，也可泛及全身。如消化道受累，可出现恶心、呕吐、腹痛、腹泻，如喉头和支气管受累可出现咽喉发堵、憋气、呼吸困难甚至窒息的喉头水肿的一系列症状。病程可长可短。

临床可分为以下几种类型：

1. 急性荨麻疹　常常是急性发作，有大小不等的风团发生。风团成回状、环状或地图样损害，有些风团则融合成大片。风团上可有水疱、大疱、皮疹，可骤起骤消，也可以此消彼发。全身有发热，有些伴有腹痛腹泻和喉头水肿的症状，严重者泛发全身，可有血压下降，头晕、胸闷等症状。病程可在1～2周内痊愈。

2. 慢性荨麻疹　持续1～3个月以上可称为慢性荨麻疹。皮疹反复发生、瘙痒时轻时重，有些劳累或失眠后加重，由于经常搔抓，皮肤可有抓痕或色素沉着。此类病人可并发人工荨麻疹即受到钝性物刺激时，如用指甲划过，在受刺激的部位出现线状风团样损害，或在接触部位出现风团。

3. 血管神经性水肿　此类损害常单发于口唇，侧面部出现正常颜色的肿胀，由于压迫皮肤浅表的毛细血管，肿胀常为白色，边界不清。又称巨大荨麻疹，瘙痒不明显，数天内可自然消失，可以反复发生，一般无全身症状。少数病人如发生在咽喉部而造成窒息，可发生危险。

4. 丘疹性荨麻疹　皮疹多为丘疹样红色风团样损害，丘疹顶端有小水疱，可散在发生，也可群集发生，数目不定，一般不融合，瘙痒较重，新旧皮疹可同时存在。儿童多发，成人也可发生。春秋季节为多发季节，许多患者与虫咬有关，皮疹10天左右可消退，退后可有短暂的色素沉着，以腰、四肢为多发部位。

【鉴别诊断】 根据本病出现的风团皮疹与迅速发生和消退的特点，不难确诊。

1. 伴有腹痛的荨麻疹与阑尾炎、胆囊炎相鉴别，阑尾炎以转移性右下腹痛、反跳痛为特点，血象白细胞总数和中性粒细胞增加。胆囊炎则有发热、右上腹部压痛，体位改变或呼吸时疼痛加重，常向右肩及背部放射，白细胞总数增高。

2. 血管神经性水肿应与接触性皮炎相鉴别，后者虽有肿胀，但只局限于暴露或接触部位有皮炎的改变。

3. 丘疹性荨麻疹应与水痘相鉴别，后者病程短，有发热、水疱性皮疹，主要分布在头面躯干部、口腔及咽峡部黏膜有红斑水痘样损害。

【治疗规范】

1. 治则　疏风固表、调和营卫、清营止痒。

2. 配方

（1）刺络法　沿脊椎旁开左右各2寸刺络拔罐。

（2）经穴刺法

风寒型：大椎、风池、肺俞、曲池、足三里。

风热型：大椎、风池、血海、神门。

气血两虚型：曲池、血海、郄门、三阴交、气海、关元。

3. 操作

（1）刺络法：沿脊椎旁开左右2寸用三棱针点刺，出血为度，后闪火拔罐，每次左右各两罐。

（2）经穴刺法：大椎向上斜刺0.5～1寸，不施手法；风池针尖微下，向鼻尖斜刺0.8～1.2寸施平补平泻法1分钟；肺俞斜刺0.5～0.8寸，施呼吸补法1分钟；曲池直刺0.5～1寸，施提插泻法1分钟；足三里直刺0.5～1寸，施捻转补法1分钟；血海直刺1～1.5寸，施提插泻法1分钟；神门直刺0.3～0.5寸，施捻转补法0.5分钟；郄门直刺0.8～1.2寸，施提插补法0.5分钟；三阴交直刺1～1.5寸，施提插补法1分钟；气海直刺1～2寸，施呼吸补法1分钟；关元直刺1～2寸，施呼吸补法1分钟。

4. 疗程

（1）刺络法：每日1次，10次为1个疗程，间隔1周后可进行下1个疗程。

（2）经穴刺法：每日2次，10次为1个疗程，1个疗程后停1周可进行下1个疗程。

【配方理论】　荨麻疹是临床常见的皮肤病之一，是暂时性水肿的一种皮肤血管反应，临床呈风团样损害，急性者突然发作，时隐时现，瘙痒无度，可以迅速消退，慢性者反复发作，可达数日或数月。中医学对此病论述较多，如《金匮要略》中讲述“风气相搏，风强则为瘾疹，身体发痒。”《儒门事亲·小儿疮疱丹·瘾疹旧蔽》云：“凡胎生血气之属，皆有蕴蓄浊恶热毒之气。有一、二岁而发者，有三、五岁至七、八岁而作者，有老年而发丹，瘾疹者。”说明了本病禀赋不耐是根本的原因，加之腠理不密，卫外不固，风邪外袭，或寒、或热，或湿热相兼郁于肌肤而发，故采用刺络法，刺络以祛邪拔罐以温通经络，以达疏风固表之功，经穴刺法所取大椎有调阴阳、和气血、泻热以固表，风池为足少阳胆与阳维的交会穴，有疏风清热之功，风池、肺俞、血海三穴相配可健中养血、温中实脾，尤其对气血两虚能起益阴养血、补气强身之功，郄门为手厥阴的郄穴，可清营祛风以止痒，气海、关元同属任脉，通于三阴，有补气养血、调冲任的作用。经穴刺法诸穴相合共奏疏风固表、调和营卫之功，腠理密，营卫和则风消痒止。

【转归及预后】　本病临床证型较多，表现变化多端，其转归如下：

1. 急性期：多由外邪及饮食所诱发，起病迅速，消退亦快，经过治疗，很快可愈，不留任何痕迹。

2. 慢性期：原因复杂，常反复发作，可缠绵不愈，但预后较好。

3. 若瘾疹突然出现面色紫暗，呼吸急促，喘息痰鸣，手足不温者，预示病情危急，必须积极抢救治疗。

【预防与调护】　瘾疹的发病原因与外邪，饮食有关，因此饮食要有规律，忌食辛辣，鱼腥之品，适寒温，调冷暖，避免冷热刺激，加强养生锻炼，抵抗外邪侵袭是本病调护要点。

第八节 湿疮（湿疹）

湿疹是一种具有多种损害的皮肤病。在急性期可出现红斑、丘疹、水疱、糜烂等炎症反应。在慢性或静止期患处皮肤干燥、鳞屑、粗糙及苔藓样改变。以对称性、复发性，慢性病程及瘙痒为其特点。发病的原因很复杂，一般认为与遗传基因过敏体质有关。这类患者除患有湿疹，还易得哮喘，过敏性鼻炎或荨麻疹等疾病，有些患者由于精神紧张，过度疲劳而引发湿疹或使湿疹加重，尤其是慢性湿疹的患者，往往精神创伤或自主神经紊乱时而引起皮疹剧烈瘙痒。消化功能失调造成胃肠吸收功能紊乱也常常引发湿疹，另外病灶的感染，内分泌失调和血液循环障碍都是湿疹发病的原因。

中医学称此病为湿疹、浸淫疮，也因发病部位的不同而称之为四弯风、旋耳疮、苔病疮等。认为本病的发生主要责之于风、湿、热，而风、湿又分为内风、内湿和感受的外风和外湿。外因方面如气候的变化，风邪外袭，腠理不固，或坐卧湿地，感受雾露水浸。内因则以脾虚不运湿从内生，心主火，或由于精神紧张，情绪烦扰导致血热，湿热互结日久而发病或过食辛辣之品伤阴耗血，血虚生风，风盛则燥，燥则生风，复感风邪则皮疹瘙痒无度，用针灸治疗本病在于健脾利湿，养血润燥，祛风止痒。

【临床表现】 临床皮疹表现多种多样，可以有红斑、丘疹、水疱、糜烂、结痂、鳞屑、肥厚和皲裂等。按其病程和皮疹表现分为以下三种。

1. 急性　多为密集的丘疹或水疱、界限不清、面积大小不等，基底部潮红常因搔抓合并感染而出现渗出、糜烂、可以合并毛囊炎，疖肿及同侧的颈部、腋窝及腹股沟处的淋巴结肿大，皮疹可以发生在任何部位，亦可泛发全身，一般以四肢屈侧为多，自觉瘙痒。

2. 亚急性　湿疹多由急性湿疹迁延而来。皮损以丘疹、红斑、鳞屑和结痂为主，自觉剧烈瘙痒。

3. 慢性　多由急性、亚急性湿疹反复发作而成，也有少数病人开始发病即为慢性者。患处皮肤增厚，粗糙，纹理增厚，皮色呈暗红或紫褐色。常伴有抓痕、血痂，愈后常留有色素沉着。患者自觉瘙痒无度。病程很长，此慢性皮疹多见于小腿、手、足、腘窝、外阴、肛门等处。

【鉴别诊断】 本病有典型的皮疹，同时有红斑、丘疹、水疱，也可以一种损害为主。皮疹可发生在任何部位，但常呈对称性发作，界限不清，可以局部发生，也可散在或泛发全身。瘙痒因人而异，甚者因痒而失眠，一般无全身症状，据此可作诊断，应与以下几种病作以鉴别。

1. 接触性皮炎　有比较明显的接触史，病变局限于接触的部位，皮疹比较单一，易起水疱，界限清楚，祛除病因，避免接触很快痊愈，且不易复发。

2. 神经性皮炎　有明显的神经衰弱表现，如失眠、多梦、烦躁，皮疹好发于颈背、肘、膝、尾骶部等摩擦部位，皮疹以皮肤肥厚、粗糙和苔藓样变为多见，而一般无水疱、湿润和糜烂。

3. 手足癣　常发生在一个部位，界限清楚，指（趾）间皮肤多有浸渍、糜烂，常伴有灰指（趾）甲，夏季多加重，实验室检查可有菌丝。

4. 多形性红斑　皮疹多发生在四肢末端的伸侧面，为水肿性的斑丘疹呈红色，或顶端为扁平的丘疹，或呈虹膜红斑，发病后可伴有发热，关节及肌肉酸痛，病程为二周至一个月，愈后不留痕迹，可以有复发。

5. 疥疮 多发于指缝，腕部的屈侧，阴部或腋窝等处，皮疹为红疱疹，晚间瘙痒加重，镜下可查到疥虫，常常全家或集体发病。

【治疗规范】

1. 治则 健脾利湿、养血祛风、安神止痒。

2. 配方

(1) 刺络法：脊柱旁开左右 2 寸刺络拔罐。

(2) 皮部刺法：梅花针叩打局部皮疹。

(3) 经穴刺法

脾虚湿重：大椎、足三里、阴陵泉、合谷、曲池、丰隆、神门、四神聪。

血虚风燥：足三里、血海、三阴交、曲池、神门、四神聪。

3. 操作

(1) 刺络法：脊柱两旁左右各 2 寸，用三棱针点刺以出血为度，后加闪火拔罐，每次左右各 5 罐，每罐出血 2～3ml 为宜。

(2) 皮部刺法：用梅花针叩打慢性肥厚性皮疹，以轻度出血为度。

(3) 经穴刺法：大椎直刺 0.5～1 寸，施捻转泻法 1 分钟；足三里直刺 1.5 寸，施捻转补法 1 分钟；阴陵泉、合谷、曲池、丰隆均直刺 1～1.5 寸，施捻转泻法各 1 分钟；神门直刺 0.3～0.5 寸，施捻转补法 1 分钟；四神聪沿皮向后平刺，进针 0.5～1 寸，施捻转平补平泻 1 分钟；血海直刺 1 寸，施捻转泻法 1 分钟。

4. 疗程

(1) 刺络法：隔日 1 次，5 次为 1 疗程。

(2) 皮部刺法：每日 1 次，10 次为 1 疗程。

(3) 经穴刺法：每日 2 次，10 次为 1 疗程。

【配穴理论】 湿疹是临床常见的皮肤病之一，是一种具有多种损害性的皮肤病。临床急性期可出现红斑、丘疹、水疱、糜烂等炎症反应；慢性或静止期患侧皮肤干燥、鳞屑、粗糙及苔藓改变。该病以对称性、复发性、慢性病程及瘙痒为特点。发病原因很复杂，现代医学认为与遗传基因过敏体质有关，与精神紧张、过度疲劳也有关。中医学认为本病的发生主要责之于风、湿、热等。外因为外风内袭，腠理不固；内因为伤阴耗血，血虚生风，风盛则燥，复感风邪，则皮疹瘙痒无度。本病治疗当健脾利湿，养血润燥，祛风止痒。取胃经之下合穴足三里；配脾经合穴阴陵泉。脾胃相合，纳运枢转，水湿得利。配曲池、丰隆除湿泻热，配神门、四神聪清心宁志，配血海，养血以润燥，活血。诸穴配合使用，共奏祛风、安神、止痒之功。

【病案精选】 蒋某，女，37 岁。两下肢发疹，瘙痒 9 天。2004 年 7 月 19 日初诊。

初诊：患者于 10 天前冒雨涉水，次日觉双下肢沉重，伴双下肢内侧皮肤瘙痒，经搔抓后局部皮肤出现粟状红色丘疹及水疱，瘙痒加剧，搔后破溃流水，逐渐蔓延至全身，因瘙痒而致寝食不安，口苦，心烦，小便短赤，大便不利。现体胖，痛苦面容，双下肢内侧可见最大 3～5cm 直径之红斑二处，表面渗液结痂。此外双下肢及头、面、躯干等处有散在粟状丘疹及水疱，渗出液为黄白色，舌质红，苔黄腻，脉滑数。体肥湿蕴热盛，又因冒雨涉水，风湿之邪外袭，内外合邪，湿热俱盛，泛溢于肌肤而发疹疱，痒而渗液；湿热内困脾阳，致口苦，心烦，小便短赤，大便不利；舌红，苔黄腻，脉滑数，均为风湿热盛之征。

治法：健脾利湿，养血祛风，安神止痒。

处方：大椎、足三里、阴陵泉、合谷、曲池、丰隆、神门、四神聪、血海、三阴交。

操作：大椎直刺0.5～1寸，施捻转泻法1分钟；足三里直刺1.5寸，施捻转补法1分钟；阴陵泉、合谷、曲池、丰隆均直刺1～1.5寸，施捻转泻法各1分钟；神门直刺0.3～0.5寸，施捻转补法1分钟；四神聪沿皮向后平刺，进针0.5～1寸，施捻转平补平泻1分钟；血海直刺1寸，施捻转泻法1分钟。

复诊：经本法治疗2次后瘙痒减轻，3次后疹疱部分消退；4次后痂块脱落，9次后痒止，疹疱消失，皮肤恢复正常。

第九节　痒疹（顽湿结节）

对于痒疹的概念一直比较含糊，过去采用的部分痒疹的名称是痒疹的某种类型，所以名称众多，分类也不统一。目前对痒疹的认识已逐步深入。一般认为本病是一种好发于四肢伸侧的瘙痒性皮肤病，病程长久，有时数月或数年不愈。发病可以是急性，或渐渐地慢性发生。皮损大多是孤立的丘疹或结节，伴有剧烈瘙痒。愈后常留有色素沉着。一般认为本病是因过敏引起。小儿病人与异位性皮炎有关，有的先患有丘疹样荨麻疹，有些妊娠痒疹分娩后皮损消失。因此有人认为与内分泌有关，也有人认为与日光、虫咬等外来因素有关。此外与消化系统、各种化脓性感染、体内的恶性肿瘤、神经精神因素都可能与本病的发生有关。中医学称之为顽湿结节。认为与风、湿、毒、虫与血瘀等有关。风盛则痒重，湿瘀热结常凝聚于局部不愈、虫毒顽固难愈、剧痒不止，所以本病为感受风湿热毒虫，经络受阻，气血不畅，致血瘀痰凝，或忧思恼怒脾虚不运，湿阻于络而致，故针灸治疗本病在于疏通经络以祛风健脾宁心以止痒。

【临床表现】　本病主要好发于成人，以女性患者为多，大多发于四肢的伸侧，也可发生在背部和其他部位，初起为淡红色丘疹，质地比较坚硬，剧痒，可迅速变为半球形结节，呈黄豆至蚕豆大小，由于瘙痒皮损由粗糙变为疣状，损害的周围常伴有色素沉着及苔藓样变。相邻的损害可以融合成斑块。病程往往很长，可达数月或数年之久，消退后也可复发。临床可分为以下几种类型：

1. 小儿痒疹　多在儿童期发病，又称早发性痒疹。皮损初起为红色小丘疹，也可为孤立的小结节。多发于四肢伸侧，头面部和背部也可发生，瘙痒剧烈，同侧腋窝和腹股沟淋巴结可以肿大但不痛、不红也不化脓。由于瘙痒，皮疹消退后留有色素沉着。

2. 寻常痒疹　多见于成年人，以女性为多见。皮肤损害呈半球形结节，豌豆至蚕豆大小常因反复搔抓，皮肤增厚粗糙，成为疣状外观，有时可出现苔藓样变和色素沉着，也可伴有同侧的颈、腋窝和腹股沟淋巴结肿大。皮疹数月不定，反复发作，病程缓慢，或经久不愈。常发生在四肢，尤以小腿伸侧多见，也可发生于背部及其他部位。

3. 妊娠痒疹　多发于妊娠后的3～4个月，尤其是第二次妊娠的妇女，初起为淡红色或正常皮色的丘疹，或者为风团样损害。散在分布在躯干的上部及股部等处，两侧对称，瘙痒剧烈。也有在妊娠最后两个月内出现皮疹的，常在腹壁的妊娠纹处，发生皮疹，因剧烈瘙痒而搔抓出现抓痕和血痂等继发损害。妊娠瘙痒多在分娩后自行消退，亦有持续数月或数年之久。皮疹严重者可出现死胎。

【鉴别诊断】 根据临床皮疹多发于四肢伸侧，对称发生红斑、丘疹及结节样损害，预后留有色素沉着，伴有剧烈瘙痒的症状不难诊断。应与以下几种皮肤病相鉴别。

1. 丘疹样荨麻疹　多发于夏秋季节，皮疹为红色菱形的小风团，顶部有小疱疹，多为蚊虫叮咬后发病，病程短，亦无淋巴结肿大。

2. 扁平苔藓　钝角扁平苔藓有圆形隆起性丘疹，并伴有典型的扁平苔藓的损害，扁平苔藓表面有凹凸不平的带有糠状鳞屑的斑块，组织病理可以帮助诊断。

3. 疱疹样皮炎　皮疹损害为多形性，但以水疱和大疱为主，组织病理有特异性改变。

【治疗规范】

1. 治则　宁心止痒、除湿解毒、活血散结。

2. 配方

(1) 刺络法：脊柱旁开左右 2 寸刺络拔罐。

(2) 经筋刺法：皮损局部可用毫针围刺。

(3) 经穴刺法：脾虚湿盛：足三里、阴陵泉、曲池、丰隆；

心神不宁：神门、三阴交、四神聪、太冲；

瘀血阻滞：血海、膈俞、足三里、丰隆、行间。

3. 操作

(1) 刺络法：沿脊柱旁开左右 2 寸用三棱针点刺出血为度，后闪火拔罐，每次左右各两罐。

(2) 经筋刺法：视皮疹面积大小，沿皮疹边缘向内斜刺。

(3) 经穴刺法：足三里直刺 1～2 寸，施捻转补法 1 分钟；阴陵泉直刺 1～1.5 寸，施提插补法 1 分钟；曲池直刺 1～1.5 寸，施提插补法 1 分钟；丰隆直刺 1～1.5 寸，施捻转补法 1 分钟；神门直刺 0.3～0.5 寸，施捻转补法 1 分钟；四神聪平刺 0.5 寸，施捻转补法 1 分钟；三阴交直刺 1 寸，施提插补法 1 分钟；太冲直刺 0.5～0.8 寸，施提插泻法 0.5 分钟；血海直刺 1～1.5 寸，施提插泻法 1 分钟；膈俞斜刺 0.5 寸，不施手法；行间斜刺 0.5～0.8 寸，施提插泻法 0.5 分钟。

4. 疗程

(1) 刺络法：每日 1 次，10 次为 1 个疗程。

(2) 经筋刺法：每日 1 次，10 次为 1 个疗程。

(3) 经穴刺法：每日 1～2 次，10 次为 1 个疗程。1 个疗程后间隔 1 周进行下 1 个疗程。

【配方理论】 西医学认为本病属于神经功能障碍性皮肤病，与变态反应有关。有些学者认为与内分泌的改变、消化功能障碍、体内的恶性肿瘤、神经精神等因素有关。临床本病多发于成人女性。多由脾虚湿盛，复感外界风毒虫咬。湿邪风毒凝聚，经络阻隔，气血凝滞形成硬结而痒。湿为重浊之邪，故发病往往先发于下肢，又湿性黏腻，故缠绵不愈，所以治疗本病当先健脾，脾运湿消。取足阳明经下合穴的足三里配以足太阴脾经合穴的阴陵泉穴，脾胃相合，一纳一运，水湿得运。配曲池、丰隆除湿泻热，湿消热散而痒止。也有由于痒甚不得眠，日久生烦者，临床表现剧痒，当给予宁心安神。配神门、四神聪、太冲清心宁志，三阴交、神门相配又可养血安神，再配丰隆和足三里可健脾利湿而除烦止痒。由于湿邪黏腻与风毒凝滞，阻隔经络，日久气血凝滞形成结节，配血海、膈俞、行间养血以润燥，活血以散结。诸穴配合使用，共奏宁心止痒、除湿解毒、活血散结之功。

【病案精选】 例1　田某，男，27岁，2001年9月3日初诊。

患者全身瘙痒3个月。

初诊：平素纳差，近半年来食量大减，体倦神疲，大便时而溏薄，未经注意，三月前突发皮肤瘙痒，遇风吹日晒均觉瘙痒难忍，夜寐脱衣则瘙痒亦作。曾用药物治疗效果不显。现症：面黄无华，全身皮肤无原发疹斑，皮肤干燥欠润泽，散在有搔抓之痕及部分结痂，查体：肝脾未扪及；舌质淡，苔薄白；脉弦细。

诊其为：脾虚失润，顽湿结节。

治法：宁心止痒、除湿解毒、活血散结。

处方：足三里，阴陵泉，曲池，丰隆，神门，三阴交，四神聪，太冲，血海，膈俞，行间。

操作：足三里，直刺1～2寸，施捻转补法1分钟；阴陵泉，直刺1～1.5寸，施提插补法1分钟；曲池，直刺1～1.5寸，施提插补法1分钟；丰隆，直刺1～1.5寸，施捻转补法1分钟；神门，直刺0.3～0.5寸，施捻转补法1分钟；四神聪，平刺0.5寸，施捻转补法1分钟；三阴交，直刺1寸，施提插补法1分钟；太冲，直刺0.5～0.8寸，施提插泻法0.5分钟；血海，直刺1～1.5寸，施提插泻法1分钟；膈俞，斜刺0.5寸，不施手法；行间，斜刺0.5～0.8寸，施提插泻法0.5分钟。

治疗经过：经上法治疗，3次后瘙痒减轻，继续治疗3次瘙痒消失，食欲增加，体力有所恢复，追访半年瘙痒未复发。

例2　钱某　男　59岁　工人　初诊日期　1979年11月3日

主诉：全身瘙痒三年。

病史：患者于三年前，每于夜间睡前即感全身瘙痒难忍，必须用力搔抓，每每抓至出血方能入睡，白天肌肤裸露，遇风、热等均觉全身瘙痒，服用一般散风止痒药物均不显效。

查体：患者体弱，皮肤干燥，毛发脱落，背部、腹部、臀部及四肢外侧均可见搔抓之斑痕，血痂累累，部分皮肤有苔藓样改变，舌质淡，脉细。

印象：

(1) 中医：痒疹。

(2) 西医：顽湿结节。

辨证：患者年老体弱，阴血不足，血虚不得濡养肌肤，故肌肤干枯不润，加之卫外无力，故夜寐脱衣或白日裸露，风、热稍触肌肤即可发为痒疹。

治则：养血熄风。

选穴：三阴交　曲池　血海　膈俞　脾俞

操作：三阴交直刺1～1.5寸，施捻转泻法1分钟；曲池直刺1～1.5寸，施捻转泻法1分钟；血海直刺1～1.5寸，施捻转补法1分钟；膈俞、脾俞均向脊柱方向斜刺1～1.5寸，施捻转补法1分钟，每日针1次，每次留针20分钟。

治疗经过：经上穴治疗5次后瘙痒减轻，继治5次后瘙痒偶作但不甚，又治疗3次后痒止而愈。

【临证提要】 中医学称之为顽湿结节。认为与风、湿、毒、虫与血瘀等有关。风盛则痒重，湿瘀热结常凝聚于局部不愈、虫毒顽固难愈、剧痒不止，所以本病为感受风湿热毒虫，经络受阻，气血不畅，致血瘀痰凝，或忧思恼怒脾虚不运，湿阻于络而致，故针灸治疗本病在于疏通经络以祛风健脾宁心以止痒。多由脾虚湿盛，复感外界风毒虫咬。湿邪风毒凝聚，经络阻隔，气血凝滞形成硬结而痒。湿为重浊之邪，故发病往往先发于下肢，又湿性黏腻，故缠绵不愈，所以治疗本病当先健脾，脾运湿消。取足阳明经下合穴的足三里配以足太阴脾经合穴的阴陵泉穴，脾胃相合，一纳一运，水湿得运。配曲池、丰隆除湿泻热，湿消聚散而痒止。也有由于痒甚不得眠，日久生烦者，临床表现剧痒，当给予宁心安神。配神门、四神聪、太冲清心宁志，三阴交、神门相配又可养血安神，再配丰隆和足三里可健脾利湿而除烦止痒。由于湿邪黏腻与风毒凝滞，阻隔经络，日久气血凝滞形成结节，配血海、膈俞、行间养血以润燥，活血以散结。诸穴配合使用，共奏宁心止痒，除湿解毒，活血散结之功。患者素体脾胃虚弱故纳少，便溏，脾胃之虚，摄纳失司，气血乏源，故体倦而神疲，肌肤失养而欠泽，脾胃不健，气虚血亦虚，血虚则生风，风行则痒生。

第十节 缠腰火丹（带状疱疹）

缠腰火丹系指发生在腰胁部、大小不等的水疱，古医籍中名称不一，《外科大成》称“缠腰火丹”，《外科启玄》称“蜘蛛疱”，后世称之为“串腰龙”。现代医学称之“带状疱疹”。是由水痘——带状疱疹病毒感染而引起的急性疱疹性皮肤病，其主要临床特点：在发疹部位往往先有神经痛或发痒或皮肤感觉过敏，而神经痛最为突出，疱疹是粟粒状，绿豆大小，疱液澄清，疱壁紧张发亮，周围有红晕，数片成群出现。古人对缠腰火丹从病名、症状到病机病位都有精湛的论述。《医宗金鉴·外科心法要诀》中曰：“缠腰火丹蛇串名，干湿红黄似珠形，肝心脾肺风热湿，缠腰已遍不能坐。”针对带状疱疹分布特点，现代医学认为是沿一侧周围神经作带状分布，常伴有神经痛和局部淋巴结肿，愈后复发率极低。

【临床表现】 本病初起，局部皮肤有烧灼或刺痛感，皮肤感觉过敏，其中绝大多数于刺痛后1～4天出现皮疹，极少数患者无前驱症状即发疹。常有轻度全身症状，如低热、食欲不振、周身不舒等。疱疹呈粟粒状，绿豆大的水疱，累累如串珠，常呈条带状排列，疱液先为透明，后转混浊。各簇水疱群之间隔皮肤正常。有时可相互融合成为弥漫的一大片损害，附近淋巴结常肿痛，数日后水疱可混浊化脓或部分破裂，露出糜烂面，最后干燥结痂，痂皮脱落后，遗留暂时性淡红色斑或色素沉着，若无继发感染，愈后不留瘢痕，病程约2～4周。

【鉴别诊断】

1. 单纯疱疹 本病是因感染单纯疱疹病毒引起的，常围绕口、鼻腔及生殖器分布的群集性疱疹，故亦称面部疱疹、唇疱疹、生殖器疱疹、冷疱、水疱热。其临床表现根据疱疹发生部位不同症状各异，疱疹发生在口唇、颊黏膜、上腭等部位，多见1～5岁儿童，水疱较小，局部炎症显著，有流涎、呼吸时口臭，可伴发热、倦怠、食欲不振等全身症状。疱疹发生在生殖器部位较少见，多由性交感染引起。疱疹发生在角膜易引起角膜穿孔、前房积脓等症，可导致失明。总之单纯疱疹好发于皮肤与黏膜交界处，分布无一定规律，水疱较小易破，疼痛不显著，常易复发。

2. 接触性皮炎 由于接触外界物质而发生的皮肤炎性反应，其临床特点在接触部位发生边缘鲜明皮肤损害，轻者为水肿性红斑，重者可见丘疹、水疱、大疱、表皮松解，甚至坏死，形态比较一致，瘙痒但痛不明显。

【治疗规范】

1. 治则　祛湿清热、消疹止痛。

2. 配方

(1) 刺络法：在疱疹发生部位，分别于2～3处刺络拔罐。

(2) 经穴刺法：选双侧丰隆、阴陵泉。

3. 操作

(1) 刺络法：局部皮肤常规消毒，以三棱针点刺在疱疹间隙处（轻者皮内，重者皮下），刺4～5点，加以闪火罐放血5～10ml，注意不要点在疱疹上，拔罐部位应交替进行，留罐时间不得超过8分钟。

(2) 经穴刺法：丰隆直刺进针1～1.5寸，施捻转提插泻法1分钟；阴陵泉直刺1～1.5寸，施捻转平补平泻法1分钟，二穴施术后均留针20分钟。

4. 疗程

(1) 刺络法：每日或隔日1次，7次为1疗程。

(2) 经穴刺法：每日2次，10天为1疗程，疗程中不得中断治疗。

【配方理论】　缠腰火丹现代医学称之为带状疱疹。多因脾胃运化失常，水湿停滞，久而化热；或肝胆湿热，郁而化火；或湿热毒邪侵及经脉；湿热内蕴，壅阻脉络，发于腠理，外达皮部，故见疱疹簇生瘙痒而痛甚。治疗上常以清热泻火，解毒利湿为法。刺络疗法配合针灸治疗本病，有卓著疗效，且取效快，不使用任何药物可痊愈。刺络拔罐具有促进血液循环，增强代谢，以改善局部免疫状态的功能。从而，起到杀灭病毒，抑制细菌的继发感染，加速带状疱疹痊愈的作用。临床积累了数百例病例，与普通针刺方法比较疗效显著，有立即止痛消疹之功。基于中医理论，究其病因病机，邪阻经脉，壅结于皮部，而皮部者以“经脉为纪”，循其皮部发病部位，刺之于血即可通过皮部以疏调本经气血，引邪外出。再配合针刺丰隆、阴陵泉祛湿清热、通调经脉瘀阻，正如“菀陈则除之，去血脉也。”

【预后】　带状疱疹属自限性疾病，其自然病程通常2～4周，而皮肤结痂、疼痛缓解越早，患者所受的痛苦就越少。针灸治疗带状疱疹镇痛效果明显，一般在1～3次针灸治疗后，即会有显著的改善。部分患者常在皮损消退后遗留有后遗神经痛。故针灸治疗带状疱疹疗程需长些，尤其是老年人，在疱疹结痂后要针灸1～2疗程，对于缩短病程、缓解疼痛、预防后遗神经痛的发生，提高生活质量尤为重要。采用针灸法治疗本病见效快、疗程短、止痛效果好，无感染，无后遗症。

【病案精选】　例1　陈某，男，47岁。2004年3月24日初诊。

患者左侧胸胁部起斑疹疱伴局部刺痛3天。

初诊：患者有心脏病史，素体虚弱，于3天前外出就诊返家后，突感左侧胸胁部轻度瘙痒，搔抓后发现局部有红色丘疹，疹上少许水疱，第二日皮肤刺痛而痒、丘疹簇生间隔分布如带状，刺痛阵发，服止痛药物无效，遂赴某医院诊治，予注射杜冷丁50mg，注射后疼痛仍不缓解，心烦不安，不能入睡。现慢性痛苦病容，面白无华，左侧胸胁部有三处簇生丘疹，上有水疱，疱内液呈白色，有搔抓破溃之结痂处，舌淡苔白，脉弦数。患者久病体虚，血虚气衰，卫外不固，外出感受时邪，郁结于胸胁，发为火丹，邪不得解，郁阻经脉，致气血不通，痒痛剧甚，舌脉均为正虚邪实之征。

治法：祛邪通络，活血止痛。

取穴：疱疹间隙刺络。

操作：局部皮肤消毒，以三棱针点刺疱疹间隙3～4点，加以火罐放血4～5ml，注意不要点刺在水疱上，每日1次。

复诊：经1次治疗后，刺痛减轻，丘疹减少，复诊1次后痛止，疹消而愈。

例2　康某　男　25岁　干部　初诊日期　1986年4月6日

主诉：右上额及上眼睑，右面颊丘疹，刺痛2天。

病史：患者3天前自觉右眼不适，以手揉摸后右眼白睛发红，次日晨起，右上额及上眼睑及右面颊部刺痒，搔后皮肤发红并起丘疹，午后丘疹上起水疱，搔破后有白色渗液，刺痛加剧，目不能睁，经口服病毒灵，外用疱疹灵眼药水均不显效而来就诊。

查体：痛苦病容，右眼上睑内缘充血，球结膜充血，右上额密集簇生红色丘疹，右面颊亦有一处簇生丘疹上有小水疱，舌红，苔薄黄，脉浮数。

印象：

（1）中医：抱头火丹。

（2）西医：带状疱疹。

辨证：疱疹部位，系阳明经所过，故为阳明热盛，外感风邪，风热相搏，郁结皮部所致，舌脉为风热俱盛之征。

治则：清热解毒，疏风止痛。

选穴：阳白　太阳　四白

操作：上穴为疱疹所发部位，以三棱针点刺2～3点，加以火罐，放血2～3ml，每日1次。

治疗经过：治疗1次后，痛减，2次后疹稍退但未全消，痛已止，3次后疹全消而愈。

【临证提要】 带状疱疹是皮肤科的常见病症，它是一种病毒性疾病，所以以抗病毒为主的治疗在临床上取得了良好的疗效，但带状疱疹相关疼痛的病理改变目前尚未完全明了，西医采用外用收敛药物擦敷，内服抗病毒类药、镇痛药及维生素类药物的现代医学治疗方案，但疗效不满意，尤其对于后遗神经痛无理想药物。针灸治疗这一有效、实用、简便的方法不仅可以缩短病程，而且对后遗神经痛的发生有明确的预防作用。研究证明针灸这一传统治疗方法对改善带状疱疹发作期疼痛及后遗神经痛的疗效明显优于中西药物对照组，据报道分析针灸治疗该病的有效率为90.47%～96.7%，后遗神经痛有效率为90.5%～100%。

第十一节　粉刺（寻常痤疮）

寻常痤疮是一种常见的毛囊皮脂腺炎症性的皮肤病，主要发生于青年男女，发育期后大部分病人可以逐渐自愈或减轻。好发于面部、胸背部，皮肤损害的特点为丘疹、脓疱、结节、囊肿与瘢痕，常伴有皮脂溢出。痤疮的发病率很高，是一种多因素的疾病，一般认为本病的发生和内分泌有关。当雄性激素分泌增多时，则使皮脂腺肥大，皮脂分泌增多，皮脂腺管与毛孔堵塞，致使皮脂外流不畅而生粉刺。其他如遗传、精神紧张、饮食习惯、化学刺激都可能与本病有关。中医称之为肺风粉刺、面疱、酒刺等。《肘后备急方》一书中有“年少气充，面生疱疮”的记载。指出了年轻生机旺盛之际，营血偏热，脉络充盈，气血郁滞而发病，或过食肥甘油腻之品，中焦运化不利，日久化生火热，亦有感受风热之邪及不洁尘埃附着出现黑头，日久不愈使气血郁滞，经脉失畅，肺胃积热，化湿生痰，使病情加重且顽固。针灸治疗可泻肺清胃、凉血解毒，以疏通经脉，气行瘀消。

【临床表现】 好发于青壮年，损害主要在面部，也可见于胸背部及肩部，偶尔发生于其他部位，大部分病人皮损处油脂较多，可以有丘疹、脓疱，严重者可发生脓肿，症状时轻时重，女性患者经期前后皮损可增多或减少，病程很长，有些到达中年时期，病情才逐渐缓解或消失，或多或少地留下萎缩性瘢痕或瘢痕疙瘩样损害。大部分病人只有轻微瘙痒。炎症剧烈时可以引起触痛及疼痛，由于每个人的皮损种类不同，可分为以下几种类型：

1. 丘疹性痤疮　主要在面部、胸、背、肩等处，有炎性小丘疹，呈淡红或紫红色，丘疹中央有皮脂角粒，初发和症状较轻的病人常见只有这种损害。

2. 脓疱性痤疮　丘疹因继发感染而形成脓疱，顶端破溃后可有脓疱，结痂后一般不留瘢痕，但较深的脓疱性损害，痊愈后可留浅瘢痕。

3. 结节性痤疮　当皮损炎症部位较深时，脓疱性痤疮可以逐渐发展成壁厚的结节，大小不等，一般呈淡红色和暗红色，有的破溃后可留瘢痕，有些皮损可慢慢吸收，不留瘢痕，有少数病人在鼻尖部反复出现米粒至豌豆大小的结节，红肿而疼痛。经过治疗可以慢慢吸收痊愈，少数也可破溃留下浅瘢痕，此类症状易在中年或老年人患有糖尿病病人中发生。

4. 萎缩性痤疮　由于丘疹或脓疱的损害破坏腺体，引起凹坑状萎缩性瘢痕，溃破的脓疱或是自然吸收的丘疹及脓疱都可以引起纤维性变及萎缩。

5. 囊肿性痤疮　这类皮损主要在面部及前胸、后背发生深部的脓肿，这些囊肿一般红肿，炎症反应不明显，病程较慢。这类损害可发生在各类痤疮的病人，往往形成很明显的瘢痕或瘢痕疙瘩。

6. 聚合性痤疮　是痤疮中损害最严重的一种。皮损呈多形，有粉刺、丘疹、脓疱、脓肿、囊肿、窦道、瘢痕和瘢痕疙瘩，相互融合、破溃，病程缓慢。此类症状常发生在有病灶感染或慢性消耗性疾病的病人。

7. 恶病质性痤疮　损害的特点为小米至蚕豆大的青红色或紫红色丘疹、脓疱或结节，较柔软，并且含有脓液及血液，长久不愈，也不疼痛，浸润也很少。病程缓慢，可能与慢性消耗疾病身体虚弱的病人有关。

【鉴别诊断】 根据患者多为青壮年，好发于面部及上胸背处，有黑头粉刺的损害可以诊断。应与下列疾病鉴别。

1. 药物引起的痤疮样药疹　溴化物及碘化物及长期服用皮质激素所致的痤疮，一般有服药史而无年龄限制，没有典型的黑头粉刺，皮疹一般为全身性。

2. 职业性痤疮　有接触煤焦油、石油产品、机器油和氯萘等化合物的病史，皮损一般多发生于只接触的部位。皮损很密，同工种的人员中有相同的损害，也无年龄限制。

3. 颜面播散性粟粒狼疮　本病损害多为暗红色或棕黄色的丘疹及小结节，在眼睑下缘皮损呈堤状排列，用玻璃片压诊可见苹果酱色的改变，损害与毛囊不一致。

【治疗规范】

1. 治则　疏风通络、泻肺清胃、凉血解毒。

2. 配方

(1) 刺络法：沿华佗夹脊用三棱针挑刺放血，脊柱左右旁开 2 寸刺络拔罐。

(2) 经穴刺法：

肺胃蕴热：尺泽、列缺、太渊、大椎；

气血郁滞：少商、尺泽、太白、足三里；

痰瘀结聚：血海、曲池、足三里、太溪。

3. 操作

(1) 刺络法：华佗夹脊每隔 1 寸用三棱针挑刺放血 1 滴即可，脊柱两旁左右 2 寸，用三棱针点刺以出血为度，后加闪火拔罐，每次左右各 5 罐，每罐出血 2～3ml 为宜。

(2) 经穴刺法：大椎向上斜刺 0.5 寸，不施手法；尺泽直刺 0.8～1.2 寸，或点刺放血，直刺时施提插泻法半分钟；列缺向上斜刺 0.3～0.5 寸，施提插泻法半分钟；太渊直刺 0.3～0.5 寸，施捻转泻法半分钟；少商浅刺 0.1 寸，或点刺放血，不施手法；太白直刺 0.5～0.8 寸，不施手法；足三里直刺 1～2 寸，施捻转补法 1 分钟；血海直刺 1～1.5 寸，施提插泻法 1 分钟；曲池直刺 1～1.5 寸，施提插泻法 1 分钟；太溪直刺 1～1.5 寸，施提插泻法 1 分钟。

4. 疗程

(1) 刺络法：每日 1 次，10 次为 1 个疗程。

(2) 经穴刺法：每日 1～2 次，10 次为 1 个疗程。

【配方理论】 由于过食辛辣油腻之品，中焦运化不周，积久化湿生热，湿热循经熏蒸，蕴阻于面，加之青少年生机旺盛，阳热偏盛，血热外壅，络脉充盈血随热行，上壅于面，因此皮疹多发于颜面及胸背。日久不愈，使气血郁滞，络脉壅阻，或肺胃积热日久，化湿生痰，痰热互结，致使皮疹日久不消，或出现囊肿。由此可见，素体的血热是发病的根本。过食腥发肥甘之品，血郁痰结是本病的病机变化。《医学金鉴》提出“此证由肺经血热而成，”针刺的治疗在于疏通经脉，经脉通则气行瘀消，泻肺清胃，痰消结散，瘀消而面清。肺胃蕴热所取大椎穴为手、足三阳、督脉之会，有清热、散风、通阳之功；尺泽为手太阴经之合穴，列缺为手太阴经络穴，太渊为肺经之原穴，三穴同用泻热肃肺而消痰化热。气血郁滞型所取少商、太白两穴，一为手太阴经所出为“井”，一为足太阴经所注为“输”，活血行滞；尺泽、足三里健脾疏络、行气活血。痰瘀结聚所取足三里、太溪可温阳助气、消痰化湿而散结；曲池、血海二穴并用具有散风活血、消瘀除斑之功。

第三章

五官科疾病

第一节　伤风鼻塞（急性鼻炎）

伤风鼻塞即外感风邪而致鼻塞，且伴有流涕、鼻痒、喷嚏的病证。本病常可流行、传染。其病程较短，一般数日可愈。但反复发作者，则易致鼻窒、鼻渊等疾病。本病相当于现代医学的急性鼻炎。急性鼻炎是鼻黏膜的急性炎症。是一种具有传染性的急性病。其发病原因先由病毒感染，以后鼻腔和咽部的细菌乘机侵入鼻黏膜，鼻黏膜充血、水肿而发病。中医认为本证之主要病因病机为正气虚弱，肺卫不固，以致风寒或风热之邪侵犯鼻窍，肺失宣降而致鼻塞、流涕等证，治疗当以祛邪通窍为法。

【临床表现】 突发鼻塞、流涕、鼻痒、喷嚏，伴发热、恶寒、头痛等全身症状。

【鉴别诊断】

1. 过敏性鼻炎　虽然症见鼻塞、流涕，但常反复发作，且以喷嚏、流稀涕为主，鼻黏膜苍白水肿。

2. 慢性鼻炎　以鼻塞时轻时重，或双侧鼻窍交替堵塞，反复发作，经久不愈，甚至嗅觉失灵为特征，以鼻塞为主证。鼻黏膜慢性充血、肿胀。

【治疗规范】

1. 治则　祛风、宣肺、通窍。

2. 配方　大椎、肺俞、风池、迎香。

3. 操作　大椎穴消毒后用三棱针点刺3～5点，再用闪火法拔罐，令出血5～10ml；肺俞进针0.5寸，施捻转补法；风池向对侧眼球方向斜刺1～1.5寸，施捻转泻法；迎香向内斜刺0.3～0.5寸，施捻转泻法。以上施手法1分钟后，再留针20分钟。

4. 疗程　每日治疗1次，10次为1疗程。

【配方理论】 伤风鼻塞即急性鼻炎，其发病主要在正气虚弱即机体免疫力低下时，感受风邪，即病毒侵犯人体，使肺卫失宣，肺开窍于鼻，肺窍闭塞而发病。故治疗以祛邪通窍为主。正如《医学入门·窒塞》指出："新者偶感风寒，鼻塞声重，流涕喷嚏，宜以风寒治之。久则略感风寒，鼻塞等证便发，乃肺伏火邪，郁甚则喜热恶寒，故略感冒而内火便发，宜清金降火兼通气之剂。"大椎穴为手足三阳经与督脉之会，督脉主一身之阳，具有扶正、清热之功。现代研究表明针刺大椎穴可提高机体的免疫力，增强白细胞对病菌的吞噬能力；风池为足少阳经与阳维脉之会，有疏风解表祛邪利窍之功；肺俞居足太阳膀胱经、主一身之表，具有宣肺之功；迎香夹鼻，为通鼻窍之效穴。本法治疗急性鼻炎迅速有效。

第二节　鼻鼽（过敏性鼻炎）

鼻鼽是以突然和反复发作鼻塞、鼻痒、喷嚏、鼻流清涕为特征的疾患。鼽，即鼻出清涕之意。本病为鼻科常见病、多发病之一。可为长年性，也可为季节性，或在气候突变或邪毒、异味刺激时发作。本病以突然发作鼻塞、鼻痒、喷嚏、流大量清涕，鼻黏膜苍白水肿为特征，现代医学的过敏性鼻炎属于本病范畴。现代医学认为本病属于变态反应性疾病，与变态反应体质、精神因素、内分泌失调有关。由于鼻黏膜有了特殊敏感反应，当有外界各种致敏源，如冷热变化、化学气体、刺激性气味、烟尘、花粉等刺激时即引起发作。主要病理变化为鼻黏膜水肿及嗜酸性粒细胞浸润。中医认为肺气虚弱，感受风寒是本病的主要原因。由于脾气虚弱，可使肺气虚弱，肾气虚可使肺失温煦而导致鼻鼽的发生。故其病主要在肺，其本在脾、肾。治疗主要以温补肺、脾、肾，祛风散邪为法。

【临床表现】 本病呈阵发性发作，先有鼻腔发痒，随着胀闷，喷嚏频作，鼻塞，流大量清鼻涕。其发病迅速，消失也快，症状消失后，则如常态。可伴头痛、耳鸣、听力障碍等症状。检查见鼻黏膜淡白或暗灰色。呈水肿样，鼻甲肿大。因此，该病的主要临床表现为：突然和反复发作鼻塞、鼻痒、喷嚏、鼻流清涕。

【鉴别诊断】

1. 急性鼻炎　由于外感引起鼻塞、流涕、喷嚏，伴恶寒、发热、头痛等全身症状。鼻黏膜充血、水肿。

2. 急性鼻窦炎　鼻塞、鼻流腥臭脓涕、嗅觉减退为主症。

【治疗规范】

1. 治则　宣肺益气、固表止鼽。

2. 配方　迎香、合谷、列缺。

3. 操作　迎香向内斜刺0.3～0.5寸，施捻转补法1分钟；合谷直刺1～1.5寸，施捻转补法1分钟；列缺斜刺0.5～0.8寸，施捻转泻法1分钟，留针15分钟。

4. 疗程　过敏性鼻炎是一种疑难病症，常反复发作。其治疗每日针刺2次，12次为1疗程，一般常要治疗2～3个疗程。

【配方理论】 鼻鼽一证历代医家从不同方面论述了其病因病机、治疗原则和方法。《济生方·鼻门》说："风寒乘之，阳经不利，则为壅塞，或为清涕。"《素问玄机原病式·六气为病》说："嚏，鼻中因痒而气喷作于声也，鼻为肺窍，痒为火化，必火邪热于阳明，发于鼻，而痒则嚏也。"综上所述，鼻鼽为本虚标实之证。本虚或为肺虚或为肾虚或为脾虚，标实为风寒之邪。故治疗当补肺、益肾、温脾为法。列缺穴为手太阴肺经络穴，施捻转泻法可宣肺而通鼻窍。合谷为手阳明大肠经之原穴，肺与大肠相表里，补合谷而达到补肺气的目的。迎香为手足阳明经之会，主治鼻塞不通，不闻香臭，三穴合用共奏宣肺、益气通窍之功。

第三节　鼻渊（急慢性鼻窦炎）

鼻渊是以鼻流浊涕不止为特征的疾病。因涕下长流不止，状如水泉，故名鼻渊。鼻渊又名脑漏，脑泻，为鼻科常见病、多发病之一。本病发生无季节性，不分男女老幼，但以青少年多见。鼻渊有急性与慢性之分。急性鼻渊多为实证，起病急，病程短，其病机为火热上亢，以肺、胆、脾三经热盛为主；慢性鼻渊多属虚证，或虚实夹杂之证，病程长，缠绵难愈，其病机以脏腑虚损为主。因此鼻渊的治疗，依虚实的不同而有补虚、清热之异。现代医学的急、慢性鼻窦炎与本病相似，其病因是多方面的，当机体防御功能下降，如受凉受湿、过度疲劳、烟酒过度而引起的鼻腔急性炎症或邻近组织炎症引起鼻窦开口黏膜肿胀，影响窦腔引流通气而发病。西医治疗以抗炎及改善鼻腔通气为原则。

【临床表现】 鼻流大量浊涕；伴有头痛、鼻塞、嗅觉减退。

【鉴别诊断】

1. 急、慢性鼻炎　鼻塞、喷嚏、鼻痒、流涕，其以流清涕为特点。

2. 过敏性鼻炎　突然发作鼻痒、喷嚏、流清涕，反复发作。

【治疗规范】

1. 治则　清泻肝胆、通利清窍。

2. 配方　风池、迎香、合谷、行间。

3. 操作　风池向对侧眼球方向斜刺1～1.5寸，针感循头至额中，施捻转泻法1分钟；迎香向内斜刺0.3～0.5寸，施捻转泻法1分钟；合谷直刺1寸，施捻转泻法1分钟；行间直刺0.5～0.8寸，施捻转泻法1分钟。留针20分钟。

4. 疗程　15次为1疗程。久病不愈者可酌用小艾炷灸印堂、百会、上星、迎香等穴。

【配方理论】 鼻渊一证的发生，历代医家论述颇多。有因风寒袭肺、蕴而化热、肺失宣肃，肺开窍于鼻而致鼻塞；或因肝胆火盛、上犯清窍所致者。故方用风池，风池为胆经与阳维之会，有疏风清热、清泻肝胆之功；迎香为阳明经穴，阳明与太阳互为表里，二经循行皆上挟鼻孔，可疏调阳明经气，宣泄肺热而通鼻窍，为治鼻渊的要穴；合谷为手阳明大肠经之原穴，配迎香可共奏泻热之功；行间为足厥阴肝经的荥穴，有清泻肝经实热之功。诸穴配用共奏清热泻肝通窍之功。

第四节　鼻窒（慢性鼻炎）

鼻窒即鼻塞，是以鼻塞时轻时重，或双侧鼻窍交替堵塞，反复发作，经久不愈，甚则嗅觉失灵为特征的一种病症。其发病无季节性和地区性，多在受湿着凉后加重。其病因病机为伤风鼻塞反复发作或饥饱劳倦、肺脾气虚，以致余邪滞留鼻窍而成。治疗上以补益肺脾，行气化瘀，祛邪通窍为主要大法。现代医学的慢性鼻炎相当于本病。其病理改变为鼻腔黏膜的慢性炎症。多由急性鼻炎反复发作或经久不愈，或受邻近器官（鼻旁窦、腺样体、扁桃体等）炎症涉及所引起鼻黏膜慢性充血肿胀。

【临床表现】 鼻窒时轻时重、反复发作、经久不愈；甚则嗅觉失灵。

【鉴别诊断】

1. 急性鼻炎　突发鼻塞、流涕、喷嚏、鼻痒，伴恶寒、发热、头痛等全身症状。鼻黏膜充血、水肿。

2. 过敏性鼻炎　鼻塞、喷嚏、流涕反复发作为其特点，以喷嚏、流稀涕为主证，鼻黏膜苍白水肿。

【治疗规范】

1. 治则　疏风清热、宣肺通窍。

2. 配方 攒竹、迎香、合谷、大椎。

3. 操作 攒竹向下斜刺0.3～0.5寸，施捻转泻法1分钟；迎香向内斜刺0.3～0.5寸，施捻转泻法1分钟；合谷直刺1寸，施捻转泻法1分钟；大椎三棱针点刺放血。

4. 疗程 本证治疗1次可见效，但需每日针刺2次，连续治疗15次为1疗程，方可巩固疗效。

【配方理论】 鼻窒即鼻塞，早在《灵枢·本神》中说："肺气虚，则鼻塞不利少气。"阐述了鼻窒的病因病机。明代王肯堂在《证治准绳·杂病一》进一步论述："若因饥饱劳役所伤，脾胃发生之气不能上升，邪害空窍故不利而不闻香臭。"阐述了鼻窒的主要病因病机。由此可见鼻窒一证实为本虚标实之证。肺脾气虚为本，邪留鼻窍，阻塞不通为标。风邪袭肺，肺气不宣，肺窍不利。风邪客久化热，而阻塞孔窍，窒而不通而发为本病。故治疗以宣肺、散邪、通窍为法。攒竹穴为足太阳膀胱经之穴，居鼻窍上方，足太阳经主一身之表，施捻转泻法可散邪通鼻窍；配手足阳明经交会穴迎香，其当鼻唇沟中，夹鼻窍，具有通鼻窍之功，为治鼻塞之效穴；合谷为手阳明经之原穴，手阳明与手太阴相为表里，其脉又上挟鼻孔，合谷、迎香可疏调手阳明经气，清泻肺热而通窍；大椎为手足三阳与督脉之会，主一身之表，主一身之阳，点刺放血而达泄热益气之功。四穴相伍共奏泻热、散邪、通窍之功，而使鼻塞治愈。

第五节 鼻衄（鼻出血）

鼻衄是指鼻中出血的病证。鼻衄属血证范畴。血液生化于脾，藏受于肝，总统于心，输布于肺，化精于肾，运行于脉。当各种原因导致脉络损伤或血液妄行时，血液不循常道，上溢鼻窍，渗于血络外，谓之鼻衄。一般以小量出血称鼻衄；严重出血不止称鼻洪。究其病机，肺气通于鼻，足阳明之脉起于鼻之交頞中，风热袭肺，或风寒化热伤肺，或饮食所伤、胃火炽盛均可致血热妄行，或肝肾阴虚，虚火上炎，血随火升，从清窍溢出而病。故治疗以泻肺胃之热、滋阴降火、和血止血为基本大法。现代医学的多种疾病均可出现鼻出血的症状。如高血压、动脉硬化、血小板减少、血友病、白血病、严重的肝肾疾病、维生素K与C缺乏等。鼻出血是多种疾病的一种症状，找出病因，积极治疗原发病是关键。

【临床表现】 鼻腔出血反复发作，伴全身不同的症状。

【鉴别诊断】 鼻出血是多种疾病的症状之一，因此对鼻腔出血的患者应根据其伴有的不同症状及体征认真加以鉴别。临床常见的疾病如下：

1. 萎缩性鼻炎 鼻内干燥，灼热，鼻塞，鼻涕浊秽，呈现黄绿色或黑褐痂皮，鼻气腥臭；鼻黏膜及鼻甲萎缩。鼻涕中有血丝为其鼻出血的特点。

2. 血小板减少性紫癜 全身皮肤瘀点或瘀斑，鼻、口腔等黏膜及内脏出血。实验室检查血小板减少、出血时间延长、毛细血管脆性试验阳性。

3. 白血病 发热，进行性贫血，皮肤、黏膜、内脏出血，肝、脾、淋巴结肿大。实验室检查骨髓象及周围血象中发现"幼稚型"白细胞为诊断该病的重要依据。

4. 肝硬化 病人常有肝炎病史或长期饮酒或长期营养不良史，出现水肿、腹水、齿龈与鼻腔出血、皮肤与黏膜出血、肝、脾肿大等症候。实验室检查见肝功能异常。

5. 血友病 病人常有终身轻微损伤后的严重出血现象。化验检查提示凝血时间延长，某种凝血因子缺乏。

6. 高血压病 病人血压超过160/90mmHg，可出现鼻腔、眼底甚颅内出血，伴头痛、眩晕或神经系统定位症状与体征。

【治疗规范】

1. 治则 益气、统血、止衄。

2. 配方 风池。

3. 操作 双侧风池穴均向对侧眼球方向刺入1～1.5寸，施捻转补法，使针感达鼻咽部，患者鼻咽部有堵胀不适感，至鼻出血止后再继续捻转1分钟，留针20分钟。

4. 疗程 采用本法治疗可取得立即止血的效果。对于反复发作者可坚持每日治疗1次，10次为1疗程，以巩固疗效。应该指出的是必须查明出血原因，积极治疗原发病。

【配方理论】 鼻衄一证为多种疾病的一种症状。《针灸大成》指出："鼻衄不止：合谷、上星、百劳、风府。问曰：此症缘何而得？出血不止。答曰：血气止壅，阴阳不能升降，血不宿肝，肝主藏血。血热妄行，故血气不顺也……。"可见其病机为血不循经、溢于鼻窍。故治宜理血止血为法。风池穴为足少阳胆经与阳维脉之交会穴，而阳维脉又合于督脉，督脉循于鼻，针风池穴使针感达病所，施以补法而达到益气摄血止血的作用。

第六节 乳蛾（急性扁桃体炎）

咽喉痛或称喉咙痛、咽溢痛，是指咽喉部位的疼痛而言。喉核即腭扁桃体，位于喉关两侧。由于毒邪侵犯，发生病变，以致红肿胀大，形似蚕蛾，故名乳蛾或喉蛾。现代医学的急性扁桃体炎属于本病范畴。其以咽喉疼痛、乳核红肿、突出或陷匿于两厢，形似乳头或蚕蛾为特征的一种疾病。其病因多为溶血性链球菌、肺炎双球菌感染，引起咽充血，扁桃体肿大、充血、白色或黄色假膜。中医认为其主要病因病机为先天禀赋不足，外邪侵袭，饮食所伤及脏腑虚损，以致邪热上灼喉核为病。故古人有"咽喉诸病皆属于火"之说，故治疗以清热泻火为大法。

【临床表现】 起病急，突发咽喉疼痛，乳核红肿，伴恶寒、发热38～40℃等全身症状。

【鉴别诊断】

1. 咽白喉 起病较缓，发热37.5～38.5℃，有并发症时可高热，热度与症状不成正比，咽痛较轻，面色苍白，咽部稍充血，假膜灰白或奶白油样，白膜坚韧厚，不易擦去，勉强除去后易出血。

2. 急性咽炎 起病急，咽部红肿、疼痛，咽痒不适，吞咽困难。咽部及喉核红肿、悬雍垂肿胀，咽后壁淋巴滤泡肿大，颌下淋巴结肿大。

【治疗规范】

1. 治则 消热泻火、消肿利咽。

2. 配方

(1) 经穴刺法：少商、商阳、曲池、合谷、天容。

(2) 耳穴疗法：耳屏区、咽喉区、耳舟下段的敏感压痛点。

3. 操作

(1) 经穴刺法：少商、商阳局部消毒后，用三棱针点刺一下，挤出血液7～10滴；曲池穴直刺，进针 1.5 寸，施捻转提插泻法 1 分钟；合谷直刺 1 寸，施捻转提插泻法 1 分钟；天容进针 0.5 寸，针尖向咽喉方向，施捻转泻法 1 分钟。留针 20 分钟。

（2）耳穴疗法：取耳屏区、咽喉区、耳舟下段的敏感压痛点，以及耳轮三穴，皆用强刺激捻转手法，留针 30 分钟，甚至几小时。配合耳背静脉点刺放血，即用毫针在静脉怒张处点刺 1～2 针，放血 2～3 滴。

4. 疗程　每日 1 次，5 次为 1 疗程。

【配方理论】 急性扁桃体炎以咽喉肿痛为主要临床表现，属中医“乳蛾”范畴。喉为肺系，外通口鼻，故易受外邪侵扰。风热之邪侵犯，循口鼻而入，先犯肺系，邪热壅结喉核，脉络瘀阻，肌膜受灼而致本病。另咽通胃气，热邪犯胃，脾胃运化失职，积热壅于阳明之络，上攻咽喉，亦可致喉核红肿、溃烂发为本病。故取手太阴经与手阳明大肠经之井穴少商、商阳，点刺放血，以清热泻火；合谷为手阳明大肠经原穴，可镇痛通络、疏风清热；曲池为手阳明大肠经的合穴，合治内腑，有消除胃火，泻火解毒之功；以上诸穴为清泻肺胃的有效配方。佐以天容穴泻小肠热，引火下行，可清热消肿利咽，是治疗咽喉痛实热证的经验穴。采用本法治疗立竿见影，疗效显著。现代研究表明针刺与刺络治疗可提高机体免疫力，促进炎症吸收。

第七节　喉痹（急慢性咽炎）

咽喉肿痛指咽喉部红肿疼痛的症状。在多种外感及咽喉部的疾病中可出现此症。现代医学的急、慢性咽炎属于其中一种，中医称之为“喉痹”。是以咽部红肿、疼痛或微红，咽中不适为特征的咽部疾病。古人根据临床表现的不同，又有“喉闭”、“嗌痛”、“风热喉痹”、“阴虚喉痹”等不同的称谓。本病常年发病，以秋、冬、春季多见，多发于成年人。其发病多因外邪侵袭、饮食失调、情志所伤、环境污染及粉尘刺激，而使火热之邪壅滞咽部，灼伤肌膜所致。古人将“喉风”、“喉痛”、“乳蛾”等病统称“喉痹”。在此专指咽部红肿、咽中不适的咽病，即咽部黏膜与黏膜下组织的急、慢性炎症。临床上根据虚实的不同，而施以散风清热、泻火解毒、滋阴降火之法。

【临床表现】 咽部微红、微肿、微痛，吞咽不利或困难，伴发热、恶寒、咳嗽、咯痰等症，此为实热之证。迁延日久或长期烟酒刺激或用嗓过度则形成虚热之证，证见咽中不适、微痛、干痒、灼热感、异物感。

【鉴别诊断】

1. 急性扁桃体炎　起病急、咽部疼痛剧烈，喉核红肿，连及周围咽部，伴发热、恶寒等全身症状。

2. 慢性扁桃体炎　反复发作，咽部干焮不适，微痛，微痒，干咳，咽喉哽哽然，喉核肥大或缩小，压之可有黄白色脓样液溢出。

【治疗规范】

（一）急性咽炎

1. 治则　疏风清热、解毒利咽。

2. 配方　风池、曲池、合谷、天突、廉泉、少商、商阳。

3. 操作　风池向对侧眼方向斜刺，进针 1.5 寸，天突直刺 0.2～0.3 寸，然后沿胸骨柄后缘、气管前缘缓慢向下刺入 0.5～1 寸，以上诸穴均施提插捻转泻法 1 分钟；廉泉直刺进针 1 寸，施提插泻法 1 分钟，留针 20 分钟。少商、商阳消毒后用三棱针迅速点刺一下，放血 5～10 滴。

4. 疗程　每日针刺 2 次，5 次为 1 疗程。

（二）慢性咽炎

1. 治则　滋阴、降火、利咽。

2. 配方　列缺、照海、太溪、三阴交、廉泉。

3. 操作　列缺，仰掌取穴，向肘部斜刺 0.5 寸，施迎随捻转泻法 1 分钟；照海、太溪、三阴交直刺 0.5～1 寸，施捻转补法 1 分钟，令针感沿其经脉传导；廉泉，当舌骨的下缘凹陷处进针，直刺 0.5～1 寸，施提插捻转泻法 1 分钟。留针 20 分钟。

4. 疗程　每日针刺 2 次，10 次为 1 疗程。

【配方理论】 急、慢性咽炎属中医“喉痹”范畴，本病发生的原因，早在《素问·阴阳别论》即有：“一阴一阳结，谓之喉痹”的记载。“痹”指闭塞不通，一阴指少阴，一阳指少阳，此为喉痹的脏腑经络辨证的梗概。喉痹多属火热，有实火、虚火之分。治疗应辨明虚实，确立补泻大法。急性咽炎起病急，红肿疼痛明显，故属实证，当以泻火为主。风池为足少阳与阳维脉之交会穴，有疏风清热之功；配手阳明大肠经之曲池、合谷穴清泻肠胃之火；少商、商阳点刺放血，增强泻火解毒之力；廉泉、天突穴均为阴维与任脉之会穴，有清利咽喉之效。以上诸穴配伍泻火利咽之效显著，为治疗急性咽炎的验方。慢性咽炎为久病渐起，反复发作，红肿疼痛微轻，且日久难消，故属虚证，治疗以降火为法。列缺、照海为八脉交会穴中的一对。列缺任脉行肺系，阴跻、照海膈喉咙，二穴相伍可滋补肺肾之阴，清降虚浮之相火；三阴交为三阴经之会，太溪为足少阴肾经之原穴，二穴施以补法可滋补阴精、引虚火下行；廉泉有利咽消肿之功，以上配方实为治疗慢性咽炎之良方。临床对于急、慢性咽炎采用上述方法治疗，疗效肯定，简单易行。

第八节　牙　　痛

牙痛是常见的口腔病症，中医辨证分为三种类型：风热牙痛、胃火牙痛、虚火牙痛，虽有虚实之分、内外之别，但病机总不离“火热”二字。西医学则主要按解剖位置归属为急性及亚急性牙髓炎、冠周炎、牙周炎、急性根尖周围炎和牙本质过敏等，小儿则常见龋齿疼痛。其病理主要是各种炎症因子侵及牙髓的神经组织，引发剧痛。针刺对于消除和缓解牙痛症状效果颇佳，常有立竿见影之效。治病必求其本，纠正患者的不良用齿习惯，使其积极护齿，从而预防复发或加重才是最重要的，医者绝不能满足于针到标除。

【临床表现】

1. 风热牙痛　牙龈红肿，患处受热痛剧，得冷痛减，可伴全身症状，如恶寒发热、口渴，舌红苔白，脉浮数。

2. 胃火牙痛　牙龈红肿较甚，或有痈肿，溢脓（又称牙痈，为外科适应证，针刺可辅助消炎止痛），疼痛剧烈，可有颊肿、头痛，伴口渴、口臭、大便秘结，舌赤苔黄厚，脉洪数。

3. 虚火牙痛　牙龈稍红肿，或见萎缩，牙痛隐隐，咬物无力，全身可伴有腰酸膝软，口干不欲饮，舌红少苔，脉细数。

【鉴别诊断】 牙痛为一症状，凡以牙痛为主要症状者，均可诊为牙痛。这里主要介绍与头痛、面痛的鉴别：

1. 头痛　有器质性头痛与功能性头痛之分，前者凭 MRI、CT、EEG 多可明确诊断，后者多有精神诱因。由于牙痛特别是风火牙痛也可引发头痛，所以需与偏头痛等鉴别，主要鉴别点：牙痛以牙龈红肿在先，头痛在后，常有口腔不洁史及病程短为特点，头痛则多无牙龈红肿，病程可持久转为慢性。

2. 面痛　与西医学中的三叉神经痛基本吻合，其主症为面颊抽掣疼痛。三叉神经在面部分为三支：眼支，上颌支，下颌支。疼痛部位主要在后两支分布区为多。三叉神经痛可由炎症浸润或肿瘤压迫引起，特点是：①突然发作，呈阵发性放射性电击样剧痛；②每次疼痛时间很短，数秒或数分钟后自行缓解；③易复发，病程较长；④常有“扳机点”，可因吹风、洗脸、说话、吃饭等刺激此点而发作。由于上颌神经、下颌神经的感觉纤维在上、下颌齿龈处各有分布，所以常应分清牙痛由何而起。以上 4 个特点可资鉴别。

【治疗规范】

1. 治则　清热止痛。

2. 配方

（1）主穴：合谷、下关、颊车。

（2）配穴

风热牙痛：风池、外关。

胃火牙痛：内庭、足三里。

虚火牙痛：太溪、三阴交。

3. 操作　①除太溪、三阴交采用捻转补法外，余穴均采用捻转泻法，要达到一定的刺激量；②下关穴可深刺 1.5～2 寸，此时针感向牙龈放射，患者常感强烈的酸胀感；③合谷穴取对侧；④痛症宜较长时间留针（40～60 分钟）。

4. 疗程　风热牙痛 1～2 次即可；胃火牙痛依据苔、便改善情况决定，多在 2～6 次治疗后痊愈；虚火牙痛也依据全身症状改善情况而定，长短不一。针刺间隔：每日 1～2 次，随症决定。

【配方理论】　无论何型牙痛，均宜取主穴合谷、下关、颊车，因为手阳明大肠经入下齿中（足阳明胃经入上齿中），故取合谷，下关、颊车不仅隶属阳明经，更是局部常用穴。风热毒邪侵袭牙体，邪聚不散，气血滞络，不通则痛，故当以祛风散邪，风池祛风较好，手法得当时针感可传至局部，外关是宣散风热常用穴，为远端取穴。胃火素盛，又嗜食辣醇，或风热邪毒外犯，引动胃火上蒸牙床，故牙龈肿痛，火热郁久可成痈化肿，引起剧痛，内庭为胃经荥穴，“荥主身热”，故可引热下行；足三里用泻法亦能调理中焦，助火热从二便排出。肾主骨，齿为骨之余，肾阴亏损，虚火上炎，灼伤牙龈，则发为痛，但由于本虚标实，痛轻齿松，所以宜滋肾阴，清虚火，太溪为肾经原穴，三阴交为肝、脾、肾三经所交会之穴，二者均为补肾阴常用穴。总之，只要辨证得当，多数牙痛皆可很快治愈。针刺治疗可以改善局部神经水肿、缺血、缺氧的病理状态，抑制神经的过度兴奋状态，所以，不仅牙痛，大多数痛症都宜及早采取针刺治疗。

第九节　耳鸣、耳聋（神经性耳鸣、神经性耳聋）

耳聋是各种听力减退症状的总称。分为传音性聋、感音性聋和混合性聋。传音性耳聋由外耳与中耳病变阻挡声音传入内耳所引起。感音性耳聋则为耳蜗及蜗后病变致使不能或难以感觉声音。混合性耳聋即是上述两种因素同时出现。感音性耳聋又称神经性耳聋。神经性耳聋包括病毒性聋、突发性聋、中毒性聋、老年性聋、噪音性聋。中医学把本病的发生责之于肝火上炎、肾气亏虚、脾胃虚弱。

【临床表现】 耳聋发作前多无先兆，少数有轻度感冒、疲劳或情绪激动史，耳聋发生突然，多为单侧，双侧者耳聋程度不一。此外，可伴有耳闷、胀感及耳鸣、眩晕、头痛等症状。检查时在外耳道、鼓膜、咽鼓管各处常无明显病变可见，音叉检查属感音性聋。听力计检查结果显示气导和骨导均下降，以高频区下降或高、低频区同时下降者最多，语音频率区听阈平均提高50分贝左右，复响实验约半数（59%）阳性，部分病人有病理性适应。前庭功能检查：部分病例前庭反应减退或消失。

【鉴别诊断】 耳聋需辨明传音性聋或感音性聋，根据临床症状及检查，一般可明确诊断。传音性聋听力检查为气导下降、骨导正常，外耳及鼓膜、中耳检查异常。感音性聋随各种耳聋而独具特点：

1. 病毒性聋　有发热、上呼吸道感染或胃肠道等病史或症状，听力减退常突然发生。听力为高频损失最重，前庭功能减退。

2. 药物中毒性聋　除有用药史外，可出现眩晕，耳鸣，口周及四肢麻木，听力为双侧对称性下降。

3. 噪音性聋　有长期噪声接触史，有明显的高调耳鸣，并有头晕、头痛、失眠等症状，听力曲线上4000Hz处切迹。

4. 老年性聋　多为双侧渐聋，发展缓慢，鼓膜可见浑浊，辨音能力差。

【治疗规范】

1. 治则　开窍通络。

2. 配方

主穴：风池、翳风、听宫、三阴交。

辅穴：肝胆火盛加太冲、中渚。
痰火郁结加丰隆。
肾精亏虚加太溪、关元。
脾胃虚弱加足三里、脾俞、胃俞。

3. 操作　风池向外耳道方向斜刺1～1.5寸，施捻转泻法1分钟。翳风张口取穴，斜刺向耳前方向，进针1～1.5寸，施捻转泻法1分钟。听宫张口取穴，直刺0.8～1寸，施捻转泻法1分钟，令耳内重胀感。三阴交直刺1寸，捻转补法1分钟。太冲直刺0.5～1寸，捻转泻法1分钟，中渚直刺0.5寸，捻转泻法1分钟。丰隆直刺1～1.5寸，捻转泻法1分钟。太溪直刺0.5寸，捻转补法1分钟。关元直刺1～2寸，呼吸补法1分钟。足三里直刺2寸，捻转补法1分钟。脾俞、胃俞直刺1寸，捻转补法1分钟。

4. 疗程　每日针刺1次，15次为1疗程，一般需2～3个疗程。

【配方理论】 本病在《内经》中早有论述，如《灵枢·脉度》："肾气通于耳，肾和则耳能闻五音矣"。《灵枢·海论》："髓海不足则脑转耳鸣。"《灵枢·决气》："精脱者，耳聋，……液脱者，……耳数鸣。"《灵枢·口问》："故上气不足，脑为之不满，耳为之苦鸣，""耳者，宗脉之所聚也，故胃中空则宗脉虚，虚则下溜，脉有所竭者，故耳鸣。"《外台秘要·风聋方》："病源足少阴之经，宗气之所聚，其气通于耳，其经脉虚，风邪乘之，风如于耳之脉，使经气痞塞不宣，故为风聋。”《仁斋直指附遗方论·耳》：“肾通乎耳，所主者精，精气调和，肾气充足则耳闻而聪。如劳伤气血，风邪乘虚，使精脱肾惫则耳转而聋。”皆认为耳鸣、耳聋是肾精亏虚，脾胃虚弱，肝火、痰浊上蒙，以及风邪上袭耳窍所致。因此治疗上拟开窍通络为大法，取风池、翳风、听宫三穴。风池可疏风通络，翳风、听宫为局部取穴，可开窍利机关。再结合脉证，进行辨证论治。肝胆火盛加太冲、中渚可清泻肝胆之热。痰火郁结泻丰隆可燥湿化痰。补太溪、关元可补肾精壮元阳。脾胃虚弱则补足三里、脾俞、胃俞，可补益后天之本。治疗本病当辨虚实，清·张三锡《医学准绳六要·治法汇》：“耳聋、耳鸣，须分新久虚实。”《景岳全书·耳证》：“凡暴鸣而声大者多实，渐鸣而声细者多虚，少壮热盛者多实，中衰无火者多虚，饮酒厚味素多痰火者多实，质清脉细素多劳倦者多虚。”但病因不论内外，多与精气不足有关，正如《济生方·耳论治》所云：“疲劳过度，精气先虚，于是乎风寒暑湿得以从外入，喜怒忧思得以内伤，遂致聋聩耳鸣。”所以劳伤精气是本病的根本原因之一，故取三阴交穴补三阴经之经气。

第十节　口　　疮

口疮是青壮年罹患较多的口腔黏膜溃疡，亦称“口疳”。因具有周期性反复发作的特点，又称复发性口疮。

【病因病机】 引起口疮一证的病因病机，或为心脾蕴热，如《圣济总录》所说：“口舌生疮者，心脾经蕴热所致也。盖口属脾，舌属心，心者火，脾者土，心火积热，传之脾土，二脏俱蓄热毒，不得发散，攻冲上焦，故令口舌之间生疮肿痛。”或因素体阴亏，病后劳伤，真阴耗损，虚火内旺，上炎口舌而生疮。

现代医学认为本病病因复杂，与某些感染、机体的免疫功能状态低下和遗传等因素有关，其预后良好，但不易根治。针刺治疗口疮有一定效果。平时注意口腔卫生，少食刺激性食物。

【诊断要点】

1. 口腔内黏膜溃疡、红肿灼痛为其特点。

2. 病因复杂，可作必要检查。

【辨证分型】

1. 心脾蕴热　唇、颊、上腭及舌面等处见绿豆大小黄白色溃疡，周围鲜红微肿，灼热作痛，影响进食，舌红苔黄腻，脉滑数。

2. 阴虚火旺　口疮灰白，周围色淡红，溃疡面较小而少，每因劳累诱发，此愈彼起，反复绵延，舌红苔少，脉细数。

【治疗】

（一）毫针刺法

1. 心脾蕴热

治疗原则：清热泻火。

选穴处方：地仓　合谷　劳宫

方义：地仓为手足阳明与阳跻脉之会，可清泻阳明邪热；合谷为手阳明经原穴，以泻阳明之热；劳宫为手厥阴经荥穴，可清心火而止痛。

随证配穴：痛甚者点刺金津、玉液出血。

操作：毫针刺，用泻法，每日1次，每次留针20～30分钟。

2. 阴虚火旺

治疗原则：养阴清热。

选穴处方：廉泉　通里　照海

方义：廉泉为阴维、任脉之会，联系舌本，可疏通口腔气机；通里为手少阴经之络穴，取之以养阴清心；照海为足少阴经穴，阴跻脉始发，可导虚热下行。

随证配穴：肝肾阴虚配三阴交，失眠配神门。

操作：毫针刺，平补平泻，每日1次，每次留针30分钟。

（二）耳针疗法

选穴：心　口　脾　胃　三焦

方法：采用王不留行子贴压，每3～5日更换1次，双耳交替，5次为1疗程。

第四章 妇科疾病

第一节 月经失调

正常月经是女性青春期以后子宫的周期性出血，系通过神经体液来进行调整的。性腺受下丘脑-垂体的支配并相互制约，故任何因素导致这一系统功能异常均可以影响性腺内分泌的靶器官-子宫内膜而致月经失调。月经失调是妇科常见病，包括月经周期、经期、经量、经质的改变。本病属西医有排卵性功能性子宫出血范畴。由于神经内分泌系统功能障碍，发生异常子宫出血，称功能性子宫出血（简称功血）。有排卵型功能性子宫出血大多数为育龄期功血，可能是因为LH分泌相对不足或持久分泌，引起黄体发育不全或萎缩不全所致。此外，西医也注意到很多其他因素及全身性疾病如血液系统疾病（血小板减少性紫癜、再生障碍性贫血、白血病等），肝硬化，慢性肾炎，糖尿病以及部分结缔组织病亦能导致月经失调的发生。中医历代妇科医籍对该病均十分重视，认为调整月经失调是治疗多种妇产科疾病最根本的方法之一。宋代陈素庵说："妇人诸病多由经水不调。调经，然后可以孕子，然后可以却疾，故以调经为首……既名月经，自应三旬一下，多则病，少则亦病，先期则病，后期则病，淋漓不止则病，瘀滞不通则病。故治疗妇人之病，总以调经为第一"。

【临床表现】 月经失调为月经周期或经质、经量的改变，一般包括经行先期、经行后期、经行先后不定期、经量过多、经量过少诸证。关于月经周期失常的概念，是指每次月经来潮比上次月经周期提前或错后1周以上，甚或一月两至，或二、三月一至，且连续3个以上月经周期者，即称经行先期或后期。若月经时而提前，时而错后，不按经期来潮连续3次以上者，称为经行先后不定期，中医又称经乱。若女性月经虽按期而至，但血量明显超过正常，或经行时间延长，血量亦随之增多，称经量过多。相反，血量明显少于正常或经行时间过短，量亦极少，甚至点滴即净，为月经过少。均属月经失调范畴。

【鉴别诊断】

1. 生理性周期失常　女性每次经期并非28日来潮1次，但仅提前或错后3～5日，且无其他异常表现者属正常范畴。亦有因情绪波动、气候骤变或其他原因影响，偶尔出现1～2次月经周期异常，或经量偏多、偏少，均为生理性月经周期失常，不可作月经失调论，应注意鉴别。

2. 无排卵性功能性子宫出血　无排卵性功能性子宫出血约占全部功血的70%，多发于青春期及更年期妇女。青春期雌激素水平低下，或雌激素分泌不稳定，或雌激素水平持续缓慢升高，内膜生长速度超过血液供应而致坏死脱落，形成淋漓出血或突破性出血。更年期卵巢功能逐渐衰竭，卵泡雌激素水平长期增高，内膜不断增殖，经期每见后延，当持续增生的内膜血供不足时，即开始脱落，发生子宫大量出血及周期严重不规则。无排卵性功能性子宫出血中医称为崩漏。崩，指经血非时暴下不止，又称经崩或崩中；漏，指经血淋漓不尽，又有漏下或经漏之称。但二者常交替出现，故概称为崩漏。崩漏是中医妇科的疑难重证，早在《内经》中就有“阴虚阳搏谓之崩”的论述，《诸病源候论》中专立“崩中漏下候”，指出“冲任之脉虚损，不能制约其经血，故血非时而下”。有排卵性功血即月经失调，与无排卵性功能性子宫出血不同，多见于育龄期妇女，一般仅表现为经量的改变或经期的波动，症状相对较轻。

【治疗规范】

1. 治则　补脾益肾、养血调经；或补气养血、调补冲任；或散寒暖宫、温通经脉；或清热养阴、凉血调经；或疏肝解郁、理气调经；或活血化瘀、理血调经；或利湿化浊、祛痰通经。

2. 配方

(1) 取穴1：关元、气海、足三里、气穴、三阴交。用于辨证属于脾肾不足的月经失调患者，其证为经行先期或先后无定期，经血量多色淡质稀，神疲肢倦。或兼纳少便溏，或腰膝酸软，头晕耳鸣。舌淡苔白，边有齿痕，脉细而弱。

(2) 取穴2：膈俞、脾俞、气海、足三里、三阴交。用于辨证为阴血不足的患者，临床表现为经行后期，量少色淡质薄，行经时或经后少腹疼痛，头晕眼花，面色萎黄，心悸少寐。舌淡苔薄白，脉沉细弱。

(3) 取穴3：气海、大赫、子宫、三阴交。用于辨证属寒凝经脉之患者，其证为经行后期，经量减少，小腹隐痛或冷痛，喜热或得热痛减，腰酸痛，大便溏薄，小便清长。舌淡苔白，脉沉迟。

(4) 取穴4：气穴、气海、血海、三阴交。用于血热妄行而致的月经先期而至，量多色赤，口干口苦，心烦意乱，小便短赤，大便燥结，或伴有颧红，五心烦热。舌红苔黄，或光红无苔，脉数或细数。

(5) 取穴5：肝俞、期门、中极、行间、蠡沟、三阴交。用于辨证为肝郁气滞而致经行后期或先后无定期，经血不畅，色深红兼挟小血块，平时即有肝经所过部位如少腹、胁肋、乳房等处胀痛，经期疼痛尤甚，纳呆食减，食后作胀，频频嗳气叹息。舌淡红或边尖赤，苔白，脉弦。

(6) 取穴6：合谷、三阴交、血海、太冲。用于瘀血内停而致经量减少，甚至点滴即止；瘀血内着，新血不循故道者或可出现经量大增。月经色黯有瘀块，小腹疼痛拒按，瘀血下行后则疼痛缓解。或兼有小腹部癥瘕痞块。舌紫黯有瘀斑，脉弦或涩。

(7) 取穴7：中极、白环俞、中脘、足三里、阴陵泉。用于痰湿阻滞而致经血量少，点滴即止，经色淡红，血质黏稠，形体丰肥，浮肿痰多，胸闷呕恶，白带量多，舌淡苔白滑腻，脉滑或沉缓。

3. 操作

(1) 取穴1：关元、气海均直刺约1～1.5寸，使局部有酸胀感或向耻骨联合方向传导，气穴直刺1寸，均施提插补法；足三里直刺，进针1～1.5寸，三阴交沿胫骨后缘直刺，进针0.8～1寸，均施捻转补法。

(2) 取穴2：气海直刺或稍向下斜刺，进针1～1.5寸，施提插补法，使脐上下有酸重感为佳；膈俞、脾俞均呈45°角斜向督脉进针，针深约1寸，施捻转补法；足三里、三阴交刺法同前。诸穴均可采用温针灸法。

（3）取穴3：气海直刺，进针1～1.5寸，大赫稍向任脉斜刺，针深1～1.5寸，子宫直刺或稍斜向任脉进针，深1～1.5寸，诸穴均施捻转补法；三阴交直刺约1寸，施提插之平补平泻法。腹部穴均宜并用灸法。

（4）取穴4：气穴、气海均直刺，进针0.8～1.2寸，施捻转平补平泻法；血海直刺1～1.5寸，施提插捻转泻法；三阴交沿胫骨后缘直刺，进针约1寸，施捻转补法。

（5）取穴5：肝俞向督脉方向斜刺，进针0.8～1.2寸，施捻转泻法；期门斜刺或平刺，进针0.5～1寸，施捻转泻法；行间直刺或稍向上斜刺，进针0.5～1寸，施捻转泻法；蠡沟直刺约1～1.5寸，施提插泻法；三阴交刺法同前。

（6）取穴6：合谷向第二掌骨后缘直刺，进针约1寸，施捻转补法；三阴交向胫骨后缘直刺，施提插泻法；血海直刺，进针1～1.5寸，施提插泻法；太冲直刺0.5～1寸，施提插泻法。

（7）取穴7：中极直刺，进针1～1.5寸，施提插泻法；白环俞直刺约1寸，施提插泻法；中脘直刺，进针1.5～2.5寸，施提插或捻转泻法；足三里、阴陵泉均直刺1～1.5寸，施提插泻法。

4. 疗程　每日针刺1次，30次为1疗程，连续观察3～5个疗程。

【配方理论】　本病病因病机较为复杂，临床兼证亦较多，故辨证选穴即显得十分重要。脾肾气虚者气海与关元相配，共奏调补冲任之功；气为血之帅，气充则血足，足三里为补气强身之要穴，补之可收益气养血之效；三阴交能调整三阴经脉，又为妇科调经之要穴。脾气虚弱者加脾俞以补脾摄血，肾气虚弱兼刺肾俞，配合关元、气海，以补养肾气。阴血不足者用气海能峻补中下二焦气虚，调养冲任；膈俞为八会穴之一，乃血会，能治血虚、出血诸证，尤以补血见长；脾俞补脾，配以足三里、三阴交，共收补益中气、生血补血之效。寒凝经脉者用气海为补气要穴，配以大赫温肾壮阳，子宫穴温养子宫，三阴交调经活血止痛，共收补气壮阳通经之效。寒自外侵、凝于经脉，兼用天枢、归来施灸，针刺地机以散寒活血；肾阳不足、虚寒内生，加灸命门、关元以助命门之火。血分蕴热应重在调理冲任，凉血养阴。气穴为肾经要穴，又为足少阴经与冲脉之会，能养阴固冲；气海为任脉穴，与气穴配合能调整冲任；血海能凉血止血，三阴交则养阴清热。血热实证，热邪迫血妄行，加太冲、行间、以清肝凉血；肾水不足，阴虚内热，则加然谷、太溪以滋养肾水。因肝气之郁而致月经失调，用俞募配穴法，取肝俞配肝之募穴期门，共奏疏肝解郁之效；行间为肝经荥穴，主理气泻肝；蠡沟为肝之络穴，疏泄肝气为其所长；中极为任脉要穴，能和冲任以调经，三阴交为三阴之会。诸穴合用，肝郁平复，气机条达，冲任和调，经水才能应时而下。瘀血内停用合谷为手阳明之原穴，有化瘀破血之功，配三阴交，可活血化瘀，逐下胞宫有形积滞；太冲为足厥阴之原输穴，理气活血为其所长；血海亦为活血调经之要穴。小腹部可扪及有形癥积者，加泻子宫、中极、气穴、气门等局部穴。下焦痰湿阻络者用中极为任脉要穴，可调整冲任，疏理下焦，和血调经；白环俞既可调经化瘀，又能清下焦湿浊；中脘和中理气，为利湿祛痰之要穴；足三里为足阳明之合，阴陵泉为足太阴之合，二穴相配，共施培补中土，利湿化浊，止带调经之功。

【转归及预后】　针灸对月经失调有很好的疗效。经行先期、经行后期、经行先后无定期、经量过多及经量过少等临床表现，经针刺治疗后常会在针刺治疗当月即可好转，但要坚持3～4个月经周期的治疗，才能取得较好的远期效果。

【预防与调护】 本病治疗原则，应重视精神情感创伤的修复，强调整体治疗，促进性腺轴相互依赖、相互制约的动态调节，这是治疗功血的关键所在。另外，有排卵性功能性子宫出血的治疗应以止血及调整周期为主。

经行期间要注意调养，适当休息，避寒冷，避水湿，禁房事，禁剧烈活动。经期宜保持精神愉快，尽量避免恼怒、悲哀、惊恐。饮食富于营养而易于消化吸收。经血量过多时以卧床休息为宜。

【临证提要】 针灸治疗月经失调有极佳的临床疗效。治疗中宜采取阶段性治疗，即每一月经周期针刺2个疗程，每疗程针刺3～6天，第一疗程可于每次月经来潮的前3～4天开始针刺，至经净为止，第二疗程于经间期（排卵期）针刺2～3天以加强疗效。

第二节 闭经（继发性闭经）

温带地区，女性年逾18岁未行经者，称原发性闭经；而在初潮后的任何时期，月经闭止超过3个月经周期者，均称为继发性闭经。二者统称为闭经。严格地讲，闭经仅是一种症状，能够导致闭经的病因病理甚为复杂，涉及的范围亦较广，故必须根据每个患者的不同情况，寻找出确切病因，方可有的放矢地进行治疗。

闭经中医又称经闭、女子不月、月事不来。早在中医典籍《内经》中即有载述，兹后历代医家对本病论述颇多。明·张介宾《景岳全书·妇人规》中以“血枯”“血隔”分虚实立论，语颇精深。针灸治疗本病，主要针对功能改变者，对宫腔粘连、子宫内膜缺如、卵巢肿瘤等器质性改变所致闭经无效。同时应详察虚实辨证予以选穴配穴，才能达到良好的治疗效果。

【临床表现】 女性在月经初潮后的任何时期，月经闭止超过3个月经周期者，均称为继发性闭经。

根据病变解剖部位的不同，闭经又可分为子宫性、卵巢性、垂体性及下丘脑性等四种。子宫性闭经常见于子宫发育不良，子宫内膜结核，宫腔粘连，内膜缺如。卵巢性闭经常因性染色体异常致卵巢发育不全和卵巢早衰，卵巢肿瘤等所致。垂体性闭经见于脑垂体功能减退症（Sheehan症）及垂体肿瘤。下丘脑性闭经可由多种原因如环境改变、精神创伤、哺乳期过长及长期应用激素类药物致下丘脑抑制，黄体生成激素释放激素、促性腺激素释放激素等分泌减少所致。

对本病的诊断除详细询问病史、进行全身及妇科体格检查外，还需辅以必要的实验室检查，如阴道脱落细胞学及宫颈黏液结晶检查、子宫内膜活检、性激素测定、垂体促性腺激素排泄量测定、染色体检查等，以资明确诊断。

【鉴别诊断】

1. 生理性闭经 青春期前、妊娠期、哺乳期以及绝经期后，闭经均属生理现象。应与病理性闭经相鉴别。

2. 假性闭经 病理性闭经又可分为真性闭经和假性闭经。生殖道下段包括处女膜、阴道、宫颈等的先天性粘连或闭锁，以致虽有经血，但不能流出体外，称假性闭经，一般所论闭经，均不包括假性闭经。

3. 口服西药避孕药后偶有发生继发性闭经者。目前尚不能预知哪些妇女口服避孕药后易出现经闭，一般认为服药前有月经不调，或服药后经量明显减少者，可能容易继发闭经。故恰当指导和合理使用避孕药，也是预防闭经的一个方面。

4. 注意与妊娠闭经相鉴别，育龄期妇女闭经应与早期妊娠相鉴别；在病史方面，闭经病多由经行后期量渐少而终至闭经，或曾有月经闭经史；早孕则月经多由正常而突然停止。在兼症方面，闭经常据虚实不同兼有肝肾亏虚、阴血不足、肝郁气滞、血瘀及痰湿中阻之表现；妊娠则伴有厌食、择食、呕吐、恶心、喜食酸味等早孕证候。在脉象上，闭经患者为病脉，如脉见沉涩、弦涩、虚细而弱等，妊娠则见孕脉，如滑而应指流利、两尺重按不绝等。且早孕妇科查体有妊娠体征，尿妊娠试验为阳性等均可资鉴别。

【治疗规范】

1. 治则　补益气血、调养冲任；或理气活血、祛痰通经。

2. 配方

(1) 补益气血：膈俞、肝俞、脾俞、肾俞、关元、气海、足三里。治疗气虚血少，血枯经闭其证见经期后至量少而渐至经闭。或兼见面色㿠白，形体消瘦；或兼见头晕耳鸣，腰膝酸痛，五心烦热，盗汗；或兼有神疲气短，心悸怔忡，纳少便溏诸证。舌淡苔白薄，脉沉细数或脉弱无力。

(2) 理气活血：中极、血海、三阴交、合谷、太冲、丰隆。用于气滞血瘀，痰阻胞门患者证见既往经行正常而突然闭止，兼有烦躁易怒，胸胁胀满，小腹胀痛拒按诸证，舌红瘀斑，苔白，脉沉弦或涩。或见胸闷呕恶，神疲倦怠，带下量多色白诸证，舌淡胖大，边有齿痕，脉沉弦滑。

3. 操作

(1) 补益气血：取背俞穴，针尖朝督脉方向斜刺，进针约1寸，施捻转补法；关元向下斜刺，深约1.5寸，气海略向下斜刺，深1～1.5寸，二穴均施提插补法；足三里直刺，施捻转补法。诸穴均可施用灸法，或针后加灸。

(2) 理气活血：中极向耻骨联合方向斜刺，进针1～1.5寸，使针感传至会阴部，施提插泻法；血海、三阴交均直刺，进针1.5寸，施提插泻法；合谷、太冲均直刺，施提插泻法；丰隆直刺，进针1.5～2寸，用捻转泻法。

4. 疗程　每日针刺1次，30次为1疗程，连续观察3～5疗程。

【配方理论】 气血不足者以补益气血调整冲任为首务。膈俞为血之会，肝为藏血之脏，故取膈俞、肝俞以补阴血。肾为先天之根，肾气充则太冲脉盛，月经应时而下，故取肾俞合任脉穴气海、关元峻补肾气。脾胃为后天之本、气血生化之源，故取脾俞、足三里以健运后天之气，脾气充、化源足，则经自通。相反，血滞宜通，通则经水可调。中极为任脉穴，能理冲任，合血海以化瘀通经。太冲、合谷二穴《针灸大成》称为“四关”，功擅疏肝理气，调经活血。三阴交为脾经穴，既可调经活血，又能健脾祛湿化痰。且三阴交与合谷亦为对穴，常配合用于血瘀不行之证，《杂病穴法歌》说：“脾病血气先合谷，后刺三阴交莫迟。”丰隆功专祛湿化痰。

胸胁胀满者加支沟、期门，小腹胀满疼痛加水道、归来；胸闷呕恶配内关；神疲倦怠者配足三里。

【转归及预后】 针灸对闭经有较好疗效。经过治疗经血复通后仍需坚持治疗，以巩固疗效。

【预防与调护】 应根据闭经致病因素的不同予以调养。凡气血不足、冲任空虚所致经闭，要注意后天之本脾胃的调养，因脾胃虚弱，后天失养是导致气血不足的重要因素。因此注意饮食营养，水谷精微的摄入，对血枯经闭的治疗是不可忽视的一环。现代医学也认为，营养不良对人类性周期能产生重要影响，通过临床和实验室观察，发现长期营养缺乏、慢性消耗性疾病或在机体对营养物质的需要量相对增加而摄入量不足时，都可导致一系列内分泌系统的功能障碍而引起闭经。故增强脾胃纳食功能，注意谷肉果菜的摄入，饮食中增加蛋白质及各种维生素，常可使闭经患者冲任充盛、血海满溢而致月经来潮。

由于七情内伤，郁怒伤肝或忧思伤脾致气结血瘀，是导致闭经的重要原因，甚至畏惧妊娠或盼子心切都可导致闭经。有人曾对246例闭经患者的发病因素进行分析，其中直接申诉七情内伤的约占1/3（32.5%）。因此注意七情调护，避免恼怒、惊恐、忧伤等情志改变，对预防和缓解闭经是极有意义的。

经期应避免过度劳累，恣食生冷，淋雨涉水等。

口服西药避孕药后偶有发生继发性闭经者。目前尚不能预知哪些妇女口服避孕药后易出现闭经，一般认为服药前有月经不调，或服药后经量明显减少者，可能容易继发闭经。故恰当指导和合理使用避孕药，也是预防闭经的一个方面。

【临证提要】 闭经是妇产科常见疾病，针灸治疗有很好的疗效。但本病病因病机不同，临床兼证各异，因而辨证取穴亦迥然不同。临床上要合理辨证，才能达到最佳治疗效果。

第三节　痛经（原发性痛经）

凡在行经当中或经期前后发生下腹部疼痛，以致影响正常的生活及工作者，称为痛经。痛经，中医妇科又称经行腹痛，为常见病之一，尤以青年女性为多见。本证早在东汉张机所著《金匮要略·妇人杂病脉证并治》中即有载述。历代医家对该病的病机辨证已有了相当的了解，认为多由劳伤气血，体质虚弱，气滞血瘀，或风寒之气外袭，伤及冲任等所致。明代张介宾在所著《景岳全书·妇人规》中指出："凡妇人经行作痛，夹虚者多，全实者少，即如以可按拒按及经前经后辨虚实，固其大法也，然有气血本虚而血未得行者亦每拒按，故于经前亦常有此证，此以气虚血滞无以流通而然。"对痛经病的虚实辨证有了深入的认识，至今仍对临床有指导意义。针灸辨证论治对本病有较好疗效。

【临床表现】 痛经常表现为阵发性疼痛或持续性疼痛阵发性加剧。疼痛部位除下腹部外，还常兼有腰骶部酸痛。严重时伴有面色苍白，冷汗淋漓，四肢逆冷，恶心呕吐，甚至昏厥等症状。

【鉴别诊断】 痛经分为原发性和继发性两种，原发性痛经指患者无生殖器官器质性改变，常于月经初潮即出现的痛经，多见于身体虚弱、患有全身性慢性疾病、精神过于紧张及感觉异常过敏的妇女。继发性痛经除有痛经症状之外，并有明显的生殖器官器质性病变，如盆腔炎、子宫内膜异位症、女性内生殖器肿瘤等，多为月经初潮以后尚无痛经，伴随原发病灶的形成而出现痛经。本节所述均为原发性痛经。

痛经还应与一些以腹痛为主要临床表现的内外科疾病进行鉴别，如急慢性阑尾炎、急慢性肠炎、胃肠道痉挛等，可以从是否经期、临床兼证、全身表现等方面区分，一般不难鉴别。

【治疗规范】

1. 治则　理气化瘀、活血止痛；或温经散寒、除湿止痛；或益气补血、滋养胞脉。

2. 配方

（1）配方1：气海、气穴、合谷、三阴交、太冲。用于中医辨证属于气滞血瘀之痛经。证见经行之先，或经行当中小腹胀痛，拒按，甚则牵及腰骶部酸胀难忍，当经血畅行或逐下瘀块后，疼痛可减轻。常伴有经前乳房胁肋胀痛，烦躁不安，急躁易怒等肝郁表现。舌黯有瘀斑，苔白或微黄，脉沉弦。

（2）配方2：中极、水道、命门、阴陵泉。用于寒湿凝滞而致经期或经前小腹冷痛，拒按，喜热，得热痛可稍减，经迟量少、色黯而不畅；常面色晦黯，食欲不振，口淡无味。舌边紫暗，苔白微腻，脉沉紧或沉迟。

（3）配方3：气海、关元、肾俞、足三里。用于气血虚弱致经期或经后小腹隐痛，喜揉喜按，月经量少，色淡质稀，或腰骶酸痛，肢体乏力。舌淡苔薄白，脉沉细弱。

3. 操作

（1）配方1：气海直刺，进针1.5寸，施提插泻法，使脐上下至耻骨联合均出现酸重感为佳；气穴直刺0.5～1寸，施提插泻法；合谷向第2掌骨后进针1～1.5寸，施捻转补法；三阴交向胫骨后缘直刺，进针0.8～1.2寸，施捻转泻法；太冲直刺或稍向上斜刺，进针0.5～1寸，施捻转泻法。

（2）配方2：中极直刺，进针1～1.5寸，施提插补法，使针感传至外阴部为佳；水道直刺，进针1寸左右，施提插平补平泻法；命门沿棘突向上斜刺，针深1～1.5寸，施捻转补法；以上三穴均可在针刺的同时于针柄施灸，或起针后艾条悬灸每次每穴20分钟。阴陵泉直刺，进针1～1.5寸，施捻转补法。

（3）配方3：气海、关元均直刺，进针1～1.5寸，施捻转补法；肾俞直刺或向督脉方向斜刺，进针1寸，施捻转补法；足三里直刺，进针1寸，施捻转补法。诸穴均宜并用灸法，行经之后仍须坚持灸疗至下一次月经来潮。

4. 疗程　每日针刺1次，15次为1疗程。

【配方理论】　本病应辨证选穴，其中气海穴的应用较为广泛。气滞血瘀用气海配气穴，调整下焦气分，使冲任之气调畅，气行则血行，经血自能畅行无阻，即所谓通则不痛之理；太冲为肝经原穴，可疏理肝气，活血化瘀；合谷配三阴交，为促进子宫收缩，化瘀通经之经验配穴。寒湿凝滞者用中极，中极为任脉穴，任脉主胞胎，补之可暖胞宫、调任脉；水道属足阳明，为利水除湿要穴，兼具活血止痛之功；命门温暖下元以散寒邪；阴陵泉为脾经合穴，健脾渗湿为其所长。若胞脉失养应以补养先后天之气为主。肾俞虽为膀胱经穴，实为肾脏经气转输之所，能补养先天之气；气海、关元均为全身强壮穴，通过补养肾气达到强壮作用，且二穴均属任脉，可调补冲任，调经养血；足三里为足阳明经之合，具有肯定的全身强壮作用，针用补法或坚持用灸均有补气养血之功。诸穴配合，先后天同补，气足血充，自无痛经之虞。

【转归及预后】　本病针灸治疗有很好的止痛效果，但为取得很好的远期疗效，需嘱患者坚持3～6个月经周期的针灸治疗，才能达到预防痛经发作的效果。

【预防与调养】　由于原发性痛经多为青春期少女，因此对她们进行月经生理教育是十分重要的，以消除对月经的焦虑、恐惧等精神负担，加强身体锻炼，坚持健美体操，多数可使痛经的症状缓解，进而达到治愈的目的。

注意营养和经期卫生，经期宜保暖，忌食生冷及冒雨涉水，并需注意避免过度劳累。寒湿凝滞者可服生姜赤砂糖水，局部热敷及温水淋浴亦可暂时缓解疼痛。

【临证提要】 痛经，特别是原发性痛经，是妇科常见病，青春期少女尤为多见。本病针灸治疗有极佳的效果。痛经发作时，经针刺治疗后可迅速缓解，若坚持针刺治疗远期效果亦很好。

第四节　阴挺（子宫脱垂）

子宫颈外口沿阴道方向下降至坐骨棘水平以下时称子宫脱垂。多由产伤、生育过多、年老或先天性盆底组织松弛，张力下降，如再加上突然腹压增高或长期蹲式劳动、咳嗽等，可使脱垂程度加重并出现症状。中医将子宫脱垂称为阴挺，又名阴突、阴茄、鸡冠疮等。因本病多发生于产后，故又有产肠不收之名。并认为本病由中气不足、气虚下陷或肾气不足、失于固摄，子宫筋脉损伤，不能提摄子宫而成。补中益气、补肾升阳及提摄子宫为治疗大法。

【临床表现】 患者自觉下腹、阴道、外阴坠胀及腰背酸痛，站立及劳动时加剧。自觉有肿物向阴部脱出，轻者平卧时可自行回复，重者不能自行回复，行走亦感困难。并可能出现尿频、排尿及大便困难等证。

根据子宫下垂程度，本病可分为三度：

Ⅰ度　子宫沿阴道轴下降，宫颈口在坐骨棘水平以下或距阴道口 4cm 以内。最低达处女膜边缘。

Ⅱ度　部分子宫颈或部分子宫体已脱出阴道口外。

Ⅲ度　整个宫颈与宫体全部脱出阴道口外。

【鉴别诊断】

1. 直肠或膀胱膨出　患者可有相似的感觉，通过妇科查体时能明确予以区别。

2. 阴道壁囊肿　一般囊肿边缘分界清楚，紧张而有囊性感。

3. 子宫黏膜下蒂性肌瘤　可自宫颈口脱出下降到阴道内，但子宫颈位置正常。

【治疗规范】

1. 治则　补气升阳、提摄子宫；或补益肾气、升提子宫。

2. 配方

（1）中气下陷：百会、气海、关元、维胞、足三里。治疗由中气下陷所致的子宫脱垂，小腹下坠，四肢无力，少气懒言，面色少华，小便频多，带下量多，色白质稀，舌淡苔白，脉虚细无力。

（2）肾气不固：关元、大赫、照海、维胞。治疗子宫下垂，腰酸腿软，小腹下坠，小便频数，夜间尤甚，头晕耳鸣，舌淡苔白，脉沉弱无力。

（3）芒针刺法：维道、维胞、维宫。三穴交替使用，每次 1 穴。

3. 操作

（1）中气下陷：百会针尖朝前沿皮平刺，进针约 1 寸，施捻转补法；或仅用艾条悬灸；气海、关元针尖朝下斜刺，针深 1～1.5 寸，施提插捻转补法；足三里直刺，进针1～1.5 寸，施提插补法。以上各穴均可针后施灸。维胞进针 1.5～2 寸，施捻转补法，使受术者腹部有抽动感为佳。

（2）肾气不固：维胞，操作同前；关元针尖略朝下，进针约 1～1.5 寸，施捻转补法；大赫直刺，进针约 1～1.5 寸，施提插或捻转补法。以上各穴均可针后加灸。照海进针

0.5～1寸，施捻转补法。

(3) 芒针疗法：针刺时针尖朝耻骨联合方向，深达脂肪下层，行强刺激手法，使会阴部和小腹部有明显的抽动感。

4. 疗程　每日1次，10～15次为1疗程。

【配方理论】 百会为督脉穴，督脉总督一身阳气，取之可收升阳举陷之功。气海、关元为任脉穴，可通冲任而补下焦阳气。足三里为足阳明之合穴，又为全身强壮要穴，可补中益气。维胞为经外奇穴，穴下解剖为子宫阔韧带，故有提摄子宫之作用。关元与大赫、照海相配合，能补益肾气，升阳举陷。维胞为经外奇穴，为治子宫脱垂的经验效穴。

【转归及预后】 针灸治疗本病有较好的效果。病程较短者，经1～2个疗程的治疗，可基本恢复子宫位置。若病程较长，则应坚持治疗，一般约需3个月的治疗方可收功。

【预防与调护】 应向产妇宣传产褥期摄养，在产后3个月内特别注意充分休息，不作久蹲、担、提等重体力劳动。注意大小便通畅，及时治疗慢性气管炎、腹泻等增加腹压的疾病。哺乳期不应超过2年，以免子宫及其支持组织萎缩，导致子宫脱垂发生。宜根据妇女生理特点、体质、年龄等具体情况合理安排和使用妇女劳动力。对已发生子宫脱垂者应及时注意局部卫生，防止继发感染。对严重的子宫脱垂，在针灸治疗的同时，可配合放置子宫托，或盆底肌肉收缩运动、腹直肌运动等体育疗法。

【临证提要】 本病针灸治疗有效。但疗程宜长，应嘱患者耐心坚持治疗，否则效差。百会为督脉穴，督脉总督一身阳气，取之可收升阳举陷之功。足三里为足阳明之合穴，又为全身强壮要穴，可补中益气。关元为任脉穴，若配气海，可通冲任而补下焦阳气；配大赫、照海，能补益肾气，升阳举陷。此外，治疗本病，还常取维胞，维胞为经外奇穴，穴下解剖为子宫阔韧带，故有提摄子宫之作用，为治子宫脱垂的经验效穴。

第五节　女性不孕（无卵月经）

一、输卵管阻塞

女子婚后，配偶生殖功能正常，夫妇同居三年以上未避孕而不怀孕者，称原发性不孕；曾孕育过，并未采取避孕措施，又间隔三年以上未再孕者，称继发性不孕。统称不孕症。

中医对本病的研究较为深入，认为本病病因病机较复杂，因虚因实均可致病。病机主要与肾及冲任二脉有关，因肾主藏精，为先天元气之本，主生殖；冲为血海，任主胞胎。故肾精肾气虚弱，或冲、任失调，或痰湿阻胞，或气滞血瘀，均可致不孕症。本证治疗应以调经为主，并宜根据虚、实之异，分别配合补气、滋阴、祛湿、理气、化瘀诸法。

【临床表现】 受孕的条件，必须有正常发育的卵子和精子，且精子和卵子能在输卵管内相遇而受精，受精卵能及时种植于子宫内膜中，并有正常的内分泌以维持胚胎的发育。因此就女方而言，不孕症的出现主要由卵巢内分泌失调及卵子生成异常，精子、卵子结合通路受阻以及孕卵着床障碍等三方面因素所导致，输卵管阻塞则属通路方面的问题所致不孕。

输卵管阻塞患者输卵管通畅试验为阳性。可采用输卵管通气术、通液术和子宫输卵管碘油照影术等试验来检查输卵管通畅情况。

【鉴别诊断】

1. 先天生理及解剖缺陷所致不孕　不孕有因女子先天生理或解剖缺陷导致者，如阴道狭窄、处女膜肥厚、阴道有横膈等而致不孕者，古人称为“五不女”，应予手术治疗。

2. 子宫内膜异位症所致不孕　是指子宫内膜生长在子宫腔以外的组织。这种异位的内膜随着卵巢激素的周期性变化而发生增殖、分泌与出血。临床分两种类型，即外在型与内在型。外在型指子宫内膜异位在子宫以外的组织内，最常见的部位是卵巢，其次为子宫直肠窝及子宫骶骨韧带。在卵巢内可随月经周期变化而逐渐增大，形成囊肿，又称巧克力囊肿。在子宫直肠窝的病灶则可形成致密粘连硬结，有时可侵犯直肠或膀胱。内在型指子宫内膜样组织出现在子宫肌层，呈弥散性分布者称子宫肌腺病，亦有局限性分布呈肿瘤样，称子宫肌腺瘤。子宫内膜异位证可导致不孕，宜通过输卵管通畅试验、盆腔脏器B型超声波检查予以确诊。

【治疗规范】

1. 治则　疏肝解郁、调经种子；或祛湿化痰、理气启宫；或活血化瘀、理气调经。

2. 配方

（1）疏肝解郁：中极、四满、太冲、三阴交，用于肝郁气滞所致多年不孕。经期先后不定、经行腹痛、血行不畅、量少色黯、有小血块、经前乳房胀痛、精神抑郁、烦躁易怒、舌红苔白、脉弦。

（2）祛痰化湿：中极、气冲、丰隆、三阴交、阴陵泉；用于痰湿阻滞所致婚后多年不孕、形体丰肥、带下量多质粘、面色晄白、心悸头晕、胸闷呕恶、舌淡胖嫩、边有齿痕、苔白厚腻、脉滑。

（3）活血祛瘀：中极、归来、子宫、气穴、三阴交；用于血瘀胞脉而致婚后久不孕育、经行后期、量少色黯、挟有血块；或经行腹痛；或非经期少腹时痛时止；舌质紫黯，脉弦细或涩。

3. 操作

（1）疏肝解郁：中极向曲骨方向斜刺，针深1～1.5寸，施提插泻法，以针感向会阴传导为佳。四满直刺，进针1～1.5寸，施捻转平补平泻法。三阴交直刺，进针1寸，太冲直刺，进针0.5～0.8寸，均施捻转泻法。

（2）祛痰化湿：中极直刺，进针1～1.5寸，施提插捻转泻法。气冲直刺或稍向上斜刺，进针0.5～1寸，施捻转泻法。丰隆直刺，进针1～1.5寸，施提插泻法。阴陵泉、三阴交直刺，进针1～1.5寸，施捻转平补平泻法。

（3）活血祛瘀：中极、归来、气穴、子宫均直刺，可刺1～2寸，施捻转泻法，三阴交直刺，针1～1.5寸，施提插捻转泻法。

4. 疗程　每日针刺1次，一般30天为1疗程。

【配方理论】　本证多为实证，部分为本虚标实证，临床应以辨证为准。疏肝解郁法中取中极为任脉要穴，功通冲任，四满为肾经穴，与中极相合能理气通经。太冲为足厥阴肝经原穴，可疏肝解郁，配三阴交可养血调经。祛痰化湿法取气冲虽为足阳明经穴，然冲脉起于气冲，与中极相配，可调理冲任，理气调经，丰隆为足阳明之络穴，阴陵泉为足太阴之合穴，均为祛湿化痰之要穴。配三阴交可调理三阴，理气和血。诸穴相合，共收理气化痰、调经种子之效。活血祛瘀法用中极能助气化，理冲任，调胞宫，化瘀通经。归来具有活血化瘀之功。配三阴交可和血调经。子宫、气穴均为治疗不孕症的经验穴。

二、子宫内膜异位症

子宫内膜异位症是指子宫内膜生长在子宫腔以外的组织。这种异位的内膜在组织学上不仅有内膜的腺体，而且有间质的围绕，在功能上随着卵巢激素的周期性变化而发生增殖、分泌与出血。临床分两种类型，即外在型与内在型。外在型指子宫内膜异位在子宫以外的组织内，最常见的部位是卵巢，约占 80%，其次为子宫直肠窝及子宫骶骨韧带。在卵巢内可随月经周期变化而逐渐增大，形成囊肿，又称巧克力囊肿。在子宫直肠窝的病灶则可形成致密粘连硬结，有时可侵犯直肠或膀胱，虽非恶性肿瘤而有恶性生长行为。内在型指子宫内膜样组织出现在子宫肌层，呈弥散性分布者称子宫肌腺病，亦有局限性分布呈肿瘤样，称子宫肌腺瘤。

中医无子宫内膜异位症病名，据其临床表现，属于中医不孕症或痛经及妇科癥瘕范畴。针灸对子宫内膜异位症所导致的女性不孕有治疗作用，是非手术治疗本病的有效方法之一。

【临床表现】 女子婚后，配偶生殖功能正常，夫妇同居 3 年以上未避孕而不怀孕；或曾孕育过，并未采取避孕措施，又间隔 3 年以上未再孕者，经妇科查体或 B 型超声波检查确诊患有子宫内膜异位证。

【鉴别诊断】

1. 先天生理及解剖缺陷所致不孕　不孕有因女子先天生理或解剖缺陷导致者，如阴道狭窄、处女膜肥厚、阴道有横膈等而致不孕者，古人称为“五不女”，应予手术治疗。

2. 内分泌失调所致不孕症　受孕的条件，必须有正常发育的卵子和精子，且精子和卵子能在输卵管内相遇而受精，受精卵能及时种植于子宫内膜中，并有正常的内分泌以维持胚胎的发育。因此卵巢内分泌失调及卵子生成异常，均可导致不孕症。可通过各种内分泌检查及 B 型超声波检查予以鉴别。

3. 精子、卵子结合通路受阻所致不孕症　输卵管阻塞而致通路障碍所致不孕与子宫内膜异位证之鉴别应借助实验室诊断。可采用输卵管通气术、通液术和子宫输卵管碘油照影术等试验来检查输卵管通畅情况。

【治疗规范】

1. 治则　理气活血、通经止痛；或活血通络、消癥破积。

2. 配方

（1）理气活血：中极、气海、子宫、血海、三阴交、太冲。用于气滞血瘀，经脉闭阻所致的女性不孕症，常兼经期腹痛难忍，痛经呈进行性加重。可发生在行经前、行经中及经后。内在型子宫内膜异位症痛在小腹当中，外在型子宫内膜异位症多痛在少腹两侧，兼及腰骶部疼痛。舌暗红苔薄白或薄黄，脉沉弦或沉紧。

（2）消癥破积：中极、气穴、气海、气门、三阴交、行间，少腹积块痛连骶部加秩边、次髎、中髎。用于胞脉损伤，癥瘕内存所形成的不孕症，常兼见小腹中间或少腹两侧有形积块，推之不移，压痛明显。病变累及子宫直肠窝则压痛波及腰骶部，并兼见性交疼痛，排便时疼痛及肛门重坠感。舌暗红，边尖有瘀斑，脉沉紧或涩。

3. 操作

（1）理气活血：中极直刺，深 1 寸左右，施捻转泻法。气海直刺或呈 60 度角向下斜刺，进针 1～1.5 寸，施提插泻法。子宫穴直刺，进针 1.5～2 寸，施捻转泻法，血海、三阴交均直刺，进针1～2寸，施提插兼捻转之泻法。太冲直刺或稍向上斜刺，进针1寸，施提插泻法。

(2) 消癥破积：中极、气海刺法同前，气门为经外奇穴，在子宫穴上1寸，直刺，进针1.5～3寸，施提插泻法。三阴交直刺，进针1～2寸，施捻转泻法。行间直刺或稍向上斜刺，进针0.7～1寸，施提插泻法。气穴直刺，深约0.5～1寸，施捻转泻法。腹部穴可配合灸治。

4. 疗程　每日针刺1次，一般30天为1疗程。

【配方理论】 本病治疗宜分步进行。不孕症缘于子宫内膜异位症所致患者行经过程中主要表现为严重的痛经，此时应以止痛为首要治疗目的。经间期虽无明显症状，但癥瘕内存，应结合腹腔积块的不同位置选穴配穴，以理气活血、消癥化积为治疗原则，并应坚持较长疗程的施治，才能从根本上达到治疗不孕症的目的。经期用中极、气海为局部取穴，有理气降逆止痛作用。子宫穴位于卵巢的体表投影，能调整卵巢内分泌功能。血海能活血化瘀，太冲能疏肝止痛，三阴交为调经活血止痛第一要穴。诸穴同用，共奏活血止痛之效。欲消癥破积，针刺宜以局部穴为主，故取中极配气穴、气海、气门以理气通络，消散癥结。行间为足厥阴肝经荥穴，更具活血下瘀之功。三阴交亦为调经止痛、止血散瘀的常用穴位。

【转归及预后】 针灸对本证有较好疗效。但对古人称为“五不女”即“螺，纹，鼓，角，脉五种”非针灸治疗所能奏效。

【预防与调护】 须注意起居房事有节，以保养肾精，宜情志舒畅，“子不可以强求也，求子之心愈切而得之愈难”。另外辛辣之品能助热，寒冷之品能导致宫寒，故需忌食。

【临证提要】 针灸治疗不孕症有一定疗效，但治疗时应分清虚实，辨证施治，方能取得良好效果。本病多为实证，部分为本虚标实证，临床应以辨证为准。疏肝解郁法中取中极，其为任脉要穴，功通冲任；四满为肾经穴，与中极相合能理气通经。太冲为足厥阴肝经原穴，可疏肝解郁，配三阴交可养血调经。祛痰化湿法，常取气冲；然气冲虽为足阳明经穴，因冲脉起于气冲，故若与中极相配，还可调理冲任，理气调经。丰隆为足阳明之络穴，阴陵泉为足太阴之合穴，均为祛湿化痰之要穴。配三阴交可调理三阴，理气和血。诸穴相合，每收理气化痰、调经种子之效。活血祛瘀法用中极能助气化，理冲任，调胞宫，化瘀通经。归来具有活血化瘀之功。配三阴交可和血调经。另外，子宫、气穴均为治疗不孕症的经验穴。

第六节　崩　漏

崩漏是指女子非周期性子宫出血。发病急骤，暴下如注，大量出血者为“崩”；发病势缓，出血量少，淋漓不绝者为“漏”。崩与漏虽然出血情况不同，但在发病过程中两者常互相转化，崩血量少可致漏，漏势发展亦可致崩，故在临床上多以崩漏并称。青春期和更年期妇女多见。

现代医学中的功能性子宫出血及其他原因引起的子宫出血，可参照本病辨证施治。

【病因病机】 崩漏发生的机制，主要是冲任损伤，不能固摄经血，以致经血从胞宫非时妄行。或因素体阳盛，外感热邪，过食辛辣之品，致热伤冲任，迫血妄行；或素性抑郁，肝郁化火，致藏血失职；或因七情所伤，冲任郁滞，或经期、产后余血未尽，瘀阻冲任，血不归经，发为崩漏；或因饮食劳倦，忧思过度，以致损伤脾气，统摄无权，造成冲任不固；或因肾阳虚衰，失于封藏，致冲任不固；或因肾阴虚致虚火动血，而成崩漏。

【诊断要点】

1. 经血无周期，暴下如注或漏下不止。

2. 妇科检查有助于诊断，必要时全面检查排除血液病等。

【辨证分型】 崩漏辨证，是依据血量多少、浓稀程度、血色、气味，并审脉辨舌，结合全身症状，以判虚实。

1. 实证 下血量多或淋漓不断。若血色深红，血质黏稠，气味臭秽，口干喜饮，舌红苔黄，脉滑数，则为血热；若下血量多，色紫红而黏腻，带下量多，色黄臭秽，阴痒，苔黄腻，脉濡数，则为湿热；若血色正常，或夹有血块，兼有烦躁易怒，时欲叹息，小腹胀痛，苔薄白，脉弦，则为气郁；若漏下不止，突然下血甚多，色紫红而黑，有块，小腹疼痛拒按，下血后痛减，舌质紫暗有瘀点，脉沉涩，则为血瘀。

2. 虚证 暴漏下血，或淋漓不净。若色淡质薄，伴面色萎黄少华，神疲肢倦，气短懒言，纳呆便溏，舌质淡而胖，苔白，脉沉细无力，则为脾虚；若出血量多，日久不止，色淡红，兼见少腹冷痛，喜温喜按，形寒畏冷，大便溏薄，舌淡苔白，脉沉细而迟，则为肾阳虚；若下血量少，色红，伴头晕耳鸣，心烦不寐，腰膝酸软，舌红少苔，脉细数，则为肾阴虚。

【治疗】

(一) 毫针刺法

1. 实证

治则：清热利湿，理气行瘀。

处方：关元 三阴交 隐白

方义：关元穴为足三阴经与任脉之交会穴，可以调理冲任脉之气，以加强固摄，制约经血妄行；三阴交是足三阴经交会穴，可增强脾统血之作用，为治疗妇科病之要穴；隐白为脾经井穴，是治崩漏之经验穴。

随证配穴：血热配血海，湿热配阴陵泉，气郁配太冲，血瘀配地机。

操作：毫针刺，用泻法。每日1次，每次留针20～30分钟，10次为1疗程。

2. 虚证

治则：补虚调经。

处方：气海 三阴交 肾俞 足三里

方义：气海穴是任脉穴，又为气之海，可补肾气；配三阴交穴以健脾益肾，调补肝血；又与肾俞相配加强补肾固摄作用；足三里调补中气，使固摄有权。诸穴配合，以达补益脾肾、固摄经血之作用。

随证配穴：盗汗配阴郄，不寐配神门。

操作：毫针刺，用补法，可施灸。每日1～2次，每次留针20～30分钟，10次为1疗程。

(二) 耳针刺法

选穴：内生殖器 内分泌 卵巢 肾

方法：毫针刺，每次选2～3穴，中等刺激，每日1次，每次留针30～60分钟。亦可用揿针埋藏，或王不留行子贴压，每3～5日更换1次。

(三) 穴位注射法

选穴：参照毫针刺法穴位。

方法：用5%当归注射液或维生素B_{12}注射液，每穴注射0.5～1ml，每日1次。

第七节 带下病

正常带下是指妇女阴道内流出的一种无色、黏稠、无臭液体，其量不多。若带下量明显增多，色、质、气味异常或伴全身、局部症状者，称带下病。至于行经期间、经前和妊娠期带下稍有增多者，属正常生理现象。

本病可见于现代医学的阴道炎、宫颈炎、盆腔炎等。

【病因病机】 带下病多由冲任不固，带脉失约，以致水湿浊液下注而成。或因饮食劳倦，损伤脾胃，运化失职，湿聚下注，伤及任脉，而为带下；或素体肾气不足，下元亏损，亦可导致带脉失约，任脉不固，遂致带下。其中黄带多者为脾经湿热，白带多者为虚寒。亦可因情志不舒，肝气郁结，郁久化热，致血与热相搏，湿热下注而致赤白带下。

【诊断要点】

1. 带下量多，绵绵不绝，或量虽不多，气味腥秽恶臭。

2. 妇科检查及必要时取分泌物作细菌培养有助于诊断。

【辨证分型】 带下量多，色白或淡黄，质黏稠，绵绵不绝，伴面色萎黄，纳少便溏，精神疲倦，舌淡苔白腻，脉缓弱，为脾虚所致；若带下清冷，量多色白，质稀薄，淋漓不断，腰酸疼痛，小腹冷，舌淡苔白，脉沉迟，则为肾虚所致；若带下量多色如脓，或夹有血块，或混浊如米泔，臭秽，阴中瘙痒，口苦咽干，舌红苔黄，脉滑数，则为湿毒所致。

【治疗】

(一) 毫针刺法

治则：健脾利湿，补益肾气，固摄带脉。

处方：带脉 白环俞 气海 三阴交

方义：带脉固摄本经经气；白环俞助膀胱气化以化湿邪；气海通调任脉，补益肾气；三阴交健脾利湿，调理肝肾以止带。

随证配穴：湿热配阴陵泉，寒湿配关元，肾虚配肾俞。

操作：毫针刺，补虚泻实。每日1次，每次留针20～30分钟，10次为1疗程，可灸。

(二) 耳针法

选穴：内生殖器 内分泌 膀胱 三焦

方法：毫针刺，每次选2～3穴，中等刺激强度，每日1次，每次留针15～20分钟。亦可用揿针埋藏，或王不留行子贴压，每3～5日更换1次。

(三) 穴位注射法

选穴：参照刺灸法穴位。

方法：用5%当归注射液，每穴注射0.5～1ml，每日1次。

第八节 胎位不正

正常胎位中，绝大多数为枕前位。如果妊娠30周后，经产前检查发现胎位为枕后位、臀位、横位等，称胎位不正。常见于经产妇或腹壁松弛的孕妇。胎位不正主要通过妇产科腹部检查、肛门检查、阴道检查可以诊断。导致胎位不正的原因甚多，如为盆腔狭窄、子宫畸形等则不属针灸治疗范围。

本病禁针。

【治疗】

（一）艾灸法

选穴：至阴

方法：嘱孕妇放松腰带仰卧床上，或坐在靠背椅上，以艾条灸两侧至阴穴15～20分钟，每日1～2次，灸至胎位正常。若灸数次无效应查明原因，转妇科处理。

（二）耳针法

选穴：内生殖器　交感　皮质下　肝　肾　腹

方法：将王不留行子贴压在上述耳穴上，胶布固定。每3～4日更换1次，左右两侧耳穴交替贴压，每日早、中、晚饭后约30分钟依次用指压穴15分钟，每晚临睡前放松腰带，取半卧位再按压耳穴1次。

第九节　滞　　产

自分娩开始至宫口完全开张为第一产程，在此期间如果子宫收缩不能逐渐增强，使第一产程时间超过24小时，称为滞产。现代医学中因子宫收缩无力而致滞产者可参照本病施治。针灸对子宫收缩无力的滞产有催产作用，如因子宫畸形、盆腔狭窄等引起的滞产，应转产科处理。

【病因病机】　滞产多因产妇气血虚弱，胞宫收缩无力，或气滞血瘀所致。前者常因体质素虚，正气不足，或临盆过早，胞浆早破，耗血伤气所致；后者多因临产时过度紧张，或妊娠期间过度安逸，或临产时感受寒邪，以致气机不利、血流不畅所致。

【诊断要点】　第一产程期间子宫收缩无力，致产程超过24小时。

【辨证分型】　临产浆水已下，胎儿久久不能娩出，若腹部阵痛减弱，坠胀不甚，下血量多，面色苍白，神疲气短，舌淡，脉沉细无力者，为气血虚弱；若腹痛剧烈，下血量少，精神紧张，胸脘胀闷，舌质黯红，脉沉实而疾数不匀者，为气滞血瘀。

【治疗】

（一）毫针刺法

治则：理气，调血，下胎。

处方：三阴交　合谷　至阴

方义：三阴交为脾经腧穴，又为足三阴经之交会穴，合谷为手阳明经原穴，两穴相配，补合谷，泻三阴交，补气调血以使胎下；至阴引产下行，为催产之经验用穴。

随证配穴：气血虚弱配足三里穴，心悸气短配内关。

操作：毫针刺，用泻法。每日1次，每次留针30分钟。

（二）耳针疗法

选穴：腰椎　皮质下　内分泌　内生殖器

方法：毫针刺，中等刺激，每隔3～5分钟捻转1次，每日1次，每次留针30分钟。

(三) 穴位注射法

选穴：合谷 三阴交

方法：用5%当归注射液，每穴注射0.5ml，根据子宫收缩情况间隔15～30分钟重复1次。

第十节 乳 少

产后乳汁分泌甚少或全无，称为乳少，亦称“缺乳”、“乳汁不足”或“乳汁不行”。产后乳汁分泌少或全无，为缺乳，治疗乳少同时，应注意补充营养，纠正哺乳方法。

【病因病机】 乳汁缺少多由体质虚弱，或分娩失血过多，气血耗损，致气血生化之源不足所致，亦可因产后情志不遂致肝郁气滞，乳汁运行不畅而致。

【辨证分型】

1. 气血虚弱 产后乳少，乳房无胀感，面色少华，食少神疲，舌淡少苔，脉虚细。

2. 肝郁气滞 产后乳少，乳房胀痛，情志抑郁，胸胁胀满，食欲减退，苔薄，脉弦。

【治疗】

(一) 毫针刺法

治则：益气补血，疏肝解郁。

处方：乳根 膻中 少泽

方义：乳根疏通阳明及乳房部局部经气；膻中为气会，功在调气；少泽为通乳有效穴。三穴相配，可奏通乳、催乳之功。

随证配穴：气血虚弱配脾俞、足三里，肝郁气滞配太冲。

操作：毫针刺，补虚泻实。每日1次，每次留针30分钟。气血虚者可灸。

(二) 耳针法

选穴：胸 内分泌 交感

方法：毫针刺，中等刺激强度，每日1次，每次留针15～20分钟。

(三) 皮肤针疗

选穴：第3～5胸椎旁开2寸的两侧平行线、肋间、乳房周围

方法：第3～5胸椎旁开处，每行从上而下垂直叩打4～5次，再沿肋间向左右两侧斜行叩打5～7次，两乳房放射性叩打，乳晕部作环形叩刺。轻刺激，每日1次。

第五章

眼科疾病

第一节　近　　视

近视，即以视远不清而视近清晰为主要临床表现的眼病。古称“能近怯远”，至《目经大成》始称“近视”，与西医学所称“近视眼”同。中医对本病的认识受“阳气发越于外，阴精收敛于内”的影响，认为本病乃阳气虚所致，亦有认为“不能远视，责其无火，法当补心”者（《此事难知》）。临床常见之近视，分为病理性近视及单纯性近视，后者若发病时间不长、程度不深，患者年龄较小时，针刺每可获得良好增视效果，否则，应采用配镜或手术治疗。

【临床表现】　一般双眼外观无异，近视力良好，远视力减退。常喜眯眼视物，或伴双眼酸胀、干涩；偶有视物稍久即眼痛头痛者。

【鉴别诊断】　对近视眼患者除进行远、近视力检查外，还应进行验光、眼底等多项检查，以防误诊。

1. 高度近视眼　高度近视眼患者视远视近皆不清晰，因视力低下而常喜将物体移至眼前观看。从现象看，易被误为近视。进行验光检查可发现其远视屈光状态。

2. 某些白内障　在一些白内障之膨胀期，特别是糖尿病性白内障，由于晶体肿胀，表现为一种近视的屈光状态。视近清楚、视远模糊，此为暂时现象，待白内障发展时，则近视状态消失。行散瞳后裂隙灯检查并结合病史即可鉴别。

【治疗规范】

1. 治则　益气活血、增视明目。

2. 配方　双侧太阳、攒竹、四白、手三里、百会；病眼加睛明。

3. 操作　太阳向眼球方向斜刺0.5寸，施捻转之平补平泻法1分钟；攒竹向下斜刺0.3寸，不施手法；四白向下斜刺0.3～0.5寸，施捻转之平补平泻法1分钟；手三里直刺0.5寸，施平补平泻法1分钟；百会向后平刺0.3寸，不施手法。诸穴施捻转手法，以患者有明显针感为度，后留针20分钟。

4. 疗程　每日针1次，10天为1疗程，疗程间隔3天，连续3个疗程后若无效即停止治疗。有效者改为隔日1次，巩固疗效。同时嘱患者注意用眼卫生。

【配方理论】　古代中医有“能近怯远阳气虚”之说。但近代研究表明，近视眼除先天遗传因素外，与后天用眼过度、调节紧张、睫状肌疲劳有密切关系。

第二节 视一为二（麻痹性斜视）

“视一为二”又称“风牵偏视”、“视歧”、“目偏视”等，其中下斜视又称“坠睛”，偏视较甚者又称“神珠将反”。是以眼球偏视突然发作，转动受限，视一物成二物为主要表现的眼病。相当于西医学之麻痹性斜视。本病自《内经》起即有记载，历代医家多从外风、内风论治，近代以来尤重视内风。西医学认为，本病多因外伤、颅内占位病变、脑出血病、内分泌疾病（如糖尿病）等引起，以眼位偏斜、运动受限、代偿头位、复视、眩晕为特点。针刺治疗本病有良好疗效。

【临床表现】 卒然一眼偏斜于某侧，转动受限，视一为二，或伴上睑下垂。常有恶心、呕吐、步态不稳等症，遮盖一眼则诸症消失。

【鉴别诊断】 对本病患者应行系统眼肌学检查，如复视像、斜角、同视机等。

共同性斜视　共同性斜视常见于儿童，其眼位偏斜与麻痹性斜视易混淆，但无“视一为二”现象，且非“卒然”发病。如行同视机及其他眼肌学检查则易于区别。

【治疗规范】

1. 治则　除风解痉、通络牵正。

2. 配方

（1）经穴刺法：患侧风池、翳风、太阳、头维、睛明、承泣、外关。

（2）麻痹眼肌直刺法：判断准确为某条眼外肌麻痹后，直刺眼肌附着点之肌腹。

3. 操作

（1）经穴刺法：本病一般为单眼发病，故只取患侧。风池与翳风皆向眼球方向斜刺0.5寸，施捻转提插平补平泻手法1分钟；太阳向下斜刺0.5寸，施捻转之平补平泻手法1分钟；诸穴施术后留针20分钟。睛明直刺0.5寸，不施手法；承泣直刺0.5～1寸，不施手法；外关直刺0.5寸，施捻转之平补平泻手法1分钟。

（2）麻痹眼肌直刺法：局部用麻醉剂后，以毫针直刺相应眼肌附着点后约5mm处之肌腹，并向眼球后方轻轻推按，带动眼珠轻轻转动20～30次。刺后点抗生素眼药水1滴。

4. 疗程

（1）经穴针法：每日2次，10日为1疗程，疗程间隔3天。直至恢复后，改为隔日针1次，连续10次（20日）后停止治疗。

（2）麻痹眼肌直刺法：隔日施针1次；若局部结膜下有出血时，隔3～5日1次。一般于疾病初起症状明显时施用。病情有所好转后停用。

【配方理论】 风牵偏视乃由多种病因导致目珠一侧经络气血不行、邪风入客，筋肉失用，弛缓不收；而健侧筋肉如常，遂致牵引睛珠偏向健侧。本病病因虽多，但一经发病则治疗应重在祛邪（风）通络，促使气血运行复常，筋肉弛缓有度而使目珠正常转动。故取祛风通络要穴风池、翳风为主穴以散风邪、行气血、通目络；睛明、承泣位近眼球，可疏通气血而振奋筋肉功能；太阳助诸穴活血明目；外关乃八脉交会穴之一，联络阳维脉而交于目锐眦，起平衡眼球内外转动之特殊功效。诸穴合用则气血流畅于眼目、筋肉功能恢复，偏斜复正，诸证得除。

【病案精选】 赵某　女　54岁　工人　入院时间　1989年5月11日　住院号　26112

主诉：右眼内斜，右上肢麻木1月余。

病史：高血压20余年，1989年初发作左半身活动欠灵活已愈，1989年3月右上肢麻木，服“大活络丹”无效，1989年4月右眼内斜视，伴头痛，复视，右侧尤甚。某医院查脑CT示“腔隙性脑梗死”。眼科诊断：“外展神经麻痹”。治疗效果不显著，来我科求治，收入住院。

查体：神清合作，发育正常，营养中等，皮肤巩膜无黄染，表浅淋巴结未触及，双瞳孔等大等圆，光反射存在，双眼同向运动正常，右眼外展时复视，眼睑无下垂，眼球无震颤，心肺（一），肝脾无肿大，四肢肌力均Ⅴ级，生理反射存在，病理反射未引出，血压120/70mmHg。

印象：

(1) 中医：中风（视一为二）。

(2) 西医：腔隙性脑梗死（麻痹性斜视）。

辨证：患者高血压病20年，肝阳偏亢，肝阴不足，虚阳上越，上冲于脑，发为头痛，肝主筋，肝阴不足，血不荣筋，故肢体麻木，肝开窍于目，肝不藏血，目失所养，发为复视。

治则：醒脑开窍，滋补肝肾，疏通经络。

选穴：内关 人中 三阴交 极泉 尺泽 合谷 风池 完骨 天柱 攒竹 睛明 鱼腰

操作：攒竹捻转泻法；鱼腰捻转泻法；睛明用32号针进针1寸，捻转补法。余穴同前（见醒脑开窍针刺法）。

治疗经过：采用上法1周，右上肢麻木减轻，2周后，右上肢麻木明显减轻，头痛减轻，3周后，右眼复视范围缩小，4周后，外展复视明显减轻，经6周治疗，患者视物如常，右上肢麻木缓解，无头痛，临床治愈。

第三节 上睑下垂

上睑下垂亦称上胞下垂、睢目、睑废、睑皮重缓等。临床上以上睑不能提起，掩盖部分或全部瞳仁而影响视力为特征。本病是由多种原因引起的提上睑肌功能不全或丧失。按病因分类可分为先天性上睑下垂等。提上睑肌运动由动眼神经支配。动眼神经核或周围神经纤维受损害时，表现上睑下垂。肌源性上睑下垂多见于重症肌无力的病人。中医学则认为风邪外袭筋脉，筋脉弛缓，或脾虚气弱，气血不足，血不荣筋，筋肉失养，弛缓不用，以致上胞升举无力。先天性上睑下垂，多为双侧，与生俱来，或伴有其他先天异常存在。针刺治疗麻痹性上睑下垂及肌源性上睑下垂为有效疗法之一。

【临床表现】 上睑不能上举或力量不足，常单眼或双眼受累，表现为自然平视时；上睑覆盖角膜上缘2mm以上，更甚者遮盖部分或全部瞳仁，患眼上睑沟消失，睁眼时抬眉、皱额，双侧上睑下垂有仰视现象，属动眼神经麻痹，可合并动眼神经所支配的其他眼外肌或眼内肌麻痹。属重症肌无力者，晨起时好转或正常，下午即变重或完全下垂。

【鉴别诊断】

1. 老年性上睑下垂 下垂程度一般较轻，为双侧。因老年眶脂肪萎缩、吸收，眼球内陷，肌纤维发生萎缩所致。

2. 眼肌炎 眼肌炎的上睑下垂，发病较急。触及眼肌部位有肿块或条索，还有痛感。B超扫描或CT检查有助诊断。

3. 眼眶眼睑病的症状性上睑下垂 眼眶内肿瘤、慢性炎症，眶尖综合征，球后药物注射、睑板炎、垂沙眼、眼睑肿瘤等因重力压迫或病变损害，均可致上睑下垂，解除原发病后，下垂多可消失或减轻。

【治疗规范】

1. 治则 祛风通络、补脾益气。

2. 配方

（1）经穴刺法：以阳明经穴为主。风邪伤络取攒竹、阳白、丝竹空、百会、风池、合谷、阳白透刺鱼腰，阳白透刺攒竹。脾虚气弱取攒竹、阳白、丝竹空、足三里、三阴交。

（2）皮肤针疗法：取患侧头部足太阳经、足少阳经及眼部周围区域。

（3）穴位注射疗法：取阳白、鱼腰、攒竹、丝竹空。

3. 操作

（1）经穴刺法：取患侧阳白透鱼腰、阳白透攒竹，风邪伤络，施捻转泻法1分钟；中气不足，施捻转补法1分钟。丝竹空向鱼腰方向横刺，风池斜刺向对侧眼角进针1～1.5寸，施术同前；合谷直刺1.5寸，施术同前；足三里直刺1.5寸，施术同前；三阴交直刺1.5寸，施术同前。

（2）皮肤针疗法：采用循经叩刺，眼轮匝肌部位则由上而下，由内而外轻度叩刺，以皮肤潮红、不出血为度，每次5分钟。

（3）穴位注射疗法：药用维生素B_1注射液2ml，每穴注射0.3ml。

4. 疗程 各种针法每日1次，12次为1疗程。

【配方理论】 上睑下垂为临床常见病之一，《诸病源候论》记载，因本病常借助仰首使瞳孔显露，以便视物，故称睢目。该书还因其多由风邪客于胞睑引起，而称侵风。上睑下垂之垂症，正如《目经大成》所云："视目内如常，自觉亦无恙，只上下左右两睑，日夜长闭而不能开，攀开而不能眨……以手指抬起眼皮，方能视。"故又称睑废。

《灵枢·经筋》云："太阳为目上网，阳明为目下网。"《类经》又云："网，网维也，所以约束目睫，司开合者也。"中医经络学说认为上下眼睑为太阳、阳明所属，与足少阳之经筋关系密切。太阳、阳明、少阳之筋网维结聚于眼及其四周，共同作用，支配着眼睑的开合。在五轮学说中，眼睑又统属于脾，如劳汗当风，风邪外袭，筋脉失和或脾虚气弱，不能统摄，肌肉弛纵，则上胞下垂。本病治则以益气疏风为主，局部与整体结合，配合捻转补泻手法，虚则补，实则泻。一则近取眼周穴如攒竹、丝竹空、阳白等以疏通眼部经气；二则远取足三里、三阴交培补后天之本，升提眼肌。在经穴治疗的基础上，辅以皮肤针疏导风邪结聚，皮肤针叩刺疗法对眼睑局部的皮部行良性持久刺激，以达到鼓动卫气、疏通经络，调整脏腑功能活动，增强眼睑肌肉的兴奋，达到治疗目的。

【病案精选】 罗某 男 7岁 学生 初诊日期 1983年2月25日

主诉：右上睑下垂7年。

病史：患者其母体弱多病，患儿系不足月产，出生后人工哺养不当，经常溢乳，腹胀夜啼，半周岁后逐渐发现右上睑下垂，因幼小未予治疗，5岁后经用六味地黄汤及人参健脾汤交替服用仍无效，曾经眼科医院诊治予维生素B_1、B_2内服及注射，仍无效，患儿平素消化不良，经介绍来我科治疗。

查体：患儿形体瘦弱，面白无华，右上眼睑下垂，无力睁开，眼球转动尚灵活，舌淡红苔薄白，脉沉细。

印象：

(1) 中医：上胞下垂。

(2) 西医：先天性上睑下垂。

辨证：患儿不足月产，先天禀赋不足，肾精不充，后天喂养失调，脾胃虚弱，脾肾两虚，气血不和，脉络失养，血不荣筋，而致上胞下垂。

治则：益肾健脾，活血通络。

选穴：攒竹　阳白　太阳　养老　商丘　太溪

操作：攒竹、阳白、太阳斜刺0.3寸，施捻转补法1分钟；养老斜刺0.3寸，施捻转补法1分钟；商丘斜刺0.3寸，施捻转补法1分钟；太溪直刺0.3寸，施捻转补法1分钟，均不留针，每日1次。

治疗经过：经治疗7次后，右上眼睑可用力睁开，微露睛，12次后右上睑可上抬，并有眨眼动作，20次后，右眼睁开略小于左眼，30次后恢复正常，临床治愈，经追访5年未复发。

第四节　青盲（视神经萎缩）

青盲指眼外观良好，一如常人，视力缓慢下降而致人物不辨者。西医学的视神经萎缩属本病范畴。视神经萎缩是指视神经发生退行性病变，视神经乳头颜色变为苍白，视力下降的一种严重疾病。根据病因及视乳头的形态，视神经萎缩可分为原发性视神经萎缩和继发性视神经萎缩两类。原发性者病变位于球后，萎缩过程是下行性的，如脊髓痨、外伤、球后视神经炎、眶内压迫及遗传性等。继发性者其原发病变在视盘、视网膜或脉络膜，萎缩过程是上行性的，如视神经乳头炎，视神经盘水肿、脉络膜视网膜炎、视网膜色素变性等。中医学认为本病多因久病体虚，肝肾阴亏，精血不足或七情郁结、头眼外伤以致目失濡养，光华不能发越而致。针刺治疗视神经萎缩，在增进视力，改善视力功能方面有一定疗效。

【临床表现】 视力显著减退，可进行至完全失明。视野多呈向心性收缩，也可出现中心暗点，扇形缺损和偏盲等。色觉减退，先红后绿。视野改变与视力减退同时进行，瞳孔对光反射迟缓或消失。检眼镜下，原发性者视神经乳头颜色苍白，边缘清晰，筛板清楚可见，视网膜血管晚期稍细。继发性者，视神经乳头颜色青灰、污秽、边缘模糊、筛板不清，视神经乳头附近血管常伴白鞘。

【鉴别诊断】

1. 家族遗传性视神经萎缩（leber病）　多为男性发病，女性为遗传因子携带者，发病急、视力迅速降低，但可有一定恢复，也有逐渐恶化者。

2. 幼年型视神经萎缩　为遗传性疾病，视力低，视野向心性缩小，蓝黄色尤甚。

3. 伴有糖尿病的幼年型视神经萎缩　可伴有或不伴有耳聋，多为进行性。

【治疗规范】

1. 治则　补气血、益肝肾、通络明目。

2. 配方

（1）经穴刺法：以足三阳经及太阴经穴为主。取患侧睛明、球后、承泣、风池、合谷；双侧足三里、三阴交、肝俞、肾俞。

（2）耳针刺法：取双侧眼、目1、目2、皮质下、枕区。

（3）穴位注射：取患侧风池、太阳、球后，药物为复方丹参注射液。

3. 操作

（1）经穴刺法：患眼睛明穴直刺0.5～1寸，缓慢进针，施提插平补平泻法，酸胀为度；球后穴沿眼眶下缘中、外1/3交界处缓慢进针，针尖斜向内上，进针深度1～1.5寸，施术同前，以眼胀、泪出为度；睛明、球后穴不可大幅度提插捻转；承泣斜刺0.5～1寸，捻转平补平泻1分钟；风池向对侧眼角斜刺，进针1～1.5寸，施术同前；合谷直刺1.5寸，施术同前；足三里、三阴交直刺1.5～2寸，施捻转补法1分钟；肝俞斜刺0.5～0.8寸；肾俞直刺0.8～1寸，施捻转补法。诸穴施术后均留针20分钟。

（2）耳针刺法：双侧眼、目1、目2、皮质下、枕区中等刺激，留针20分钟，间断捻转施术。

（3）穴位注射疗法：患侧风池、太阳、球后，药用复方丹参注射液，每次0.2～0.5ml。

4. 疗程

（1）经穴刺法：每日针刺1次，12次为1疗程，1疗程结束后，休息2～3天，再行第2疗程，治疗3～4疗程后，可改隔日1次，间断治疗。

（2）耳针刺法：每日针刺1次，12次为1疗程，治疗2个疗程后，改用耳穴贴压法治疗，以王不留行子贴压耳穴，自行按压，每日3～4次，每次20～30秒，耳穴贴压隔日更换1次。

（3）穴位注射疗法：隔日1次，5～10次为1疗程。

【配方理论】 青盲一词首见于《诸病源候论》“青盲者，谓眼本无异，瞳子黑白分明，直不见物耳。”《证治准绳·七窍门》云：“目内外并无障翳气色等病，只自不见者是……失青盲者，瞳神不大不小，无缺无损，仔细视之，瞳神内并无些别样气色，俨然与好人一般，只是自看不见。“西医学视神经萎缩属青盲范畴。视神经萎缩为多种原因导致气血不足、肝肾亏虚、精气不能通达上荣，以致神光耗散而致。因此疏通三阳经穴为首要，睛明为手足太阳、足阳明之会穴，球后为经外奇穴，具有疏结、通络、明目之功效；承泣为足阳明、阳跻与任脉之会穴；风池为手足少阳与阳维之会穴，肝俞、肾俞可加灸，滋养肝肾、调肝明目。临证可加耳针、穴位注射及其他配穴，在增进视力、改善视野方面，取得良好疗效。

第五节 目 劄

目劄，即眼睑干涩不适，频频眨动，不能自主。本证常为多种眼病中出现的主要症状，如沙眼、慢性结膜炎、浅层点状角膜炎、角结膜干燥症、角膜软化、暴露性角膜炎、眼轮匝肌痉挛等。中医对本病的记载首见于《审视瑶函》，认为系由肝风入目所致，将临床常见之目劄分为四类；胆经风热欲作肝疳之目劄、受惊之目劄。临床上应针对原发病积极治疗，同时以针刺治疗频繁眨眼之症状，除角膜软化症、干燥症、眼睑痉挛外，大多疗效良好。

【临床表现】 双睑频频眨动，眼干涩，常喜揉拭。或有畏光、流泪眼痛；或形体消瘦，烦躁易怒，饮食偏嗜；或黑睛生翳，白睛混赤，视力下降。

【鉴别诊断】 对患目劄者应进行详细的眼科检查，以区别原发病症，分别予以治疗。

1. 沙眼　由沙眼衣原体感染而致。特征为眼睑内颗粒累累，状如花椒，色红，以上睑内为明显。常有分泌物。其所致目劄随沙眼本身程度轻重而变化。轻时可仅有干涩而无目劄，重时干涩难忍，目劄频频。

2. 浅层点状角膜炎　为病毒感染而致，常在感冒等病毒感染性疾病后发生。自觉双眼干涩，轻度畏光，频频瞤目，白睛微红或不红。行结膜囊染色后裂隙检查，可见角膜表面弥散分布点状上皮浸润。

3. 角结膜干燥症　可为干燥综合征的眼部表现或沙眼、眼烧伤等的并发症。眼干涩明显，除频频眨动外，常伴挤眼动作。行泪液学检查可见泪液分泌量减少、泪膜破裂时间缩短，结膜干斑及角膜损伤等。

4. 角膜软化症　常见于营养不良之小儿，先有夜盲，继则畏光、眼干、频频眨眼。白睛灰益，出现干燥斑，黑睛失润，先有点状，片状浸润，继则溃疡、变性，甚则全部黑睛灰白呈毛玻璃样，最终失明。全身有形体消瘦，偏食厌食，大便秘结等消化不良表现。

5. 眼睑痉挛　病因不明。可能与紧张，用眼过度及精神因素有关，眼睑不自主抽动，可一眼或双眼；检视眼部，大多无明显异常，或仅有慢性结膜炎症。

【治疗规范】

1. 治则　活血通络、祛风止痉。

2. 配方

（1）经穴刺法：取双侧风池、太阳、阳白、攒竹、四白、合谷。

（2）梅花针法：眼周皮肤。

3. 操作

（1）经穴刺法：双侧风池向对侧眼球斜刺，进针约1.5寸，施捻转平补平泻法1分钟；太阳、阳白、四白诸穴，均向眼球方向平刺0.3～0.5寸，施捻转平补平泻法1分钟；攒竹向下斜刺0.3寸，不施手法；合谷穴直刺0.5寸，施捻转平补平泻法1分钟。诸穴捻转至有明显酸、胀、痛等感觉后留针20分钟。

（2）梅花针法：嘱患者闭目，沿双眼眶缘外0.5寸范围，依上、内、下、外顺序呈环状叩刺，每眼叩刺20周，以皮肤潮红，有微小出血点为度。注意用力均匀轻柔，勿叩触至眼睑上。

4. 疗程　每日1次，10日为1疗程，间隔1～3日可行下1疗程。症状明显好转后可改为隔日针1次。

【配方理论】 目劄证临床多系外感风邪，引动内风，客于眼目所致；又"久病入络"，故常伴局部目络瘀阻，气血不和。故治疗当以祛风通络为主。风池为治疗头面之风之要穴，刺之散风疏通目系，配以局部诸穴通目络，散风邪；合谷乃多气多血之阳明经要穴，素有"面口合谷收"之称，刺之引血上行于面，有助于调和气血、止痉明目，加强局部诸穴的作用。

第六节　目赤肿痛

目赤肿痛是以目赤而痛、羞明多泪为主症的一种常见的急性眼科病证，又称“天行赤眼”。多发于春、夏季节，具有传染性和流行性。针灸治疗本病效果良好。本病流行时，注意洗脸用具隔离，以防接触感染。

【病因病机】 多因外感风热之邪或猝感时邪疫毒，以致经脉闭塞，血壅气滞交攻于目，或因肝胆火盛，火郁不宣，循经上扰，气血壅滞于目，使目睛肿痛。现代医学认为由细菌或病毒感染所致，或因过敏而成。

【诊断要点】

1. 骤发眼部沙涩、痒、痛、红肿，畏光流泪，眼眵分泌较多。

2. 具有流行性、传染性。

【辨证分型】

1. 外感风热　起病较急，患眼灼热，流泪，羞明，眼睑肿胀，白睛红赤，痒痛皆作，多黄粘，伴头痛、鼻塞，苔薄白或微黄，脉浮数。

2. 肝胆火盛　起病稍缓，病初眼有异物感，视物模糊不清，畏光羞明，涩痛，白睛混赤肿胀，伴口苦咽干、便秘、耳鸣，苔黄，脉弦数。

【治疗】

（一）毫针刺法

治疗原则：清热消肿，散郁止痛。

选穴处方：合谷　太阳　睛明　太冲

方义：目为肝窍，阳明、少阳、太阳的经脉均循于目部。合谷调阳明经气，疏散风热，太冲通导厥阴经气，泻火疏肝，双侧共取四穴相配，即“开四关”，以疏散热邪；睛明宣散眼部之邪热，有通络明目的作用；太阳点刺出血，以清热消肿止痛。

随证配穴：外感风热配少商、风池，肝胆火盛配行间。

操作：毫针刺，用泻法，每日 1 次，每次留针 30 分钟。太阳可点刺出血。

（二）耳针疗法

选穴：眼　神门　耳尖

方法：耳尖或耳背静脉用三棱针点刺放血，每日 1～2 次；其他穴位针刺，每次留针 30 分钟，留针期间运针 2 次。

（三）挑刺疗法

选穴：肩胛间敏感点或大椎旁开 0.5 寸处

方法：所选穴位常规消毒后，用 6 号注射针头挑断皮下白色纤维 2～3 根，用 2%碘酒棉球按压伤口。

第七节　麦粒肿

麦粒肿是一种常见的眼睑腺组织急性化脓性炎症，又称睑腺炎。因发病所在部位不同，有内外麦粒肿之分。凡睫毛所属皮脂腺的化脓性炎症称外麦粒肿，而睑板腺的化脓性炎症为内麦粒肿。是青少年的多发病。

【病因病机】 本病多因风邪外袭，客于胞睑化热，风热煎灼津液变成疮疖，或因多食辛辣炙博等物，以致脾胃蕴积湿热，遂使气血凝滞，停聚于胞睑皮肤经络之间而成。若反复发作多因余邪未消，热毒蕴伏，或体质虚弱，屈光不正等。

现代医学认为，本病多因金黄色葡萄球菌感染而成。针灸治疗本病，炎症初期可促使其吸收，消肿，止痛，切忌挤压。如已成脓可转眼科进行处理。

【诊断要点】

1. 初起胞睑微红肿痒痛，按之有如麦粒样小硬结，有压痛。

2. 起于睑板腺者为内麦粒肿，发于睫毛所属皮脂腺者为外麦粒肿，须与急性泪腺炎和眼睑脓肿相鉴别。

3. 局部红肿加剧逐渐成脓，排脓后病情缓解。

【辨证分型】

1. 外感风热　病初起，局部微有红肿痒痛，伴有头痛、发热、全身不适等症，苔薄白，脉浮数。

2，脾胃湿热　眼睑局部红肿，灼热疼痛，伴有口干、口臭，便秘溲赤，苔薄黄，脉数。

【治疗】

（一）毫针刺法

治疗原则：疏风，清热，利湿。

选穴处方：外感风热：睛明　攒竹　行间　太阳

脾胃湿热：合谷　承泣　四白　阴陵泉

方义：取睛明、攒竹、肝经荥穴行间和经外奇穴太阳以疏风清热。合谷、承泣、四白乃手足阳明经穴，有疏导患部郁热的作用；阴陵泉清脾胃湿热。诸穴共奏疏风清热、利湿解毒之功。

随证配穴：恶寒发热配外关，头痛配风池。

操作：毫针刺，用泻法，每日1次，每次留针30分钟；太阳点刺出血。

（二）耳针疗法

选穴：眼　肝　脾　肾上腺　耳尖

方法：耳尖点刺出血，余穴每日针1次，每次留针30分钟，反复运针2次，5次为1疗程。反复发作者改用王不留行子贴压，每3～5日更换1次。

（三）挑治疗法

选穴：肩胛间第1～5胸椎旁淡红色皮疹。

方法：挑断疹下白色纤维组织，并捏挤点状出血。每次挑2～3根，每日1次。

第六章

儿科病症

第一节 小儿遗尿

年满5周岁以上具有正常排尿功能的小儿，在睡眠中小便不能自行控制而排出，称为遗尿。偶因疲劳或临睡前饮水过多而尿床者，不作病态。针刺治疗小儿遗尿效果较好，但对某些器质性病变引起的遗尿，应治疗其原发病。治疗期间嘱家属密切配合，逐渐养成自觉起床排尿的习惯。

【病因病机】 多因肾气不足，不能固摄，致膀胱约束无权而发生遗尿；或因肺脾气虚，气不化水，脾失健运，以致水湿不行，渗入膀胱，水道无从制约而发生遗尿。

【诊断要点】

1. 发病年龄在5周岁以上，每夜或隔日发生尿床。

2. 必要时实验室检查找寄生虫卵，或X线摄片排除脊椎裂等。

【辨证分型】

1. 肾阳不足　睡中遗尿，醒后方觉。面色㿠白，小便清长而频数，手足发凉，腰腿酸软，舌淡，脉沉迟无力。

2. 肺脾气虚　睡中遗尿，醒后方觉。尿频而量不多，神疲乏力，食欲不振，气短声怯，大便溏薄，舌淡，脉缓或沉细。

【治疗】

（一）毫针刺法

治则：健脾益肺，温肾固摄。

选穴处方：中极　膀胱俞　三阴交

方义：中极乃膀胱之募穴，配背俞穴膀胱俞，俞募相配，能振奋膀胱气化之功能；三阴交为足三阴经交会穴，可通调肝、脾、肾三经之经气而止遗尿。

随证配穴：肾气不足配肾俞，尿频者配百会。

操作：毫针刺，用补法，可灸。每日1次，每次留针30分钟，10次为1疗程。

（二）耳针疗法

选穴：肾　膀胱　皮质下　尿道

方法：毫针刺，中等刺激强度，每次选2～3穴，每日1次，每次留针20分钟。亦可用揿针埋针，或王不留行子贴压，每3～5日更换1次。

（三）皮肤针法

选穴：小腹部任脉　夹脊（第11～21椎）　三阴交　肾俞　脾俞　膀胱俞

方法：每日睡前叩打1次，每次叩打20分钟，轻度或中度刺激。

（四）穴位注射法

选穴：参照刺灸法穴位。

方法：用维生素 B_1 注射液或维生素 B_{12} 注射液，每穴每次注射 0.5ml，隔日 1 次。

第二节　小儿惊风

惊风是以四肢抽搐、角弓反张、口噤为特征的一种病证。严重者可出现神志不清，故又有“惊厥”之称。因其发病有缓急之分，证候有轻重之别，因而又有急慢惊风之不同。急惊风起病迅速，症情急暴，性质属实；慢惊风起病缓慢，多属虚证。本病以 1～5 岁婴幼儿为多见，年龄越小，发病率越高。现代医学中因高热、脑膜炎、血钙过低、大脑发育不全、癫痫等所致的抽搐属此范畴。针刺对小儿惊风具有较好的缓解作用，但须查明惊厥原因，以便针对病因进行治疗。

【病因病机】

1. 急惊风　多因小儿脏腑娇嫩，气血未充，加之感受时邪，实热内郁，引动肝风；或因饮食不节，脾胃受损，致水湿凝滞成痰，痰浊内生，化热生风；或暴受惊恐致气机逆乱发为惊厥。

2. 慢惊风　多因先天不足，后天失养，或久病吐泻，脾胃受损，致化源不足，或热病伤阴，肾阴不足，致肝血亏虚，木失濡养而虚风内动。

【诊断要点】

1. 急骤发生全身性或局限性阵挛抽搐，严重者伴意识丧失。

2. 神经系统检查、脑电图、实验室检查有助于诊断。

【辨证分型】

1. 急惊风　来势急骤，初起常有壮热面赤，烦躁不宁，摇头弄舌，咬牙切齿，睡中惊醒，继则神昏，牙关紧闭，两目上视，颈项强直，角弓反张，四肢抽搐、颤动，呼吸急促，苔微黄，脉浮数或弦滑。

2. 慢惊风　起病缓慢，面黄肌瘦，形神疲惫，四肢不温，呼吸微弱，囟门低陷，昏睡露睛，时有抽搐。脾阳虚者兼见大便稀薄，色青带绿，足跗及面部浮肿，舌淡苔薄，脉沉迟无力；肝肾阴亏者兼见神倦虚烦，面色潮红，手足心热，舌光少苔或无苔，脉沉细而数。

【治疗】

（一）毫针刺法

1. 急惊风

治则：清热祛邪，豁痰开窍，镇惊熄风。

选穴处方：水沟　印堂　合谷　太冲

方义：水沟、印堂位居督脉，能开窍醒神镇惊；合谷、太冲相配谓之四关穴，功长治惊厥。

随证配穴：壮热配大椎、十宣放血，痰多配丰隆，惊恐配神门。

操作：毫针刺，用泻法。每日 1 次，每次留针 15～20 分钟，10 次为 1 疗程。

2. 慢惊风

治则：补益脾肾，镇惊熄风。

选穴处方：百会　印堂　气海　足三里　太冲

方义：百会、印堂为督脉腧穴，有醒神定惊之功；气海能益气培元；足三里补脾健胃；太冲平肝熄风；印堂为止痉经验穴。

随证配穴：潮热配太溪，口噤配颊车、合谷。

操作：毫针刺，用平补平泻法。每日1次，留针15～20分钟，10次为1疗程。

（二）耳针法

选穴：交感　神门　皮质下　心　肝

方法：毫针刺，每次2～3穴，急惊风用强刺激，慢惊风用中等刺激，间隔5～10分钟捻转1次，留针30分钟，每日1次。

第三节　疳　积

疳积是由多种慢性疾病引起的一种疾病，临床以面黄肌瘦、腹部膨隆、精神萎靡为特征。一般多见于5岁以下的婴幼儿，常见于小儿喂养不良，病后失调，慢性腹泻，肠道寄生虫等。针刺治疗疳积有一定效果，因寄生虫、结核等引起的需治疗原发病。注意饮食定时定量，婴儿断乳时给予补充营养。

【病因病机】 多由乳食无度，饮食不节，壅滞中焦，损伤脾胃，不能消化水谷形成积滞，导致乳食精微无从运化，脏腑肢体失养，身体日渐羸瘦，气阴耗损，终成疳证；亦可因饮食不洁，感染虫疾而耗夺乳食精微，气血损伤，不能濡养脏腑经脉，日久成疳。现代医学认为，本病多因长期喂养不当，食物不能充分吸收利用，以致不能维持正常代谢，致使生长发育停滞，是一种慢性营养缺乏症。

【诊断要点】

1. 形瘦、脘腹膨癃、毛发稀疏、精神萎靡为其主症。

2. 实验室检查如血常规、粪便虫卵等检查有助于诊断。

【辨证分型】 临床以精神疲惫、形体羸瘦、面色萎黄、毛发稀疏干枯为主症。若兼见便溏，完谷不化，四肢不温，唇舌色淡，脉细无力者，为脾胃虚弱；若兼见嗜食无度或喜食异物，脘腹胀大，时有腹痛，睡中磨牙，舌淡，脉细弦者，属虫毒为患。

【治疗】

（一）毫针刺法

治则：健脾化滞，驱虫消积。

选穴处方：中脘　四缝　足三里

方义：疳疾之病理变化，关键在于脾胃运化功能失调。脾胃乃后天之本，若脾胃功能旺盛，则生化之源复。取中脘以和胃理肠；足三里扶土以补中气；四缝为奇穴，是治疗疳疾的经验效穴。

随证配穴：虫积配百虫窠，潮热配三阴交。

操作：中脘、足三里毫针刺，用补法，留针30分钟；四缝点刺，挤出黄白色黏液。每日1次，10次为1疗程。

（二）皮肤针法

选穴：脾俞　胃俞　华佗夹脊穴（第7～12椎）

方法：轻度叩打，每日1次，每次叩打20分钟。

第四节 小儿食积

食积是指小儿乳食停聚不化、滞而不消所致的一种胃肠疾患。临床以不思饮食、食而不化、腹满胀痛、嗳气呕吐、大便不调为特征。注意饮食定量定时，不宜过食油腻、生冷。

【病因病机】 多因喂养不当，乳食过度，脾胃受损，致使脾胃运化失调，气机升降失常而成积滞；或因小儿脾胃素虚，一旦饮食稍有不当，则停滞不消而致食积。

【诊断要点】

1. 不思饮食，腹胀，伴烦躁、夜啼或呕吐。

2. 有伤食史，注意伴随症状以利诊断。

【辨证分型】

1. 乳食内积 食欲不振，烦躁多啼，夜卧不安，呕吐乳块或酸腐食物，大便酸臭或溏薄，苔白厚或黄厚腻，脉弦滑。

2. 脾胃虚弱 面色萎黄，困倦无力，纳呆厌食，夜卧不安，腹满喜按，呕吐酸腐乳食大便溏薄酸臭，或夹有乳食残渣，苔白厚腻，脉细弱。

【治疗】

（一）毫针刺法

治则：健脾和胃，化积消滞。

选穴：足三里 天枢

方义：足三里为胃之下合穴，能健脾和胃益气；天枢为大肠募穴，能调理肠道。

随证配穴：乳食内积配中脘，脾胃虚弱配胃俞，呕吐配内关。

操作：毫针刺，乳食内积用平补平泻法，脾胃虚弱用补法。每日 1 次，每次留针 30 分钟，10 次为 1 疗程。

（二）皮肤针疗法

选穴：脾俞 胃俞 华佗夹脊（第 7～17 椎）

方法：轻轻即打，每日 1 次，每次叩打 20 分钟。

第五节 小儿脑性瘫痪

小儿脑性瘫痪是以小儿大脑发育不全、智力低下、四肢运动障碍为主症的常见疾病，属中医学“五迟”、“五软”范畴。针灸治疗本病轻型者有一定效果，可以改善症状，针刺治疗时加强智力培训。

【病因病机】 多因先天禀赋不足，肝肾亏损，精血不能注于筋骨；或元阳不振，阳气不能温煦肌肤、营于四末；或平素乳食不足，哺养失调，或久病、大病后失于调养，以致脾胃亏损，气血虚弱，筋骨、肌肉失于滋养；或因感受热毒，内陷厥阴，后期阶段导致伤气耗阴，日久气血失调，筋脉失养；或风痰留阻络道，气滞血瘀，筋脉失利。现代医学认为本病系先天性大脑发育不良或多种脑损伤而致的后遗症。

【诊断要点】

1. 智力低下、发育迟缓、脑功能障碍为其主症。

2. 分先天因素和后天因素，询问产伤史及各种脑炎病史有助于诊断。

【辨证分型】

1. 肝肾不足　发育迟缓，坐立、行走、生齿等明显迟于正常同期小儿，平素疲劳喜卧，精神呆滞，面色无华，舌质淡，苔薄白，脉弦细。

2. 气血虚弱　肢体软弱，神情呆滞，智力迟钝，面色苍白，神疲乏力，唇淡苔少，脉细弱。若脾胃虚弱明显者，兼见头、颈、口唇、手足软弱无力，不能活动，肌肉松弛，食少不化，唇淡，舌淡苔薄白，脉沉迟无力。

3. 气滞血瘀，痰阻经络　神志迟钝，失语痴呆，手足软而不用，肢体麻木，舌淡紫或边有瘀点，苔黄腻，脉弦滑或涩。

【治疗】

（一）毫针刺法

治则：滋养肝肾，理气活血，通络化瘀。

选穴处方：百会　大椎　四神聪　悬钟　足三里　合谷

方义：百会为诸阳之会，能醒脑开窍；大椎通阳活络；四神聪为经外奇穴，具宁神醒脑益智之功；悬钟为髓会，可益髓通脑，强壮筋骨；足三里、合谷培补后天，调理气血。

随证配穴：语音障碍配通里、廉泉、金津、玉液，颈瘫配天柱，面瘫配颊车、下关，上肢瘫痪配肩髃、曲池，下肢瘫痪配环跳、阳陵泉，腰部瘫痪配腰阳关，智力迟钝配通里，耳聋配听宫、听会。

操作：毫针刺，虚证用补法，可灸，实证用泻法。每日 1 次，每次留针 30 分钟，10 次为 1 疗程。

（二）耳针疗法

选穴：枕　皮质下　心　肾　交感　神门

方法：毫针刺，每次 3～5 穴，每日 1 次，每次留针 20～30 分钟。亦可用王不留行子贴压。

（三）头针疗法

选穴：额中线　顶颞前斜线　顶旁 1 线　顶旁 2 线　顶中线　颈后线　枕下旁线。

方法：每次视具体病情选 2～3 线（区），每日 1 次，每次留针 30 分钟，10 次为 1 疗程。

（四）穴位注射法

选穴：风府　风池　大椎

方法：用 5%酪氨酸、脑活素，每穴注射 0.5ml，每日或隔日注射 1 次，30 次为 1 疗程。

第七章

急　症

第一节　急性疼痛

急痛泛指人体不同部位出现的剧烈疼痛。针刺治疗各种痛症，其止痛效果已被前人长期实践并被现今大量的临床资料和实验结果所证实。针刺镇痛原理被逐渐揭示，针刺治疗痛症已广泛应用于临床。

本书部分章节已对头痛、牙痛、坐骨神经痛、三叉神经痛等分别做了介绍，不再重复。今选择常见的几种内脏急性痛症扼要叙述如下。

一、胸痹（心绞痛）

胸痹是由于正气亏虚、痰浊、气滞、寒凝而引起心脉痹阻不畅。临床以胸部发作性憋闷、疼痛为主要表现的一种病证。轻者偶发短暂轻微的胸部沉闷或隐痛；重者疼痛剧烈或呈压榨样绞痛，常伴有心悸、气短、呼吸不畅甚至喘促、惊恐不安、面色苍白、冷汗自出等，由于劳累发作者居多，有些安静时也可发病。“胸痹”病名最早见于《内经》，并将其分为心痹和肺痹两种。对本病的病因，在《素问·脏气法时论》中有“心病者，胸中痛，胁支满，胁下痛，膺背肩胛间痛，两臂内痛”的描述，一般症状及真心痛的表现均有记载。与现代心绞痛（急性冠状动脉供血不足）症状十分相似，中医将此病称之为“厥心痛”、“胸痹”、“真心痛”、“心胃痛”等。

中医学中的真心痛类似心绞痛，是心肌急剧的、暂时的、相对的缺血与缺氧所引起的临床证候，系冠状动脉粥样硬化性心脏病的类型之一，西医学认为其发病机制：①血小板聚集与血栓形成学说；②脂肪浸润学说；③损伤反应学说，由于高血压，血浆中血管紧张素Ⅱ及儿茶酚胺增加，病毒感染后免疫复合物形成等因素导致血管壁内皮细胞损伤，使内膜下胶原组织暴露，促使血小板黏附聚集；④冠状动脉痉挛学说。由于体力或精神负荷造成过度应激反应使冠状动脉硬化，导致血管壁血运障碍，缺血、缺氧损伤内膜，使血管狭窄，血流形成涡流，促使血小板黏附、聚集，形成血栓。中医学认为本病的发生多为老年人，以肾气亏虚，肾阳不足为根本，肾阳虚衰，心阳不足导致推动血脉运行乏力，而发生缺血，还有认为与七情、饮食、寒冷刺激有关，情志郁结，使气机不畅；气滞血瘀，心脉痹阻，膏粱厚味，损伤脾胃，津液化痰或化浊成脂，阻遏清阳上犯于心胸；寒气凝滞，寒邪侵犯经络，血脉凝涩瘀滞不行而发生血瘀疼痛。

【临床表现】 本病的临床特点有四：

1. 原有心绞痛病史。

2. 近期心绞痛发作有变化，次数变频，痛势加剧，范围扩大，持续时间延长。

3. 原为劳累诱发而转变为休息或睡眠中发作。

4. 心绞痛发作使用硝酸甘油治疗有效而转为无效者，心电图与心肌酶的测定能进一步协助鉴别诊断。

【鉴别诊断】 急性冠状动脉供血不足，又名“梗死前状态”属于不稳定型心绞痛的范围，介于典型心绞痛与急性心肌梗死或心脏猝死之间，其转归有二：或逆转恢复或恶化发展成急性心肌梗死或心脏猝死。

1. 急性心肌梗死　急性心肌梗死的发病一般是相当突然的，主要症状为剧烈胸痛，持续半小时乃至几小时，甚者可十几小时不缓解，疼痛也可反复出现持续1～2天或更长时间，心肌梗死时由于部分心肌血流供应急剧减少或中断，从而发生了持久而严重的缺氧，故此产生的心绞痛更加剧烈和持久，并有明显心肌酶谱的改变，心电图可由明显的心肌缺血发展到明显的内膜下缺血，最终出现坏死性Q波，也有一些急性心梗的心电图立即出现坏死性Q波，所以诊断心肌梗死时心电图可以做出充分的诊断。

2. 胃痛　疼痛部位在上腹部，局部有压痛以胀痛为主，持续时间较长，合并纳呆、恶心、呕吐等消化系统症状，配合B超和一些物理检查可以诊断，变异性心绞痛经常出现胃痛症状，应予以警惕。

3. 胸痛　疼痛在呼吸运动，转侧时加剧，常合并咳嗽、喘息、喉鸣等呼吸系统症状，胸部X线检查可助鉴别。

4. 胁痛　以肋缘下疼痛明显为主，多有压痛，可合并厌油腻、黄疸、发热等症，可通过肝功能、胆囊造影、胃镜、血、尿淀粉酶检查以助区别。

【针灸配方】

1. 治则　通心阳、益心气、养心血。

2. 配方

主穴：郄门、内关、膻中。

配穴：阴虚：三阴交、太溪、肾俞；

阳虚：关元、大椎；

气滞：太冲、中冲、少冲；

血瘀：血海、膈俞；

痰浊：丰隆、肺俞。

3. 操作　出现真心痛症状时将病人平卧取主穴，配穴以顺势选穴为好。郄门，直刺0.5～1寸，施捻转泻法1～3分钟，每隔10分钟施手法1次至疼痛缓解为止；内关，直刺进针0.5～1寸，捻转补法1～3分钟；膻中，向心尖部斜刺0.5～1寸，捻转泻法1～3分钟；其他配穴可按不同部位，根据不同证型，采用虚补实泻的各种补泻手法。

4. 疗程　急性冠状动脉供血不足多以急、重、危症而就诊，随时发作随时对症予以针刺治疗，观察病人病情，可根据情况每日2～3次或每隔6～8小时1次，无论是发作即刻还是缓解期均有一定疗效。治疗时密切观察生命指征，观察心电图，血清酶学等变化情况。

【配方理论】 真心痛病位在心，表现为本虚标实，其急性发作期以标实为主，是中老年多发病种之一，其临床表现多为胸闷，憋气，心悸，阵发性心前区疼痛，甚则汗出，肢冷，手足青至节，不能平卧，喘息，心痛彻背，牵臂至手。《灵枢·厥病》：“真心痛，手足青至节，心痛甚，旦发夕死，夕发旦死”。

针刺可治疗真心痛即西医学的急性冠状动脉供血不足，这一事实已逐步被人们认识接受，但在取穴、配方上大多各不相同，在采用手法及手法量学要求上也各有所异。大量的临床研究认为该病病机以虚为本，以实为标，心气不足，胸阳不振，推动无力，血行不畅是该病病机的关键。在治疗上则应扶正祛邪，标本兼治。以调心气，疏通经脉，以达止痛之功。根据中医辨证原则，随证加减用穴，可以收到较好疗效。本病以心前区疼痛为明显症状，所以治疗应以急则治其标为原则，先予止痛，先取心包经郄穴郄门，配以内关、膻中穴以益正气通心阳泻心痹。

二、胁痛（急性胆囊炎、胆石症）

胁痛是指一侧或两侧胁肋疼痛而言。《灵枢·五邪》指出："邪在肝，则两胁中痛。"肝脉布两胁，肝与胆相表里，说明胁痛之形成与肝胆甚为密切。本病常见于现代医学中的胆囊炎、胆石症。多见肥胖女性，是由于细菌的侵袭或胆石的阻塞而引起的胆囊炎及胆石症的胁肋部疼痛。中医认为多因饮食不节，恣食油腻或肝胆失于疏泄，气机不畅所致。针刺治疗胆囊炎、胆结石对于止痛及排石均有一定的疗效。

【临床表现】

1. 其临床表现取决于结石是否引起胆道感染、梗阻及其梗阻的部位和程度。
2. 胆绞痛或右腹疼痛，伴恶心呕吐，胁肋部胀满不舒。
3. 发热，黄疸。

【鉴别诊断】

1. 肾结石　下腹部疼痛，伴血尿。
2. 胆道蛔虫　右上腹疼痛，有钻顶感，可突然发生疼痛，也可突然痛止。
3. 急性胰腺炎　胃脘部束带状疼痛，发热，血尿，淀粉酶增高。
4. 急性心梗　胸腹部疼痛外，有胸部压榨感，同时伴有心电图的异常变化。

【针灸配方】

1. 治则　疏肝利胆、理气止痛。
2. 配方　膈俞、胆俞、日月、阳陵泉、中脘。
3. 操作　膈俞、胆俞针右侧，向脊柱方向斜刺1～1.5寸，捻转泻法，施手法1分钟，令针感沿背部向右胁肋部感传；日月针右侧，沿肋骨斜刺1～1.5寸，以雀啄泻法，施术1分钟，使针感抵右上腹；阳陵泉针双侧，直刺2～3寸，捻转泻法，使针感沿经上传，做手法1分钟；中脘穴用呼吸补泻手法的泻法，直刺2～3寸，施术1分钟。
4. 疗程　每日针刺2次，上、下午各1次，15天为1疗程，共治疗2个疗程。

【配方理论】　本病属中医的"胁痛"范畴，肝居胁下，肝与胆相附，胁肋为两经循行所过，故胁痛多责之肝胆。正如《内经》中记载："邪在肝，则两胁中痛"，"邪客于足少阳之络，胁痛不得息。"所以胁痛之证，多因情志不舒、肝气郁结，脾失健运，湿邪内蕴，热侵肝胆等致疏泄失职，肝胆经脉被阻，经气运行不畅，肝火盛，胆气实，流于胁肋间而作痛。临床上所见的胁痛多为实证。

通过大量的临床实践表明，以疏肝利胆，通经止痛为大法，在选穴配方上各有所主，胆俞、膈俞重在止痛，日月、阳陵泉、中脘专利排石。日月为胆的募穴，阳陵泉为下合穴，合治腑病，胆俞、日月为俞募配穴法调治本脏腑，中脘可通调肝脾行气止痛。在急性胆绞痛发作时，经针刺治疗可迅速缓解疼痛，属简便的首选治疗。

三、腰痛（肾结石）

肾和输尿管结石是常见的疾病，任何年龄均可发生，但多在20～50岁之间发病，男性多于女性。多出现突发性肾区绞痛，在疼痛发作期间或发作后出现不同程度的血尿。中医学将其归属于“淋病”范畴，并有石淋、血淋之分。一般以尿中有砂石、尿道刺痛窘迫者为石淋；以尿色紫红、甚至夹有血块，疼痛加剧者为血淋。本症病在膀胱与肾，且与肝脾有关。多因湿热蕴结下焦，膀胱气化不利而致。病初多为实证，若病延日久，热郁伤阴，湿遏阳气；或阴伤及气，可导致脾肾两虚，膀胱气化无权则病证从实转虚，而见虚实夹杂。针刺治疗本症，可促进局部血液循环，缓解平滑肌、括约肌痉挛，促进结石排出体外。因此，这种治疗方法对减轻患者的痛苦，消除患者的症状有着较为积极的治疗意义，较之其他治疗方法，方便、快捷、有效，不失为治疗泌尿系结石首选的重要治疗方法之一。

【临床表现】 突发性肾区绞痛，呈刀割样痛，从腰部开始，沿输尿管向下放射至膀胱，痛呈阵发性，一般持续数分钟，亦可长达数小时，并有恶心、呕吐，有时病人面色苍白，大汗淋漓，呈虚脱状态，疼痛发作期间或发作后出现不同程度的血尿，排尿常因有砂石而中断，变换体位后排尿能畅通。舌红，苔薄黄，脉弦或弦数。

【鉴别诊断】 临床上导致腰痛的疾病很多，但肾结石所致的腰痛应注意与以下疾病相鉴别：

1. 急性或慢性肾炎　急性或慢性肾炎发作时均可以出现血尿，重者呈肉眼血尿，但无典型肾区绞痛，尿液中除红细胞外，还有蛋白质、白细胞和各种管型。并应根据病程的长短区分出急性或慢性肾炎。

2. 肾结核　少数无痛性血尿的肾结石须与肾结核相区别。二者虽只一字之差，但从症状、治法上却差之千里，特别应提起医者注意。肾结核发病过程比较缓慢，早期常无特殊不适，只在尿常规检查时发现异常，多呈“终末血尿”，少数患者可呈大量全程血尿，血尿和尿频对本病的诊断相当重要，同时伴有不同程度的全身性中毒症状，如微热、盗汗、贫血等。

3. 肾肿瘤　少数无痛性血尿的肾结石须与肾肿瘤相区别，肾肿瘤临床上比较少见，40～60岁发病率最高，早期无特殊症状，典型症状为血尿、腰痛与腰部肿块三大主证，常以血尿为首发症状，腰痛多为持续性钝痛，有时可因血块通过输尿管引起剧烈的肾绞痛，注意与肾、输尿管结石相区别。

4. 运动后血尿　有时健康的运动员，在剧烈运动后可以出现血尿，特点为经休息后肉眼血尿很快转为镜下血尿和恢复正常，除血尿外自觉良好，无肾脏疾病的表现。

5. 急性阑尾炎、胆石症　有时不典型的右侧肾、输尿管结石的临床表现与胆石症和急性阑尾炎相似，甚至误诊，在临床上应仔细加以区分，以明确诊断，对证治疗。

【针灸配方】

1. 治则　通淋排石、实则清利、虚则补益。

2. 配方　以足太阳膀胱经和足阳明胃经及背俞穴为主。重点取膀胱俞、肾俞、三焦俞、次髎、中极、秩边透水道等。

3. 操作　患者采取俯卧位，医者对膀胱俞、肾俞、三焦俞、次髎采取直刺针法，提插泻法。中极直刺1寸，提插泻法，令触电感达到前阴。秩边透水道，侧卧位进针3～4

寸，令触电感到达前阴。留针 30～40 分钟，观察排石。

4. 疗程 每日针刺 2 次，10 次为 1 疗程；肾绞痛发作时，随时针刺，该组腧穴有很好的镇痛、排石的疗效。

【配方理论】 膀胱俞配中极为俞募配穴法，治疗膀胱本腑疾病。肾俞、次髎、三焦俞通利水道，秩边透水道通淋排石。

尿路中段结石，针肾俞、三焦俞、京门、天枢、气海均施提插泻法。尿路中下段结石针肾俞、次髎、膀胱俞、中极、水道均施提插泻法。结石导致腹部急痛者，水沟用重雀啄手法，至眼睛流泪为度。

第二节 急性出血

一、吐血

吐血，又称呕血，是上消化道出血的主要症状，常见于胃及十二指肠溃疡出血、肝硬化并发食管静脉曲张出血和肿瘤等。吐血其血色鲜红或呈褐色，常混有食物残渣，呕血量大时鲜血夺口而出，盈盆累碗，若不急救，常危及生命。吐血常并发黑便。

（一）诊断要点

1. 多有胃及十二指肠溃疡病史，或肝病史。

2. 呕恶或鲜血夺口而出或血中带食物，并发柏油样便。

3. X 线检查可协助诊断。

（二）治疗

治则：泻肝，清胃，止血。

选穴处方：膈俞 胃俞 公孙 内关 足三里

方义：膈俞为血之会穴，取之理血止血；公孙通冲脉，冲为血海，配内关和胃止呕，统血止血；胃俞配足三里降逆和胃止呕。

随证配穴：胃热配内庭，肝火配行间，久病体虚配关元、气海并灸隐白。

操作：毫针刺，用泻法。每日 1～2 次，每次留针 30 分钟。

二、衄血

衄血是指鼻、齿龈、耳、舌及皮肤等处不因外伤而出血的病证。其常见急症为鼻衄，这里仅对此予以讨论。鼻衄即鼻出血，轻者出血较少，尚易止住；重者血流不止，甚则大量出血，面色㿠白，昏晕虚脱，称为“鼻洪”。本症可见于热证、血液病、高血压、肝硬化、子宫内膜异位症、药物中毒、多种急性传染病、尿毒症及鼻腔疾患等。

（一）诊断要点

1. 多发生于热性病或血液病、高血压、肝硬化等。

2. 血由鼻孔流出，其色鲜红。

（二）治疗

1. 毫针刺法

治疗原则：清热止血。

选穴处方：合谷 上星 迎香 孔最

方义：合谷清泻阳明之热，止血之效最捷；上星属督脉，取之清泻督脉，清泻诸阳经之热；迎香为局部取穴，疏通鼻部气机；孔最为肺经之郄穴，为治疗血证之要穴。

随证配穴：肺热配少商，胃热配内庭，肝热配太冲，气血两虚灸关元、足三里。

操作：毫针刺，用泻法。每日1～2次，每次留针30分钟。

2. 耳针法

选穴：内鼻　肺　肾上腺　额

方法：毫针刺，中等刺激强度，每次留针30分钟。

三、便血

血从大便而下，或便前便后出血，或血与便相混杂，甚至单纯下血者，统称之为便血。因血的来源不同分为远血和近血。凡血在便后者为远血，多来自小肠和胃；血在便前者为近血，多来自大肠和肛门。便血量多少不一，血色鲜红或暗红。本症常见于消化道出血、痔疮、脱肛、肛裂、直肠息肉、肿瘤等。

（一）诊断要点

1. 多有肛肠病史或消化道病史。

2. 血由肛门而出，先便后血者，色黯黑，多来自上消化道，先血后便者，血色鲜红，多来自肛肠疾患。

（二）治疗

治则：清热利湿，化瘀止血。

选穴处方：长强　承山　大肠俞　次髎

方义：长强为治疗脱肛、肠风下血之经验穴；承山、大肠俞、次髎同为足太阳经穴，三穴可疏导肠道气机，俱为治疗后阴病之要穴。

随证配穴：劳倦内伤配百会、命门、关元，湿热下注配太白、阴陵泉。

操作：毫针刺，补泻兼施。每日1～2次，每次留针30分钟。

四、血尿

尿液中混有血液，称为血尿。用显微镜检查尿液才能发现者，称为显微镜血尿，若无明显疼痛者为尿血，小便涩痛难忍者为血淋。引起血尿的常见原因有肾结核、泌尿系结石、肾炎、肿瘤等。

（一）诊断要点

1. 尿液混有血液，有或无明显症状，或涩痛难忍。

2. 实验室查CT可协助诊断。

（二）治疗

1. 毫针刺法

治则：清热，凉血，止血。

选穴处方：肾俞　膀胱俞　血海　阴陵泉　三阴交

方义：取肾俞、膀胱俞以疏利膀胱气机，气海、阴陵泉利水通淋理血，三阴交为足三阴经交会穴，对前阴疾患颇为有效。

随证配穴：湿热下注配中极、行间，心火旺盛配大陵、神门，脾肾两亏配关元、命门。

操作：毫针刺，补泻兼施。每日1～2次，每次留针30分钟。

2. 耳针法

选穴：肾上腺　肾　交感　膀胱　内分泌　肝

方法：毫针刺，中等刺激强度，每日1次，每次留针30分钟。亦可用王不留行子贴压。

第三节　虚　　脱

虚脱是以面色苍白、神情淡漠，或昏迷、肢冷汗出、血压下降为特征的危重证候，类似现代医学的休克。虚脱可由多种原因引起，发病突然，病情复杂，须针对不同原因采用不同治疗方法，针灸可作为抢救措施之一。

【病因病机】 本病多由大量失血，大吐大泻，或因六淫邪毒、情志内伤、药物过敏或中毒、久病虚衰等严重损伤气血津液，致脏腑阴阳失调，气血不能供养全身所致。甚者导致阴阳衰竭，出现亡阴亡阳之危候。

【诊断要点】

1. 神情淡漠，反应迟钝，甚则昏迷，脉细微无力。

2. 面色苍白，自汗，肢冷肤凉，尿量少，血压下降。

【辨证分型】 面色苍白或紫绀，神情淡漠，反应迟钝或昏迷，或烦躁不安，尿量减少，张口自汗，肢冷肤凉，血压下降，脉微细或芤大无力。

1. 亡阳　兼见呼吸微弱，唇发紫绀，舌质胖，脉细无力。

2. 亡阴　兼见口渴烦躁不安，唇舌干红，脉细数无力。若神志不清转入昏迷，呼吸微弱，心音低钝，脉微欲绝，为阴阳俱脱之危候。

【治疗】

（一）毫针刺法

治则：回阳固脱，苏厥救逆。

选穴处方：素髎　水沟　内关

方义：素髎属督脉、有升阳救逆、开窍清热之功，急刺可使血压回升；水沟为苏厥救逆之要穴，急刺可回阳固脱；内关宁心安神。三穴合用，回阳固脱。

随证配穴：神志昏迷配中冲、涌泉；肢冷脉微配关元、神阙、百会，俱灸。

操作：毫针刺，用补法，并施灸。

（二）耳针法

选穴：肾上腺　皮质下　心

方法：毫针刺，中等刺激强度，每次留针60～120分钟。

（三）艾灸法

选穴：百会　膻中　神阙　关元　气海

方法：艾炷直接灸。每次选2～3穴，用中等艾炷灸至脉回汗收为止。

第四节　抽　　搐

抽搐是指四肢不随意的肌肉抽动，或兼有颈项强直、角弓反张、口噤不开等。引起抽搐的原因很多，临床根据有无发热分为发热性抽搐和无热性抽搐两类。

本病常见于小儿惊厥、破伤风、癫痫、颅脑外伤和癔症等。抽搐使用针刺治疗，可作为对症治疗的应急方法，治疗的同时须查明原因，以便采取针对性的治疗措施。

【病因病机】 本病病因很多，多为感受时邪，郁闭于内，化热化火，或饮食不节，湿热壅滞，郁久化火，火扰神明，热极动风，经筋功能失常而抽搐；或因脾虚湿盛，聚液成痰，上蒙清窍而致；亦有因脾胃素虚、气血不足而致虚风内动者。

【诊断要点】

1. 四肢抽搐，或兼有短时间意识丧失，两目上翻或斜视，牙关紧闭，角弓反张，颈项强直，口吐白沫。

2. 严重者伴昏迷、二便失禁。

【辨证分型】 本病以四肢抽搐为特征，或兼见短时间的意识丧失，两目上翻或斜视，牙关紧闭，或口吐白沫，二便失禁，严重者伴有昏迷。

1. 热极生风　多兼表证，起病急骤，有汗或无汗，头痛神昏。

2. 痰热化风　多见壮热烦躁，昏迷痉厥，喉间痰鸣，牙关紧闭。

3. 血虚生风　多无发热，伴有手足搐搦，露睛，纳呆，脉细无力。

【治疗】

（一）毫针刺法

治则：熄风定惊。

选穴处方：百会　印堂　人中　合谷　太冲

方义：百会、印堂既能熄风定惊，又能开窍醒神；人中为止抽搐之要穴；合谷、太冲相配，称为开四关，为熄风止痉之首选穴。根据“急则治其标”的原则，先宜熄风定惊，然后对因治疗。

随证配穴：发热配大椎、曲池，神昏配十宣、涌泉，痰盛配内关、丰隆，血虚配血海、足三里。

操作：毫针刺，用泻法。

（二）耳针疗法

选穴：皮质下　肝　脾　缘中　耳中　心

方法：每次选用3～4穴，毫针刺，强刺激。

第八章

其他疾病

第一节　慢性疲劳综合征

慢性疲劳综合征（chronic fatigue syndrome）简称 CFS，是以疲劳、低热或自觉发热、咽喉痛、肌痛、关节痛、头痛、神经精神症状、睡眠障碍等非特异性表现为主的综合征。目前对 CFS 的诊断尚无特殊意义的检查指征。现代医学大都采用美国疾病控制中心（CDC）1987 年拟订的诊断标准，即 2 项主要标准：（1）新近发生的持续或反复发作的疲劳，卧床休息不能缓解，且持续 6 个月以上；（2）根据病史、化验、体征，排除引起疲劳的其他原因。8 项或更多的下列症状、体征：（1）低热（但体温≤38.5℃）；（2）咽痛（非渗出性咽炎）；（3）颌下或腋下淋巴结肿痛；（4）肌痛；（5）不能解释的肌力衰弱；（6）运动后 24 小时疲劳仍不消失；（7）不伴红肿的游走性关节疼痛；（8）与以往性质不同的头痛；（9）多种神经、精神症状（健忘、过度兴奋、意识模糊、注意力不集中、抑郁等）；（10）睡眠障碍（失眠或嗜睡）。CFS 可归为中医学的"虚劳"、"郁证"、"脾胃内伤病"、"百合病"、"脏躁症"等病证范畴。石学敏院士结合现代医学紧紧抓住心、肝、脾、肾（脑）的功能失调来探求本病的治疗途径。

【临床表现】 CFS 症状大多是无法客观量化的主观感觉，如疲劳、头痛、咽喉痛、肌痛、睡眠障碍等，但具有四个识别特征：（1）症状呈持续性；（2）个体有明显的疾病表现；（3）一些症状普通临床很少遇到（如精神错乱、短期记忆丧失）；（4）很少有症状被客观证实。

【鉴别诊断】

1. 原发病的存在能够解释的慢性疲劳，如：甲状腺功能减退症，失眠，药物不良反应所致的医源性疲劳。

2. 临床诊断明确，现有医疗条件下治疗困难的一些疾病持续存在引起的慢性疲劳，如乙型肝炎病毒或丙型肝炎病毒感染患者。

3. 过去或现在主要诊断为精神抑郁性情绪失调或具有抑郁性特征的双极情绪失调，各类精神分裂症、妄想症、痴呆，神经性厌食或神经性贪食。

4. 病前 2 年至今有各种不良嗜好，嗜烟、酗酒等。

5. 严重肥胖，身材指数＝体重（kg）/身高（m）＞45。

CFS 的诊断应在确信排除了其他疾病的基础上进行，不能以病史、体格检查或实验室检查作为特异性诊断依据。

【针灸配方】

1. 治则　调和五脏、补益脑髓、益气补血、通调气机。

2. 配方

(1) 经穴法：五脏背俞穴、风池、完骨、天柱、百会、四神聪、印堂、膻中、气海、关元、足三里、三阴交为主穴。并根据辨证配用其他穴位。

若气虚明显可加温针灸，头痛加太阳或风池，咽痛取合谷或曲池，关节痛取阿是穴，肝郁加太冲或期门，肾虚加太溪或肾俞，脾损加中脘或脾俞等。

(2) 灸法：选穴以五脏背俞穴、百会、关元、足三里为主穴，施以温针灸、艾炷灸、温和灸等。

(3) 拔罐法：由于脏腑背俞穴均位于人体背部足太阳膀胱经循行线的第一侧线上，故在背部沿足太阳膀胱经的循行线从上至下施以闪罐或走罐法。

(4) 耳针疗法：常用主穴为神门、交感、内分泌、皮质下、枕，另据辨证配以心、肝、脾、肾、胃等穴。

3. 操作　五脏背俞穴直刺1寸，施捻转补法1分钟。风池、完骨、天柱直刺1～1.5寸，百会、四神聪向后平刺1寸，均用小幅度高频率（小于90°、120转/分钟以上）捻转补法；印堂横刺0.3寸，施雀啄手法1分钟；膻中，向心尖部斜刺0.5～1寸，捻转泻法1～3分钟；气海直刺1～2寸，施呼吸补法1分钟；关元直刺1～2寸，施呼吸补法1分钟。足三里直刺1.5寸，施捻转补法1分钟；三阴交直刺1～1.5寸，施用提插补法1分钟。余穴针用补法或平补平泻手法。

4. 疗程　针刺每日1次，10次为1个疗程。灸法每次选5～7穴，每穴灸10分钟。拔罐每次留罐10～15分钟，隔日1次。可在耳穴上采用针刺、埋针或压豆的方法调节人体的功能，隔日1次。各法均10次为1个疗程。

【配方理论】 五脏背俞穴为五脏之气输注于背腰部的腧穴，针刺五脏背俞穴可直接针对CFS五脏气化功能失调的病机而通调五脏气机，五脏气机条达则气血运行正常，四肢百骸得到营养濡润则疲劳不复。颈部的天柱、风池、完骨及四神聪、百会、印堂共奏醒脑开窍之功，起到调理脑神的作用。膻中、气海既升胸中郁闷之气，又益全身之元气，共同调理一身之气机。关元、足三里、三阴交益气补虚、养阴活血，补益全身之气血。以五脏背俞穴、百会、关元、足三里为主穴，施以温针灸、艾炷灸、温和灸等。以上述穴位所具有的通调脏腑气机、补益人体正气的作用，结合艾灸的温通、补益作用，补益气血、调理脏腑，使得气血充沛、脏腑气机条达，从而缓解CFS患者的疲劳、肌痛、睡眠障碍等症状。闪罐或走罐法，可借助火罐的温热及负压等物理刺激，激发脏腑气机，调节脏腑功能，鼓舞气血运行，从而可以解除以疲劳为主的CFS的诸多症状。同时闪罐或走罐可造成局部皮肤潮红、充血、轻微皮下瘀血，皮下瘀血的吸收、清除过程激发人体的免疫功能，增强人体的抗疲劳能力。耳与脏腑经络有着密切的联系，分布于耳郭上的穴位能够调节脏腑经络的功能，治疗人体的各种疾病。

第二节　戒断综合征

一、戒毒综合征

阿片类物质依赖戒断综合征（abstinence syndrome）的形成，是由于阿片类药物的长期使用导致神经细胞发生一系列适应性改变，这些改变与药物一起使机体保持生理状态，当体内药物突然撤除或减少，使神经细胞的代偿平衡被破坏后出现的一组症候群。在中医学理论中，虽无“戒断综合征”一词，但与之相似的病名有“大烟瘾”、“脱瘾”、“阿片烟瘾”、“发瘾”、“瘾发”、“瘾脱证”、“脱烟”等，对其形成原因的认识较为一致，乃是“阿片……吸之入口，直行清道，顷刻而遍一身。壅者能宣，郁者能舒，陷者能升，脱者能收。凡它药所不能治之病，间有一吸而暂效者，人不知其为劫剂，遂诧以为神丹，……迨瘾既成，脏气已与相习，嗣后旧疾复作，必较前更剧……”可见“烟瘾”之成在于“脏气”与药物的“相习”。有研究表明针刺后可诱发体内产生大量的内源性阿片类物质，从而弥补因外源性成瘾物质供应的中断而造成的阿片类物质匮乏的状态有关。针灸对海洛因成瘾及戒断综合征的效果是可以肯定和不容忽视的。

【临床表现】 戒断综合征一般在停用海洛因 8～12 小时出现。最初表现为哈欠，流泪，流涕，出汗等类似感冒的卡他症状，随后各种戒断症状陆续出现，包括瞳孔扩大，打喷嚏，起鸡皮疙瘩，寒战，震颤，厌食，恶心呕吐，腹痛，腹泻，全身骨和肌肉酸痛及肌肉抽动，骨中蚁走虫爬感，软弱无力，失眠易醒，心跳加快，呼吸频率和深度增加，血压升高，猫抓心感，情绪恶劣易激惹，烦躁不安，抑郁，蜷曲身体，体重下降，还伴有强烈的心理渴求。这些戒断症状通常在 36～72 小时之间达到高峰。

【鉴别诊断】

1. 精神错乱或精神分裂症　患者往往具有某种性格倾向或素质，在某种精神创伤或刺激下而发病，持续时间较长，经过心理性治疗可恢复。

2. 癫痫　多发生于青少年，尤其是儿童，而戒断综合征患者多为成年人，且为阿片类物质依赖者。

【针灸配方】

1. 治则　补益正气，疏泄邪气，调整阴阳，戒毒除瘾。

2. 配方　主穴取内关、大椎，每次必取一穴。第 1 天配少冲、神门，第 2 天配商阳、足临泣，第 3 天根据病情而定，如胃肠道功能紊乱加合谷、足三里或公孙、支沟；失眠者加神门、三阴交或百会、涌泉；神志不清者取水沟、涌泉；极度烦躁者取中冲、劳宫或十宣、大椎。

3. 操作　进针后，作大幅度捻转 2～5 分钟，留针 10～20 分钟，其间再作 1～2 次捻转手法，十宣或大椎用点刺放血法。

4. 疗程　每天 1 次，连续治疗 1～3 天，10 天为 1 疗程。

【配方理论】 内关为手厥阴心包经络穴，通于阴维脉，有良好的宁心安神，宽胸降逆，和胃止呕的作用；大椎属督脉，为诸阳之会，可升阳益气，退热补虚；少冲为手少阴心经井穴，可开心窍，清神志，泻邪热；神门为手少阴心经原穴，可安神宁心，清火凉营；商阳为手阳明大肠经井穴，可开窍，泻热，止痉；足临泣为足少阳胆经输穴，可祛风泻火，清利头目；合谷为手阳明大肠经原穴，可和胃通肠；足三里为胃之合穴，可调理肠胃，扶正培元；公孙为足太阴脾经络穴，通于冲脉，可理脾胃，调冲脉；支沟为手少阳三焦经经穴，清热通下；三阴交为足三阴之会，可健脾安神；百会属督脉，为三阳五会，可安神平肝；水沟、涌泉、中冲、劳宫、十宣均可开窍苏厥，清心泻火。以上诸穴配伍，标本兼顾，能激发经气，补益正气，疏泄邪气，调整阴阳，戒除毒瘾。

二、戒烟综合征

戒烟综合征迄今已日趋受到医学界的重视，国外医学杂志有关报道屡见不鲜。石学敏院士认为吸烟易耗肺阴伤肺气，肺阴虚损日久可累及于肾，同时子虚及母，常导致脾土亦虚。针灸可以调节阴阳、补虚泻实，从而实现戒烟。

【临床表现】 焦虑、激动不安、注意力不易集中、睡眠障碍，以及抑郁等。以突然出现神疲乏力，纳食乏味，厌食，动则汗出，性格改变，情绪不稳，重者出现精神症状甚或有杀人之念头等为特点。

【鉴别诊断】

1. 精神错乱或精神分裂症　患者往往具有某种性格倾向或素质，在某种精神创伤或刺激下而发病，持续时间较长，经过心理性治疗可恢复。

2. 更年期综合征　由育龄过渡到失去生殖功能的时期，由于丧失卵巢功能而引起的自主神经功能紊乱的一组症候群。发生于 50 岁左右的人群，常以类似自主神经功能紊乱的症状出现。

3. 神经衰弱　以衰弱综合征为主要表现的病人，经过问病史和检查排除躯体疾病、脑器质疾病以及排除抑郁症和焦虑症后，病人又有用脑后出现持续的令人烦恼的渐增性疲劳；或在轻度活动后出现持续的或令人烦恼的身体无力或筋疲力尽感，并伴不快的躯体感觉（如肌肉酸痛）和不能松弛，则可诊断为神经衰弱。

4. 癔症　癔症通常是由精神刺激或不良暗示引起的一类神经精神障碍。多数突然发病，表现为短暂的精神失常或感觉、运动障碍，但无器质性病变基础。这些症状可在暗示影响下产生，亦可在暗示影响下改变或消失。

【针灸配方】

1. 治则　健脾益肾、升清降浊、宣肺利咽。

2. 配方

主穴：百会、列缺、照海、关元、足三里。

随症加减：脾气虚弱型配关元加温灸；肝郁气滞型加膻中、太冲；心火亢盛型加神门、行间、复溜、四神聪。

3. 操作　百会斜刺 0.3～0.5 寸，施捻转补法 1 分钟；列缺向肘部斜刺 1 寸，施捻转补法；照海直刺 0.3～0.5 寸，施捻转补法；关元进针 1～2 寸，呼吸补法 1 分钟；足三里进针 1～1.5 寸，捻转补法 1 分钟。膻中行逆而夺之手法，进针 1 寸；太冲直刺 1 寸，施提插泻法 1 分钟；神门直刺 0.3 寸，施捻转平补平泻 30 秒；行间进针 0.5 寸，捻转泻法 1 分钟；复溜直刺 1 寸，施捻转补法；四神聪斜刺，捻转泻法。

4. 疗程　每日治疗 1 次，10 次为 1 疗程。

【配方理论】 吸烟易耗肺阴伤肺气，肺阴虚损日久可累及于肾，同时子虚及母，常导致脾土亦虚。故治疗以宣肺益肾、健脾补中为宗旨。处方百会补法以升清阳降浊气；列缺配照海有金水相济、宣肺利咽益肾水之功能；关元穴为人体元阴元阳所寄之处，补法则能益肾固本；足三里可理脾胃调气、补虚弱。诸穴合用，共奏健脾益肾、升清降浊、宣肺利咽之功效。

随症加减：脾气虚弱型，关元穴加艾炷温针灸，可增强振奋阳气、补益脾土之功；肝郁气滞型加膻中穴可宽胸理气，配太冲泻之，达到疏肝解郁、调畅情志功能；心火亢盛型，因心火亢盛常致肾水暗耗，肾水不足，肝木失涵，则肝阳上亢，所以泻少阴心经神门，补少阴肾经复溜，两穴合用，交通心肾、水火相济，同时泻行间以泻上亢之肝阳，再配四神聪镇静安神，四穴合用则能起到清心泻肝益肾作用。

第三节 肥 胖 症

肥胖就是机体脂肪绝对增多或其比例过高。肥胖症包括脂肪细胞体积的肥大脂肪细胞数目的增多和体脂分布异常。早在 1948 年肥胖就被国际疾病分类体系定义为一种疾病。但在 1997 年世界卫生组织肥胖问题报告发表以前，它没有被认为是一严重公共卫生及医疗问题。1997 年 WHO 宣布肥胖已成为全球的流行病。因为肥胖增加了高血压、冠心病和 2 型糖尿病等相关伴发疾病的危险性，对公众的健康构成了严重威胁。肥胖病与艾滋病、吸毒、酗酒并列为世界性四大医学社会问题。WHO 还宣布“肥胖病将成为全球首要的健康问题”。肥胖经常伴发的高血压、高血脂、糖尿病、冠心病、脑卒中称为“死亡五重奏”。肥胖是仅次于吸烟的第二个可以预防的致死原因。

【临床表现】 肥胖的临床表现包括肥胖本身的症状和肥胖并发症的症状。轻度肥胖者无明显自觉症状，中度和重度肥胖者自觉气促，尤其是上楼或运动后，易疲劳，不愿活动及运动，儿童更甚。肥胖病严重者，腰腿痛，行动困难，气短，疲乏无力，怕热多汗，嗜睡酣眠，女性月经稀少，甚至闭经不育，男性性欲减退，尿失禁。重度肥胖者生活自理困难、憋气、嗜睡、紫绀，睡眠时呼吸暂停。儿童肥胖，多食善饮，喜甜食，少活动，多见于颈部、腋下、外阴、腹股沟处皮肤粗糙，明显色素沉着，男性外生殖器发育差，阴茎极短，睾丸较同年龄者小。

【鉴别诊断】

1. 库欣综合征　表现为向心性肥胖、紫纹、多毛等，但轻度的早期的库欣综合征患者可以没有上述体征。查血、尿皮质醇、ACTH、尿 17-羟、17-酮，过夜地塞米松抑制试验、大小剂量地塞米松抑制试验，垂体及肾上腺 CT，可鉴别。

2. 下丘脑性肥胖　下丘脑的炎症、肿瘤、创伤、肉芽肿及退行性变、某些药物、精神创伤等导致的下丘脑综合征，多有神经系统表现，体温调节异常，汗液分泌异常，并伴有内分泌功能的异常，垂体激素和下丘脑激素兴奋试验及影像学检查可鉴别。

3. 甲状腺功能减退症　多伴有黏液性水肿、怕冷、皮肤干燥、表情淡漠、反应迟钝等，查 FT3、FT4、sTSH 可鉴别。

4. 药物相关性肥胖　因某些疾病长期使用氯丙嗪、糖皮质激素、胰岛素、促进蛋白合成制剂、息斯敏等药物者，食欲亢进导致肥胖。有相关的药物服用史可资鉴别。

5. 遗传病相关的肥胖 Laurence-Moon-Biedl 综合征、Prader-Labhart-Willi 综合征、Alstron 综合征等，在肥胖的同时有各病的特征性表现。

6. 多囊卵巢综合征　多囊卵巢综合征可伴有肥胖、多毛、胰岛素抵抗、月经不规则或闭经、不育，基础体温呈单相，长期不排卵。双侧卵巢增大。血浆 LH 水平增高，FSH 水平较低，LH 与 FSH 比值$>$3。可通过 B 型超声、CT、腹腔镜检查确诊。

【针灸配方】

1. 治则　醒脑通阳、健脾祛湿、清胃泻热、舒肝解郁。

2. 配方

（1）经穴刺法

主穴：内关、中脘、上星、百会、神门。

配穴：

胃肠实热：内庭、曲池、小海、二间、上巨虚。

脾虚湿阻：阴陵泉、足三里、三阴交、中脘、丰隆、脾俞。

肝气郁结：太冲、期门、膻中、支沟、三阴交。

（2）耳针疗法

胃肠实热：外鼻（饥点）、胃、小肠、大肠、三焦、内分泌。配穴为脾、肺、神门、心、膀胱等。

脾虚湿阻：脾、胃、膀胱、肾、三焦、内分泌。配穴为肺、皮质下、交感、神门。

肝气郁结：肝、胆、内分泌、神门、皮质下。配穴为三焦、子宫、卵巢、内生殖器、交感等。

3. 操作

（1）经穴刺法：毫针刺，内关直刺1.5寸，施捻转补法1分钟，令针感向肘部放散；中脘穴直刺2寸，用呼吸补泻之补法，运针1～3分钟，使针感向腹四周放射；上星、百会：沿头皮向后斜刺0.5寸，施捻转平补平泻1分钟；神门直刺0.5寸，施捻转补法0.5分钟。胃肠实热多用泻法，中或强刺激为宜；脾虚湿阻以平补平泻施治，虚寒者可加灸；肝气郁结以泻法施治，中强刺激量为宜，肝俞穴以平补平泻为佳。

（2）耳针疗法：胃肠实热：每次取单侧或双侧3～5个耳穴；脾虚湿阻以脾、胃、三焦为主穴，每次必用，余穴酌情使用；肝气郁结以肝、胆、内分泌、皮质下为主穴，每次必取，余穴酌情应用。耳穴依次碘酒、酒精消毒后将针刺入或耳穴贴压王不留行子，用胶布固定，定期给予按压刺激。两耳交替进行。

4. 疗程 经穴刺法每次留针30分钟，隔日1次，10次为1疗程。耳针疗法3～5天更换1次，1个月为1个疗程。

【配方理论】 中医学称肥胖症患者为“肥人”，古典医籍中有“肥者令人内热”，“肥人之病，皆因脾湿致生胃痰”，“肥人多湿”，“肥人多痰而经阻，气不运也”等记载。故治疗多取脾胃二经腧穴。石学敏院士认为肥胖多由神失调摄、阳气内闭引起，故治疗以醒脑通阳为主。内关心包经之络穴，以开窍启闭，可奏醒神开窍之功。中脘为胃之募穴，刺之可加强脾胃的消化功能；上星、百会均为任脉腧穴，也是历代已确认的调神益志的有效穴位；神门以宁心安神。五穴合用可起到醒神开窍、理气通阳的功效。内庭可清胃热，曲池可清大肠湿热，小海可清小肠湿热，二间、上巨虚可通畅肠道，泻热通腑。故五穴配用，可清除胃肠实热。阴陵泉为脾经合穴，可化脾湿，足三里、三阴交配用可健运脾胃，中脘、脾俞配用可加强健脾益胃化湿作用，丰隆可化痰利湿。故六穴配用，共奏健运脾胃、化痰利湿之功效。肝失疏泄则影响脾胃运化功能，治疗在疏肝理气的同时兼顾脾胃运化功能，故取足厥阴、少阳经穴为主，任脉及太阴为辅。太冲为肝经原穴，有疏肝理气之功，支沟、期门分别为手少阳三焦经、足厥阴肝经腧穴，有疏利肝胆、清热除烦的功效，膻中为任脉经穴，为气会，可调理气机，三阴交为足太阴经穴，为足三阴经交会穴，可健脾疏肝、滋补肝肾。故五穴共用，可起到舒肝解郁、健脾化湿的效果。

《中医药学高级丛书·中医妇产科学》（第2版）
《中医药学高级丛书·中医儿科学》（第2版）
《中医药学高级丛书·中医眼科学》（第2版）
《中医药学高级丛书·中医耳鼻咽喉口腔科学》（第2版）
《中医药学高级丛书·中医骨伤科学》（上、下册）（第2版）
《中医药学高级丛书·中医急诊学》
《中医药学高级丛书·针灸学》（第2版）
《中医药学高级丛书·针灸治疗学》（第2版）
《中医药学高级丛书·中药炮制学》（第2版）
《中医药学高级丛书·中药药理学》（第2版）